河南省“双一流”创建学科中医学建设项目资助

尤在泾用经方

主　编　李成文

副主编　姚建平　唐　温　唐江纯　徐向宇

编　委　武士峰　景　鸣　邵宇鹏　施　迪　周志焕

人民卫生出版社

·北　京·

图书在版编目（CIP）数据

尤在泾用经方 / 李成文主编. -- 北京 ：人民卫生出版社，2025. 11. -- ISBN 978-7-117-37410-1

Ⅰ. R289. 2

中国国家版本馆 CIP 数据核字第 20249L5K07 号

人卫智网	www.ipmph.com	医学教育、学术、考试、健康，购书智慧智能综合服务平台
人卫官网	www.pmph.com	人卫官方资讯发布平台

尤在泾用经方

You Zaijing Yong Jingfang

主　　编：李成文
出版发行：人民卫生出版社（中继线 010-59780011）
地　　址：北京市朝阳区潘家园南里 19 号
邮　　编：100021
E - mail：pmph @ pmph.com
购书热线：010-59787592　010-59787584　010-65264830
印　　刷：河北环京美印刷有限公司
经　　销：新华书店
开　　本：710 × 1000　1/16　　印张：21
字　　数：388 千字
版　　次：2025 年 11 月第 1 版
印　　次：2025 年 12 月第 1 次印刷
标准书号：ISBN 978-7-117-37410-1
定　　价：75.00 元
打击盗版举报电话：010-59787491　E-mail：WQ @ pmph.com
质量问题联系电话：010-59787234　E-mail：zhiliang @ pmph.com
数字融合服务电话：4001118166　E-mail：zengzhi @ pmph.com

前言

汉代张机著《伤寒杂病论》，后分为《伤寒论》与《金匮要略》，为中医必读之书，更是宋代及当今高等中医院校必修教材。仲景方因组方精巧、药少效好，简便廉验，备受推崇，被誉为经方，广泛应用于临床各科，为保障中华民族的繁衍昌盛与身心健康发挥了重要作用。后世学者，尤其是专门从事《伤寒论》与《金匮要略》研究的医家对经方进行全方位的深入探讨与发挥，竟形成了伤寒学，并衍生出伤寒学说 / 仲景学说、伤寒学派、经方学派；编纂相关学术专著多达 400 余部，还有许多方书、医案及综合性医著记载了大量的经方方论、经方治验；当今《方剂学》教材中经方数量过半，教学大纲规定必讲重点方剂中高达 2/3 是经方；从事经方研究的学术团体及会员众多，经方的无穷魅力由此可窥见一斑。因此，学习经方，探讨仲景理法方药本源，掌握历代名家应用经方精髓，对继承古代经方精华，提高临床疗效，发扬光大中医学具有重要的现实价值及深远的历史意义。

然而，古代经方内容分散，查找不便，快速阅读受限，有碍系统学习掌握，影响并制约经方的利用与普及。因此，教学之余，组织中国中医药研究促进会各家学说与临床研究分会，以及研究仲景学说与经方的专家学者，纂集宋代至 1949 年近千年来仲景私淑者学习研究应用经方的心得与临证医案精华，以类相从，原文重构，以期为临床、教学服务，为仲景学说、经方与方剂研究提供支撑。

尤怡（？—1749），字在泾（一作在京），号拙吾，别号饲鹤山人，清代长洲（今江苏吴县）人。尤氏博学多才，工诗善书，淡泊名利，专注医学，师从李中梓的再传弟子马元仪，并受叶天士的影响，医术精湛。撰著《伤寒贯珠集》8 卷、《金匮要略心典》3 卷、《金匮翼》8 卷、《医学读书记》3 卷、《静香楼医案》2 卷。其治学严谨，熟读经典，博览群书，旁征博引，融汇诸家，穷究仲景，阐发外感伤寒，详论内伤杂病，重视医案，兼及医论，成为伤寒学派的代表人物。尤氏条贯《伤寒论》，阐释《金匮要略》，辨析发明仲景论之伤寒微言大义。如其在太阳病总纲“太阳之为病，脉浮，头项强痛而恶寒”及又分太阳中风和太阳伤寒基础上，又将太阳病篇内容概括为太阳病正治法、太阳病权变法、太阳病斡旋法、太阳病救逆法和太阳病类病法五大类别。太阳病正治法又细分为太阳中风的桂枝汤证，太阳伤寒的麻黄汤证，太阳与阳明合病的葛根汤证、葛根加半夏汤证，太阳与少阳合病的黄芩汤证、黄芩加半夏生姜汤证，以及三阳合病的白虎汤证。这种分类方法不仅能够执简驭繁，从宏观上分析和认清太阳病篇内各种病证的具体情况及治疗方药，而且也可以认为是深得仲景《伤寒论》原旨，从中可以看出尤在泾研究《伤寒论》的深厚功底。尤氏阐论经方 260 余首，医案 240 余则，涉及感冒、温病、恶寒、发热、咳嗽、喘证、肺饮、心悸、胸痹、心痛、胸满、胸背痞塞作胀、胸阳不布、不寐、不语、恍惚昏乱、惊恐、厥证、蛔厥心痛、抽搐、胃脘痛、胃寒背冷、痞满、干呕、呕吐、噎膈、反胃、腹痛、腹胀、腹满、泄泻、便秘、痢疾、胁痛、黄疸、积聚、头痛、眩晕、中风、郁证、颤证、水肿、白浊、遗精、血证、瘀血、消渴、痰饮、汗证、虚劳、痹证、麻痹、痉证、痿证、腰痛、疟病、脚气病、疼痛、麻木、月经过多、子嗽、产后恶露不行、产后胁痛、疮疡、痰核、肛瘘、阴缩、鼻渊、耳聋、耳鸣、喉痹、喑哑、热伤津液、上气不下、脾虚生湿、肝阳亢盛、肾虚阴衰、阴虚阳亢、阴亏阳浮、上实下虚等病证。今将其方论与医案合为一册，分为七编，名之曰《尤在泾用经方》。

丁酉年季冬　李成文　五十有九

目录

第一编

桂枝汤......001
阳旦汤......012
桂枝加葛根汤......012
栝楼桂枝汤......013
桂枝加厚朴杏仁汤......014
桂枝去芍药加附子汤......015
桂枝去桂加白术汤......015
桂枝加附子汤......015
桂枝去芍药汤......016
桂枝加芍药生姜各一两人参三两新加汤......017
桂枝去芍药加蜀漆龙骨牡蛎救逆汤......018
桂枝附子汤......018
桂枝芍药知母汤......020
黄芪桂枝五物汤......021
桂枝加龙骨牡蛎汤......021
天雄散......022
厚朴七物汤......022
芪芍桂酒汤......022
桂枝加黄芪汤......023
桂甘姜枣麻辛附子汤......024
竹叶汤......025
抵当乌头桂枝汤......025
麻黄汤......026
葛根汤......031
葛根加半夏汤......033
大青龙汤......033
小青龙汤......036
小青龙加石膏汤......041
苓甘五味姜辛汤......041
苓甘五味加姜辛半夏杏仁汤......042
苓甘五味加姜辛半杏大黄汤......042
苓甘五味姜辛半夏汤......043
麻黄杏仁甘草石膏汤......043
麻黄加术汤......044
麻黄连轺赤小豆汤......046
麻黄杏仁薏苡甘草汤......046
乌头汤......047
射干麻黄汤......048
厚朴麻黄汤......049
越婢汤......049
越婢加半夏汤......050
越婢加术汤......051
甘草麻黄汤......051
麻黄附子汤......052
半夏麻黄丸......053
文蛤散......053

文蛤汤......054
桂枝麻黄各半汤......054
桂枝二麻黄一汤......056
桂枝二越婢一汤......058
五苓散......059
茯苓甘草汤......063
茯苓桂枝白术甘草汤......064
茯苓桂枝甘草大枣汤......066
防己茯苓汤......067
茯苓桂枝五味甘草汤......068
瓜蒂散......068
一物瓜蒂汤......070
皂荚丸......071
蒲灰散......071
滑石白鱼散......072
当归贝母苦参丸......072

第二编

栀子豉汤......074
栀子甘草豉汤......077
栀子生姜豉汤......078
栀子厚朴汤......079
栀子干姜汤......080
枳实栀子豉汤......081
栀子大黄汤......081
大黄黄连泻心汤......082
附子泻心汤......083
白虎汤......084
白虎加人参汤......085
白虎加桂枝汤......088
木防己汤......088
木防己去石膏加茯苓芒硝汤......089
大黄䗪虫丸......090
竹叶石膏汤......091
葛根芩连汤......091
大承气汤......092
小承气汤......104
调胃承气汤......108
麻子仁丸......113
猪胆汁方......113
桃核承气汤......114
厚朴三物汤......115
抵当汤......115
大陷胸汤......118
大陷胸丸......121
小陷胸汤......122
十枣汤......123
三物白散......126
土瓜根散......127
蜜煎导......128
栝楼牡蛎散......128
麦门冬汤......129

下瘀血汤......129
大黄甘遂汤......130
厚朴大黄汤......130
泻心汤......131
大黄甘草汤......132
大黄牡丹汤......133
竹皮大丸......133

第三编

小柴胡汤......135
大柴胡汤......145
柴胡桂枝汤......148
柴胡加芒硝汤......148
柴胡桂枝干姜汤......149
柴胡加龙骨牡蛎汤......150
柴胡去半夏加栝楼根汤......151
茵陈蒿汤......151
栀子柏皮汤......153
半夏泻心汤......154
生姜泻心汤......155
甘草泻心汤......157
黄连汤......159
干姜黄芩黄连人参汤......160
黄芩汤......160
黄芩加半夏生姜汤......161
矾石汤......162
奔豚汤......162
苦参汤......163
赤小豆当归散......164
升麻鳖甲汤......165
鳖甲煎丸......165
蜀漆散......166
风引汤......167
大黄附子汤......167
硝石矾石散......168
猪膏发煎......168
茵陈五苓散......169
大黄硝石汤......170

第四编

小建中汤......171
桂枝人参汤......173
桂枝加芍药汤......174
桂枝加大黄汤......175

黄芪建中汤......175
薯蓣丸......176
大建中汤......177
小半夏汤......177
小半夏加茯苓汤......179
己椒苈黄丸......180
旋覆代赭汤......181
厚朴生姜半夏甘草人参汤......181
甘草干姜汤......182
理中丸 / 人参汤......185
吴茱萸汤......187
侯氏黑散......190
茯苓杏仁甘草汤......190
橘枳姜汤......191
桂枝生姜枳实汤......191
甘草干姜茯苓白术汤......192
苓桂术甘汤......192
甘遂半夏汤......193
泽泻汤......194
茯苓戎盐汤......194
防己黄芪汤......195
桂枝去桂加茯苓白术汤......196
枳术汤......196
柏叶汤......197
黄土汤......197
大半夏汤......198
茯苓泽泻汤......199
半夏干姜散......199
生姜半夏汤......200
橘皮汤......200
橘皮竹茹汤......201
葶苈大枣泻肺汤......201
紫参汤......202
诃黎勒散......203
干姜人参半夏丸......203
白术散......204
半夏厚朴汤......205
猪苓散......205

第五编

桂枝甘草汤......207
桂枝甘草龙骨牡蛎汤......208
桂枝去芍药加蜀漆牡蛎龙骨救逆汤......208
桂枝加桂汤......210
炙甘草汤......211
防己地黄汤......213
瓜蒌薤白白酒汤......213
瓜蒌薤白半夏汤......214
枳实薤白桂枝汤......214
四逆汤......215
通脉四逆汤......221

通脉四逆加猪胆汁汤......223
白通汤......224
白通加猪胆汁汤......225
干姜附子汤......226
茯苓四逆汤......227
四逆加人参汤......228
附子汤......228
真武汤......229
白术附子汤......231
甘草附子汤......231
麻黄细辛附子汤......233
麻黄附子甘草汤......233
甘草汤......234
桔梗汤......235
苦酒汤......236
半夏散及汤......237
赤石脂禹余粮汤......237
桃花汤......238
芍药甘草汤......239
芍药甘草附子汤......241
猪肤汤......242
黄连阿胶汤......242
猪苓汤......243
牡蛎泽泻散......245
四逆散......246
薏苡附子散......247
乌头赤石脂丸......247
附子粳米汤......248
赤丸......248
大乌头煎......249
排脓散......250
黄连粉......250
葵子茯苓散......250
甘麦大枣汤......251
肾气丸......251
禹余粮丸......254

第六编

当归四逆汤......255
当归四逆加吴茱萸生姜汤......256
白头翁汤......256
白头翁加甘草阿胶汤......257
乌梅丸......258
麻黄升麻汤......260
酸枣仁汤......261
当归生姜羊肉汤......262
旋覆花汤......263
栝蒌瞿麦丸......264
百合知母汤......265
百合滑石代赭汤......266
百合鸡子汤......266
百合地黄汤......267

百合洗方……267
百合滑石散……268
薏苡附子败酱散……268
王不留行散……269
藜芦甘草汤……269
蜘蛛散……270
甘草粉蜜汤……270
桂枝茯苓丸……271
胶艾汤……271
当归芍药散……272
当归散……273
枳实芍药散……273
温经汤……274
胶姜汤……275
矾石丸……275
红蓝花酒……276
蛇床子散……276
狼牙汤……277
雄黄熏法……277
牡蛎汤……277
獭肝散……278
桔梗白散……278
九痛丸……278
杏子汤……279
鸡屎白散……279
小儿疳虫蚀齿方……280

第七编

内科医案……281
妇科医案……313
外科医案……314
五官科医案……315
其他医案……316

方剂索引……319

第一编

桂枝汤

【组成】

桂枝三两去皮　甘草二两炙　芍药三两　生姜三两切　大枣十二枚擘

上五味，㕮咀，以水七升，微火煮取三升，去滓，适寒温，服一升，服已须臾，啜热稀粥一升余，以助药力，温覆令一时许，遍身，微似有汗者益佳，不可令如水流漓，病必不除。若一服汗出病瘥，停后服，不必尽剂。若不汗，重服，根据前法，又不汗，后服小促，半日许，令三服尽，若病重者，一日一夜服，周时观之。服一剂尽，病证犹在者，更作服。若汗不出者，乃服至二三剂。(《伤寒贯珠集》卷一《太阳篇上·太阳正治法》)

【应用】

太阳中风，阳浮而阴弱，阳浮者热自发，阴弱者汗自出，啬啬恶寒，淅淅恶风，翕翕发热，鼻鸣干呕者，桂枝汤主之。(《伤寒贯珠集》卷一《太阳篇上·太阳正治法》)

病常自汗出者，此为营气和，营气和者外不谐，以卫气不共营气和谐故耳。以营行脉中，卫行脉外，复发其汗，营卫和则愈，宜桂枝汤。(《伤寒贯珠集》卷一《太阳篇上·太阳正治法》)

太阳病，头痛发热，汗出恶风者，桂枝汤主之。(《伤寒贯珠集》卷一《太阳篇上·太阳正治法》)

太阳病，发热汗出者，此为营弱卫强，故使汗出，欲救邪风者，宜桂枝汤。(《伤寒贯珠集》卷一《太阳篇上·太阳正治法》)

脉浮，自汗出，微恶寒者，虽伤于寒而表不实，乃桂枝汤证也。(《伤寒贯珠集》卷一《太阳篇上·太阳斡旋法》)

服桂枝汤，大汗出，脉洪大者，与桂枝汤如前法。(《伤寒贯珠集》卷一《太阳篇上·太阳权变法》)

太阴病，脉浮者，可发汗，宜桂枝汤。(《伤寒贯珠集》卷六《太阴篇·太阴诸法》)

太阳病，初服桂枝汤，反烦不解者，先刺风池、风府，却与桂枝汤则愈。(《伤寒贯珠集》卷一《太阳篇上·太阳权变法》)

伤寒发汗，解半日许，复烦，脉浮数者，可更发汗，宜桂枝汤主之。(《伤寒贯珠集》卷一《太阳篇上·太阳斡旋法》)

病人脏无他病，时发热，自汗出，而不愈者，此卫气不和也，先其时发汗则愈，宜桂枝汤主之。(《伤寒贯珠集》卷一《太阳篇上·太阳正治法》)

太阳病，外证未解者，不可下也，下之为逆，欲解外者，宜桂枝汤主之。(《伤寒贯珠集》卷一《太阳篇上·太阳正治法》)

太阳病，外证未解，脉浮弱者，当以汗解，宜桂枝汤。(《伤寒贯珠集》卷一《太阳篇上·太阳正治法》)

太阳外证，即头痛、发热、恶风寒之属，外证未解，宜从汗解，然必审其脉之强弱而施治，若脉浮弱，则是中风阳浮阴弱之候，治宜桂枝汤，助正以逐邪。(《伤寒贯珠集》卷一《太阳篇上·太阳正治法》)

下利后腹胀满，身体疼痛者，先温其里，乃攻其表。温里宜四逆汤，攻表宜桂枝汤。(《金匮要略心典》卷下《呕吐哕下利病脉证治》)

太阳病，先发汗不解，而复下之，脉浮者不愈，浮为在外，而反下之，故令不愈，今脉浮，故知在外，当须解外则愈，宜桂枝汤主之。(《伤寒贯珠集》卷二《太阳篇下·太阳救逆法》)

太阳病，下之后，其气上冲者，可与桂枝汤，方用前法。若不上冲者，不可与之。(《伤寒贯珠集》卷二《太阳篇下·太阳救逆法》)

伤寒大下后，复发汗，心下痞，恶寒者，表未解也，不可攻痞，当先解表，表解乃可攻痞。解表宜桂枝汤。(《伤寒贯珠集》卷二《太阳篇下·太阳救逆法》)

阳明病，脉迟，汗出多，微恶寒者，表未解也。可发汗，宜桂枝汤。(《伤寒贯珠集》卷三《阳明篇上·阳明正治法》)

吐利止，里已和也，身痛不休者，表未解也，故须桂枝和解其外，所谓表病里和，汗之则愈也。曰消息，曰小和之者，以吐利之余，里气已伤，故必消息其可汗而后汗之，亦不可大汗，而可小和之也。(《伤寒贯珠集》卷二《太阳篇下·太阳类病法》)

下利腹胀满，身体疼痛者，先温其里，乃攻其表。温里宜四逆汤，攻表宜桂枝汤。(《伤寒贯珠集》卷六《太阴篇·太阴诸法》)

病患烦热，汗出则解，又如疟状，日晡所发热者，属阳明也。脉实者，宜下之，脉浮虚者，宜发汗。下之与大承气，发汗宜桂枝汤。(《伤寒贯珠集》卷四《阳明篇下·阳明病辨法》)

阳明病，脉迟，汗出多，微恶寒者，表未解也。可发汗，宜桂枝汤。

（《伤寒贯珠集》卷三《阳明篇上·阳明正治法》）

太阴病，脉浮者，可发汗，宜桂枝汤。（《伤寒贯珠集》卷六《太阴篇·太阴诸法》）

【鉴别】

伤寒，医下之，续得下利，清谷不止，身疼痛者，急当救里，后身疼痛，清便自调者，急当救表，救里宜四逆汤，救表宜桂枝汤。（《伤寒贯珠集》卷二《太阳篇下·太阳救逆法》）

病患烦热，汗出则解，又如疟状，日晡所发热者，属阳明也。脉实者，宜下之，脉浮虚者，宜发汗。下之与大承气，发汗宜桂枝汤。（《伤寒贯珠集》卷四《阳明篇下·阳明病辨法》）

伤寒不大便六七日，头痛有热者，与承气汤。其小便清者，知不在里，仍在表也，当须发汗。若头痛者，必衄，宜桂枝汤。若头痛不除者，热留于经，必发鼻衄。（《伤寒贯珠集》卷四《阳明篇下·阳明病辨法》）

阳证有在经不在腑者，阴病亦有在经不在脏者。《太阳篇》云：脉浮者，桂枝汤；《少阴篇》：始得之，反发热，脉沉者，麻黄附子细辛汤；及得之二三日，麻黄附子甘草汤；《厥阴篇》：厥阴中风，脉微浮为欲愈，此皆阴病之在经，而未入于脏者。（《伤寒贯珠集》卷七《少阴篇·少阴诸法》）

【方论】

此即前条阴弱者汗自出之意而发明之，谓营未病而和，则汗液自通，卫中风而不谐，则阴气失护，宜其汗常自出也。夫营与卫，常相和谐者也，营行脉中，为卫之守，卫行脉外，为营之护。

何有发热恶寒之证哉，惟卫得风而自强，营无邪而反弱，邪正不同，强弱异等，虽欲和谐，不可得矣，故曰营气和者外不谐，不谐则岂特卫病而已哉！故欲营之安，必和其卫，欲卫之和，必逐其风，是宜桂枝汤助阳取汗，汗出则邪去而卫和，卫和则营不受扰而愈。（《伤寒贯珠集》卷一《太阳篇上·太阳正治法》）

太阳受邪，无论中风伤寒，俱有头痛，俱有发热，但伤于寒，则表实无汗，伤于风，则表疏自汗，是头痛发热者，伤寒所同，而汗出恶风者，中风所独也，中风必以风剂治之，云桂枝汤主之者。见非他药所得而更者耳。（《伤寒贯珠集》卷一《太阳篇上·太阳正治法》）

太阳中风者，阳受风气而未及乎阴也，故其脉阳浮而阴弱。阳浮者，不待闭郁而热自发，阴弱者，不必攻发而汗自出。所以然者，风为阳邪而上行，卫为阳气而主外，以阳从阳，其气必浮，故热自发，阳得风而自强，阴无邪而反弱，以弱从强，其气必馁，故汗自出。啬啬恶寒，淅淅恶风者，肌腠疏缓，卫气不谐，虽无寒而若不能御，虽无风而常觉洒淅也。翕，越也，动也，盛也，言其热时动而盛，不似伤寒之一热至极也。鼻鸣干呕，不特风气上壅，亦邪气暴加，里气上争之象，是宜桂枝汤助正以逐邪，抑攘外以安内也。(《伤寒贯珠集》卷一《太阳篇上·太阳正治法》)

此即前条卫不谐营自和之意，而申其说，救邪风者，救卫气之为风邪所扰也。然仲景营弱卫强之说，不过发明所以发热汗出之故，后人不察，遂有风并于卫，卫实而营虚，寒中于营，营实而卫虚之说。不知邪气之来自皮毛而入肌肉，无论中风伤寒，未有不及于卫者，其甚者，乃并伤于营耳，郭白云所谓涉卫中营者是也。是以寒之浅者，仅伤于卫，风而甚者，并及于营，卫之实者，风亦难泄。卫而虚者，寒犹不固。无汗必发其汗，麻黄汤所以去表实而发邪气，有汗不可更发汗，桂枝汤所以助表气而逐邪气。学人但当分病证之有汗无汗，以严麻黄桂枝之辨，不必执营卫之孰虚孰实，以证伤寒中风之殊。且无汗为表实，何云卫虚，麻黄之去实，宁独遗卫！能不胶于俗说者，斯为豪杰之士。(《伤寒贯珠集》卷一《太阳篇上·太阳正治法》)

烦热，热而烦也，是为在里。里则虽汗出，不当解，而反解者，知表犹有邪也。如疟者，寒热往来，如疟之状，是为在表。表则日晡所不当发热，而反发热者，知里亦成实也，是为表里错杂之候。故必审其脉之浮沉，定其邪之所在，而后从而治之。若脉实者，知气居于里，故可下之，使从里出。脉浮而虚者，知气居于表，故可汗之，使从表出。而下药宜大承气汤，汗药宜桂枝汤，则天然不易之法矣。(《伤寒贯珠集》卷四《阳明篇下·阳明病辨法》)

太阳病与桂枝汤，于法为当矣。乃初服之，反加烦热而不解者，阳邪痹于阳而不去也。风池、风府、阳维之会，阳维者，诸阳之所维，刺之所以通阳痹，痹通，然后与桂枝取汗则愈，此仲景法中之法也。(《伤寒贯珠集》卷一《太阳篇上·太阳权变法》)

伤寒发汗，解半日许，复烦者，非旧邪去而新邪复乘也，余邪未尽，复集为病，如余寇未尽。复合为乱耳，脉浮数者，邪气在表之征，故可更发其汗，以尽其邪，但以已汗复汗，故不宜麻黄之峻剂，而宜桂枝之缓法，此仲景随时变易之妙也。(《伤寒贯珠集》卷一《太阳篇上·太阳斡旋法》)

病在太阳，而反下之，正气遂虚，邪气则陷，乃其气反上冲者，阳邪被抑而复扬，仍欲出而之表也。故可与桂枝汤，从阳引而去之，因其轻而扬之之意也。用前法者，即啜热稀粥，以助药力之法，盖欲以救被伤之气，而引欲出之邪耳。若不上冲者，邪已内陷，不复外攻，当随脉证而调其内，不可更以桂枝攻其表也。(《伤寒贯珠集》卷二《太阳篇下·太阳救逆法》)

既汗复下，邪气不从表散，而又不从里出者，以其脉浮而邪在外，故虽复下之，而病不愈也。夫病在外者，仍须从外引而去之，今虽已汗下，而其脉仍浮，知其邪犹在外，故须桂枝汤解散外邪则愈。《少阳篇》云：柴胡汤证具，而以他药下之，柴胡证仍在者，复与柴胡汤，必蒸蒸而振，却发热汗出而解，与此同意，所当互参。（《伤寒贯珠集》卷二《太阳篇下·太阳救逆法》）

伤寒下后，邪气变热，乘虚入里者，则为挟热下利，其邪未入里而脏虚生寒者，则为下利清谷，各因其人邪气之寒热，与脏气之阴阳而为病也。身疼痛者，邪在表也。然脏气不充，则无以为发汗散邪之地，故必以温药，舍其表而救其里，服后清便自调，里气已固，而身痛不除，则又以甘辛发散为急，不然，表之邪又将入里而增患矣。而救里用四逆，救表用桂枝，与厥阴篇下利腹胀满身疼痛条略同，彼为寒邪中阴，此为寒药伤里，而其温中散邪、先表后里之法，则一也。（《伤寒贯珠集》卷二《太阳篇下·太阳救逆法》）

此二条（另一条指：阳明病，脉浮无汗而喘者，发汗则愈，宜麻黄汤。编者注），乃风寒初中阳明之证，其见证与太阳中风伤寒相类，而阳明比太阳稍深。故中风之脉，不浮而迟，伤寒之脉，不紧而浮。以风寒之气，入肌肉之分，则闭固之力少，而壅遏之力多也。而其治法，则必与太阳少异，见有汗而恶寒者，必桂枝可解，无汗而喘者，非麻黄不发矣。（《伤寒贯珠集》卷三《阳明篇上·阳明正治法》）

太阴脉浮有二义，或风邪中于太阴之经，其脉则浮，或从阳经传入太阴，旋复反而之阳者，其脉亦浮，浮者病在经。凡阴病在脏者宜温，在经者则宜汗，如少阴之麻黄附子细辛，厥阴之麻黄升麻皆是也，桂枝汤甘辛入阴，故亦能发散太阴之邪。

此用桂枝外发邪气，即以芍药内安津液；炙甘草合桂枝之辛，足以攘外，合芍药之酸，足以安内；生姜、大枣甘辛相合，亦助正气去邪之用。盖以肌解而邪不去，故不用麻黄发表，而以桂枝助阳以为表；以其汗出而营自和，故不用石膏之清里，而用芍药敛阴以为里。此桂枝汤之所以大异于麻黄、大青龙也。（《医学读书记》卷中）

风之为气，能动阳气而泄津液，所以发热，汗自出，与伤寒之发热无汗不同。此方用桂枝发散邪气，即以芍药摄养津气，炙甘草合桂枝之辛，足以攘外，合芍药之酸，足以安内，生姜、大枣，甘辛相合，补益营卫，亦助正气去邪气之用也。盖以其汗出而邪不出，故不用麻黄之发表，而以桂枝助阳以为表，以其表病而里无热，故不用石膏之清里，而用芍药敛阴以为里，此桂枝汤之所以异于麻黄、大青龙也，服已须臾，啜稀粥一升余，所以助胃

气，即所以助药力，盖药力必借胃气以行也。(《伤寒贯珠集》卷一《太阳篇上·太阳正治法》)

此太阴经脏并受寒邪之证，叔和编入厥阴经中者，误也。下利腹胀满，里有寒也，身体疼痛，表有寒也。然必先温其里，而后攻其表。所以然者，脏气不充，则外攻无力，阳气外泄，则里寒转增，自然之势也。而四逆用生附，则寓发散于温补之中，桂枝有甘芍，则兼固里于散邪之内，用法之精如此。(《伤寒贯珠集》卷六《太阴篇·太阴诸法》)

伤寒至八九日之久，而身疼不除，至不能转侧，知不独寒淫为患，乃风与湿相合而成疾也。不呕不渴，里无热也。脉浮虚而涩，风湿外持，而卫阳不振也。里无热也，脉浮虚而涩，风湿外持，而卫阳不振也。(《伤寒贯珠集》卷二《太阳篇下·太阳类病法》)

【禁忌】

桂枝本为解肌，若其人脉浮紧，发热汗不出者，不可与也，当须识此，勿令误也。(《伤寒贯珠集》卷一《太阳篇上·太阳正治法》)

温覆令微汗，不使流漓如水者，所谓汗出少者为自和，汗出多者为太过也，一服汗出病差，停后服者，中病即止，不使过之以伤其正也，若不汗，后服小促，及服至二三剂者，期在必克，以汗出为和而止也，仲景示人以法中之法如此。(《伤寒贯珠集》卷一《太阳篇上·太阳正治法》)

禁生冷、粘滑、肉面、五辛、酒酪、臭恶等物。(《伤寒贯珠集》卷一《太阳篇上·太阳正治法》)

太阳病，三日，已发汗，若吐、若下、若温针，仍不解者，此为坏病，桂枝不中与也。观其脉证，知犯何逆，随证治之。

若，与“或”同，言或汗，或吐，或下，或温针，而病仍不解，即为坏病，不必诸法杂投也，坏病者，言为医药所坏，其病形脉证不复如初，不可以原法治也。故曰桂枝不中与也。须审其脉证，知犯何逆，而后随证根据法治之。(《伤寒贯珠集》卷二《太阳篇下·太阳救逆法》)

仲景既详桂枝之用，后申桂枝之禁，曰桂枝本为解肌，而不可用以发汗。解肌者，解散肌表之邪，与麻黄之发汗不同。故惟中风发热，脉浮缓，自汗出者为宜，若其人脉浮紧，发热汗不出。则是太阳麻黄汤证，设误与桂枝，必致汗不出而烦躁，甚则斑黄狂乱，无所不至矣。此桂枝汤之大禁也，故曰不可与也，当须识此，勿令误也，仲景叮咛之意至矣。(《伤寒贯珠集》卷一《太阳篇上·太阳正治法》)

若酒客病，不可与桂枝汤，得汤则呕，以酒客不喜甘故也。(《伤寒贯珠集》卷一《太阳篇上·太阳正治法》)

凡服桂枝汤吐者，不必尽是酒客，此其脾胃素有湿热蕴蓄。可知桂枝汤其甘足以酿湿，其温足以助热。设误服之而致吐，其湿热之积，上攻肺中，与表之邪风相得，蒸郁不解，发为肺痈。咳吐脓血，势有必至者矣。仲景因酒客，复申其说如此。(《伤寒贯珠集》卷一《太阳篇上·太阳正治法》)

《本草》云：酒性热而善上，又忌诸甜物。饮酒之人，甘味积中而热气时上，故虽有桂枝证，不得服桂枝汤，得之则呕，以酒客不喜甘，而桂枝汤味甘，能增满而致呕，亦一大禁也。(《伤寒贯珠集》卷一《太阳篇上·太阳正治法》)

下后，不可更行桂枝汤。(《伤寒贯珠集》卷二《太阳篇下·太阳救逆法》)

发汗后，不可更行桂枝汤。(《伤寒贯珠集》卷一《太阳篇上·太阳斡旋法》)

伤寒在表者宜汗，在里者宜下，此大法也，是以外证未解者不可下，下之是病在表而攻其里也，故曰逆，本论云，本发汗而复下之，此为逆也，若先发汗，治不为逆，此之谓也，而欲解外。则桂枝成法，不可易矣，仲景于当汗之证，随示不可下之戒如此。(《伤寒贯珠集》卷一《太阳篇上·太阳正治法》)

【仲景原文】

◈ 桂枝汤

桂枝三两去皮　芍药三两　甘草二两炙　生姜三两切　大枣十二枚擘

上五味。㕮咀三味。以水七升。微火煮取三升。去滓。适寒温。服一升。服已。须臾啜热稀粥一升余。以助药力。温覆令一时许。遍身漐漐。微似有汗者益佳。不可令如水流漓。病必不除。若一服汗出病差。停后服。不必尽剂。若不汗。更服依前法。又不汗。后服小促其间。半日许。令三服尽。若病重者。一日一夜服。周时观之。服一剂尽。病证犹在者。更作服。若汗不出。乃服至二三剂。禁生冷粘滑肉面五辛酒酪臭恶等物。(《伤寒论·辨太阳病脉证并治上》)

◇太阳中风，阳浮而阴弱，阳浮者，热自发，阴弱者，汗自出，啬啬恶寒，淅淅恶风，翕翕发热，鼻鸣干呕者，桂枝汤主之。(《伤寒论·辨太阳病脉证并治上》)

◇太阳病，头痛、发热、汗出、恶风、桂枝汤主之。(《伤寒论·辨太阳病脉证并治上》)

◇太阳病，下之后，其气上冲者，可与桂枝汤，方用前法，若不上冲者，不得与之。

◇若酒客病，不可与桂枝汤，得之则呕，以酒客不喜甘故也。（《伤寒论·辨太阳病脉证并治上》）

◇喘家作桂枝汤，加厚朴杏子佳。桂枝加厚朴杏子汤。（《伤寒论·辨太阳病脉证并治上》）

◇凡服桂枝汤吐者，其后必吐脓血也。（《伤寒论·辨太阳病脉证并治上》）

◇太阳病，初服桂枝汤，反烦不解者，先刺风池风府，却与桂枝汤则愈。（《伤寒论·辨太阳病脉证并治上》）

◇服桂枝汤，大汗出、脉洪大者，与桂枝汤，如前法，若形似疟，一日再发者，汗出必解，宜桂枝二麻黄一汤。（《伤寒论·辨太阳病脉证并治上》）

◇服桂枝汤，大汗出后，大烦渴不解，脉洪大者，白虎加人参汤主之。（《伤寒论·辨太阳病脉证并治上》）

◇服桂枝汤，或下之，仍头项强痛，翕翕发热无汗，心下满，微痛，小便不利者，桂枝去桂加茯苓白术汤主之。（《伤寒论·辨太阳病脉证并治上》）

◇太阳病，外证未解，脉浮弱者，当以汗解，宜桂枝汤。（《伤寒论·辨太阳病脉证并治中》）

◇太阳病，外证未解，不可下也，下之为逆，欲解外者，宜桂枝汤。（《伤寒论·辨太阳病脉证并治中》）

◇太阳病先发汗不解，而复下之，脉浮者不愈，浮为在外，而反下之，故令不愈，今脉浮，故在外，当须解外则愈。宜桂枝汤。（《伤寒论·辨太阳病脉证并治中》）

◇脉浮者，病在表，可发汗，宜麻黄汤，一法用桂枝汤（《伤寒论·辨太阳病脉证并治中》）

◇病常自汗出者，此为荣气和，荣气和者，外不谐，以卫气不共荣气谐和故尔，以荣行脉中，卫行脉外，复发其汗，荣卫和则愈，宜桂枝汤。（《伤寒论·辨太阳病脉证并治中》）

◇病人藏无他病，时发热，自汗出而不愈者，此卫气不和也，先其时发汗，则愈，宜桂枝汤。（《伤寒论·辨太阳病脉证并治中》）

◇伤寒不大便六七日，头痛有热者，与承气汤，其小便清者（一云大便青），知不在里，仍在表也，当须发汗，若头痛者，必衄，宜桂枝汤。（《伤寒论·辨太阳病脉证并治中》）

◇伤寒发汗已解，半日许复烦，脉浮数者，可更发汗，宜桂枝汤。（《伤寒论·辨太阳病脉证并治中》）

◇发汗后，不可更行桂枝汤，汗出而喘，无大热者，可与麻黄杏仁甘草石膏汤。（《伤寒论·辨太阳病脉证并治中》）

◇伤寒，医下之，续得下利，清谷不止，身疼痛者，急当救里，后身疼痛，清便自调者，急当救表，救里宜四逆汤。救表宜桂枝汤。（《伤寒论·辨太阳病脉证并治中》）

◇太阳病。发热汗出者。此为荣弱卫强。故使汗出。欲救邪风者。宜桂枝汤。（《伤寒论·辨太阳病脉证并治中》）

◇太阳病不解，热结膀胱，其人如狂，血自下，下者愈，其外不解者，尚未可攻，当先解其外，外解已，但少腹急结者，乃可攻之，宜桃核承气汤。后云解外宜桂枝汤（《伤寒论·辨太阳病脉证并治中》）

◇下后，不可更行桂枝汤，若汗出而喘，无大热者，可与麻黄杏仁甘草石膏汤。

◇伤寒大下后，复发汗，心下痞，恶寒者，表未解也，不可攻痞，当先解表，表解乃可攻痞，解表，宜桂枝汤。攻痞，宜大黄黄连泻心汤。（《伤寒论·辨太阳病脉证并治下》）

◇阳明病，脉迟，汗出多，微恶寒者，表未解也，可发汗，宜桂枝汤。（《伤寒论·辨阳明病脉证并治》）

◇病人烦热，汗出则解，又如疟状，日晡所发热者，属阳明也，脉实者，宜下之。脉浮虚者，宜发汗。下之，与大承气汤。发汗，宜桂枝汤。（《伤寒论·辨阳明病脉证并治》）

◇太阴病，脉浮者，可发汗，宜桂枝汤。（《伤寒论·辨太阴病脉证并治》）

◇下利腹胀满，身体疼痛者，先温其里，乃攻其表，温里，宜四逆汤。攻表，宜桂枝汤。（《伤寒论·辨厥阴病脉证并治》）

◇吐利止而身痛不休者，当消息和解其外，宜桂枝汤，小和之。（《伤寒论·辨霍乱病脉证并治》）

◇太阳病，外证未解，脉浮弱者，当以汗解，宜桂枝汤。（《伤寒论·辨可发汗病脉证并治》）

◇脉浮而数者，可发汗，属桂枝汤。（一法用麻黄汤）（《伤寒论·辨可发汗病脉证并治》）

◇阳明病，脉迟，汗出多，微恶寒者，表未解也，可发汗，属桂枝汤。（《伤寒论·辨可发汗病脉证并治》）

◇病人烦热，汗出即解，又如疟状，日晡所发热者，属阳明也，脉浮虚者，当发汗，属桂枝汤。（《伤寒论·辨可发汗病脉证并治》）

◇病常自汗出者，此为荣气和，荣气和者，外不谐，以卫气不共荣气谐

和故尔，以荣行脉中，卫行脉外，复发其汗，荣卫和，则愈。属桂枝汤。（《伤寒论·辨可发汗病脉证并治》）

◇病人藏无他病，时发热自汗出而不愈者，此卫气不和也，先其时发汗则愈，属桂枝汤。（《伤寒论·辨可发汗病脉证并治》）

◇太阳病不解，热结膀胱，其人如狂，血自下，下者愈，其外未解者，尚未可攻，当先解其外，属桂枝汤。（《伤寒论·辨可发汗病脉证并治》）

◇太阴病，脉浮者，可发汗，属桂枝汤。（《伤寒论·辨可发汗病脉证并治》）

◇脉浮者，病在表，可发汗，属麻黄汤。（一法用桂枝汤）（《伤寒论·辨可发汗病脉证并治》）

◇伤寒不大便六七日，头痛有热者，与承气汤，其小便清者（一云大便青），知不在里，续在表也，当须发汗。若头痛者，必衄，属桂枝汤。（《伤寒论·辨可发汗病脉证并治》）

◇下利腹胀满，身体疼痛者，先温其里，乃攻其表，温里，宜四逆汤。攻表，宜桂枝汤。（《伤寒论·辨可发汗病脉证并治》）

◇下利后，身疼痛，清便自调者，急当救表，宜桂枝汤发汗。（《伤寒论·辨可发汗病脉证并治》）

◇太阳病，头痛发热，汗出恶风寒者，属桂枝汤。（《伤寒论·辨可发汗病脉证并治》）

◇太阳中风，阳浮而阴弱，阳浮者，热自发，阴弱者，汗自出，啬啬恶寒，淅淅恶风，翕翕发热，鼻鸣干呕者，属桂枝汤。（《伤寒论·辨可发汗病脉证并治》）

◇太阳病，发热汗出者，此为荣弱卫强，故使汗出，欲救邪风，属桂枝汤。（《伤寒论·辨可发汗病脉证并治》）

◇太阳病下之后，其气上冲者，属桂枝汤。（《伤寒论·辨可发汗病脉证并治》）

◇太阳病初服桂枝汤，反烦不解者，先刺风池风府，却与桂枝汤则愈。（《伤寒论·辨可发汗病脉证并治》）

◇太阳病，初服桂枝汤，反烦不解者，先刺风池风府，却与桂枝汤，则愈。（《伤寒论·辨发汗后病脉证并治》）

◇服桂枝汤，大汗出，脉洪大者，与桂枝汤，如前法，若形似疟，一日再发者，汗出必解，属桂枝二麻黄一汤。（《伤寒论·辨发汗后病脉证并治》）

◇服桂枝汤，大汗出后，大烦渴不解，脉洪大者，属白虎加人参汤。（《伤寒论·辨发汗后病脉证并治》）

◇伤寒发汗，已解半日许，复烦，脉浮数者，可更发汗，属桂枝汤。

（《伤寒论·辨发汗后病脉证并治》）

◇发汗后不可更行桂枝汤，汗出而喘，无大热者，可与麻黄杏仁甘草石膏汤。（《伤寒论·辨发汗后病脉证并治》）

◇阳明病，脉迟，虽汗出，不恶寒者，其身必重，短气，腹满而喘，有潮热者，此外欲解，可攻里也手足濈然汗出者，此大便已硬也，大承气汤主之，若汗出多，微发热恶寒者，外未解也，桂枝汤主之，其热不潮，未可与承气汤，若腹大满不通者，与小承气汤微和胃气，勿令至大泄下。（《伤寒论·辨可下病脉证并治》）

◇服桂枝汤，或下之，仍头项强痛，翕翕发热，无汗，心下满微痛，小便不利者，属桂枝去桂加茯苓白术汤。（《伤寒论·辨发汗吐下后病脉证并治》）

◇太阳病，先发汗不解，而下之，脉浮者，不愈，浮为在外，而反下之，故令不愈，今脉浮故在外，当须解外则愈，宜桂枝汤。（《伤寒论·辨发汗吐下后病脉证并治》）

◇伤寒大下之，复发汗，心下痞，恶寒者，表未解也，不可攻痞，当先解表，表解，乃攻痞，解表，宜桂枝汤，用前方，攻痞，宜大黄黄连泻心汤。（《伤寒论·辨发汗吐下后病脉证并治》）

◇太阳病，下之后，其气上冲者，可与桂枝汤。若不上冲者，不得与之。（《伤寒论·辨发汗吐下后病脉证并治》）

◇伤寒不大便六七日，头痛有热者，与承气汤。其小便清者（一云大便青），知不在里，仍在表也，当须发汗。若头痛者，必衄，宜桂枝汤。（《伤寒论·辨发汗吐下后病脉证并治》）

◇伤寒，医下之，续得下利，清谷不止，身疼痛者，急当救里，后身疼痛，清便自调者，急当救表，救里，宜四逆汤。救表，宜桂枝汤。（《伤寒论·辨发汗吐下后病脉证并治》）

◇下后不可更行桂枝汤，汗出而喘，无大热者，属麻黄杏仁甘草石膏汤。（《伤寒论·辨发汗吐下后病脉证并治》）

◇下利，腹胀满，身体疼痛者，先温其里，乃攻其表。温里宜四逆汤，攻表宜桂枝汤。（《金匮要略·呕吐哕下利病脉证治》）

◇师曰：妇人得平脉，阴脉小弱，其人渴，不能食，无寒热，名妊娠，桂枝汤主之。于法六十日当有此证，设有医治逆者，却一月加吐下者，则绝之。（《金匮要略·妇人妊娠病脉证并治》）

◇产后风，续之数十日不解，头微痛，恶寒，时时有热，心下闷，干呕汗出，虽久，阳旦证续在耳，可与阳旦汤。即桂枝汤。（《金匮要略·妇人产后病脉证治》）

阳旦汤

【组成】

阳旦汤方，即桂枝汤加黄芩（《金匮要略心典》卷下《妇人产后病脉证治》）

【应用】

产后风，续续数十日不解，头微疼，恶寒，时时有热，心下闷，干呕汗出，虽久，阳旦证续在者，可与阳旦汤。（《金匮要略心典》卷下《妇人产后病脉证治》）

【方论】

产后中风，至数十日之久，而头疼寒热等证不解，是未可卜度其虚，而不与解之散之也。阳旦汤治伤寒太阳中风挟热者，此风久而热续在者，亦宜以此治之。夫审证用药，不拘日数，表里既分，汗下斯判。上条里热成实，虽产后七八日，与大承气而不伤于峻，此条表邪不解，虽数十日之久，与阳旦汤而不虑其散，非通于权变者，未足以语此也。（《金匮要略心典》卷下《妇人产后病脉证治》）

桂枝加葛根汤

【组成】

葛根四两　桂枝二两去皮　芍药二两　甘草二两　生姜三两切　大枣十二枚

上六味，以水一斗，先煮葛根，减二升，去上沫，内诸药，煮取三升，去滓，温服一升。覆取微似汗，不须啜粥，余如桂枝汤法。原方有麻黄三两，成氏云：麻黄主表实。后葛根汤证云：太阳病，项背强几几，无汗恶风，葛根汤主之，药性正与此方同。其无汗者，当用麻黄，今自汗出，恐不加麻黄，但加葛根也。葛根汤方见正治法下。（《伤寒贯珠集》卷二《太阳篇下·太阳类病法》）

【应用】

太阳病，项背强几几，反汗出恶风者，桂枝加葛根汤主之。（《伤寒贯珠集》卷二《太阳篇下·太阳类病法》）

【方论】

二条本是痉证，而有表虚表实之分，表实者无汗，表虚者汗反自出，即所谓刚痉柔痉也。然痉、筋病也，亦风病也，故虽有刚柔之异，而其项背强几几，恶风，则一也。项强连背，不能展顾之貌。桂枝加葛根汤，如太阳桂枝汤例，葛根汤，如太阳麻黄汤例，而并加葛根者，以项背几几，筋骨肌肉并痹而不用。(《伤寒贯珠集》卷二《太阳篇下·太阳类病法》)

故加葛根以疏肌肉之邪，且并须桂、芍、姜、枣，以通营卫之气。(《伤寒贯珠集》卷二《太阳篇下·太阳类病法》)

【仲景原文】

◈ **桂枝加葛根汤**

葛根四两　麻黄三两去节　芍药二两　生姜三两切　甘草二两炙　大枣十二枚擘　桂枝二两去皮

上七味。以水一斗，先煮麻黄葛根，减二升，去上沫，内诸药，煮取三升，去滓，温服一升，覆取微似汗，不须啜粥，余如桂枝法，将息及禁忌。臣亿等谨按仲景本论，太阳中风自汗用桂枝，伤寒无汗用麻黄，今证云汗出恶风而方中有麻黄，恐非本意也，第三卷有葛根汤证云，无汗恶风，正与此方同，是合用麻黄也，此云桂枝加葛根汤，恐是桂枝中但加葛根耳。

◇太阳病，项背强几几，反汗出恶风者，桂枝加葛根汤主之。(《伤寒论·辨太阳病脉证并治上》)

◇太阳病，项背强几几，反汗出恶风者，宜桂枝加葛根汤。(《伤寒论·辨太阳病脉证并治上》)

| 栝楼桂枝汤 |

【组成】

栝蒌根二两　桂枝三两　芍药三两　甘草二两　生姜三两　大枣十二枚

上六味，以水九升，煮取三升，分温三服，微汗。汗不出，食顷，啜热粥发。(《金匮要略心典》卷上《痉湿暍病脉证治》)

【应用】

太阳病，其证备，身体强几几，然脉反沉迟，此为痉，栝楼桂枝汤主之。(《金匮要略心典》卷上《痉湿暍病脉证治》)

【方论】

太阳证备者，赵氏谓：太阳之脉，自足上行，循背至头项，此其所过之部，而为之状者，皆是其证是也。几几，背强连颈之貌。沉本痉之脉，迟非内寒，乃津液少而营卫之行不利也。伤寒项背强几几，汗出恶风者，脉必浮数，为邪风盛于表。此证身体强几几然，脉反沉迟者，为风淫于外，而津伤于内，故用桂枝则同，而一加葛根以助其散，一加栝楼根兼滋其内，则不同也。（《金匮要略心典》卷上《痉湿暍病脉证治》）

| 桂枝加厚朴杏仁汤 |

【组成】

桂枝三两去皮　甘草二两炙　生姜三两切　芍药三两　大枣十二枚擘　厚朴二两炙，去皮　杏仁五十枚去皮尖

【应用】

太阳病，下之，微喘者，表未解故也，桂枝加厚朴杏仁汤主之。（《伤寒贯珠集》卷二《太阳篇下·太阳救逆法》）

喘家作桂枝汤，加厚朴、杏仁佳。（《伤寒贯珠集》卷二《太阳篇下·太阳救逆法》）（《伤寒贯珠集》卷六《太阴篇·太阴诸法》）

【方论】

太阳误下，无结胸下利诸变，而但微喘，知其里未受病，而其表犹未解，胸中之气，为之不利也。故与桂枝汤，解表散邪，加厚朴、杏仁，下气定喘。然喘之为病，所关非细，而误下之后，其变实多，仲景此条，盖可以互证，而难以独引，亦如太阳病。脉浮者，可发汗，宜麻黄汤之文也，学人辨诸。（《伤寒贯珠集》卷二《太阳篇下·太阳救逆法》）

【仲景原文】

◈ **桂枝加厚朴杏子汤**

桂枝三两去皮　甘草二两炙　生姜三两切　芍药三两　大枣十二枚擘　厚朴二两炙，去皮　杏仁五十枚去皮尖

上七味。以水七升，微火煮取三升，去滓，温服一升，覆取微似汗。

◇喘家作桂枝汤，加厚朴杏子佳。桂枝加厚朴杏子汤《伤寒论·辨太阳病脉证并治上》）

◇太阳病下之微喘者，表未解故也。桂枝加厚朴杏子汤主之。《伤寒

论·辨太阳病脉证并治中》）

◇太阳病，下之微喘者，表未解也。宜桂枝加厚朴杏子汤。《伤寒论·辨可发汗病脉证并治》）

◇太阳病，下之微喘者，表未解故也。属桂枝加厚朴杏子汤。《伤寒论·辨发汗吐下后病脉证并治》）

|桂枝去芍药加附子汤|

【组成】

于桂枝汤方内去芍药，加附子一枚，炮，去皮，破八片，余根据前法。（《伤寒贯珠集》卷二《太阳篇下·太阳救逆法》）

【应用】

若微恶寒者，去芍药方中加附子汤主之。（《伤寒贯珠集》卷二《太阳篇下·太阳救逆法》）

|桂枝去桂加白术汤|

【应用】

若其人大便硬，小便自利者，去桂枝加白术汤主之。（《伤寒贯珠集》卷二《太阳篇下·太阳类病法》）

|桂枝加附子汤|

【组成】

于桂枝汤内加附子一枚，破八片，炮，去皮，余根据前法。（《伤寒贯珠集》卷一《太阳篇上·太阳斡旋法》）

【应用】

太阳病发汗，遂漏不止，其人恶风，小便难，四肢微急，难以屈伸者，桂枝加附子汤主之。（《伤寒贯珠集》卷一《太阳篇上·太阳斡旋法》）

【方论】

发汗伤阳，外风复袭，汗遂不止，《活人》所谓漏风是也。夫阳者，所以实腠理、行津液、运肢体者也，今阳已虚，不能护其外，复不能行于里，则汗出小便难。而邪风之气，方外淫而旁溢，则恶风、四肢微急、难以屈伸。是宜桂枝汤解散风邪，兼和营卫，加附子补助阳气，并御虚风也。(《伤寒贯珠集》卷一《太阳篇上·太阳斡旋法》)

【仲景原文】

◈ 桂枝加附子汤

桂枝三两去皮　芍药三两　甘草三两炙　生姜三两切　大枣十二枚擘　附子一枚炮，去皮，破八片

上六味，以水七升，煮取三升，去滓，温服一升。

◇太阳病，发汗，遂漏不止，其人恶风，小便难，四肢微急，难以屈伸者，桂枝加附子汤主之。(《伤寒论·辨太阳病脉证并治上》)

◇太阳病，发汗，遂漏不止，其人恶风，小便难，四肢微急，难以屈伸者，属桂枝加附子汤。(《伤寒论·辨发汗后病脉证并治》)

|桂枝去芍药汤|

【组成】

于桂枝汤内，去芍药。余根据前法。(《伤寒贯珠集》卷二《太阳篇下·太阳救逆法》)

【应用】

太阳病，下之后，脉促胸满者，桂枝去芍药汤主之。(《伤寒贯珠集》卷二《太阳篇下·太阳救逆法》)

【方论】

阳邪被抑，不复浮盛于表，亦未结聚于里，故其胸满、其脉促。促者，数而时一止也。夫促为阳脉，胸中为阳之府，脉促胸满，则虽误下，而邪气仍在阳分，故以桂、甘、姜、枣甘辛温药，从阳引而去之。(《伤寒贯珠集》卷二《太阳篇下·太阳救逆法》)

去芍药者，恐酸寒气味，足以留胸中之邪，且夺桂枝之性也。若微恶寒者，其人阳不足，必加附子，以助阳气而逐阳邪，设徒与前法，则药不及病，虽病不增剧，亦必无济矣。(《伤寒贯珠集》卷二·太阳篇下《太阳救逆法》)

【仲景原文】

◈ **桂枝去芍药汤**

桂枝三两去皮　甘草二两炙　生姜三两切　大枣十二枚擘

上四味，以水七升，煮取三升，去滓，温服一升。

◇太阳病下之后，脉促胸满者，桂枝去芍药汤主之。(《伤寒论·辨太阳病脉证并治上》)

◇太阳病，下之后，脉促，胸满者，属桂枝去芍药汤。(《伤寒论·辨发汗吐下后病脉证并治》)

桂枝加芍药生姜各一两人参三两新加汤

【组成】

桂枝加芍药生姜各一两，人参三两。(《伤寒贯珠集》卷一《太阳篇上·太阳斡旋法》)

【应用】

发汗后，身疼痛，脉沉迟者，桂枝加芍药生姜各一两人参三两新加汤主之。(《伤寒贯珠集》卷一《太阳篇上·太阳斡旋法》)

【方论】

发汗后，邪痹于外，而营虚于内，故身痛不除，而脉转沉迟，经曰、其脉沉者，营气微也，又曰、迟者，营气不足，血少故也，故以桂枝加芍药、生姜、人参，以益不足之血，而散未尽之邪。

东垣云：仲景于病患汗后身热，亡血，脉沉迟者，下利身凉，脉微，血虚者，并加人参，古人血脱者，必益气也，然人参味甘气温，温固养气，甘亦实能生血，汗下之后，血气虚衰者。(《伤寒贯珠集》卷一《太阳篇上·太阳斡旋法》)

【仲景原文】

◈ **新加汤**

桂枝三两去皮　芍药四两　甘草二两炙　人参三两　大枣十二枚擘　生姜四两

上六味。以水一斗二升。煮取三升。去滓。温服一升。

◇发汗后，身疼痛，脉沉迟者，桂枝加芍药生姜各一两人参三两新加汤主之。(《伤寒论·辨太阳病脉证并治中》)

◇发汗后，身疼痛，脉沉迟者，属桂枝加芍药生姜各一两人参三两新加汤。（《伤寒论·辨发汗后病脉证并治》）

桂枝去芍药加蜀漆龙骨牡蛎救逆汤

【应用】

伤寒脉浮，医以火迫劫之亡阳，必惊狂、起卧不安者，桂枝去芍药加蜀漆龙骨牡蛎救逆汤主之。（《医学读书记》卷中）

【方论】

按此所谓阳者，乃心之阳，盖即神也。火气通于心，神被迫而不收，与发汗亡阳者不同。（《医学读书记》卷中）

发汗者，动其肾，则厥逆、筋惕肉瞤，故当用四逆；被火者，伤其心，则惊狂、起卧不安，故当用龙、牡。其去芍药，加蜀漆者，盖欲甘辛急复心阳，而不须酸味更益营气也。与发汗后，其人叉手自冒心、心下悸欲得按者，用桂枝甘草汤同。蜀漆即常山苗，味辛，能去胸中邪结气。此症火气内逼心包，故须以逐邪而安正耳！（《医学读书记》卷中）

【仲景原文】

◈ 桂枝去芍药加蜀漆牡蛎龙骨救逆汤

桂枝三两去皮　甘草二两炙　生姜三两切　大枣十二枚擘　牡蛎五两熬　蜀漆三两洗去腥　龙骨四两

上七味，以水一斗二升，先煮蜀漆，减二升，内诸药，煮取三升，去滓，温服一升。（本云桂枝汤，今去芍药，加蜀漆牡蛎龙骨）

◇伤寒脉浮，医者以火迫劫之，亡阳，必惊狂，卧起不安者，桂枝去芍药加蜀漆牡蛎龙骨救逆汤主之。（《伤寒论·辨太阳病脉证并治中》）

◇火邪者，桂枝去芍药加蜀漆牡蛎龙骨救逆汤主之。（《金匮要略·惊悸吐衄下血胸满瘀血病脉证治》）

桂枝附子汤

【组成】

桂枝四两去皮　生姜二两切　大枣十二枚擘　甘草二两炙　附子三枚炮，去皮，破八片

上五味，以水六升，煮取二升，去滓，分温三服。（《伤寒贯珠集》卷

二《太阳篇下·太阳类病法》)

桂枝四两　附子三枚炮去皮，破八片　生姜三两切　甘草二两炙　大枣十二枚擘

上五味，以水六升，煮取二升，去滓，分温三服。(《金匮要略心典》卷上《痉湿暍病脉证治》)

【应用】

伤寒八九日，风湿相搏，身体疼烦，不能自转侧，不呕不渴，脉浮虚而涩者，桂枝附子汤主之。(《伤寒贯珠集》卷二《太阳篇下·太阳类病法》)

【鉴别】

伤寒八九日，风湿相搏，身体疼烦，不能自转侧，不呕不渴，脉浮虚而涩者，桂枝附子汤主之。若大便坚，小便自利者，去桂枝加白术汤主之。(《金匮要略心典》卷上《痉湿暍病脉证治》)

夫风湿在表，本当从汗而解，麻黄加术汤、麻黄杏仁薏苡甘草汤，其正法也。而汗出表虚者，不宜重发其汗，则有防己黄芪表行湿之法。而白术附子，则又补阳以为行者也，表虚无热者，不可遽发其阳，则有桂枝附子温经散湿之法，而甘草附子，则兼补中以为散者也。即此数方，而仲景审病之微，用法之变，盖可见矣。(《金匮要略心典》卷上《痉湿暍病脉证治》)

【方论】

伤寒至八九日之久，而身疼不除，至不能转侧，知不独寒淫为患，乃风与湿相合而成疾也。不呕不渴，里无热也。脉浮虚而涩，风湿外持，而卫阳不振也。里无热也，脉浮虚而涩，风湿外持，而卫阳不振也，故于桂枝汤去芍药之酸寒，加附子之辛温。(《伤寒贯珠集》卷二《太阳篇下·太阳类病法》)

身体疼烦，不能自转侧者，邪在表也；不呕不渴，里无热也；脉浮虚而涩，知其风湿外持，而卫阳不正，故以桂枝汤去芍药之酸收，加附子之辛温，以振阳气而敌阴邪。若大便坚，小便自利，知其在表之阳虽弱，而在里之气犹治，则皮中之湿，自可驱之于里，使从水道而出，不必更发其表，以危久弱之阳矣。故于前方去桂枝之辛散，加白术之苦燥，合附子之大力健行者，于以并走皮中而逐水气，亦因势利导之法也。(《金匮要略心典》卷上《痉湿暍病脉证治》)

【仲景原文】

◈ 桂枝附子汤

桂枝四两去皮　附子三枚炮，去皮，破八片　生姜三两切　大枣十二枚擘　甘草二两炙

上五味，以水六升，煮取二升，去滓，分温三服。

◇伤寒八九日，风湿相搏，身体疼烦，不能自转侧，不呕不渴，脉浮虚而涩者，桂枝附子汤主之。若其人大便硬，脐下心下硬，小便自利者，去桂加白术汤主之。(《伤寒论·辨太阳病脉证并治下》)

◇伤寒八九日，风湿相抟，身体疼烦，不能自转侧，不呕不渴，脉浮虚而涩者，桂枝附子汤主之；若大便坚，小便自利者，去桂加白术汤主之。(《金匮要略·痓湿暍病脉证治》)

| 桂枝芍药知母汤 |

【组成】

桂枝四两　芍药三两　甘草　麻黄　附子各二两　白术　知母　防风各四两　生姜五两

上九味，以水七升，煮取二升，温服七合，日三服。(《金匮要略心典》卷上《中风历节病脉证并治》)

【应用】

诸肢节疼痛，身体尪羸，脚肿如脱，头眩短气，温温欲吐，桂枝芍药知母汤主之。(《金匮要略心典》卷上《中风历节病脉证并治》)

【方论】

诸肢节疼痛，即历节也。身体尪羸，脚肿如脱，形气不足，而湿热下甚也。头眩短气，温温欲吐。湿热且从下而上冲矣，与脚气冲心之候颇同。(《金匮要略心典》卷上《中风历节病脉证并治》)

桂枝、麻黄、防风，散湿于表，芍药、知母、甘草，除热于中，白术、附子，驱湿于下，而用生姜最多，以止呕降逆，为湿热外伤肢节，而复上冲心胃之治法也。(《金匮要略心典》卷上《中风历节病脉证并治》)

黄芪桂枝五物汤

【组成】

黄芪三两　芍药三两　桂枝三两　生姜六两　大枣十二枚

上五味，以水六升，煮取二升，温服七合，日三服。（《金匮要略心典》卷上《血痹虚劳病脉证并治》）

【应用】

血痹阴阳俱微，寸口关上微，尺中小紧，外证身体不仁，如风痹状，黄芪桂枝五物汤主之。（《金匮要略心典》卷上《血痹虚劳病脉证并治》）

【方论】

阴阳俱微，该人迎、趺阳、太溪为言。寸口关上微，尺中小紧，即阳不足而阴为痹之象。不仁者，肌体顽痹，痛痒不觉，如风痹状，而实非风也。黄芪桂枝五物，和荣之滞，助卫之行，亦针引阳气之意。以脉阴阳俱微，故不可针而可药，经所谓阴阳形气俱不足者，勿刺以针而调以甘药也。（《金匮要略心典》卷上《血痹虚劳病脉证并治》）

桂枝加龙骨牡蛎汤

【组成】

桂枝　芍药　生姜各三两　甘草二两　大枣十二枚　龙骨　牡蛎各三两

上七味，以水七升，煮取三升，分温三服。（《金匮要略心典》卷上《血痹虚劳病脉证并治》）

【应用】

夫失精家，少腹弦急，阴头寒，目眩、发落，脉极虚芤迟，为清谷、亡血、失精。脉得诸芤动微紧，男子失精，女子梦交，桂枝龙骨牡蛎汤主之。（《金匮要略心典》卷上《血痹虚劳病脉证并治》）

【方论】

脉极虚芤迟者，精失而虚及其气也，故少腹弦急，阴头寒而目眩。脉得诸芤动微紧者，阴阳并乖而伤及其神与精也，故男子失精，女子梦交。沈氏所谓劳伤心气，火浮不敛，则为心肾不交，阳泛于上，精孤于下，火不摄水，不交自泄，故病失精。或精虚心相内浮，扰精而出，则成梦交者是也。

徐氏曰：桂枝汤外证得之，能解肌去邪气，内证得之，能补虚调阴阳，加龙骨、牡蛎者，以失精梦交为神精间病，非此不足以收敛其浮越也。（《金匮要略心典》卷上《血痹虚劳病脉证并治》）

| 天雄散 |

【组成】

天雄三两炮　白术八两　桂枝六两　龙骨三两

上四味，杵为散，酒服半钱匕，日三服，不知，稍增之。按，此疑亦后人所附，为补阳摄阴之用也。（《金匮要略心典》卷上《血痹虚劳病脉证并治》）

| 厚朴七物汤 |

【组成】

厚朴半斤　甘草　大黄各三两　大枣十枚　枳实五枚　桂枝二两　生姜五两

上七味，以水一斗，煮取四升，温服八合，日三服。呕者加半夏五合，下利去大黄，寒多者加生姜至半斤。（《金匮要略心典》卷中《腹满寒疝宿食病脉证治》）

【方论】

枳、朴、大黄，所以攻里，桂枝、生姜，所以攻表，甘草、大枣，则以其内外并攻，故以之安脏气，抑以和药气也。（《金匮要略心典》卷中《腹满寒疝宿食病脉证治》）

| 芪芍桂酒汤 |

【组成】

黄芪五两　芍药　桂枝各三两

上三味，以苦酒一升，水七升相合，煮取三升，温服一升，当心烦，服至六七日乃解。若心烦不止者，以苦酒阻故也。（《金匮要略心典》卷中《水气病脉证并治》）

【应用】

问曰：黄汗之为病，身体肿，发热汗出而渴，状如风水，汗沾衣，色正黄，如柏汁，脉自沉，何从得之？师曰：以汗出入水中浴，水从汗孔入得之，宜芪芍桂酒汤主之。（《金匮要略心典》卷中《水气病脉证并治》）

【方论】

黄汗之病，与风水相似，但风水脉浮，而黄汗脉沉，风水恶风，而黄汗不恶风为异。其汗沾衣，色正黄如柏汁，则黄汗之所独也。风水为风气外合水气，黄汗为水气内遏热气，热被水遏，水与热得，交蒸互郁，汗液则黄。黄芪、桂枝、芍药行阳益阴，得酒则气益和而行愈周，盖欲使荣卫大行，而邪气毕达耳。云苦酒阻者，欲行而未得遽行，久积药力，乃自行耳，故曰服至六七日乃解。

按：前第二条云，小便通利，上焦有寒，其口多涎，此为黄汗。第四条云，身肿而冷，状如周痹。此云黄汗之病，身体肿，发热汗出而渴，后又云剧者不能食，身疼重，小便不利，何前后之不侔也，岂新久微甚之辨欤？夫病邪初受，其未郁为热者，则身冷，小便利，口多涎，其郁久而热甚者，则身热而渴，小便不利，亦自然之道也。（《金匮要略心典》卷中《水气病脉证并治》）

| 桂枝加黄芪汤 |

【组成】

桂枝　芍药　甘草　黄芪各二两　生姜三两　大枣十二枚

上六味，以水八升，煮取三升，温服一升，须臾，啜热稀粥一升余，以助药力，温覆取微汗，若不汗，更服。（《金匮要略心典》卷中《水气病脉证并治》）

【应用】

黄汗之病，两胫自冷，假令发热，此属历节。食已汗出，又身尝暮盗汗出者，此劳气也。若汗出已反发热者，久久其身必甲错，发热不止者，必生恶疮。若身重，汗出已辄轻者，久久必身瞤，瞤即胸中痛，又从腰以上汗出，下无汗，腰髋弛痛，如有物在皮中状，剧者不能食，身疼重，烦躁，小便不利，此为黄汗，桂枝加黄芪汤主之。（《金匮要略心典》卷中《水气病脉证并治》）

诸病黄家，但利其小便，假令脉浮，当以汗解之，宜桂枝加黄芪汤主

之。(《金匮要略心典》卷下《黄瘅病脉证并治》)

【方论】

两胫自冷者，阳被郁而不下通也。黄汗本发热，此云假令发热，便为历节者，谓胫热，非谓身热也，盖历节黄汗，病形相似，而历节一身尽热，黄汗则身热而胫冷也。食已汗出，又身尝暮卧盗汗出者，荣中之热，因气之动而外浮，或乘阳之间而潜出也。然黄汗郁证也，汗出则有外达之机，若汗出已反发热者，是热与汗俱出于外，久而肌肤甲错，或生恶疮，所谓自内之外而盛于外也。若汗出已身重辄轻者，是湿与汗俱出也，然湿虽出而阳亦伤，久必身瞤而胸中痛。若从腰以上汗出，下无汗者，是阳上通而不下通也，故腰髋弛痛，如有物在皮中状。其病之剧而未经得汗者，则窒于胸中而不能食，壅于肉理而身体重，郁于心而烦躁，闭于下而小便不通利也。此其进退微甚之机，不同如此，而要皆水气伤心之所致，故曰此为黄汗。桂枝、黄芪亦行阳散邪之法，而尤赖饮热稀粥取汗，以发交郁之邪也。(《金匮要略心典》卷中《水气病脉证并治》)

小便利，则湿热除而黄自已，故利小便为黄家通法，然脉浮则邪近在表，宜以汗解，亦脉浮者先吐之之意。(《金匮要略心典》卷下《黄瘅病脉证并治》)

但本无外风而欲出汗，则桂枝发散之中，必兼黄芪固卫，斯病去而表不伤，抑亦助正气以逐邪气也。(《金匮要略心典》卷下《黄瘅病脉证并治》)

| 桂甘姜枣麻辛附子汤 |

【组成】

桂枝　生姜各三两　细辛二两　甘草　麻黄各二两　附子一枚炮　大枣十二枚

上七味，以水七升各项，先煮麻黄，去上沫，内诸药，煮取二升，分温三服，当汗出如虫行皮中，即愈。(《金匮要略心典》卷中《水气病脉证并治》)

【应用】

气分，心下坚，大如盘，边如旋盘，桂甘姜枣麻辛附子汤主之。(《金匮要略心典》卷中《水气病脉证并治》)

【方论】

气分即寒气乘阳之虚，而结于气者，心下坚大如盘，边如旋盘，其势亦已甚矣。然不直攻其气，而以辛甘温药，行阳以化气，视后人之袭用枳、朴、香、砂者，工拙悬殊矣。云当汗出如虫行皮中者，盖欲使既结之阳，复行周身而愈。(《金匮要略心典》卷中《水气病脉证并治》)

竹叶汤

【组成】

竹叶一把　葛根三两　防风　桔梗　桂枝　人参　甘草各一两　附子一枚炮　生姜五两　大枣十五枚

上十味，以水一斗，煮取二升半，分温三服，覆使汗出。头项强，用大附子一枚，破之如豆大，前药扬去沫。呕者加半夏半升洗。(《金匮要略心典》卷下《妇人产后病脉证治》)

【应用】

产后中风，发热面正赤，喘而头痛，竹叶汤主之。(《金匮要略心典》卷下《妇人产后病脉证治》)

【方论】

此产后表有邪而里适虚之证，若攻其表，则气浮易脱，若补其里，则表多不服。(《金匮要略心典》卷下《妇人产后病脉证治》)

竹叶汤用竹叶、葛根、桂枝、防风、桔梗解外之风热，人参、附子，固里之脱，甘草、姜、枣，以调阴阳之气，而使其平，乃表里兼济之法。凡风热外淫，而里气不固者，宜于此取则焉。(《金匮要略心典》卷下《妇人产后病脉证治》)

抵当乌头桂枝汤

【组成】

乌头　桂枝汤

上一味，以水二升，煎减半，去滓，以桂枝汤五合解之，令得一升后，初服五合，不知，即服三合，又不知，复加至五合。其知者如醉状，得吐者为中病。(《金匮要略心典》卷中《腹满寒疝宿食病脉证治》)

【应用】

寒疝腹中痛，逆冷，手足不仁，若身疼痛，灸刺诸药不能治，抵当乌头桂枝汤主之。（《金匮要略心典》卷中《腹满寒疝宿食病脉证治》）

【方论】

腹中痛，逆冷，阳绝于里也，手足不仁或身疼痛，阳痹于外也。此为寒邪兼伤表里，故当表里并治。乌头温里，桂枝解外也。徐氏曰：灸刺诸药不能治者，是或攻其内，或攻其外，邪气牵制不服也。如醉状则营卫得温而气胜，故曰知，得吐则阴邪不为阳所容而上出，故为中病。（《金匮要略心典》卷中《腹满寒疝宿食病脉证治》）

| 麻黄汤 |

【组成】

麻黄三两去节　桂枝三两去皮　甘草一两炙　杏仁七十个去皮尖

上四味，以水九升，先煮麻黄减二升，去上沫，纳诸药，煮取二升半，去滓，温服八合，覆取微似汗，不须啜粥，余如桂枝法将息。（《伤寒贯珠集》卷一《太阳篇上·太阳正治法》）

【应用】

太阳病，头痛发热，身疼腰痛，骨节疼痛，恶风无汗而喘者，麻黄汤主之。（《伤寒贯珠集》卷一《太阳篇上·太阳正治法》）

脉浮者，病在表，可发汗，宜麻黄汤。（《伤寒贯珠集》卷一《太阳篇上·太阳正治法》）

脉浮而数者，可发汗，宜麻黄汤。（《伤寒贯珠集》卷一《太阳篇上·太阳正治法》）

太阳病，脉浮紧，无汗发热，身疼痛八九日不解，表证仍在，此当发其汗，服药已，微除，其人发烦目瞑，剧者必衄，衄乃解，所以然者，阳气重故也，麻黄汤主之。（《伤寒贯珠集》卷一《太阳篇上·太阳正治法》）

脉但浮者，与麻黄汤。（《伤寒贯珠集》卷一《太阳篇上·太阳正治法》）

太阳与阳明合病，喘而胸满者，不可下，宜麻黄汤主之。（《伤寒贯珠集》卷一《太阳篇上·太阳正治法》）

脉浮数者，其病在表，法当汗出而愈，所谓脉浮数者，可发汗，宜麻黄汤是也。（《伤寒贯珠集》卷一《太阳篇上·太阳权变法》）

阳明病，脉浮无汗而喘者，发汗则愈，宜麻黄汤。（《伤寒贯珠集》卷三《阳明篇上·阳明正治法》）

【鉴别】

仲景既详桂枝之用，后申桂枝之禁，曰桂枝、本为解肌，而不可用以发汗。解肌者，解散肌表之邪，与麻黄之发汗不同。故惟中风发热，脉浮缓，自汗出者为宜，若其人脉浮紧，发热汗不出。则是太阳麻黄汤证，设误与桂枝，必致汗不出而烦躁，甚则斑黄狂乱，无所不至矣。此桂枝汤之大禁也，故曰不可与也，当须识此，勿令误也，仲景叮咛之意至矣。（《伤寒贯珠集》卷一《太阳篇上》）

阳明中风，脉弦浮大，而短气，腹都满，胁下及心痛，久按之，气不通，鼻干不得汗，嗜卧，一身及面目悉黄，小便难，有潮热，时时哕，耳前后肿。刺之小差，外不解。病过十日，脉续浮者，与小柴胡汤。脉但浮，无余证者，与麻黄汤。若不尿，腹满加哕者，不治。（《伤寒贯珠集》卷三《阳明篇上·阳明正治法》）

【方论】

足之太阳，其脉上际巅顶，而下连腰足，而寒之为气，足以外闭卫阳，而内郁营血，故其为病，有头痛发热，身疼腰痛，骨节疼痛，恶风无汗而喘之证。然惟骨痛、脉紧、无汗，为麻黄汤的证，其余则太阳中风亦得有之。学者若不以骨痛、脉紧、无汗为主，而但拘头痛、发热等证，必致发非所当发矣。虽本文不言脉紧，然可从无汗而推，犹太阳伤寒条，不言无汗，而以脉紧该之也，

脉浮紧，无汗发热，身疼痛，太阳麻黄汤证也，至八九日之久而不解，表证仍在者，仍宜以麻黄汤发之，所谓治伤寒不可拘于日数，但见表证脉浮者，虽数日犹宜汗之是也，乃服药已，病虽微除，而其人发烦目瞑者，卫中之邪得解，而营中之热未除也，剧者血为热搏，势必成衄，衄则营中之热亦除，而病乃解，所以然者，阳气太重，营卫俱实，故须汗血并出，而后邪气乃解耳。

伤寒脉浮紧者，邪气在表，法当汗解，而不发汗，则邪无从达泄，内搏于血，必致衄也，衄则其邪当去，而犹以麻黄汤主之者，此亦营卫并实，如上条所云阳气重之证，上条卫已解而营未和，故虽已发汗，犹须得衄而解，此条营虽通而卫尚塞，故既已自衄，而仍与麻黄汤发汗而愈。

胸中为阳之位，喘而胸满者，病发于阳而盛于阳也，邪在阳则可汗，在阴则可下，此以阳邪盛于阳位，故不可下之以虚其里，里虚则邪且陷矣，而

宜麻黄汤汗之以疏其表，表疏则邪自解矣。(《伤寒贯珠集》卷一《太阳篇上·太阳正治法》)

二条凭脉以言治，而不及证，且但举浮与数，而不言紧，而云可与麻黄汤发汗，殊为未备。然仲景自有太阳伤寒条与麻黄汤证，在学人当会通全书而求之，不可拘于一文一字间也。(《伤寒贯珠集》卷一《太阳篇上·太阳正治法》)

脉浮紧，无汗发热，身疼痛，太阳麻黄汤证也。至八九日之久而不解，表证仍在者，仍宜以麻黄汤发之，所谓治伤寒不可拘于日数，但见表证脉浮者，虽数日犹宜汗之是也。乃服药已，病虽微除，而其人发烦目瞑者，卫中之邪得解，而营中之热未除也，剧者血为热搏，势必成衄，衄则营中之热亦除，而病乃解，所以然者，阳气太重，营卫俱实，故须汗血并出，而后邪气乃解耳。阳气，阳中之邪气也。郭白云云：麻黄汤主之五字，当在“此当发其汗下”，是。(《伤寒贯珠集》卷一《太阳篇上·太阳正治法》)

若脉但浮而不细，不嗜卧者，邪犹在太阳而未解也，仍当与麻黄汤，非外已解而犹和之发之之谓也。(《伤寒贯珠集》卷一《太阳篇上·太阳正治法》)

胸中为阳之位，喘而胸满者，病发于阳而盛于阳也。邪在阳则可汗，在阴则可下，此以阳邪盛于阳位，故不可下之以虚其里，里虚则邪且陷矣。而宜麻黄汤汗之以疏其表，表疏则邪自解矣。

合病者，两经同病，邪气盛者，其伤必多，甚则遍及三阳也。(《伤寒贯珠集》卷一《太阳篇上·太阳正治法》)

此二条(另一条指：阳明病，脉迟，汗出多，微恶寒者，表未解也。可发汗，宜桂枝汤。编者注)，乃风寒初中阳明之证，其见证与太阳中风伤寒相类，而阳明比太阳稍深。故中风之脉，不浮而迟，伤寒之脉，不紧而浮。以风寒之气，入肌肉之分，则闭固之力少，而壅遏之力多也。而其治法，则必与太阳少异，见有汗而恶寒者，必桂枝可解，无汗而喘者，非麻黄不发矣。(《伤寒贯珠集》卷三《阳明篇上·阳明正治法》)

此条虽系阳明，而已兼少阳，虽名中风，而实为表实，乃阳明少阳，邪气闭郁于经之证也。阳明闭郁，故短气腹满，鼻干不得汗，嗜卧，一身及面目悉黄，小便难，有潮热；少阳闭郁，故胁下及心痛，久按之气不通，时时哕，耳前后肿。刺之小差，外不解者，脉证少平，而大邪不去也。病过十日，而脉续浮，知其邪犹在经，故与小柴胡和解邪气。若脉但浮，而无少阳证兼见者，则但与麻黄汤发散邪气而已。盖以其病兼少阳，故不与葛根而与柴胡，以其气实无汗，故虽中风而亦用麻黄。若不得尿，故腹加满，哕加甚者，正气不化，而邪气独盛，虽欲攻之，神不为使，亦无益矣，故曰不治。

（《伤寒贯珠集》卷三《阳明篇上·阳明正治法》）

人之伤于寒也，阳气郁而成热，皮肤闭而成实。麻黄轻以去实，辛以散寒，温以行阳，杏仁佐麻黄，达肺气、泄皮毛、止喘急，王好古谓其治卫实之药是也，然泄而不收，升而不降，桂枝、甘草，虽曰佐之，实以监之耳（《伤寒贯珠集》卷一《太阳篇上·太阳正治法》）

寒邪伤人阳气，郁而成热，皮肤闭而成实。麻黄轻以去实，辛以发阳气，温以散寒气。杏仁佐麻黄通肺气，使腠理开泄，王好古谓其为治卫实之药者是也。然泄而不收、升而不降，桂枝、甘草虽以佐之，实监制之耳！东垣云：麻黄汤是阳经卫药也，开腠理使阳气申泄，此药为卫实也。（《医学读书记》卷中）

【禁忌】

伤寒脉浮紧，不发汗，因致衄者，麻黄汤主之。（《伤寒贯珠集》卷一《太阳篇上·太阳正治法》）

伤寒脉浮紧者，邪气在表，法当汗解，而不发汗，则邪无从达泄，内搏于血，必致衄也。衄则其邪当去，而犹以麻黄汤主之者。此亦营卫并实，如上条所云阳气重之证。上条卫已解而营未和，故虽已发汗，犹须得衄而解，此条营虽通而卫尚塞，故既已自衄，而仍与麻黄汤发汗而愈。

然必欲衄而血不流，虽衄而热不解者，乃为合法，不然，靡有不竭其阴者。于是仲景复着夺血无汗之例曰，脉浮紧。

发热，身无汗，自衄者愈，谓阳气重者，须汗血并出，以泄其邪，其稍轻者，设得衄血，邪必自解，身虽无汗，固不必更以麻黄汤发之也。（《伤寒贯珠集》卷一《太阳篇上·太阳正治法》）

脉浮数者，其病在表，法当汗出而愈，所谓脉浮数者，可发汗，宜麻黄汤是也。若下之，邪入里而身重，气内虚而心悸者，表虽不解，不可以药发汗，当俟其汗自出而邪乃解。所以然者，尺中脉微，为里虚不足，若更发汗，则并虚其表，里无护卫，而散亡随之矣。故必候其表里气复，津液通和，而后汗出而愈，岂可以药强迫之哉！（《伤寒贯珠集》卷一《太阳篇上·太阳权变法》）

伤寒发汗，解半日许，复烦者，非旧邪去而新邪复乘也，余邪未尽，复集为病，如余寇未尽。复合为乱耳，脉浮数者，邪气在表之征，故可更发其汗，以尽其邪，但以已汗复汗，故不宜麻黄之峻剂。（《伤寒贯珠集》卷一《太阳篇上·太阳斡旋法》）

【预后】

太阳病，脉浮紧，发热，身无汗，自衄者愈。(《伤寒贯珠集》卷一《太阳篇上·太阳正治法》)

【仲景原文】

◈ **麻黄汤**

麻黄三两去节　桂枝二两去皮　甘草一两炙　杏仁七十个去皮尖

上四味，以水九升，先煮麻黄，减二升，去上沫，内诸药，煮取二升半，去滓，温服八合，覆取微似汗，不须啜粥，余如桂枝法将息。

◇太阳病，头痛发热，身疼腰痛，骨节疼痛，恶风无汗而喘者，麻黄汤主之。(《伤寒论·辨太阳病脉证并治中》)

◇太阳与阳明合病，喘而胸满者，不可下，宜麻黄汤。(《伤寒论·辨太阳病脉证并治中》)

◇太阳病，十日以去，脉浮细而嗜卧者，外已解也，设胸满胁痛者，与小柴胡汤，脉但浮者，与麻黄汤。(《伤寒论·辨太阳病脉证并治中》)

◇太阳病，脉浮紧，无汗，发热，身疼痛，八九日不解，表证仍在，此当发其汗，服药已微除，其人发烦、目瞑、剧者必衄，衄乃解。所以然者，阳气重故也，麻黄汤主之。(《伤寒论·辨太阳病脉证并治中》)

◇脉浮者，病在表，可发汗，宜麻黄汤。(一法用桂枝汤)(《伤寒论·辨太阳病脉证并治中》)

◇脉浮而数者，可发汗，宜麻黄汤。(《伤寒论·辨太阳病脉证并治中》)

◇伤寒脉浮紧，不发汗，因致衄者，麻黄汤主之。(《伤寒论·辨太阳病脉证并治中》)

◇脉但浮，无余证者，与麻黄汤，若不尿，腹满加哕者，不治。(《伤寒论·辨阳明病脉证并治》)

◇阳明病，脉浮，无汗而喘者，发汗则愈，宜麻黄汤。(《伤寒论·辨阳明病脉证并治》)

◇脉浮而数者，可发汗，属桂枝汤。(一法用麻黄汤)(《伤寒论·辨可发汗病脉证并治》)

◇脉浮而紧，浮则为风，紧则为寒，风则伤卫，寒则伤荣，荣卫俱病，骨节烦疼，可发其汗，宜麻黄汤。(《伤寒论·辨可发汗病脉证并治》)

◇伤寒脉浮紧，不发汗，因致衄者，属麻黄汤。(《伤寒论·辨可发汗病脉证并治》)

◇阳明病，脉浮无汗而喘者，发汗则愈，属麻黄汤。(《伤寒论·辨可

发汗病脉证并治》）

◇太阳病，脉浮紧无汗，发热，身疼痛，八九日不解，表证仍在，当复发汗，服汤已。微除。其人发烦，目瞑剧者，必衄，衄乃解，所以然者，阳气重故也，属麻黄汤。（《伤寒论·辨可发汗病脉证并治》）

◇脉浮者，病在表，可发汗，属麻黄汤。（一法用桂枝汤）（《伤寒论·辨可发汗病脉证并治》）

◇太阳病，头痛发热，身疼腰痛，骨节疼痛，恶风无汗而喘者，属麻黄汤。（《伤寒论·辨可发汗病脉证并治》）

太阳与阳明合病，喘而胸满者，不可下，属麻黄汤。（《伤寒论·辨可发汗病脉证并治》）

◇阳明中风，脉弦浮大而短气，腹都满，胁下及心痛，久按之，气不通，鼻干不得汗，嗜卧，一身及目悉黄，小便难，有潮热，时时哕，耳前后肿，刺之小差，外不解，过十日，脉续浮者，与小柴胡汤，脉但浮，无余证者，与麻黄汤，不溺腹满，加哕者不治。（《伤寒论·辨可发汗病脉证并治》）

◇太阳病，十日以去，脉浮而细嗜卧者，外已解也。设胸满胁痛者，与小柴胡汤。脉但浮者，与麻黄汤。（《伤寒论·辨可发汗病脉证并治》）

◇太阳病，脉浮紧，无汗，发热，身疼痛，八九日不解，表证仍在，此当复发汗，服汤已，微除，其人发烦目瞑剧者，必衄，衄乃解。所以然者，阳气重故也，宜麻黄汤。（《伤寒论·辨发汗后病脉证并治》）

葛根汤

【组成】

葛根四两　麻黄三两去节　桂枝　甘草　芍药各二两　生姜三两　大枣十二枚

上七味，以水一斗，先煮麻黄、葛根，减二升，去沫，内诸药，煮取三升，去滓，温服一升，覆取微似汗，不须啜粥，余如桂枝汤法将息及禁忌。（《金匮要略心典·卷上·痉湿暍病脉证治》）

葛根四两　生姜三两切　甘草二两炙　芍药二两　桂枝二两去皮　麻黄三两去节，汤炮，去黄汁，焙干，称　大枣十二枚擘

上七味，以水一斗，先煮葛根、麻黄减二升，去上沫，纳诸药，煮取三升，去滓，温服一升，覆取微似汗，不须啜粥，余如桂枝法将息及禁忌。（《伤寒贯珠集》卷一《太阳篇上·太阳正治法》）

【应用】

太阳病，无汗而小便反少，气上冲胸，口噤不得语，欲作刚痉，葛根汤主之。(《金匮要略心典》卷上《痉湿暍病脉证治》)

太阳与阳明合病者，必自下利，葛根汤主之，(《伤寒贯珠集》卷一《太阳篇上·太阳正治法》)

太阳病，项背强几几，无汗恶风，葛根汤主之。(《伤寒贯珠集》卷二《太阳篇下·太阳类病法》)

【方论】

无汗而小便反少者，风寒湿甚，与气相持，不得外达，亦并不下行也。不外达，不下行，势必逆而上冲，为胸满，为口噤不得语，驯至面赤头摇，项背强直，所不待言，故曰欲作刚痉。(《金匮要略心典》卷上《痉湿暍病脉证治》)

伤寒之邪，在上则为喘满，入里则为下利，两阳合病，邪气盛大，不特充斥于上，抑且浸淫于里，故曰必自下利，其不下利者，则必上逆而呕，晰而言之，合病下利者，里气得热而下行也，不下利但呕者，里气得热而上行也，夫邪盛于外而之内者，仍当先治其邪。(《伤寒贯珠集》卷一《太阳篇上·太阳正治法》)

葛根汤，即桂枝汤加麻黄、葛根，乃刚痉无汗者之正法也。

按：痉病多在太阳、阳明之交，身体强，口噤不得语，皆其验也。故加麻黄以发太阳之邪，加葛根兼疏阳明之经，而阳明外主肌肉，内主津液，用葛根者，所以通隧谷而逐风湿，加栝楼者，所以生津液而濡经脉也。(《金匮要略心典》卷上《痉湿暍病脉证治》)

葛根汤合用桂枝麻黄而加葛根。

所以解经中两阳相合之邪，其不下利而但呕者，则加半夏以下逆气，而葛根解外，法所不易矣。(《伤寒贯珠集》卷一《太阳篇上·太阳正治法》)

【仲景原文】

◈ **葛根汤**

葛根四两　麻黄三两去节　桂枝二两去皮　生姜三两切　甘草二两炙　芍药二两　大枣十二枚擘

上七味。以水一斗，先煮麻黄葛根，减二升，去白沫，内诸药，煮取三升，去滓，温服一升，覆取微似汗，余如桂枝法，将息及禁忌。诸汤皆仿此。

◇太阳病，项背强几几无汗，恶风，葛根汤主之。(《伤寒论·辨太阳

病脉证并治中》）

◇太阳与阳明合病者，必自下利，葛根汤主之。（一云用后葛根黄芩黄连汤）（《伤寒论·辨太阳病脉证并治中》）

◇太阳病，项背强，几几无汗，恶风者，属葛根汤。（《伤寒论·辨可发汗病脉证并治》）

◇太阳与阳明合病，必自下利，不呕者，属葛根汤。（《伤寒论·辨可发汗病脉证并治》）

◇太阳病，无汗而小便反少，气上冲胸，口噤不得语，欲作刚痉，葛根汤主之。（《金匮要略·痉湿暍病脉证治》）

| 葛根加半夏汤 |

【应用】

太阳与阳明合病，不下利，但呕者，葛根加半夏汤主之。（《伤寒贯珠集》卷一《太阳篇上·太阳正治法》）

【方论】

伤寒之邪，在上则为喘满，入里则为下利，两阳合病，邪气盛大，不特充斥于上，抑且浸淫于里，故曰必自下利，其不下利者，则必上逆而呕。晰而言之，合病下利者，里气得热而下行也；不下利但呕者，里气得热而上行也，夫邪盛于外而之内者，仍当先治其邪，葛根汤合用桂枝麻黄而加葛根。所以解经中两阳相合之邪，其不下利而但呕者，则加半夏以下逆气，而葛根解外，法所不易矣。（《伤寒贯珠集》卷一《太阳篇上·太阳正治法》）

| 大青龙汤 |

【组成】

麻黄六两　桂枝　甘草各二两　生姜三两　杏仁四十个　大枣十二枚　石膏如鸡子大一枚

上七味，以水九升，先煮麻黄，减二升，去上沫，内诸药，煮取三升，去滓，温服一升，取微似汗，汗多者温粉粉之。（《金匮要略心典》卷中《痰饮咳嗽病脉证并治》）

麻黄六两去节　桂枝二两去皮　甘草二两炙　大枣十二枚擘　石膏如鸡子大碎　生姜三两切　杏仁四十个去皮尖

上七味，以水九升，先煮麻黄减二升，去上沫，纳诸药，煮取三升，去滓，温服一升，取微似汗，汗出多者，温粉扑之，一服汗者，停后服，汗多亡阳，遂虚，恶风烦躁，不得眠也。（《伤寒贯珠集》卷一《太阳篇上·太阳权变法》）

【应用】

病溢饮者，当发其汗，大青龙汤主之，小青龙汤亦主之。（《金匮要略心典》卷中《痰饮咳嗽病脉证并治》）

太阳中风，脉浮紧，发热恶寒，身疼痛，不汗出而烦躁者，大青龙汤主之，若脉微弱，汗出恶风者，不可服，服之则厥逆筋惕肉瞤，此为逆也。（《伤寒贯珠集》卷一《太阳篇上·太阳权变法》）

伤寒脉浮缓，身不疼但重，乍有轻时，无少阴证者，大青龙汤发之。（《伤寒贯珠集》卷一《太阳篇上·太阳权变法》）

【鉴别】

病溢饮者，当发其汗，大青龙汤主之，小青龙汤亦主之。

水气流行，归于四肢，当汗出而不汗出，身体重痛，谓之溢饮。夫四肢阳也，水在阴者宜利，在阳者宜汗，故以大青龙发汗去水，小青龙则兼内饮而治之者耳。（《金匮要略心典》卷中《痰饮咳嗽病脉证并治》）

【方论】

水气流行，归于四肢，当汗出而不汗出，身体重痛，谓之溢饮。夫四肢阳也，水在阴者宜利，在阳者宜汗，故以大青龙发汗去水，小青龙则兼内饮而治之者耳。（《金匮要略心典》卷中《痰饮咳嗽病脉证并治》）

此治中风而表实者之法。表实之人，不易得邪，设得之，则不能泄卫气，而反以实阳气。阳气既实，表不得通，闭热于经，则脉紧身痛，不汗出而烦躁也。是当以麻黄桂姜之属，以发汗而泄表实，加石膏以除里热而止烦躁，非桂枝汤所得而治者矣。盖其病已非中风之常病，则其法亦不得守桂枝之常法，仲景特举此者，欲人知常知变，不使拘中风之名。而拘解肌之法也。若脉微弱，汗出恶风，则表虚不实，设与大青龙汤发越阳气，必致厥逆筋惕肉瞤，甚则汗多而阳亡矣，故曰此为逆。逆者虚以实治，于理不顺，所以谓之逆也。

伤寒脉浮缓者，脉紧去而成缓，为寒欲变热之证，经曰脉缓者多热是也，伤寒邪在表则身疼，邪入里则身重，寒已变热而脉缓，经脉不为拘急，故身不疼而但重，而其脉犹浮，则邪气在或进或退之时，故身体有乍重乍轻之候也，是以欲发其表，则经已有热，欲清其热，则表犹不解，而大青龙汤兼擅发表解热之长，苟无少阴汗出厥逆等证者，则必以此法为良矣，不云主之而云发之者，谓邪欲入里，而以药发之，使从表出也，旧注谓伤寒见风，故并用麻黄者，非。(《伤寒贯珠集》卷一《太阳篇上·太阳权变法》)

伤寒脉浮缓者，脉紧去而成缓，为寒欲变热之证，经曰：脉缓者多热是也，伤寒邪在表则身疼，邪入里则身重，寒已变热而脉缓，经脉不为拘急，故身不疼而但重，而其脉犹浮，则邪气在或进或退之时，故身体有乍重乍轻之候也。是以欲发其表，则经已有热，欲清其热，则表犹不解，而大青龙汤，兼擅发表解热之长，苟无少阴汗出厥逆等证者，则必以此法为良矣。不云主之而云发之者，谓邪欲入里，而以药发之，使从表出也，旧注谓伤寒见风，故并用麻黄者，非。(《伤寒贯珠集》卷一《太阳篇上·太阳权变法》)

大青龙治风寒外壅，而闭热于经者；小青龙治风寒外壅，而伏饮于内者。夫热郁于经，而不用石膏，汗为热隔，宁有能发之者乎？饮伏于内，而不用姜、夏，邪与饮抟，宁有能散之者乎？其芍药、五味，不特靖逆气而安肺气，抑且制麻、桂、姜、辛之势，使不相而相就，以成内外协济之功也。(《医学读书记》卷中)

徐氏曰：大青龙合桂、麻而去芍药，加石膏，则水气不甚而挟热者宜之。倘饮多而寒伏，则必小青龙为当也。(《金匮要略心典》卷中《痰饮咳嗽病脉证并治》)

按：伤寒分立三纲，桂枝主风伤卫，麻黄主寒伤营，大青龙主风寒两伤营卫，其说始于成氏、许氏，而成于方氏、喻氏。以愚观之，桂枝主风伤卫则是，麻黄主寒伤营则非。盖有卫病而营不病者矣，未有营病而卫不病者也。至于大青龙证，其辨不在营卫两病，而在烦躁一证，其立方之旨，亦不在并用麻、桂。而在独加石膏，王文禄谓风寒并重，闭热于经，故加石膏于发散药中是也。若不过风寒并发，则麻黄、桂枝已足胜其任矣，何必更须石膏哉！须知中风而或表实，亦用麻黄，伤寒而或表虚，亦用桂枝，其表不得泄，而闭热于中者，则用石膏，其无热者，但用麻、桂，此仲景心法也。炫新说而变旧章，其于斯道，不愈趋而愈远哉。(《伤寒贯珠集》卷一《太阳篇上·太阳权变法》)

【仲景原文】

◈ 大青龙汤

麻黄六两去节　桂枝二两去皮　甘草二两炙　杏仁四十枚去皮尖　生姜三两切　大枣十枚擘　石膏如鸡子大碎

上七味。以水九升，先煮麻黄，减二升，去上沫，内诸药，煮取三升，去滓，温服一升，取微似汗，汗出多者，温粉扑之，一服汗者，停后服，若复服，汗多亡阳，遂一作逆虚，恶风烦躁，不得眠也。

◇太阳中风，脉浮紧，发热恶寒，身疼痛，不汗出而烦躁者，大青龙汤主之，若脉微弱，汗出恶风者，不可服之，服之则厥逆，筋惕肉瞤，此为逆也。（《伤寒论·辨太阳病脉证并治中》）

◇伤寒脉浮缓，身不疼，但重，乍有轻时，无少阴证者，大青龙汤发之。（《伤寒论·辨太阳病脉证并治中》）

◇太阳中风，脉浮紧，发热恶寒，身疼痛，不汗出而烦躁者，大青龙汤主之，若脉微弱，汗出恶风者，不可服之，服之则厥逆，筋惕肉瞤，此为逆也。（《伤寒论·辨可发汗病脉证并治》）

◇伤寒脉浮缓，身不疼，但重，乍有轻时，无少阴证者，可与大青龙汤发之。（《伤寒论·辨可发汗病脉证并治》）

| 小青龙汤 |

【组成】

麻黄　桂枝　芍药　细辛　干姜　炙甘草各三两　五味　半夏各半升

上八味，以水一斗，先煮麻黄减二升，去上沫，内诸药，煮取三升，去滓，温服一升。（《伤寒贯珠集》卷一《太阳篇上·太阳权变法》）

麻黄去节三两　芍药三两　五味子半升　干姜　甘草炙　细辛　桂枝各三两　半夏半升。

上八味，以水一斗，先煮麻黄，减二升，去上沫，内诸药，煮取三升，去滓，温服一升。（《金匮要略心典》卷中《痰饮咳嗽病脉证并治》）

【应用】

伤寒表不解，心下有水气，干呕，发热而咳，或渴，或利，或噎，或小便不利，少腹满，或喘者。小青龙汤主之。（《伤寒贯珠集》卷一《太阳篇上·太阳权变法》）

伤寒心下有水气，咳而微喘，发热不渴，服汤已，渴者，此寒去欲解也，小青龙汤主之。（《伤寒贯珠集》卷一《太阳篇上·太阳权变法》）

咳逆倚息不得卧，小青龙汤主之。（《金匮要略心典》卷中《痰饮咳嗽病脉证并治》）

齁喘者，积痰在肺，遇冷即发，喘鸣迫塞，但坐不得卧，外寒与内饮相搏，宜小青龙汤主之。（《金匮翼》卷七《喘统论》）

【加减法】

若微利者，去麻黄，加芫花如鸡子大，熬令赤色。

微利者，水渍入胃也，下利者，不可攻其表，故去麻黄之发表，而加芫花之行水。

若渴者，去半夏，加栝蒌根三两。

渴者，津液不足，故去半夏之辛燥，而加栝蒌之苦润，若饮结不布而渴者，似宜仍以半夏流湿而润燥也。

若噎者，去麻黄，加附子一枚，炮。

噎者，寒饮积中也，附子温能散寒，辛能破饮，故加之，麻黄发阳气，增胃冷，故去之。

若小便不利，小腹满，去麻黄，加茯苓四两。

小便不利，小腹满，水蓄于下也，故加茯苓以泄蓄水，不用麻黄，恐其引气上行，致水不下也。

若喘者，去麻黄，加杏仁半升，去皮尖。

喘者，水气在肺，故加杏仁下气泄肺，麻黄亦能治喘而不用者，恶其发气也。(《伤寒贯珠集》卷一《太阳篇上·太阳权变法》)

【鉴别】

病溢饮者，当发其汗，大青龙汤主之，小青龙汤亦主之。

水气流行，归于四肢，当汗出而不汗出，身体重痛，谓之溢饮。夫四肢阳也，水在阴者宜利，在阳者宜汗，故以大青龙发汗去水，小青龙则兼内饮而治之者耳。(《金匮要略心典》卷中《痰饮咳嗽病脉证并治》)

徐氏曰：大青龙合桂、麻而去芍药，加石膏，则水气不甚而挟热者宜之。倘饮多而寒伏，则必小青龙为当也。(《金匮要略心典》卷中《痰饮咳嗽病脉证并治》)

【方论】

表寒不解，而心下有水饮，饮寒相抟，逆于肺胃之间，为干呕发热而咳，乃伤寒之兼证也。(《伤寒贯珠集》卷一《太阳篇上·太阳权变法》)

内饮外寒，相得不解，气凌于肺，为咳而微喘，发热不渴，如上条之证也，是必以小青龙外解寒邪，内消水饮为主矣。若服汤已渴者，是寒外解而饮内行也，故为欲解。小青龙汤主之六字。当在发热不渴下。(《伤寒贯珠集》卷一《太阳篇上·太阳权变法》)

或问水饮之证，或渴或不渴云何？曰：水积于中，故不渴也。其渴者，水积一处，而不得四布也。然而不渴者，常也，其渴者，变也，服小青龙汤

已而渴者，乃寒去饮消之常道也。（《伤寒贯珠集》卷一《太阳篇上·太阳权变法》）

倚息，倚几而息，能俯而不能仰也，肺居上焦而司呼吸，外寒内饮，壅闭肺气，则咳逆上气，甚则但坐不得卧也。（《金匮要略心典》卷中《痰饮咳嗽病脉证并治》）

妇人吐涎沫，医反下之，心下即痞，当先治其吐涎沫，小青龙汤主之。涎沫止，乃治痞，泻心汤主之。

吐涎沫，上焦有寒也，不与温散而反下之，则寒内入而成痞，如伤寒下早例也。然虽痞而犹吐涎沫，则上寒未已，不可治痞，当先治其上寒，而后治其中痞，亦如伤寒例，表解乃可攻痞也。（《金匮要略心典》卷下《妇人杂病脉证并治》）

麻黄、桂枝散外入之寒，半夏消内积之饮，细辛、干姜治其咳满，芍药、五味，监麻、桂之性，使入饮去邪也。（《金匮要略心典》卷中《痰饮咳嗽病脉证并治》）

大青龙治风寒外壅，而闭热于经者；小青龙治风寒外壅，而伏饮于内者。夫热郁于经，而不用石膏，汗为热隔，宁有能发之者乎？饮伏于内，而不用姜、夏，邪与饮抟，宁有能散之者乎？其芍药、五味，不特靖逆气而安肺气，抑且制麻、桂、姜、辛之势，使不相而相就，以成内外协济之功也。（《医学读书记》卷中）

夫饮之为物，随气升降，无处不到，或壅于上，或积于中，或滞于下，各随其所之而为病，而其治法，虽各有加减，要不出小青龙之一法。麻黄、桂枝散外入之寒邪，半夏、细辛、干姜消内积之寒饮，芍药、五味监麻、桂之性，且使表里之药，相就而不相格耳。

按《说文》云：龙之为灵，能幽能明，能大能小，能登于天，或入于川，布雨之师，亦行水之神也。大青龙合麻、桂而加石膏，能发邪气除烦躁，小青龙无石膏，有半夏、干姜、芍药、细辛、五味，能散寒邪行水饮，而通谓之青龙者，以其有发汗蠲饮之功，夫热闭于经，而不用石膏，汗为热隔，宁有能发之者乎！饮伏于内，而不用姜、夏，寒与饮抟，宁有能散之者乎！其芍药、五味不特收逆气而安肺气，抑以制麻、桂、姜、辛之势，使不相惊而相就，以成内外协济之功耳。（《伤寒贯珠集》卷一《太阳篇上·太阳权变法》）

冷嗽者，身受寒气，口饮寒浆得之。盖肺主气，外合皮毛，而其经内循胃口，故外内得寒，皆能伤之。经云：形寒饮冷，外内合邪，因而客之，则为肺咳是也。其症呼吸不利，呕吐冷沫，胸中急痛，恶寒声嘶，得温则减，得寒益甚。

仲景小青龙汤。

散外寒，蠲内饮。

麻黄、芍药、干姜、炙甘草、细辛、桂枝各三两，五味子、半夏各升半。

上八味，以水一斗先煮麻黄减二升，去上沫，内诸药，煮取三升，去滓，温服一升。

此散寒蠲饮之神剂。东垣云：肺寒气逆，则宜五味子同干姜治之。有痰者以半夏为佐。（《金匮翼》卷七《咳嗽统论》）

《三因方》云：喘病肺实者，肺必胀，上气，咽中逆，如欲呕状，自汗。肺虚者，必咽干无液，少气不足以息也。王宇泰云：喘而无汗，烦躁，脉浮大者，汗之。喘而有汗，腹满，脉沉实者，下之。又云：喘而自汗，腹满便秘，气口脉大于人迎，下之无疑，外此则不宜轻下也。

咳嗽气急，喉声如鼾者为虚。喉中如水鸡声者为实。戴复庵云：有痰喘，有气喘，有胃虚喘，有火炎上喘。痰喘者，凡喘便有痰声。气喘者，呼吸急促而无痰声。胃气虚喘者，抬肩撷肚，喘而不休。火炎上喘者，乍进乍退，得食则减，食已复甚。大概胃中有实火，膈上有稠痰，得食入咽，坠下痰涎，其喘即止。稍久，食已入胃，反助其火，痰再升上，喘反大作。俗不知此，作胃虚，治以燥热之药者，以火济火也。

喘因寒邪入肺者，经曰：邪在肺，则病皮肤痛，寒热，上气喘咳动肩背，因背受寒邪，伏于肺中，关窍不通，呼吸不利，右寸沉而紧，亦有六部俱伏者，宜发散，则身热退而喘定。小青龙、三拗汤之属。（《金匮翼》卷七《喘统论》）

按：仲景云，咳而上气，此为肺胀，其人喘，目如脱状，越婢加半夏汤治之。又肺胀，咳而上气，烦躁而喘，脉浮者，心下有水，小青龙汤加石膏汤主之。丹溪云：肺胀而咳者，用诃子、青黛、杏仁，佐以海石、香附、栝蒌、半曲，蜜丸噙化。仲景之治，乃伤寒法也。邪从皮毛入肺，则肺胀，故治宜散邪之剂。丹溪之治，乃阴虚火动迫肺，及浊痰瘀血凝结于内，故治以收敛消瘀之剂。然亦有引动肾间虚气，喘不得卧，足冷如冰者，非《济生》肾气不效。丹溪治　喘之症，未发以扶正气为主，八味肾气，温肾行水之谓也。已发用攻邪气为主，越婢、青龙，泄肺蠲饮之谓也。（《金匮翼》卷七《喘统论》）

【仲景原文】

◈ 小青龙汤

麻黄去节　芍药　细辛　干姜　甘草炙　桂枝各三两去皮　五味子半升

半夏半升洗

上八味，以水一斗，先煮麻黄，减二升，去上沫，内诸药，煮取三升，去滓，温服一升。若渴，去半夏，加栝楼根三两；若微利，去麻黄，加荛花，如一鸡子，熬令赤色；若噎者，去麻黄，加附子一枚，炮；若小便不利，少腹满者，去麻黄，加茯苓四两；若喘，去麻黄，加杏仁半升，去皮尖。（且荛花不治利，麻黄主喘，今此语反之，疑非仲景意。臣亿等谨按小青龙汤，大要治水，又按本草荛花下十二水，若水去，利则止也，又按《千金》，形肿者应内麻黄，乃内杏仁者，以麻黄发其阳故也，以此证之，岂非仲景意也）

◇伤寒表不解，心下有水气，干呕发热而咳，或渴或利，或噎，或小便不利，少腹满，或喘者，小青龙汤主之。（《伤寒论·辨太阳病脉证并治中》）

◇伤寒心下有水气，咳而微喘，发热不渴，服汤已，渴者，此寒去欲解也，小青龙汤主之。（《伤寒论·辨太阳病脉证并治中》）

◇伤寒表不解，心下有水气，干呕发热而咳，或渴，或利，或噎，或小便不利，少腹满，或喘者，宜小青龙汤。（《伤寒论·辨可发汗病脉证并治》）

◇伤寒心下有水气，咳而微喘，发热不渴，服汤已渴者，此寒去欲解也，属小青龙汤。（《伤寒论·辨可发汗病脉证并治》）

◇肺痈胸满胀，一身面目浮肿，鼻塞清涕出，不闻香臭酸辛，咳逆上气，喘鸣迫塞，葶苈大枣泻肺汤主之。方见上，三日一剂，可至三四剂，此先服小青龙汤一剂乃进。小青龙汤方见咳嗽门中。（《金匮要略·肺痿肺痈咳嗽上气病脉证治》）

◇病溢饮者，当发其汗，大青龙汤主之，小青龙汤亦主之。（《金匮要略·痰饮咳嗽病脉证并治》）

◇咳逆倚息不得卧，小青龙汤主之。（《金匮要略·痰饮咳嗽病脉证并治》）

◇妇人吐涎沫，医反下之，心下即痞。当先治其吐涎沫，小青龙汤主之；涎沫止，乃治痞，泻心汤主之。（《金匮要略·妇人杂病脉证并治》）

小青龙加石膏汤

【组成】

麻黄　芍药　桂枝　细辛　干姜　甘草各三两　五味　半夏各半升　石膏二两

上九味，以水一斗，先煮麻黄，去上沫，内诸药，煮取三升，强人服一升，羸者减之，日三服，小儿服四合。（《金匮要略心典》卷上《肺痿肺痈咳嗽上气病脉证治》）

【应用】

肺胀，咳而上气，烦躁而喘，脉浮者心下有水，小青龙加石膏汤主之。（《金匮要略心典》卷上《肺痿肺痈咳嗽上气病脉证治》）

【方论】

此亦外邪内饮相搏之证，而兼烦躁，则挟有热邪，麻、桂药中必用石膏，如大青龙之例也。又此条见证，与上条颇同，而心下寒饮则非温药不能开而去之，故不用越婢加半夏，而用小青龙加石膏。温寒并进，水热俱捐。于法尤为密矣。（《金匮要略心典》卷上《肺痿肺痈咳嗽上气病脉证治》）

苓甘五味姜辛汤

【组成】

茯苓四两　甘草　干姜　细辛各三两　五味子半升

上五味，以水八升，煮取三升，去滓，温服半升，日三。（《金匮要略心典》卷中《痰饮咳嗽病脉证并治》）

【应用】

咳满即止，而更复渴，冲气复发者，以细辛、干姜为热药也。服之当遂渴，而渴反止者，为支饮也。支饮者法当冒，冒者必呕，呕者复内半夏以去其水。（《金匮要略心典》卷中《痰饮咳嗽病脉证并治》）

【方论】

服前汤已，冲气即低，而反更咳胸满者，下焦冲逆之气既伏，而肺中伏匿之寒饮续出也。故去桂枝之辛而导气，加干姜、细辛之辛而入肺者，合茯苓、五味、甘草消饮驱寒，以泄满止咳也。（《金匮要略心典》卷中《痰饮

咳嗽病脉证并治》）

苓甘五味加姜辛半夏杏仁汤

【组成】

茯苓四两　甘草　干姜　细辛各三两　五味　半夏　杏仁各半升。

上七味，以水一斗，煮取三升，去滓，温服半升，日三服。（《金匮要略心典》卷中《痰饮咳嗽病脉证并治》）

【方论】

水去呕止，其人形肿者，加杏仁主之。其证应内麻黄，以其人遂痹，故不内之。若逆而内之者，必厥，所以然者，以其人血虚，麻黄发其阳故也。（《金匮要略心典》卷中《痰饮咳嗽病脉证并治》）

水在胃者，为冒，为呕，水在肺者，为喘、为肿。呕止而形肿者，胃气和而肺壅未通也，是惟麻黄可以通之。而血虚之人，阳气无偶，发之最易厥脱，麻黄不可用矣。杏仁味辛能散，味苦能发，力虽不及，与证适宜也。（《金匮要略心典》卷中《痰饮咳嗽病脉证并治》）

苓甘五味加姜辛半杏大黄汤

【组成】

茯苓四两　甘草二两　干姜　细辛各三两　五味半夏　杏仁各半升　大黄三两

上八味，以水一斗，煮取三升，去滓，温服半升，日三服。（《金匮要略心典》卷中《痰饮咳嗽病脉证并治》）

【应用】

若面热如醉，此为胃热上冲熏其面，加大黄以利之。（《金匮要略心典》卷中《痰饮咳嗽病脉证并治》）

【方论】

水饮有挟阴之寒者，亦有挟阳之热者，若面热如醉，则为胃热随经上冲之证，胃之脉上行于面故也。即于消饮药中加大黄以下其热。与冲气上逆，其面翕热如醉者不同，冲气上行者，病属下焦阴中之阳，故以酸温止之，此属中焦阳明之阳，故以苦寒下之。（《金匮要略心典》卷中《痰饮咳嗽病脉证并治》）

苓甘五味姜辛半夏汤

【组成】

茯苓四两　甘草　细辛　干姜各二两　半夏　五味各半升。

上六味，以水八升，煮取三升，去滓，温服半升，日三服。（《金匮要略心典》卷中《痰饮咳嗽病脉证并治》）

【方论】

冲脉之火，得表药以发之则动，得热药以逼之亦动。而辛热气味，既能劫夺胃中之阴，亦能布散积饮之气。仲景以为渴而冲气动者，自当治其冲气，不渴而冒与呕者，则当治其水饮，故内半夏以去其水。而所以治渴而冲气动者，惜未之及也。（《金匮要略心典》卷中《痰饮咳嗽病脉证并治》）

约而言之，冲气为麻黄所发者，治之如桂、苓、五味、甘草，从其气而导之矣，其为姜、辛所发者，则宜甘淡咸寒，益其阴以引之，亦自然之道也。若更用桂枝，必捍格不下，即下亦必复冲，所以然者，伤其阴故也。（《金匮要略心典》卷中《痰饮咳嗽病脉证并治》）

麻黄杏仁甘草石膏汤

【组成】

麻黄四两去节　杏仁五十枚去皮尖　炙甘草二两　石膏半斤碎绵裹

上四味，以水七升，先煮麻黄减二升，去上沫，纳诸药，煮取二升，去滓，温服一升。（《伤寒贯珠集》卷一《太阳篇上·太阳斡旋法》）

【应用】

下后，不可更行桂枝汤，汗出而喘，无大热者，可与麻黄杏仁甘草石膏汤。（《伤寒贯珠集》卷二《太阳篇下·太阳救逆法》）

发汗后，不可更行桂枝汤。汗出而喘，无大热者，可与麻黄杏仁甘草石膏汤。（《伤寒贯珠集》卷一《太阳篇上·太阳斡旋法》）

【方论】

此与汗后不可更行桂枝汤条大同，虽汗下不同，其为邪入肺中则一，故其治亦同。（《伤寒贯珠集》卷二《太阳篇下·太阳救逆法》）

发汗后，汗出而喘，无大热者，其邪不在肌腠而入肺中。缘邪气外闭之时，肺中已自蕴热，发汗之后，其邪不从汗而出之表者，必从内而并于肺

耳。(《伤寒贯珠集》卷一《太阳篇上·太阳斡旋法》)

故以麻黄、杏仁之辛而入肺者，利肺气，散邪气，甘草之甘平，石膏之甘辛而寒者，益肺气，除热气，而桂枝不可更行矣。盖肺中之邪，非麻黄、杏仁不能发，而寒郁之热非石膏不能除，甘草不特救肺气之困，抑以缓石膏之悍也。(《伤寒贯珠集》卷一《太阳篇上·太阳斡旋法》)

汗出而喘，无大热者，其邪不在经腠，而在肺中，故非桂枝所能发。麻、杏辛甘，入肺散邪气；肺被邪郁而生热，石膏辛寒，入肺除热气；甘草甘温，安中气，且以助其散邪清热之用。乃肺脏邪气发喘之的剂也。(《医学读书记》卷中)

【仲景原文】

◈ 麻黄杏仁甘草石膏汤

麻黄四两去节　杏仁五十个去皮尖　甘草二两炙　石膏半斤碎绵裹

上四味，以水七升，煮麻黄，减二升，去上沫，内诸药，煮取二升，去滓，温服一升。

◇发汗后，不可更行桂枝汤，汗出而喘，无大热者，可与麻黄杏仁甘草石膏汤。《伤寒论·辨太阳病脉证并治中》)

◇下后，不可更行桂枝汤，若汗出而喘，无大热者，可与麻黄杏仁甘草石膏汤。《伤寒论·辨太阳病脉证并治下》)

◇发汗后，不可更行桂枝汤，汗出而喘，无大热者，可与麻黄杏仁甘草石膏汤。《伤寒论·辨发汗后病脉证并治》)

◇下后，不可更行桂枝汤，汗出而喘，无大热者，属麻黄杏仁甘草石膏汤。《伤寒论·辨发汗吐下后病脉证并治》)

|麻黄加术汤|

【组成】

麻黄三两，去节　桂枝二两　甘草一两，炙　白术四两　杏仁七十个去皮尖

上五味，以水九升，先煮麻黄，减二升，去上沫，内诸药，煮取二升半，去滓，温服八合，覆取微汗。(《金匮要略心典》卷上《痉湿暍病脉证治》)

【应用】

湿家身烦疼，可与麻黄加术汤，发其汗为宜，慎不可以火攻之。(《金

匮要略心典》卷上《痉湿暍病脉证治》)

【鉴别】

夫风湿在表，本当从汗而解，麻黄加术汤、麻黄杏仁薏苡甘草汤，其正法也。而汗出表虚者，不宜重发其汗，则有防己黄芪表行湿之法。而白术附子，则又补阳以为行者也，表虚无热者，不可遽发其阳，则有桂枝附子温经散湿之法，而甘草附子，则兼补中以为散者也。即此数方，而仲景审病之微，用法之变，盖可见矣。(《金匮要略心典》卷上《痉湿暍病脉证治》)

【方论】

身烦疼者，湿兼寒而在表也。用麻黄汤以散寒，用白术以除湿。喻氏曰：麻黄得术，则虽发汗，不至多汗。而术得麻黄，并可以行表里之湿。不可以火攻者，恐湿与热合而反增发热也。(《金匮要略心典》卷上《痉湿暍病脉证治》)

湿气不一，有天之湿，雾、露、雨是也。天本乎气，故先中表之营卫。有地之湿，水、泥是也。本乎形，故先伤皮肉筋骨血脉。有饮食之湿，酒、水、乳酪之类是也，伤于脾胃。有汗液之湿，汗液亦湿也，止感于外。有人气之湿，太阴湿土之所化也，乃动于中。天之湿汗之；地之湿渗之；饮食之湿，在上吐之，在中夺之，在下者引而竭之；汗液之湿，亦以汗取之。人气之湿，属太阴所化，在气交之分。土兼四气，寒热温凉，升降浮沉，备在其中，当分上下中外而治，以兼化四气，淫佚上下中外，无处不到也。大率在上则病头重胸满呕吐，在外则身重肿胀，在下则足胫跗肿，在中则腹胀中满痞塞。其所用药，亦兼寒热湿凉以为佐使而治之。

湿之为病，有自外入者，有自内生者，必审其方土之病本。东南地下，多阴雨地湿，凡从外入，多自下起，是以重腿脚气者多，治当汗散，久者宜疏通渗泄。西北地高，人食生冷湿面，或饮酒后寒气怫郁，湿不能越，或腹皮胀疼，甚则中满水蛊，或周身浮肿如泥，按之不起，此皆自内而生者也。审其元气多少，而通利其二便，责其根在内者也。然方土内外，亦互相有之，但多少不同，须对症施治，不可执一也。

中湿与风寒气合者为痹，其寒多者为痛，为浮肿，非术、附、桂不能去也。其风多者，为烦剧，为流走，非麻黄、薏苡、乌头不能散也。其湿多者，为坚满，为气闭，非甘遂、葶苈、枳、术不能泄也。

按：此（麻黄加术汤）治寒湿在表之剂也。寒固当汗，而湿在表者，亦非汗不解，故以麻黄散寒，以白术除湿。取微汗者，汗大出，则湿反不去也。(《金匮翼》卷一《诸湿统论》)

麻黄连轺赤小豆汤

【组成】

麻黄二两　生姜二两切　生梓白皮一升　连轺二两　甘草二两炙　大枣十二枚擘　赤小豆一升　杏仁四十粒去皮尖

上八味，以潦水一斗，先煮麻黄再沸，去上沫，纳诸药，煮取三升，分温三服，半日服尽。(《伤寒贯珠集》卷四《阳明篇下·阳明病杂治法》)

【应用】

伤寒瘀热在里，身必发黄，麻黄连轺赤小豆汤主之。(《伤寒贯珠集》卷四《阳明篇下·阳明病杂治法》)

【方论】

此亦热瘀而未实之证。瘀热在里者，汗不得出而热瘀于里也。故与麻黄、杏仁、生姜之辛温，以发越其表，赤小豆、连轺、梓白皮之苦寒甘，以清热于里，大枣、甘草，甘温悦脾，以为散湿驱邪之用，用潦水者，取其味薄，不助水气也。合而言之，茵陈蒿汤是下热之剂，栀子柏皮汤，是清热之剂，麻黄连轺赤小豆汤，是散热之剂也。(《伤寒贯珠集》卷四《阳明篇下·阳明病杂治法》)

麻黄杏仁薏苡甘草汤

【组成】

麻黄半两　杏仁十个去皮尖　薏苡半两　甘草一两炙

上锉麻豆大，每服四钱匕，水一盏半，煎八分，去滓，温服，有微汗，避风。(《金匮要略心典》卷上《痉湿暍病脉证治》)

【应用】

病者一身尽疼、发热、日晡所剧者，此名风湿。此病伤于汗出当风，或久伤取冷所致也。可与麻黄杏仁薏苡甘草汤。(《金匮要略心典》卷上《痉湿暍病脉证治》)

【鉴别】

夫风湿在表，本当从汗而解，麻黄加术汤、麻黄杏仁薏苡甘草汤，其正法也。而汗出表虚者，不宜重发其汗，则有防己黄芪表行湿之法。而白术附子，则又补阳以为行者也，表虚无热者，不可遽发其阳，则有桂枝附子温经散湿之法，而甘草附子，则兼补中以为散者也。即此数方，而仲景审病之微，用法之变，盖可见矣。（《金匮要略心典》卷上《痉湿暍病脉证治》）

【方论】

此亦散寒除湿之法。日晡所剧，不必泥定肺与阳明，但以湿无来去，而风有休作，故曰此名风湿。（《金匮要略心典》卷上《痉湿暍病脉证治》）

然虽言风而寒亦在其中，观下文云“汗出当风”，又曰“久伤取冷”，意可知矣。盖痉病非风不成，湿痹无寒不作，故以麻黄散寒，薏苡除湿，杏仁利气，助通泄之用，甘草补中，予胜湿之权也。（《金匮要略心典》卷上《痉湿暍病脉证治》）

湿气不一，有天之湿，雾、露、雨是也。天本乎气，故先中表之营卫。有地之湿，水、泥是也。本乎形，故先伤皮肉筋骨血脉。有饮食之湿，酒、水、乳酪之类是也，伤于脾胃。有汗液之湿，汗液亦湿也，止感于外。有人气之湿，太阴湿土之所化也，乃动于中。天之湿汗之；地之湿渗之；饮食之湿，在上吐之，在中夺之，在下者引而竭之；汗液之湿，亦以汗取之。人气之湿，属太阴所化，在气交之分。土兼四气，寒热温凉，升降浮沉，备在其中，当分上下中外而治，以兼化四气，淫佚上下中外，无处不到也。大率在上则病头重胸满呕吐，在外则身重肿胀，在下则足胫跗肿，在中则腹胀中满痞塞。其所用药，亦兼寒热湿凉以为佐使而治之。

湿之为病，有自外入者，有自内生者，必审其方土之病本。东南地下，多阴雨地湿，凡从外入，多自下起，是以重腿脚气者多，治当汗散，久者宜疏通渗泄。西北地高，人食生冷湿面，或饮酒后寒气怫郁，湿不能越，或腹皮胀疼，甚则中满水蛊，或周身浮肿如泥，按之不起，此皆自内而生者也。审其元气多少，而通利其二便，责其根在内者也。然方土内外，亦互相有之，但多少不同，须对症施治，不可执一也。

中湿与风寒气合者为痹，其寒多者为痛，为浮肿，非术、附、桂不能去也。其风多者，为烦剧，为流走，非麻黄、薏苡、乌头不能散也。其湿多者，为坚满，为气闭，非甘遂、葶苈、枳、术不能泄也。（《金匮翼》卷一《诸湿统论》）

乌头汤

【组成】

麻黄　芍药　黄芪　甘草各三两炙　乌头五枚㕮咀，以蜜二升，煎取一升，

即出乌头

上四味，以水三升，煮取一升，去滓，内蜜煎中，更煎之，服七合。不知，尽服之。（《金匮要略心典》卷上《中风历节病脉证并治》）

【应用】

病历节不可屈伸，疼痛，乌头汤主之。（《金匮要略心典》卷上《中风历节病脉证并治》）

治寒疝，腹中绞痛，贼风入攻五脏，拘急不得转侧，发作有时，令人阴缩，手足厥逆。（《金匮要略心典》卷中《腹满寒疝宿食病脉证治》）

【方论】

此治寒湿历节之正法也，寒湿之邪，非麻黄、乌头不能去，而病在筋节，又非如皮毛之邪，可一汗而散者，故以黄之补，白芍之收，甘草之缓，牵制二物，俾得深入而去留邪。如卫监钟邓入蜀，使其成功而不至于乱，乃制方之要妙也。（《金匮要略心典》卷上《中风历节病脉证并治》）

射干麻黄汤

【组成】

射干三两　麻黄　生姜各四两　细辛　紫菀　款冬花各三两　大枣七枚　半夏半升　五味半升

上九味，以水一斗二升，先煮麻黄两沸，去上沫，内诸药，煮取三升，分温三服。（《金匮要略心典》卷上《肺痿肺痈咳嗽上气病脉证治》）

【应用】

咳而上气，喉中水鸡声，射干麻黄汤主之。（《金匮要略心典》卷上《肺痿肺痈咳嗽上气病脉证治》）

【方论】

咳而上气，肺有邪，则气不降而反逆也。肺中寒饮，上入喉间，为呼吸之气所激，则作声如水鸡。（《金匮要略心典》卷上《肺痿肺痈咳嗽上气病脉证治》）

射干、紫菀、款冬降逆气，麻黄、细辛、生姜发邪气，半夏消饮气，而以大枣安中，五味敛肺，恐劫散之药，并伤及其正气也。（《金匮要略心典》卷上《肺痿肺痈咳嗽上气病脉证治》）

厚朴麻黄汤

【组成】

厚朴五两　麻黄四两　石膏如鸡子大　杏仁半升　半夏六升　干姜　细辛各二两　小麦一升　五味半升

上九味，以水一斗二升，先煮小麦熟，去滓，内诸药，煮取三升，温服一升，日三服。(《金匮要略心典》卷上《肺痿肺痈咳嗽上气病脉证治》)

【应用】

咳而脉浮者，厚朴麻黄汤主之。(《金匮要略心典》卷上《肺痿肺痈咳嗽上气病脉证治》)

【鉴别】

咳而脉浮者，厚朴麻黄汤主之。咳而脉沉者，泽漆汤主之。(《金匮要略心典》卷上《肺痿肺痈咳嗽上气病脉证治》)

【方论】

此不详见证，而但以脉之浮沉为辨而异其治。按厚朴麻黄汤，与小青龙加石膏汤大同，则散邪蠲饮之力居多。而厚朴辛温，亦能助表，小麦甘平，则同五味敛安正气者也。(《金匮要略心典》卷上《肺痿肺痈咳嗽上气病脉证治》)

泽漆汤以泽漆为主，而以白前、黄芩、半夏佐之，则下趋之力较猛，虽生姜、桂枝之辛，亦只为下气降逆之用而已，不能发表也。仲景之意，盖以咳皆肺邪，而脉浮者气多居表，故驱之使从外出为易；脉沉者气多居里，故驱之使从下出为易，亦因势利导之法也。(《金匮要略心典》卷上《肺痿肺痈咳嗽上气病脉证治》)

越婢汤

【组成】

麻黄六两　石膏半斤　生姜三两　甘草二两　大枣十二枚

上五味，以水六升，先煮麻黄，去上沫，内诸药，煮取三升，分温三服。恶风，加附子一枚；风水，加术四两。(《金匮要略心典》卷中《水气病脉证并治》)

【应用】

风水，恶风，一身悉肿，脉浮不渴，续自汗出，无大热，越婢汤主之。（《金匮要略心典》卷中《水气病脉证并治》）

齁喘者，积痰在肺，遇冷即发，喘鸣迫塞，但坐不得卧，外寒与内饮相搏，宜小青龙汤主之。若肺有积热，热为寒束者，宜越婢汤主之。（《金匮翼》卷七《喘统论》）

【方论】

此与上条证候颇同，而治特异，麻黄之发阳气，十倍防己，乃反减黄之实表，增石膏之辛寒，何耶？脉浮不渴句或作脉浮而渴，渴者热之内炽，汗为热逼，与表虚出汗不同，故得以石膏清热，麻黄散肿，而无事兼固其表耶。（《金匮要略心典》卷中《水气病脉证并治》）

按：仲景云，咳而上气，此为肺胀，其人喘，目如脱状，越婢加半夏汤治之。又肺胀，咳而上气，烦躁而喘，脉浮者，心下有水，小青龙汤加石膏汤主之。丹溪云：肺胀而咳者，用诃子、青黛、杏仁，佐以海石、香附、栝蒌、半曲，蜜丸噙化。仲景之治，乃伤寒法也。邪从皮毛入肺，则肺胀，故治宜散邪之剂。丹溪之治，乃阴虚火动迫肺，及浊痰瘀血凝结于内，故治以收敛消瘀之剂。然亦有引动肾间虚气，喘不得卧，足冷如冰者，非《济生》肾气不效。丹溪治喘之症，未发以扶正气为主，八味肾气，温肾行水之谓也。已发用攻邪气为主，越婢、青龙，泄肺蠲饮之谓也。（《金匮翼》卷七《喘统论》）

越婢加半夏汤

【组成】

麻黄六两　石膏半斤　生姜三两　大枣十五枚　甘草二两　半夏半升

上六味，以水六升，先煮麻黄，去上沫，内诸药，煮取三升，分温三服。（《金匮要略心典》卷上《肺痿肺痈咳嗽上气病脉证治》）

【应用】

咳而上气，此为肺胀，其人喘，目如脱状，脉浮大者，越婢加半夏汤主之。（《金匮要略心典》卷上《肺痿肺痈咳嗽上气病脉证治》）

齁喘者，积痰在肺，遇冷即发，喘鸣迫塞，但坐不得卧，外寒与内饮相搏，宜小青龙汤主之。若肺有积热，热为寒束者，宜越婢汤主之。

越婢加半夏汤（《金匮翼》卷七《喘统论》）

【方论】

外邪内饮，填塞肺中，为胀，为喘，为咳而上气，越婢汤散邪之力多，而蠲饮之力少，故以半夏辅其未逮。不用小青龙者，以脉浮且大，病属阳热，故利辛寒，不利辛热也，目如脱状者，目睛胀突，如欲脱落之状，壅气使然也。(《金匮要略心典》卷上《肺痿肺痈咳嗽上气病脉证治》)

越婢加术汤

【应用】

里水者，一身面目黄肿，其脉沉，小便不利，故令病水。假令小便自利，此亡津液，故令渴，越婢加术汤主之。(《金匮要略心典》卷中《水气病脉证并治》)

里水，越婢加术汤主之，甘草麻黄汤亦主之。(《金匮要略心典》卷中《水气病脉证并治》)

【方论】

方见中风里水，水从里积，与风水不同，故其脉不浮而沉。而盛于内者必溢于外，故一身面目悉黄肿也。水病小便当不利，今反自利，则津液消亡，水病已而渴病起矣。越婢加术是治其水，非治其渴也。(《金匮要略心典》卷中《水气病脉证并治》)

里水，即前一身面目黄肿，脉沉，小便不利之证。越婢汤义见前，甘草麻黄亦内助土气，外行水气之法也。(《金匮要略心典》卷中《水气病脉证并治》)

以其身面悉肿，故取麻黄之发表，以其肿而且黄，知其湿中有热，故取石膏之清热，与白术之除湿。不然，则渴而小便利者，而顾犯不可发汗之戒耶。或云此治小便利，黄肿未去者之法，越婢散肌表之水，白术止渴生津也，亦通。(《金匮要略心典》卷中《水气病脉证并治》)

甘草麻黄汤

【组成】

甘草二两　麻黄四两

上二味，以水五升，先煮麻黄，去上沫，内甘草，煮取三升，温服一升，重覆汗出，不汗，再服，慎风寒。(《金匮要略心典》卷中《水气病脉证并治》)

【应用】

里水，越婢加术汤主之，甘草麻黄汤亦主之。（《金匮要略心典》卷中《水气病脉证并治》）

【方论】

里水，即前一身面目黄肿，脉沉，小便不利之证。越婢汤义见前，甘草麻黄亦内助土气，外行水气之法也。（《金匮要略心典》卷中《水气病脉证并治》）

|麻黄附子汤|

【组成】

麻黄三两　甘草二两　附子一枚

上三味，以水七升，先煮麻黄，去上沫，内诸药，煮取二升半，温服八合，日三服。（《金匮要略心典》卷中《水气病脉证并治》）

【应用】

水之为病，其脉沉小，属少阴，浮者为风。脉沉者，宜麻黄附子汤。（《金匮要略心典》卷中《水气病脉证并治》）

【鉴别】

水之为病，其脉沉小，属少阴，浮者为风。无水虚胀者，为气。水，发其汗即已。脉沉者，宜麻黄附子汤，浮者，宜杏子汤。（《金匮要略心典》卷中《水气病脉证并治》）

【方论】

水气脉沉小者属少阴，言肾水也。脉浮者为风，即风水也。其无水而虚胀者，则为气病而非水病矣。气病不可发汗，水病发其汗则已。然而发汗之法，亦自不同，少阴则当温其经，风水即当通其肺，故曰脉沉者，宜麻黄附子汤，脉浮者，宜杏子汤。沉谓少阴，浮谓风也。（《金匮要略心典》卷中《水气病脉证并治》）

风水，水为风激而上行也。其脉浮而洪，其症骨节疼痛，恶风，面目四肢皆肿，是宜驱散风气为主，风去则水自下也。麻黄附子汤。

麻黄三两　甘草一两　附子一枚

水七升，先煎麻黄去上沫，内诸药，煮取二升半，温服八分，日三。此

治风水挟寒之剂。(《金匮翼》卷四《风水》)

| 半夏麻黄丸 |

【组成】

半夏　麻黄各等分

上二味，末之，炼蜜和丸小豆大，饮服三丸，日三服。(《金匮要略心典》卷下《惊悸吐衄下血胸满瘀血病脉证治》)

【应用】

心下悸者，半夏麻黄丸主之。(《金匮要略心典》卷下《惊悸吐衄下血胸满瘀血病脉证治》)

【方论】

此治饮气抑其阳气者之法。半夏蠲饮气，麻黄发阳气，妙在作丸与服，缓以图之，则麻黄之辛甘，不能发越津气，而但升引阳气。即半夏之苦辛，亦不特蠲除饮气，而并和养中气。非仲景神明善变者，其孰能与于此哉。(《金匮要略心典》卷下《惊悸吐衄下血胸满瘀血病脉证治》)

| 文蛤散 |

【组成】

文蛤五两

上一味，杵为散，以沸汤五合，和服方寸匕。(《金匮要略心典》卷中《消渴小便不利淋病脉证治》)

文蛤五两为散，以沸汤和一钱匕服，汤用五合。(《伤寒贯珠集》卷二《太阳篇下·太阳救逆法》)

【应用】

渴欲饮水不止者，文蛤散主之。热渴饮水，水入不能消其热，而反为热所消，故渴不止。(《金匮要略心典》卷中《消渴小便不利淋病脉证治》)

病在阳，应以汗解之，反以冷水潠之，若灌之，其热被劫不得去，弥更益烦，肉上粟起，意欲饮水，反不渴者，服文蛤散。(《伤寒贯珠集》卷二《太阳篇下·太阳救逆法》)

【方论】

病在阳者，邪在表也，当以药取汗，而反以冷水灌之，或灌濯之，其热得寒，被劫而又不得竟去，于是热伏水内，而弥更益烦，水居热外，而肉上粟起。而其所以为热，亦非甚深而极盛也，故意欲饮水，而口反不渴。文蛤咸寒而性燥，能去表间水热互结之气。若服之而不差者，其热渐深，而内传入本也。（《伤寒贯珠集》卷二《太阳篇下·太阳救逆法》）

文蛤味咸性寒，寒能除热，咸能润下，用以折炎上之势，而除热渴之疾也。（《金匮要略心典》卷中《消渴小便不利淋病脉证治》）

| 文蛤汤 |

【组成】

文蛤五两　麻黄　甘草　生姜各三两　石膏五两　杏仁二十粒　大枣十二枚

上七味，以水六升，煮取二升，温服一升，汗出即愈。（《金匮要略心典》卷下《呕吐哕下利病脉证治》）

【应用】

吐后，渴欲得水而贪饮者，文蛤汤主之。兼主微风，脉紧、头痛。（《金匮要略心典》卷下《呕吐哕下利病脉证治》）

【方论】

吐后水去热存，渴欲得水，与前猪苓散证同，虽复贪饮，亦止热甚而然耳，但与除热导水之剂足矣。（《金匮要略心典》卷下《呕吐哕下利病脉证治》）

乃复用麻黄、杏仁等发表之药者，必兼有客邪郁热于肺不解故也。观方下云“汗出即愈”可以知矣。曰兼主微风、脉紧、头痛者，以麻杏甘石，本擅驱风发表之长耳。（《金匮要略心典》卷下《呕吐哕下利病脉证治》）

| 桂枝麻黄各半汤 |

【组成】

桂枝去皮　麻黄去节　甘草炙　芍药　生姜各一两　大枣四枚　杏仁二十四个汤浸去皮

上七味，以水五升，先煮麻黄一二沸，去上沫，纳诸药，煮取一升八

合，去滓，温服六合。(《伤寒贯珠集》卷一《太阳篇上·太阳权变法》)

【鉴别】

按：桂枝麻黄各半汤，桂枝二麻黄一汤，桂枝二越婢一汤三方并两方合用，乃古之所谓复方也。细审其制，桂枝麻黄各半汤，助正之力，侔于散邪，桂枝二麻黄一汤，则助正之力多，而散邪之力少，于法为较和矣，其桂枝二越婢一汤，本无热证而加石膏者，以其人无阳，津液不足，不胜桂枝之任，故加甘寒于内，少变辛温之性，且滋津液之用，而其方制之小，示微发于不发之中，则三方如一方也。故桂枝汤不特发散邪气，亦能补助正气，以其方甘酸辛合用，具生阳化阴之妙，与麻黄合剂。则能尽麻黄之力，而并去其悍，与石膏同用，则能资石膏之益，而不扰乎权，是虽麻、石并行，而实以桂枝为主，盖非滋养营卫，则无以为发汗散邪之地耳。凡正气不足，邪气亦微，而仍须得汗而解者，宜于此三方取则焉。后人不能尽桂枝之用，而求之人参、归、地之属，立意则同，而用药悬殊矣。(《伤寒贯珠集》卷一《太阳篇上·太阳权变法》)

【方论】

病在太阳，至八九日之久，而不传他经，其表邪本微可知。不呕，清便欲自可，则里未受邪可知。病如疟状，非真是疟，亦非传少阳也，乃正气内胜，数与邪争故也。至热多寒少，一日二三度发，则邪气不胜而将退舍矣。更审其脉而参验之，若得微缓，则欲愈之象也；若脉微而恶寒者，此阴阳俱虚，当与温养，如新加汤之例，而发汗吐下，均在所禁矣；若面色反有热色者，邪气欲从表出，而不得小汗，则邪无从出，如面色缘缘正赤，阳气怫郁在表，当解之熏之之类也。身痒者，邪盛而攻走经筋则痛，邪微而游行皮肤则痒也。夫既不得汗出，则非桂枝所能解，而邪气又微，亦非麻黄所可发，故合两方为一方，变大制为小制，桂枝所以为汗液之地，麻黄所以为发散之用，且不使药过病，以伤其正也。(《伤寒贯珠集》卷一《太阳篇上·太阳权变法》)

【仲景原文】

◈ **桂枝麻黄各半汤**

桂枝一两十六铢去皮　芍药　生姜切　甘草炙　麻黄各一两去节　大枣四枚擘　杏仁二十四枚汤浸，去皮尖及两仁者

上七味，以水五升，先煮麻黄一二沸，去上沫，内诸药，煮取一升八合，去滓，温服六合。(本云桂枝汤三合，麻黄汤三合，并为六合，顿服，

将息如上法）臣亿等谨按桂枝汤方，桂枝芍药生姜各三两，甘草二两，大枣十二枚，麻黄汤方麻黄三两，桂枝二两，甘草一两，杏仁七十个，今以算法约之，二汤各取三分之一，即得桂枝一两十六铢，芍药生姜甘草各一两，大枣四枚，杏仁二十三个，零三分枚之一，收之得二十四个，合方。详此方乃三分之一，非各半也，宜云合半汤。

◇太阳病，得之八九日，如疟状，发热恶寒，热多寒少，其人不呕，清便欲自可，一日二三度发，脉微缓者，为欲愈也，脉微而恶寒者，此阴阳俱虚，不可更发汗，更下更吐也，面色反有热色者，未欲解也，以其不能得小汗出，身必痒，宜桂枝麻黄各半汤。（《伤寒论·辨太阳病脉证并治上》）

◇太阳病，得之八九日，如疟状，发热恶寒，热多寒少，其人不呕，清便欲自可，一日二三度发，脉微缓者，为欲愈也，脉微而恶寒者，此阴阳俱虚，不可更发汗，更下更吐也，面色反有热色者，未欲解也，以其不能得小汗出，身必痒，属桂枝麻黄各半汤。（《伤寒论·辨发汗吐下后病脉证并治》）

| 桂枝二麻黄一汤 |

【组成】

桂枝去皮一两十七铢　大枣五枚擘　炙甘草　芍药　生姜各一两六铢　麻黄十六铢去节　杏仁十六个去皮尖

上七味，以水五升，先煮麻黄一二沸，去上沫，纳诸药，煮取二升，去滓，温服一升，日再服。（《伤寒贯珠集》卷一《太阳篇上·太阳斡旋法》）

【应用】

服桂枝汤，大汗出，脉洪大者，与桂枝汤如前法；若形如疟，日再发者，汗出必解，宜桂枝二麻黄一汤。（《伤寒贯珠集》卷一《太阳篇上·太阳斡旋法》）

【鉴别】

按：桂枝麻黄各半汤、桂枝二麻黄一汤、桂枝二越婢一汤三方并两方合用，乃古之所谓复方也。细审其制，桂枝麻黄各半汤，助正之力，侔于散邪，桂枝二麻黄一汤，则助正之力多，而散邪之力少，于法为较和矣，其桂枝二越婢一汤，本无热证而加石膏者，以其人无阳，津液不足，不胜桂枝之任，故加甘寒于内，少变辛温之性，且滋津液之用，而其方制之小，示微发于不发之中，则三方如一方也。故桂枝汤不特发散邪气，亦能补助正气，以其方甘酸辛合用，具生阳化阴之妙，与麻黄合剂。则能尽麻黄之力，而并去其悍，与石膏同用，则能资石膏之益，而不挠乎权，是虽麻、石并行，而实以桂枝为主，盖非滋养营卫，则无以为发汗散邪之地耳。凡正气不足，邪气亦微，而仍须得汗而解者，宜于此三方取则焉。后人不能尽桂枝之用，而求之人参、归、地之属，立意则同，而用药悬殊矣。(《伤寒贯珠集》卷一《太阳篇上·太阳权变法》)

【方论】

服桂枝汤，汗虽大出而邪不去，所谓如水淋漓，病必不除也。若脉洪大，则邪犹甚，故宜更与桂枝。取汗如前法者，如啜热稀粥，温覆取汗之法也。若其人病形如疟，而一日再发，则正气内胜，邪气欲退之征，设得汗出，其邪必从表解，然非重剂所可发者，桂枝二麻黄一汤以助正而兼散邪，而又约小其制，乃太阳发汗之轻剂也。(《伤寒贯珠集》卷一《太阳篇上·太阳斡旋法》)

【仲景原文】

◈ 桂枝二麻黄一汤

桂枝一两十七铢去皮　芍药一两六铢　麻黄十六铢去节　生姜一两六铢切　杏仁十六个去皮尖　甘草一两二铢炙　大枣五枚擘

上七味，以水五升，先煮麻黄一二沸，去上沫，内诸药，煮取二升，去滓，温服一升，日再服。(本云桂枝汤二分，麻黄汤一分，合为二升，分再服，今合为一方，将息如前法)臣亿等谨按桂枝汤方，桂枝芍药生姜各三两，甘草二两大枣十二枚，麻黄汤方，麻黄三两，桂枝二两，甘草一两，杏仁七十个，今以算法约之，桂枝汤取十二分之五，即得桂枝芍药生姜各一两六铢，甘草二十铢，大枣五枚，麻黄汤取九分之二，即得麻黄十六铢，桂枝十铢三分铢之二，收之得十一铢，甘草五铢三分铢之一，收之得六铢，杏仁十五个九分枚之四，收之得十六个，二汤所取相合，即共得桂枝一两十七铢，麻黄十六铢，生姜芍药各一两六铢，甘草一两二铢，大枣五枚，杏仁十六个。合方。

◇服桂枝汤，大汗出，脉洪大者，与桂枝汤，如前法，若形似疟，一日再发者，汗出必解，宜桂枝二麻黄一汤。(《伤寒论·辨太阳病脉证并治上》)

◇服桂枝汤，大汗出，脉洪大者，与桂枝汤，如前法，若形似疟，一日再发者，汗出必解，属桂枝二麻黄一汤。(《伤寒论·辨发汗后病脉证并治》)

桂枝二越婢一汤

【组成】

桂枝去皮　芍药　甘草炙　麻黄去节各十八铢　生姜一两三钱切　大枣四枚擘　石膏二十四铢碎绵裹

上七味，㕮咀，以水五升，煮麻黄一二沸，去上沫，纳诸药，煮取二升，去滓，温服一升。（《伤寒贯珠集》卷一《太阳篇上·太阳权变法》）

【应用】

太阳病，发热恶寒，热多寒少，脉微弱者，此无阳也，不可发汗，宜桂枝二越婢一汤。（《伤寒贯珠集》卷一《太阳篇上·太阳权变法》）

【鉴别】

按：桂枝麻黄各半汤、桂枝二麻黄一汤、桂枝二越婢一汤三方并两方合用，乃古之所谓复方也。细审其制，桂枝麻黄各半汤，助正之力，侔于散邪，桂枝二麻黄一汤，则助正之力多，而散邪之力少，于法为较和矣，其桂枝二越婢一汤，本无热证而加石膏者，以其人无阳，津液不足，不胜桂枝之任，故加甘寒于内，少变辛温之性，且滋津液之用，而其方制之小，示微发于不发之中，则三方如一方也。故桂枝汤不特发散邪气，亦能补助正气，以其方甘酸辛合用，具生阳化阴之妙，与麻黄合剂。则能尽麻黄之力，而并去其悍，与石膏同用，则能资石膏之益，而不挠乎权，是虽麻、石并行，而实以桂枝为主，盖非滋养营卫，则无以为发汗散邪之地耳。凡正气不足，邪气亦微，而仍须得汗而解者，宜于此三方取则焉。后人不能尽桂枝之用，而求之人参、归、地之属，立意则同，而用药悬殊矣。（《伤寒贯珠集》卷一《太阳篇上·太阳权变法》）

【方论】

形作伤寒，其脉当弦紧而反弱，为病实而正虚也。脉弱为阴不足，而邪气乘之，生热损阴，则必发渴。乃更以火劫汗，两热相合，胃中燥烦，汗必不出。而谵语立至矣。若发热脉浮，则邪欲出表，阴气虽虚，可解之，使从汗而愈，如下条桂枝二越婢一等法。若脉不浮，则邪热内扰，将救阴之不暇，而可更取其汗耶！（《伤寒贯珠集》卷一《太阳篇上·太阳权变法》）

无阳与亡阳不同，亡阳者，阳外亡而不守也，其根在肾，无阳者阳内竭而不用也，其源在胃。

发热恶寒，热多寒少，病须得汗而解，而脉微弱，则阳无气矣，阳者，津液之根，犹水之气也，无气则水不至，无阳则津不化，而汗之源绝矣，虽发之，其可得乎！（《伤寒贯珠集》卷一《太阳篇上·太阳权变法》）

故用桂枝二分，生化阴阳，越婢一分，发散邪气，设得小汗，其邪必解，乃伤寒发汗之变法也。（《伤寒贯珠集》卷一《太阳篇上·太阳权变法》）

| 五苓散 |

【组成】

猪苓　茯苓　白术各十八铢　桂枝半两　泽泻一两六铢

上五味，为末，以白饮和服方寸匕，日三服，多饮暖水，汗出愈。（《伤寒贯珠集》卷一《太阳篇上·太阳权变法》）

泽泻一两一分　猪苓　茯苓　白术各三分　桂枝二分

上五味为末，白饮服方寸匕，日三服，多服暖水，汗出愈。（《金匮要略心典》卷中《痰饮咳嗽病脉证并治》）

【应用】

中风发热，六七日不解而烦，有表里证，渴欲饮水，水入则吐者，名曰水逆，五苓散主之。（《伤寒贯珠集》卷一《太阳篇上·太阳权变法》）

太阳病，发汗后，大汗出，胃中干，烦躁不得眠，欲得饮水者，少少与饮之，令胃气和则愈。

若脉浮，小便不利，微热消渴者，与五苓散主之。（《伤寒贯珠集》卷一《太阳篇上·太阳斡旋法》）

发汗已，脉浮数烦渴者，五苓散主之。（《伤寒贯珠集》卷一《太阳篇上·太阳斡旋法》）

伤寒汗出而渴者，五苓散主之，（《伤寒贯珠集》卷一《太阳篇上·太阳斡旋法》）

病在阳，应以汗解之，反以冷水噀之，若灌之，其热被劫不得去，弥更益烦，肉上粟起，意欲饮水，反不渴者，服文蛤散。若不瘥者，与五苓散。（《伤寒贯珠集》卷二《太阳篇下·太阳救逆法》）

本以下之，故心下痞，与泻心汤，痞不解，其人渴而口燥烦，小便不利者，五苓散主之。（《伤寒贯珠集》卷二《太阳篇下·太阳救逆法》）

假令瘦人脐下有悸，吐涎沫而颠眩，此水也，五苓散主之。（《金匮要略心典》卷中《痰饮咳嗽病脉证并治》）

脉浮，小便不利，微热消渴者，宜利小便，发汗，五苓散主之。（《金

匮要略心典》卷中《消渴小便不利淋病脉证治》）

渴欲饮水，水入则吐者，名曰水逆，五苓散主之。（《金匮要略心典》卷中《消渴小便不利淋病脉证治》）

通治诸湿肿满，呕逆泄泻，痰饮湿疟，身痛身重。（《金匮翼》卷一《诸湿统论·渗利之剂》）

【鉴别】

身黄，脉沉结，少腹硬，水病、血病皆得有之。但审其小便不利者，知水与热蓄，为无血而有水，五苓散证也。若小便自利，其人如狂者，乃热与血结，为无水而有血，抵当汤证也，设更与行水，则非其治矣。仲景以太阳热入膀胱，有水结、血结之分，故反复明辨如此。（《伤寒贯珠集》卷一《太阳篇上·太阳斡旋法》）

五苓、猪苓，并治脉浮，发热，渴而小便不利之症。然五苓则加桂枝、白术，而治太阳；猪苓则加滑石、阿胶，而治阳明。盖太阳为开，阳明为阖。太阳为表之表，其受邪也，可以热发，可以辛散；阳明为表之里，其气难泄，其热易蓄，其发散攻取，自与太阳不同。是以五苓散加甘辛温药，假阳气以行水；猪苓汤加甘咸寒药，假阴气以利水也。（《医学读书记》卷中）

霍乱，头痛发热，身疼痛，热多欲饮水者，五苓散主之。寒多不用水者，理中丸主之。（《伤寒贯珠集》卷二《太阳篇下·太阳类病法》）

【方论】

太阳风邪，至六七日之久而不解，则风变热而传里，故烦而渴。有表里证，即身热烦渴之谓。

渴欲饮水，水气不行，而反上逆则吐。名水逆者，言因水气而逆，非火逆气逆之谓。故当以五苓散，辛甘淡药，导水而泄热也。（《伤寒贯珠集》卷一《太阳篇上·太阳权变法》）

伤寒之邪，有离太阳之经，而入阳明之腑者，有离太阳之标，而入太阳之本者，发汗后，汗出胃干，烦躁饮水者，病去表而之里，为阳明腑热证也。脉浮，小便不利，微热消渴者，病去标而之本，为膀胱腑热证也。在阳明者，热能消水，与水即所以和胃。在膀胱者，水与热结，利水即所以去热。多服暖水汗出者，以其脉浮而身有微热，故以此兼彻其表，昔人谓五苓散为表里两解之剂。

按：古法从经腑言，则太阳为经，而膀胱为腑，从标本言，则太阳为标，膀胱为本，病去太阳而之膀胱，所以谓之太阳传本也，然膀胱本病，有水结、血结之不同，水结宜五苓散导水泄热。（《伤寒贯珠集》卷一《太阳

篇上·太阳斡旋法》）

五苓散辛散而淡渗，能去膀胱与水相得之热，若其外不郁于皮肤，内不传于膀胱。（《伤寒贯珠集》卷二《太阳篇下·太阳救逆法》）

下后成痞，与泻心汤，于法为当矣。乃痞不解，而其人口燥烦渴，小便不利者，此非痞也。乃热邪与水蓄而不行也。水蓄不行，则土失其润而口燥烦渴，下迷其道而小便不利，泻心汤不中与矣。五苓散，散水泄热，使小便利，则痞与烦渴俱止耳。（《伤寒贯珠集》卷二《太阳篇下·太阳救逆法》）

霍乱该吐下而言，头痛发热，身疼痛，则霍乱之表证也，而有热多寒多之分，以中焦为阴阳之交，故或从阳而多热，或从阴而多寒也，热多则渴欲饮水，故与五苓散去水而泄热。（《伤寒贯珠集》卷二《太阳篇下·太阳类病法》）

瘦人不应有水，而脐下悸，则水动于下矣，吐涎沫则水逆于中矣，甚而颠眩，则水且犯于上矣。形体虽瘦，而病实为水，乃病机之变也。颠眩即头眩。（《金匮要略心典》卷中《痰饮咳嗽病脉证并治》）

热渴饮水，水入不能已其热，而热亦不能消其水，于是水与热结，而热浮水外，故小便不利，而微热消渴也。五苓散利其与热俱结之水，兼多饮暖水取汗，以去其水外浮溢之热，热除水去，渴当自止。（《金匮要略心典》卷中《消渴小便不利淋病脉证治》）

热渴饮水，热已消而水不行，则逆而成呕，乃消渴之变证。曰水逆者，明非消渴而为水逆也，故亦宜五苓散去其停水。（《金匮要略心典》卷中《消渴小便不利淋病脉证治》）

五苓、猪苓，并治脉浮，发热，渴而小便不利之症。然五苓则加桂枝、白术，而治太阳；猪苓则加滑石、阿胶，而治阳明。盖太阳为开，阳明为阖。太阳为表之表，其受邪也，可以热发，可以辛散；阳明为表之里，其气难泄，其热易蓄，其发散攻取，自与太阳不同。是以五苓散加甘辛温药，假阳气以行水；猪苓汤加甘咸寒药，假阴气以利水也。（《医学读书记》卷中）

苓、术、猪、泽甘淡渗泄，使肠间之水从小便出，用桂者，下焦水气非阳不化也。曰多服暖水汗出者，盖欲使表里分消其水，非挟有表邪而欲两解之谓。（《金匮要略心典》卷中《痰饮咳嗽病脉证并治》）

湿气不一，有天之湿，雾、露、雨是也。天本乎气，故先中表之营卫。有地之湿，水、泥是也。本乎形，故先伤皮肉筋骨血脉。有饮食之湿，酒、水、乳酪之类是也，伤于脾胃。有汗液之湿，汗液亦湿也，止感于外。有人气之湿，太阴湿土之所化也，乃动于中。天之湿汗之；地之湿渗之；饮食之湿，在上吐之，在中夺之，在下者引而竭之；汗液之湿，亦以汗取之。人气之湿，属太阴所化，在气交之分。土兼四气，寒热温凉，升降浮沉，备在其中，当分上下中外而治，以兼化四气，淫佚上下中外，无处不到也。大率在上则病头重胸满呕吐，在外则身重肿胀，在下则足胫跗肿，在中则腹胀中满痞塞。其所用药，亦兼寒热湿凉以为佐使而治之。

湿之为病，有自外入者，有自内生者，必审其方土之病本。东南地下，多阴雨地湿，凡从外入，多自下起，是以重腿脚气者多，治当汗散，久者宜疏通渗泄。西北地高，人食生冷湿面，或饮酒后寒气怫郁，湿不能越，或腹皮胀疼，甚则中满水蛊，或周身浮肿如泥，按之不起，此皆自内而生者也。审其元气多少，而通利其二便，责其根在内者也。然方土内外，亦互相有之，但多少不同，须对症施治，不可执一也。

中湿与风寒气合者为痹，其寒多者为痛，为浮肿，非术、附、桂不能去也。其风多者，为烦剧，为流走，非麻黄、薏苡、乌头不能散也。其湿多者，为坚满，为气闭，非甘遂、葶苈、枳、术不能泄也。（《金匮翼》卷一《诸湿统论》）

【仲景原文】

◈ 五苓散

猪苓十八铢去皮　泽泻一两六铢　白术十八铢　茯苓十八铢　桂枝半两去皮

上五味。捣为散。以白饮和服方寸匕。日三服。多饮煖水。汗出愈。如法将息。

◇太阳病，发汗后，大汗出，胃中干，烦躁不得眠，欲得饮水者，少少与饮之，令胃气和则愈，若脉浮，小便不利，微热消渴者，五苓散主之。即猪苓散是。（《伤寒论·辨太阳病脉证并治中》）

◇发汗已，脉浮数烦渴者，五苓散主之。（《伤寒论·辨太阳病脉证并治中》）

◇伤寒汗出而渴者，五苓散主之，不渴者茯苓甘草汤主之。（《伤寒论·辨太阳病脉证并治中》）

◇中风发热，六七日不解而烦，有表里证，渴欲饮水，水入则吐者，名曰水逆，五苓散主之。（《伤寒论·辨太阳病脉证并治中》）

◇病在阳，应以汗解之，反以冷水潠之，若灌之，其热被劫，不得去，弥更益烦，肉上粟起，意欲饮水，反不渴者，服文蛤散，若不差者，与五苓散，寒实结胸，无热证者，与三物小陷胸汤，白散亦可服，三物小白散（《伤寒论·辨太阳病脉证并治下》）

◇本以下之故，心下痞，与泻心汤，痞不解，其人渴而口燥，烦，小便不利者，五苓散主之。（《伤寒论·辨太阳病脉证并治下》）

◇太阳病，（寸）缓（关）浮（尺）弱，其人发热汗出，复恶寒，不呕，但心下痞者，此以医下之也，如其不下者，病人不恶寒而渴，渴者，此转属阳明也，小便数者，大便必硬，不更衣十日，无所苦也，渴欲饮水，少少与之，但以法救之，渴者，宜五苓散。（《伤寒论·辨阳明病脉证并治》）

◇霍乱，头痛发热，身疼痛，热多欲饮水者，五苓散主之，寒多不用水者，理中丸主之。（《伤寒论·辨霍乱病脉证并治》）

◇脉浮，小便不利，微热消渴者，与五苓散利小便，发汗。（《伤寒论·辨霍乱病脉证并治》）

◇太阳病，发汗后大汗出，胃中干，烦躁不得眠，欲得饮水者，少少与饮之，令胃气和则愈，若脉浮，小便不利，微热消渴者，属五苓散。（《伤寒论·辨发汗后病脉证并治》）

◇发汗已，脉浮数烦渴者，属五苓散。（《伤寒论·辨发汗后病脉证并治》）

◇伤寒汗出而渴者，宜五苓散，不渴者，属茯苓甘草汤。（《伤寒论·辨发汗后病脉证并治》）

◇本以下之，故心下痞，与泻心汤，痞不解，其人渴而口燥烦，小便不利者，属五苓散（一方云：忍之一日乃愈）。（《伤寒论·辨发汗吐下后病脉证并治》）

◇假令瘦人脐下有悸，吐涎沫而癫眩，此水也，五苓散主之。（《金匮要略·痰饮咳嗽病脉证并治》）

◇脉浮，小便不利，微热消渴者，宜利小便、发汗，五苓散主之。（《金匮要略·消渴小便不利淋病脉证并治》）

◇渴欲饮水，水入则吐者，名曰水逆，五苓散主之。（《金匮要略·消渴小便不利淋病脉证并治》）

| 茯苓甘草汤 |

【组成】

茯苓二两　桂枝二两去皮　生姜二两切　甘草一两炙

上四味，以水四升，煮取二升，去滓，分温三服。（《伤寒贯珠集》卷一《太阳篇上·太阳斡旋法》）

【应用】

伤寒厥而心下悸者，宜先治水，当服茯苓甘草汤，却治其厥。不尔，水渍入胃，必作利也。（《伤寒贯珠集》卷八《厥阴篇·厥阴诸法》）

不渴者，茯苓甘草汤主之。（《伤寒贯珠集》卷一《太阳篇上·太阳斡旋法》）

【方论】

发汗已，脉浮数烦渴者，太阳经病传腑，寒邪变热之候。故与五苓散，导水泄热，王宇泰云：太阳、经也，膀胱、腑也，膀胱者，溺之室也，故东垣以渴为膀胱经本病，然则治渴者，当泻膀胱之热，泻膀胱之热者，利小便而已矣。然腑病又有渴与不渴之异，由腑阳有盛与不足之故也。渴者，热盛思水，水与热得，故宜五苓散导水泄热；不渴者，热虽入里，不与水结，则与茯苓甘草汤，行阳化气。此膀胱热盛热微之辨也。（《伤寒贯珠集》卷一《太阳篇上·太阳斡旋法》）

伤寒寒胜则厥，心下有水则悸，厥而心下悸者，寒中于阴而水聚于心下也。是宜以茯苓甘草汤，先治其水，水去，然后治厥，如伤寒二三日，心中悸而烦者，先服建中汤之意也。建中者，创建中气，恐其中虚而邪易入，邪入则烦不止矣。茯苓甘草汤，甘淡利水益中气，恐其水渍入胃而作利，利作则厥不回矣。仲景治病，每以正气为虑如此。（《伤寒贯珠集》卷八《厥阴篇·厥阴诸法》）

【仲景原文】

◈ **茯苓甘草汤**

茯苓二两　桂枝二两去皮　甘草一两炙　生姜三两切

上四味，以水四升，煮取二升，去滓，分温三服。

◇伤寒汗出而渴者，五苓散主之，不渴者茯苓甘草汤主之。

◇伤寒厥而心下悸，宜先治水，当服茯苓甘草汤，却治其厥，不尔，水渍入胃，必作利也。

◇伤寒汗出而渴者，宜五苓散，不渴者，属茯苓甘草汤。

| 茯苓桂枝白术甘草汤 |

【组成】

茯苓四两　桂枝三两　白术　炙甘草各二两

上四味，以水六升，煮取三升，分温三服。（《伤寒贯珠集》卷一《太阳篇上·太阳斡旋法》）

【应用】

伤寒若吐若下后，心下逆满，气上冲胸，起则头眩，脉沉紧，发汗则动经，身为振振摇者。

茯苓桂枝白术甘草汤主之。(《伤寒贯珠集》卷一《太阳篇上・太阳斡旋法》)

【鉴别】

发汗后，其人脐下悸者，欲作奔豚，茯苓桂枝甘草大枣汤主之。(《伤寒贯珠集》卷一《太阳篇上・太阳斡旋法》)

青龙汤下已，多唾口燥，寸脉沉，尺脉微，手足厥逆，气从小腹上冲胸咽，手足痹，其面翕热如醉状，因复下流阴股，小便难，时复冒者，与茯苓桂枝五味甘草汤治其气冲。(《金匮要略心典》卷中《痰饮咳嗽病脉证并治》)

【方论】

此伤寒邪解而饮发之证，饮停于中则满，逆于上则气冲而头眩，入于经则身振振而动摇，《金匮》云：膈间支饮，其人喘满，心下痞坚，其脉沉紧，又云、心下有痰饮，胸胁支满，目眩。又云：其人振振身瞤剧，必有伏饮是也。发汗则动经者，无邪可发，而反动其经气。(《伤寒贯珠集》卷一《太阳篇上・太阳斡旋法》)

故与茯苓、白术，以蠲饮气，桂枝、甘草，以生阳气，所谓病痰饮者，当以温药和之也。(《伤寒贯珠集》卷一《太阳篇上・太阳斡旋法》)

【仲景原文】

◇伤寒，若吐、若下后，心下逆满、气上冲胸，起则头眩，脉沉紧，发汗则动经，身为振振摇者，茯苓桂枝白术甘草汤主之。(《伤寒论・辨太阳病脉证并治中》)

◇心下有痰饮，胸胁支满，目眩，苓桂术甘汤主之。(《金匮要略・痰饮咳嗽病脉证并治》)

◇夫短气有微饮，当从小便去之，苓桂术甘汤主之方见上。肾气丸亦主之。(《金匮要略・痰饮咳嗽病脉证并治》)

茯苓桂枝甘草大枣汤

【组成】

茯苓半斤　甘草二两　大枣十五枚　桂枝四两

上四味，以甘澜水一斗，先煮茯苓，减二升，内诸药，煮取三升，去滓，温服一升，日三服。甘澜水法：取水二斗，置大盆内，以杓扬之，上有珠子五六千颗相逐，取用之也。（《金匮要略心典》卷中《奔豚气病脉证治》）

茯苓半斤　桂枝四两　甘草三两　大枣十五枚

上四味，以甘澜水一斗，先煮茯苓减二升，纳诸药，煮取三升，去滓，温服一升，日三服。作甘澜水法，取水二斗，置大盆内，以杓扬之，水上有珠子五六千颗相逐，取用之。（《伤寒贯珠集》卷一《太阳篇上·太阳斡旋法》）

【鉴别】

伤寒若吐若下后，心下逆满，气上冲胸，起则头眩，脉沉紧，发汗则动经，身为振振摇者。

茯苓桂枝白术甘草汤主之。（《伤寒贯珠集》卷一《太阳篇上·太阳斡旋法》）

青龙汤下已，多唾口燥，寸脉沉，尺脉微，手足厥逆，气从小腹上冲胸咽，手足痹，其面翕热如醉状，因复下流阴股，小便难，时复冒者，与茯苓桂枝五味甘草汤治其气冲。（《金匮要略心典》卷中《痰饮咳嗽病脉证并治》）

【应用】

发汗后，其人脐下悸者，欲作奔豚，茯苓桂枝甘草大枣汤主之。（《伤寒贯珠集》卷一《太阳篇上·太阳斡旋法》）

发汗后，脐下悸者，欲作奔豚，茯苓桂枝甘草大枣汤主之。（《金匮要略心典》卷中《奔豚气病脉证治》）

【方论】

发汗后，脐下悸者，心气不足而肾气乘之也。奔豚、肾之积，发则从少腹上冲心胸，如豕之突，故名奔豚。

又，肾为水脏，豚为水畜，肾气上冲，故名奔豚。（《伤寒贯珠集》卷一《太阳篇上·太阳斡旋法》）

此发汗后心气不足，而后肾气乘之，发为奔豚者。脐下先悸，此其兆也。桂枝能伐肾邪，茯苓能泄水气。然欲治其水，必益其土，故又以甘草、大枣补其脾气。甘澜水者，扬之令轻，使不益肾邪也。（《金匮要略心典》卷中《奔豚气病脉证治》）

茯苓能泄水气，故以为君，桂枝能伐肾邪，故以为臣。然欲治其水，必防其土，故取甘草、大枣，补益土气为使。甘澜水者，扬之令轻，使水气去不益肾邪也。（《伤寒贯珠集》卷一《太阳篇上·太阳斡旋法》）

【仲景原文】

◈ 茯苓桂枝甘草大枣汤

茯苓半斤　桂枝四两去皮　甘草二两炙　大枣十五枚擘

上四味，以甘澜水一斗，先煮茯苓，减二升，内诸药，煮取三升，去滓，温服一升，日三服。

作甘烂水法：取水二斗，置大盆内，以杓扬之，水上有珠子五六千颗相逐，取用之。

◇发汗后，其人脐下悸者，欲作奔豚，茯苓桂枝甘草大枣汤主之。（《伤寒论·辨太阳病脉证并治中》）

◇发汗后，其人脐下悸者，欲作奔豚，属茯苓桂枝甘草大枣汤。（《伤寒论·辨发汗后病脉证并治》）

◇发汗后，脐下悸者，欲作奔豚，茯苓桂枝甘草大枣汤主之。（《金匮要略·奔豚气病脉证治》）

| 防己茯苓汤 |

【组成】

防己　黄芪　桂枝各三两　茯苓六两　甘草二两

上五味，以水六升，煮取二升，分温三服。（《金匮要略心典》卷中《水气病脉证并治》）

【应用】

皮水为病，四肢肿，水气在皮肤中，四肢聂聂动者，防己茯苓汤主之。（《金匮要略心典》卷中《水气病脉证并治》）

【方论】

皮中水气，浸淫四末，而壅遏卫气，气水相逐，则四肢聂聂动也。（《金匮要略心典》卷中《水气病脉证并治》）

防己、茯苓善驱水气，桂枝得茯苓，则不发表而反行水，且合黄芪、甘草，助表中之气，以行防己、茯苓之力也。(《金匮要略心典》卷中《水气病脉证并治》)

| 茯苓桂枝五味甘草汤 |

【组成】

桂枝　茯苓各四两　五味半升　甘草三两炙

上四味，以水八升，煮取三升，去滓，分温三服。(《金匮要略心典》卷中《痰饮咳嗽病脉证并治》)

【应用】

青龙汤下已，多唾口燥，寸脉沉，尺脉微，手足厥逆，气从小腹上冲胸咽，手足痹，其面翕热如醉状，因复下流阴股，小便难，时复冒者，与茯苓桂枝五味甘草汤治其气冲。(《金匮要略心典》卷中《痰饮咳嗽病脉证并治》)

【方论】

服青龙汤已，设其人下实不虚，则邪解而病除，若虚则麻黄、细辛辛甘温散之品，虽能发越外邪，亦易动人冲气。冲气、冲脉之气也。寸沉尺微，手足厥而痹者，厥气上行，而阳气不治也。下流阴股，小便难，时复冒者，冲气不归，而仍上逆也。茯苓、桂枝能抑冲气使之不行，然逆气非敛不降，故以五味之酸敛其气，土浓则阴火自伏，故以甘草之甘补其中也。(《金匮要略心典》卷中《痰饮咳嗽病脉证并治》)

冲气即低，而反更咳胸满者，用桂苓五味甘草汤去桂加干姜、细辛以治其咳满。(《金匮要略心典》卷中《痰饮咳嗽病脉证并治》)

| 瓜蒂散 |

【组成】

瓜蒂熬黄　赤小豆各一分即粮食中蟹眼紧细之赤豆是也

上二味，各别捣筛为散，合治之，取一钱匕，以香豉一合，用热汤七合，煮作稀糜，去滓，取汁，和散，温顿服之。不吐者，少少加，得快吐乃止。诸亡血虚家，不可与之。(《伤寒贯珠集》卷二《太阳篇下·太阳类病法》)

瓜蒂一分熬黄　赤小豆三分煮

上二味，杵为散，以香豉七合，煮取汁，和散一钱匕，温服之。不吐者少加之，以快吐为度而止。（《金匮要略心典》卷中《腹满寒疝宿食病脉证治》）

【应用】

瓜蒂散治诸黄。方见暍。（《金匮要略心典》卷下《黄瘅病脉证并治》）

病如桂枝证，头不痛，项不强，寸脉微浮，胸中痞硬，气上冲咽喉不得息者，此为胸有寒也。当吐之，宜瓜蒂散。（《伤寒贯珠集》卷二《太阳篇下·太阳类病法》）

病患手足厥冷，脉乍紧者，邪结在胸中，心下满而烦，饥不能食者，病在胸中，当吐之，宜瓜蒂散。（《伤寒贯珠集》卷八《厥阴篇·厥阴诸法》）

宿食在上脘，当吐之，宜瓜蒂散。（《金匮要略心典》卷中《腹满寒疝宿食病脉证治》）

【方论】

此痰饮类伤寒证。寒为寒饮，非寒邪也，《活人》云：痰饮之为病，能令人憎寒发热，状类伤寒。但头不痛，项不强为异，正此之谓。脉浮者，病在膈间，而非客邪，故不盛而微也。胸有寒饮，足以阻清阳而碍肺气，故胸中痞硬，气上冲咽喉，不得息也。经曰：其高者因而越之。《千金》云：气浮上部，顿塞心胸，胸中满者，吐之则愈。瓜蒂散，能吐胸中与邪相结之饮也。（《伤寒贯珠集》卷二《太阳篇下·太阳类病法》）

食在下脘者，当下，食在上脘者，则不当下而当吐。经云：其高者，因而越之也。（《金匮要略心典》卷中《腹满寒疝宿食病脉证治》）

脉紧为实，乍紧者，胸中之邪能结而不能实也。夫胸中，阳也，阳实气于四肢，邪结胸中，其阳不布，则手足无气而厥冷也。而胃居心下，心处胸间，为烦满，为饥而不能食，皆邪结胸中，逼处不安之故，经云：其高者，引而越之。胸邪最高，故当吐之，瓜蒂苦而能涌，能吐胸中结伏之邪也。此证不必定属阴经，即阳病亦有之也。（《伤寒贯珠集》卷八《厥阴篇·厥阴诸法》）

伤食者，饮食自倍，肠胃乃伤也。当分上中下三焦而治，在上吐之，在中消之，在下夺之。

罗太无云：大抵内伤之理，伤之微者，但减食一二日，所伤之物，自得消化，此良法也。若伤之稍重者，以药内消之。伤之太重者，以药除下之。

《经》云：上部有脉，下部无脉，其人当吐，不吐者谓食塞于上，而脉绝于下也。何者？阳火之根，本于地下，阴水之源，出于天上。食塞于上，是绝五脏之源；源绝则水不下流，两尺脉绝。吐去上焦之物，而脉自通。如不能吐，则非食病，而是根蒂之先拔，故死。或以阴阳水三升，煮白盐一升令消，分三服，则吐去所食即愈。出《千金方》。（《金匮翼》卷二《饮食·伤食》）

【仲景原文】

◈ **瓜蒂散**

瓜蒂一分熬黄　赤小豆一分香豉热汤合之

上二味，各别捣筛，为散已，合治之，取一钱匕，以香豉一合，用热汤七合，煮作稀糜，去滓，取汁和散，温顿服之，不吐者，少少加，得快吐乃止，诸亡血虚家，不可与瓜蒂散。

◇病如桂枝证，头不痛，项不强，寸脉微浮，胸中痞硬，气上冲喉咽不得息者，此为胸有寒也，当吐之，宜瓜蒂散。（《伤寒论·辨太阳病脉证并治下》）

◇病人手足厥冷，脉乍紧者，邪结在胸中，心下满而烦，饥不能食者，病在胸中，当须吐之，宜瓜蒂散。（《伤寒论·辨厥阴病脉证并治》）

◇宿食在上脘，当吐之，宜瓜蒂散。（《金匮要略·腹满寒疝宿食病脉证治》）

| 一物瓜蒂汤 |

【组成】

瓜蒂二十个

上锉，以水一升，煮取五合，去滓，顿服。（《金匮要略心典》卷上《痉湿暍病脉证治》）

【应用】

太阳中暍，身热疼重而脉微弱，此以夏月伤冷水，水行皮中所致也，一物瓜蒂汤主之。（《金匮要略心典》卷上《痉湿暍病脉证治》）

【方论】

暑之中人也，阴虚而多火者，暑即寓于火之中，为汗出而烦渴；阳虚而多湿者，暑即伏于湿之内，为身热而疼重。故暑病恒以湿为病，而治湿即所以治暑。瓜蒂苦寒，能吐能下，去身面四肢水气，水去而暑无所依，将不治

而自解矣。此治中暑兼湿者之法也。(《金匮要略心典》卷上《痉湿暍病脉证治》)

皂荚丸

【组成】

皂荚八两刮去皮，酥炙

上一味，末之，蜜丸梧子大，以枣膏和汤，服三丸，日三夜一服。(《金匮要略心典》卷上《肺痿肺痈咳嗽上气病脉证治》)

【应用】

咳逆上气，时时吐浊，但坐不得眠，皂荚丸主之。(《金匮要略心典》卷上《肺痿肺痈咳嗽上气病脉证治》)

【方论】

浊、浊痰也。时时吐浊者，肺中之痰，随上气而时出也。然痰虽出而满不减，则其本有固而不拔之势，不迅而扫之，不去也。皂荚味辛入肺，除痰之力最猛，饮以枣膏，安其正也。(《金匮要略心典》卷上《肺痿肺痈咳嗽上气病脉证治》)

蒲灰散

【组成】

蒲灰半分　滑石三分

上二味，杵为散，饮服方寸匕，日三服。(《金匮要略心典》卷中《消渴小便不利淋病脉证治》)

【应用】

小便不利，蒲灰散主之，滑石白鱼散、茯苓戎盐汤，并主之。(《金匮要略心典》卷中《消渴小便不利淋病脉证治》)

厥而皮水者，蒲灰散主之。(《金匮要略心典》卷中《水气病脉证并治》)

【方论】

厥而皮水者，水邪外盛，隔其身中之阳，不行于四肢也。此厥之成于水

者，去其水则厥自愈，不必以附子、桂枝之属助其内伏之阳也。蒲灰散义见前。(《金匮要略心典》卷中《水气病脉证并治》)

蒲，香蒲也。宁原云香蒲去湿热，利小便，合滑石为清利小便之正法也。《别录》云：白鱼开胃下气，去水气，血余，疗转胞，小便不通，合滑石为滋阴益气，以利其小便者也。《纲目》：戎盐即青盐，咸寒入肾，以润下之性，而就渗利之职，为驱除阴分水湿之法也。仲景不详见证，而并出三方，以听人之随证审用，殆所谓引而不发者欤。(《金匮要略心典》卷中《消渴小便不利淋病脉证治》)

| 滑石白鱼散 |

【组成】

滑石　乱发烧　白鱼各二分

上三味，杵为散，饮服方寸匕，日三服。(《金匮要略心典》卷中《消渴小便不利淋病脉证治》)

【应用】

小便不利，蒲灰散主之，滑石白鱼散、茯苓戎盐汤，并主之。(《金匮要略心典》卷中《消渴小便不利淋病脉证治》)

【方论】

蒲，香蒲也。宁原云香蒲去湿热，利小便，合滑石为清利小便之正法也。《别录》云：白鱼开胃下气，去水气，血余，疗转胞，小便不通，合滑石为滋阴益气，以利其小便者也。《纲目》：戎盐即青盐，咸寒入肾，以润下之性，而就渗利之职，为驱除阴分水湿之法也。仲景不详见证，而并出三方，以听人之随证审用，殆所谓引而不发者欤。(《金匮要略心典》卷中《消渴小便不利淋病脉证治》)

| 当归贝母苦参丸 |

【组成】

当归　贝母　苦参各四两

上三味末之，炼蜜丸如小豆大，饮服三丸，加至十丸。(《金匮要略心典》卷下《妇人妊娠病脉证治》)

【应用】

妊娠小便难，饮食如故，当归贝母苦参丸主之。(《金匮要略心典》卷下《妇人妊娠病脉证治》)

【方论】

小便难而饮食如故，则病不由中焦出，而又无腹满身重等证，则更非水气不行，知其血虚热郁，而津液涩少也。(《金匮要略心典》卷下《妇人妊娠病脉证治》)

本草当归补女子诸不足，苦参入阴利窍除伏热，贝母能疗郁结，兼清水液之源也。(《金匮要略心典》卷下《妇人妊娠病脉证治》)

第二编

栀子豉汤

【组成】

栀子十四枚擘　香豉四合绵裹

上二味，以水四升，先煮栀子，得二升半，内豉，煮取一升半，去滓，分二服，温进一服。(《伤寒贯珠集》卷二《太阳篇下·太阳救逆法》)

栀子十四枚擘　香豉四合绵裹

上二味，以水四升，先煮栀子，得二升半，内豉，煮取一升半，去滓，分二服，温进一服，得吐则愈。(《金匮要略心典》卷下《呕吐哕下利病脉证治》)

【应用】

发汗若下之，而烦热胸中窒者，栀子豉汤主之。(《伤寒贯珠集》卷二《太阳篇下·太阳救逆法》)

伤寒五六日，大下之后，身热不去，心中结痛者，未欲解也，栀子豉汤主之。(《伤寒贯珠集》卷二《太阳篇下·太阳救逆法》)

发汗吐下后，虚烦不得眠，若剧者，必反复颠倒，心中懊侬，栀子豉汤主之。(《伤寒贯珠集》卷二《太阳篇下·太阳救逆法》)

阳明病，脉浮而紧，咽燥口苦，腹满而喘，发热汗出，不恶寒，反恶热，身重。若发汗则躁，心愦愦，反谵语；若加烧针，必怵惕烦躁不得眠；若下之，则胃中空虚，客气动膈，心下懊侬，舌上苔白者，栀子豉汤主之，(《伤寒贯珠集》卷四《阳明篇下·阳明病辨法》)

阳明病，下之，其外有热，手足温，不结胸，心中懊侬，饥不能食，但头汗出者，栀子豉汤主之。(《伤寒贯珠集》卷四《阳明篇下·阳明病辨法》)

下利后更烦，按之心下濡者，为虚烦也，栀子豉汤主之。(《金匮要略心典》卷下《呕吐哕下利病脉证治》)

下利后更烦，按之心下濡者，为虚烦也，宜栀子豉汤。(《伤寒贯珠集》卷八《厥阴篇·厥阴诸法》)

【鉴别】

发汗吐下后，虚烦不得眠，若剧者，必反复颠倒，心中懊侬，栀子豉汤主之。若少气者，栀子甘草豉汤主之。若呕者，栀子生姜豉汤主之。（《伤寒贯珠集》卷二《太阳篇下·太阳救逆法》）

【方论】

烦热者，心烦而身热也，胸中窒者，邪入胸间而气窒不行也。盖亦汗下后，正虚邪入，而犹未集之证，故亦宜栀子豉汤散邪彻热为主也。心中结痛者，邪结心间而为痛也。然虽结痛而身热不去，则其邪亦未尽入，与结胸之心下痛而身不热者不同。此栀子豉汤之散邪彻热，所以轻于小陷胸之荡实除热也。（《伤寒贯珠集》卷二《太阳篇下·太阳救逆法》）

浮而紧，阳明表里之脉然也。咽燥口苦，腹满而喘，发热汗出，不恶寒，反恶热，身重，阳明入里之证然也。是为邪已入里，而气连于表，内外牵制，汗下俱碍。是以汗之而邪不能出于表，则躁，心愦愦然昏乱而谵语，火之而热且扰于中，则怵惕烦躁不得眠，下之而邪不尽于里，则胃气徒虚，客气内动，心中懊侬。若舌上胎白者，邪气盛于上焦，故与栀子豉汤。（《伤寒贯珠集》卷四《阳明篇下·阳明病辨法》）

阳明下后，其邪既不从里而出，又不因下而结。其外有热，手足温者，邪虽陷而未深也。心中懊侬，饥不能食者，热客胸中，而胃虚不能纳谷也。但头汗出者，胸中之热熏蒸于上，而阳受邪气，复不能降而下行也。是为邪气入里，而未成聚之证。故宜栀子豉汤，以彻胸中之邪，亦高者因而越之之意也。（《伤寒贯珠集》卷四《阳明篇下·阳明病辨法》）

下利后更烦者，热邪不从下减，而复上动也，按之心下濡，则中无阻滞可知，故曰虚烦。（《金匮要略心典》卷下《呕吐哕下利病脉证治》）

下利后更烦者，热邪不从下减而复上动也。按之心下濡，则中无阻滞可知，故曰虚烦。香豉、栀子，能彻热而除烦，得吐则热从上出而愈，因其高而越之之意也。（《伤寒贯珠集》卷八《厥阴篇·厥阴诸法》）

香豉、栀子，能撤热而除烦，得吐则热从上出而愈，因其高而越之之意也。（《金匮要略心典》卷下《呕吐哕下利病脉证治》）

发汗吐下后，正气既虚，邪气亦衰，乃虚烦不得眠，甚则反复颠倒，心中懊侬者，未尽之邪，方入里而未集，已虚之气，欲胜邪而不能，则烦乱不宁，甚则心中懊侬郁闷，而不能自已也。栀子体轻，味苦微寒，豉经蒸，可升可降，二味相合，能彻散胸中邪气，为除烦止躁之良剂。少气者，呼吸少气不足以息也，甘草之甘可以益气。呕者，气逆而不降也，生姜之辛，可以散逆。得吐则邪气散而当愈，不可更吐以伤其气，故止后服。（《伤寒贯珠

集》卷二《太阳篇下·太阳救逆法》）

【仲景原文】

◈ **栀子豉汤**

栀子十四个擘　香豉四合绵裹

上二味，以水四升，先煮栀子，得二升半，内豉煮取一升半，去滓，分为二服，温进一服，得吐者止后服。

◇发汗后，水药不得入口，为逆，若更发汗，必吐下不止，发汗吐下后，虚烦不得眠，若剧者，必反复颠倒，心中懊侬，栀子豉汤主之。若少气者，栀子甘草豉汤主之。若呕者，栀子生姜豉汤主之。（《伤寒论·辨太阳病脉证并治中》）

◇发汗若下之而烦热，胸中窒者，栀子豉汤主之。（《伤寒论·辨太阳病脉证并治中》）

◇伤寒五六日，大下之后，身热不去，心中结痛者，未欲解也，栀子豉汤主之。（《伤寒论·辨太阳病脉证并治中》）

◇阳明病，脉浮而紧，咽燥口苦，腹满而喘，发热汗出，不恶寒，反恶热，身重，若发汗则躁，心愦愦反谵语，若加温针，必怵惕，烦躁不得眠，若下之，则胃中空虚，客气动膈，心中懊侬，舌上胎者，栀子豉汤主之。（《伤寒论·辨阳明病脉证并治》）

◇阳明病下之，其外有热，手足温，不结胸（康平本做“小结胸”），心中懊侬，饥不能食，但头汗出者，栀子豉汤主之。（《伤寒论·辨阳明病脉证并治》）

◇下利后，更烦，按之心下濡者，为虚烦也，宜栀子豉汤。（《伤寒论·辨厥阴病脉证并治》）

◇发汗吐下后，虚烦不得眠，若剧者，必反复颠倒，心中懊侬，属栀子豉汤，若少气者，栀子甘草豉汤，若呕者，栀子生姜豉汤。（《伤寒论·辨发汗吐下后病脉证并治》）

◇发汗若下之而烦热，胸中窒者，属栀子豉汤。（《伤寒论·辨发汗吐下后病脉证并治》）

◇阳明病，脉浮而紧，咽燥，口苦，腹满而喘，发热汗出，不恶寒，反恶热，身重，若发汗则躁，心愦愦而反谵语，若加温针，必怵惕烦躁不得眠，若下之，则胃中空虚，客气动膈，心中懊侬，舌上胎者，属栀子豉汤。（《伤寒论·辨发汗吐下后病脉证并治》）

◇伤寒五六日，大下之后，身热不去，心中结痛者，未欲解也，属栀子豉汤。（《伤寒论·辨发汗吐下后病脉证并治》）

◇阳明病，下之，其外有热，手足温，不结胸，心中懊侬，饥不能食，但头汗出者，属栀子豉汤。（《伤寒论·辨发汗吐下后病脉证并治》）

◇下利后更烦，按之心下濡者，为虚烦也，栀子豉汤主之。（《金匮要略·呕吐哕下利病脉证治》）

| 栀子甘草豉汤 |

【组成】

栀子十四枚擘　香豉四合绵裹　甘草二两

于栀子豉汤内，加入甘草二两，余根据前法。（《伤寒贯珠集》卷二《太阳篇下·太阳救逆法》）

【应用】

发汗吐下后，虚烦不得眠，若剧者，必反复颠倒，心中懊侬，栀子豉汤主之。若少气者，栀子甘草豉汤主之。（《伤寒贯珠集》卷二《太阳篇下·太阳救逆法》）

【鉴别】

发汗吐下后，虚烦不得眠，若剧者，必反复颠倒，心中懊侬，栀子豉汤主之。若少气者，栀子甘草豉汤主之。（《伤寒贯珠集》卷二《太阳篇下·太阳救逆法》）

【方论】

发汗吐下后，正气既虚，邪气亦衰，乃虚烦不得眠，甚则反复颠倒，心中懊侬者，未尽之邪，方入里而未集，已虚之气，欲胜邪而不能，则烦乱不宁，甚则心中懊侬郁闷，而不能自已也。栀子体轻，味苦微寒，豉经蒸，可升可降，二味相合，能彻散胸中邪气，为除烦止躁之良剂。少气者，呼吸少气不足以息也，甘草之甘可以益气。呕者，气逆而不降也，生姜之辛，可以散逆。得吐则邪气散而当愈，不可更吐以伤其气，故止后服。（《伤寒贯珠集》卷二《太阳篇下·太阳救逆法》）

【仲景原文】

◈ 栀子甘草豉汤

栀子十四个擘　甘草二两炙　香豉四合绵裹

上三味，以水四升，先煮栀子甘草，取二升半，内豉，煮取一升半，去滓，分二服，温进一服，得吐者止后服。

◇发汗后，水药不得入口，为逆，若更发汗，必吐下不止，发汗吐下后，虚烦不得眠，若剧者，必反复颠倒，心中懊侬，栀子豉汤主之。若少气者，栀子甘草豉汤主之。若呕者，栀子生姜豉汤主之。（《伤寒论·辨太阳病脉证并治中》）

◇发汗吐下后，虚烦不得眠，若剧者，必反复颠倒，心中懊侬，属栀子豉汤，若少气者，栀子甘草豉汤，若呕者，栀子生姜豉汤。（《伤寒论·辨发汗吐下后病脉证并治》）

| 栀子生姜豉汤 |

【组成】

栀子十四枚擘　香豉四合绵裹　生姜五两

于栀子豉汤内，加入生姜五两，余根据前法。（《伤寒贯珠集》卷二《太阳篇下·太阳救逆法》）

【应用】

发汗吐下后，虚烦不得眠，若剧者，必反复颠倒，心中懊侬，栀子豉汤主之……若呕者，栀子生姜豉汤主之。（《伤寒贯珠集》卷二《太阳篇下·太阳救逆法》）

【鉴别】

发汗吐下后，虚烦不得眠，若剧者，必反复颠倒，心中懊侬，栀子豉汤主之……若呕者，栀子生姜豉汤主之。（《伤寒贯珠集》卷二《太阳篇下·太阳救逆法》）

【方论】

发汗吐下后，正气既虚，邪气亦衰，乃虚烦不得眠，甚则反复颠倒，心中懊侬者，未尽之邪，方入里而未集，已虚之气，欲胜邪而不能，则烦乱不宁，甚则心中懊侬郁闷，而不能自已也。栀子体轻，味苦微寒，豉经蒸，可升可降，二味相合，能彻散胸中邪气，为除烦止躁之良剂。少气者，呼吸少气不足以息也，甘草之甘可以益气。呕者，气逆而不降也，生姜之辛，可以散逆。得吐则邪气散而当愈，不可更吐以伤其气，故止后服。（《伤寒贯珠集》卷二《太阳篇下·太阳救逆法》）

【仲景原文】

◈ **栀子生姜豉汤**

栀子十四个擘　生姜五两　香豉四合绵裹

上三味，以水四升，先煮栀子生姜，取二升半，内豉，煮取一升半，去滓，分二服，温进一服，得吐者止后服。

◇发汗后，水药不得入口，为逆，若更发汗，必吐下不止，发汗吐下后，虚烦不得眠，若剧者，必反复颠倒，心中懊侬，栀子豉汤主之，若少气者，栀子甘草豉汤主之，若呕者，栀子生姜豉汤主之。(《伤寒论·辨太阳病脉证并治中》)

◇发汗吐下后，虚烦不得眠，若剧者，必反复颠倒，心中懊侬，属栀子豉汤，若少气者，栀子甘草豉汤，若呕者，栀子生姜豉汤。(《伤寒论·辨发汗吐下后病脉证并治》)

| 栀子厚朴汤 |

【组成】

栀子十四枚擘　厚朴四两姜汁炒　枳实四枚水浸，去穰，炒

上三味，以水三升半，煮取一升半，去滓，分二服，温进一服，得吐者，止后服。(《伤寒贯珠集》卷二《太阳篇下·太阳救逆法》)

【应用】

伤寒下后，心烦腹满，卧起不安者，栀子厚朴汤主之。(《伤寒贯珠集》卷二《太阳篇下·太阳救逆法》)

【方论】

下后心烦，证与上同，而加腹满，则邪入较深矣，成氏所谓邪气壅于心腹之间者是也。(《伤寒贯珠集》卷二《太阳篇下·太阳救逆法》)

故去香豉之升散，而加枳、朴之降泄。若但满而不烦，则邪入更深，又当去栀子之轻清，而加大黄之沉下矣。此栀子厚朴汤所以重于栀豉而轻于承气也。(《伤寒贯珠集》卷二《太阳篇下·太阳救逆法》)

【仲景原文】

◈ **栀子厚朴汤**

栀子十四个擘　厚朴四两炙去皮　枳实四枚水浸，炙令黄

上三味，以水三升半，煮取一升半，去滓，分二服，温进一服，得吐者

止后服。

◇伤寒下后，心烦腹满，卧起不安者，栀子厚朴汤主之。(《伤寒论·辨太阳病脉证并治中》)

◇伤寒下后，心烦腹满，卧起不安者，属栀子厚朴汤。(《伤寒论·辨发汗吐下后病脉证并治》)

| 栀子干姜汤 |

【组成】

栀子十四枚　干姜二两

上二味，以水三升半，煮取一升半，去滓，分二服，温进一服，得吐，止后服。(《伤寒贯珠集》卷二《太阳篇下·太阳救逆法》)

【应用】

伤寒，医以丸药大下之，身热不去，微烦者，栀子干姜汤主之。(《伤寒贯珠集》卷二《太阳篇下·太阳救逆法》)

【方论】

大下后，身热不去，证与前同。乃中无结痛，而烦又微而不甚。知正气虚，不能与邪争，虽争而亦不能胜之也。

故以栀子彻胸中陷入之邪，干姜复下药损伤之气。(《伤寒贯珠集》卷二《太阳篇下·太阳救逆法》)

【仲景原文】

◈ 栀子干姜汤

栀子十四个擘　干姜二两

上二味，以水三升半，煮取一升半，去滓，分二服，温进一服，得吐者止后服。

◇伤寒，医以丸药大下之，身热不去，微烦者，栀子干姜汤主之。(《伤寒论·辨太阳病脉证并治中》)

◇伤寒医以丸药大下之，身热不去，微烦者，属栀子干姜汤。(《伤寒论·辨发汗吐下后病脉证并治》)

枳实栀子豉汤

【组成】

枳实三枚炙　栀子十四枚擘　豉一升绵裹

上三味以清浆水七升，空煮取四升，纳枳栀，煮取二升，下豉，更煮五六沸，去滓，温分再服，覆令微似汗，(《伤寒贯珠集》卷八《厥阴篇·厥阴诸法》)

【应用】

大病差后劳复者，枳实栀子豉汤主之，若有宿食者，加大黄如博棋子大五六枚。(《伤寒贯珠集》卷八《厥阴篇·厥阴诸法》)

【方论】

大病新差，血气未复，余热未尽，而强力作劳，因复发热者，名曰劳复。为其余热之气，因劳而外浮也。枳实、栀子，所以下热，豆豉，所以散热，盖亦表里之剂，而气味轻薄，适宜于病后复发之体耳。若有宿食者，名曰食复，《内经》所谓食肉则复，多食则遗也。故于枳实栀子豉汤中少加大黄，以逐其宿食。(《伤寒贯珠集》卷八《厥阴篇·厥阴诸法》)

仲景治大病瘥后劳复者，枳实栀子豉汤主之。《广剂》加葱白、粟米、雄鼠粪。范汪加桂枝、大黄、麻黄；又方去栀、豉，加甘草、桂心、大黄、芒硝。《千金》加石膏、鼠粪。崔氏单加鼠粪一味。《古今录验》加麻黄、大黄；一加鼠粪、大黄；一去栀、豉，加鼠粪；一加鼠粪、麻黄；一去栀子，加甘草、大黄、芒硝。许仁则又加葱白、生姜、干葛、麦冬、生地。或主表，或主里，或兼主表里，或兼养，或兼滋，或表里与滋养兼施，凡十余变，而栀豉之法尽矣。(《医学读书记·续记》)

栀子大黄汤

【组成】

栀子十四枚　大黄二两　枳实五枚　豉一升。

上四味，以水六升，煮取二升，分温三服。(《金匮要略心典》卷下《黄瘅病脉证并治》)

【应用】

酒瘅，心中懊侬，或热痛，栀子大黄汤主之。(《金匮要略心典》卷下

《黄瘅病脉证并治》）

【方论】

酒家热积而成实，为心中懊恼，或心中热痛，栀子、淡豉彻热于上，枳实、大黄除实于中，亦上下分消之法也。（《金匮要略心典》卷下《黄瘅病脉证并治》）

| 大黄黄连泻心汤 |

【组成】

大黄二两　黄连一两

上二味，以麻沸汤二升渍之，须臾，绞去滓，分温再服。（《伤寒贯珠集》卷二《太阳篇下·太阳救逆法》）

【应用】

心下痞，按之濡，其脉关上浮者，大黄黄连泻心汤主之。（《伤寒贯珠集》卷二《太阳篇下·太阳救逆法》）

伤寒大下后，复发汗，心下痞，恶寒者，表未解也，不可攻痞，当先解表，表解乃可攻痞。解表宜桂枝汤，攻痞宜大黄黄连泻心汤。（《伤寒贯珠集》卷二《太阳篇下·太阳救逆法》）

【方论】

大黄黄连泻心肠，治伤寒汗下后心下痞，按之濡，其脉关上浮者。成氏云：此虚热也，与大黄、黄连以导其虚热。

按：成氏所谓虚热者，对燥屎而言也。盖邪热入里，与糟粕相结，则为实热；不与糟粕相结，则为虚热；非阴虚、阳虚之谓。本方以大黄、黄连为剂，而不用枳、朴等药者，盖以泄热，非以荡实热也。（《医学读书记》卷中）

按：成氏云：心下硬，按之痛，关脉沉者，实热也；心下痞，按之濡，关上浮者，虚热也。（《伤寒贯珠集》卷二《太阳篇下·太阳救逆法》）

与大黄、黄连以导其虚热。成氏所谓虚热者，对燥屎而言也，非阴虚阳虚之谓。盖热邪入里，与糟粕相结，则为实热，不与糟粕相结，即为虚热。本方以大黄、黄连为剂，而不用枳、朴、芒硝者，盖以泄热，非以荡实也。麻沸汤者，煮水小沸如麻子，即以煮药，不使尽药力也。（《伤寒贯珠集》卷二《太阳篇下·太阳救逆法》）

大下复汗，正虚邪入，心下则痞，当与泻心汤如上法矣。若其人恶寒者，邪虽入里，而表犹未罢，则不可径攻其痞。当先以桂枝汤解其表，而后以大黄黄连泻心汤攻其痞，不然，恐痞虽解，而表邪复入里为患也，况痞亦未必能解耶。

按：伤寒下后，结胸痞满之外，又有懊侬、烦满、下利等证。盖邪入里而未集，而其位又高，则为懊侬；其已集而稍下者，则为结胸及痞；其最下而亦未结者；则为下利、结胸、痞满，具如上文，凡十六条，以下凡十一条，则备举懊侬、下利诸证也。（《伤寒贯珠集》卷二《太阳篇下・太阳救逆法》）

【仲景原文】

◈ 大黄黄连泻心汤

大黄二两　黄连一两麻过滤绞之

上二味，以麻沸汤二升渍之，须臾绞去滓，分温再服。

◇心下痞，按之濡，其脉关上浮者，大黄黄连泻心汤主之。（《伤寒论・辨太阳病脉证并治下》）

◇伤寒大下后，复发汗，心下痞，恶寒者，表未解也，不可攻痞，当先解表，表解乃可攻痞，解表，宜桂枝汤，攻痞，宜大黄黄连泻心汤。（《伤寒论・辨太阳病脉证并治下》）

◇伤寒大下之，复发汗，心下痞，恶寒者，表未解也，不可攻痞，当先解表，表解，乃攻痞，解表，宜桂枝汤，用前方，攻痞，宜大黄黄连泻心汤。（《伤寒论・辨发汗吐下后病脉证并治》）

| 附子泻心汤 |

【组成】

大黄二两　黄连一两　黄芩一两　附子一枚炮去皮，破，别煮取汁

上四味切，三味以麻沸汤二升渍之，须臾，绞去滓，内附子汁，分温三服。按：此证邪热有余而正阳不足，设治邪而遗正，则恶寒益甚，或补阳而遗热，则痞满愈增，此方寒热补泻，并投互治，诚不得已之苦心，然使无法以制之，鲜不混而无功矣，方以麻沸汤渍寒药，别煮附子取汁，合和与服，则寒热异其气，生熟异其性，药虽同行，而功则各奏，乃先圣之妙用也。（《伤寒贯珠集》卷二《太阳篇下・太阳救逆法》）

【应用】

心下痞，而复恶寒汗出者，附子泻心汤主之。(《伤寒贯珠集》卷二《太阳篇下·太阳救逆法》)

【方论】

此即上条而引其说，谓心下痞，按之濡，关脉浮者，当与大黄黄连泻心汤泻心下之虚热。若其人复恶寒而汗出，证兼阳虚不足者，又须加附子以复表阳之气，乃寒热并用，邪正兼治之法也。(《伤寒贯珠集》卷二《太阳篇下·太阳救逆法》)

若其人复恶寒而汗出，证兼阳虚不足者，又须加附子以复表阳之气，乃寒热并用，邪正兼治之法也。(《伤寒贯珠集》卷二《太阳篇下·太阳救逆法》)

白虎汤

【组成】

石膏一斤　知母六两　甘草二两　粳米六合。

上先煮石膏数十沸，再投药米，米熟汤成，温服。(《伤寒贯珠集》卷一《太阳篇上·太阳正治法》)

【应用】

三阳合病，腹满身重，难以转侧，口不仁而面垢，谵语遗尿，发汗则谵语，下之则额上生汗。

手足逆冷，若自汗出者，白虎汤主之此条叔和隶阳明篇中。(《伤寒贯珠集》卷一《太阳篇上·太阳正治法》)

【方论】

三阳合病，视诸合病邪气为较大矣。而太阳之腑膀胱，阳明之腑胃，少阳之腑胆，热邪盛满，自经入腑，故腹满身重，口不仁而面垢，谵语遗尿，及但欲眠睡，目合则汗，皆为里为热之征也，夫里而不表，故不可汗，汗之则津亡，胃燥而谵语，热而不实，复不可下，下之则中伤气竭，而额上生汗，手足逆冷。若自汗出句，顶腹满身重四句来，谓有腹满身重等证而自汗出者，则虽三阳合病，而邪聚于阳明者较太阳为多，故宜白虎汤清而解之。若不自汗出者，则太阳为多，白虎不可与矣。脉浮大，上关上者，病盛于阳经，故脉亦盛于阳位也。但欲眠睡者，热胜而神昏也。目合则汗者，胆热则液泄也。此条盖补上条之所未备，而热之聚于少阳者，视太阳阳明较多矣，设求治法，岂白虎汤所能尽哉。(《伤寒贯珠集》卷一《太阳篇上·太阳正治法》)

【仲景原文】

知母六两　石膏碎，绵裹一斤　甘草炙二两　粳米六合

上四味，以水一斗，煮米熟，汤成去滓，温服一升，日三服。

◇伤寒脉滑而厥者，里有热，白虎汤主之。(《伤寒论·辨厥阴病脉证并治》)

◇伤寒脉浮滑，此以表有热、里有寒，白虎汤主之。(《伤寒论·辨太阳病脉证并治下》)

◇伤寒脉滑而厥者，里有热，白虎汤主之。(《伤寒论·辨厥阴病脉证并治》)

◇伤寒脉浮、发热、无汗，其表不解，不可与白虎汤。(《伤寒论·辨太阳病脉证并治下》)

◇三阳合病，腹满、身重，难以转侧，口不仁、面垢(又作枯，一云向经)、谵语、遗尿。发汗，则谵语；下之，则额上生汗、手足逆冷；若自汗出者，白虎汤主之。(《伤寒论·辨阳明病脉证并治》)

| 白虎加人参汤 |

【组成】

人参三两　知母六两　甘草二两　粳米六合　石膏一斤碎

上五味，以水一斗，煮米熟汤成，去滓，温服一升，日三服。(《伤寒贯珠集》卷一《太阳篇上·太阳斡旋法》)

知母六两　石膏一斤碎，绵裹　甘草二两炙　粳米六合　人参三两

上五味，以水一斗，煮米熟汤成，去滓，温服一升，日三服。(《金匮要略心典》卷上《痉湿暍病脉证治》)

【应用】

服桂枝汤，大汗出后，大烦渴不解，脉洪大者，白虎加人参汤主之。(《伤寒贯珠集》卷一《太阳篇上·太阳斡旋法》)

伤寒病，若吐若下后，六七日不解，热结在里，表里俱热，时时恶风，大渴，舌上干燥而烦，欲饮水数升者，白虎加人参汤主之。(《伤寒贯珠集》卷三《阳明篇上·阳明正治法》)

伤寒无大热，口燥渴，心烦，背微恶寒者，白虎加人参汤主之。（《伤寒贯珠集》卷三《阳明篇上·阳明正治法》）

伤寒脉浮，发热无汗，其表不解者，不可与白虎汤。渴欲饮水，无表证者，白虎加人参汤主之。（《伤寒贯珠集》卷三《阳明篇上·阳明正治法》）

阳明病，脉浮而紧，咽燥口苦，腹满而喘，发热汗出，不恶寒，反恶热，身重。若发汗则躁，心愦愦，反谵语；若加烧针，必怵惕烦躁不得眠……若渴欲饮水，口干舌燥者，白虎加人参汤主之，（《伤寒贯珠集》卷四《阳明篇下·阳明病辨法》）

太阳中热者，暍是也，汗出恶寒，身热而渴，白虎加人参汤主之。（《金匮要略心典》卷上《痉湿暍病脉证治》）

温欲饮水，口干燥者，白虎加人参汤主之。（《金匮要略心典》卷中《消渴小便不利淋病脉证治》）

喘因夏月火烁肺金者，上焦热甚、烦渴，多汗，肺主气而属金，金畏火逼，气不得降而反上行，从化于火也。人参白虎汤。（《金匮翼》卷七《喘统论》）

【方论】

服桂枝汤后，大汗出，脉洪大，与上条同，而大烦渴不解，则其邪去表而之里，不在太阳之经，而入阳明之腑矣。阳明者，两阳之交，而津液之腑也，邪气入之，足以增热气而耗津液，是以大烦渴不解。（《伤寒贯珠集》卷一《太阳篇上·太阳斡旋法》）

伤寒若下若吐后，至七八日不解，而燥渴转增者，邪气去太阳之经，而入阳明之腑也。阳明经为表，而腑为里，故曰热结在里。腑中之热，自内际外，为表里俱热，热盛于内，阴反居外，为时时恶风。而胃者，津液之原也，热盛而涸，则舌上干燥。故既以白虎除热，必加人参以生津，尚从善所谓邪热结而为实者，则无大渴。邪气散漫，熏蒸焦膈，故舌上干燥而烦，大渴欲饮水数升是也。是以白虎承气，并为阳明腑病之方。（《伤寒贯珠集》卷三《阳明篇上·阳明正治法》）

无大热，表无大热也。口燥渴心烦，里热极盛也。背微恶寒，与时时恶风同意。盖亦太阳经邪，传入阳明胃腑，熏蒸焦膈之证。故宜白虎加人参，以彻热而生津也。（《伤寒贯珠集》卷三《阳明篇上·阳明正治法》）

前二条，既著白虎之用，此条复示白虎之戒，谓邪气虽入阳明之腑，而脉证犹带太阳之经者，则不可便与白虎汤，与之则适以留表邪，而伤胃气也。而又申之曰，渴欲饮水，无表证者，白虎加人参汤主之。其丁宁反复之意，可谓至矣。（《伤寒贯珠集》卷三《阳明篇上·阳明正治法》）

浮而紧，阳明表里之脉然也。咽燥口苦，腹满而喘，发热汗出，不恶寒，反恶热，身重，阳明入里之证然也。是为邪已入里，而气连于表，内外牵制，汗下俱碍。是以汗之而邪不能出于表，则躁，心愦愦然昏乱而谵语，火之而热且扰于中，则怵惕烦躁不得眠，下之而邪不尽于里，则胃气徒虚，客气内动，心中懊憹……若渴欲饮水，口干舌燥者，则邪气不在上而在中，故以白虎加人参，以清胃热益胃液，所谓热淫于内，治以甘寒也。（《伤寒贯珠集》卷四《阳明篇下·阳明病辨法》）

中热亦即中暑，暍即暑之气也。恶寒者，热气入则皮肤缓，腠理开，开则洒然寒，与伤寒恶寒者不同。发热汗出而渴，表里热炽，胃阴待涸，求救于水，故与白虎加人参以清热生阴，为中暑而无湿者之法也。（《金匮要略心典》卷上《痓湿暍病脉证治》）

方用石膏，辛甘大寒，直清胃热为君；而以知母之咸寒佐之，人参、甘草、粳米之甘。则以之救津液之虚，抑以制石膏之悍也，曰白虎者，盖取金气彻热之义云耳。（《伤寒贯珠集》卷一《太阳篇上·太阳斡旋法》）

此肺胃热盛伤津，故以白虎清热，人参生津止渴，盖即所谓上消膈消之证，疑亦错简于此也。（《金匮要略心典》卷中《消渴小便不利淋病脉证治》）

而承气苦寒，逐热荡实，为热而且实者设，白虎甘寒，逐热生津，为热而不实者设。乃阳明邪热入腑之两大法门也，故从太阳分出三条，并列于此云。（《伤寒贯珠集》卷三《阳明篇上·阳明正治法》）

【仲景原文】

◈ 白虎加人参汤

知母六两　石膏一斤碎，绵裹　甘草炙二两　粳米六合　人参三两

上五味，以水一斗，煮米熟汤成，去滓，温服一升，日三服。

◇服桂枝汤，大汗出后，大烦渴不解，脉洪大者，白虎加人参汤主之。（《伤寒论·辨太阳病脉证并治上》）

◇伤寒。若吐、若下后，七八日不解，热结在里，表里俱热，时时恶风，大渴，舌上干燥而烦，欲饮水数升者，白虎加人参汤主之。（《伤寒论·辨太阳病脉证并治下》）

◇伤寒，无大热，口燥渴，心烦，背微恶寒者，白虎加人参汤主之。（《伤寒论·辨太阳病脉证并治下》）

◇伤寒，脉浮，发热无汗，其表不解，不可与白虎汤，渴欲饮水，无表证者，白虎加人参汤主之。（《伤寒论·辨太阳病脉证并治下》）

◇若渴欲饮水，口干舌燥者，白虎加人参汤主之。（《伤寒论·辨阳明

病脉证并治》）

◇服桂枝汤，大汗出后，大烦渴不解，脉洪大者，属白虎加人参汤。（《伤寒论·辨发汗后病脉证并治》）

◇伤寒若吐下后，七八日不解，热结在里，表里俱热，时时恶风，大渴，舌上干燥而烦欲饮水数升者，属白虎加人参汤。（《伤寒论·辨发汗吐下后病脉证并治》）

◇太阳中热者，暍是也。汗出恶寒，身热而渴，白虎加人参汤主之。（《金匮要略·痉湿暍病脉证治》）

◇渴欲饮水，口干舌燥者，白虎加人参汤主之。（《金匮要略·消渴小便不利淋病脉证并治》）

| 白虎加桂枝汤 |

【组成】

知母六两　石膏一斤　甘草二两炙　粳米二合　桂枝三两

上五味，以水一斗，煮米熟汤成，去滓，温服一升。日三。（《金匮要略心典》卷上《疟病脉证并治》）

【应用】

温疟者，其脉如平，身无寒但热，骨节烦疼，时呕，白虎加桂枝汤主之。（《金匮要略心典》卷上《疟病脉证并治》）

【方论】

此与《内经》论温疟文不同，《内经》言其因，此详其脉与证也。瘅疟、温疟，俱无寒但热，俱呕，而其因不同。瘅疟者，肺素有热，而加外感，为表寒里热之证，缘阴气内虚，不能与阳相争，故不作寒也。温疟者，邪气内藏肾中，至春夏而始发，为伏气外出之证，寒畜久而变热，故亦不作寒也。脉如平者，病非乍感，故脉如其平时也。骨节烦疼，时呕者，热从肾出，外舍于其合，而上并于阳明也。白虎甘寒除热，桂枝则因其势而达之耳。（《金匮要略心典》卷上《疟病脉证并治》）

| 木防己汤 |

【组成】

木防己三两　石膏如鸡子大二枚　桂枝二两　人参四两

上四味，以水六升，煮取二升，分温再服。(《金匮要略心典》卷中《痰饮咳嗽病脉证并治》)

【应用】

膈间支饮，其人喘满，心下痞坚，面色黧黑，其脉沉紧，得之数十日，医吐下之，不愈，木防己汤主之。虚者即愈，实者三日复发，复与不愈者，宜木防己汤去石膏加茯苓芒硝汤主之。(《金匮要略心典》卷中《痰饮咳嗽病脉证并治》)

【方论】

支饮上为喘满，而下为痞坚，则不特碍其肺，抑且滞其胃矣。面色黧黑者，胃中成聚，营卫不行也。脉浮紧者为外寒，沉紧者为里实。里实可下，而饮气之实，非常法可下，痰饮可吐，而饮之在心下者，非吐可去，宜其得之数十日，医吐下之而不愈也。(《金匮要略心典》卷中《痰饮咳嗽病脉证并治》)

木防己去石膏加茯苓芒硝汤

【组成】

木防己　桂枝各二两　茯苓　人参各四两　芒硝三合

上五味，以水六升，煮取二升，去滓，内芒硝，再微煎，分温再服，微利则愈。(《金匮要略心典》卷中《痰饮咳嗽病脉证并治》)

【应用】

膈间支饮，其人喘满，心下痞坚，面色黧黑，其脉沉紧，得之数十日，医吐下之，不愈，木防己汤主之。虚者即愈，实者三日复发，复与不愈者，宜木防己汤去石膏，加茯苓芒硝汤主之。(《金匮要略心典》卷中《痰饮咳嗽病脉证并治》)

【方论】

支饮上为喘满，而下为痞坚，则不特碍其肺，抑且滞其胃矣。面色黧黑者，胃中成聚，营卫不行也。脉浮紧者为外寒，沉紧者为里实。里实可下，而饮气之实，非常法可下，痰饮可吐，而饮之在心下者，非吐可去，宜其得之数十日，医吐下之而不愈也。(《金匮要略心典》卷中《痰饮咳嗽病脉证并治》)

木防己、桂枝，一苦一辛，并能行水气而散结气，而痞坚之处，必有伏阳，吐下之余，定无完气，书不尽言，而意可会也。故又以石膏治热，人参益虚，于法可谓密矣。其虚者外虽痞坚，而中无结聚，即水去气行而愈，其实者中实有物，气暂行而复聚，故三日复发也。魏氏曰：后方去石膏加芒硝者，以其既散复聚，则有坚定之物，留作包囊，故以坚投坚而不破者，即以软投坚而即破也。加茯苓者，亦引饮下行之用耳。（《金匮要略心典》卷中《痰饮咳嗽病脉证并治》）

| 大黄䗪虫丸 |

【组成】

大黄十分蒸　黄芩二两　甘草三两　桃仁一升　杏仁一升　芍药四两　干地黄十两　干漆一两　虻虫一升　水蛭百枚　蛴螬百枚　䗪虫半升

上十二味，末之，炼蜜和丸，小豆大，酒服五丸，日三服。（《金匮要略心典》卷上《血痹虚劳病脉证并治》）

【应用】

五劳虚极羸瘦，腹满不能饮食，食伤、忧伤、饮伤、房室伤、饥伤、劳伤，经络营卫气伤，内有干血，肌肤甲错，两目黯黑。缓中补虚，大黄䗪虫丸主之。（《金匮要略心典》卷上《血痹虚劳病脉证并治》）

【方论】

虚劳症有挟外邪者，如上所谓风气百疾是也。有挟瘀郁者，则此所谓五劳诸伤，内有干血者是也。夫风气不去，则足以贼正气而生长不荣。干血不去，则足以留新血而渗灌不周，故去之不可不早也。此方润以濡其干，虫以动其瘀，通以去其闭，而仍以地黄、芍药、甘草和养其虚，攻血而不专主于血。一如薯蓣丸之去风而不着意于风也。喻氏曰：此世俗所称干血劳之良治也。血瘀于内，手足脉相失者宜之，兼入琼玉膏补润之剂尤妙。（《金匮要略心典》卷上《血痹虚劳病脉证并治》）

干血劳　干血，血瘀而干也。瘀则生热，内伤肝肺，发热咳嗽，日以益甚，不已则成劳。《金匮》所谓经络营卫气伤，内有干血，肌肤甲错，两目黯黑者是也。

大黄䗪虫丸　王念西云：虚劳发热，未有不由瘀血者，而瘀血未有不由内伤者。人之起居饮食，一有失节，便能成伤。瘀积之血，牢不可拔，新生之血，不得周灌，与日俱积，其人尚有生理乎？仲景施活人手眼，以润剂濡干血，以蠕动啖血之物行死血，死血既去，病根以铲，而后可以从事于滋补矣。陈大夫百劳丸可与此互用。

喻嘉言曰：此世俗所称干血劳之良治，血结在内，手足脉必相失，宜服此方。然必兼大补剂琼玉膏之类服之。按：相失者，不相得也。血结脉不通使然。（《金匮翼》卷三《虚劳统论》）

| 竹叶石膏汤 |

【组成】

竹叶二把　石膏一斤　人参三两　粳米半升　半夏半升洗　甘草二两炙　麦冬一升去心

上七味，以水一斗，煮取六升，去滓，纳粳米，煮米熟汤成，去米，温服一升，日三服。（《伤寒贯珠集》卷八《厥阴篇·厥阴诸法》）

【应用】

伤寒解后，虚羸少气，气逆欲吐者，竹叶石膏汤主之。（《伤寒贯珠集》卷八《厥阴篇·厥阴诸法》）

【方论】

大邪虽解，元气未复，余邪未尽，气不足则因而生痰，热不除则因而上逆，是以虚羸少食，而气逆欲吐也。竹叶石膏汤，乃白虎汤之变法，以其少气，故加参、麦之甘以益气，以其气逆有饮，故用半夏之辛，以下气蠲饮，且去知母之咸寒，加竹叶之甘凉，尤于胃虚有热者为有当耳。（《伤寒贯珠集》卷八《厥阴篇·厥阴诸法》）

| 葛根芩连汤 |

【组成】

葛根半斤　甘草二两炙　黄芩二两　黄连三两

上四味，以水八升，先煮葛根，减二升，纳诸药，煮取二升，去滓，分温再服。（《伤寒贯珠集》卷二《太阳篇下·太阳救逆法》）

【应用】

太阳病，桂枝证，医反下之，利遂不止，脉促者，表未解也，喘而汗出者，葛根黄连黄芩汤主之。（《伤寒贯珠集》卷二《太阳篇下·太阳救逆法》）

【方论】

太阳中风发热，本当桂枝解表，而反下之，里虚邪入，利遂不止，其脉则促，其证则喘而汗出。夫促为阳盛，脉促者，知表未解也。无汗而喘，为寒在表，喘而汗出，为热在里也，是其邪陷于里者十之七，而留于表者十之三，其病为表里并受之病，故其法亦宜表里两解之法。（《伤寒贯珠集》卷二《太阳篇下·太阳救逆法》）

葛根解肌于表，芩、连清热于里，甘草则合表里而并和之耳。盖风邪除中，病为在表，一入于里，则变为热矣。故治表者，必以葛根之辛凉，治里者，必以芩、连之苦寒也。而古法汗者不以偶，下者不以奇，故葛根之表。则数多而独行，芩、连之里，则数少而并须，仲景矩矱，秩然不紊如此。（《伤寒贯珠集》卷二《太阳篇下·太阳救逆法》）

大承气汤

【组成】

大黄四两酒洗　厚朴半斤去皮　枳实五枚炙　芒硝三合

上四味，以水一斗，先煮枳、朴，取五升，去滓，内大黄煮二升，去滓，内芒硝，更上微火一两沸，分温再服，得下，余勿服。（《金匮要略心典》卷上《痉湿暍病脉证治》）

大黄四两酒洗　厚朴半斤炙，去皮　枳实五枚炙　芒硝二合

上四味，以水一斗，先煮二物，取五升，去滓，内大黄，煮取二升，去滓，内芒硝，更上微火一两沸，分温再服，得下。余勿服。（《伤寒贯珠集》卷三《阳明篇上·阳明正治法》）

【应用】

热结阳明，为不大便五六日，为绕脐痛，烦躁，发作有时，皆燥屎在胃之征。有时，谓阳明王时，为日晡也。阳明燥结，不得大便，意非大承气不为功矣。（《伤寒贯珠集》卷三《阳明篇上·阳明正治法》）

阳明病，谵语，有潮热，反不能食者，胃中必有燥屎五六枚也。若能食者，但硬耳。宜大承气汤下之。（《伤寒贯珠集》卷三《阳明篇上·阳明正治法》）

病人小便不利，大便乍难乍易，时有微热，喘冒不能卧者，有燥屎也，宜大承气汤。（《伤寒贯珠集》卷三《阳明篇上·阳明正治法》）

大下后，六七日，不大便，烦不解，腹满痛者，此有燥屎也，所以然者，本有宿食故也，宜大承气汤。（《伤寒贯珠集》卷三《阳明篇上·阳明

正治法》）

伤寒若吐若下后，不解不大便五六日，上至十余日，日晡所发潮热，不恶寒，独语如见鬼状，若剧者，发则不识人，循衣摸床，惕而不安，微喘直视，脉弦者生，涩者死。微者但发热谵语者，大承气汤主之。若一服利，止后服。（《伤寒贯珠集》卷三《阳明篇上・阳明正治法》）

二阳并病，太阳证罢，但发潮热，手足濈然汗出，大便难而谵语者，下之则愈，宜大承气汤。（《伤寒贯珠集》卷三《阳明篇上・阳明正治法》）

阳明少阳合病，必下利，其脉不负者，顺也，负者，失也。互相克贼，名为负也。脉滑而数者。有宿食也，当下之，宜大承气汤。（《伤寒贯珠集》卷三《阳明篇上・阳明正治法》）

伤寒六七日，目中不了了，睛不和，无表里证，大便难，身微热者，此为实也。急下之，宜大承气汤。（《伤寒贯珠集》卷三《阳明篇上・阳明正治法》）

阳明病，发热汗多者，急下之，宜大承气汤。（《伤寒贯珠集》卷三《阳明篇上・阳明正治法》）

发汗不解，腹满痛者，急下之，宜大承气汤。（《伤寒贯珠集》卷三《阳明篇上・阳明正治法》）

病患烦热，汗出则解，又如疟状，日晡所发热者，属阳明也。脉实者，宜下之……下之与大承气汤……（《伤寒贯珠集》卷四《阳明篇下・阳明病辨法》）

阳明病，脉迟，虽汗出不恶寒者，其身必重。短气，腹满而喘，有潮热者，此外欲解，可攻里也。手足濈然而汗出者，此大便已硬也，大承气汤主之。（《伤寒贯珠集》卷四《阳明篇下・阳明病辨法》）

若不大便六七日，恐有燥屎。欲知之法，少与小承气汤，汤入腹中转失气者，此有燥屎，可攻之。（《伤寒贯珠集》卷四《阳明篇下・阳明病辨法》）

阳明病，潮热，大便微硬者，可与大承气汤。不硬者，不可与之。（《伤寒贯珠集》卷四《阳明篇下・阳明病辨法》）

阳明病，下之，心中懊侬而烦，胃中有燥屎者，可攻；腹微满，初头硬，后必溏，不可攻之。若有燥屎者，宜大承气汤。（《伤寒贯珠集》卷四《阳明篇下・阳明病辨法》）

至六日，与承气汤一升。若不大便六七日，小便少者，虽不能食，但初头硬，后必溏，未定成硬，攻之必溏，须小便利，屎定硬，乃可攻之，宜大承气汤。（《伤寒贯珠集》卷四《阳明篇下・阳明病辨法》）

伤寒不大便六七日，头痛有热者，与承气汤。（《伤寒贯珠集》卷四《阳

明篇下》)

汗出谵语者，以有燥屎在胃中。此为风也，须下之，过经乃可下之。下之若早，语言必乱，以表虚里实故也。下之则愈，宜大承气汤。(《伤寒贯珠集》卷四《阳明篇下·阳明病辨法》)

少阴病，得之二三日，口燥咽干，急下之，宜大承气汤。(《伤寒贯珠集》卷七《少阴篇·少阴诸法》)

少阴病，自利清水，色纯青，心下必痛，口干燥者，急下之，宜大承气汤。(《伤寒贯珠集》卷七《少阴篇·少阴诸法》)

少阴病，六七日，腹胀不大便者，急下之，宜大承气汤。(《伤寒贯珠集》卷七《少阴篇·少阴诸法》)

痉为病，胸满，口噤，卧不着席，脚挛急，必龂齿，可与大承气汤。(《金匮要略心典》卷上《痉湿暍病脉证治》)

腹满不减，减不足言，当下之，宜大承气汤。(《金匮要略心典》卷中《腹满寒疝宿食病脉证治》)

问曰：人病有宿食，何以别之？师曰：寸口脉浮而大，按之反涩，尺中亦微而涩，故知有宿食，大承气汤主之。脉数而滑者，实也，此有宿食，下之愈，宜大承气汤。下利不欲食者，此有宿食，当下之，宜大承气汤。(《金匮要略心典》卷中《腹满寒疝宿食病脉证治》)

下利三部脉皆平，按之心下坚者，急下之，宜大承气汤，下利脉迟而滑者实也，利未欲止，急下之，宜大承气汤。(《金匮要略心典》卷下《呕吐哕下利病脉证治》)

病解能食，七八日更发热者，此为胃实，宜大承气汤主之。(《金匮要略心典》卷下《妇人产后病脉证治》)

产后七八日，无太阳证，少腹坚痛，此恶露不尽，不大便，烦躁发热，切脉微实，更倍发热，日晡时烦躁者，不食，食则谵语，至夜即愈，宜大承气汤主之，热在里，结在膀胱也。(《金匮要略心典》卷下《妇人产后病脉证治》)

【鉴别】

阳明病，有潮热者，为胃实，热不潮者，为胃未实。而大承气汤，有燥屎者可与；初硬后溏者，则不可与。故欲与大承气，必先与小承气，恐胃无燥屎，邪气未聚，攻之则病未必去，而正已大伤也。服汤后，转失气者，便坚药缓，屎未能出，而气先下趋也，故可更以大承气攻之。不转失气者，胃未及实，但初头硬后必溏，虽小承气已过其病，况可以大承气攻之哉！胃虚无气，胀满不食，所必至矣。又阳明病，能饮水者为实，不能饮水者为虚，如虽欲饮，而与水则哕。所谓胃中虚冷，欲饮水者，与水则哕也。其后却发热者，知热气还入于胃，则大便硬，而病从虚冷所变，故虽硬而仍少也，亦不可与大承气汤，但与小承气微和胃气而已。盖大承气为下药之峻剂，仲景恐人不当下而误下，或虽当下而过下，故反复辨论如此。而又申之曰，不转失气者，慎不可攻也。呜呼！仁人之心，可谓至矣。(《伤寒贯珠集》卷四《阳明篇下·阳明病辨法》)

阳明下后，心中懊侬而烦，胃中有燥屎者，与阳明下后，心中懊侬，饥不能食者有别矣。彼为邪扰于上，此为热实于中也。热实则可攻，故宜大承气。(《伤寒贯珠集》卷四《阳明篇下·阳明病辨法》)

【方论】

伤寒胃热而虚者，能食，胃寒而实者，则不能食，而阳明病有燥屎者，可攻，无燥屎者，则不可攻。谵语潮热，胃之热也，是当能食，而反不能食者，中有燥屎，气窒而不行，法当大承气下之者也。若能食者，屎未成燥而但硬耳，设欲攻之，则必以小承气和之，如上二条所云而已。本文宜大承气汤下之七字，当在胃中有燥屎句下。(《伤寒贯珠集》卷三《阳明篇上·阳明正治法》)

小便不利者，其大便必溏，而有燥屎者，水液虽还入胃，犹不足以润之，故大便乍有难时，而亦乍有易时也。若时有微热，喘冒不得卧，则热气外攻内扰，而复上逆，知其聚于中者，盛也，故曰有燥屎也。大便虽有易时，亦必以大承气为主矣。(《伤寒贯珠集》卷三《阳明篇上·阳明正治法》)

大下之后，胃气复实，烦满复增者，以其人本有宿食未去，邪气复得而据之也。不然，下后胃虚，岂得更与大下哉！盖阳明病，实则邪易聚而不传，虚则邪不得聚而传，是以虽发潮热，而大便溏者，邪气转属少阳，为胸胁满不去；虽经大下而有宿食者，邪气复集胃中，为不大便，烦满，腹痛有燥屎。而彼与小柴胡，此宜大承气，一和一下，天然不易之法也。小柴胡证见本篇四十一条，宜互参。(《伤寒贯珠集》卷三《阳明篇上·阳明正治法》)

吐下之后，邪气不从外解，而仍内结，热入胃府，聚而成实，致不大便五六日，或十余日也。阳明内实，则日晡所发潮热，盖申酉为阳明王时，而日晡为申酉时也。表和里病，则不恶寒，伤寒以恶热为里，而恶寒为表也。热气熏心，则独语如见鬼状，盖肾藏于心，而阳明之络通于心也。若热甚而剧者，发则不识人，循衣摸床，惕而不安，微喘直视，是不特邪盛而正亦衰矣。若脉弦，则阴未绝而犹可治，脉涩，则阴已绝而不可治，所谓伤寒阳胜而阴绝者，死也。其热微而未至于剧者。则但发热，谵语，不大便而已，是可以大承气下之而愈也。一服利，止后服者，以热未至剧，故不可过下，以伤其正耳。(《伤寒贯珠集》卷三《阳明篇上·阳明正治法》)

此太阳并于阳明之证。然并病有并而未罢之证，虽入阳明，未离太阳，则可汗而不可下，如本篇第三十九条之证是也。此条为并而已罢之证，虽曰并病，实为阳明，故可下而不可汗。潮热。手足漐漐汗出，大便难，谵语，皆胃实之征，故曰下之则愈，宜大承气汤。(《伤寒贯珠集》卷三《阳明篇上·阳明正治法》)

阳明少阳合病，视太阳阳明合病为尤深矣，故必下利。而阳明土，少阳木，于法又有互相克贼之机，故须审其脉不负者，为顺，其有负者，为失也，负者，少阳王而阳明衰，谓木胜乘土也。若脉滑而数，则阳明王而少阳负，以有宿食在胃，故邪气得归阳明，而成可下之证。不然，胃虚风动，其下利宁有止期耶。(《伤寒贯珠集》卷三《阳明篇上·阳明正治法》)

目中不了了者，目光不精而视物不明也。睛不和者，目直视而不圆转也。六七日，热盛而阴伤，故其证如此。无表里证，无头痛恶寒，而又无腹满谵语等证也。然而大便难，身微热，则实证已具，合之目中不了了，睛不和，其为热极阴伤无疑。故虽无大满大实，亦必以大承气汤急下，见稍迟，则阴竭不复而死耳。(《伤寒贯珠集》卷三《阳明篇上·阳明正治法》)

发热汗多者，热盛于内，而津迫于外也。不下则热不除，不除则汗不止，而阴乃亡矣，故宜急下。然必有实满之证，而后可下，不然，则是阳明白虎汤证，宜清而不宜下矣，学者辨诸。(《伤寒贯珠集》卷三《阳明篇上·阳明正治法》)

发汗不解，腹满痛者，病去表之里而盛于里矣。夫正气与邪气相击则痛，治之者，如救斗然，迟则正被伤矣，故亦宜急下。(《伤寒贯珠集》卷三《阳明篇上·阳明正治法》)

烦热，热而烦也，是为在里。里则虽汗出，不当解，而反解者，知表犹有邪也。如疟者，寒热往来，如疟之状，是为在表。表则日晡所不当发热，而反发热者，知里亦成实也，是为表里错杂之候。故必审其脉之浮沉，定其邪之所在，而后从而治之。若脉实者，知气居于里，故可下之，使从里出。脉浮而虚者，知气居于表，故可汗之，使从表出。而下药宜大承气汤，汗药宜桂枝汤，则天然不易之法矣。(《伤寒贯珠集》卷四《阳明篇下·阳明病辨法》)

伤寒以身热恶寒为在表，身热不恶寒为在里，而阳明病无表证者，可下，有表证者，则不可下。此汗出不恶寒，身重短气，腹满而喘，潮热，皆里证也，脉虽迟，犹可攻之。以腹满便闭，里气不行，故脉为之濡滞不利，非可比于迟则为寒之例也。若手足濈然汗出者，阳明热甚，大便已硬，欲攻其病，非大承气不为功矣。(《伤寒贯珠集》卷四《阳明篇下·阳明病辨法》)

阳明下后，心中懊憹而烦，胃中有燥屎者，与阳明下后，心中懊憹，饥不能食者有别矣。彼为邪扰于上，此为热实于中也。热实则可攻，故宜大承气。(《伤寒贯珠集》卷四《阳明篇下·阳明病辨法》)

伤寒能食者，为胃热而不实，不能食者，为胃热而实。而胃实之证，小便数者，可攻；小便少者，则不可攻。得病二三日，脉不浮而弱，而又无太阳、柴胡之证，知其病独在阳明之表也。烦躁，心下硬，至四五日不解，则里证复具，故虽能食，亦必以小承气微和胃气，至六日，热渐成实，当更与大承气一升，以尽其病也。若不大便六七日，于法当下，而小便少者，则水谷不分，知其初硬后溏，然虽不能食，亦不可便与攻法，须俟其小便利，屎硬，然后以大承气与之。(《伤寒贯珠集》卷四《阳明篇下·阳明病辨法》)

太阳风寒外束，令人头痛，阳明热气上冲，亦令人头痛，伤寒不大便六七日，头痛有热证者。知其热盛于里，而气蒸于上，非风寒在表之谓矣，故可与承气汤下之，然热盛于里者，其小便必短赤，若小便清者，知其热不在于里，而仍在于表，当以桂枝汤发其汗，而不可以承气汤攻其里也。(《伤寒贯珠集》卷四《阳明篇下·阳明病辨法》)

汗出谵语，谓风未去表，而胃已成实也，故曰、有燥屎在胃中。又曰：此为风也，须下之，过经乃可下之。见胃实须下，而风未去表，则必过经而后可下，不然，表间邪气，又将入里，胃益增热，而语言错乱矣。表虚里实，即表和里病之意，言邪气入而并于里也。《外台》云：里病表和，下之则愈，汗之则死。故宜大承气以下里实。(《伤寒贯珠集》卷四《阳明篇下·阳明病辨法》)

此少阴热并阳明之证。二三日，为病未久，而便口燥咽干，热气盛而阴气少矣。盖阳明土，少阴水，热并阳明，则土实而水虚，不特热气伤阴，即土气亦伤水也。故宜急下，以泻土而全水，不然，热盛伤阴，土实亦伤阴，其干槁可立而待。然非心下痛，腹胀不大便，如下二条所云，亦未可以大承气轻试也。(《伤寒贯珠集》卷七《少阴篇·少阴诸法》)

此亦少阴热并阳明，而气复下注之证，然虽下注而邪实不去，但水液从旁下转，为自利清水而已，故心下痛而口干燥也。色纯青者，土受水邪，玄黄合色，而色转纯青也。以大承气急下，则胃实去而肾病亦已矣。(《伤寒贯珠集》卷七《少阴篇·少阴诸法》)

腹胀不大便，土实之征也。土实则水干，故非急下不可。夫阳明居中，土也，万物所归，故无论三阳三阴，其邪皆得还入于胃，而成可下之证。然太阴传阳明，脏邪还腑为欲愈也。厥阴传阳明者，木邪归土，不能复木也，惟少阴则肾邪入胃，而胃实复将消肾，故虽并用下法，而少阴之法，视太阴厥阴为加峻矣。(《伤寒贯珠集》卷七《少阴篇·少阴诸法》)

此痉病之属阳明瘀热者。阳明之筋起于足，结于跗；其直者，上结于髀。阳明之脉，入齿中，挟口环唇；其支者，循喉咙，入缺盆，下膈，故为是诸证。然无燥实见证，自宜涤热而勿荡实，乃不用调胃而用大承气者，岂病深热极，非此不能治欤。然曰可与，则犹有斟酌之意，用者慎之。(《金匮要略心典》卷上《痉湿暍病脉证治》)

减不足言，谓虽减而不足云减，所以形其满之至也，故宜大下。已上三方，虽缓急不同，而攻泄则一，所谓中满者泻之于内也。(《金匮要略心典》卷中《腹满寒疝宿食病脉证治》)

寸口脉浮大者，谷气多也。谷多不能益脾而反伤脾。按之脉反涩者，脾伤而滞，血气为之不利也。尺中亦微而涩者，中气阻滞，而水谷之精气不能逮下也，是因宿食为病，则宜大承气下其宿食。脉数而滑，与浮大同，盖皆有余之象，为谷气之实也。实则可下，故亦宜大承气。谷多则伤脾，而水谷不分，谷停则伤胃，而恶闻食臭，故下利不欲食者，知其有宿食当下也。夫脾胃者，所以化水谷而行津气，不可或止者也。谷止则化绝，气止则机息，化绝机息，人事不其顿乎？故必大承气速去其停谷，谷去则气行，气行则化续，而生以全矣。若徒事消克，将宿食未去，而生气已消，岂徒无益而已哉。(《金匮要略心典》卷中《腹满寒疝宿食病脉证治》)

下利脉反滑者，当有所去，下乃愈，宜大承气汤。下利已瘥，至其年月日时复发者。以病不尽故也，当下之，宜大承气汤。下利有里虚脏脱者，亦有里实腑闭者，昔人所谓利者不利是也。按之心下坚，其证的矣。脉虽不实大，而亦未见微弱，自宜急下，使实去则利止，通因通用之法也。脉迟为寒，然与滑俱见，则不为寒而反为实，以中实有物，能阻其脉行之机也，夫利因实而致者，实不去则利不已，故宜急下。病已差而至其时复发者，陈积在脾也，脾主信，故按期复发，是当下之，令陈积去，则病本拔而愈。(《金匮要略心典》卷下《呕吐哕下利病脉证治》)

病解能食，谓郁冒解而能受食也。至七八日更发热，此其病不在表而在里，不属虚而属实矣，是宜大承气以下里实。(《金匮要略心典》卷下《妇人产后病脉证治》)

无太阳证者，无头痛恶寒之表证也。产后七八日，少腹坚痛，恶露不尽，但宜行血去瘀而已。然不大便，烦躁，发热，脉实，则胃之实也。日晡为阳明旺时，而烦躁甚于他时，又胃热之验也。食气入胃，长气于阳。食入而助胃之热则谵语，至夜阳明气衰而谵语愈，又胃热之验也。故曰：热在里，结在膀胱。里即阳明，膀胱即少腹，盖谓不独血结于下，而亦热聚于中也。若但治其血而遗其胃，则血虽去而热不除，即血亦未必能去，而大承气汤中，大黄、枳实均为血药，仲景取之者，盖将一举而两得之欤。（《金匮要略心典》卷下《妇人产后病脉证治》）

承者，顺也，顺而承者，地之道也。故天居地上，而常卑而下行，地处天下，而常顺承乎天。人之脾胃，犹地之上也，乃邪热入之，与糟粕结，于是燥而不润，刚而不柔，滞而不行，而失其地之道矣，岂复能承天之气哉！大黄、芒硝、枳、朴之属，涤荡脾胃，使糟粕一行，则热邪毕出，地道既平，天气乃降，清宁复旧矣。曰大，曰小，曰调胃，则各因其制而异其名耳。盖以硝黄之润下，而益以枳、朴之推逐，则其力颇猛，故曰大。其无芒硝，而但有枳、朴者，则下趋之势缓，故曰小。其去枳、朴之苦辛，而加甘草之甘缓，则其力尤缓，但取和调胃气，使归于平而已，故曰调胃。（《伤寒贯珠集》卷三《阳明篇上·阳明正治法》）

【禁忌】

若汗多，微发热恶寒者，外未解也，其热不潮，未可与承气汤。（《伤寒贯珠集》卷四《阳明篇下·阳明病辨法》）

阳明病，潮热，大便微硬者，可与大承气汤。不硬者，不可与之。（《伤寒贯珠集》卷四《阳明篇下·阳明病辨法》）

阳明病，下之，心中懊侬而烦，胃中有燥屎者，可攻；腹微满，初头硬，后必溏，不可攻之。（《伤寒贯珠集》卷四《阳明篇下·阳明病辨法》）

若腹微满，初头硬，后必溏者，热而不实，邪未及结，则不可攻，攻之必胀满不能食也。（《伤寒贯珠集》卷四《阳明篇下·阳明病辨法》）

阳明病，脉迟，虽汗出不恶寒者，其身必重。短气，腹满而喘，有潮热者，此外欲解，可攻里也。手足濈然而汗出者，此大便已硬也，大承气汤主之。若汗多，微发热恶寒者，外未解也，其热不潮，未可与承气汤。（《伤寒贯珠集》卷四《阳明篇下·阳明病辨法》）

若汗多，微发热，恶寒，则表犹未解，其热不潮，则里亦未实，岂可漫与大承气，遗其表而攻其里哉！（《伤寒贯珠集》卷四《阳明篇下·阳明病辨法》）

即腹大满不通，而急欲攻之者，亦宜与小承气微和胃气，而不可以大承气大泄大下，恐里虚邪陷，变证百出，则难挽救矣。（《伤寒贯珠集》卷四《阳明篇下·阳明病辨法》）

阳明病，潮热，大便微硬者，可与大承气汤。不硬者，不可与之。（《伤寒贯珠集》卷四《阳明篇下·阳明病辨法》）

若不大便六七日，恐有燥屎。欲知之法，少与小承气汤，汤入腹中转失气者，此有燥屎，可攻之。若不转失气者，此但初头硬，后必溏，不可攻之，攻之必胀满不能食也。欲饮水者，与水则哕，其后发热者，必大便复硬而少也，以小承气汤和之。不转失气者，慎不可攻也。（《伤寒贯珠集》卷四《阳明篇下·阳明病辨法》）

若不大便六七日，于法当下，而小便少者，则水谷不分，知其初硬后溏，然虽不能食，亦不可便与攻法，须俟其小便利，屎硬，然后以大承气与之。夫不大便而津液竭者，不可下，须俟其津液还入胃中，而大便自行。不大便而小便少者，亦不可下，必俟其津液遍渗水道，而后可与下法。盖津液已竭而强攻之，则正虚不复，大便未硬而辄攻之，则邪去不尽，学者不可不审，而轻用下药也。（《伤寒贯珠集》卷四《阳明篇下·阳明病辨法》）

【仲景原文】

◈ 大承气汤

大黄四两酒洗　厚朴半斤炙，去皮　枳实五枚炙　芒硝三合

上四味，以水一斗，先煮二物，取五升，去滓，内大黄，更煮取二升，去滓，内芒硝，更上微火一两沸，分温再服，得下，余勿服。

◇阳明病，脉迟，虽汗出，不恶寒者，其身必重，短气，腹满而喘，有潮热，有潮热者，此外欲解，可攻里也，手足濈然汗出者，此大便已硬也，大承气汤主之，若汗多，微发热恶寒者，外未解也，其热不潮，未可与承气汤，若腹大满不通者，可与小承气汤微和胃气，勿令至大泄下。（《伤寒论·辨阳明病脉证并治》）

◇阳明病，潮热，大便微硬者，可与大承气汤，不硬者，不可与之，若不大便六七日，恐有燥屎，欲知之法，少与小承气汤，汤入腹中，转矢气者，此有燥屎也，乃可攻之，若不转矢气者，此但初头硬，后必溏，不可攻之，攻之必胀满不能食也，欲饮水者，与水则哕，其后发热者，必大便复硬而少也，以小承气汤和之，不转矢气者，慎不可攻也。（《伤寒论·辨阳明病脉证并治》）

◇伤寒，若吐若下后，不解，不大便五六日，上至十余日，日晡所发潮热，不恶寒，独语如见鬼状，若剧者，发则不识人，循衣摸床，惕而不安，微喘直视，脉弦者生，涩者死，微者，但发热，谵语者，大承气汤主之，若一服利，则止后服（《伤寒论·辨阳明病脉证并治》）

◇阳明病，谵语，有潮热，反不能食者，胃中必有燥屎五六枚也，若能食者，但硬耳，宜大承气汤下之。（《伤寒论·辨阳明病脉证并治》）

◇汗出谵语者，以有燥屎在胃中（此为风）也，须下者，过经乃可下

之，下之若早，语言必乱，以表虚里实故也，下之愈，宜大承气汤。（《伤寒论·辨阳明病脉证并治》）

◇二阳并病，太阳证罢，但发潮热，手足漐漐汗出，大便难而谵语者，下之则愈，宜大承气汤。（《伤寒论·辨阳明病脉证并治》）

◇阳明病，下之，心中懊憹而烦，胃中有燥屎者，可攻，腹微满，初头硬，后必溏，不可攻之，若有燥屎者，宜大承气汤。（《伤寒论·辨阳明病脉证并治》）

◇病人烦热，汗出则解，又如疟状，日晡所发热者，属阳明也，脉实者，宜下之，脉浮虚者，宜发汗，下之，与大承气汤，发汗，宜桂枝汤。（《伤寒论·辨阳明病脉证并治》）

◇大下后，六七日不大便，烦不解，腹满痛者，此有燥屎也，所以然者，本有宿食故也，宜大承气汤。（《伤寒论·辨阳明病脉证并治》）

◇病人小便不利，大便乍难乍易，时有微热，喘冒（一作怫郁）不能卧者，有燥屎也，宜大承气汤。（《伤寒论·辨阳明病脉证并治》）

◇得病二三日，脉弱，无太阳柴胡证，烦躁，心下硬，至四五日，虽能食，以小承气汤少少与微和之，令小安，至六日，与承气汤一升，若不大便六七日，小便少者，虽不受食，但初头硬，后必溏，未定成硬，攻之必溏，须小便利，屎定硬，乃可攻之，宜大承气汤。（《伤寒论·辨阳明病脉证并治》）

◇伤寒六七日，目中不了了，睛不和，无表里证，大便难，身微热者，此为实也，急下之，宜大承气汤。（《伤寒论·辨阳明病脉证并治》）

◇阳明病，发热汗多者，急下之，宜大承气汤。（《伤寒论·辨阳明病脉证并治》）

◇发汗不解，腹满痛者，急下之，宜大承气汤。（《伤寒论·辨阳明病脉证并治》）

◇腹满不减，减不足言，当下之，宜大承气汤。（《伤寒论·辨阳明病脉证并治》）

◇阳明少阳合病，必下利，其脉不负者，为顺也，负者，失也，互相克贼，名为负也，脉滑而数者，有宿食也，当下之，宜大承气汤。（《伤寒论·辨阳明病脉证并治》）

◇少阴病，得之二三日，口燥咽干者，急下之，宜大承气汤。（《伤寒论·辨少阴病脉证并治》）

◇少阴病，自利清水，色纯青，心下必痛，口干燥者，急下之，宜大承气汤。（《伤寒论·辨少阴病脉证并治》）

◇少阴病，六七日，腹胀不大便者，急下之，宜大承气汤。（《伤寒

论·辨少阴病脉证并治》）

◇发汗后不解，腹满痛者，急下之，宜大承气汤。（《伤寒论·辨发汗后病脉证并治》）

◇阳明病，潮热，大便微硬者，可与大承气汤，不硬者，不可与之，若不大便六七日，恐有燥屎，欲知之法，少与小承气汤，汤入腹中，转失气者此有燥屎也，乃可攻之，若不转失气者，此但初头硬，后必溏，不可攻之，攻之必胀满，不能食也，欲饮水者，与水则哕，其后发热者，大便必复硬而少也，以小承气汤和之，不转失气者，慎不可攻也。（《伤寒论·辨不可下病脉证并治》）

◇少阴病，得之二三日，口燥咽干者，急下之，宜大承气汤。（《伤寒论·辨可下病脉证并治》）

◇少阴病，六七日腹满不大便者，急下之，宜大承气汤。（《伤寒论·辨可下病脉证并治》）

◇少阴病，下利清水，色纯青，心下必痛，口干燥者，可下之，宜大柴胡大承气汤。（《伤寒论·辨可下病脉证并治》）

◇下利，三部脉皆平，按之心下硬者，急下之，宜大承气汤。（《伤寒论·辨可下病脉证并治》）

◇下利，脉迟而滑者，内实也，利未欲止，当下之，宜大承气汤。（《伤寒论·辨可下病脉证并治》）

◇阳明少阳合病，必下利，其脉不负者，为顺也，负者，失也，互相克贼，名为负也，脉滑而数者，有宿食，当下之，宜大承气汤（《伤寒论·辨可下病脉证并治》）

◇问曰：人病有宿食，何以别之？师曰：寸口脉浮而大，按之反涩，尺中亦微而涩，故知有宿食，当下之，宜大承气汤。（《伤寒论·辨可下病脉证并治》）

◇下利不欲食者，以有宿食故也，当下之，宜大承气汤。（《伤寒论·辨可下病脉证并治》）

◇下利差，至其年月日时复发者，以病不尽故也，当下之，宜大承气汤。（《伤寒论·辨可下病脉证并治》）

◇下利，脉反滑，当有所去，下乃愈，宜大承气汤。（《伤寒论·辨可下病脉证并治》）

◇腹满不减，减不足言，当下之，宜大柴胡，大承气汤。（《伤寒论·辨可下病脉证并治》）

◇脉双弦而迟者，必心下硬，脉大而紧者，阳中有阴也，可下之，宜大承气汤。（《伤寒论·辨可下病脉证并治》）

◇汗出谵语者，以有燥屎在胃中，此为风也，须下者，过经乃可下之，下之若早者，语言必乱，以表虚里实故也，下之愈，宜大柴胡大承气汤。(《伤寒论·辨可下病脉证并治》)

◇病人烦热汗出则解，又如疟状，日晡所发热者，属阳明也，脉实者，可下之，宜大柴胡大承气汤。(《伤寒论·辨可下病脉证并治》)

◇阳明病，谵语，有潮热，反不能食者，胃中有燥屎五六枚也，若能食者，但硬耳，属大承气汤。(《伤寒论·辨可下病脉证并治》)

◇得病二三日，脉弱，无太阳柴胡证，烦躁，心下痞，至四五日，虽能食，以承气汤少少与微和之，令小安，至六日，与承气汤一升，若不大便六七日，小便少者，虽不大便，但初头硬，后必溏，此未定成硬也，攻之必溏，须小便利，屎定硬，乃可攻之，宜大承气汤。(一云大柴胡汤)(《伤寒论·辨可下病脉证并治》)

◇阳明病，脉迟，虽汗出，不恶寒者，其身必重，短气，腹满而喘，有潮热者，此外欲解，可攻里也手足濈然汗出者，此大便已硬也，大承气汤主之，若汗出多，微发热恶寒者，外未解也，桂枝汤主之，其热不潮，未可与承气汤，若腹大满不通者，与小承气汤微和胃气，勿令至大泄下。(《伤寒论·辨可下病脉证并治》)

◇阳明病，潮热，大便微硬者，可与大承气汤，不硬者，不可与之，若不大便六七日，恐有燥屎，欲知之法，少与小承气汤，汤入腹中，转失气者，此有燥屎也，乃可攻之，若不转失气者，此但初头硬，后必溏，不可攻之，攻之必胀满，不能食也，欲饮水者，与水则哕，其后发热者，大便必复硬而少也，宜以小承气汤和之，不转失气者，慎不可攻也。(《伤寒论·辨可下病脉证并治》)

◇病人小便不利，大便乍难乍易，时有微热，喘冒不能卧者，有燥屎也，属大承气汤。(《伤寒论·辨可下病脉证并治》)

◇大下后，六七日不大便，烦不解，腹满痛者，此有燥屎也，所以然者，本有宿食故也，属大承气汤。(《伤寒论·辨可下病脉证并治》)

◇伤寒若吐若下后，不解，不大便，五六日，上至十余日，日晡所发潮热，不恶寒，独语如见鬼状，若剧者，发则不识人，循衣摸床，惕而不安(一云，顺衣妄撮，怵惕不安)，微喘直视，脉弦者生，涩者死，微者但发热，谵语者，属大承气汤。(《伤寒论·辨发汗吐下后病脉证并治》)

◇阳明病，下之，心中懊侬而烦，胃中有燥屎者，可攻，腹微满，初头硬，后必溏，不可攻之，若有燥屎者，宜大承气汤。(《伤寒论·辨发汗吐下后病脉证并治》)

◇痉为病(一本痉字上有刚字)，胸满口噤，卧不着席，脚挛急，必龂

齿，可与大承气汤。(《金匮要略·痉湿暍病脉证治》)

◇腹满不减，减不足言，当须下之，宜大承气汤。(《金匮要略·腹满寒疝宿食病脉证治》)

◇问曰：人病有宿食，何以别之？师曰：寸口脉浮而大，按之反涩，尺中亦微而涩，故知有宿食，大承气汤主之。(《金匮要略·腹满寒疝宿食病脉证治》)

◇脉数而滑者，实也，此有宿食，下之愈，宜大承气汤。(《金匮要略·腹满寒疝宿食病脉证治》)

◇下利不饮食者，有宿食也，当下之，宜大承气汤。(《金匮要略·腹满寒疝宿食病脉证治》)

◇下利，三部脉皆平，按之心下坚者，急下之，宜大承气汤。(《金匮要略·呕吐哕下利病脉证治》)下利，脉迟而滑者，实也。利未欲止，急下之，宜大承气汤。(《金匮要略·呕吐哕下利病脉证治》)

◇下利，脉反滑者，当有所去，下乃愈，宜大承气汤。(《金匮要略·呕吐哕下利病脉证治》)

◇下利已差，至其年月日时复发者，以病不尽故也，当下之，宜大承气汤。(《金匮要略·呕吐哕下利病脉证治》)

◇病解能食，七八日更发热者，此为胃实，大承气汤主之。(《金匮要略·妇人产后病脉证治》)

◇产后七八日，无太阳证，少腹坚痛，此恶露不尽。不大便，烦躁发热，切脉微实，再倍发热，日晡时烦躁者，不食，食则谵语，至夜即愈，宜大承气汤主之。热在里，结在膀胱也。(《金匮要略·妇人产后病脉证治》)

小承气汤

【组成】

大黄四两　厚朴二两去皮，炙　枳实三枚炙

上三味，以水四升，煮取一升二合，去滓，分温二服，初服汤，当更衣，不尔者，尽饮之，若更衣者，勿服之。(《伤寒贯珠集》卷三《阳明篇上·阳明正治法》)

大黄四两　枳实三枚　厚朴三两炙

上三味，以水四升，煮取一升二合，去滓，分温二服，得利则止。(《金匮要略心典》卷下《呕吐哕下利病脉证治》)

【应用】

太阳病，若吐若下若发汗，微烦，小便数，大便因硬者，与小承气汤和之愈。（《伤寒贯珠集》卷三《阳明篇上·阳明正治法》）

阳明病，其人多汗，以津液外出，胃中燥，大便必硬，硬则谵语，小承气汤主之。（《伤寒贯珠集》卷三《阳明篇上·阳明正治法》）

阳明病，脉迟，虽汗出不恶寒者，其身必重。短气，腹满而喘，有潮热者，此外欲解，可攻里也。……若腹大满不通者，可与小承气汤微和胃气，勿令大泄下。（《伤寒贯珠集》卷四《阳明篇下·阳明病辨法》）

若不大便六七日，恐有燥屎。……欲饮水者，与水则哕，其后发热者，必大便复硬而少也，以小承气汤和之。不转失气者，慎不可攻也。（《伤寒贯珠集》卷四《阳明篇下·阳明病辨法》）

阳明病，谵语，发潮热，脉滑而疾者，小承气汤主之。因与承气汤一升，腹中转失气者，更服一升，若不转失气，勿更与之，明日不大便，脉反微涩者，里虚也，为难治，不可更与承气汤也。（《伤寒贯珠集》卷四《阳明篇下·阳明病辨法》）

得病二三日，脉弱，无太阳、柴胡证，烦躁，心下硬，至四五日，虽能食，以小承气汤少少与微和之，令小安，（《伤寒贯珠集》卷四《阳明篇下·阳明病辨法》）

下利谵语者，有燥屎也，宜小承气汤。（《伤寒贯珠集》卷八《厥阴篇·厥阴诸法》）

下利谵语者，有燥屎也，小承气汤主之。（《金匮要略心典》卷下《呕吐哕下利病脉证治》）

治大便不通，哕，数谵语。方见上（《金匮要略心典》卷下《呕吐哕下利病脉证治》）

【方论】

若，与或同，病在太阳，或吐或下或汗，邪仍不解而兼微烦，邪气不之表而之里也。小便数，大便因硬者，热气不之太阳之本而之阳明之府。可与小承气，和胃除热为主，不取大下者，以津液先亡，不欲更伤其阴耳。（《伤寒贯珠集》卷三《阳明篇上·阳明正治法》）

谵语，发潮热，胃实之征也。脉滑而疾，则与滑而实者差异矣。故不与大承气，而与小承气也。若服一升而转失气者，知有燥屎在胃中，可更服一升。若不转失气者，此必初硬后溏，不可更与服之，一如前二条之意也。乃明日不大便，而脉反微涩，则邪气未去，而正气先衰，补则碍邪，攻则伤正，故曰难治，便虽未通，岂可更以承气攻之哉！（《伤寒贯珠集》卷四《阳

明篇下·阳明病辨法》）

谵语者，胃实之征，下利得此，为有燥屎，所谓利者不利是也。与小承气汤，下其燥屎，屎去脏通，下利自止，经云：通因通用，此之谓也。《金匮》治下利，按之心下坚者，与大承气汤，与此同意，所当互考。此太阴转入阳明之证，与厥阴无涉也。（《伤寒贯珠集》卷八《厥阴篇·厥阴诸法》）

谵语者，胃实之征，为有燥屎也，与心下坚脉滑者大同，然前用大承气者，以因实而致利，去之惟恐不速也，此用小承气者，以病成而适实，攻之恐伤及其正也。（《金匮要略心典》卷下《呕吐哕下利病脉证治》）

承者，顺也，顺而承者，地之道也。故天居地上，而常卑而下行，地处天下，而常顺承乎天。人之脾胃，犹地之上也，乃邪热入之，与糟粕结，于是燥而不润，刚而不柔，滞而不行，而失其地之道矣，岂复能承天之气哉！大黄、芒硝、枳、朴之属，涤荡脾胃，使糟粕一行，则热邪毕出，地道既平，天气乃降，清宁复旧矣。曰大，曰小，曰调胃，则各因其制而异其名耳。盖以硝黄之润下，而益以枳、朴之推逐，则其力颇猛，故曰大。其无芒硝，而但有枳、朴者，则下趋之势缓，故曰小。其去枳、朴之苦辛，而加甘草之甘缓，则其力尤缓，但取和调胃气，使归于平而已，故曰调胃。（《伤寒贯珠集》卷三《阳明篇上·阳明正治法》）

【禁忌】

若一服谵语止，更莫复服。汗生于津液，津液资于谷气。故阳明多汗，则津液外出也。津液出于阳明，而阳明亦借养于津液，故阳明多汗，则胃中无液而燥也。胃燥则大便硬，大便硬则谵语，是宜小承气汤，以和胃而去实。若一服谵语止，更莫复服者，以津液先亡，不欲多下，以竭其阴，亦如上条之意也。（《伤寒贯珠集》卷三《阳明篇上·阳明正治法》）

【仲景原文】

◈ 小承气汤

大黄四两酒洗　厚朴二两炙，去皮　枳实三枚大者，炙

上三味，以水四升，煮取一升二合，去滓，分温二服，初服汤当更衣，不尔者，尽饮之，若更衣者，勿服之。（《伤寒论·辨太阳病脉证并治中》）

◇发汗后，恶寒者，虚故也，不恶寒，但热者，实也，当和胃气，与调胃承气汤（《玉函》云，与小承气汤）。（《伤寒论·辨太阳病脉证并治中》）

◇阳明病，脉迟，虽汗出，不恶寒者，其身必重，短气，腹满而喘，有潮热，有潮热者，此外欲解，可攻里也，手足濈然汗出者，此大便已硬也，大承气汤主之，若汗多，微发热恶寒者，外未解也，其热不潮，未可与承气

汤，若腹大满不通者，可与小承气汤微和胃气，勿令至大泄下。(《伤寒论·辨阳明病脉证并治》)

◇阳明病，潮热，大便微硬者，可与大承气汤，不硬者，不可与之，若不大便六七日，恐有燥屎，欲知之法，少与小承气汤，汤入腹中，转矢气者，此有燥屎也，乃可攻之，若不转矢气者，此但初头硬，后必溏，不可攻之，攻之必胀满不能食也，欲饮水者，与水则哕，其后发热者，必大便复硬而少也，以小承气汤和之，不转矢气者，慎不可攻也。(《伤寒论·辨阳明病脉证并治》)

◇阳明病，其人多汗，以津液外出，胃中燥，大便必硬，硬则谵语，小承气汤主之，若一服谵语止者，更莫复服。(《伤寒论·辨阳明病脉证并治》)

◇阳明病，谵语，发潮热，脉滑而疾者，小承气汤主之，因与承气汤一升，腹中转气者，更服一升，若不转气者，勿更与之，明日又不大便，脉反微涩者，里虚也，为难治，不可更与承气汤也。(《伤寒论·辨阳明病脉证并治》)

◇太阳病，若吐，若下、若发汗后，微烦，小便数，大便因硬者，与小承气汤和之愈。(《伤寒论·辨阳明病脉证并治》)

◇得病二三日，脉弱，无太阳柴胡证，烦躁，心下硬，至四五日，虽能食，以小承气汤少少与微和之，令小安，至六日，与承气汤一升，若不大便六七日，小便少者，虽不受食，但初头硬，后必溏，未定成硬，攻之必溏，须小便利，屎定硬，乃可攻之，宜大承气汤。(《伤寒论·辨阳明病脉证并治》)

◇下利，谵语者，有燥屎也，宜小承气汤。(《伤寒论·辨厥阴病脉证并治》)

◇发汗后恶寒者，虚故也，不恶寒，但热者，实也，当和胃气，属调胃承气汤。(一法用小承气汤。)(《伤寒论·辨发汗后病脉证并治》)

◇阳明病，潮热，大便微硬者，可与大承气汤，不硬者，不可与之，若不大便六七日，恐有燥屎，欲知之法，少与小承气汤，汤入腹中，转失气者此有燥屎也，乃可攻之，若不转失气者，此但初头硬，后必溏，不可攻之，攻之必胀满，不能食也，欲饮水者，与水则哕，其后发热者，大便必复硬而少也，以小承气汤和之，不转失气者，慎不可攻也。(《伤寒论·辨不可下病脉证并治》)

◇阳明病，发热，汗多者，急下之，宜大柴胡汤。(一法用小承气汤)(《伤寒论·辨可下病脉证并治》)

◇下利谵语者，有燥屎也，属小承气汤。(《伤寒论·辨可下病脉证

并治》）

◇阳明病，其人多汗，以津液外出，胃中燥，大便必硬，硬则谵语，属小承气汤。（《伤寒论·辨可下病脉证并治》）

◇阳明病，脉迟，虽汗出，不恶寒者，其身必重，短气，腹满而喘，有潮热者，此外欲解，可攻里也手足濈然汗出者，此大便已硬也，大承气汤主之，若汗出多，微发热恶寒者，外未解也，桂枝汤主之，其热不潮，未可与承气汤，若腹大满不通者，与小承气汤微和胃气，勿令至大泄下。（《伤寒论·辨可下病脉证并治》）

◇阳明病，潮热，大便微硬者，可与大承气汤，不硬者，不可与之，若不大便六七日，恐有燥屎，欲知之法，少与小承气汤，汤入腹中，转失气者，此有燥屎也，乃可攻之，若不转失气者，此但初头硬，后必溏，不可攻之，攻之必胀满，不能食也，欲饮水者，与水则哕，其后发热者，大便必复硬而少也，宜以小承气汤和之，不转失气者，慎不可攻也。（《伤寒论·辨可下病脉证并治》）

◇阳明病，谵语，发潮热，脉滑而疾者，小承气汤主之，因与承气汤一升，腹中转气者，更服一升，若不转气者，勿更与之，明日又不大便，脉反微涩者，里虚也，为难治，不可更与承气汤。（《伤寒论·辨可下病脉证并治》）

◇太阳病，若吐若下，若发汗后，微烦，小便数，大便因硬者，与小承气汤和之愈。（《伤寒论·辨发汗吐下后病脉证并治》）

◇下利，谵语者，有燥屎也，小承气汤主之。（《金匮要略·呕吐哕下利病脉证治》）

调胃承气汤

【组成】

大黄四两去皮　炙甘草二两　芒硝半斤

上三味，以水三升，煮取一升，去滓，纳芒硝，更上火微煮令沸，少少温服之。（《伤寒贯珠集》卷一《太阳篇上·太阳权变法》）

【应用】

太阳病未解，脉阴阳俱停，必先振栗汗出而解，但阳脉微者，先汗出而解，但阴脉微者，下之而解，若欲下之，宜调胃承气汤主之。（《伤寒贯珠集》卷一《太阳篇上·太阳权变法》）

发汗后，恶寒者，虚故也。不恶寒但热者，实也，当和胃气，与调胃承

气汤。(《伤寒贯珠集》卷一《太阳篇上·太阳斡旋法》)

太阳病，过经十余日，心下温温欲吐，而胸中痛，大便反溏，腹微满，郁郁微烦，先此时自极吐下者，与调胃承气汤。若不尔者，不可与，但欲呕，胸中痛，微溏者，此非柴胡证，以呕知极吐下也。(《伤寒贯珠集》卷二《太阳篇下·太阳救逆法》)

太阳病三日，发汗不解，蒸蒸发热者，属胃也，调胃承气汤主之。(《伤寒贯珠集》卷三《阳明篇上·阳明正治法》)

伤寒十三日不解，过经谵语者，以有热也，当以汤下之。若小便利者，大便当硬，而反下利，脉调和者，知医以丸药下之，非其治也。若自下利者，脉当微厥，今反和者，此为内实也，调胃承气汤主之。(《伤寒贯珠集》卷三《阳明篇上·阳明正治法》)

阳明病，不吐不下，心烦者，可与调胃承气汤。(《伤寒贯珠集》卷三《阳明篇上·阳明正治法》)

伤寒吐后，腹胀满者，与调胃承气汤。(《伤寒贯珠集》卷三《阳明篇上·阳明正治法》)

【鉴别】

汗出而恶寒者，阳不足而为虚也，芍药甘草附子汤治之是已。汗出，而不恶寒，但热者，邪入里而成实也。然不可以峻攻，但与调胃承气汤，和其胃气而已。(《伤寒贯珠集》卷一《太阳篇上·太阳斡旋法》)

【方论】

脉阴阳俱停者，阴阳诸脉，两相停匀，而无偏胜也。既无偏胜，则必有相持不下之势，故必至于战而汗出，而后邪气乃解。振栗者，阴阳相争之候也。但阳脉微者，阳邪先衰，故当汗出而解；但阴脉微者，阴邪先衰，故可下之而解，所谓攻其坚而不入者，攻其瑕而立破也。然本论云、尺中脉微者，不可下，此又云、但阴脉微者，下之而解，盖彼为正虚而微，此为邪退而微也，脉微则同。而辨之于邪与正之间，亦未易言之矣，调胃承气乃下药之最轻者，以因势利导，故不取大下而取缓行耳，夫伤寒先汗后下者，法之常也；或先汗或先下，随脉转移者，法之变也，设不知此而汗下妄施，宁不为逆耶！(《伤寒贯珠集》卷一《太阳篇上·太阳权变法》)

脉浮，自汗出，微恶寒者，虽伤于寒而表不实，乃桂枝汤证也，然小便数，心烦，脚挛急，则阴虚而里热矣。是当以甘辛攻表，而以甘寒顾里，乃反与桂枝汤，治表而遗里，宜其得之而便厥也，咽中干，烦躁吐逆。皆阴虚阳逆之象，设非以温药徒攻其表，何至此哉，夫既阴虚于下，而又阳逆于上，则必先复阳气而后复阴气，故作甘草干姜汤甘辛复阳之剂，阳复则厥愈而足温矣。更作芍药甘草汤甘酸复阴之剂，阴生则两脚自伸矣，阴阳既复，而或胃气有未和，因而谵语者，则少与调胃承气汤以和其胃，胃和则谵语止矣，盖甘草、干姜，固足以救虚阳之逆，而亦能伤胃气之和，此咸寒调胃之法，不得不斡旋于阴阳既复之后也。若重发汗，复加烧针，是逆而再逆，其厥逆之象，必有加于前，而补救之法，必非甘草、干姜所能胜任者矣，四逆汤甘辛大热，乃克复阳气之大药也，此条前后用药，温凉补泻，绝不相谋，而适以相济，非深造自得，卓有成见者，乌能及此。（《伤寒贯珠集》卷一《太阳篇上·太阳斡旋法》）

汗出而不恶寒，但热者，邪入里而成实也。然不可以峻攻，但与调胃承气汤，和其胃气而已。（《伤寒贯珠集》卷一《太阳篇上·太阳斡旋法》）

过经者，病过一经，不复在太阳矣，详见阳明篇中。心下温温欲吐而胸中痛者，上气因吐而逆，不得下降也，与病患欲吐者不同。大便溏而不实者，下气因下而注，不得上行也，与大便本自溏者不同。设见腹满，郁郁微烦，知其热积在中者犹甚，则必以调胃承气以尽其邪矣，邪尽则不特腹中之烦满释，即胸中之呕痛亦除矣，此因势利导之法也。若不因吐下而致者，则病人欲吐者，与大便自溏者，均有不可下之戒，岂可漫与调胃承气汤哉！但欲呕，腹下痛，有似柴胡证，而系在极吐下后，则病在中气，非柴胡所得而治者矣。所以知其为极吐大下者，以大便溏而仍复呕也，不然，病既在下，岂得复行于上哉！（《伤寒贯珠集》卷二《太阳篇下·太阳救逆法》）

发汗不解，邪不外散，而欲内传，为太阳而之阳明之候也。蒸蒸发热者，热聚于内，而气蒸于外，与太阳邪郁于外，而热盛于表者不同。故彼宜外解，此宜清里也。然无燥实等证，则所以治之者，宜缓而不宜急矣。调胃者，调其胃气，返于中和，不使热盛气实，而劫夺津气也。（《伤寒贯珠集》卷三《阳明篇上·阳明正治法》）

此亦邪气去太阳而之阳明之证。过经者，邪气去此而之彼之谓，非必十三日不解，而后谓之过经也。观少阳篇第二十条云：太阳病，过经十余日，又本篇第六十一条云，此为风也，须下之，过经乃可下之，则是太阳病罢而入阳明，或传少阳者，即谓之过经，其未罢者，即谓之并病耳。谵语，胃有热也，则热当以汤下之。若小便利者，津液偏渗，其大便必硬，而反下利，脉调和者，医知宜下，而不达宜汤之旨，故以丸药下之，非其治也。脉微厥，脉乍不至也。言自下利者，里气不守，脉当微厥，今反和者，以其内实，虽下利而胃有燥屎，本属可下之候也，故当以调胃承气汤下其内热。此条太阳篇移入。（《伤寒贯珠集》卷三《阳明篇上·阳明正治法》）

病在阳明，既不上涌，又不下泄，而心烦者，邪气在中土，郁而成热

也。经曰：土郁则夺之。调胃承气，盖以通土气，非以下燥屎也。（《伤寒贯珠集》卷三《阳明篇上·阳明正治法》）

吐后腹胀满者，邪气不从吐而外散，反因吐而内陷也。然胀形已具，自必攻之使去，而吐后气伤，又不可以大下，故亦宜大黄、甘草、芒硝调之，俾反于利而已。设遇庸工，见其胀满，必以枳、朴为急矣。（《伤寒贯珠集》卷三《阳明篇上·阳明正治法》）

承者，顺也，顺而承者，地之道也。故天居地上，而常卑而下行，地处天下，而常顺承乎天。人之脾胃，犹地之上也，乃邪热入之，与糟粕结，于是燥而不润，刚而不柔，滞而不行，而失其地之道矣，岂复能承天之气哉！大黄、芒硝、枳、朴之属，涤荡脾胃，使糟粕一行，则热邪毕出，地道既平，天气乃降，清宁复旧矣。曰大，曰小，曰调胃，则各因其制而异其名耳。盖以硝黄之润下，而益以枳、朴之推逐，则其力颇猛，故曰大。其无芒硝，而但有枳、朴者，则下趋之势缓，故曰小。其去枳、朴之苦辛，而加甘草之甘缓，则其力尤缓，但取和调胃气，使归于平而已，故曰调胃。（《伤寒贯珠集》卷三《阳明篇上·阳明正治法》）

【仲景原文】

◈ 调胃承气汤

大黄四两去皮，清酒洗　甘草二两炙　芒硝半升

上三味，以水三升，煮取一升，去滓，内芒硝，更上火微煮令沸，少少温服之。（《伤寒论·辨太阳病脉证并治中》）

◇伤寒脉浮，自汗出，小便数，心烦，微恶寒，脚挛急，反与桂枝，欲攻其表，此误也，得之便厥，咽中干，烦躁吐逆者，作甘草干姜汤与之，以复其阳，若厥愈，足温者，更作芍药甘草汤与之，其脚即伸，若胃气不和，谵语者，少与调胃承气汤，若重发汗，复加烧针者，四逆汤主之。（《伤寒论·辨太阳病脉证并治中》）

◇发汗后，恶寒者，虚故也，不恶寒，但热者，实也，当和胃气，与调胃承气汤（《玉函》云，与小承气汤）。（《伤寒论·辨太阳病脉证并治中》）

◇太阳病，未解，脉阴阳俱停（一作微），必先振栗汗出而解，但阳脉微者，先汗出而解，但阴脉微（一作尺脉实）者，下之而解。若欲下之，宜调胃承气汤（一云大柴胡汤）。（《伤寒论·辨太阳病脉证并治中》）

◇伤寒十三日，过经，谵语者，以有热也，当以汤下之，若小便利者，大便当硬，而反下利，脉调和者，知医以丸药下之，非其治也，若自下利者，脉当微厥，今反和者，此为内实也，调胃承气汤主之。（《伤寒论·辨太阳病脉证并治中》）

◇太阳病，过经十余日，心下温温欲吐，而胸中痛，大便反溏，腹微满，郁郁微烦，先此时自极吐下者，与调胃承气汤，若不尔者，不可与，但欲呕，胸中痛微溏者，此非柴胡汤证，以呕，故知极吐下也。（《伤寒论·辨太阳病脉证并治中》）

◇阳明病，不吐不下，心烦者，可与调胃承气汤。（《伤寒论·辨阳明病脉证并治》）

太阳病三日，发汗不解，蒸蒸发热者，属胃也，调胃承气汤主之。（《伤寒论·辨阳明病脉证并治》）

◇伤寒吐后，腹胀满者，与调胃承气汤。（《伤寒论·辨阳明病脉证并治》）

◇伤寒脉浮自汗出，小便数，心烦，微恶寒，脚挛急，反与桂枝，欲攻其表，此误也，得之便厥，咽中干，烦躁吐逆者，作甘草干姜汤与之，以复其阳，若厥愈足温者，更作芍药甘草汤与之，其脚即伸，若胃气不和，谵语者，少与调胃承气汤，若重发汗，复加烧针者，与四逆汤。（《伤寒论·辨发汗后病脉证并治》）

◇发汗后恶寒者，虚故也，不恶寒，但热者，实也，当和胃气，属调胃承气汤（一法用小承气汤）。（《伤寒论·辨发汗后病脉证并治》）

◇太阳病，三日发汗不解，蒸蒸发热者，属胃也，属调胃承气汤。（《伤寒论·辨发汗后病脉证并治》）

◇太阳病，未解，脉阴阳俱停（一作微），必先振栗汗出而解，但阴脉微（一作尺脉实）者，下之而解，宜大柴胡汤。（一法用调胃承气汤）（《伤寒论·辨可下病脉证并治》）

◇阳明病，不吐，不下，心烦者，属调胃承气汤。（《伤寒论·辨可下病脉证并治》）

◇太阳病，过经十余日，心下温温欲吐，而胸中痛，大便反溏，腹微满，郁郁微烦，先此时极吐下者，与调胃承气汤，若不尔者，不可与，但欲呕，胸中痛，微溏者，此非柴胡汤证，以呕故，知极吐下也。（《伤寒论·辨发汗吐下后病脉证并治》）

◇伤寒十三日，过经谵语者，以有热也，当以汤下之，若小便利者，大便当硬，而反下利，脉调和者，知医以丸药下之，非其治也，若自下利者，脉当微厥，今反和者，此为内实也，属调胃承气汤。（《伤寒论·辨发汗吐下后病脉证并治》）

◇伤寒吐后，腹胀满者，属调胃承气汤。（《伤寒论·辨发汗吐下后病脉证并治》）

麻子仁丸

【组成】

麻仁二升　芍药半升　枳实半升　大黄一斤　杏仁一升　厚朴一尺炙，去皮

上六味，为末，炼蜜为丸，桐子大，饮服十丸，日三服，渐加，以知为度。(《伤寒贯珠集》卷四《阳明篇下·阳明病辨法》)

麻仁二升　芍药半斤　大黄去皮　枳实各一斤　厚朴一尺去皮　杏仁一升去皮尖，熬，别作脂

上六味，末之，炼蜜和丸梧子大，饮服十丸，日三服，渐加，以知为度。(《金匮要略心典》卷中《五脏风寒积聚病脉证并治》)

【应用】

趺阳脉浮而涩，浮则胃气强，涩则小便数，浮涩相搏，大便则坚，其脾为约，麻仁丸主之。(《金匮要略心典》卷中《五脏风寒积聚病脉证并治》)

【方论】

浮者阳气多，涩者阴气少，而趺阳见之，是为胃强而脾弱。约，约束也，犹弱者受强之约束而气馁也；又约，小也，胃不输精于脾，脾乃干涩而小也。(《金匮要略心典》卷中《五脏风寒积聚病脉证并治》)

大黄、枳实、厚朴所以下令胃弱，麻仁、杏仁、芍药所以滋令脾厚，用蜜丸者，恐速下而并伤及脾也。(《金匮要略心典》卷中《五脏风寒积聚病脉证并治》)

浮者，阳气多，涩者，阴气少，而趺阳见之，是为胃强而脾弱。约，约束也，犹弱者受强之约束。而气馁不用也。脾不用而胃独行，则水液并趋一处，而大便失其润矣。大黄、枳实、厚朴，所以泻令胃弱，麻仁、杏仁、芍药，所以滋令脾厚，用蜜丸者，恐速下而伤其脾也。盖即取前条润导之意，而少加之力，亦伤寒下药之变法也。(《伤寒贯珠集》卷四《阳明篇下·阳明病辨法》)

猪胆汁方

【组成】

大猪胆一枚，泻汁和醋少许，以灌谷道中，如一食顷，当大便出。(《伤寒贯珠集》卷四《阳明篇下·阳明病辨法》)

桃核承气汤

【组成】

桃核五十枚去皮尖　桂枝二两去皮　芒硝二两　甘草二两炙　大黄四两

上五味，以水七升，煮取二升五合，去滓，纳芒硝，更上火，微沸下火，先食，温服五合，日三服，当微利。（《伤寒贯珠集》卷一《太阳篇上·太阳斡旋法》）

【应用】

太阳病不解，热结膀胱，其人如狂，血自下，下者愈，其外不解者，尚未可攻，当先解外。外解已，但少腹急结者，乃可攻之，宜桃核承气汤。（《伤寒贯珠集》卷一《太阳篇上·太阳斡旋法》）

【方论】

太阳之邪，不从表出，而内传于腑，与血相搏，名曰蓄血，其人当如狂，所谓蓄血在下，其人如狂是也。其证当下血，血下则热随血出而愈，所谓血病见血自愈也。如其不愈而少腹急结者，必以法攻而去之。然其外证不解者，则尚未可攻，攻之恐血去而邪复入里也，是必先解其外之邪。而后攻其里之血，所谓从外之内而盛于内者，先治其外，而后调其内也。以下三条，并太阳传本、热邪入血、血蓄下焦之证，与太阳传本、热与水结、烦渴小便不利之证，正相对照，所谓热邪传本者。（《伤寒贯珠集》卷一《太阳篇上·太阳斡旋法》）

愚按：此即调胃承气汤加桃仁、桂枝，为破瘀逐血之剂。缘此证热与血结，故以大黄之苦寒，荡实除热为君；芒硝之咸寒，入血软坚为臣；桂枝之辛温、桃仁之辛润，擅逐血散邪之长为使；甘草之甘，缓诸药之势，俾去邪而不伤正为佐也。（《伤寒贯珠集》卷一《太阳篇上·太阳斡旋法》）

【仲景原文】

◈ 桃核承气汤

桃仁五十个去皮尖　大黄四两　桂枝二两去皮　甘草二两炙　芒硝二两

上五味，以水七升，煮取二升半，去滓，内芒硝，更上火，微沸下火，先食，温服五合，日三服，当微利。（《伤寒论·辨太阳病脉证并治中》）

◇太阳病不解，热结膀胱，其人如狂，血自下，下者愈，其外不解者，尚未可攻，当先解其外，外解已，但少腹急结者，乃可攻之，宜桃核承气汤。后云解外宜桂枝汤。（《伤寒论·辨太阳病脉证并治中》）

◇太阳病不解，热结膀胱，其人如狂，血自下，下者愈，其外未解者，尚未可攻，当先解其外，外解已，但少腹急结者，乃可攻之，宜桃核承气汤。(《伤寒论·辨可下病脉证并治》)

厚朴三物汤

【组成】

厚朴八两　大黄四两　枳实五枚

上三味，以水一斗二升，先煮二味，取五升，内大黄，煮取三升，温服一升，以利为度。(《金匮要略心典》卷中《腹满寒疝宿食病脉证治》)

【应用】

痛而闭者，厚朴三物汤主之。(《金匮要略心典》卷中《腹满寒疝宿食病脉证治》)

【方论】

痛而闭，六腑之气不行矣。厚朴三物汤，与小承气同。但承气意在荡实，故君大黄，三物意在行气，故君厚朴。(《金匮要略心典》卷中《腹满寒疝宿食病脉证治》)

抵当汤

【组成】

水蛭熬　虻虫熬各三十　桃仁二十　大黄三两酒浸

上四味，为末，水五升，煮取三升，去滓，温服一升。(《金匮要略心典》卷下《妇人杂病脉证并治》)

水蛭三十个熬　虻虫三十个熬，去翅足　大黄四两酒浸　桃仁三十个去皮尖

上四味为末，以水五升，煮取三升，去滓，温服一升，不下，更服。(《伤寒贯珠集》卷一《太阳篇上·太阳斡旋法》)

水蛭二十个　虻虫二十个　大黄三两　桃仁二十个去皮尖

上四味，杵分为四丸，以水一升，煮一丸，取七合，服之，时当下血，若不下者，更服。(《伤寒贯珠集》卷一《太阳篇上·太阳斡旋法》)

【应用】

妇人经水不利下，抵当汤主之。（《金匮要略心典》卷下《妇人杂病脉证并治》）

太阳病，六七日，表证仍在，脉微而沉，反不结胸，其人发狂者，以热在下焦，少腹当硬满，小便自利者，下血乃愈，所以然者，以太阳随经，瘀热在里故也，抵当汤主之。（《伤寒贯珠集》卷一《太阳篇上·太阳斡旋法》）

太阳病，身黄，脉沉结，少腹硬，小便不利者，为无血也，小便自利，其人如狂者，血证谛也。抵当汤主之。（《伤寒贯珠集》卷一《太阳篇上·太阳斡旋法》）

阳明证，其人喜忘者，必有蓄血。所以然者，本有久瘀血，故令喜忘。屎虽硬，大便反易，其色必黑，宜抵当汤下之。（《伤寒贯珠集》卷四《阳明篇下·阳明病杂治法》）

病患无表里证，发热七八日，虽脉浮数者，自可下之。假令已下，脉数不解，合热则消谷善饥，至六七日不大便者，有瘀血也，宜抵当汤。若脉数不解，而下不止，必协热而便脓血也。（《伤寒贯珠集》卷四《阳明篇下·阳明病杂治法》）

【鉴别】

身黄，脉沉结，少腹硬，水病、血病皆得有之。但审其小便不利者，知水与热蓄，为无血而有水，五苓散证也。若小便自利，其人如狂者，乃热与血结，为无水而有血，抵当汤证也，设更与行水，则非其治矣。仲景以太阳热入膀胱，有水结、血结之分，故反复明辨如此。（《伤寒贯珠集》卷一《太阳篇上·太阳斡旋法》）

【方论】

经水不利下者，经脉闭塞而不下，比前条下而不利者有别矣。故彼兼和利，而此专攻逐也。然必审其脉证并实而后和之。不然，妇人经闭，多有血枯脉绝者矣。虽养冲任，犹恐不至，而可强责之哉。（《金匮要略心典》卷下《妇人杂病脉证并治》）

此亦太阳热结膀胱之证。六七日，表证仍在，而脉微沉者，病未离太阳之经，而已入太阳之腑也。反不结胸，其人发狂者，热不在上，而在下也，少腹硬满，小便自利者。不结于气而结于血也。下血则热随血去，故愈。所以然者，太阳、经也，膀胱、腑也，太阳之邪，随经入里，与血俱结于膀胱，所谓经邪入腑，亦谓之传本是也。（《伤寒贯珠集》卷一《太阳篇上·太

阳斡旋法》)

有热，身有热也，身有热而少腹满，亦太阳热邪传本之证。膀胱者，水溺所由出，其变为小便不利，今反利者，乃血瘀而非水结，如上条抵当汤下之之例也。云不可余药者，谓非抵当丸，不能以治之耳。(《伤寒贯珠集》卷一《太阳篇上·太阳斡旋法》)

喜忘，即善忘。蓄血者，热与血蓄于血室也。以冲任之脉，并阳明之经，而其人又本有瘀血，久留不去，适与邪得，即蓄积而不解也。蓄血之证，其大便必硬，然虽硬而其出反易者，热结在血，而不在粪也。其色必黑者，血瘀久而色变黑也。是宜入血破结之剂，下其瘀血，血去则热亦不留矣。(《伤寒贯珠集》卷四《阳明篇下·阳明病杂治法》)

无表里证，与前第二十五条同。发热七八日，而无太阳表证，知其热盛于内，而气蒸于外也。脉虽浮数。亦可下之以除其热，令身热去，脉数解则愈。假令已下，脉浮去而数不解，知其热不在气，而在血也。热在血，则必病于血，而其变亦有二；合，犹并也，言热气并于胃，为消谷善饥，至六七日不大便者，其血必蓄于中，若不并于胃，而下利不止者，其血必走于下。蓄于中者，为有瘀血，宜抵当汤，结者散之，亦留者攻之也；走于下者，为协热而便脓血，则但宜入血清热而已。(《伤寒贯珠集》卷四《阳明篇下·阳明病杂治法》)

抵当汤中，水蛭、虻虫，食血去瘀之力，倍于芒硝，而又无桂枝之甘辛，甘草之甘缓，视桃仁承气汤为较峻矣。盖血自下者，其血易动，故宜缓剂，以去未尽之邪；瘀热在里者，其血难动，故须峻药以破固结之势也。(《伤寒贯珠集》卷一《太阳篇上·太阳斡旋法》)

【仲景原文】

◈ 抵当汤

水蛭熬　虻虫各三十个去翅足，熬　桃仁二十个去皮尖　大黄三两酒洗

上四味，以水五升，煮取三升，去滓，温服一升，不下，更服。

◇太阳病，六七日，表证仍在，脉微而沉，反不结胸，其人发狂者，以热在下焦，少腹当硬满，小便自利者，下血乃愈，所以然者，以太阳随经，瘀热在里故也，抵当汤主之。(《伤寒论·辨太阳病脉证并治中》)

◇太阳病，身黄，脉沉结，少腹硬，小便不利者，为无血也，小便自利，其人如狂者，血证谛也，抵当汤主之。(《伤寒论·辨太阳病脉证并治中》)

◇阳明证，其人喜忘者，必有蓄血，所以然者，本有久瘀血，故令喜忘，屎虽硬(康平本做“屎虽难”)，大便反易，其色必黑者，宜抵当汤下

之。(《伤寒论·辨阳明病脉证并治》)

◇病人无表里证，发热七八日，虽脉浮数者，可下之，假令已下，脉数不解，合热则消谷喜饥，至六七日不大便者，有瘀血，宜抵当汤。(《伤寒论·辨阳明病脉证并治》)

◇太阳病，六七日表证仍在，脉微而沉，反不结胸，其人发狂者，以热在下焦，少腹当硬满，而小便自利者，下血乃愈，所以然者，以太阳随经，瘀热在里故也，宜下之以抵当汤。(《伤寒论·辨可下病脉证并治》)

◇太阳病，身黄，脉沉结，少腹硬满，小便不利者，为无血也，小便自利，其人如狂者，血证谛，属抵当汤。(《伤寒论·辨可下病脉证并治》)

◇阳明证，其人喜忘者，必有畜血，所以然者，本有久瘀血，故令喜忘，屎虽硬，大便反易，其色必黑，宜抵当汤下之。(《伤寒论·辨可下病脉证并治》)

◇病人无表里证，发热七八日，脉虽浮数者，可下之，假令已下，脉数不解，今热则消谷，喜饥，至六七日，不大便者，有瘀血，属抵当汤。(《伤寒论·辨发汗吐下后病脉证并治》)

◇妇人经水不利下，抵当汤主之。亦治男子膀胱满急有瘀血者。(《金匮要略·妇人杂病脉证并治》)

| 大陷胸汤 |

【组成】

大黄六两　芒硝一升　甘遂一钱匕

上三味，水六升。先煮大黄取二升，去滓，纳芒硝，煮一二沸，纳甘遂末，温服一升，得快利，止后服。(《伤寒贯珠集》卷二《太阳篇下·太阳救逆法》)

【应用】

太阳病，脉浮而动数，浮则为风，数则为热，动则为痛，数则为虚，头痛发热，微盗汗出，而反恶寒者，表未解也。医反下之，动数变迟，膈内拒痛，胃中空虚，客气动膈，短气躁烦，心中懊侬，阳气内陷。心下因硬，则为结胸，大陷胸汤主之，若不结胸，但头汗出，余无汗，剂颈而还。小便不利，身必发黄也。(《伤寒贯珠集》卷二《太阳篇下·太阳救逆法》)

伤寒六七日，结胸热实，脉沉而紧，心下痛，按之石硬者，大陷胸汤主之。(《伤寒贯珠集》卷二《太阳篇下·太阳救逆法》)

伤寒十余日，热结在里，复往来寒热者，与大柴胡汤，但结胸无大热

者，此为水结在胸胁也，但头微汗出者，大陷胸汤主之。（《伤寒贯珠集》卷二《太阳篇下·太阳救逆法》）

太阳病，重发汗，而复下之，不大便五六日，舌上燥而渴，日晡所小有潮热，从心下至少腹。硬满而痛不可近者，大陷胸汤主之。（《伤寒贯珠集》卷二《太阳篇下·太阳救逆法》）

若心下满而硬痛者，此为结胸也，大陷胸汤主之，（《伤寒贯珠集》卷二《太阳篇下·太阳救逆法》）

【方论】

脉浮动数，皆阳也，故为风为热为痛，而数则有正为邪迫，失其常度之象，故亦为虚。头痛发热，微盗汗出，而复恶寒，为邪气在表，法当发散，而反下之，正气则虚，邪气乃陷。动数变迟者，邪自表而入里，则脉亦去阳而之阴也，膈内拒痛者，邪欲入而正拒之，正邪相击则为痛也。胃中空虚，客气动膈者，胃气因下而里虚，客气乘虚而动膈也。短气躁烦，心中懊侬者，膈中之饮，为邪所动，气乃不舒，而神明不宁也。由是阳邪内陷，与饮相结，痞硬不消，而结胸之病成矣。大陷胸汤，则正治阳邪内结胸中之药也。若其不结胸者，热气散漫，既不能从汗而外泄，亦不得从溺而下出，蒸郁不解，浸淫肌体，势必发黄也。（《伤寒贯珠集》卷二《太阳篇下·太阳救逆法》）

按：大陷胸与大承气，其用有心下与胃中之分，以愚观之，仲景所云心下者，正胃之谓，所云胃中者，正大小肠之谓也。胃为都会，水谷并居，清浊未分，邪气入之，夹痰杂食，相结不解，则成结胸。大小肠者，精华已去，糟粕独居，邪气入之，但与秽物结成燥粪而已。大承气专主肠中燥粪，大陷胸并主心下水食。燥粪在肠，必借推逐之力，故须枳、朴，水食在胃，必兼破饮之长，故用甘遂，且大承气先煮枳、朴，而后内大黄，大陷胸先煮大黄，而后内诸药，夫治上者制宜缓，治下者制宜急，而大黄生则行速，熟则行迟，盖即一物，而其用又有不同如此。（《伤寒贯珠集》卷二《太阳篇下·太阳救逆法》）

邪气内结，既热且实，脉复沉紧，有似大承气证。然结在心下，而不在腹中，虽接之石硬而痛，亦是水食互结，与阳明之燥粪不同。故宜甘遂之破饮，而不宜枳、朴之散气，如上条之说也。（《伤寒贯珠集》卷二《太阳篇下·太阳救逆法》）

热结在里，而复往来寒热，是谓表里俱实，不得以十余日之久，而独治其里也，故宜大柴胡表里两解之法。若但结胸而无大热，如口燥渴心烦等证者，此为水饮结在胸胁之间，所谓水结胸者是也，盖邪气入里，必挟身中所有，以为根据附之地，是以在肠胃则结于糟粕，在胸膈则结于水饮。各随其所有而为病耳。水结在胸，而但头汗出者，邪膈于上而气不下通也，故与大陷胸汤，以破饮而散结。(《伤寒贯珠集》卷二《太阳篇下·太阳救逆法》)

汗下之后，津液重伤，邪气内结。不大便五六日，舌上燥而渴。日晡所小有潮热，皆阳明胃热之征也。从心下至少腹，硬满而痛不可近，则不特征诸兆，抑且显诸形矣。乃不用大承气而用大陷胸者，亦以水食互结，且虽至少腹，而未离心下故也。不然，下证悉具，下药已行，何以不臣枳、朴而臣甘遂哉。(《伤寒贯珠集》卷二《太阳篇下·太阳救逆法》)

若无柴胡证，而心下满而硬痛者，则为结胸，其满而不痛者，则为痞，均非柴胡所得而治之者矣，结胸宜大陷胸汤，痞宜半夏泻心汤，各因其证而施治也。(《伤寒贯珠集》卷二《太阳篇下·太阳救逆法》)

【仲景原文】

◈ 大陷胸汤

大黄六两去皮　芒硝一升　甘遂一钱匕

上三味，以水六升，先煮大黄取二升，去滓，内芒硝，煮一两沸，内甘遂末，温服一升，得快利，止后服。

◇太阳病，脉浮而动数，浮则为风，数则为热，动则为痛，数则为虚，头痛发热，微盗汗出，而反恶寒者，表未解也，医反下之，动数变迟，膈内拒痛，胃中空虚，客气动膈，短气躁烦，心中懊憹，阳气内陷，心下因硬，则为结胸，大陷胸汤主之，若不结胸，但头汗出，余处无汗，剂颈而还，小便不利，身必发黄。(《伤寒论·辨太阳病脉证并治下》)

◇伤寒六七日，结胸热实，脉沉而紧，心下痛，按之石硬者，大陷胸汤主之。(《伤寒论·辨太阳病脉证并治下》)

◇伤寒十余日，热结在里，复往来寒热者，与大柴胡汤，但结胸，无大热，无大热者，此为水结在胸胁也，但头微汗出者，大陷胸汤主之。(《伤寒论·辨太阳病脉证并治下》)

◇太阳病，重发汗而复下之，不大便五六日，舌上燥而渴，日晡所，小有潮热（一云日晡所发，心胸大烦），从心下至少腹硬满而痛，不可近者，大陷胸汤主之。(《伤寒论·辨太阳病脉证并治下》)

◇伤寒五六日，呕而发热者，柴胡汤证具，而以他药下之，柴胡证仍在者，复与柴胡汤，此虽已下之，不为逆，必蒸蒸而振，却发热汗出而解，若心下满而硬痛者，此为结胸也，大陷胸汤主之，但满而不痛者，此为痞，柴胡不中与之，宜半夏泻心汤。(《伤寒论·辨太阳病脉证并治下》)

◇但结胸，无大热者，以水结在胸胁也，但头微汗出者，属大陷胸汤。

（《伤寒论·辨可下病脉证并治》）

◇伤寒六七日，结胸热实，脉沉而紧，心下痛，按之石硬者，属大陷胸汤。（《伤寒论·辨可下病脉证并治》）

◇太阳病，重发汗而复下之，不大便，五六日，舌上燥而渴，日晡所，小有潮热（一云日晡所发，心胸大烦），从心下至少腹，硬满而痛，不可近者，属大陷胸汤。（《伤寒论·辨发汗吐下后病脉证并治》）

◇太阳病，脉浮而动数，浮则为风，数则为热，动则为痛，数则为虚，头痛发热，微盗汗出而反恶寒者，表未解也，医反下之，动数变迟，膈内拒痛（一云头痛即眩），胃中空虚，客气动膈，短气躁烦，心中懊侬，阳气内陷，心下因硬，则为结胸，属大陷胸汤证，若不结胸，但头汗出，余处无汗，剂颈而还，小便不利，身必发黄。（《伤寒论·辨发汗吐下后病脉证并治》）

◇伤寒五六日，呕而发热者，柴胡汤证具，而以他药下之，柴胡证仍在者，复与柴胡汤，此虽已下之不为逆，必蒸蒸而振，却发热汗出而解，若心下满而硬痛者，此为结胸也，大陷胸汤主之，用前方，但满而不痛者，此为痞，柴胡不中与之，属半夏泻心汤。（《伤寒论·辨发汗吐下后病脉证并治》）

大陷胸丸

【组成】

大黄半斤　葶苈半斤　芒硝半斤　杏仁半升去皮尖，熬

上四味，捣筛二味，纳杏仁、芒硝，合研如脂，和散，取如弹丸一枚，别捣甘遂末一钱匕，白蜜二合，水二升，煮取一升，温顿服之，一宿乃下，如不下，更服，取下为效，禁如药法。

按：汤者荡也，荡涤邪秽，欲使其净尽也。丸者缓也，和理脏腑，不欲其速下也。大陷胸丸以荡涤之体，为和缓之用。盖以其邪结在胸而至如柔状，则非峻药不能逐之，而又不可以急剂一下而尽，故变汤为丸，煮而并渣服之，乃峻药缓用之法，峻则能胜破坚荡实之任，缓则能尽际上迄下之邪也。（《伤寒贯珠集》卷二《太阳篇下·太阳救逆法》）

【应用】

结胸者，项亦强，如柔痓状，下之则和，宜大陷胸丸。（《伤寒贯珠集》卷二《太阳篇下·太阳救逆法》）

【方论】

痉病之状，颈项强直。结胸之甚者，热与饮结，胸膈紧贯，上连于项，但能仰而不能俯，亦如痉病之状也。曰柔而不曰刚者，以阳气内陷者，必不能外闭，而汗常自出耳。是宜下其胸中结聚之实，则强者得和而愈。然胸中盛满之邪，固非小陷胸所能去，而水热互结之实，亦非承气汤所可治。故与葶苈之苦，甘遂之辛，以破结饮而泄气闭，杏仁之辛，白蜜之甘，以缓下趋之势，而去上膈之邪，其芒硝、大黄，则资其软坚荡实之能。(《伤寒贯珠集》卷二《太阳篇下·太阳救逆法》)

【仲景原文】

◈ 大陷胸丸

大黄半斤　葶苈子半升熬　芒硝半升　杏仁半升去皮尖，熬黑

上四味，捣筛二味，内杏仁，芒硝，合研如脂，和散，取如弹丸一枚，别捣甘遂末一钱匕、白蜜二合，水二升，煮取一升，温顿服之，一宿乃下，如不下，更服，取下为效，禁如药法。

◇病发于阳而反下之，热入因作结胸，病发于阴而反下之，因作痞也，所以成结胸者，以下之太早故也，结胸者，项亦强，如柔痉状，下之则和，宜大陷胸丸。(《伤寒论·辨太阳病脉证并治下》)

◇结胸者，项亦强，如柔痉状，下之则和。(结胸门用大陷胸丸。)(《伤寒论·辨可下病脉证并治》)

| 小陷胸汤 |

【组成】

黄连一两　半夏半升洗　栝蒌实大者一枚

上三味，以水六升，先煮栝蒌实，取三升，去滓，纳诸药，煮取二升，去滓，分温三服。(《伤寒贯珠集》卷二《太阳篇下·太阳救逆法》)

【应用】

小结胸病，正在心下，按之则痛，脉浮滑者，小陷胸汤主之。(《伤寒贯珠集》卷二《太阳篇下·太阳救逆法》)

寒实结胸无热证者，与三物小陷胸汤，白散亦可服。(《伤寒贯珠集》卷二《太阳篇下·太阳救逆法》)

【方论】

胸中结邪，视结胸较轻者，为小结胸。其证正在心下，按之则痛，不似结胸之心下至少腹硬满，而痛不可近也。其脉浮滑，不似结胸之脉沉而紧也。（《伤寒贯珠集》卷二《太阳篇下·太阳救逆法》）

是以黄连之下热，轻于大黄、半夏之破饮，缓于甘遂，栝蒌之润利，和于芒硝，而其蠲除胸中结邪之意，则又无不同也，故曰小陷胸汤。（《伤寒贯珠集》卷二《太阳篇下·太阳救逆法》）

【仲景原文】

◈ **大陷胸丸**

大黄半斤　葶苈子半升熬　芒硝半升　杏仁半升去皮尖，熬黑

上四味，捣筛二味，内杏仁，芒硝，合研如脂，和散，取如弹丸一枚，别捣甘遂末一钱匕、白蜜二合，水二升，煮取一升，温顿服之，一宿乃下，如不下，更服，取下为效，禁如药法。

◇病发于阳而反下之，热入因作结胸，病发于阴而反下之，因作痞也，所以成结胸者，以下之太早故也，结胸者，项亦强，如柔痓状，下之则和，宜大陷胸丸。（《伤寒论·辨太阳病脉证并治下》）

◇结胸者，项亦强，如柔痓状，下之则和。（结胸门用大陷胸丸。）（《伤寒论·辨可下病脉证并治》）

十枣汤

【组成】

芫花熬　甘遂　大戟各等分

上三味，捣筛，以水一升一合，先煮肥大枣十枚，取八合，去滓，内药末，强人服一钱匕，羸人服半钱，平旦温服之，不下者，明日更加半钱，得快利后，糜粥自养。（《金匮要略心典》卷中《痰饮咳嗽病脉证并治》）

芫花熬　甘遂　大戟　大枣十枚

上三味等分，各别捣为散，以水一升半，先煮大枣肥者十枚，取八合，去滓，纳诸药末，强人服一钱匕。羸人服半钱，温服之，平旦服，若下少，病不除者，明日更服，加半钱，得快下利后，糜粥自养。（《伤寒贯珠集》卷一《太阳篇上·太阳权变法》）

【应用】

脉浮而细滑，伤饮。脉弦数，有寒饮，冬夏难治。脉沉而弦者，悬饮内

痛。病悬饮者，十枣汤主之。(《金匮要略心典》卷中《痰饮咳嗽病脉证并治》)

咳家其脉弦，为有水，十枣汤主之。(《金匮要略心典》卷中《痰饮咳嗽病脉证并治》)

夫有支饮家，咳烦，胸中痛者，不卒死，至一百日或一岁，宜十枣汤。(《金匮要略心典》卷中《痰饮咳嗽病脉证并治》)

太阳中风，下利呕逆，表解者，乃可攻之，其人漐漐汗出，发作有时，头痛，心下痞硬，满引胁下痛，干呕短气，汗出不恶寒者，此表解里未和也，十枣汤主之。(《伤寒贯珠集》卷一《太阳篇上·太阳权变法》)

【方论】

伤饮、饮过多也。气资于饮，而饮多反伤气，故脉浮而细滑，则饮之征也。脉弦数而有寒饮，则病与脉相左，魏氏所谓饮自寒而挟自热是也。夫相左者必相持，冬则时寒助饮，欲以热攻，则脉数必甚，夏则时热助脉，欲以寒治，则寒饮为碍，故曰难治。脉沉而弦，饮气内聚也，饮内聚而气击之则痛。十枣汤蠲饮破澼，其力颇猛，《三因方》以三味为末，枣肉和丸，名十枣丸，亦良。(《金匮要略心典》卷中《痰饮咳嗽病脉证并治》)

脉弦为水，咳而脉弦，知为水饮渍入肺也。十枣汤逐水气自大小便去，水去则肺宁而咳愈。按许仁则论饮气咳者，由所饮之物停滞在胸，水气上冲，肺得此气，便成咳嗽。经久不已，渐成水病，其状不限四时昼夜，遇诸动嗽物即剧，乃至双眼突出，气如欲断。汗出，大小便不利，吐痰饮涎沫无限，上气喘急肩息，每旦眼肿，不得平眠，此即咳家有水之证也。着有干枣三味丸方亦佳，大枣六十枚，葶苈一升，杏仁一升，合捣作丸，桑白皮饮下七八丸，日再，稍稍加之，以大便通利为度。(《金匮要略心典》卷中《痰饮咳嗽病脉证并治》)

胸中支饮扰乱清道，赵氏所谓动肺则咳，动心则烦，搏击阳气则痛者是也。其甚者营卫遏绝，神气乃亡，为卒死矣，否则延久不愈，至一百日或一岁，则犹有可治，为其邪瘥缓而正得持也。然以经久不去之病，而仍与十枣攻击之药者，岂非以支饮不去，则其咳烦胸痛，必无止期。与其事敌以苟安，不如悉力一决之，犹或可图耶，然亦危矣。(《金匮要略心典》卷中《痰饮咳嗽病脉证并治》)

久咳数岁，其脉弱者可治，实大数者死，其脉虚者必苦冒。其人本有支饮在胸中故也，治属饮家。久咳数岁不已者，支饮渍肺而咳，饮久不已，则咳久不愈也。咳久者其气必虚，而脉反实大数，则其邪犹盛，以犹盛之邪，而临已虚之气，其能久持乎？故死。若脉虚者，正气固虚，而饮气亦衰，故可治。然饮虽衰而正不能御，亦足以上蔽清阳之气，故其人必苦冒也。此病为支饮所致，去其饮则病自愈，故曰治属饮家。（《金匮要略心典》卷中《痰饮咳嗽病脉证并治》）

此外中风寒，内有悬饮之证。下利呕逆，饮之上攻而复下注也。然必风邪已解，而后可攻其饮。若其人漐漐汗出，而不恶寒，为表已解；心下痞硬，满引胁下痛，干呕短气，为里未和。虽头痛而发作有时，知非风邪在经，而是饮气上攻也。故宜十枣汤下气逐饮。

按《金匮》云：饮后水流在胁下，咳吐引痛，谓之悬饮，又云：病悬饮者，十枣汤主之。此心下痞硬，满引胁下痛，所以知其为悬饮也。悬饮非攻不去，芫花、甘遂、大戟，并逐饮之峻药，而欲攻其饮，必顾其正，大枣甘温以益中气，使不受药毒也。（《伤寒贯珠集》卷一《太阳篇上·太阳权变法》）

人之有形，借水饮以滋养。水之所化，凭气脉以宣流。盖三焦者，水谷之道路，气脉之始也。若三焦调适，气脉平均，则能宣通水液，行入于经，化而为血，灌溉周身。设三焦气涩，脉道不通，则水饮停滞，不得宣行。因之聚成痰饮，为病多端。古方论痰有四：痰饮、悬饮、溢饮、支饮是也。详见《金匮要略》。然又有留饮、癖饮、流饮、伏饮之异。其聚而不散者曰留饮；僻处胁下者曰癖饮；流移不定者曰流饮；沉伏于内者曰伏饮。又因酒而成癖者曰酒癖，因寒多所致者曰冷痰，因热邪所伤者曰热痰。病虽多端，悉由三焦不调，气道否涩而生病焉。是以气行即水行，气滞即水滞，故知饮之为病，在人最多。善治者，以宣通其气脉为先，则饮无所凝滞。所以治痰饮者，当以温药和之。盖人之气血，得温则宣流也，及结而成坚癖，则兼以消痰破饮之剂攻之。

痰之源不一，有因热而生者，有因气而生者，有因风而生者，有因惊而生者，有因积饮而生者，有多食而生者，有因暑而生者，有伤冷物而成者，有因脾虚而成者。其为病也，惊痰则成心痛、癫疾；热痰则成烦躁、懊侬、头风、烂眼；风痰则成瘫痪、大风、眩晕、暗风闷乱；饮痰成胁痛、四肢不举，每日呕吐；食痰成疟、痢，口臭、痞气；暑痰头昏、眩晕，黄胆、头疼；冷痰骨痹，四肢不举，气刺痛；酒痰饮酒不消，但得酒次日又吐；脾虚生痰，食不美，反胃呕吐。气痰虚生痰，食不美、反胃呕吐；气痰攻注，走刺不定。丹溪。

痰生于脾胃，宜实脾燥湿。又随气而升，宜顺气为先，分导次之。又气升属火，顺气在于降火。热痰则清之，湿痰则燥之，风痰则散之，郁痰则开之，顽痰则软之，食痰则消之，在上者吐之，在中者下之。又中气虚者，宜固中气以运痰；若攻之太过，则胃气虚而痰愈盛矣。节斋。

河间云：芫花之辛以散饮，大戟之苦以泄水，其甘遂直达水气所结之处，乃泄水饮之圣药也。（《金匮翼》卷二《痰饮统论》）

【仲景原文】

◈ 十枣汤

芫花熬　甘遂　大戟　大枣十枚先煮

上三味等分，各别捣为散，以水一升半，先煮大枣肥大者十枚，取八合，去滓，内药末，强人服一钱匕，羸人服半钱，温服之，平旦服，若下少病不除者，明日更服，加半钱，得快下利后，糜粥自养。

◇太阳中风，下利呕逆，表解者，乃可攻之，其人漐漐汗出，发作有时，头痛，心下痞硬满，引胁下痛，干呕短气，汗出不恶寒者，此表解里未和也，十枣汤主之。（《伤寒论·辨太阳病脉证并治下》）

◇太阳病中风，下利，呕逆，表解者，乃可攻之，其人漐漐汗出，发作有时，头痛，心下痞硬，满引，胁下痛，干呕则短气，汗出不恶寒者，此表解里未和也。属十枣汤。（《伤寒论·辨可下病脉证并治》）

◇病悬饮者，十枣汤主之。（《金匮要略论·痰饮咳嗽病脉证并治》）

◇咳家其脉弦，为有水，十枣汤主之。（《金匮要略论·痰饮咳嗽病脉证并治》）

◇夫有支饮家，咳烦，胸中痛者，不卒死，至一百日或一岁，宜十枣汤。（《金匮要略论·痰饮咳嗽病脉证并治》）

三物白散

【组成】

桔梗三分　贝母三分　巴豆一分去皮心，熬黑

上三味为末，纳巴豆，更于臼中杵之，以白饮和服，强人半钱匕，羸者减之，病在膈上必吐。在膈下必利，不利，进热粥一杯。利过不止，进冷粥一杯，身热皮粟不解，欲引衣自覆者，若以水之洗之，益令热劫不得出，当汗而不汗则烦。假令汗出已，腹中痛，与芍药三两，如上法。（《伤寒贯珠集》卷二《太阳篇下·太阳救逆法》）

【方论】

则水寒之气，必结于胸中，而成寒实结胸。寒实者，寒邪成实，与结胸热实者不同，审无口燥渴烦等证见者，当与三物白散温下之剂，以散寒而除实也。本文小陷胸汤及亦可服七字，疑衍，盖未有寒热而仍用黄连、栝蒌

者，或久而变热者，则亦可与服之耳。（《伤寒贯珠集》卷二《太阳篇下·太阳救逆法》）

【仲景原文】

◈ 三物小白散

桔梗三分　巴豆一分去皮心，熬黑，研如脂　贝母三分

上三味为散，内巴豆，更于臼中杵之，以白饮和服，强人半钱匕，羸者减之，病在膈上必吐，在膈下必利，不利，进热粥一杯，利过不止，进冷粥一杯，身热皮粟不解，欲引衣自覆，若以水噀之、洗之，益令热却不得出，当汗而不汗则烦，假令汗出已，腹中痛，与芍药三两，如上法。

◇病在阳，应以汗解之，反以冷水噀之，若灌之，其热被劫，不得去，弥更益烦，肉上粟起，意欲饮水，反不渴者，服文蛤散，若不差者，与五苓散，寒实结胸，无热证者，与三物小陷胸汤，白散亦可服。三物小白散（《伤寒论·辨太阳病脉证并治下》）

| 土瓜根散 |

【组成】

土瓜根　芍药　桂枝　䗪虫各三分

上四味，杵为散，酒服方寸匕，日三服。（《金匮要略心典》卷下《妇人杂病脉证并治》）

【应用】

带下，经水不利，少腹满痛，经一月再见者，土瓜根散主之。（《金匮要略心典》卷下《妇人杂病脉证并治》）

【方论】

妇人经脉流畅，应期而至，血满则下，血尽复生，如月盈则亏，月晦复朏也。惟其不利，则蓄泄失常，似通非通，欲止不止，经一月而再见矣。少腹满痛，不利之验也，土瓜根主内痹瘀血月闭。（《金匮要略心典》卷下《妇人杂病脉证并治》）

䗪虫蠕动逐血，桂枝、芍药行营气而正经脉也。（《金匮要略心典》卷下《妇人杂病脉证并治》）

蜜煎导

【组成】

蜜七合

一味，内铜器中，微火煎之，稍凝似饧状，搅之，勿令焦着，欲可丸，并手捻作挺。(《伤寒贯珠集》卷四《阳明篇下·阳明病辨法》)

令头锐，大如指，长二寸许，当热时急作，冷则硬。以内谷道中，以手急抱，欲大便时，乃去之。(《伤寒贯珠集》卷四《阳明篇下·阳明病辨法》)

【应用】

阳明病，自汗出，若发汗，小便自利者，此为津液内竭，虽硬，不可攻之，当须自欲大便，宜蜜煎导而通之。若土瓜根及大猪胆汁，皆可为导。(《伤寒贯珠集》卷四《阳明篇下·阳明病辨法》)

【方论】

前条汗多复汗，亡津液，大便硬者，已示不可攻之意，谓须其津液还入胃中，而大便自行。此条复申不可攻之戒，而出蜜煎等润导之法，何虑之周而法之备也！总之津液内竭之人，其不欲大便者，静以需之，其自欲大便者，则因而导之，仲景成法，后人可以守之而无变也。(《伤寒贯珠集》卷四《阳明篇下·阳明病辨法》)

栝楼牡蛎散

【组成】

栝蒌根　牡蛎熬等分

上为细末，饮服方寸匕，日三服。(《金匮要略心典》卷上《百合狐惑阴阳毒病脉证治》)

【应用】

百合病，渴不差者，栝楼牡蛎散主之。(《金匮要略心典》卷上《百合狐惑阴阳毒病脉证治》)

【方论】

病变成渴，与百合洗方而不差者，热盛而津伤也。(《金匮要略心典》

卷上《百合狐惑阴阳毒病脉证治》）

栝楼根苦寒，生津止渴，牡蛎咸寒，引热下行。不使上烁也。（《金匮要略心典》卷上《百合狐惑阴阳毒病脉证治》）

麦门冬汤

【组成】

麦门冬七升　半夏一升　人参　甘草各二两　粳米三合　大枣十二枚

上六味，以水一斗二升，煮取六升，温服一升，日三夜一服。（《金匮要略心典》卷上《肺痿肺痈咳嗽上气病脉证治》）

【应用】

火逆上气，咽喉不利，止逆下气者，麦门冬汤主之。（《金匮要略心典》卷上《肺痿肺痈咳嗽上气病脉证治》）

【鉴别】

火热挟饮致逆，为上气，为咽喉不利，与表寒挟饮上逆者悬殊矣。（《金匮要略心典》卷上《肺痿肺痈咳嗽上气病脉证治》）

故以麦冬之寒治火逆，半夏之辛治饮气，人参、甘草之甘，以补益中气。盖从外来者，其气多实，故以攻发为急；从内生者，其气多虚，则以补养为主也。（《金匮要略心典》卷上《肺痿肺痈咳嗽上气病脉证治》）

下瘀血汤

【组成】

大黄三两　桃仁二十个　䗪虫二十枚去足熬

上三味，末之，炼蜜和为四丸，以酒一升煮一丸，取八合，顿服之，新血下如豚肝。（《金匮要略心典》卷下《妇人产后病脉证治》）

【应用】

师曰：产妇腹痛，法当以枳实芍药散，假令不愈者，此为腹中有瘀血着脐下，宜下瘀血汤主之，亦主经水不利。（《金匮要略心典》卷下《妇人产后病脉证治》）

【方论】

腹痛服枳实芍药而不愈者，以有瘀血在脐下，着而不去，是非攻坚破积之剂，不能除矣。（《金匮要略心典》卷下《妇人产后病脉证治》）

大黄、桃仁、䗪虫，下血之力颇猛，用蜜丸者，缓其性不使骤发，恐伤上二焦也。酒煎顿服者，补下治下制以急，且去疾惟恐不尽也。（《金匮要略心典》卷下《妇人产后病脉证治》）

大黄甘遂汤

【组成】

大黄四两　甘遂　阿胶各二两

上三味，以水三升，煮取一升，顿服，其血当下。（《金匮要略心典》卷下《妇人杂病脉证并治》）

【应用】

妇人少腹满如敦状，小便微难而不渴，生后者，此为水与血俱结在血室也，大黄甘遂汤主之。（《金匮要略心典》卷下《妇人杂病脉证并治》）

【方论】

敦，音对。按《周礼》注：槃以盛血，敦以盛食，盖古器也。少腹满如敦状者，言少腹有形高起，如敦之状，与《内经》胁下大如覆杯之文略同。小便难，病不独在血矣。不渴，知非上焦气热不化。生后即产后，产后得此，乃是水血并结，而病属下焦也。故以大黄下血甘遂逐水，加阿胶者，所以去瘀浊而兼安养也。（《金匮要略心典》卷下《妇人杂病脉证并治》）

厚朴大黄汤

【组成】

厚朴一尺　大黄六两　枳实四枚

上三味，以水五升，煮取二升，分温再服。（《金匮要略心典》卷中《痰饮咳嗽病脉证并治》）

【应用】

支饮胸满者，厚朴大黄汤主之。（《金匮要略心典》卷中《痰饮咳嗽病脉证并治》）

【方论】

胸满疑作腹满，支饮多胸满，此何以独用下法？厚朴、大黄，与小承气同，设非腹中痛而闭者，未可以此轻试也。（《金匮要略心典》卷中《痰饮咳嗽病脉证并治》）

泻心汤

【组成】

大黄二两　黄连　黄芩各一两

上三味，以水三升，煮取一升，顿服之。（《金匮要略心典》卷下《惊悸吐衄下血胸满瘀血病脉证治》）

【应用】

心气不足，吐血衄血，泻心汤主之。（《金匮要略心典》卷下《惊悸吐衄下血胸满瘀血病脉证治》）

妇人吐涎沫，医反下之，心下即痞，当先治其吐涎沫，小青龙汤主之。涎沫止，乃治痞，泻心汤主之。（《金匮要略心典》卷下《妇人杂病脉证并治》）

【方论】

心气不足者，心中之阴气不足也，阴不足则阳独盛，血为热迫，而妄行不止矣。大黄、黄连、黄芩，泻其心之热而血自宁。寇氏云：若心气独不足，则当不吐衄也，此乃邪热因不足而客之，故令吐衄。以苦泄其热，以苦补其心，盖一举而两得之。此说亦通。《济众方》用大黄、生地汁治衄血，其下热凉血，亦泻心汤类耳。（《金匮要略心典》卷下《惊悸吐衄下血胸满瘀血病脉证治》）

吐涎沫，上焦有寒也，不与温散而反下之，则寒内入而成痞，如伤寒下早例也。然虽痞而犹吐涎沫，则上寒未已，不可治痞，当先治其上寒，而后治其中痞，亦如伤寒例，表解乃可攻痞也。（《金匮要略心典》卷下《妇人杂病脉证并治》）

【仲景原文】

◈ **泻心汤**

大黄二两　黄连　黄芩各一两

上三味，以水三升，煮取一升，顿服之。

◇本以下之故，心下痞，与泻心汤，痞不解，其人渴而口燥烦，小便不利者，五苓散主之。(《伤寒论·辨太阳病脉证并治下》)

◇本以下之，故心下痞，与泻心汤，痞不解，其人渴而口燥烦，小便不利者，属五苓散。(一方云忍之一日乃愈)(《伤寒论·辨发汗吐下后病脉证并治》)

◇心气不足，《千金》为心气不定，吐血，衄血，泻心汤主之。(《金匮要略·惊悸吐衄下血胸满瘀血病脉证治》)

◇妇人吐涎沫，医反下之，心下即痞。当先治其吐涎沫，小青龙汤主之；涎沫止，乃治痞，泻心汤主之。(《金匮要略·妇人杂病脉证并治》)

| 大黄甘草汤 |

【组成】

大黄四两　甘草一两

上二味，以水三升，煮取一升，分温再服。(《金匮要略心典》卷下《呕吐哕下利病脉证治》)

【应用】

食已即吐者，大黄甘草汤主之。(《金匮要略心典》卷下《呕吐哕下利病脉证治》)

【方论】

经云：清阳出上窍，浊阴出下窍，本乎天者亲上，本乎地者亲下也。若下既不通，必反上逆，所谓阴阳反作，气逆不从，食虽入胃，而气反出之矣。故以大黄通其大便，使浊气下行浊道，而呕吐自止。不然，止之降之无益也。东垣通幽汤治幽门不通，上冲吸门者，亦是此意，但有缓急之分耳。

再按：经云：阳气者闭塞，地气者冒明，云雾不精，则上应白露不下。夫阳气、天气也，天气闭，则地气干矣。云雾出于地，而雨露降于天，地不承，则天不降矣。可见天地阴阳，同此气机，和则俱和，乖则并乖。人与天地相参，故肺气象天，病则多及二阴脾胃，大小肠象地，病则多及上窍。丹溪治小便不通，用吐法以开提肺气，使上窍通而下窍亦通，与大黄甘草汤之治呕吐，法虽异而理可通也。(《金匮要略心典》卷下《呕吐哕下利病脉证治》)

| 大黄牡丹汤 |

【组成】

大黄四两　牡丹一两　桃仁五十个　冬瓜仁半升　芒硝三合

上五味，以水六升，煮取一升，去滓，内芒硝，再煎沸，顿服之，有脓当下，如无脓当下血。(《金匮要略心典》卷下《疮痈肠痈浸淫病脉证并治》)

【应用】

肿痈者，少腹肿痞，按之即痛如淋，小便自调，时时发热，自汗出，复恶寒。其脉迟紧者，脓未成，可下之，脉洪数者，脓已成，不可下也。大黄牡丹汤主之。(《金匮要略心典》卷下《疮痈肠痈浸淫病脉证并治》)

【方论】

肿痈，疑即肠痈之在下者，盖前之痈在小肠，而此之痈在大肠也。大肠居小肠之下，逼处膀胱，致小腹肿痞，按之即痛如淋，而实非膀胱为害，故仍小便自调也。小肠为心之合，而气通于血脉，大肠为肺之合，而气通于皮毛，故彼脉数身无热，而此时时发热，自汗出，复恶寒也。脉迟紧者，邪暴遏而营未变，云可下者，谓可下之令其消散也。脉洪数者，毒已聚而营气腐，云不可下者，谓虽下之而亦不能消之也。大黄牡丹汤，肠痈已成未成，皆得主之。故曰：有脓当下，无脓当下血。(《金匮要略心典》卷下《疮痈肠痈浸淫病脉证并治》)

| 竹皮大丸 |

【组成】

生竹茹　石膏各二分　桂枝　白薇各一分　甘草七分

上五味，末之，枣肉和丸弹子大，饮服一丸，日三夜二服，有热倍白薇，烦喘者加柏实一分。(《金匮要略心典》卷下《妇人产后病脉证治》)

【应用】

妇人乳中虚，烦乱呕逆，安中益气，竹皮大丸主之。(《金匮要略心典》卷下《妇人产后病脉证治》)

【方论】

妇人乳中虚，烦乱呕逆者，乳子之时，气虚火胜，内乱而上逆也。（《金匮要略心典》卷下《妇人产后病脉证治》）

竹茹、石膏、甘寒清胃，桂枝、甘草，辛甘化气，白薇性寒入阳明，治狂惑邪气，故曰安中益气。（《金匮要略心典》卷下《妇人产后病脉证治》）

第三编

小柴胡汤

【组成】

柴胡半斤　半夏一升　黄芩　人参　甘草　生姜各三两　大枣十二枚

上七味，以水一斗，煮取六升，去滓，再煎取三升，温服一升，日三服。(《金匮要略心典》卷下《呕吐哕下利病脉证治》)

柴胡半斤　黄芩三两　人参三两　甘草三两　生姜三两　半夏半升洗　大枣十二枚擘

上七味，以水一斗二升，煮取六升，去滓，再煎取三升，温服一升，日三服。(《伤寒贯珠集》卷五《少阳篇·少阳正治法》)

【应用】

妇人中风，七八日续来寒热，发作有时，经水适断者，此为热入血室，其血必结，故使如疟状，发作有时，小柴胡汤主之。(《金匮要略心典》卷下《妇人杂病脉证并治》)

太阳病，十日已去，脉浮细而嗜卧者，外已解也，设胸满胁痛者，与小柴胡汤。(《伤寒贯珠集》卷一《太阳篇上·太阳正治法》)

伤寒五六日，呕而发热者，柴胡汤证具，而以他药下之，柴胡证仍在者，复与柴胡汤，此虽已下之，不为逆，必蒸蒸而振，却发热汗出而解。(《伤寒贯珠集》卷二《太阳篇下·太阳救逆法》)

阳明病，胁下硬满，不大便而呕，舌上白胎者，可与小柴胡汤。上焦得通，津液得下，胃气因和，身濈然而汗出解也。(《伤寒贯珠集》卷三《阳明篇上·阳明正治法》)

阳明中风，脉弦浮大，而短气，腹都满，胁下及心痛，久按之，气不通，鼻干不得汗，嗜卧，一身及面目悉黄，小便难，有潮热，时时哕，耳前后肿。刺之小差，外不解。病过十日，脉续浮者，与小柴胡汤……(《伤寒贯珠集》卷三《阳明篇上·阳明正治法》)

伤寒五六日，中风，往来寒热，胸胁苦满，默默不欲饮食，心烦喜呕，或胸中烦而不呕，或渴，或腹中痛，或胁下痞硬，或心下悸，小便不利，或不渴，身有微热，或咳者，与小柴胡汤主之。（《伤寒贯珠集》卷五《少阳篇·少阳正治法》）

治妇人在草蓐，自发露得风，四肢苦烦热，头痛者，与小柴胡汤，头不痛，但烦者，此汤主之。此产后血虚风入而成热之证。（《金匮要略心典》卷下《妇人产后病脉证治》）

血弱气尽，腠理开，邪气因入，与正气相抟，结于胁下，正邪分争，往来寒热，休作有时，默默不欲饮食，脏腑相连，其痛必下，邪高痛下，故使呕也。小柴胡汤主之，服柴胡汤已，渴者，属阳明也。以法治之。（《伤寒贯珠集》卷五《少阳篇·少阳正治法》）

伤寒四五日，身热恶风，颈项强，胁下满，手足温而渴者，小柴胡汤主之。（《伤寒贯珠集》卷五《少阳篇·少阳正治法》）

伤寒中风，有柴胡证，但见一证便是，不必悉具。（《伤寒贯珠集》卷五《少阳篇·少阳正治法》）

凡柴胡汤病证而下之，若柴胡证不罢者，复与柴胡汤，必蒸蒸而振，却发热汗出而解。（《伤寒贯珠集》卷五《少阳篇·少阳正治法》）

伤寒五六日，头汗出，微恶寒，手足冷，心下满，口不欲食，大便硬，脉细者，此为阳微结，必有表，复有里也。脉沉，亦在里也。汗出为阳微，假令纯阴结，不得复有外证，悉入在里。此为半在里半在外也，脉虽沉紧，不得为少阴病。所以然者，阴不得有汗，今头汗出，故知非少阴也，可与小柴胡汤。设不了了者，得屎而解，（《伤寒贯珠集》卷五《少阳篇·少阳正治法》）

本太阳病，不解，转入少阳者，胁下硬痛，干呕不能食，往来寒热，尚未吐下，脉沉紧者，与小柴胡汤。若已吐下，发汗，温针，谵语，柴胡汤证罢，此为坏病，知犯何逆，以法治之。（《伤寒贯珠集》卷五《少阳篇·少阳正治法》）

伤寒十三日不解，胸胁满而呕，日晡所发潮热，已而微利，此本柴胡证，下之而不得利，今反利者，知医以丸药下之，非其治也。潮热者，实也。先宜小柴胡汤以解外。（《伤寒贯珠集》卷五《少阳篇·少阳权变法》）

太阳病，过经十余日，反二三下之，后四五日，柴胡证仍在者，先与小柴胡汤。（《伤寒贯珠集》卷五《少阳篇·少阳权变法》）

太阳病，过经十余日，而有柴胡证，乃邪气去太阳之阳明，而复之少阳也。少阳不可下，而反二三下之，于法为逆。若后四五日，柴胡证仍在者，先与小柴胡汤，所谓柴胡汤病证而下之，若柴胡证不罢者，复与柴胡是也。（《伤寒贯珠集》卷五《少阳篇·少阳权变法》）

呕而发热者，小柴胡汤主之。（《伤寒贯珠集》卷八《厥阴篇·厥阴诸法》）

伤寒差已后更发热者，小柴胡汤主之，脉浮者，以汗解之，脉沉实者，以下解之。（《伤寒贯珠集》卷八《厥阴篇·厥阴诸法》）

呕而发热者，小柴胡汤主之。（《金匮要略心典》卷下《呕吐哕下利病脉证治》）

产妇郁冒，其脉微弱，呕不能食，大便反坚，但头汗出，所以然者，血虚而厥，厥而必冒。冒家欲解，必大汗出。以血虚下厥，孤阳上出，故头汗出。所以产妇喜汗出者，亡阴血虚，阳气独盛，故当汗出，阴阳乃复。大便坚，呕不能食，小柴胡汤主之。（《金匮要略心典》卷下《妇人产后病脉证治》）

诸黄，腹痛而呕者，宜柴胡汤。（《金匮要略心典》卷下《黄瘅病脉证并治》）

得病六七日，脉迟浮弱，恶风寒，手足温，医二三下之，不能食，而胁下满痛，面目及身黄，颈项强，小便难者，与柴胡汤，后必下重。（《伤寒贯珠集》卷二《太阳篇下·太阳救逆法》）

诸黄，腹痛而呕者，宜柴胡汤。（《金匮要略心典》卷下《黄瘅病脉证并治》）

【加减】

加减法若胸中烦而不呕，去半夏、人参，加栝蒌实一枚。胸中烦而不呕者，邪聚于膈而不上逆也，热聚则不得以甘补，不逆则不必以辛散，故去人参、半夏，而加栝蒌实之寒，以除热而荡实也。

若渴者，去半夏，加人参合前成四两半，栝蒌根四两。

渴者，木火内烦，而津虚气燥也，故去半夏之温燥，而加人参之甘润，栝蒌根之凉苦，以彻热而生津也。

若腹中痛者，去黄芩，加芍药三两。

腹中痛者，木邪伤土也，黄芩苦寒，不利脾阳，芍药酸寒，能于土中泻木，去邪气止腹痛也。

若胁下痞硬，去大枣，加牡蛎四两。

胁下痞硬者，邪聚少阳之募，大枣甘能增满，牡蛎咸能软坚，好古云、牡蛎以柴胡引之，能去胁下痞也。

若心下悸，小便不利者，去黄芩，加茯苓四两。

心下悸，小便不利者，水饮蓄而不行也，水饮得冷则停，得淡则利，故去黄芩，加茯苓。

若不渴，外有微热者，去人参，加桂三两，温覆取微汗愈。

不渴外有微热者，里和而表未解也，故不取人参之补里，而用桂枝之解外也。

若咳者，去人参、大枣、生姜，加五味子半升，干姜二两。

咳者，肺寒而气逆也。经曰：肺苦气上逆，急食酸以收之。又曰：形寒饮冷则伤肺。故加五味之酸，以收逆气，干姜之温，以却肺寒，参、枣甘壅，不利于逆，生姜之辛，亦恶其散耳。(《伤寒贯珠集》卷五《少阳篇·少阳正治法》)

【鉴别】

伤寒阳脉涩，阴脉弦，法当腹中急痛者，先与小建中汤。不差者，与小柴胡汤主之。

阳脉涩，阳气少也，阴脉弦，阴有邪也，阳不足而阴乘之，法当腹中急痛，故以小建中汤温里益虚散阴气。若不差，知非虚寒在里，而是风邪内干也，故当以小柴胡汤，散邪气，止腹痛。亦太阳篇移入。(《伤寒贯珠集》卷五《少阳篇·少阳正治法》)

治妇人在草蓐，自发露得风，四肢苦烦热，头痛者，与小柴胡汤，头不痛，但烦者，此汤主之。此产后血虚风入而成热之证。(《金匮要略心典》卷下《妇人产后病脉证治》)

太阳病，过经十余日，反二三下之，后四五日，柴胡证仍在者，先与小柴胡汤，呕不止，心下急，郁郁微烦者，为未解也，与大柴胡汤下之则愈。(《伤寒贯珠集》卷五《少阳篇·少阳权变法》)

太阳病，过经十余日，而有柴胡证，乃邪气去太阳之阳明，而复之少阳也。少阳不可下，而反二三下之，于法为逆。若后四五日，柴胡证仍在者，先与小柴胡汤，所谓柴胡汤病证而下之，若柴胡证不罢者，复与柴胡是也。若服汤已，呕不止，心下急，郁郁微烦者，邪气郁滞于里，欲出不出，欲结不结，为未解也。与大柴胡以下里热则愈，亦先表后里之意也。此条自太阳篇移入。(《伤寒贯珠集》卷五《少阳篇·少阳权变法》)

病在太阳，不与解表，而反攻里，因而邪气乘虚陷入太阴之位，为腹满而时痛，陶氏所谓误下传者是也。夫病因邪陷而来者，必得邪解而后愈，而脏阴为药所伤者，亦必以药和之而后安，故须桂枝加芍药汤主之。桂枝所以越外入之邪，芍药所以安伤下之阴也。按《金匮》云：伤寒阳脉涩，阴脉弦，法当腹中急痛者，与小建中汤，不差者，与小柴胡汤。此亦邪陷阴中之故，而桂枝加芍药，亦小建中之意。不用胶饴者，以其腹满，不欲更以甘味增满耳。(《伤寒贯珠集》卷六《太阴篇·太阴诸法》)

伤寒十三日不解，胸胁满而呕，日晡所发潮热，已而微利，此本柴胡证，下之而不得利，今反利者，知医以丸药下之，非其治也。潮热者，实也。先宜小柴胡汤以解外，后以柴胡加芒硝汤以治其里也。

此少阳经邪兼阳明内实之证。少阳病在经，故胸胁满而呕，所谓柴胡证也。下之而三字，疑衍，凡柴胡证不得利，今反利者，知医以丸药下之，为医之误，非病之情也。潮热者，阳明之实也。实则可下，而证兼少阳，则不可下，故先宜小柴胡以解其外，后以柴胡加芒硝汤以治其里，亦如下条之先与小柴胡，后与大柴胡之例也。亦太阳篇移入。（《伤寒贯珠集》卷五《少阳篇·少阳权变法》）

【方论】

中风七八日，寒热已止而续来，经水才行而适断者，知非风寒重感，乃热邪与血俱结于血室也。热与血结，攻其血则热亦去，然虽结而寒热如疟，则邪既留连于血室，而亦侵淫于经络。设攻其血，血虽去，邪必不尽，且恐血去而邪得乘虚尽入也。仲景单用小柴胡汤，不杂血药一味，意谓热邪解而乍结之血自行耳。（《金匮要略心典》卷下《妇人杂病脉证并治》）

太阳病，至十余日之久，脉浮不紧而细，人不躁烦而嗜卧，所谓紧去人安，其病为已解也。下二段，是就未解时说，谓脉浮细不嗜卧，而胸满胁痛者，邪已入少阳，为未解也。则当与小柴胡汤，（《伤寒贯珠集》卷一《太阳篇上·太阳正治法》）

阳明病，发潮热，大便溏，小便自可，胸胁满不去者，小柴胡汤主之。

潮热者，胃实也，胃实圆大便硬，乃大便溏，小便自可，胸胁满不去，知其邪不在于阳明之府，而入于少阳之经。由胃实而肠虚，是以邪不得聚而复传也。是宜小柴胡以解少阳邪气。（《伤寒贯珠集》卷三《阳明篇上·阳明正治法》）

此亦阳明传入少阳之证。胁下硬满而呕，舌上胎白，皆少阳经病见证，虽不大便，不可攻之，亦宜小柴胡，和解少阳邪气而已。夫胁下满痛而呕，则邪方上壅，而津液不得下行，与小柴胡和散其邪，则上焦得通，而胁不满硬矣。津液得下，而呕不作矣。气通津下，胃气因和，便从里出，汗从表出，而邪自涣然冰释矣。是以胃中硬满，不大便，而无少阳证者可攻，其有少阳证者，虽不大便，亦不可攻而可和也。（《伤寒贯珠集》卷三《阳明篇上·阳明正治法》）

此条虽系阳明，而已兼少阳，虽名中风，而实为表实，乃阳明少阳，邪气闭郁于经之证也。阳明闭郁，故短气腹满，鼻干不得汗，嗜卧，一身及面目悉黄，小便难，有潮热；少阳闭郁，故胁下及心痛，久按之气不通，时时哕，耳前后肿。刺之小差，外不解者，脉证少平，而大邪不去也。病过十日，而脉续浮，知其邪犹在经，故与小柴胡和解邪气。若脉但浮，而无少阳证兼见者，则但与麻黄汤发散邪气而已。盖以其病兼少阳，故不与葛根而与柴胡，以其气实无汗，故虽中风而亦用麻黄。若不得尿，故腹加满，哕加甚者，正气不化，而邪气独盛，虽欲攻之，神不为使，亦无益矣，故曰不治。（《伤寒贯珠集》卷三《阳明篇上·阳明正治法》）

少阳居表里之间，当肓膜之处，外不及于皮肤，内不及于脏腑，汗之而不从表出，下之而不从里出，故有汗吐下之戒。而惟小柴胡一方，和解表里，为少阳正治之法，凡十六条。其次则有和解而兼汗下之法，谓证兼太阳之表，则宜兼汗，或证兼阳明之里，则宜兼下，如柴胡加桂枝汤，柴胡加芒硝汤，大柴胡汤，柴胡桂枝汤等方是也。夫有汗下之禁，而或汗之，或下之，此亦少阳权变法也，凡四条。又其次为刺法，如纵横胁满合并之病，当刺期门、大椎、肺俞、肝俞诸穴是也，凡四条。（《伤寒贯珠集》卷五《少阳篇·辨列少阳条例大意》）

伤寒五六日中风者，言或伤寒五六日，传至少阳，或少阳本经，自中风邪，非既伤寒五六日，而又中于风也。往来寒热者，少阳居表里之间，进而就阴则寒，退而从阳则热也。胸胁苦满者，少阳之脉，其直者，从缺盆下腋，循胸过季胁故也。默默不欲饮食，心烦喜呕者，木火相通，而胆喜犯胃也。或者，未定之辞，以少阳为半表半里，其气有乍进乍退之机，故其病有或然或不然之异。而少阳之病，但见有往来寒热，胸胁苦满之证，便当以小柴胡，和解表里为主，所谓伤寒中风，有柴胡证，但见一证便是，不必悉具是也。此条自太阳篇移入。（《伤寒贯珠集》卷五《少阳篇·少阳正治法》）

血弱气尽，腠理开，谓亡血新产劳力之人，气血不足，腠理疏豁，而邪气乘之也。邪入，必与正相搏，而结于胁下。胁下者，少阳之募，而少阳者，阴阳之交也。邪气居之，阴出而与邪争则寒。阳入而与邪争则热，阴阳出入，各有其时，故寒热往来，休作有时也。默默不欲饮食，义如上条。脏腑相连四句，是原所以邪气入结之故，谓胆寄于肝，地逼气通，是以其邪必从腑而入脏。所谓其痛必下也，邪高谓病所来处，痛下谓病所结处，邪欲入而正拒之，则必上逆而呕也。至其治法，亦不出小柴胡和解表里之法。服后邪解气和，口必不渴，若渴者，是少阳邪气复还阳明也。以法治之者，谓当从阳明之法，而不可复从少阳之法矣。此亦从太阳篇移入。（《伤寒贯珠集》卷五《少阳篇·少阳正治法》）

此条类似太阳与少阳并病，以太阳不得有胁下满，少阳不得有颈项强，且手足温而渴，知其邪不独在表，而亦在里也。欲合表里而并解，则非小柴胡不可耳。亦《太阳篇》移入。（《伤寒贯珠集》卷五《少阳篇·少阳正

治法》）

柴胡证，如前条所谓往来寒热，胸胁苦满等证是也。伤寒中风者，谓无论伤寒中风，有柴胡证者，但见一证，便当以小柴胡和解之，不可谓其不具，而以他药发之也。前条云：身热恶风，颈项强，胁下满者，与小柴胡，不与桂枝，即此意。亦太阳篇移入。（《伤寒贯珠集》卷五《少阳篇·少阳正治法》）

柴胡证不应下而反下之，于法为逆。若柴胡证不罢者，仍宜柴胡汤和解，所谓此虽已下，不为逆也。蒸蒸而振者，气从内达，邪从外出，有战胜之义焉，是以发热汗出而解也。亦太阳篇移入。（《伤寒贯珠集》卷五《少阳篇·少阳正治法》）

头汗出，微恶寒，为表证。手足冷，心下满，口不欲食，大便硬，脉细，为里证。阳微结者，阳邪微结，未纯在里，亦不纯在表，故曰必有表，复有里也。伤寒阴邪中于阴者，脉沉，阳邪结于里者，脉亦沉，合之于证，无外证者，为纯在里，有外证者，为半在表也。无阳证者，沉为在阴，有阳证者，沉为在里也。夫头为阳之会，而阴不得有汗，今脉沉紧而头汗出，知其病不在少阴，亦并不纯在表，故可与小柴胡汤，合外内而并治之耳。设不了了者，必表解而里未和也，故曰得屎而解。（《伤寒贯珠集》卷五《少阳篇·少阳正治法》）

本太阳脉浮头痛恶寒之证，而转为胁下硬满，干呕不能食，往来寒热者，太阳不解，而传入少阳也。尚未吐下，不经药坏者，脉虽沉紧，可与小柴胡以和之，以证见少阳，舍脉而从证也。或云脉沉紧，连上未吐下看，言尚未经吐下，与脉未至沉紧者，知其邪犹在经，可与小柴胡以和之。或云沉当作浮，前阳明篇第四十七条云：病过十日，脉续浮者，与小柴胡汤是也，并通。若已吐下发汗温针，叠伤津液，胃燥谵语，而胁下硬满干呕等证反罢者，此众法尽投，正已大伤，而邪犹不解，谓之坏病，非小柴胡所得而治者，须审其因犯何逆，随证以法治之。（《伤寒贯珠集》卷五《少阳篇·少阳正治法》）

此邪在少阳之经，非厥阴本病，故以小柴胡汤和解少阳之邪，邪解则呕热俱止，或厥阴病而外连少阳者，亦有之。然亦必以小柴胡先解少阳为急，所谓病自内之外，而盛于外者，先解其外，而后治其内。（《伤寒贯珠集》卷八《厥阴篇·厥阴诸法》）

伤寒差已后，更发热者，不因作劳，亦未过食，而未尽之热自从内而达于外也，故与小柴胡汤，因其势而解之。且人参、甘、枣，可以益病后之虚，黄芩、半夏，可以和未平之里也。脉浮者，邪气连表，汗之使之外解。脉沉实者，邪气居里，下之使从里解，亦因其势而利导之耳。（《伤寒贯珠

集》卷八《厥阴篇·厥阴诸法》）

呕而发热，邪在少阳之经，欲止其呕，必解其邪，小柴胡则和解少阳之正法也。（《金匮要略心典》卷下《呕吐哕下利病脉证治》）

郁冒虽有客邪，而其本则为里虚，故其脉微弱也。呕不能食，大便反坚，但头汗出，津气上行而不下逮之象，所以然者，亡阴血虚，孤阳上厥，而津气从之也。厥者必冒，冒家欲解，必大汗出者，阴阳乍离，故厥而冒，及阴阳复通，汗乃大出而解也。产妇新虚，不宜多汗，而此反喜汗出者，血去阴虚，阳受邪气而独盛，汗出则邪去，阳弱而后与阴相和，所谓损阳而就阴是也。小柴胡主之者，以邪气不可不散，而正虚不可不顾，惟此法为能解散客邪，而和利阴阳耳。（《金匮要略心典》卷下《妇人产后病脉证治》）

腹痛而呕，病在少阳，脾胃病者，木邪易张也。故以小柴胡散邪气，止痛呕，亦非小柴胡能治诸黄也。（《金匮要略心典》卷下《黄瘅病脉证并治》）

人之一身，经络纲维于外，脏腑传化于中，而其为病，从外之内者有之，从内之外者有之。脏无他病，里无病也，时发热自汗，则有时不发热无汗可知。而不愈者，是其病不在里而在表。不在营而在卫矣，先其时发汗则愈者，于不热无汗之时，而先用药取汗，则邪去卫和而愈，不然。汗液方泄而复发之，宁无如水淋漓之患耶！（《伤寒贯珠集》卷一《太阳篇上·太阳正治法》）

病六七日，脉浮不去，恶风寒不除，其邪犹在表也。医反二三下之，胃气重伤，邪气入里。则不能食而胁下满痛，且面目及身黄，颈项强，小便难。所以然者，其人脉迟弱而不数，手足温而不热，为太阴本自有湿，而热又入之，相得不解，交蒸互郁，而面目身体悉黄矣。颈项强者，湿痹于上也；胁下满痛者，湿聚于中也；小便难者，湿不下走也，皆与热相得之故也。医以其胁下满痛。与柴胡汤以解其邪。后必下重者，邪外解而湿下行，将欲作利也，设热湿并除，则汗液俱通而愈矣，何至下重哉，本渴而饮水呕者，《金匮》所谓先渴却呕者，为水停心下，此属饮家也。饮在心下，则食谷必哕，所谓诸呕吐，谷不得下者，小半夏汤主之是也，岂小柴胡所能治哉！（《伤寒贯珠集》卷二《太阳篇下·太阳救逆法》）

既汗复下，邪气不从表散，而又不从里出者，以其脉浮而邪在外，故虽复下之，而病不愈也。夫病在外者，仍须从外引而去之，今虽已汗下，而其脉仍浮，知其邪犹在外，故须桂枝汤解散外邪则愈。《少阳篇》云：柴胡汤证具，而以他药下之，柴胡证仍在者，复与柴胡汤，必蒸蒸而振，却发热汗出而解，与此同意，所当互参。（《伤寒贯珠集》卷二《太阳篇下·太阳救逆法》）

【禁忌】

得病六七日，脉迟浮弱，恶风寒，手足温，医二三下之，不能食，而胁下满痛，面目及身黄，颈项强，小便难者，与柴胡汤，后必下重。本渴而饮水呕者，柴胡汤不中与也，食谷者哕。(《伤寒贯珠集》卷二《太阳篇下·太阳救逆法》)

【仲景原文】

◈ **小柴胡汤**

柴胡半斤　黄芩　人参　甘草炙　生姜各三两切　大枣十二枚擘　半夏半升洗

上七味，以水一斗二升，煮取六升，去滓，再煎取三升，温服一升，日三服，若胸中烦而不呕者，去半夏、人参，加栝楼实一枚；若渴，去半夏加人参，合前成四两半、栝楼根四两；若腹中痛者，去黄芩，加芍药三两；若胁下痞硬，去大枣，加牡蛎四两；若心下悸、小便不利者，去黄芩，加茯苓四两；若不渴，外有微热者，去人参，加桂枝三两，温覆微汗愈；若咳者，去人参、大枣、生姜。加五味子半升、干姜二两。

◇太阳病，十日以去，脉浮细而嗜卧者，外已解也，设胸满胁痛者，与小柴胡汤，脉但浮者，与麻黄汤。(《伤寒论·辨太阳病脉证并治中》)

◇伤寒，五六日中风，往来寒热，胸胁苦满，嘿嘿不欲饮食，心烦，喜呕，或胸中烦而不呕，或渴，或腹中痛，或胁下痞硬，或心下悸、小便不利，或不渴，身有微热，或咳者，小柴胡汤主之。(《伤寒论·辨太阳病脉证并治中》)

◇血弱气尽，腠理开，邪气因入，与正气相搏，结于胁下，正邪分争，往来寒热，休作有时，嘿嘿不欲饮食，脏腑相连，其痛必下，邪高痛下，故使呕也(一云脏腑相违，其病必下，胁膈中痛)，小柴胡汤主之，服柴胡汤已，渴者，属阳明，以法治之。(《伤寒论·辨太阳病脉证并治中》)

◇伤寒四五日，身热恶风，颈项强，胁下满，手足温而渴者，小柴胡汤主之。(《伤寒论·辨太阳病脉证并治中》)

◇伤寒，阳脉涩，阴脉弦，法当腹中急痛，先与小建中汤，不差者，小柴胡汤主之。(《伤寒论·辨太阳病脉证并治中》)

◇太阳病，过经十余日，反二三下之，后四五日，柴胡证仍在者，先与小柴胡，呕不止，心下急(一云呕止小安)，郁郁微烦者，为未解也，与大柴胡汤下之则愈。(《伤寒论·辨太阳病脉证并治中》)

◇伤寒十三日不解，胸胁满而呕，日晡所发潮热，已而微利，此本柴胡证，下之以不得利，今反利者，知医以丸药下之，此非其治也，潮热者，实

也，先宜服小柴胡汤以解外，后以柴胡加芒硝汤主之。(《伤寒论·辨太阳病脉证并治中》)

◇妇人中风七八日，续得寒热，发作有时，经水适断者，此为热入血室，其血必结，故使如疟状，发作有时，小柴胡汤主之。(《伤寒论·辨太阳病脉证并治下》)

◇伤寒五六日，头汗出，微恶寒，手足冷，心下满，口不欲食，大便硬，脉细者，此为阳微结，必有表，复有里也，脉沉，亦在里也，汗出，为阳微，假令纯阴结，不得复有外证，悉入在里，此为半在里半在外也，脉虽沉紧，不得为少阴病，所以然者，阴不得有汗，今头汗出，故知非少阴也，可与小柴胡汤，设不了了者，得屎而解。(《伤寒论·辨太阳病脉证并治下》)

◇阳明病，发潮热，大便溏，小便自可，胸胁满不去者，与小柴胡汤。(康平本作“柴胡汤主之”)(《伤寒论·辨阳明病脉证并治》)

◇阳明病，胁下硬满，不大便而呕，舌上白胎者，可与小柴胡汤，上焦得通，津液得下，胃气因和，身濈然汗出而解。(《伤寒论·辨阳明病脉证并治》)

◇阳明中风，脉弦浮大，而短气，腹都满，胁下及心痛，久按之气不通，鼻干，不得汗，嗜卧，一身及目悉黄，小便难，有潮热，时时哕，耳前后肿，刺之小差，外不解，病过十日，脉续浮者，与小柴胡汤。(《伤寒论·辨阳明病脉证并治》)

◇本太阳病不解，转入少阳者，胁下硬满，干呕不能食，往来寒热，尚未吐下，脉沉紧者，与小柴胡汤。(《伤寒论·辨少阳病脉证并治第九》)

◇呕而发热者，小柴胡汤主之。(《伤寒论·辨厥阴病脉证并治》)

◇伤寒差以后，更发热，小柴胡汤主之，脉浮者，以汗解之，脉沉实(一作紧)者，以下解之。(《伤寒论·辨阴阳易差后劳复病脉证并治》)

◇阳明中风，脉弦浮大而短气，腹都满，胁下及心痛，久按之，气不通，鼻干不得汗，嗜卧，一身及目悉黄，小便难，有潮热，时时哕，耳前后肿，刺之小差，外不解，过十日，脉续浮者，与小柴胡汤，脉但浮，无余证者，与麻黄汤，不溺腹满，加哕者不治。(《伤寒论·辨可发汗病脉证并治》)

◇太阳病，十日以去，脉浮而细，嗜卧者，外已解也，设胸满胁痛者，与小柴胡汤，脉但浮者，与麻黄汤。(《伤寒论·辨可发汗病脉证并治》)

◇中风往来寒热，伤寒五六日以后，胸胁苦满，嘿嘿不欲饮食，烦心，喜呕，或胸中烦而不呕，或渴，或腹中痛，或胁下痞硬，或心下悸，小便不利，或不渴，身有微热，或咳者，属小柴胡汤。(《伤寒论·辨可发汗病脉

证并治》)

◇伤寒四五日，身热恶风，颈项强，胁下满，手足温而渴者，属小柴胡汤。(《伤寒论·辨可发汗病脉证并治》)

◇伤寒十三日不解，胸胁满而呕，日晡所发潮热，已而微利，此本柴胡，下之不得利，今反利者，知医以丸药下之，此非其治也，潮热者，实也，先服小柴胡汤以解外，后以柴胡加芒硝汤主之。(《伤寒论·辨发汗吐下后病脉证并治》)

◇诸黄，腹痛而呕者，宜柴胡汤。必小柴胡汤。(《金匮要略·黄疸病脉证并治》)

◇呕而发热者，小柴胡汤主之。(《金匮要略·呕吐哕下利病脉证治》)

◇产妇郁冒，其脉微弱，呕不能食，大便反坚，但头汗出。所以然者，血虚而厥，厥而必冒，冒家欲解，必大汗出。以血虚下厥，孤阳上出，故头汗出。所以产妇喜汗出者，亡阴血虚，阳气独盛，故当汗出，阴阳乃复。大便坚，呕不能食，小柴胡汤主之。(《金匮要略·妇人产后病脉证治》)

◇妇人中风，七八日续来寒热，发作有时，经水适断，此为热入血室，其血必结，故使如疟状，发作有时，小柴胡汤主之。(《金匮要略·妇人杂病脉证并治》)

大柴胡汤

【组成】

柴胡半斤　黄芩　芍药各三两　半夏半升　枳实四枚　大黄二两　大枣十二枚　生姜五两

上八味，以水一斗二升，煮取六升，去滓，再煎，温服一升，日三服。(《金匮要略心典》卷中《腹满寒疝宿食病脉证治》)

柴胡八两　半夏八两　黄芩三两　生姜五两　枳实四枚　芍药三两　大枣十二枚擘　大黄二两酒浸

上八味，以水一斗二升，煮取六升，去滓，再煎取三升，温服一升，日三服。(《伤寒贯珠集》卷五《少阳篇·少阳权变法》)

【应用】

太阳病，过经十余日，反二三下之，后四五日，柴胡证仍在者，先与小柴胡汤，呕不止，心下急，郁郁微烦者，为未解也，与大柴胡汤下之则愈。(《伤寒贯珠集》卷五《少阳篇·少阳权变法》)

按之心下满痛者，此为实也，当下之，宜大柴胡汤。(《金匮要略心典》

卷中《腹满寒疝宿食病脉证治》）

伤寒十余日，热结在里，复往来寒热者，与大柴胡汤。（《伤寒贯珠集》卷二《太阳篇下·太阳救逆法》）

【方论】

太阳病，过经十余日，而有柴胡证，乃邪气去太阳之阳明，而复之少阳也。少阳不可下，而反二三下之，于法为逆。若后四五日，柴胡证仍在者，先与小柴胡汤，所谓柴胡汤病证而下之，若柴胡证不罢者，复与柴胡是也。若服汤已，呕不止，心下急，郁郁微烦者，邪气郁滞于里，欲出不出，欲结不结，为未解也。与大柴胡以下里热则愈，亦先表后里之意也。此条自太阳篇移入。（《伤寒贯珠集》卷五《少阳篇·少阳权变法》）

按之而满痛者，为有形之实邪。实则可下，而心下满痛，则结处尚高，与腹中满痛不同，故不宜大承气而宜大柴胡。承气独主里实，柴胡兼通阳痹也。（《金匮要略心典》卷中《腹满寒疝宿食病脉证治》）

按：大柴胡有柴胡、生姜、半夏之辛而走表，黄芩、芍药、枳实、大黄之苦而入里，乃表里并治之剂。而此云大柴胡下之者，谓病兼表里，故先与小柴胡解之，而后以大柴胡下之耳。盖分言之，则大小柴胡，各有表里，合言之，则小柴胡主表，而大柴胡主里，古人之言，当以意，逆往往如此。（《伤寒贯珠集》卷五《少阳篇·少阳权变法》）

【仲景原文】

◈ **大柴胡汤**

柴胡半斤　黄芩三两　芍药三两　半夏半升洗　生姜五两切　枳实四枚炙　大枣十二枚擘

上七味，以水一斗二升，煮取六升，去滓，再煎，温服一升，日三服（一方加大黄二两，若不加，恐不为大柴胡汤）。

◇太阳病，未解，脉阴阳俱停（一作微），必先振栗汗出而解，但阳脉微者，先汗出而解，但阴脉微（一作尺脉实）者，下之而解，若欲下之，宜调胃承气汤（一云大柴胡汤）。（《伤寒论·辨太阳病脉证并治中》）

◇太阳病，过经十余日，反二三下之，后四五日，柴胡证仍在者，先与小柴胡，呕不止，心下急（一云呕止小安），郁郁微烦者，为未解也，与大柴胡汤下之则愈。（《伤寒论·辨太阳病脉证并治中》）

◇伤寒十余日，热结在里，复往来寒热者，与大柴胡汤，但结胸，无大热，无大热者，此为水结在胸胁也，但头微汗出者，大陷胸汤主之。（《伤寒论·辨太阳病脉证并治下》）

◇伤寒发热，汗出不解，心中痞硬，呕吐而下利者，大柴胡汤主之。（《伤寒论·辨太阳病脉证并治下》）

◇伤寒发热，汗出不解，心中痞硬，呕吐而下利者，属大柴胡汤。（《伤寒论·辨发汗后病脉证并治》）

◇阳明病，发热，汗多者，急下之，宜大柴胡汤。（一法用小承气汤）（《伤寒论·辨可下病脉证并治》）

◇病腹中满痛者，此为实也，当下之，宜大承气大柴胡汤。（《伤寒论·辨可下病脉证并治》）

◇伤寒后脉沉，沉者，内实也，下之解，宜大柴胡汤。（《伤寒论·辨可下病脉证并治》）

◇伤寒六七日，目中不了了，睛不和，无表里证，大便难，身微热者，此为实也，急下之，宜大承气大柴胡汤。（《伤寒论·辨可下病脉证并治》）

◇太阳病，未解，脉阴阳俱停（一作微），必先振栗汗出而解，但阴脉微（一作尺脉实）者，下之而解，宜大柴胡汤。（一法用调胃承气汤）（《伤寒论·辨可下病脉证并治》）

◇病人无表里证，发热七八日，虽脉浮数者，可下之，宜大柴胡汤。（《伤寒论·辨可下病脉证并治》）

◇得病二三日，脉弱，无太阳柴胡证，烦躁，心下痞，至四五日，虽能食，以承气汤少少与微和之，令小安，至六日，与承气汤一升，若不大便六七日，小便少者，虽不大便，但初头硬，后必溏，此未定成硬也，攻之必溏，须小便利，屎定硬，乃可攻之，宜大承气汤。（一云大柴胡汤）（《伤寒论·辨可下病脉证并治》）

伤寒发热，汗出不解，心中痞硬，呕吐而下利者，属大柴胡汤。（《伤寒论·辨可下病脉证并治》）

◇伤寒十余日，热结在里，复往来寒热者，属大柴胡汤。（《伤寒论·辨可下病脉证并治》）

◇太阳病，过经十余日，反二三下之，后四五日，柴胡证仍在者，先与小柴胡，呕不止，心下急（一云呕止小安），郁郁微烦者，为未解也，可与大柴胡汤，下之则愈。（《伤寒论·辨发汗吐下后病脉证并治》）

◇按之心下满痛者，此为实也，当下之，宜大柴胡汤。（《金匮要略·腹满寒疝宿食病脉证治》）

柴胡桂枝汤

【组成】

柴胡半两　桂枝半两　甘草一两炙　黄芩半两　人参半两　半夏二合半　白芍半两　生姜一两半　大枣六枚擘

上九味，以水七升，煮取三升，去滓，温服。(《伤寒贯珠集》卷五《少阳篇·少阳权变法》)

【应用】

伤寒六七日，发热微恶寒，肢节烦疼，微呕，心下支结，外证未去者，柴胡桂枝汤主之。(《伤寒贯珠集》卷五《少阳篇·少阳权变法》)

【方论】

发热微恶寒，肢节烦疼，邪在肌表，所谓外证未去也。伤寒邪欲入里，而正不容则呕，微呕者，邪入未多也。支结者，偏结一处，不正中也，与心下硬满不同。此虽表解，犹不可攻，况外证未去者耶，故以柴胡、桂枝合剂，外解表邪，内除支结，乃七表三里之法也。(《伤寒贯珠集》卷五《少阳篇·少阳权变法》)

【仲景原文】

◈ **柴胡桂枝汤**

桂枝去皮　芍药一两半　黄芩一两半　人参一两半　甘草一两炙　半夏二合半洗　生姜一两半切　大枣六枚擘　柴胡四两

上九味，以水七升，煮取三升，去滓，温服一升。

◇伤寒六七日，发热，微恶寒，支节烦疼，微呕，心下支结，外证未去者，柴胡桂枝汤主之。(《伤寒论·辨太阳病脉证并治下》)

◇伤寒六七日，发热微恶寒，支节烦疼，微呕，心下支结，外证未去者，柴胡桂枝汤主之。(《伤寒论·辨可发汗病脉证并治》)

◇发汗多，亡阳谵语者，不可下，与柴胡桂枝汤和其荣卫，以通津液，后自愈。(《伤寒论·辨发汗后病脉证并治》)

柴胡加芒硝汤

【组成】

柴胡半斤　半夏一升　黄芩　人参　甘草　生姜各三两　大枣十二枚

芒硝六两

于小柴胡汤内加芒硝六两，余根据前法服，不解更服。(《伤寒贯珠集》卷五《少阳篇·少阳权变法》)

【应用】

伤寒十三日不解，胸胁满而呕，日晡所发潮热，已而微利，此本柴胡证，下之而不得利，今反利者，知医以丸药下之，非其治也。潮热者，实也。先宜小柴胡汤以解外，后以柴胡加芒硝汤以治其里也。(《伤寒贯珠集》卷五《少阳篇·少阳权变法》)

【方论】

此少阳经邪兼阳明内实之证。少阳病在经，故胸胁满而呕，所谓柴胡证也。下之而三字，疑衍，凡柴胡证不得利，今反利者，知医以丸药下之，为医之误，非病之情也。潮热者，阳明之实也。实则可下，而证兼少阳，则不可下，故先宜小柴胡以解其外，后以柴胡加芒硝汤以治其里，亦如下条之先与小柴胡，后与大柴胡之例也。亦太阳篇移入。(《伤寒贯珠集》卷五《少阳篇·少阳权变法》)

柴胡桂枝干姜汤

【组成】

柴胡半斤　桂枝三两　干姜二两　黄芩三两　栝蒌根四两　牡蛎三两熬　甘草二两炙

上七味，以水一斗二升，煮取六升，去滓，再煎取三升，温服一升，日三服。初服微烦。复服汗出愈。(《伤寒贯珠集》卷五《少阳篇·少阳权变法》)

柴胡半斤　桂枝三两　干姜二两　栝楼根四两　黄芩三两　甘草二两炙　牡蛎二两熬

上七味，以水一斗，煮取六升，去滓，再煎，取三升，温服一升，日三。初服微烦，复服汗出便愈。(《金匮要略心典》卷上《疟病脉证并治》)

【应用】

伤寒五六日，已发汗而复下之，胸胁满微结，小便不利，渴而不呕，但头汗出，往来寒热，心烦者，此为未解也，柴胡桂枝干姜汤主之。(《伤寒贯珠集》卷五《少阳篇·少阳权变法》)

【方论】

王叔和本在太阳篇中，今移置此。汗下之后，胸胁满微结者，邪聚于上也。小便不利，渴而不呕者，热胜于内也。伤寒汗出周身，人静不烦者，为已解，但头汗出而身无汗，往来寒热，心烦者，为未欲解。夫邪聚于上，热胜于内，而表复不解，是必合表里以为治。（《伤寒贯珠集》卷五《少阳篇·少阳权变法》）

柴胡桂姜汤治疟，寒多微有热，或但寒不热，服一剂如神。

赵氏曰：此与牡疟相类而实非，牡疟邪客心下，此风寒湿痹于肌表。肌表既痹，阳气不得通于外，遂郁伏于营血之中。阳气化热，血滞成瘀，着于其处，遇卫气行阳二十五度及之，则病作。其邪之入营者，既无外出之势，而营之素痹者，亦不出而与阳争，故少热或无热也。（《伤寒贯珠集》卷五《少阳篇·少阳权变法》）

柴胡、桂枝以解在外之邪，干姜、牡蛎以散胸中之结，栝蒌根、黄芩除心烦而解热渴，炙甘草佐柴胡、桂枝以发散，合芩、栝蒌、姜、蛎以和里，为三表七里之法也。（《伤寒贯珠集》卷五《少阳篇·少阳权变法》）

是用柴胡为君，发其郁伏之阳；黄芩为佐，清其半里之热；桂枝、干姜所以通肌表之痹；栝楼根、牡蛎除留热，消瘀血；甘草和诸药，调阴阳也。得汗则痹邪散，血热行而病愈矣。（《金匮要略心典》卷上《疟病脉证并治》）

柴胡加龙骨牡蛎汤

【组成】

半夏二合洗　柴胡四两　人参　龙骨　铅丹　牡蛎熬　茯苓　桂枝　生姜各一两半　大枣六枚　大黄二两

上十一味，以水八升，煮取四升，纳大黄，切如棋子，更煮一二沸，去滓，温服一升。（《伤寒贯珠集》卷二《太阳篇下·太阳救逆法》）

【应用】

伤寒八九日，下之，胸满烦惊，小便不利，谵语，一身尽重，不可转侧者，柴胡加龙骨牡蛎汤主之。（《伤寒贯珠集》卷二《太阳篇下·太阳救逆法》）

【方论】

伤寒下后，其邪有并归一处者，如结胸下利诸候是也。有散漫一身者，如此条所云诸证是也。胸满者，邪痹于上；小便不利者，邪痹于下；烦惊者，邪动于心；谵语者，邪结于胃，此病之在里者也。一身尽重，不可转侧者，筋脉骨肉，并受其邪，此病之在表者也，夫合表里上下而为病者，必兼阴阳合散以为治。（《伤寒贯珠集》卷二《太阳篇下·太阳救逆法》）

方用柴胡、桂枝以解其外而除身重，龙、蛎、铅丹以镇其内而止烦惊，大黄以和胃气、止谵语，茯苓以泄膀胱、利小便，人参、姜、枣益气养营卫，以为驱除邪气之本也。如是表里虚实，泛应曲当，而错杂之邪，庶几尽解耳。（《伤寒贯珠集》卷二《太阳篇下·太阳救逆法》）

【仲景原文】

◈ 柴胡加龙骨牡蛎汤

柴胡四两　龙骨　黄芩　生姜切　铅丹　人参　桂枝去皮　茯苓各一两半　半夏二合半洗　大黄二两　牡蛎一两半熬　大枣六枚擘

上十二味，以水八升，煮取四升，内大黄，切如棋子，更煮一两沸，去滓，温服一升（本云柴胡汤，今加龙骨等）。

◇伤寒八九日下之，胸满烦惊，小便不利，谵语，一身尽重，不可转侧者，柴胡加龙骨牡蛎汤主之。（《伤寒论·辨太阳病脉证并治中》）

◇伤寒八九日，下之胸满烦惊，小便不利，谵语，一身尽重，不可转侧者，属柴胡加龙骨牡蛎汤。（《伤寒论·辨发汗吐下后病脉证并治》）

| 柴胡去半夏加栝楼根汤 |

【组成】

柴胡八两　人参　黄芩　甘草各三两　栝楼根四两　生姜二两　大枣十二枚

上七味，以水一斗二升，煮取六升，去滓，再煎，取三升，温服一升。日二服。（《金匮要略心典》卷上《疟病脉证并治》）

【应用】

治疟病发渴者，亦治劳疟。（《金匮要略心典》卷上《疟病脉证并治》）

| 茵陈蒿汤 |

【组成】

茵陈蒿六两　栀子十四枚　大黄二两

上三味，以水一斗，先煮茵陈，减六升，内二味，煮取三升，去滓，分温三服，小便当利，尿如皂角汁状，色正赤，一宿腹减，黄从小便去也。（《金匮要略心典》卷下《黄瘅病脉证并治》）

茵陈蒿六两　栀子十四枚擘　大黄二两去皮

上三味，以水一斗二升，先煎茵陈减六升，纳二味，煮取三升，去滓，分温三服。小便当利，尿如皂角汁状，色正赤，一宿腹减，黄从小便去也。（《伤寒贯珠集》卷四《阳明篇下·阳明病杂治法》）

【应用】

谷瘅之病，寒热不食，食即头眩，心胸不安，久久发黄为谷瘅，茵陈蒿汤主之。（《金匮要略心典》卷下《黄瘅病脉证并治》）

阳明病，发热汗出，此为热越，不能发黄也，但头汗出，身无汗，剂颈而还，小便不利，渴饮水浆者，此为瘀热在里，身必发黄，茵陈蒿汤主之。（《伤寒贯珠集》卷四《阳明篇下·阳明病杂治法》）

伤寒七八日，身黄如橘子色，小便不利，腹微满者，茵陈蒿汤主之。（《伤寒贯珠集》卷四《阳明篇下·阳明病杂治法》）

【方论】

谷瘅为阳明湿热瘀郁之证，阳明既郁，营卫之源壅而不利，则作寒热，健运之机窒而不用。（《金匮要略心典》卷下《黄瘅病脉证并治》）

热越，热随汗而外越也，热越则邪不蓄而散，安能发黄哉！若但头汗出而身无汗，剂颈而还，则热不得外达，小便不利，则热不得下泄，而又渴饮水浆，则其热之蓄于内者方炽，而湿之引于外者无已，湿与热得，瘀郁不解，则必蒸发为黄矣。茵陈蒿汤，苦寒通泄，使病从小便出也。（《伤寒贯珠集》卷四《阳明篇下·阳明病杂治法》）

此则热结在里之证也，身黄如橘子色者，色黄而明，为热黄也，若湿黄则色黄而晦，所谓身黄如熏黄也，热结在里，为小便不利，腹微满，故宜茵陈蒿汤下热通瘀为主也。（《伤寒贯珠集》卷四《阳明篇下·阳明病杂治法》）

则为不食，食入则适以助湿热而增逆满，为头眩，心胸不安而已。茵陈、栀子、大黄苦寒通泄，使湿热从小便出也。（《金匮要略心典》卷下《黄瘅病脉证并治》）

【仲景原文】

◈ 茵陈蒿汤

茵陈蒿六两　栀子十四枚擘　大黄二两去皮

上三味，以水一斗二升，先煮茵陈，减六升，内二味，煮取三升，去滓，分三服，小便当利，尿如皂荚汁状，色正赤，一宿腹减，黄从小便去也。

◇阳明病，发热汗出者，此为热越，不能发黄也，但头汗出，身无汗，剂颈而还，小便不利，渴引水浆者，此为瘀热在里，身必发黄，茵陈蒿汤主之。(《伤寒论·辨阳明病脉证并治》)

◇伤寒七八日，身黄如橘子色，小便不利，腹微满者，茵陈蒿汤主之。(《伤寒论·辨阳明病脉证并治》)

◇阳明病，发热汗出者，此为热越，不能发黄也，但头汗出，身无汗，剂颈而还，小便不利，渴引水浆者，以瘀热在里，身必发黄，宜下之以茵陈蒿汤。(《伤寒论·辨可下病脉证并治》)

◇伤寒七八日，身黄如橘子色，小便不利，腹微满者，属茵陈蒿汤。(《伤寒论·辨可下病脉证并治》)

◇谷疸之为病，寒热不食，食即头眩，心胸不安，久久发黄，为谷疸，茵陈蒿汤主之。(《金匮要略·黄疸病脉证并治》)

| 栀子柏皮汤 |

【组成】

栀子十五枚擘　甘草一两炙　柏皮二两

上三味，以水四升，煮取一升半，去滓，分温再服。(《伤寒贯珠集》卷四《阳明篇下·阳明病杂治法》)

【应用】

伤寒身黄，热者，栀子柏皮汤主之。(《伤寒贯珠集》卷四《阳明篇下·阳明病杂治法》)

【方论】

此热瘀而未实之证。热瘀，故身黄；热未实，故发热而腹不满。栀子彻热于上，柏皮清热于下，而中未及实，故须甘草以和之耳。(《伤寒贯珠集》卷四《阳明篇下·阳明病杂治法》)

半夏泻心汤

【组成】

半夏半斤洗　黄芩　干姜　人参各三两　甘草三两炙　黄连一两　大枣十枚

上七味，以水一斗，煮取六升，去滓，再煮取三升，温服一升，日三服。（《金匮要略心典》卷下《呕吐哕下利病脉证治》）

黄芩三两　人参三两　甘草三两　黄连一两　半夏半升洗　干姜三两　大枣十二枚

上七味，以水一斗，煮取六升，去滓，再煮取三升，温服一升，日三服。（《伤寒贯珠集》卷二《太阳篇下·太阳救逆法》）

【应用】

伤寒下后，心下满而不痛者，为痞，半夏泻心汤主之。盖客邪内陷，既不可从汗泄；而痞不实，又不可从下夺。（《医学读书记》卷中）

呕而肠鸣，心下痞者，半夏泻心汤主之。（《金匮要略心典》卷下《呕吐哕下利病脉证治》）

但满而不痛者，此为痞，柴胡不中与之，宜半夏泻心汤。（《伤寒贯珠集》卷二《太阳篇下·太阳救逆法》）

若无柴胡证，而心下满而硬痛者，则为结胸，其满而不痛者，则为痞，均非柴胡所得而治之者矣，结胸宜大陷胸汤，痞宜半夏泻心汤，各因其证而施治也。（《伤寒贯珠集》卷二《太阳篇下·太阳救逆法》）

【方论】

邪气乘虚，陷入心下，中气则痞，中气既痞，升降失常，于是阳独上逆而呕，阴独下走而肠鸣。是虽三焦俱病，而中气为上下之枢，故不必治其上下，而但治其中。（《金匮要略心典》卷下《呕吐哕下利病脉证治》）

结胸及痞，不特太阳误下有之，即少阳误下亦有之。柴胡汤证具者，少阳呕而发热，及脉弦口苦等证具在也。是宜和解，而反下之，于法为逆。若柴胡证仍在者，复与柴胡汤，和之即愈，此虽已下之，不为逆也。蒸蒸而振者，气内作而与邪争胜，则发热汗出而邪解也。若无柴胡证，而心下满而硬痛者，则为结胸，其满而不痛者，则为痞，均非柴胡所得而治之者矣，结胸宜大陷胸汤，痞宜半夏泻心汤，各因其证而施治也。（《伤寒贯珠集》卷二《太阳篇下·太阳救逆法》）

黄连、黄芩苦以降阳，半夏、干姜辛以升阴，阴升阳降，痞将自解。人

参、甘草则补养中气，以为交阴阳通上下之用也。(《金匮要略心典》卷下《呕吐哕下利病脉证治》)

故惟半夏、干姜之辛，能散其结；芩、连之苦，能泄其满。热其所以泄、散者，虽药之能，而实胃气之使也。此用人参、甘草者，非以下后中伤，故以益气而助其能耶！(《医学读书记》卷中)

按：痞者，满而不实之谓。夫客邪内陷，即不可从汗泄，而满而不实，又不可从下夺，故惟半夏、干姜之辛能散其结，黄连、黄芩之苦能泄其满，而其所以泄与散者，虽药之能，而实胃气之使也。用参、草、枣者，以下后中虚，故以之益气，而助其药之能也。(《伤寒贯珠集》卷二《太阳篇下·太阳救逆法》)

【仲景原文】

◈ **半夏泻心汤**

半夏半升洗　黄芩　干姜　人参　甘草炙各三两　黄连一两　大枣十二枚擘

上七味，以水一斗，煮取六升，去滓，再煎取三升，温服一升，日三服。

◇伤寒五六日，呕而发热者，柴胡汤证具，而以他药下之，柴胡证仍在者，复与柴胡汤，此虽已下之，不为逆，必蒸蒸而振，却发热汗出而解，若心下满而硬痛者，此为结胸也，大陷胸汤主之，但满而不痛者，此为痞，柴胡不中与之，宜半夏泻心汤。(《伤寒论·辨太阳病脉证并治下》)

◇伤寒五六日，呕而发热者，柴胡汤证具，而以他药下之，柴胡证仍在者，复与柴胡汤，此虽已下之不为逆，必蒸蒸而振，却发热汗出而解，若心下满而硬痛者，此为结胸也，大陷胸汤主之，用前方，但满而不痛者，此为痞，柴胡不中与之，属半夏泻心汤。(《伤寒论·辨发汗吐下后病脉证并治》)

◇呕而肠鸣，心下痞者，半夏泻心汤主之。(《金匮要略·呕吐哕下利病脉证治》)

| 生姜泻心汤 |

【组成】

生姜四两切　人参三两　半夏半升洗　甘草三两炙　黄芩三两　大枣十二枚擘　黄连一两　干姜一两

上八味，以水一斗，煮取六升，去滓，再煮取三升，温服一升，日三

服。(《伤寒贯珠集》卷二《太阳篇下·太阳救逆法》)

【应用】

伤寒汗出解之后，胃中不和，心下痞硬，干噫食臭，胁下有水气，腹中雷鸣下利者，生姜泻心汤主之。(《伤寒贯珠集》卷二《太阳篇下·太阳救逆法》)

【鉴别】

按：生姜泻心汤，甘草泻心汤二方，虽同为治痞之剂，而生姜泻心，意在胃中不和，故主生姜以和胃，甘草泻心，意在下利不止，与客气上逆，故不用人参之增气，而须甘草之安中也。(《伤寒贯珠集》卷二《太阳篇下·太阳救逆法》)

甘草泻心、生姜泻心，虽同为治痞之剂，而生姜泻心意在胃中不和，故加辛温以和胃；甘草泻心意在下利不止与客气上逆，故不欲人参之增气，而须甘草之安中也。(《医学读书记》卷中)

【方论】

汗解之后，胃中不和，既不能营运真气，并不能消化饮食，于是心中痞硬，干噫食臭，《金匮》所谓中焦气未和，不能消谷，故令人噫是也。噫，嗳食气也。胁下有水气，腹中雷鸣下利者，土德不及而水邪为殃也。故以泻心消痞，加生姜以和胃。(《伤寒贯珠集》卷二《太阳篇下·太阳救逆法》)

甘草泻心、生姜泻心，虽同为治痞之剂，而生姜泻心意在胃中不和，故加辛温以和胃；甘草泻心意在下利不止与客气上逆，故不欲人参之增气，而须甘草之安中也。(《医学读书记》卷中)

【仲景原文】

◈ 生姜泻心汤

生姜四两切　甘草三两炙　人参三两　干姜一两　黄芩三两　半夏半升洗　黄连一两　大枣十二枚擘

上八味，以水一斗，煮取六升，去滓，再煎取三升，温服一升，日三服。

◇伤寒汗出，解之后，胃中不和，心下痞硬，干噫食臭，胁下有水气，腹中雷鸣，下利者，生姜泻心汤主之。(《伤寒论·辨太阳病脉证并治下》)

◇伤寒汗出解之后，胃中不和，心下痞硬，干噫食臭，胁下有水气，腹中雷鸣下利者，属生姜泻心汤。(《伤寒论·辨发汗后病脉证并治》)

甘草泻心汤

【组成】

甘草四两炙　黄芩　干姜　人参各三两　半夏半升　黄连一两　大枣十二枚

上七味，以水一斗，煮取六升，去滓，再煎取三升，温服一升，日三服。(《金匮要略心典》卷上《百合狐惑阴阳毒病脉证治》)

甘草四两　黄芩三两　干姜三两　黄连一两　半夏半升洗　大枣十二枚擘

上六味，以水一斗，煮取六升，去滓，再煮取三升，温服一升，日三服。(《伤寒贯珠集》卷二《太阳篇下·太阳救逆法》)

【应用】

狐惑之为病，状如伤寒，默默欲眠，目不得闭，卧起不安。蚀于喉为惑，蚀于阴为狐。不欲饮食。恶闻食臭，其面目乍赤、乍黑、乍白。蚀于上部则声嗄，甘草泻心汤主之；蚀于下部则咽干，苦参汤洗之；蚀于肛者，雄黄熏之。(《金匮要略心典》卷上《百合狐惑阴阳毒病脉证治》)

伤寒中风，医反下之，其人下利日数十行，谷不化，腹中雷鸣，心下痞硬而满，干呕心烦不得安，医见心下痞，谓病不尽，复下之，其痞益甚，此非结热，但以胃中虚，客气上逆，故使硬也。甘草泻心汤主之。(《伤寒贯珠集》卷二《太阳篇下·太阳救逆法》)

【鉴别】

按：生姜泻心汤，甘草泻心汤二方，虽同为治痞之剂，而生姜泻心，意在胃中不和，故主生姜以和胃；甘草泻心，意在下利不止，与客气上逆，故不用人参之增气，而须甘草之安中也。(《伤寒贯珠集》卷二《太阳篇下·太阳救逆法》)

甘草泻心、生姜泻心，虽同为治痞之剂，而生姜泻心意在胃中不和，故加辛温以和胃；甘草泻心意在下利不止与客气上逆，故不欲人参之增气，而须甘草之安中也。(《医学读书记》卷中)

【方论】

狐惑、虫病，即巢氏所谓䘌病也。默默欲眠，目不得闭，卧起不安。其躁扰之象，有似伤寒少阴热证，而实为䘌之乱其心也。欲饮食，恶闻食臭，有似伤寒阳明实证，而实为虫之扰其胃也，其面目乍赤、乍黑、乍白者，虫之上下聚散无时，故其色变更不一，甚者脉亦大小无定也。盖虽虫病，而能使人惑乱而狐疑，故名曰狐惑。徐氏曰：蚀于喉为惑，谓热淫于上，如惑乱之气感而生蜮，蚀于阴为狐，谓热淫于下，柔害而幽隐，如狐性之阴也，亦通。蚀于上部，即蚀于喉之谓，故声嗄。蚀于下部，即蚀于阴之谓，阴内属于肝，而咽门为肝胆之候出《千金》，病自下而冲上，则咽干也，至生虫之由，则赵氏所谓湿热停久，蒸腐气血而成瘀浊，于是风化所腐而成虫者当矣。(《金匮要略心典》卷上《百合狐惑阴阳毒病脉证治》)

甘草泻心，不特使中气运而湿热自化，抑亦苦辛杂用，足胜杀虫之任，其苦参、雄黄，则皆清燥杀虫之品，洗之熏之，就其近而治之耳。(《金匮要略心典》卷上《百合狐惑阴阳毒病脉证治》)

伤寒中风者，成氏所谓伤寒或中风者是也。邪盛于表而反下之，为下利谷不化，腹中雷鸣。为心下痞硬而满，为干呕心烦不得安，是表邪内陷心间，而复上攻下注，非中气空虚，何致邪气淫溢至此哉！医以为结热未去，而复下之，是已虚而益虚也，虚则气不得化，邪愈上逆，而痞硬有加矣，故与泻心消痞，加甘草以益中气。(《伤寒贯珠集》卷二《太阳篇下·太阳救逆法》)

甘草泻心、生姜泻心，虽同为治痞之剂，而生姜泻心意在胃中不和，故加辛温以和胃；甘草泻心意在下利不止与客气上逆，故不欲人参之增气，而须甘草之安中也。(《医学读书记》卷中)

【备注】《伤寒论》中甘草泻心汤无人参。

【仲景原文】

◈ 甘草泻心汤

甘草四两炙　干姜三两　黄芩三两　半夏半升洗　黄连一两　大枣十二枚擘

上六味，以水一斗，煮取六升，去滓，再煎取三升，温服一升，日三服。按：上生姜泻心汤法，本云理中人参黄芩汤，今详泻心以疗痞，痞气因发阴而生，是半夏、生姜、甘草泻心汤三方皆本于理中也，其方必各有人参，今甘草泻心汤中无者，脱落之也，又按《千金》并《外台秘要》，治伤寒食用此方，皆有人参。知脱落无疑。

◇伤寒中风，医反下之，其人下利日数十行，谷不化，腹中雷鸣，心下痞硬而满，干呕，心烦不得安，医见心下痞，谓病不尽，复下之，其痞益甚，此非结热，但以胃中虚，客气上逆，故使硬也，甘草泻心汤主之。(《伤寒论·辨太阳病脉证并治下》)

◇伤寒中风，医反下之，其人下利日数十行，谷不化，腹中雷鸣，心下痞硬而满，干呕，心烦不得安，医见心下痞，谓病不尽，复下之，其痞益甚，此非结热，但以胃中虚，客气上逆，故使硬也，属甘草泻心汤。(《伤寒论·辨不可下病脉证并治》)

◇伤寒中风，医反下之，其人下利日数十行，谷不化，腹中雷鸣，心下痞硬而满，干呕心烦不得安，医见心下痞，谓病不尽，复下之，其痞益甚，此非结热，但以胃中虚，客气上逆，故使硬也，属甘草泻心汤。(《伤寒论·辨发汗吐下后病脉证并治》)

◇狐惑之为病，状如伤寒，默默欲眠，目不得闭，卧起不安。蚀于喉为惑，蚀于阴为狐。不欲饮食，恶闻食臭，其面目乍赤、乍黑、乍白。蚀于上部则声喝（一作嗄），甘草泻心汤主之。(《金匮要略·百合狐惑阴阳毒病证治》)

黄连汤

【组成】

黄连　桂枝去皮　干姜　甘草炙各三两　人参二两　半夏半升洗　大枣十二枚擘

上七味，以水一斗，煮取六升，去滓，温服一升，日三服，夜二服。(《伤寒贯珠集》卷二《太阳篇下·太阳救逆法》)

【应用】

伤寒胸中有热，胃中有邪气，腹中痛，欲呕吐者，黄连汤主之。(《伤寒贯珠集》卷二《太阳篇下·太阳救逆法》)

【方论】

此上中下三焦俱病，而其端实在胃中。邪气即寒淫之气，胃中者，冲气所居，以为上下升降之用者也，胃受邪而失其和，则升降之机息，而上下之道塞矣，成氏所谓阴不得升而独治其下。(《伤寒贯珠集》卷二《太阳篇下·太阳救逆法》)

为下寒，腹中痛，阳不得降而独治于上，为胸中热，欲呕吐者是也。故以黄连之苦寒，以治上热，桂枝之甘温，以去下寒，上下既平，升降乃复。然而中焦不治，则有升之而不得升，降之而不得降者矣，故必以人参、半夏、干姜、甘草、大枣，以助胃气而除邪气也。此盖痞证之属，多从寒药伤中后得之，本文虽不言及，而其为误治后证可知，故其药亦与泻心相似，而

多桂枝耳。(《伤寒贯珠集》卷二《太阳篇下·太阳救逆法》)

干姜黄芩黄连人参汤

【组成】

干姜三两　黄连三两　黄芩三两　人参三两

上四味，以水六升，煮取二升，去滓，分温再服。(《伤寒贯珠集》卷八《厥阴篇·厥阴诸法》)

【应用】

伤寒本自寒下，医复吐下之，寒格更逆吐下，若食入口即吐，干姜黄连黄芩人参汤主之。(《伤寒贯珠集》卷八《厥阴篇·厥阴诸法》)

【方论】

伤寒本自寒下，盖即太阴腹满自利之证，医不知而复吐下之，里气遂虚，阴寒益甚，胃中之阳，被格而上逆，脾中之阴，被抑而下注，得不倍增吐下乎！至食入口即吐，则逆之甚矣。若以寒治逆，则寒下转增，或仅投温剂，则必格拒而不入，故以连、芩之苦以通寒格，参、姜之温以复正气而逐阴邪也。(《伤寒贯珠集》卷八《厥阴篇·厥阴诸法》)

黄芩汤

【组成】

黄芩　人参　干姜各三两　桂枝一两　大枣十二枚　半夏半升

上六味，以水七升，煮取三升，温分三服。(《金匮要略心典》卷下《呕吐哕下利病脉证治》)

黄芩三两　甘草二两炙　芍药二两　大枣十二枚擘

上四味，以水一斗，煮取三升，去滓，温服一升，日再，夜一服。(《伤寒贯珠集》卷一《太阳篇上·太阳正治法》)

【应用】

《外台》黄芩汤治干呕下利。(《金匮要略心典》卷下《呕吐哕下利病脉证治》)

【方论】

少阳居表里之间，视阳明为较深，其热气尤易内侵，是以太阳与少阳合病，亦自下利，而治法则不同矣。太阳阳明合病者，其邪近外，驱之使从外出为易，太阳少阳合病者，其邪近里。(《伤寒贯珠集》卷一《太阳篇上·太阳正治法》)

治之使从里和为易，故彼用葛根，而此与黄芩也。夫热气内淫，黄芩之苦，可以清之；肠胃得热而不固，芍药之酸，甘草之甘，可以固之。(《伤寒贯珠集》卷一《太阳篇上·太阳正治法》)

此与前黄芩加半夏生姜汤治同，而无芍药、甘草、生姜、有人参、桂枝、干姜，则温里益气之意居多，凡中寒气少者，可于此取法焉。其小承气汤，即前下利谵语有燥屎之法，虽不赘可也。(《金匮要略心典》卷下《呕吐哕下利病脉证治》)

【仲景原文】

◈ **黄芩汤**

黄芩三两　芍药二两　甘草二两炙　大枣十二枚擘

上四味，以水一斗，煮取三升，去滓，温服一升，日再夜一服。

太阳与少阳合病，自下利者，与黄芩汤，若呕者，黄芩加半夏生姜汤主之。(《伤寒论·辨太阳病脉证并治》)

◇伤寒脉迟六七日。而反与黄芩汤彻其热。脉迟为寒。今与黄芩汤复除其热。腹中应冷。当不能食。今反能食。此名除中。必死。(《伤寒论·辨厥阴病脉证并治》)

◇《外台》黄芩人参汤，治干呕下利。《玉函经》云人参黄芩汤，本为黄芩汤，内容与《伤寒论》黄芩汤内容异，故改之。(《金匮要略·呕吐哕下利病脉证治》)

| 黄芩加半夏生姜汤 |

【组成】

黄芩　生姜各三两　甘草二两　芍药一两　半夏半升　大枣十二枚

上六味，以水一斗，煮取三升，去滓，温服一升，日再夜一服。(《金匮要略心典》卷下《呕吐哕下利病脉证治》)

于黄芩汤内加半夏半升，生姜三两，余根据前法。(《伤寒贯珠集》卷一《太阳篇上·太阳正治法》)

【应用】

干呕而利者，黄芩加半夏生姜汤主之。(《金匮要略心典》卷下《呕吐哕下利病脉证治》)

【方论】

此伤寒热邪入里作利，而复上行为呕者之法，而杂病肝胃之火，上冲下注者，亦复有之。(《金匮要略心典》卷下《呕吐哕下利病脉证治》)

半夏、生姜散逆于上，黄芩、芍药除热于里，上下俱病，中气必困，甘草、大枣合芍药、生姜以安中而正气也。(《金匮要略心典》卷下《呕吐哕下利病脉证治》)

若呕者，热上逆也，故加半夏、生姜以散逆气，而黄芩之清里。(《伤寒贯珠集》卷一《太阳篇上·太阳正治法》)

矾石汤

【组成】

矾石二两

上一味，以浆水一斗五升，煎三五沸，浸脚良。(《金匮要略心典》卷上《中风历节病脉证并治》)

【应用】

矾石汤，治脚气冲心。(《金匮要略心典》卷上《中风历节病脉证并治》)

【方论】

脚气之病，湿伤于下，而气冲于上。矾石味酸涩，性燥，能却水收湿解毒，毒解湿收，上冲自止。(《金匮要略心典》卷上《中风历节病脉证并治》)

奔豚汤

【组成】

甘草　芎䓖　当归　黄芩　芍药各二两　半夏　生姜各四两　生葛五两　甘李根白皮一升

上九味，以水二斗，煮取五升，温服一升，日三夜一服。(《金匮要略

心典》卷中《奔豚气病脉证治》）

【应用】

奔豚，气上冲胸，腹痛，往来寒热，奔豚汤主之。（《金匮要略心典》卷中《奔豚气病脉证治》）

【方论】

此奔豚气之发于肝邪者，往来寒热，肝脏有邪，而气通于少阳也。（《金匮要略心典》卷中《奔豚气病脉证治》）

肝欲散，以姜、夏、生葛散之。肝苦急，以甘草缓之，芎、归、芍药理其血，黄芩、李根下其气，桂、苓为奔豚主药，而不用者，病不由肾发也。（《金匮要略心典》卷中《奔豚气病脉证治》）

苦参汤

【组成】

苦参一升

以水一斗，煎取七升，去滓，熏洗，日三。（《金匮要略心典》卷上《百合狐惑阴阳毒病脉证治》）

【应用】

狐惑之为病，状如伤寒，默默欲眠，目不得闭，卧起不安。蚀于喉为惑，蚀于阴为狐。不欲饮食。恶闻食臭，其面目乍赤、乍黑、乍白。蚀于上部则声嗄，甘草泻心汤主之；蚀于下部则咽干，苦参汤洗之；蚀于肛者，雄黄熏之。（《金匮要略心典》卷上《百合狐惑阴阳毒病脉证治》）

【方论】

狐惑、虫病，即巢氏所谓䘌病也。默默欲眠，目不得闭，卧起不安。其躁扰之象，有似伤寒少阴热证，而实为䘌之乱其心也。欲饮食，恶闻食臭，有似伤寒阳明实证，而实为虫之扰其胃也，其面目乍赤、乍黑、乍白者，虫之上下聚散无时，故其色变更不一，甚者脉亦大小无定也。盖虽虫病，而能使人惑乱而狐疑，故名曰狐惑。徐氏曰：蚀于喉为惑，谓热淫于上，如惑乱之气感而生蜮，蚀于阴为狐，谓热淫于下，柔害而幽隐，如狐性之阴也，亦通。蚀于上部，即蚀于喉之谓，故声嗄。蚀于下部，即蚀于阴之谓，阴内属于肝，而咽门为肝胆之候出《千金》，病自下而冲上，则咽干也，至生虫之

由，则赵氏所谓湿热停久，蒸腐气血而成瘀浊，于是风化所腐而成虫者当矣。（《金匮要略心典》卷上《百合狐惑阴阳毒病脉证治》）

丨赤小豆当归散丨

【组成】

赤小豆三升浸令芽出，曝干　当归十分

上二味，杵为散，浆水服方寸匕，日三服。（《金匮要略心典》卷上《百合狐惑阴阳毒病脉证治》）

【应用】

病者脉数无热，微烦，默默但欲卧，汗出，初得之三四日，目赤如鸠眼；七八日，目四眦黑。若能食者，脓已成也，赤豆当归散主之。（《金匮要略心典》卷上《百合狐惑阴阳毒病脉证治》）

下血，先血后便，此近血也，赤豆当归散主之。（《金匮要略心典》卷下《惊悸吐衄下血胸满瘀血病脉证治》）

【方论】

脉数微烦，默默但欲卧，热盛于里也；无热汗出，病不在表也；三四日目赤如鸠眼者，肝脏血中之热，随经上注于目也。经热如此，脏热可知，其为畜热不去，将成痈肿无疑。至七八日目四眦黑，赤色极而变黑，则痈尤甚矣。夫肝与胃，互为胜负者也，肝方有热，势必以其热侵及于胃，而肝既成痈，胃即以其热并之于肝，故曰：若能食者，知脓已成也。且脓成则毒化，毒化则不特胃和而肝亦和矣。赤豆、当归，乃排脓血除湿热之良剂也。

再按：此一条，注家有目为狐惑病者，有目为阴阳毒者，要之亦是湿热蕴毒之病，其不腐而为虫者，则积而为痈。不发于身面者，则发于肠脏，亦病机自然之势也，仲景意谓与狐惑阴阳毒，同源而异流者，故特论列于此欤？（《金匮要略心典》卷上《百合狐惑阴阳毒病脉证治》）

下血先血后便者，由大肠伤于湿热，而血渗于下也。大肠与肛门近，故曰近血。（《金匮要略心典》卷下《惊悸吐衄下血胸满瘀血病脉证治》）

赤小豆能行水湿，解热毒，当归引血归经，且举血中陷下之气也。（《金匮要略心典》卷下《惊悸吐衄下血胸满瘀血病脉证治》）

升麻鳖甲汤

【组成】

升麻　当归　甘草各二两　蜀椒炒去汗一两　鳖甲手指大一片炙　雄黄半两研

上六味，以水四升，煮取一升，顿服之，老小再服取汗。《肘后》《千金方》阳毒用升麻汤，无鳖甲，有桂。阴毒用甘草汤，无雄黄。（《金匮要略心典》卷上《百合狐惑阴阳毒病脉证治》）

【应用】

阳毒之为病，面赤斑斑如锦纹，咽喉痛，吐脓血。五日可治，七日不可治。升麻鳖甲汤主之。

阴毒之为病，面目青，身痛如被杖，咽喉痛。五日可治，七日不可治，升麻鳖甲汤去雄黄、蜀椒主之。（《金匮要略心典》卷上《百合狐惑阴阳毒病脉证治》）

【方论】

毒者，邪气蕴畜不解之谓。阳毒非必极热，阴毒非必极寒，邪在阳者为阳毒，邪在阴者为阴毒也。而此所谓阴阳者，亦非脏腑气血之谓，但以面赤斑斑如锦纹，咽喉痛，唾脓血，其邪着而在表者谓之阳。面目青，身痛如被杖，咽喉痛，不唾脓血，其邪隐而在表之里者谓之阴耳。故皆得用辛温升散之品，以发其蕴畜不解之邪，而亦并用甘润咸寒之味，以安其邪气经扰之阴。五日邪气尚浅，发之犹易，故可治；七日邪气已深，发之则难，故不可治。其蜀椒、雄黄二物，阳毒用之者，以阳从阳，欲其速散也；阴毒去之者，恐阴邪不可劫，而阴气反受损也。（《金匮要略心典》卷上《百合狐惑阴阳毒病脉证治》）

鳖甲煎丸

【组成】

鳖甲十二分炙　乌扇三分烧，即射干　黄芩三分　柴胡六分　鼠妇三分熬　干姜　大黄　桂枝　石韦去毛　厚朴　紫葳即凌霄　半夏　阿胶各三分　芍药　牡丹　䗪虫各五分　葶苈　人参各一分　瞿麦二分　蜂窠四分炙　赤硝十二分　蜣螂六分熬　桃仁二分

上二十三味，为末，取灶下灰一斗，清酒一斛五升，浸灰，俟酒尽一

半，着鳖甲于中，煮令泛烂加胶漆，绞取汁，内诸药，煎为丸，如梧子大，空心服七丸，日三服。《千金方》用鳖甲十二片，又有海藻三分，大戟一分，无鼠妇、赤硝二味。（《金匮要略心典》卷上《疟病脉证并治》）

【应用】

病疟以月一日发，当十五日愈，设不差，当月尽解。如其不差，当云何？师曰：此结为癥瘕，名曰疟母，急治之，宜鳖甲煎丸。（《金匮要略心典》卷上《疟病脉证并治》）

【方论】

天气十五日一更，人之气亦十五日一更，气更则邪当解也。否则三十日天人之气再更，而邪自不能留矣。设更不愈，其邪必假血依痰，结为癥瘕，僻处胁下，将成负固不服之势，故宜急治。鳖甲煎丸，行气逐血之药颇多，而不嫌其峻，一日三服，不嫌其急，所谓乘其未集而击之也。（《金匮要略心典》卷上《疟病脉证并治》）

蜀漆散

【组成】

蜀漆烧，去腥　云母烧二日夜　龙骨等分

上三味，杵为散，未发前，以浆水服半钱匕。（《金匮要略心典》卷上《疟病脉证并治》）

【应用】

疟多寒者，名曰牡疟，蜀漆散主之。（《金匮要略心典》卷上《疟病脉证并治》）

【方论】

疟多寒者，非真寒也。阳气为痰饮所遏，不得外出肌表，而但内伏心间。心，牡脏也，故名牡疟。（《金匮要略心典》卷上《疟病脉证并治》）

蜀漆能吐疟痰，痰去则阳伸而寒愈，取云母，龙骨者，以蜀漆上越之猛，恐并动心中之神与气也。（《金匮要略心典》卷上《疟病脉证并治》）

风引汤

【组成】

大黄　干姜　龙骨各四两　桂枝三两　甘草　牡蛎各二两　寒水石　滑石　赤石脂　白石脂　紫石英　石膏各六两

上十二味，杵粗筛，以韦囊盛之，取三指撮，井花水三升，煮三沸，温服一升。治大人风引，少小惊痫瘛疭，日数发，医所不疗。除热方。巢氏云：脚气宜风引汤。（《金匮要略心典》卷上《中风历节病脉证并治》）

【方论】

寸口脉迟而缓，迟则为寒，缓则为虚，营缓则为亡血，卫缓则为中风，邪气中经，则身痒而瘾疹。心气不足，邪气入中，则胸满而短气。（《金匮要略心典》卷上《中风历节病脉证并治》）

迟者行之不及，缓者至而无力，不及为寒，而无力为虚也。沉而缓者为营不足，浮而缓者为卫中风，卫在表而营在里也。经不足而风入之，血为风动，则身痒而瘾疹。心不足而风中之，阳用不布，则胸满而短气，经行肌中，而心处胸间也。（《金匮要略心典》卷上《中风历节病脉证并治》）

此下热清热之剂，孙奇以为中风多以热起，故特附于此欤。中有姜桂石脂龙蛎者，盖以涩驭泄，以热监寒也。然亦猛剂，用者审之。（《金匮要略心典》卷上《中风历节病脉证并治》）

大黄附子汤

【组成】

大黄三两　附子三枚　细辛二两

上三味，以水五升，煮取二升，分温三服。若强人煮取二升半，分温三服。服后如人行四五里，进一服。（《金匮要略心典》卷中《腹满寒疝宿食病脉证治》）

【应用】

胁下偏痛，发热，其脉紧弦，此寒也，以温药下之，宜大黄附子汤。（《金匮要略心典》卷中《腹满寒疝宿食病脉证治》）

【方论】

胁下偏痛而脉紧弦，阴寒成聚，偏着一处，虽有发热，亦是阳气被郁所

致。是以非温不能已其寒，非下不能去其结，故曰宜以温药下之。（《金匮要略心典》卷中《腹满寒疝宿食病脉证治》）

程氏曰："大黄苦寒，走而不守，得附子、细辛之大热，则寒性散而走泄之性存是也。"（《金匮要略心典》卷中《腹满寒疝宿食病脉证治》）

硝石矾石散

【成分组成】

硝石熬黄　矾石烧等分

二味为散，大麦粥汁和服方寸匕，日三服，病随大小便去，小便正黄，大便正黑，是其候也。（《金匮要略心典》卷下《黄瘅病脉证并治》）

【应用】

黄家日晡所发热而反恶寒，此为女劳得之。膀胱急，少腹满，身尽黄，额上黑，足下热，因作黑瘅，其腹胀如水状，大便必黑，时溏，此女劳之病，非水病也。腹满者难治，硝石矾石散主之。（《金匮要略心典》卷下《黄瘅病脉证并治》）

【方论】

黄家日所本当发热，乃不发热而反恶寒者，此为女劳肾热所致，与酒瘅、谷瘅不同。酒瘅、谷瘅热在胃，女劳瘅热在肾，胃浅而肾深，热深则外反恶寒也。膀胱急，额上黑，足下热，大便黑，皆肾热之征，虽少腹满胀，有如水状，而实为肾热而气内蓄，非脾湿而水不行也。惟是证兼腹满，则阳气并伤。（《金匮要略心典》卷下《黄瘅病脉证并治》）

而其治为难耳。硝石咸寒除热，矾石除痼热在骨髓，骨与肾合，用以清肾热也。大麦粥和服，恐伤胃也。（《金匮要略心典》卷下《黄瘅病脉证并治》）

猪膏发煎

【组成】

猪膏半斤　乱发如鸡子大三枚

上二味，和膏中煎之，发消药成，分再服。病从小便出。《千金》云：太医校尉史脱家婢黄病，服此，胃中燥粪下，便差，神验。（《金匮要略心典》卷下《黄瘅病脉证并治》）

【应用】

胃气下泄，阴吹而正喧，此谷气之实也，猪膏发煎主之。（《金匮要略心典》卷下《妇人杂病脉证并治》）

诸黄，猪膏发煎主之。（《金匮要略心典》卷下《黄瘅病脉证并治》）

【方论】

阴吹，阴中出声，如大便失气之状，连续不绝，故曰正喧。谷气实者，大便结而不通，是以阳明下行之气，不得从其故道，而乃别走旁窍也。猪膏发煎润导大便，便通，气自归矣。（《金匮要略心典》卷下《妇人杂病脉证并治》）

此治黄瘅不湿而燥者之法。按《伤寒类要》云：男子女人黄瘅，饮食不消，胃胀，热生黄衣，胃中有燥屎使然，（《金匮要略心典》卷下《黄瘅病脉证并治》）

猪膏煎服则愈。盖湿热经久，变为坚燥，譬如盦曲，热久则湿去而干也。《本草》猪脂利血脉。解风热，乱发消瘀，开关格，利水道，故曰病从小便出。（《金匮要略心典》卷下《黄瘅病脉证并治》）

茵陈五苓散

【组成】

茵陈十分末　五苓散五分

上二味和，先食饮服方寸匕，日三服。（《金匮要略心典》卷下《黄瘅病脉证并治》）

【应用】

黄瘅病，茵陈五苓散主之。（《金匮要略心典》卷下《黄瘅病脉证并治》）

【方论】

黄瘅病，茵陈五苓散主之。此正治湿热成瘅者之法。（《金匮要略心典》卷下《黄瘅病脉证并治》）

茵陈散结热，五苓利水去湿也。（《金匮要略心典》卷下《黄瘅病脉证并治》）

大黄硝石汤

【组成】

大黄　黄柏　硝石各四两　栀子十五枚

上四味，以水六升，煮取二升，去滓，内硝更煮，取一升，顿服。(《金匮要略心典》卷下《黄瘅病脉证并治》)

【应用】

黄瘅腹满，小便不利而赤，自汗出，此为表和里实，当下之，宜大黄硝石汤。(《金匮要略心典》卷下《黄瘅病脉证并治》)

【方论】

腹满小便不利而赤为里实，自汗出为表和，大黄硝石亦下热去实之法，视栀子大黄及茵陈蒿汤较猛也。(《金匮要略心典》卷下《黄瘅病脉证并治》)

第四编

小建中汤

【组成】

桂枝去皮　甘草炙　生姜各三两　芍药六两　胶饴一升　大枣十二枚擘

上五味，以水七升，煮取三升，去滓，纳胶饴，更上微火消解，温服一升，日三服。(《伤寒贯珠集》卷一《太阳篇上·太阳权变法》)

桂枝三两　甘草二两　芍药六两　大枣十二枚　生姜三两　饴糖一升

上六味，以水七升，煮取三升，去滓，内胶饴，更上微火消解，温服一升，日三服。(《金匮要略心典》卷上《血痹虚劳病脉证并治》)

【应用】

伤寒二三日，心中悸而烦者，小建中汤主之。(《伤寒贯珠集》卷一《太阳篇上·太阳权变法》)

虚劳里急，悸，衄，腹中痛，梦失精，四肢酸疼，手足烦热，咽干、口燥，小建中汤主之。(《金匮要略心典》卷上《血痹虚劳病脉证并治》)

男子黄，小便自利，当与虚劳小建中汤。(《金匮要略心典》卷下《黄瘅病脉证并治》)

妇人腹中痛，小建中汤主之。(《金匮要略心典》卷下《妇人杂病脉证并治》)

【鉴别】

病在太阳，不与解表，而反攻里，因而邪气乘虚陷入太阴之位，为腹满而时痛，陶氏所谓误下传者是也。夫病因邪陷而来者，必得邪解而后愈，而脏阴为药所伤者，亦必以药和之而后安，故须桂枝加芍药汤主之。桂枝所以越外入之邪，芍药所以安伤下之阴也。按《金匮》云：伤寒阳脉涩，阴脉弦，法当腹中急痛者，与小建中汤，不差者，与小柴胡汤。此亦邪陷阴中之故，而桂枝加芍药，亦小建中之意。不用胶饴者，以其腹满，不欲更以甘味增满耳。(《伤寒贯珠集》卷六《太阴篇·太阴诸法》)

【方论】

伤寒里虚则悸，邪扰则烦，二三日悸而烦者，正虚不足，而邪欲入内也。是不可攻其邪，但与小建中汤温养中气，中气立则邪自解。即不解，而攻取之法，亦可因而施矣。仲景御变之法如此，谁谓伤寒非全书哉。(《伤寒贯珠集》卷一《太阳篇上·太阳权变法》)

此和阴阳调营卫之法也。夫人生之道，曰阴曰阳，阴阳和平，百疾不生。若阳病不能与阴和，则阴以其寒独行，为里急，为腹中痛，而实非阴之盛也。阴病不能与阳和，则阳以其热独行，为手足烦热，为咽干、口燥，而实非阳之炽也。昧者以寒攻热，以热攻寒，寒热内贼，其病益甚。惟以甘酸辛药，和合成剂，调之使和，则阳就于阴，而寒以温，阴就于阳，而热以和，医之所以贵识其大要也，岂徒云寒可治热，热可治寒而已哉。或问：和阴阳调营卫是矣，而必以建中者，何也？曰：中者，脾胃也，营卫生成于水谷，而水谷转输于脾胃，故中气立，则营卫流行而不失其和。又中者，四运之轴，而阴阳之机也，故中气立，则阴阳相循，如环无端，而不极于偏。是方甘与辛合而生阳，酸得甘助而生阴，阴阳相生，中气自立，是故求阴阳之和者，必于中气，求中气之立者，必以建中也。(《金匮要略心典》卷上《血痹虚劳病脉证并治》)

小便利者，不能发黄，以热从小便去也。今小便利而黄不去，知非热病，乃土虚而色外见，宜补中而不可除热者也。夫黄瘅之病，湿热所郁也，故在表者汗而发之，在里者攻而去之，此大法也。乃亦有不湿而燥者，则变清利为润导，如猪膏发煎之治也。不热而寒，不实而虚者，则变攻为补，变寒为温，如小建中之法也。其有兼证错出者，则先治兼证而后治本证，如小半夏及小柴胡之治也。仲景论黄瘅一证，而于正变虚实之法，详尽如此，其心可谓尽矣。(《金匮要略心典》卷下《黄瘅病脉证并治》)

营不足则脉急，卫不足则里寒，虚寒里急，腹中则痛，是必以甘药补中缓急为主，而合辛以生阳，合酸以生阴，阴阳和而营卫行，何腹痛之有哉。(《金匮要略心典》卷下《妇人杂病脉证并治》)

虚劳营卫不足者，脉极虚芤迟，短气里急，四肢酸疼，腹中痛，或悸或衄，或手足烦热，咽干口燥，宜甘酸辛药调之。甘以缓急，酸以养阴，辛以养阳也。

经云：肝生于左，肺藏于右，心位在上，肾处在下，脾居四脏之中，生育营卫，通行津液。一有不调，则失所育所行矣。必以此汤温健中脏，故名建中。中脏者，脾胃也。脾欲缓，急食甘以缓之，故以饴糖为君，甘草为臣。桂枝辛热，散也润也。营卫不足，润而散之；芍药酸寒，收也泄也，津液不足，收而行之，故以芍桂为佐。生姜辛热，大枣甘温，胃者卫之源，脾

者荣之本，卫不足益之必以辛，荣不足补之必以甘，甘辛相合，脾胃健而营卫通，故以姜枣为使也。（《金匮翼》卷三《虚劳统论》）

虚黄　病在中气之虚也，其症小便自利，脉息无力，神思困倦，言语轻微，或怔忡眩晕，畏寒少食，四肢不举，或大便不实，小便如膏。得之内伤劳役，饥饱失时，中气大伤，脾不化血，而脾土之色自见于外。《金匮》云：男子痿黄，小便自利，当与虚劳小建中汤。又《略例》云：内伤劳役，饮食失节，中州变寒之病而生黄者，非伤寒坏症，而只用建中、理中、大建中足矣。不必用茵陈也。（《金匮翼》卷四《疸症》）

【仲景原文】

◈ 小建中汤

桂枝三两去皮　甘草二两炙　大枣十二枚擘　芍药六两　生姜三两切　胶饴一升

上六味，以水七升，煮取三升，去滓，内饴，更上微火消解，温服一升，日三服，呕家不可用建中汤，以甜故也。

◇伤寒，阳脉涩，阴脉弦，法当腹中急痛，先与小建中汤，不差者，小柴胡汤主之。

◇伤寒二三日，心中悸而烦者，小建中汤主之。（《伤寒论·辨太阳病脉证并治中》）

◇虚劳里急，悸，衄，腹中痛，梦失精，四肢酸疼，手足烦热，咽干口燥，小建中汤主之。（《金匮要略·血痹虚劳病脉证并治》）

◇男子黄，小便自利，当与虚劳小建中汤。（《金匮要略·黄疸病脉证并治》）

◇妇人腹中痛，小建中汤主之。（《金匮要略·妇人杂病脉证并治》）

| 桂枝人参汤 |

【组成】

桂枝四两　干姜三两　白术三两　人参三两　炙甘草四两

上五味，以水九升，先煮四味，取五升，纳桂，更煮取三升，温服一升，日再，夜一服。（《伤寒贯珠集》卷二《太阳篇下·太阳救逆法》）

【应用】

太阳病，外证未除，而数下之，遂协热而利，利下不止，心下痞硬，表里不解者，桂枝人参汤主之。（《伤寒贯珠集》卷二《太阳篇下·太阳救逆法》）

【方论】

太阳误下自利，而又表里不解，与上条同。然曰数下则气屡伤矣，曰利下不止则虚复甚矣。(《伤寒贯珠集》卷二《太阳篇下·太阳救逆法》)

虽心下痞硬，亦是正虚失运之故，是宜桂枝之辛以解其表，参、术、姜、草之甘温以安其里，而不可以葛根攻表，亦不得以芩、连清里，治如上条之例矣。(《伤寒贯珠集》卷二《太阳篇下·太阳救逆法》)

【仲景原文】

◈ **桂枝人参汤**

桂枝四两别切　甘草四两炙　白术三两　人参三两　干姜三两

上五味，以水九升，先煮四味，取五升，内桂，更煮取三升，去滓，温服一升，日再夜一服。

◇太阳病，外证未除，而数下之，遂协热而利，利下不止，心下痞硬，表里不解者，桂枝人参汤主之。(《伤寒论·辨太阳病脉证并治下》)

◇太阳病，外证未除，而数下之，遂协热而利，利下不止，心下痞硬，表里不解者，属桂枝人参汤。(《伤寒论·辨发汗吐下后病脉证并治》)

桂枝加芍药汤

【组成】

桂枝三两去皮　甘草二两炙　芍药六两　生姜三两切　大枣十二枚擘

于桂枝汤方内，更加芍药三两。随前共六两，余根据桂枝汤法。(《伤寒贯珠集》卷六《太阴篇·太阴诸法》)

【应用】

本太阳病，医反下之，因而腹满时痛者，属太阴也，桂枝加芍药汤主之。(《伤寒贯珠集》卷六《太阴篇·太阴诸法》)

【方论】

病在太阳，不与解表，而反攻里，因而邪气乘虚陷入太阴之位，为腹满而时痛，陶氏所谓误下传者是也。夫病因邪陷而来者，必得邪解而后愈，而脏阴为药所伤者，亦必以药和之而后安，故须桂枝加芍药汤主之。桂枝所以越外入之邪，芍药所以安伤下之阴也。按《金匮》云：伤寒阳脉涩，阴脉弦，法当腹中急痛者，与小建中汤，不差者，与小柴胡汤。此亦邪陷阴中之故，而桂枝加芍药，亦小建中之意。不用胶饴者，以其腹满，不欲更以甘味

增满耳。（《伤寒贯珠集》卷六《太阴篇·太阴诸法》）

【仲景原文】

◈ **桂枝加芍药汤**

桂枝三两去皮　芍药六两　甘草二两炙　生姜三两切　大枣十二枚擘

上五味，以水七升，煮取三升，去滓，温分三服。

◇本太阳病，医反下之，因尔腹满时痛者，属太阴也，桂枝加芍药汤主之，大实痛者，桂枝加大黄汤主之。（《伤寒论·辨太阴病脉证并治》）

◇本太阳病，医反下之，因尔腹满，时痛者，属太阴也，属桂枝加芍药汤。（《伤寒论·辨发汗吐下后病脉证并治》）

|桂枝加大黄汤|

【组成】

桂枝三两去皮　甘草三两炙　大黄一两　生姜三两切　大枣十二枚　芍药六两

上六味，以水七升，煮取三升，去滓，温服一升，日三服。（《伤寒贯珠集》卷六《太阴篇·太阴诸法》）

【应用】

大实痛者，桂枝加大黄汤主之。（《伤寒贯珠集》卷六《太阴篇·太阴诸法》）

【方论】

此承上条而言，腹满而未实，痛而不甚者，可以桂枝加芍药，和而解之，若大实大痛者，邪气成聚，必以桂枝加大黄，越陷邪而去实滞也。夫太阴、脾脏也，脏何以能实而可下？阳明者，太阴之表，以膜相连，脏受邪而腑不行则实。故脾非自实也，因胃实而实也。大黄所以下胃，岂以下脾哉？少阴厥阴，亦有用承气法，详见各篇，所当互考。（《伤寒贯珠集》卷六《太阴篇·太阴诸法》）

|黄芪建中汤|

【组成】

即小建中汤内加黄芪一两半，余依上法。（《金匮要略心典》卷上《血

痹虚劳病脉证并治》)

【应用】

虚劳里急，诸不足，黄芪建中汤主之。(《金匮要略心典》卷上《血痹虚劳病脉证并治》)

【方论】

里急者，里虚脉急，腹中当引痛也。诸不足者，阴阳诸脉，并俱不足，而眩、悸、喘喝，失精、亡血等证，相因而至也。急者缓之必以甘，不足者补之必以温，而充虚塞空，则黄芪尤有专长也。(《金匮要略心典》卷上《血痹虚劳病脉证并治》)

气短、胸满者，加生姜，腹满者，去枣，加茯苓一两半，及疗肺虚损不足，补气，加半夏三两。(《金匮要略心典》卷上《血痹虚劳病脉证并治》)

| 薯蓣丸 |

【组成】

薯蓣三十分　人参七分　白术六分　茯苓五分　甘草二十八分　当归十分　干地黄十分　芍药六分　芎䓖六分　麦冬六分　阿胶七分　干姜三分　大枣百枚为膏　桔梗五分　杏仁六分　桂枝十分　防风六分　神曲十分　豆黄卷十分　柴胡五分　白蔹二分

上二十一味，末之，炼蜜和丸如弹子大，空腹酒服一丸，一百丸为剂。(《金匮要略心典》卷上《血痹虚劳病脉证并治》)

【应用】

虚劳诸不足，风气百疾，薯蓣丸主之。(《金匮要略心典》卷上《血痹虚劳病脉证并治》)

【方论】

虚劳证多有挟风气者，正不可独补其虚，亦不可着意去风气。仲景以参、地、芎、归、苓、术补其气血，胶、麦、姜、枣、甘、芍益其营卫，而以桔梗、杏仁、桂枝、防风、柴胡、白蔹、黄卷、神曲去风行气，其用薯蓣最多者，以其不寒不热，不燥不滑，兼擅补虚去风之长，故以为君，谓必得正气理而后风气可去耳。(《金匮要略心典》卷上《血痹虚劳病脉证并治》)

大建中汤

【组成】

蜀椒二合炒，去汗　干姜四两　人参一两

上三味，以水四升，煮取二升，去滓，内胶饴一升，微火煎取二升，分温再服，如一炊顷，可饮粥二升，后更服，当一日食糜粥，温覆之。（《金匮要略心典》卷中《腹满寒疝宿食病脉证治》）

【应用】

心胸中大寒痛，呕不能饮食，腹中满，上冲皮起，出见有头足，上下痛而不可触近者，大建中汤主之。（《金匮要略心典》卷中《腹满寒疝宿食病脉证治》）

大建中汤，治内虚，里结少气，手足厥冷，小腹挛急，或腹满弦急，不能食，起即微汗阴缩，或腹中寒痛，或唇口干，精自出，或手足乍寒乍热，而烦冤酸疼，不能久立，多梦失精。（《金匮翼》卷三《虚劳统论》）

【方论】

心腹寒痛，呕不能食者，阴寒气盛，而中土无权也。上冲皮起，出见有头足，上下痛而不可触近者，阴凝成象，腹中虫物乘之而动也。是宜大建中脏之阳，以胜上逆之阴。（《金匮要略心典》卷中《腹满寒疝宿食病脉证治》）

故以蜀椒、干姜温胃下虫，人参、饴糖安中益气也。（《金匮要略心典》卷中《腹满寒疝宿食病脉证治》）

虚黄　病在中气之虚也，其症小便自利，脉息无力，神思困倦，言语轻微，或怔忡眩晕，畏寒少食，四肢不举，或大便不实，小便如膏。得之内伤劳役，饥饱失时，中气大伤，脾不化血，而脾土之色自见于外。《金匮》云：男子痿黄，小便自利，当与虚劳小建中汤。又《略例》云：内伤劳役，饮食失节，中州变寒之病而生黄者，非伤寒坏症，而只用建中、理中、大建中足矣。不必用茵陈也。（《金匮翼》卷四《疸症》）

小半夏汤

【组成】

半夏一升　生姜半升

上二味，以水七升，煮取一升半，分温再服。（《金匮要略心典》卷中

《痰饮咳嗽病脉证并治》）

【应用】

呕家本渴，渴者为欲解，今反不渴，心下有支饮故也，小半夏汤方主之。（《金匮要略心典》卷中《痰饮咳嗽病脉证并治》）

黄瘅病，小便色不变，欲自利，腹满而喘，不可除热，热除必哕。哕者，小半夏汤主之。（《金匮要略心典》卷下《黄瘅病脉证并治》）

诸呕吐，谷不得下者，小半夏汤主之。（《金匮要略心典》卷下《呕吐哕下利病脉证治》）

【鉴别】

病六七日，脉浮不去，恶风寒不除，其邪犹在表也。医反二三下之，胃气重伤，邪气入里。则不能食而胁下满痛，且面目及身黄，颈项强，小便难。所以然者，其人脉迟弱而不数，手足温而不热，为太阴本自有湿，而热又入之，相得不解，交蒸互郁，而面目身体悉黄矣。颈项强者，湿痹于上也；胁下满痛者，湿聚于中也；小便难者，湿不下走也，皆与热相得之故也。医以其胁下满痛。与柴胡汤以解其邪。后必下重者，邪外解而湿下行，将欲作利也，设热湿并除，则汗液俱通而愈矣，何至下重哉，本渴而饮水呕者，《金匮》所谓先渴却呕者，为水停心下，此属饮家也。饮在心下，则食谷必哕，所谓诸呕吐，谷不得下者，小半夏汤主之是也，岂小柴胡所能治哉！（《伤寒贯珠集》卷二《太阳篇下·太阳救逆法》）

【方论】

此为饮多而呕者言。渴者饮从呕去，故欲解，若不渴，则知其支饮仍在，而呕亦未止。（《金匮要略心典》卷中《痰饮咳嗽病脉证并治》）

便清自利，内无热征，则腹满非里实，喘非气盛矣。虽有瘅热，亦不可以寒药攻之。热气虽除，阳气则伤，必发为哕。哕，呃逆也。魏氏谓胃阳为寒药所坠，欲升而不能者是也。（《金匮要略心典》卷下《黄瘅病脉证并治》）

呕吐谷不得下者，胃中有饮，随气上逆，而阻其谷入之路也。故以半夏消饮，生姜降逆，逆止饮消，谷斯下矣。（《金匮要略心典》卷下《呕吐哕下利病脉证治》）

半夏味辛性燥，辛可散结，燥能蠲饮，生姜制半夏之悍，且以散逆止呕也。（《金匮要略心典》卷中《痰饮咳嗽病脉证并治》）

小半夏温胃止哕，哕止然后温理中脏，使气盛而行健，则喘满除，黄病

去，非小半夏能治瘅也。（《金匮要略心典》卷下《黄瘅病脉证并治》）

【仲景原文】

◈ **小半夏汤方**

半夏一升　生姜半斤

上二味，以水七升，煮取一升半，分温再服。

◇呕家本渴，渴者为欲解，今反不渴，心下有支饮故也，小半夏汤主之。（《金匮要略·痰饮咳嗽病脉证并治》）

◇黄疸病，小便色不变，欲自利，腹满而喘，不可除热，热除必哕，哕者，小半夏汤主之。（《金匮要略·黄疸病脉证并治》）

◇诸呕吐，谷不得下者，小半夏汤主之。（《金匮要略·呕吐哕下利病脉证治》）

小半夏加茯苓汤

【组成】

半夏一升　生姜半斤　茯苓四两

上三味，以水七升，煮取一升五合，分温再服。（《金匮要略心典》卷中《痰饮咳嗽病脉证并治》）

【应用】

先渴后呕，为水停心下，此属饮家，小半夏加茯苓汤主之。（《金匮要略心典》卷中《痰饮咳嗽病脉证并治》）

卒呕吐，心下痞，膈间有水，眩悸者，小半夏加茯苓汤主之。（《金匮要略心典》卷中《痰饮咳嗽病脉证并治》）

【方论】

先渴后呕者，本无呕病，因渴饮水，水多不下而反上逆也，故曰此属饮家。（《金匮要略心典》卷中《痰饮咳嗽病脉证并治》）

饮气逆于胃则呕吐，滞于气则心下痞，凌于心则悸，蔽于阳则眩。（《金匮要略心典》卷中《痰饮咳嗽病脉证并治》）

半夏、生姜止呕降逆，加茯苓祛其水也。（《金匮要略心典》卷中《痰饮咳嗽病脉证并治》）

小半夏止呕降逆，加茯苓去其停水。盖始虽渴而终为饮，但当治饮，而不必治其渴也。（《金匮要略心典》卷中《痰饮咳嗽病脉证并治》）

小半夏茯苓汤

《金匮》云：呕家用半夏以去其水，水去呕止。

东垣云：辛药生姜之类治呕吐，但治上焦气壅表实之病。若胃虚谷气不行，胸中痞塞而呕吐者，惟宜益胃，推扬谷气而已。故服小半夏汤不愈者，服大半夏汤立愈，此仲景心法也。(《金匮翼》卷七《喘统论》)

【仲景原文】

◈ 小半夏加茯苓汤方

半夏一升　生姜半斤　茯苓三两

上三味，以水七升，煮取一升五合，分温再服。

◇卒呕吐，心下痞，膈间有水，眩悸者，小半夏加茯苓汤主之。(《金匮要略·痰饮咳嗽病脉证并治》)

◇先渴后呕，为水停心下，此属饮家，小半夏加茯苓汤主之。(《金匮要略·痰饮咳嗽病脉证并治》)

| 己椒苈黄丸 |

【组成】

防己　椒目　葶苈　大黄各一两

上四味，末之，蜜丸如梧子大，先食饮服一丸，日三服，稍增，口中有津液。渴者，加芒硝半两。(《金匮要略心典》卷中《痰饮咳嗽病脉证并治》)

【应用】

腹满，口舌干燥，此肠间有水气，己椒苈黄丸主之。(《金匮要略心典》卷中《痰饮咳嗽病脉证并治》)

【方论】

水既聚于下，则无复润于上，是以肠间有水气而口舌反干燥也。后虽有水饮之入，只足以益下趋之势，口燥不除而腹满益甚矣。(《金匮要略心典》卷中《痰饮咳嗽病脉证并治》)

防己疗水湿，利大小便，椒目治腹满，去十二种水气，葶苈、大黄泄以去其闭也。渴者知胃热甚，故加芒硝。经云：热淫于内，治以咸寒也。(《金匮要略心典》卷中《痰饮咳嗽病脉证并治》)

旋覆代赭汤

【组成】

旋覆花三两　人参二两　炙甘草三两　生姜五两切　半夏半升洗　代赭石一两　大枣十二枚擘

上七味，以水一斗，煮取六升，去滓，再煎取三升，温服一升，日三服。(《伤寒贯珠集》卷一《太阳篇上·太阳斡旋法》)

【应用】

伤寒发汗，若吐若下，解后，心下痞硬，噫气不除者，旋覆代赭石汤主之。(《伤寒贯珠集》卷一《太阳篇上·太阳斡旋法》)

【方论】

伤寒发汗，或吐或下，邪气则解，而心下痞硬，噫气不除者，胃气弱而未和，痰气动而上逆也。(《伤寒贯珠集》卷一《太阳篇上·太阳斡旋法》)

旋覆花咸温，行水下气，代赭石味苦质重，能坠痰降气，半夏、生姜、辛温，人参、大枣、甘草甘温，合而用之，所以和胃气而止虚逆也。(《伤寒贯珠集》卷一《太阳篇上·太阳斡旋法》)

【仲景原文】

◈ 旋覆代赭汤

旋覆花三两　人参二两　生姜五两　代赭石一两　甘草三两炙　半夏半升洗　大枣十二枚擘

上七味，以水一斗，煮取六升，去滓，再煎取三升，温服一升，日三服。

◇伤寒发汗，若吐，若下，解后，心下痞硬，噫气不除者，旋覆代赭汤主之。(《伤寒论·辨太阳病脉证并治下》)

◇伤寒发汗，若吐若下，解后，心下痞硬，噫气不除者，属旋覆代赭汤。(《伤寒论·辨发汗吐下后病脉证并治》)

厚朴生姜半夏甘草人参汤

【组成】

生姜半斤切　半夏半升洗　甘草二两炙　人参一两　厚朴半斤去皮，炙

上五味，以水一斗，煮取三升，去滓，温服一升，日三服。(《伤寒贯

珠集》卷一《太阳篇上·太阳斡旋法》)

【应用】

发汗后，腹胀满者，厚朴生姜甘草半夏人参汤主之。(《伤寒贯珠集》卷一《太阳篇上·太阳斡旋法》)

【方论】

发汗后，表邪虽解而腹胀满者，汗多伤阳，气窒不行也。是不可以徒补，补之则气愈窒，亦不可以径攻，攻之则阳益伤。(《伤寒贯珠集》卷一《太阳篇上·太阳斡旋法》)

故以人参、甘草、生姜助阳气，厚朴、半夏行滞气，乃补泄兼行之法也。(《伤寒贯珠集》卷一《太阳篇上·太阳斡旋法》)

【仲景原文】

◇厚朴生姜半夏甘草人参汤。

厚朴半斤炙，去皮　生姜半斤切　半夏半升洗　甘草二两　人参一两

上五味，以水一斗，煮取三升，去滓，温服一升，日三服。

◇发汗后，腹胀满者，厚朴生姜半夏甘草人参汤主之。(《伤寒论·辨太阳病脉证并治中》)

◇发汗后，腹胀满者，属厚朴生姜半夏甘草人参汤。(《伤寒论·辨发汗后病脉证并治》)

甘草干姜汤

【组成】

甘草四两炙　干姜二两炮

上㕮咀，以水三升，煮取一升五合，去滓，分温再服。(《金匮要略心典》卷上《肺痿肺痈咳嗽上气病脉证治》)

甘草四两炙　干姜二两

上㕮咀，以水三升，煮一升五合，去滓，分温再服。(《伤寒贯珠集》卷一《太阳篇上·太阳斡旋法》)

【应用】

肺痿吐涎沫而不咳者，其人不渴，必遗尿，小便数，所以然者，以上虚不能制下故也。此为肺中冷，必眩，多涎唾，甘草干姜汤以温之。若服汤已

渴者，属消渴。（《金匮要略心典》卷上《肺痿肺痈咳嗽上气病脉证治》）

伤寒脉浮，自汗出，小便数，心烦，微恶寒，脚挛急，反与桂枝汤，欲攻其表，此误也，得之便厥，咽中干，烦躁吐逆者，作甘草干姜汤与之，以复其阳。（《伤寒贯珠集》卷一《太阳篇上·太阳斡旋法》）

问曰：证象阳旦，按法治之而增剧，厥逆咽中干，两胫拘急而谵语，师言夜半手足当温，两脚当伸，后如师言，何以知之？答曰：寸口脉浮而大，浮则为风，大则为虚，风则生微热，虚则两胫挛。病证象桂枝，因加附子参其间，增桂令汗出，附子温经，亡阳故也。厥逆咽中干，烦躁，阳明内结，谵语烦乱，更饮甘草干姜汤，夜半阳气还，两足当热。胫尚微拘急，重与芍药甘草汤，尔乃胫伸。以承气汤微溏则止其谵语，故知病可愈。（《伤寒贯珠集》卷一《太阳篇上·太阳斡旋法》）

【鉴别】

伤寒脉浮，自汗出，小便数，心烦，微恶寒，脚挛急，反与桂枝汤，欲攻其表，此误也，得之便厥，咽中干，烦躁吐逆者，作甘草干姜汤与之，以复其阳。若厥愈足温者，更作芍药甘草汤与之，其脚即伸。（《伤寒贯珠集》卷一《太阳篇上·太阳斡旋法》）

伤寒脉浮，自汗出，小便数，心烦，微恶寒，脚挛急，反与桂枝汤，欲攻其表，此误也，得之便厥，咽中干，烦躁吐逆者，作甘草干姜汤与之，以复其阳……若胃气不和，谵语者，少与调胃承气汤，若重发汗，复加烧针者，四逆汤主之。（《伤寒贯珠集》卷一《太阳篇上·太阳斡旋法》）

【方论】

此举肺痿之属虚冷者，以见病变之不同。盖肺为娇脏，热则气烁，故不用而痿；冷则气沮，故亦不用而痿也。遗尿、小便数者，肺金不用而气化无权，斯膀胱无制而津液不藏也。头眩、多涎唾者，经云上虚则眩，又云上焦有寒，其口多涎也。甘草、干姜，甘辛合用，为温肺复气之剂。服后病不去而加渴者，则属消渴，盖小便数而渴者为消，不渴者，非下虚即肺冷也。（《金匮要略心典》卷上《肺痿肺痈咳嗽上气病脉证治》）

脉浮，自汗出，微恶寒者，虽伤于寒而表不实，乃桂枝汤证也，然小便数，心烦，脚挛急，则阴虚而里热矣。是当以甘辛攻表，而以甘寒顾里，乃反与桂枝汤，治表而遗里，宜其得之而便厥也，咽中干，烦躁吐逆。皆阴虚阳逆之象，设非以温药徒攻其表，何至此哉，夫既阴虚于下，而又阳逆于上，则必先复阳气而后复阴气，故作甘草干姜汤甘辛复阳之剂，阳复则厥愈而足温矣。（《伤寒贯珠集》卷一《太阳篇上·太阳斡旋法》）

此即前条之意，而设为问答，以明所以增剧，及所以病愈之故，然中间语意，殊无伦次，此岂后人之文耶。昔人读《考工记》谓不类于周官，余于此条亦云。成氏云：阳旦，桂枝汤别名。(《伤寒贯珠集》卷一《太阳篇上·太阳斡旋法》)

【禁忌】

伤寒脉浮，自汗出，小便数，心烦，微恶寒，脚挛急，反与桂枝汤，欲攻其表，此误也，得之便厥，咽中干，烦躁吐逆者，作甘草干姜汤与之，以复其阳。(《伤寒贯珠集》卷一《太阳篇上·太阳斡旋法》)

【仲景原文】

◈ **甘草干姜汤**

甘草四两炙　干姜二两

上二味，以水三升，煮取一升五合，去滓，分温再服。

◇伤寒脉浮，自汗出，小便数，心烦，微恶寒，脚挛急，反与桂枝，欲攻其表，此误也，得之便厥，咽中干，烦躁吐逆者，作甘草干姜汤与之，以复其阳，若厥愈，足温者，更作芍药甘草汤与之，其脚即伸，若胃气不和，谵语者，少与调胃承气汤，若重发汗，复加烧针者，四逆汤主之。(《伤寒论·辨太阳病脉证并治上》)

◇问曰，证象阳旦，按法治之而增剧，厥逆，咽中干，两胫拘急而谵语，师曰，言夜半手足当温，两脚当伸，后如师言，何以知此，答曰，寸口脉浮而大，浮为风，大为虚，风则生微热，虚则两胫挛，病形象桂枝，因加附子参其间，增桂令汗出，附子温经亡阳故也，厥逆咽中干，烦躁，阳明内结，谵语烦乱，更饮甘草干姜汤，夜半阳气还，两足当热，胫尚微拘急，重与芍药甘草汤，尔乃胫伸，以承气汤微溏，则止其谵语，故知病可愈。(《伤寒论·辨太阳病脉证并治上》)

◇伤寒脉浮自汗出，小便数，心烦，微恶寒，脚挛急，反与桂枝，欲攻其表，此误也，得之便厥，咽中干，烦躁吐逆者，作甘草干姜汤与之，以复其阳，若厥愈足温者，更作芍药甘草汤与之，其脚即伸，若胃气不和，谵语者，少与调胃承气汤，若重发汗，复加烧针者，与四逆汤。(《伤寒论·辨发汗后病脉证并治》)

◇肺痿吐涎沫而不咳者，其人不渴，必遗尿，小便数。所以然者，以上虚不能制下故也。此为肺中冷，必眩，多涎唾，甘草干姜汤以温之。若服汤已渴者，属消渴。(《金匮要略·肺痿肺痈咳嗽上气病脉证治》)

| 理中丸 / 人参汤 |

【组成】

人参三两　甘草三两　白术三两　干姜三两

上四味，捣筛为末，蜜和丸，如鸡黄大，以沸汤数合，和一丸，碎研，温服之，日三，夜二服，腹中未热，益至三四丸。然不及汤，汤法，以四物根据两数切，用水八升，煮取三升，去滓，温服一升，日三服。(《伤寒贯珠集》卷二《太阳篇下·太阳类病法》)

人参　甘草　干姜　白术各三两

上四味，以水八升，煮取三升，温服一升，日三服。(《金匮要略心典》卷中《胸痹心痛短气病脉证治》)

【应用】

霍乱，头痛发热，身疼痛，热多欲饮水者，五苓散主之。寒多不用水者，理中丸主之。(《伤寒贯珠集》卷二《太阳篇下·太阳类病法》)

大病差后，喜唾，久不了了者，胃上有寒，当以丸药温之，宜理中丸。(《伤寒贯珠集》卷八《厥阴篇·厥阴诸法》)

胸痹，心中痞气，气结在胸，胸满，胁下逆抢心，枳实薤白桂枝汤主之，人参汤亦主之。(《金匮要略心典》卷中《胸痹心痛短气病脉证治》)

【加减】

加减法若脐上筑者，肾气动也，去术，加桂四两。

脐上筑者，脐上筑筑然跳动，肾气上而之脾也。脾方受气，术之甘能壅脾气，故去之，桂之辛能下肾气，故加之。

吐多者，去术，加生姜三两。

吐多者，气方上壅，甘能壅气，故去术，辛能散气，故加生姜。

下多者，还用术，悸者，加伏苓二两。

下多者，脾气不守，故须术以固之，悸者，肾水上逆，故加茯苓以导之。

渴欲得水者，加术，足前成四两半。

渴欲得水者，津液不足，白术之甘，足以生之。

腹中痛者，加人参，足前成四两半。

腹中痛者，里虚不足，人参之甘，足以补之。

寒者，加干姜，足前成四两半。

寒者，腹中气寒也，干姜之辛，足以温之。

腹满者，去术，加附子一枚，服汤后，如食顷，饮热粥一升许，微自温，勿发揭衣被。

腹满者，气滞不行也，气得甘则壅，得辛则行，故去术加附子。

吐利止，而身痛不休者，当消息，和解其外，宜桂枝汤小和之。（《伤寒贯珠集》卷二《太阳篇下·太阳类病法》）

【方论】

霍乱该吐下而言，头痛发热，身疼痛，则霍乱之表证也，而有热多寒多之分，以中焦为阴阳之交，故或从阳而多热，或从阴而多寒也，热多则渴欲饮水，故与五苓散去水而泄热。寒多则不能胜水而不欲饮，故与理中丸燠土以胜水。（《伤寒贯珠集》卷二《太阳篇下·太阳类病法》）

大病差后，胃阴虚者，津液不生，则口干欲饮，胃阳弱者，津液不摄，则口不渴而喜唾，至久之而尚不了了，则必以补益其虚，以温益其阳矣。曰胃上有寒者，非必有客气也。虚则自生寒耳。理中丸，补虚温中之良剂，不用汤者，不欲以水气资吐也。（《伤寒贯珠集》卷八《厥阴篇·厥阴诸法》）

心中痞气，气痹而成痞也。胁下逆抢心，气逆不降，将为中之害也。是宜急通其痞结之气，否则速复其不振之阳。盖去邪之实，即以安正；养阳之虚，即以逐阴。是在审其病之久暂，与气之虚实而决之。（《金匮要略心典》卷中《胸痹心痛短气病脉证治》）

阳虚失血者，脾胃气虚，不能固护阴气也。《仁斋直指》云：血遇热则宣流，故止血多用凉剂。然亦有气虚挟寒，阴阳不相为守。荣气虚散，血亦错行，所谓阳虚阴必走是耳。外证必有虚冷之状。其血色必黯黑而不鲜，法当温中，使血自归经络。可用理中汤加南木香，或甘草干姜汤，其效甚着。曹氏云：吐血须煎干姜甘草汤与服，或四物理中汤亦可。若服生地黄、竹茹、藕汁，去生便远。

《三因》云：理中汤能止伤胃吐血，以其最理中脘，分利阴阳，安定血脉也。

按：《经》云：荣气出于中焦，是以脾胃为统血之司，而甘温气味，有固血之用也。世医畏其能动血，虽遇当用而不敢用者多矣。厥疾不瘳，谁之过欤。或有仿《千金》例于伏龙肝、甘草、干姜、白术之中，加阿胶之润，黄芩之苦，以折炎上之势，而复既脱之阴，亦《内经》甚者从之之意也。（《金匮翼》卷二《血症·阳虚失血》）

虚黄　病在中气之虚也，其症小便自利，脉息无力，神思困倦，言语轻微，或怔忡眩晕，畏寒少食，四肢不举，或大便不实，小便如膏。得之内伤劳役，饥饱失时，中气大伤，脾不化血，而脾土之色自见于外。《金匮》

云：男子痿黄，小便自利，当与虚劳小建中汤。又《略例》云：内伤劳役，饮食失节，中州变寒之病而生黄者，非伤寒坏症，而只用建中、理中、大建中足矣。不必用茵陈也。(《金匮翼》卷四《疸症》)

【仲景原文】

◈ **理中丸**

人参　干姜　甘草炙　白术各三两

上四味，捣筛，蜜合为丸，如鸡子黄大，以沸汤数合，和一丸，研碎，温服之，日三四、夜二服，腹中未热，益至三四丸，然不及汤。汤法：以四物依两数切，用水八升，煮取三升，去滓，温服一升，日三服。若脐上筑者，肾气动也，去术加桂四两；吐多者，去术加生姜三两；下多者还用术；悸者，加茯苓二两；渴欲得水者，加术，足前成四两半；腹中痛者，加人参，足前成四两半；寒者，加干姜，足前成四两半；腹满者，去术，加附子一枚。服汤后，如食顷，饮热粥一升许，微自温，勿发揭衣被。

◇霍乱，头痛发热，身疼痛，热多欲饮水者，五苓散主之，寒多不用水者，理中丸主之。(《伤寒论·辨霍乱病脉证并治》)

◇大病差后，喜唾，久不了了，胸上有寒，当以丸药温之，宜理中丸。(《伤寒论·辨阴阳易差后劳复病脉证并治》)

| 吴茱萸汤 |

【组成】

吴茱萸一升　人参三两　生姜六两　大枣十二枚

上四味，以水五升，煮取三升，温服七合，日一服。(《金匮要略心典》卷下《呕吐哕下利病脉证治》)

吴茱萸一斤洗　人参三两　生姜六两切　大枣十二枚擘

上四味，以水七升，煮取二升，去滓，温服七合，日三服。(《伤寒贯珠集》卷三《阳明篇上·阳明正治法》)

【应用】

干呕吐涎沫，头痛者，吴茱萸汤主之。(《伤寒贯珠集》卷八《厥阴篇·厥阴诸法》)

少阴病，吐利，手足厥冷，烦躁欲死者，吴茱萸汤主之。(《伤寒贯珠集》卷七《少阴篇·少阴诸法》)

呕而胸满者，吴茱萸汤主之。(《金匮要略心典》卷下《呕吐哕下利病

脉证治》)

干呕吐涎沫，头痛者，吴茱萸汤主之。(《金匮要略心典》卷下《呕吐哕下利病脉证治》)

食谷欲呕者，属阳明也，吴茱萸汤主之。得汤反剧者，属上焦也。(《伤寒贯珠集》卷三《阳明篇上·阳明正治法》)

【鉴别】

此寒中少阴，而复上攻阳明之证。吐利厥冷，烦躁欲死者，阴邪盛极而阳气不胜也。故以吴茱萸温里散寒为主，而既吐且利，中气必伤，故以人参、大枣，益虚安中为辅也。然后条云，少阴病，吐利烦躁，四逆者死，此复以吴茱萸汤主之者，彼为阴极而阳欲绝，此为阴盛而阳来争也，病证则同，而辨之于争与绝之间，盖亦微矣。或云先厥冷而后烦躁者，阳欲复而来争也，先烦躁而四逆者，阳不胜而欲绝也，亦通。郭白云云：四逆而烦躁者，不问其余证，先宜服吴茱萸汤，四逆而不烦躁者，先宜服四逆汤，四逆下利脉不出者，先宜服通脉四逆汤，此三者，治少阴之大法也。(《伤寒贯珠集》卷七《少阴篇·少阴诸法》)

【方论】

胸中，阳也。呕而胸满，阳不治而阴乘之也。(《金匮要略心典》卷下《呕吐哕下利病脉证治》)

干呕吐涎沫，上焦有寒也。头者诸阳之会，为阴寒之邪上逆而痛，故亦宜茱萸汤，以散阴气而益阳气(《金匮要略心典》卷下《呕吐哕下利病脉证治》)

食谷欲呕，有中焦与上焦之别。盖中焦多虚寒，而上焦多火逆也。阳明中虚，客寒乘之，食谷则呕，故宜吴茱萸汤，以益虚而温胃。若得汤反剧，则仍是上焦火逆之病，宜清降而不宜温养者矣。仲景于疑似之间，细心推测如此。(《伤寒贯珠集》卷三《阳明篇上·阳明正治法》)

干呕吐涎沫者，厥阴寒邪上攻阳明也。头痛者，厥阴之脉上出额，与督脉会于巅，寒气随经上入于头，故痛也。然头者诸阳之会，以阴邪而得干之，其阳不振甚矣。故以吴茱萸辛热，入厥阴散寒邪为君，生姜辛温，和胃止呕吐为臣，人参、大枣甘温，助正气养阳气为佐也。(《伤寒贯珠集》卷八《厥阴篇·厥阴诸法》)

故以吴茱萸散阴降逆，人参、姜、枣补中益阳气。(《金匮要略心典》卷下《呕吐哕下利病脉证治》)

《仁斋直指》云：呕吐出于胃气之不和，人所共知也。然有胃寒，有胃热，有痰水，有宿食，有脓血，有气攻，又有所谓风邪干胃。凡是数者，可不究其所自来哉。寒而呕吐，则喜热恶寒，四肢凄清，法当以刚壮温之。热而呕吐，则喜冷恶热，烦躁中干，法当以清凉解之。

痰水症者，吐沫怔忡，先渴后呕，与之消痰逐水辈。宿食症者，胸腹胀满，醋闷吞酸，与之消食去积辈。腥气燥气，熏炙恶心，此脓血之聚，经所谓呕家有痈脓，不须治，脓尽自愈是也。七情内郁，关格不平，此气攻之症，经所谓诸郁干胃则呕吐是也。若夫风邪入胃，人多不审，率用参、术助之，拦住寒邪，于此犹关利害。其或恶闻食臭，汤水不下，粥药不纳，此则反胃之垂绝者也。辨之不早，其何以为对治乎。虽然，足阳明之经，胃之络脉也，阳明之气，下行则顺，今逆而上行，谨不可泄，固也。然呕吐者，每每大便秘结，上下壅遏，气不流行，盍思所以区画而利导之。他如汗后水药不入口者，遂呕而脉弱，小便复利，身微热而手足厥者，虚寒之极也。识者忧焉。

洁古论吐，以气、积、寒，分属上、中、下三焦。大旨原从启元子食不得入，是有火，食入反出，是无火来。至中焦吐，则独以积字该之。夫中焦气交之分，主营运上下，和调阴阳，其病有虚有实，有寒有热，其治亦不拘一法，岂区区毒药去积，槟榔、木香和气所能尽其事哉。东垣论吐，以呕、吐、哕，分太阳、阳明、少阳，以其经气血多少而为声物有无之别，未见着实。

刚壮之剂，吴茱萸汤。治冷涎呕吐。（《金匮翼》卷七《呕吐统论》）

【仲景原文】

◈ 吴茱萸汤

吴茱萸一升洗　人参三两　生姜六两切　大枣十二枚擘

上四味，以水七升，煮取二升，去滓，温服七合，日三服。

◇食谷欲呕，属阳明也，吴茱萸汤主之，得汤反剧者，属上焦也。（《伤寒论·辨阳明病脉证并治》）

◇少阴病，吐利，手足逆冷，烦躁欲死者，吴茱萸汤主之。（《伤寒论·辨少阴病脉证并治》）

◇干呕，吐涎沫，头痛者，吴茱萸汤主之。（《伤寒论·辨厥阴病脉证并治》）

◇呕而胸满者，吴茱萸汤主之。（《金匮要略·呕吐哕下利病脉证治》）

◇干呕吐涎沫，头痛者，吴茱萸汤主之。（《金匮要略·呕吐哕下利病脉证治》）

侯氏黑散

【组成】

菊花四十分　白术　防风各十分　桔梗八分　黄芩五分　细辛　干姜　人参　茯苓　当归　川芎　牡蛎　矾石　桂枝各三分

上十四味，杵为散，酒服方寸匕，日一服，初服二十日，温酒调服，禁一切鱼肉大蒜，常宜冷食。(《金匮要略心典》卷上《中风历节病脉证并治》)

【应用】

治大风四肢烦重，心中恶寒不足者。(《金匮要略心典》卷上《中风历节病脉证并治》)

【方论】

此方亦孙奇等所附，而去风除热补虚下痰之法具备。以为中风之病，莫不由是数者所致云尔。学者得其意，毋泥其迹可也。(《金匮要略心典》卷上《中风历节病脉证并治》)

【禁忌】

六十日止，即药积腹中不下也，热食即下矣，冷食自能助药力。(《金匮要略心典》卷上《中风历节病脉证并治》)

茯苓杏仁甘草汤

【组成】

茯苓三两　杏仁五十个　甘草一两

上三味，以水一斗，煮取五升，温服一升，日三服，不差，更服。(《金匮要略心典》卷中《胸痹心痛短气病脉证治》)

【应用】

胸痹，胸中气塞，短气，茯苓杏仁甘草汤主之。(《金匮要略心典》卷中《胸痹心痛短气病脉证治》)

【鉴别】

胸痹，胸中气塞，短气，茯苓杏仁甘草汤主之，橘枳生姜汤亦主之。

此亦气闭气逆之证，视前条为稍缓矣。二方皆下气散结之剂，而有甘淡苦辛之异，亦在酌其强弱而用之。（《金匮要略心典》卷中《胸痹心痛短气病脉证治》）

【方论】

胸痹，胸中气塞，短气，茯苓杏仁甘草汤主之。（《金匮要略心典》卷中《胸痹心痛短气病脉证治》）

|橘枳姜汤|

【组成】

橘皮一斤　枳实三两　生姜半斤

上三味，以水五升，煮取二升，分温再服。（《金匮要略心典》卷中《胸痹心痛短气病脉证治》）

【应用】

胸痹，胸中气塞，短气，茯苓杏仁甘草汤主之，橘枳生姜汤亦主之。（《金匮要略心典》卷中《胸痹心痛短气病脉证治》）

【鉴别】

胸痹，胸中气塞，短气，茯苓杏仁甘草汤主之，橘枳生姜汤亦主之。

此亦气闭气逆之证，视前条为稍缓矣。二方皆下气散结之剂，而有甘淡苦辛之异，亦在酌其强弱而用之。（《金匮要略心典》卷中《胸痹心痛短气病脉证治》）

|桂枝生姜枳实汤|

【组成】

桂枝　生姜各三两　枳实五两

上三味，以水六升，煮取三升，分温三服。（《金匮要略心典》卷中《胸痹心痛短气病脉证治》）

【应用】

心中痞，诸逆，心悬痛，桂枝生姜枳实汤主之。（《金匮要略心典》卷中《胸痹心痛短气病脉证治》）

【方论】

诸逆，该痰饮、客气而言。心悬痛，谓如悬物动摇而痛，逆气使然也。(《金匮要略心典》卷中《胸痹心痛短气病脉证治》)

桂枝、枳实、生姜，辛以散逆，苦以泄痞，温以祛寒也。(《金匮要略心典》卷中《胸痹心痛短气病脉证治》)

甘草干姜茯苓白术汤

【组成】

甘草　白术各二两　干姜　茯苓各四两

上四味，以水五升，煮取三升，分温三服，腰中即温。(《金匮要略心典》卷中《五脏风寒积聚病脉证并治》)

【应用】

肾着之病，其人身体重，腰中冷，如坐水中，形如水状，反不渴，小便自利，饮食如故，病属下焦。身劳汗出，衣里冷湿，久久得之，腰以下冷痛，腹重如带五千钱，甘姜苓术汤主之。(《金匮要略心典》卷中《五脏风寒积聚病脉证并治》)

【方论】

肾受冷湿，着而不去，则为肾着，身重，腰中冷，如坐水中，腰下冷痛，腹重如带五千钱，皆冷湿着肾，而阳气不化之征也。不渴，上无热也，小便自利，寒在下也，饮食如故，胃无病也，故曰病属下焦。身劳汗出，衣里冷湿，久久得之，盖所谓清湿袭虚，病起于下者也，然其病不在肾之中脏，而在肾之外腑。故其治法，不在温肾以散寒，而在燠土以胜水。甘、姜、苓、术，辛温甘淡，本非肾药，名肾着者，原其病也。(《金匮要略心典》卷中《五脏风寒积聚病脉证并治》)

苓桂术甘汤

【组成】

茯苓　桂枝　白术各三两　甘草二两

上四味，以水六升，煮取三升，分温三服。小便则利。(《金匮要略心典》卷中《痰饮咳嗽病脉证并治》)

【应用】

病痰饮者，当以温药和之。心下有痰饮，胸胁支满，目眩，苓桂术甘汤主之。（《金匮要略心典》卷中《痰饮咳嗽病脉证并治》）

夫短气有微饮，当从小便去之，苓桂术甘汤主之，肾气丸亦主之。（《金匮要略心典》卷中《痰饮咳嗽病脉证并治》）

【方论】

痰饮、阴邪也，为有形，以形碍虚则满，以阴冒阳则眩。苓桂术甘温中去湿，治痰饮之良剂，是即所谓温药也。盖痰饮为结邪，温则易散，内属脾胃，温则能运耳。（《金匮要略心典》卷中《痰饮咳嗽病脉证并治》）

气为饮抑则短，欲引其气，必蠲其饮。饮，水类也。治水必自小便去之，苓桂术甘益土气以行水，肾气丸养阳气以化阴，虽所主不同，而利小便则一也。（《金匮要略心典》卷中《痰饮咳嗽病脉证并治》）

【仲景原文】

◇伤寒，若吐、若下后，心下逆满、气上冲胸，起则头眩，脉沉紧，发汗则动经，身为振振摇者，茯苓桂枝白术甘草汤主之。（《伤寒论·辨太阳病脉证并治中》）

◇心下有痰饮，胸胁支满，目眩，苓桂术甘汤主之。（《金匮要略·痰饮咳嗽病脉证并治》）

◇夫短气有微饮，当从小便去之，苓桂术甘汤主之方见上。肾气丸亦主之。（《金匮要略·痰饮咳嗽病脉证并治》）

甘遂半夏汤

【组成】

甘遂大者三枚　半夏十二枚以水一升，煮取半升，去滓　芍药五枚　甘草如指大一枚炙

上四味，以水二升，煮取半升，去滓，以蜜半升和药汁，煎取八合，顿服之。（《金匮要略心典》卷中《痰饮咳嗽病脉证并治》）

【应用】

病者脉伏，其人欲自利，利反快，虽利，心下续坚满，此为留饮欲去故也，甘遂半夏汤主之。（《金匮要略心典》卷中《痰饮咳嗽病脉证并治》）

【方论】

脉伏者，有留饮也。其人欲自利，利反快者，所留之饮从利而减也，虽利、心下续坚满者，未尽之饮，复注心下也。然虽未尽而有欲去之势，故以甘遂、半夏因其势而导之。甘草与甘遂相反，而同用之者，盖欲其一战而留饮尽去，因相激而相成也。芍药、白蜜不特安中，抑缓药毒耳。（《金匮要略心典》卷中《痰饮咳嗽病脉证并治》）

泽泻汤

【组成】

泽泻五两　白术二两

上二味，以水二升，煮取一升，分温再服。（《金匮要略心典》卷中《痰饮咳嗽病脉证并治》）

【应用】

心下有支饮，其人苦冒眩，泽泻汤主之。（《金匮要略心典》卷中《痰饮咳嗽病脉证并治》）

【方论】

水饮之邪，上乘清阳之位，则为冒眩。冒者，昏冒而神不清，如有物冒蔽之也，眩者，目眩转而乍见玄黑也。泽泻泻水气，白术补土气以胜水也。高鼓峰云：心下有水饮，格其心火不能下行，而但上冲头目也。亦通。（《金匮要略心典》卷中《痰饮咳嗽病脉证并治》）

茯苓戎盐汤

【组成】

茯苓半斤　白术二两　戎盐弹丸大一枚

上三味，先将茯苓、白术煎成，入戎盐再煎，分温三服。（《金匮要略心典》卷中《消渴小便不利淋病脉证治》）

【应用】

小便不利，蒲灰散主之，滑石白鱼散、茯苓戎盐汤并主之。（《金匮要略心典》卷中《消渴小便不利淋病脉证治》）

【方论】

《纲目》：戎盐即青盐，咸寒入肾，以润下之性，而就渗利之职，为驱除阴分水湿之法也。仲景不详见证，而并出三方，以听人之随证审用，殆所谓引而不发者欤。（《金匮要略心典》卷中《消渴小便不利淋病脉证治》）

| 防己黄芪汤 |

【组成】

防己一两　甘草半两炙　白术七钱半　黄芪一两一分

上锉麻豆大，每抄五钱匕，生姜四片，大枣一枚，水盏半，煎八分，去滓，温服。（《金匮要略心典》卷上《痉湿暍病脉证治》）

【应用】

风水，脉浮身重，汗出恶风者，防己黄芪汤主之，腹痛者加芍药。（《金匮要略心典》卷中《水气病脉证并治》）

风湿，脉浮、身重，汗出恶风者，防己黄芪汤主之（《金匮要略心典》卷上《痉湿暍病脉证治》）

治风水，脉浮为在表，其人或头汗出，表无他病，病者但下重，从腰以上为和，腰以下当肿及阴，难以屈伸。方见风湿（《金匮要略心典》卷中《水气病脉证并治》）

【鉴别】

夫风湿在表，本当从汗而解，麻黄加术汤、麻黄杏仁薏苡甘草汤，其正法也。而汗出表虚者，不宜重发其汗，则有防己黄芪表行湿之法。而白术附子，则又补阳以为行者也，表虚无热者，不可遽发其阳，则有桂枝附子温经散湿之法，而甘草附子，则兼补中以为散者也。即此数方，而仲景审病之微，用法之变，盖可见矣。（《金匮要略心典》卷上《痉湿暍病脉证治》）

【方论】

此条义详痉湿篇。虽有风水、风湿之异，然而火与湿非二也。（《金匮要略心典》卷中《水气病脉证并治》）

风湿在表，法当从汗而解，乃汗不待发而自出，表尚未解而已虚，汗解之法不可守矣。故不用麻黄出之皮毛之表，而用防己驱之肌肤之里。服后如虫行皮中，及从腰下如冰，皆湿下行之征也。然非芪、术、甘草，焉能使卫阳复振，而驱湿下行哉？（《金匮要略心典》卷上《痉湿暍病脉证治》）

喘者，加麻黄半两；胃中不和者，加芍药三分；气上冲者，加桂枝三分；下有陈寒者，加细辛三分。服后当如虫行皮中，从腰下如冰，后坐被上，又以一被绕腰下，温令微汗，差。（《金匮要略心典》卷上《痉湿暍病脉证治》）

| 桂枝去桂加茯苓白术汤 |

【组成】

桂枝三两去皮　甘草二两炙　芍药三两　生姜三两切　茯苓三两　白术三两　大枣十二枚擘

于桂枝汤内去桂枝，加茯苓、白术各三两，余根据前法煮服，小便利即愈。（《伤寒贯珠集》卷一《太阳篇上·太阳斡旋法》）

【应用】

服桂枝汤，或下之，仍头项强痛，翕翕发热，无汗，心下满微痛，小便不利者，桂枝去桂加茯苓白术汤主之。（《伤寒贯珠集》卷一《太阳篇上·太阳斡旋法》）

【方论】

翕翕发热，无汗，邪在表也，心下满微痛，饮在里也。此表间之邪，与心下之饮，相得不解，是以发之而不从表出，夺之而不从下出也。夫表邪挟饮者，不可攻表，必治其饮，而后表可解。桂枝汤去桂，加茯苓、白术，则不欲散邪于表，而但逐饮于里，饮去则不特满痛除，而表邪无附，亦自解矣。（《伤寒贯珠集》卷一《太阳篇上·太阳斡旋法》）

| 枳术汤 |

【组成】

枳实七枚　白术二两

上二味，以水五升，煮取三或，分温三服，腹中软，即当散也。（《金匮要略心典》卷中《水气病脉证并治》）

【应用】

心下坚，大如盘，边如旋盘，水饮所作，枳术汤主之。（《金匮要略心典》卷中《水气病脉证并治》）

【方论】

证与上同，曰水饮所作者，所以别于气分也。气无形，以辛甘散之，水有形，以苦泄之也。（《金匮要略心典》卷中《水气病脉证并治》）

| 柏叶汤 |

【组成】

柏叶　干姜各三两　艾三把

上三味，以水五升，取马通汁一升，合煮取一升，分温再服，《千金》加阿胶三两，亦佳。（《金匮要略心典》卷下《惊悸吐衄下血胸满瘀血病脉证治》）

【应用】

吐血不止者，柏叶汤主之。（《金匮要略心典》卷下《惊悸吐衄下血胸满瘀血病脉证治》）

【方论】

按《仁斋直指》云：血遇热则宣行，故止血多用凉药。然亦有气虚挟寒，阴阳不相为守，营气虚散，血亦错行者，此干姜、艾叶之所以用也。而血既上溢，其浮盛之势，又非温药所能御者，故以柏叶抑之使降，马通引之使下，则妄行之血顺而能下，下而能守矣。（《金匮要略心典》卷下《惊悸吐衄下血胸满瘀血病脉证治》）

| 黄土汤 |

【组成】

甘草　干地黄　白术　附子炮　阿胶　黄芩各三两　灶中黄土半斤

上七味，以水八升，煮取三升，分温二服。（《金匮要略心典》卷下《惊悸吐衄下血胸满瘀血病脉证治》）

【应用】

下血、先便后血，此远血也，黄土汤主之。（《金匮要略心典》卷下《惊悸吐衄下血胸满瘀血病脉证治》）

【方论】

下血先便后血者，由脾虚气寒失其统御之权，而血为之不守也。脾去肛门远，故曰远血。（《金匮要略心典》卷下《惊悸吐衄下血胸满瘀血病脉证治》）

黄土温燥入脾，合白术、附子以复健行之气，阿胶、生地黄、甘草，以益脱竭之血，而又虑辛温之品，转为血病之厉，故又以黄芩之苦寒，防其太过，所谓有制之师也。（《金匮要略心典》卷下《惊悸吐衄下血胸满瘀血病脉证治》）

| 大半夏汤 |

【组成】

半夏二升　人参三两　白蜜一升

上三味，以水一斗二升，和蜜扬之二百四十遍，煮药取二升半，温服一升，余分再服。（《金匮要略心典》卷下《呕吐哕下利病脉证治》）

半夏制二升　人参三两切

上每四钱，姜七片，蜜少许，熟煎服。（《金匮翼》卷七《喘统论》）

【应用】

胃反呕吐者，大半夏汤主之。（《金匮要略心典》卷下《呕吐哕下利病脉证治》）

大半夏汤，治痰症呕吐。

【方论】

胃反呕吐者，胃虚不能消谷，朝食而暮吐也。又胃脉本下行，虚则反逆也，故以半夏降逆，人参、白蜜益虚安中。东垣云：辛药生姜之类治呕吐，但治上焦气壅表实之病，若胃虚谷气不行，胸中闭塞而呕者，惟宜益胃推扬谷气而已。此大半夏汤之旨也。（《金匮要略心典》卷下《呕吐哕下利病脉证治》）

《金匮》云：呕家用半夏以去其水，水去呕止。

东垣云：辛药生姜之类治呕吐，但治上焦气壅表实之病。若胃虚谷气不行，胸中痞塞而呕吐者，惟宜益胃，推扬谷气而已。故服小半夏汤不愈者，服大半夏汤立愈，此仲景心法也。（《金匮翼》卷七《喘统论》）

茯苓泽泻汤

【组成】

茯苓半斤　泽泻四两　甘草　桂枝各二两　白术三两　生姜四两

上六味，以水一斗，煮取三升，内泽泻，再煮取二升半，温服八合，日三服。(《金匮要略心典》卷下《呕吐哕下利病脉证治》)

【应用】

胃反，吐而渴欲饮水者，茯苓泽泻汤主之。(《金匮要略心典》卷下《呕吐哕下利病脉证治》)

【方论】

猪苓散治吐后饮水者，所以崇土气，胜水气也。茯苓泽泻汤治吐未已，而渴欲饮水者，以吐未已，知邪未去，则宜桂枝、甘、姜散邪气，苓、术、泽泻消水气也。(《金匮要略心典》卷下《呕吐哕下利病脉证治》)

半夏干姜散

【组成】

半夏　干姜各等分

上二味，杵为散，取方寸匕，浆水一升半，煮取七合，顿服之。(《金匮要略心典》卷下《呕吐哕下利病脉证治》)

【应用】

干呕，吐逆，吐涎沫，半夏干姜散主之。(《金匮要略心典》卷下《呕吐哕下利病脉证治》)

【方论】

干呕、吐逆，胃中气逆也，吐涎沫者，上焦有寒，其口多涎也。与前干呕吐涎沫头痛不同，彼为厥阴阴气上逆，此是阳明寒涎逆气不下而已。(《金匮要略心典》卷下《呕吐哕下利病脉证治》)

故以半夏止逆消涎，干姜温中和胃，浆水甘酸，调中引气止呕哕也。(《金匮要略心典》卷下《呕吐哕下利病脉证治》)

| 生姜半夏汤 |

【组成】

半夏半升　生姜汁一升

上二味，以水三升，煮半夏，取二升，内生姜汁，煮取一升半，小冷，分四服，日三夜一，呕止，停后服。（《金匮要略心典》卷下《呕吐哕下利病脉证治》）

【应用】

病患胸中似喘不喘，似呕不呕，似哕不哕，彻心中愦愦然无奈者，生姜半夏汤主之。（《金匮要略心典》卷下《呕吐哕下利病脉证治》）

【方论】

寒邪搏饮，结于胸中而不得出，则气之呼吸往来，出入升降者阻矣。似喘不喘，似呕不呕，似哕不哕，皆寒饮与气，相搏互击之证也。且饮、水邪也，心，阳脏也。以水邪而逼处心脏，欲却不能，欲受不可，则彻心中愦愦然无奈也。生姜半夏汤，即小半夏汤。而生姜用汁，则降逆之力少，而散结之力多，乃正治饮气相搏，欲出不出者之良法也。（《金匮要略心典》卷下《呕吐哕下利病脉证治》）

| 橘皮汤 |

【组成】

橘皮四两　生姜半斤

上二味，以水七升，煮取三升，温服一升，下咽即愈。（《金匮要略心典》卷下《呕吐哕下利病脉证治》）

【应用】

干呕哕，若手足厥者，橘皮汤主之。（《金匮要略心典》卷下《呕吐哕下利病脉证治》）

【方论】

干呕、哕非反胃，手足厥非无阳，胃不和则气不至于四肢也。（《金匮要略心典》卷下《呕吐哕下利病脉证治》）

橘皮和胃气，生姜散逆气，气行胃和，呕哕与厥自已，未可便认阳虚而

遽投温补也。(《金匮要略心典》卷下《呕吐哕下利病脉证治》)

橘皮竹茹汤

【组成】

橘皮二斤　竹茹二升　大枣三十枚　生姜半斤　甘草五两　人参一两

上六味，以水一斗，煮取三升，温服一升，日三服。(《金匮要略心典》卷下《呕吐哕下利病脉证治》)

【应用】

哕逆者，橘皮竹茹汤主之。(《金匮要略心典》卷下《呕吐哕下利病脉证治》)

【方论】

胃虚而热乘之，则作哕逆。(《金匮要略心典》卷下《呕吐哕下利病脉证治》)

橘皮、生姜和胃散逆，竹茹除热止呕哕，人参、甘草、大枣益虚安中也。(《金匮要略心典》卷下《呕吐哕下利病脉证治》)

葶苈大枣泻肺汤

【组成】

葶苈熬令黄色，捣丸如鸡子大　大枣十二枚

上先以水三升，煮枣取二升，去枣，内葶苈，煮取一升，顿服。(《金匮要略心典》卷上《肺痿肺痈咳嗽上气病脉证治》)

【应用】

肺痈喘不得卧，葶苈大枣泻肺汤主之。(《金匮要略心典》卷上《肺痿肺痈咳嗽上气病脉证治》)

治肺痈胸满胀，一身面目浮肿，鼻塞清涕出，不闻香臭酸辛，咳逆上气，喘鸣迫塞。方见上，三日一剂，可至三四剂，先服小青龙汤一剂，乃进。(《金匮要略心典》卷上《肺痿肺痈咳嗽上气病脉证治》)

支饮不得息，葶苈大枣泻肺汤主之。(《金匮要略心典》卷中《痰饮咳嗽病脉证并治》)

【方论】

肺痈喘不得卧，肺气被迫，亦已甚矣，故须峻药顿服，以逐其邪。（《金匮要略心典》卷上《肺痿肺痈咳嗽上气病脉证治》）

按：此方原治肺痈喘不得卧，此兼面目浮，鼻塞清涕，则肺有表邪宜散，故先服小青龙一剂乃进。

又按：肺痈诸方，其于治效，各有专长，如葶苈大枣用治痈之始萌而未成者，所谓乘其未集而击之也。其苇茎汤，则因其乱而逐之者耳。桔梗汤剿抚兼行，而意在于抚，洵为王者之师，桔梗白散，则捣坚之锐师也。比而观之，审而行之，庶几各当而无误矣。（《金匮要略心典》卷上《肺痿肺痈咳嗽上气病脉证治》）

不得息，肺满而气闭也。（《金匮要略心典》卷中《痰饮咳嗽病脉证并治》）

葶苈苦寒，入肺泄气闭，加大枣甘温以和药力，亦犹皂荚丸之饮以枣膏也。（《金匮要略心典》卷上《肺痿肺痈咳嗽上气病脉证治》）

葶苈入肺，通闭泄满，用大枣者，不使伤正也。（《金匮要略心典》卷中《痰饮咳嗽病脉证并治》）

【仲景原文】

◈ 葶苈大枣泻肺汤

葶苈熬令黄色，捣丸如弹子大　大枣十二枚

上先以水三升，煮枣，取二升，去枣，内葶苈，煮取一升，顿服。

◇肺痈，胸满胀，一身面目浮肿，鼻塞清涕出，不闻香臭酸辛，咳逆上气，喘鸣迫塞，葶苈大枣泻肺汤主之。方见上，三日一剂，可至三四剂，此先服小青龙汤一剂乃进。（《金匮要略·肺痿肺痈咳嗽上气病脉证治》）

◇肺痈，喘不得卧，葶苈大枣泻肺汤主之。（《金匮要略·肺痿肺痈咳嗽上气病脉证治》）

◇支饮，不得息，葶苈大枣泻肺汤主之。（《金匮要略·痰饮咳嗽病脉证并治》）

紫参汤

【组成】

紫参半斤　甘草三两

上二味，以水五升，先煮紫参，取二升，内甘草，煮取一升半，分温三服。（《金匮要略心典》卷下《呕吐哕下利病脉证治》）

【应用】

下利肺痛，紫参汤主之。(《金匮要略心典》卷下《呕吐哕下利病脉证治》)

【方论】

赵氏曰：大肠与肺合，大抵肠中积聚，则肺气不行；肺有所积，大肠亦不固，二害互为病。大肠病而气塞于肺者痛，肺有积者亦痛，痛必通用，紫参通九窍，利大小肠，气通则痛愈，积去则利自止。喻氏曰：后人有疑此非仲景之方者，夫讵知肠胃有病，其所关全在肺气耶。程氏疑是腹痛，本草云紫参治心腹积聚，寒热邪气。(《金匮要略心典》卷下《呕吐哕下利病脉证治》)

| 诃黎勒散 |

【成分组成】

诃黎勒十枚煨

上一味，为散，粥饮和顿服。(《金匮要略心典》卷下《呕吐哕下利病脉证治》)

【应用】

气利，诃黎勒散主之。(《金匮要略心典》卷下《呕吐哕下利病脉证治》)

【方论】

诃黎勒涩肠而利气，粥饮安中益肠胃，顿服者，补下治下制以急也。(《金匮要略心典》卷下《呕吐哕下利病脉证治》)

| 干姜人参半夏丸 |

【组成】

干姜　人参各一两　半夏二两

上三味末之，以生姜汁糊为丸梧子大，饮服十丸，日三服。(《金匮要略心典》卷下《妇人妊娠病脉证治》)

【应用】

妊娠呕吐不止，干姜人参半夏丸主之。（《金匮要略心典》卷下《妇人妊娠病脉证治》）

【方论】

此益虚温胃之法，为妊娠中虚而有寒饮者设也。夫阳明之脉，顺而下行者也，有寒则逆，有热亦逆，逆则饮必从之，而妊娠之体，精凝血聚，每多蕴而成热者矣。

按：《外台》方，青竹茹、橘皮、半夏各五两，生姜、茯苓各四两，麦冬、人参各三两，为治胃热气逆呕吐之法，可补仲景之未备也。（《金匮要略心典》卷下《妇人妊娠病脉证治》）

| 白术散 |

【组成】

白术　川芎　蜀椒去汗　牡蛎各三分

上四味，杵为散，酒服一钱匕，日三服，夜一服。（《金匮要略心典》卷下《妇人妊娠病脉证治》）

【应用】

妊娠养胎，白术散主之。（《金匮要略心典》卷下《妇人妊娠病脉证治》）

【方论】

妊娠伤胎，有因湿热者，亦有因湿寒者，随人脏气之阴阳而各异也。当归散正治湿热之剂，白术散白术、牡蛎燥湿，川芎温血，蜀椒去寒，则正治湿寒之剂也。仲景并列于此，其所以诏示后人者深矣。（《金匮要略心典》卷下《妇人妊娠病脉证治》）

妇人伤胎怀身，腹满不得小便，从腰以下重，如有水状，怀身七月，太阴当养不养，此心气实，当刺写劳宫及关元，小便微利则愈。

伤胎，胎伤而病也。腹满不得小便，从腰以下重，如有水气，而实非水也。所以然者，心气实故也。心，君火也，为肺所畏，而妊娠七月，肺当养胎，心气实则肺不敢降，而胎失其养，所谓太阴当养不养也。夫肺主气化者也，肺不养胎，则胞中之气化阻，而水乃不行矣，腹满便难身重，职是故也。是不可治其肺，当刺劳宫以写心气，刺关元以行水气，使小便微利，则

心气降，心降而肺自行矣。劳宫，心之穴，关元、肾之穴。（《金匮要略心典》卷下《妇人妊娠病脉证治》）

但苦痛加芍药；心下毒痛，倍加芎䓖；心烦吐痛，不能食饮，加细辛一两，半夏大者二十枚服之，后更以醋浆水服之；若呕，以醋浆水服之；复不解者，小麦汁服之；已后渴者，大麦粥服之。病虽愈，服之勿置。（《金匮要略心典》卷下《妇人妊娠病脉证治》）

| 半夏厚朴汤 |

【组成】

半夏一升　厚朴三两　茯苓四两　生姜五两　苏叶二两

上五味，以水一斗，煮取四升，分温四服，日三夜一服。（《金匮要略心典》卷下《妇人杂病脉证并治》）

【应用】

妇人咽中如有炙脔，半夏厚朴汤主之。（《金匮要略心典》卷下《妇人杂病脉证并治》）

【方论】

此凝痰结气，阻塞咽嗌之间，《千金》所谓咽中贴贴，如有炙肉，吞不下，吐不出者是也。（《金匮要略心典》卷下《妇人杂病脉证并治》）

半夏、厚朴、生姜辛以散结，苦以降逆，茯苓佐半夏利痰气，紫苏芳香，入肺以宣其气也。（《金匮要略心典》卷下《妇人杂病脉证并治》）

| 猪苓散 |

【组成】

猪苓　茯苓　白术各等分

上三味，杵为散，饮服方寸匕，日三服。（《金匮要略心典》卷下《呕吐哕下利病脉证治》）

【应用】

呕吐而病在膈上，后思水者，解，急与之。思水者，猪苓散主之。（《金匮要略心典》卷下《呕吐哕下利病脉证治》）

【方论】

病在膈上，病膈间有痰饮也，后思水者，知饮已去，故曰欲解。即先呕却渴者，此为欲解之义。夫饮邪已去，津液暴竭，而思得水，设不得，则津亡而气亦耗，故当急与。而呕吐之余，中气未复。不能胜水，设过与之，则旧饮方去，新饮复生，故宜猪苓散以崇土而逐水也。(《金匮要略心典》卷下《呕吐哕下利病脉证治》)

第五编

桂枝甘草汤

【组成】

桂枝四两去皮　甘草二两炙

上二味，以水三升，煮取一升，去滓，顿服。(《伤寒贯珠集》卷一《太阳篇上·太阳斡旋法》)

【应用】

发汗过多，其人叉手自冒心，心下悸，欲得按者，桂枝甘草汤主之。(《伤寒贯珠集》卷一《太阳篇上·太阳斡旋法》)

【方论】

心为阳脏，而汗为心之液，发汗过多，心阳则伤。其人叉手自冒心者，里虚欲为外护也；悸、心动也；欲得按者，心中筑筑不宁，欲得按而止之也。是宜补助心阳为主，桂枝、甘草，辛甘相合，乃生阳化气之良剂也。(《伤寒贯珠集》卷一《太阳篇上·太阳斡旋法》)

发汗者，摇其精则厥逆，筋惕肉瞤，故当用四逆，被火者，动其神则惊狂，起卧不安，故当用龙蛎。其去芍药者，盖欲以甘草急复心阳，而不须酸味更益营气也，与发汗后，其人叉手自冒心，心、下悸，欲得按者，用桂枝甘草汤同意。蜀漆，即常山苗，味辛，能去胸中邪结气，此证火气内迫心胞，故须之以逐邪而安正耳。(《伤寒贯珠集》卷二《太阳篇下·太阳救逆法》)

【仲景原文】

◈ 桂枝甘草汤

桂枝四两去皮　甘草二两炙

上二味，以水三升，煮取一升，去滓，顿服。

◇发汗过多，其人叉手自冒心，心下悸，欲得按者，桂枝甘草汤主之。

（《伤寒论·辨太阳病脉证并治中》）

◇发汗过多，其人叉手自冒心，心下悸，欲得按者，属桂枝甘草汤。（《伤寒论·辨发汗后病脉证并治》）

| 桂枝甘草龙骨牡蛎汤 |

【组成】

桂枝　炙甘草各一两　牡蛎　龙骨各二两

上为末，以水五升，煮取二升半，去滓，温服八合，日三服。（《伤寒贯珠集》卷二《太阳篇下·太阳救逆法》）

【应用】

火逆下之，因烧针烦躁者，桂枝甘草龙骨牡蛎汤主之。（《伤寒贯珠集》卷二《太阳篇下·太阳救逆法》）

【方论】

火逆复下，已误复误，又加烧针，火气内迫，心阳内伤，则生烦躁。（《伤寒贯珠集》卷二《太阳篇下·太阳救逆法》）

桂枝、甘草以复心阳之气，牡蛎、龙骨以安烦乱之神。（《伤寒贯珠集》卷二《太阳篇下·太阳救逆法》）

【仲景原文】

◈ 桂枝甘草龙骨牡蛎汤

桂枝一两去皮　甘草二两炙　牡蛎二两熬　龙骨二两

上四味，以水五升，煮取二升半，去滓，温服八合，日三服。

◇火逆，下之因烧针烦躁者，桂枝甘草龙骨牡蛎汤主之。（《伤寒论·辨太阳病脉证并治中》）

◇火逆下之，因烧针烦躁者，属桂枝甘草龙骨牡蛎汤。（《伤寒论·辨发汗吐下后病脉证并治》）

| 桂枝去芍药加蜀漆牡蛎龙骨救逆汤 |

【组成】

桂枝三两　生姜三两切　蜀漆三两洗去腥　甘草二两炙　牡蛎五两熬　龙骨四两　大枣十二枚擘

上为末，以水一斗二升，先煮蜀漆减二升，纳诸药，煮取三升，去滓，温服一升。(《伤寒贯珠集》卷二《太阳篇下·太阳救逆法》)

桂枝三两去皮　甘草二两炙　龙骨四两　牡蛎五两熬　生姜三两　大枣十二枚　蜀漆三两烧去腥

上为末，以水一斗二升，先煮蜀漆，减二升，内诸药，煮取三升，去滓，温服一升。(《金匮要略心典》卷下《惊悸吐衄下血胸满瘀血病脉证治》)

【应用】

伤寒脉浮，医以火迫劫之，亡阳，必惊狂起卧不安者，桂枝去芍药加蜀漆牡蛎龙骨救逆汤主之。(《伤寒贯珠集》卷二《太阳篇下·太阳救逆法》)

火邪者，桂枝去芍药加蜀漆牡蛎龙骨救逆汤主之。(《金匮要略心典》卷下《惊悸吐衄下血胸满瘀血病脉证治》)

【方论】

阳者，心之阳，即神明也，亡阳者，火气通于心，神被火迫而不守。此与发汗亡阳者不同。(《伤寒贯珠集》卷二《太阳篇下·太阳救逆法》)

此但举火邪二字，而不详其证。按《伤寒论》云：伤寒脉浮，医以火迫劫之，亡阳，必惊狂，起卧不安。又曰：太阳病，以火熏之，不得汗，其人必躁，到经不解，必圊血，名为火邪。仲景此条殆为惊悸下血备其证欤。(《金匮要略心典》卷下《惊悸吐衄下血胸满瘀血病脉证治》)

发汗者，摇其精则厥逆，筋惕肉瞤，故当用四逆，被火者，动其神则惊狂，起卧不安，故当用龙蛎。其去芍药者，盖欲以甘草急复心阳，而不须酸味更益营气也，与发汗后，其人叉手自冒心，心下悸，欲得按者，用桂枝甘草汤同意。蜀漆，即常山苗，味辛，能去胸中邪结气，此证火气内迫心胞，故须之以逐邪而安正耳。(《伤寒贯珠集》卷二《太阳篇下·太阳救逆法》)

桂枝汤去芍药之酸，加蜀漆之辛，盖欲使火气与风邪一时并散，而无少有留滞。(《金匮要略心典》卷下《惊悸吐衄下血胸满瘀血病脉证治》)

所谓从外来者，驱而出之于外也。龙骨、牡蛎则收敛其浮越之神与气尔。(《金匮要略心典》卷下《惊悸吐衄下血胸满瘀血病脉证治》)

【仲景原文】

◈ 桂枝去芍药加蜀漆牡蛎龙骨救逆汤

桂枝三两去皮　甘草二两炙　生姜三两切　大枣十二枚擘　牡蛎五两熬　蜀漆三两洗去腥　龙骨四两

上七味，以水一斗二升，先煮蜀漆，减二升，内诸药，煮取三升，去滓，温服一升（本云桂枝汤，今去芍药，加蜀漆牡蛎龙骨）。

◇伤寒脉浮，医者以火迫劫之，亡阳，必惊狂，卧起不安者，桂枝去芍药加蜀漆牡蛎龙骨救逆汤主之。（《伤寒论·辨太阳病脉证并治中》）

◇火邪者，桂枝去芍药加蜀漆牡蛎龙骨救逆汤主之。（《金匮要略·惊悸吐衄下血胸满瘀血病脉证治》）

| 桂枝加桂汤 |

【组成】

桂枝五两　芍药　生姜各三两　甘草二两炙　大枣十二枚

上五味，以水七升，微火煮取三升，去滓，服一升。（《金匮要略心典》卷中《奔豚气病脉证治》）

于桂枝汤方内更加桂二两，共五两，余根据前法。（《伤寒贯珠集》卷二《太阳篇下·太阳救逆法》）

【应用】

烧针令其汗，针处被寒，核起而赤者，必发奔豚，气从少腹上冲心者，灸其核上各一壮，与桂枝加桂汤。（《伤寒贯珠集》卷二《太阳篇下·太阳救逆法》）

发汗后，烧针令其汗，针处被寒，核起而赤者，必发奔豚，气从少腹上至心。灸其核上各一壮，与桂枝加桂汤主之。（《金匮要略心典》卷中《奔豚气病脉证治》）

【方论】

烧针发其汗，针处被寒者，故寒虽从汗而出，新寒复从针孔而入也。核起而赤者，针处红肿如核，寒气所郁也。于是心气因汗而内虚，肾气乘寒而上逆，则发为奔豚，气从少腹上冲心也。灸其核上，以杜再入之邪，与桂枝加桂，以泄上逆之气。（《伤寒贯珠集》卷二《太阳篇下·太阳救逆法》）

此肾气乘外寒而动，发为奔豚者。发汗后，烧针复汗，阳气重伤，于是外寒从针孔而入通于肾，肾气乘外寒而上冲于心，故须灸其核上，以杜再入之邪，而以桂枝汤外解寒邪，加桂内泄肾气也。（《金匮要略心典》卷中《奔豚气病脉证治》）

【仲景原文】

◈ 桂枝加桂汤

桂枝五两去皮 芍药三两 生姜三两切 甘草二两炙 大枣十二枚擘

上五味，以水七升，煮取三升，去滓，温服一升（本云桂枝汤。今加桂满五两所以加桂者。以能泄奔豚气也）。

◇烧针令其汗，针处被寒，核起而赤者，必发奔豚，气从少腹上冲心者，灸其核上各一壮，与桂枝加桂汤，更加桂二两也。（《伤寒论·辨太阳病脉证并治中》）

◇烧针令其汗，针处被寒核起而赤者，必发奔豚，气从少腹，上撞心者，灸其核上各一壮，与桂枝加桂汤。（《伤寒论·辨可发汗病脉证并治》）

◇发汗后，烧针令其汗，针处被寒，核起而赤者，必发奔豚，气从少腹上至心，灸其核上各一壮，与桂枝加桂汤主之。（《金匮要略·奔豚气病脉证治》）

炙甘草汤

【组成】

甘草四两炙 桂枝 生姜各三两 麦冬半升 麻仁半升 人参 阿胶各三两 大枣三十枚 生地黄一斤

上九味，以酒七升，水八升，先煮八味，取三升，去滓，内胶消尽，温服一升，日三服。（《金匮要略心典》卷上《血痹虚劳病脉证并治》）

甘草四两炙 生姜三两 桂枝三两去皮 人参二两 阿胶二两 麦冬半升去心 生地一斤 麻仁半升 大枣三十枚

上九味，以清酒七升，水八升，先煮八味，取三升，去滓，内胶，烊消尽，温服一升，日三服。（《伤寒贯珠集》卷一《太阳篇上·太阳权变法》）

【应用】

伤寒脉结代，心动悸，炙甘草汤主之。（《伤寒贯珠集》卷一《太阳篇上·太阳权变法》）

《千金翼》炙甘草汤 治虚劳不足，汗出而闷，脉结悸，行动如常，不出百日，危急者十一日死。（《金匮要略心典》卷上《血痹虚劳病脉证并治》）

《外台》炙甘草汤 治肺痿涎唾多，心中温温液液者。方见虚劳。（《金匮要略心典》卷上《肺痿肺痈咳嗽上气病脉证治》）

炙甘草汤，治虚劳不足，汗出而闷，脉结，悸，行动如常，不出百日，

危急者十一日死。(《金匮翼》卷三《虚劳统论》)

【方论】

脉按之来缓，而时一止复来者，名曰结。又脉来动而中止，更来小数，中有还者反动，名曰结，阴也。脉来动而中止，不能自还，因而复动，名曰代，阴也。得此脉者，必难治。(《伤寒贯珠集》卷一《太阳篇上・太阳权变法》)

脉来数时一止复来者，名曰促。脉来缓时一止复来者，名曰结，结者，邪气结滞，而脉之行不利也。又结与代，相似而实不同，结脉止而即还，不失至数，但少蹉迟耳，代脉止而不还，断已复动，有此绝而彼来，代之意，故名曰代，而俱谓之阴者，结代脉皆为阴，故谓之结阴代阴也。凡病得此脉者，攻之则邪未必去而正转伤，补之则正未得益而邪反滞，故曰难治。仲景因上条脉结代，而详言其状如此。以上并太阳权变之法。权变者，谓有汗证而不得径用汗药也，而其间或取小汗，或待其自解，或兼清热，或兼消饮，或先救里，或建中气，或养营卫，种种不同。世道日降，人心不古，凡所患病，类多兼证，学人于此等变法，尤当着意，故特类列于此，凡二十三条。(《伤寒贯珠集》卷一《太阳篇上・太阳权变法》)

脉结是营气不行，悸则血亏而心无所养，营滞血亏，而更出汗，岂不立槁乎？故虽行动如常，断云不出百日，知其阴亡而阳绝也。(《金匮要略心典》卷上《血痹虚劳病脉证并治》)

人参、桂枝、甘草、生姜行身之阳，胶、麦、麻、地，行身之阴，盖欲使阳得复行阴中而脉自复也。后人只喜用胶、地等而畏姜、桂，岂知阴凝燥气，非阳不能化耶。徐氏脉结代者，邪气阻滞而营卫涩少也，心动悸者，神气不振而都城震惊也，是虽有邪气，而攻取之法，无所施矣。故宜人参、姜、桂以益卫气，胶、麦、麻、地、甘、枣以益营气，营卫既充，脉复神完，而后从而取之，则无有不服者矣。此又扩建中之制，为阴阳并调之法如此。今人治病，不问虚实，概与攻发，岂知真气不立，病虽去，亦必不生，况病未必去耶！(《伤寒贯珠集》卷一《太阳篇上・太阳权变法》)

【仲景原文】

◈ **炙甘草汤**

甘草四两炙　生姜三两切　人参二两　桂枝三两去皮　生地黄一斤　阿胶二两　麦门冬半升去心　麻子仁半升　大枣三十枚擘

上九味，以清酒七升，水八升，先煮八味，取三升，去滓，内胶烊消尽，温服一升，日三服，一名复脉汤。

◇伤寒，脉结代，心动悸，炙甘草汤主之。（《伤寒论·辨太阳病脉证并治下》）

◇附方《千金翼》炙甘草汤　一云复脉汤。治虚劳不足，汗出而闷，脉结悸，行动如常，不出百日，危急者，十一日死。（《金匮要略·血痹虚劳病脉证并治》）

◇《外台》炙甘草汤，治肺痿涎唾多，心中温温液液者。（《金匮要略·肺痿肺痈咳嗽上气病脉证治》）

| 防己地黄汤 |

【组成】

防己　甘草各一分　桂枝　防风各三分

上四味，以酒一杯，渍之，绞取汁，生地黄二斤，㕮咀，蒸之如斗米饭久，以铜器盛药汁，更绞地黄汁，和，分再服。（《金匮要略心典》卷上《中风历节病脉证并治》）

【应用】

治病如狂状，妄行，独语不休，无热，其脉浮。（《金匮要略心典》卷上《中风历节病脉证并治》）

【方论】

狂走谵语，身热脉大者，属阳明也，此无寒热，其脉浮者，乃血虚生热，邪并于阳而然。桂枝、防风、防己、甘草，酒浸取汁，用是轻清，归之于阳，以散其邪，用生地黄之甘寒，熟蒸使归于阴，以养血除热，盖药生则散表，熟则补衰，此煎煮法，亦表里法也。（《金匮要略心典》卷上《中风历节病脉证并治》）

| 瓜蒌薤白白酒汤 |

【组成】

栝楼实一枚捣　薤白半升　白酒七升

上三味，同煮，取二升，分温再服。（《金匮要略心典》卷中《胸痹心痛短气病脉证治》）

【应用】

胸痹之病，喘息咳唾，胸背痛，短气，寸口脉沉而迟，关上小紧数，栝楼薤白白酒汤主之。(《金匮要略心典》卷中《胸痹心痛短气病脉证治》)

【方论】

胸中，阳也，而反痹，则阳不用矣，阳不用，则气之上下不相顺接，前后不能贯通，而喘息、咳唾、胸背痛、短气等证见矣。更审其脉，寸口亦阳也，而沉迟，则等于微矣。关上小紧，亦阴弦之意，而反数者，阳气失位，阴反得而主之，《易》所谓阴凝于阳，《书》所谓牝鸡之晨也。是当以通胸中之阳为主。(《金匮要略心典》卷中《胸痹心痛短气病脉证治》)

薤白、白酒，辛以开痹，温以行阳，栝楼实者，以阳痹之处，必有痰浊阻其间耳。(《金匮要略心典》卷中《胸痹心痛短气病脉证治》)

| 瓜蒌薤白半夏汤 |

【组成】

栝蒌实一枚捣　薤白三两　半夏半升　白酒一斗

上四味，同煮，取四升，温服一升，日三服。(《金匮要略心典》卷中《胸痹心痛短气病脉证治》)

【应用】

胸痹不得卧，心痛彻背者，栝楼薤白半夏汤主之。(《金匮要略心典》卷中《胸痹心痛短气病脉证治》)

【方论】

胸痹不得卧，是肺气上而不下也，心痛彻背，是心气塞而不和也。其痹为尤甚矣。所以然者，有痰饮以为之援也，故于胸痹药中，加半夏以逐痰饮。(《金匮要略心典》卷中《胸痹心痛短气病脉证治》)

| 枳实薤白桂枝汤 |

【组成】

枳实四枚　薤白半升　桂枝一两　厚朴四两　栝蒌实一枚捣

上五味，以水五升，先煮枳实、厚朴，取二升，去滓，内诸药，煮数沸，分温三服。(《金匮要略心典》卷中《胸痹心痛短气病脉证治》)

【应用】

胸痹，心中痞气，气结在胸，胸满，胁下逆抢心，枳实薤白桂枝汤主之，人参汤亦主之。(《金匮要略心典》卷中《胸痹心痛短气病脉证治》)

【方论】

心中痞气，气痹而成痞也。胁下逆抢心，气逆不降，将为中之害也。是宜急通其痞结之气，否则速复其不振之阳。盖去邪之实，即以安正；养阳之虚，即以逐阴。是在审其病之久暂，与气之虚实而决之。(《金匮要略心典》卷中《胸痹心痛短气病脉证治》)

| 四逆汤 |

【组成】

附子一枚生用　干姜一两半　甘草二两炙

上三味，以水三升，煮取一升二合，去滓，分温再服。强人可大附子一枚，干姜三两。(《金匮要略心典》卷下《呕吐哕下利病脉证治》)

生附子一枚　干姜一两半　炙甘草二两

上三味㕮咀，以水三升，煮取一升二合，去滓，分温再服，强人可大附子一枚，干姜三两。(《伤寒贯珠集》卷一《太阳篇上·太阳权变法》)

【应用】

呕而脉弱，小便复利，身有微热，见厥者，难治，四逆汤主之。(《金匮要略心典》卷下《呕吐哕下利病脉证治》)

下利后腹胀满，身体疼痛者，先温其里，乃攻其表。温里宜四逆汤，攻表宜桂枝汤。(《金匮要略心典》卷下《呕吐哕下利病脉证治》)

下利腹胀满，身体疼痛者，先温其里，乃攻其表。温里宜四逆汤，攻表宜桂枝汤。(《伤寒贯珠集》卷六《太阴篇·太阴诸法》)

病发热头痛，脉反沉，若不瘥，身体疼痛，当救其里，宜四逆汤。(《伤寒贯珠集》卷一《太阳篇上·太阳权变法》)

伤寒脉浮，自汗出，小便数，心烦，微恶寒，脚挛急，反与桂枝汤，欲攻其表，此误也，得之便厥，咽中干，烦躁吐逆者，作甘草干姜汤与之，以复其阳……若胃气不和，谵语者，少与调胃承气汤，若重发汗，复加烧针者，四逆汤主之。(《伤寒贯珠集》卷一《太阳篇上·太阳斡旋法》)

伤寒，医下之，续得下利，清谷不止，身疼痛者，急当救里……救里宜四逆汤。(《伤寒贯珠集》卷二《太阳篇下·太阳救逆法》)

吐利汗出，发热恶寒，四肢拘急，手足厥逆者，四逆汤主之。(《伤寒贯珠集》卷二《太阳篇下·太阳类病法》)

既吐且利，小便复利，而大汗出，下利清谷，内寒外热，脉微欲绝者，四逆汤主之。(《伤寒贯珠集》卷二《太阳篇下·太阳类病法》)

脉浮而迟，表热里寒，下利清谷者，四逆汤主之。若胃中虚冷，不能食，与水则哕。(《伤寒贯珠集》卷三《阳明篇上·阳明正治法》)

少阴病，饮食入口则吐，心中温温欲吐，复不能吐，始得之，手足寒，脉弦迟者，此胸中实，不可下也，当吐之，若膈上有寒饮，干呕者，不可吐也，急温之，宜四逆汤。(《伤寒贯珠集》卷七《少阴篇·少阴诸法》)

少阴病，脉沉者，急温之，宜四逆汤。(《伤寒贯珠集》卷七《少阴篇·少阴诸法》)

大汗出，热不去，内拘急，四肢疼，又下利厥逆而恶寒者，四逆汤主之。(《伤寒贯珠集》卷八《厥阴篇·厥阴诸法》)

大汗，若大下利而厥逆者，四逆汤主之。(《伤寒贯珠集》卷八《厥阴篇·厥阴诸法》)

呕而脉弱，小便复利，身有微热，见厥者，难治，四逆汤主之。(《伤寒贯珠集》卷八《厥阴篇·厥阴诸法》)

【鉴别】

下利后腹胀满，身体疼痛者，先温其里，乃攻其表。温里宜四逆汤，攻表宜桂枝汤。

此寒中少阴，而复上攻阳明之证。吐利厥冷，烦躁欲死者，阴邪盛极而阳气不胜也。故以吴茱萸温里散寒为主，而既吐且利，中气必伤，故以人参、大枣，益虚安中为辅也。然后条云，少阴病，吐利烦躁，四逆者死，此复以吴茱萸汤主之者，彼为阴极而阳欲绝，此为阴盛而阳来争也，病证则同，而辨之于争与绝之间，盖亦微矣。或云先厥冷而后烦躁者，阳欲复而来争也，先烦躁而四逆者，阳不胜而欲绝也，亦通。郭白云云：四逆而烦躁者，不问其余证，先宜服吴茱萸汤，四逆而不烦躁者，先宜服四逆汤，四逆下利脉不出者，先宜服通脉四逆汤，此三者，治少阴之大法也。(《伤寒贯珠集》卷七《少阴篇·少阴诸法》)

白通、四逆俱用姜、附，俱为扶阳抑阴之剂。而白通意在通阳，故用葱白，凡厥而下利脉微者用之；四逆意在救里，故用甘草，凡厥而清谷不止者用之。若通脉四逆，则进而从阳，以收外散之热；白通加人尿猪胆汁，则退而就阴，以去格拒之寒也。(《医学读书记》卷中)

【方论】

脉弱便利而厥，为内虚且寒之候。则呕非火邪，而是阴气之上逆，热非实邪，而是阳气之外越矣，故以四逆汤救阳驱阴为主。然阴方上冲，而阳且外走，其离决之势，有未可即为顺接者，故曰难治。或云呕与身热为邪实，厥利脉弱为正虚，虚实互见，故曰难治。四逆汤舍其标而治其本也，亦通。（《金匮要略心典》卷下《呕吐哕下利病脉证治》）

下利腹胀满，里有寒也，身体疼痛，表有邪也。然必先温其里，而后攻其表，所以然者，里气不充，则外攻无力，阳气外泄，则里寒转增，自然之势也。（《金匮要略心典》卷下《呕吐哕下利病脉证治》）

发热，身疼痛，邪在表也。而脉反沉，则脉与病左矣。不差者，谓以汗药发之而不差也。以其里气虚寒，无以为发汗散邪之地，故与四逆汤，舍其表而救其里，如下利身疼痛之例也。（《伤寒贯珠集》卷一《太阳篇上·太阳权变法》）

按：发汗过多，有动肾中之阳者，以阳为汗之根，而肾为阳之宅，枝伤者其本必戕也。有动心中之阳者，以汗为心之液，而心为阳之脏，液亡者，气必从之也，救肾阳者，必以咸温，救心阳者。必以甘辛，咸性善下，而温能返阳，故四逆为救肾之剂，甘辛相合，而阳气乃生，故桂甘为益心之法也。（《伤寒贯珠集》卷一《太阳篇上·太阳斡旋法》）

伤寒下后，邪气变热，乘虚入里者，则为挟热下利，其邪未入里而脏虚生寒者，则为下利清谷，各因其人邪气之寒热，与脏气之阴阳而为病也。身疼痛者，邪在表也。然脏气不充，则无以为发汗散邪之地，故必以温药，舍其表而救其里，服后清便自调，里气已固，而身痛不除，则又以甘辛发散为急，不然，表之邪又将入里而增患矣。而救里用四逆，救表用桂枝，与厥阴篇下利腹胀满身疼痛条略同，彼为寒邪中阴，此为寒药伤里，而其温中散邪、先表后里之法，则一也。（《伤寒贯珠集》卷二《太阳篇下·太阳救逆法》）

此阳虚霍乱之候。发热恶寒者，身虽然而恶寒，身热为阳格之假象，恶寒为虚冷之真谛也。四肢拘急，手足厥逆者，阳气衰少，不柔于筋，不温于四末也。故宜四逆汤，助阳气而驱阴气。（《伤寒贯珠集》卷二《太阳篇下·太阳类病法》）

此亦虚冷霍乱之候。四肢拘急，手足厥逆，虚冷之着于外者也；下利清谷，脉微欲绝。虚冷之着于里者也，而其为霍乱则一。故吐利汗出，内寒外热，与上条同，而其用四逆驱内胜之阴，复外散之阳，亦无不同也。（《伤寒贯珠集》卷二《太阳篇下·太阳类病法》）

脉迟为寒，而病系阳明，则脉不沉而浮也。寒中于里，故下利清谷，而阳为阴迫，则其表反热也。四逆汤，为复阳散寒之剂，故得主之。而阳明土也，土恶水而喜温，若胃虚且冷，不能纳谷者，土气无权，必不能胜水而禁冷，设与之水，水与寒搏，必发为哕，哕、呃逆也。(《伤寒贯珠集》卷三《阳明篇上·阳明正治法》)

肾者，胃之关也，关门受邪，上逆于胃，则饮食入口即吐，或心中温温欲吐，而复不能吐也。夫下气上逆而为吐者，原有可下之例，如本论之哕而腹满，视其前后，知何部不利者而利之。《金匮》之食已即吐者，大黄甘草汤主之是也。若始得之，手足寒，脉弦迟者，胸中邪实而阳气不布也。则其病不在下而在上，其治法不可下而可吐，所谓因其高者而越之也。若膈上有寒饮而致干呕者。则复不可吐而可温，所谓病痰饮者，当以温药和之也。故实可下，而胸中实则不可下，饮可吐，而寒饮则不可吐，仲景立法，明辨详审如此。(《伤寒贯珠集》卷七《少阴篇·少阴诸法》)

此不详何证，而但凭脉以论治，曰少阴病脉沉者，急温之，宜四逆汤。然苟无厥逆恶寒下利不渴等证，未可急与温法。愚谓学人当从全书会通，不可拘于一文一字之间者，此又其一也。(《伤寒贯珠集》卷七《少阴篇·少阴诸法》)

此过汗伤阳，病本热而变为寒之证。大汗出，热不去者，邪气不从汗解，而阳气反从汗亡也。阳气外亡，则寒冷内生，内冷则脉拘急而不舒也。四肢者，诸阳之本，阳虚不足，不能实气于四肢，则为之疼痛也。甚至下利厥逆而恶寒，则不特无以内守，亦并不为外护矣。故必以四逆汤，救阳驱阴为主。余谓传经之热，久亦成阴者，此类是也。(《伤寒贯珠集》卷八《厥阴篇·厥阴诸法》)

此亦阳病误治而变阴寒之证。成氏所谓大汗，若大下利，表里虽殊，其亡津液损阳气一也。阳虚阴胜，则生厥逆，虽无里急下利等证，亦必以救阳驱阴为急。《易》曰：履霜坚冰至。阴盛之戒，不可不凛也。(《伤寒贯珠集》卷八《厥阴篇·厥阴诸法》)

脉弱便利而厥，为内虚且寒之候，则呕非火邪，乃是阴气之上逆，热非寒邪，乃是阳气之外越矣，故以四逆汤救阳驱阴为主。然阴方上冲而阳且外越，其离决之势，有未可即为顺接者，故曰难治。或曰，呕与身热为邪实，厥利脉弱为正虚，虚实互见，故曰难治，四逆汤，舍其标而治其本也，亦通。(《伤寒贯珠集》卷八《厥阴篇·厥阴诸法》)

而四逆用生附，则寓发散于温补之中，桂枝有甘、芍，则兼固里于散邪之内，仲景用法之精如此。(《金匮要略心典》卷下《呕吐哕下利病脉证治》)

此条叔和本列厥阴篇中，今移置此。此太阴经脏并受寒邪之证，叔和编入厥阴经中者，误也。下利腹胀满，里有寒也，身体疼痛，表有寒也。然必先温其里，而后攻其表。所以然者，脏气不充，则外攻无力，阳气外泄，则里寒转增，自然之势也。而四逆用生附，则寓发散于温补之中，桂枝有甘芍，则兼固里于散邪之内，用法之精如此。(《伤寒贯珠集》卷六《太阴篇·太阴诸法》)

白通、四逆，俱用姜、附，俱为扶阳抑阴之剂。而白通意在通阳，故用葱白，凡厥而下利脉微者用之；四逆意在救里，故用甘草，凡厥而清谷不止者用之。若通脉四逆，则进而从阳，以收外散之热；白通加人尿猪胆汁，则退而就阴，以去格拒之寒也。(《医学读书记》卷中)

【禁忌】

病患有寒，复发汗，胃中冷，必吐蛔。

有寒、里有寒也。里有寒者，虽有表邪，必先温里而后攻表，如后四逆汤之法。乃不与温里而反发汗，损伤阳气，胃中虚冷，必吐蛔也(《伤寒贯珠集》卷一《太阳篇上·太阳权变法》)

【仲景原文】

◈ 四逆汤

甘草二两炙　干姜一两半　附子一枚生用，去皮，破八片

上三味，以水三升，煮取一升二合，去滓，分温再服，强人可大附子一枚、干姜三两。

◇伤寒脉浮，自汗出，小便数，心烦，微恶寒，脚挛急，反与桂枝，欲攻其表，此误也，得之便厥，咽中干，烦躁吐逆者，作甘草干姜汤与之，以复其阳，若厥愈，足温者，更作芍药甘草汤与之，其脚即伸，若胃气不和，谵语者，少与调胃承气汤，若重发汗，复加烧针者，四逆汤主之。(《伤寒论·辨太阳病脉证并治上》)

◇伤寒，医下之，续得下利，清谷不止，身疼痛者，急当救里，后身疼痛，清便自调者，急当救表，救里，宜四逆汤，救表，宜桂枝汤。(《伤寒论·辨太阳病脉证并治中》)

病发热，头痛，脉反沉，若不差，身体疼痛，当救其里，四逆汤方。(《伤寒论·辨太阳病脉证并治中》)

◇脉浮而迟，表热里寒，下利清谷者，四逆汤主之。(《伤寒论·辨阳明病脉证并治》)

◇少阴病，脉沉者，急温之，宜四逆汤。(《伤寒论·辨少阴病脉证并治》)

◇少阴病，饮食入口则吐，心中温温欲吐，复不能吐，始得之，手足寒，脉弦迟者，此胸中实，不可下也，当吐之，若膈上有寒饮，干呕者，不可吐也，当温之，宜四逆汤。(《伤寒论·辨少阴病脉证并治》)

◇大汗出，热不去，内拘急，四肢疼，又下利厥逆而恶寒者，四逆汤主之。(《伤寒论·辨厥阴病脉证并治》)

◇大汗，若大下利而厥冷者，四逆汤主之。(《伤寒论·辨厥阴病脉证并治》)

◇下利腹胀满，身体疼痛者，先温其里，乃攻其表，温里宜四逆汤，攻表宜桂枝汤。(《伤寒论·辨厥阴病脉证并治》)

◇呕而脉弱，小便复利，身有微热，见厥者难治，四逆汤主之。(《伤寒论·辨厥阴病脉证并治》)

◇吐利汗出，发热恶寒，四肢拘急，手足厥冷者，四逆汤主之。(《伤寒论·辨霍乱病脉证并治》)

◇既吐且利，小便复利而大汗出，下利清谷，内寒外热，脉微欲绝者，四逆汤主之。(《伤寒论·辨霍乱病脉证并治》)

◇下利腹胀满，身体疼痛者，先温其里，乃攻其表，温里，宜四逆汤，攻表，宜桂枝汤。(《伤寒论·辨可发汗病脉证并治》)

◇伤寒脉浮自汗出，小便数，心烦，微恶寒，脚挛急，反与桂枝，欲攻其表，此误也，得之便厥，咽中干，烦躁吐逆者，作甘草干姜汤与之，以复其阳，若厥愈足温者，更作芍药甘草汤与之，其脚即伸，若胃气不和，谵语者，少与调胃承气汤，若重发汗，复加烧针者，与四逆汤。(《伤寒论·辨发汗后病脉证并治》)

◇大汗出，热不去，内拘急，四肢疼，又下利厥逆而恶寒者，属四逆汤。(《伤寒论·辨发汗后病脉证并治》)

◇大汗，若大下而厥冷者，属四逆汤。(《伤寒论·辨发汗吐下后病脉证并治》)

◇伤寒医下之，续得下利，清谷不止，身疼痛者，急当救里，后身疼痛，清便自调者，急当救表，救里，宜四逆汤，救表，宜桂枝汤。(《伤寒论·辨发汗吐下后病脉证并治》)

◇呕而脉弱，小便复利，身有微热，见厥者难治，四逆汤主之。(《金匮要略·呕吐哕下利病脉证治》)

◇下利，腹胀满，身体疼痛者，先温其里，乃攻其表。温里宜四逆汤，攻表宜桂枝汤。(《金匮要略·呕吐哕下利病脉证治》)

通脉四逆汤

【组成】

附子一枚生用　干姜三两强人可四两　甘草二两炙

上三味，以水三升，煮取一升二合，去滓，分温再服。（《金匮要略心典》卷下《呕吐哕下利病脉证治》）

甘草二两炙　附子大者一枚生用，去皮，破八片　干姜三两强人可四两

上三味，以水三升，煮取一升二合，去滓，分温再服，其脉即出者愈。（《伤寒贯珠集》卷七《少阴篇·少阴诸法》）

【应用】

下利清谷，里寒外热，汗出而厥，通脉四逆汤主之。（《金匮要略心典》卷下《呕吐哕下利病脉证治》）

少阴病，下利清谷，里寒外热，手足厥逆，脉微欲绝，身反不恶寒，其人面赤色，或腹痛，或干呕，或咽痛，或利止脉不出者，通脉四逆汤主之。（《伤寒贯珠集》卷七《少阴篇·少阴诸法》）

下利清谷，里寒外热，汗出而厥者，通脉四逆汤主之。（《伤寒贯珠集》卷八《厥阴篇·厥阴诸法》）

【加减】

面色赤者，加葱九茎。

面色赤，阳格于上也，葱中空，味辛，能通阳气。

腹中痛者，去葱，加芍药二两。

腹中痛，阴滞于里也。芍药味酸，能利阴气止腹痛，故加之。葱通阳而不利阴，故去之。

呕者，加生姜二两。

呕者，阴气上逆也。生姜之辛，可散阴而降逆。

咽痛者，去芍药，加桔梗一两。

咽痛者，阳气上结也，桔梗之辛，可开阳结，去芍药者，恶其收也。

利止脉不出者，去桔梗，加人参二两。

利止脉不出，亡血也，故不利桔梗之散，而利人参之甘而能补也。（《伤寒贯珠集》卷七《少阴篇·少阴诸法》）

【鉴别】

白通、四逆俱用姜、附，俱为扶阳抑阴之剂。而白通意在通阳，故用葱

白，凡厥而下利脉微者用之；四逆意在救里，故用甘草，凡厥而清谷不止者用之。若通脉四逆，则进而从阳，以收外散之热；白通加人尿猪胆汁，则退而就阴，以去格拒之寒也。（《医学读书记》卷中）

【方论】

挟热下利者，久则必伤脾阴，中寒清谷者，甚则并伤肾阳。里寒外热，汗出而厥，有阴内盛而阳外亡之象。（《金匮要略心典》卷下《呕吐哕下利病脉证治》）

此寒中少阴，阴盛格阳之证。下利清谷，手足厥逆，脉微欲绝者，阴盛于内也。身热不恶寒，面赤色者，格阳于外也。为真阳之气，被阴寒所迫，不安其处，而游散于外，故显诸热象，实非热也。（《伤寒贯珠集》卷七《少阴篇·少阴诸法》）

通脉四逆，即四逆加干姜一倍，所谓进而求阳，以收散亡之气也。（《金匮要略心典》卷下《呕吐哕下利病脉证治》）

通脉四逆，即四逆加干姜一倍，为阴内阳外，脉绝不通，故增辛热以逐寒邪，寒去则阳复反，而脉复出耳，故曰其脉即出愈。（《伤寒贯珠集》卷七《少阴篇·少阴诸法》）

此寒中少阴，而复上攻阳明之证。吐利厥冷，烦躁欲死者，阴邪盛极而阳气不胜也。故以吴茱萸温里散寒为主，而既吐且利，中气必伤，故以人参、大枣，益虚安中为辅也。然后条云，少阴病，吐利烦躁，四逆者死，此复以吴茱萸汤主之者，彼为阴极而阳欲绝，此为阴盛而阳来争也，病证则同，而辨之于争与绝之间，盖亦微矣。或云先厥冷而后烦躁者，阳欲复而来争也，先烦躁而四逆者，阳不胜而欲绝也，亦通。郭白云云：四逆而烦躁者，不问其余证，先宜服吴茱萸汤，四逆而不烦躁者，先宜服四逆汤，四逆下利脉不出者，先宜服通脉四逆汤，此三者，治少阴之大法也。（《伤寒贯珠集》卷七《少阴篇·少阴诸法》）

挟热下利者，伤在太阴之阴；中寒清谷者，伤在少阴之阳；里寒外热，汗出而厥，为阴内盛而阳外越之象，故于四逆，加干姜一倍，以温里而胜寒邪。曰通脉者，盖欲使阳气内行，而厥与利俱止耳。（《伤寒贯珠集》卷八《厥阴篇·厥阴诸法》）

白通、四逆，俱用姜、附，俱为扶阳抑阴之剂。而白通意在通阳，故用葱白，凡厥而下利脉微者用之；四逆意在救里，故用甘草，凡厥而清谷不止者用之。若通脉四逆，则进而从阳，以收外散之热；白通加人尿猪胆汁，则退而就阴，以去格拒之寒也。（《医学读书记》卷中）

【仲景原文】

◈ **通脉四逆汤**

甘草二两炙　附子大者一枚生用，去皮，破八片　干姜三两强人可四两

上三味，以水三升，煮取一升二合，去滓，分温再服，其脉即出者愈，面色赤者，加葱九茎，腹中痛者，去葱，加芍药二两，呕者，加生姜二两，咽痛者，去芍药，加桔梗一两，利止脉不出者，去桔梗，加人参二两，病皆与方相应者，乃服之。

◇少阴病，下利清谷，里寒外热，手足厥逆，脉微欲绝，身反不恶寒，其人面色赤，或腹痛，或干呕，或咽痛，或利止脉不出者，通脉四逆汤主之。(《伤寒论·辨少阴病脉证并治》)

◇下利清谷，里寒外热，汗出而厥者，通脉四逆汤主之。(《伤寒论·辨厥阴病脉证并治》)

◇下利清谷，里寒外热，汗出而厥者，通脉四逆汤主之。(《金匮要略·呕吐哕下利病脉证治》)

通脉四逆加猪胆汁汤

【组成】

附子一枚生用　干姜一两半　甘草二两炙　猪胆汁半合

于四逆汤方内加入猪胆汁半合，余根据前法服。如无猪胆，以羊胆代之。(《伤寒贯珠集》卷二《太阳篇下·太阳类病法》)

【应用】

吐已下断，汗出而厥，四肢拘急，脉微欲绝者，通脉四逆加猪胆汁汤主之。(《伤寒贯珠集》卷二《太阳篇下·太阳类病法》)

【方论】

吐下已止，阳气当复，阴邪当解，乃汗出而厥，四肢拘急，而又脉微欲绝，则阴无退散之期，阳有散亡之象，于法为较危矣。故于四逆加干姜一倍，以救欲绝之阳。而又虑温热之过，反为阴气所拒而不入，故加猪胆汁之苦寒，以为向导之用，《内经》盛者从之之意也。(《伤寒贯珠集》卷二《太阳篇下·太阳类病法》)

白通汤

【组成】

葱白四茎　干姜一两　生附子一枚去皮，破八片

上三味，以水三升，煮取一升，去滓，分温再服。（《伤寒贯珠集》卷七《少阴篇·少阴诸法》）

【应用】

少阴病，下利，白通汤主之。（《伤寒贯珠集》卷七《少阴篇·少阴诸法》）

少阴病，下利脉微者，与白通汤。（《伤寒贯珠集》卷七《少阴篇·少阴诸法》）

【鉴别】

少阴病，下利脉微者，与白通汤。利不止，厥逆无脉，干呕烦者，白通加猪胆汁汤主之。服汤脉暴出者死，微续者生。（《伤寒贯珠集》卷七《少阴篇·少阴诸法》）

白通、四逆，俱用姜、附，俱为扶阳抑阴之剂。而白通意在通阳，故用葱白，凡厥而下利脉微者用之；四逆意在救里，故用甘草，凡厥而清谷不止者用之。若通脉四逆，则进而从阳，以收外散之热；白通加人尿猪胆汁，则退而就阴，以去格拒之寒也。（《医学读书记》卷中）

【方论】

少阴病，下利脉微者，寒邪直中，阳气暴虚，既不能固其内，复不能通于脉，故宜姜、附之辛而温者，破阴固里，葱白之辛而通者，入脉引阳也。若服汤已，下利不止，而反厥逆无脉，干呕烦者，非药之不中病也，阴寒太甚，上为格拒，王太仆所谓甚大寒热，必能与违性者争雄，异气者相格也。故即于白通汤中，加人尿之咸寒，猪胆汁之苦寒，反其佐以同其气，使不相格而适相成，《内经》所谓寒热温凉，反从其病是也。脉暴出者，无根之阳，发露不遗，故死，脉微续者，被抑之阳，来复有渐，故生。（《伤寒贯珠集》卷七《少阴篇·少阴诸法》）

【仲景原文】

◈ 白通汤

葱白四茎　干姜一两　附子一枚生，去皮，破八片

上三味，以水三升，煮取一升，去滓，分温再服。

◇少阴病，下利，白通汤主之。(《伤寒论·辨少阴病脉证并治》)

◇少阴病，下利，脉微者，与白通汤，利不止，厥逆无脉，干呕烦者，白通加猪胆汁汤主之，服汤，脉暴出者死，微续者生。(《伤寒论·辨少阴病脉证并治》)

| 白通加猪胆汁汤 |

【组成】

葱白四茎　干姜一两　猪胆汁一合　人尿五合　生附子一枚去皮，破八片

以上三味，以水三升

煮取一升，去滓，纳人尿猪胆汁，和令相得，分温再服，若无胆，亦可用。(《伤寒贯珠集》卷七《少阴篇·少阴诸法》)

【应用】

少阴病，下利脉微者，与白通汤。利不止，厥逆无脉，干呕烦者，白通加猪胆汁汤主之。服汤脉暴出者死，微续者生。(《伤寒贯珠集》卷七《少阴篇·少阴诸法》)

【鉴别】

白通、四逆俱用姜、附，俱为扶阳抑阴之剂。而白通意在通阳，故用葱白，凡厥而下利脉微者用之；四逆意在救里，故用甘草，凡厥而清谷不止者用之。若通脉四逆，则进而从阳，以收外散之热；白通加人尿猪胆汁，则退而就阴，以去格拒之寒也。(《医学读书记》卷中)

【方论】

少阴病，下利脉微者，寒邪直中，阳气暴虚，既不能固其内，复不能通于脉，故宜姜、附之辛而温者，破阴固里，葱白之辛而通者，入脉引阳也。若服汤已，下利不止，而反厥逆无脉，干呕烦者，非药之不中病也，阴寒太甚，上为格拒，王太仆所谓甚大寒热，必能与违性者争雄，异气者相格也。故即于白通汤中，加人尿之咸寒，猪胆汁之苦寒，反其佐以同其气，使不相格而适相成，《内经》所谓寒热温凉，反从其病是也。脉暴出者，无根之阳，发露不遗，故死，脉微续者，被抑之阳，来复有渐，故生。(《伤寒贯珠集》卷七《少阴篇·少阴诸法》)

| 干姜附子汤 |

【组成】

干姜一两　附子一枚生用，去皮，切八片

上二味，以水三升，煮取一升，去滓，顿服。（《伤寒贯珠集》卷二《太阳篇下·太阳救逆法》）

【应用】

下之后，复发汗，昼日烦躁不得眠，夜而安静，不呕、不渴，无表证，脉沉微，身不大热者，干姜附子汤主之。（《伤寒贯珠集》卷二《太阳篇下·太阳救逆法》）

【方论】

大法昼静夜剧，病在肾阴，夜静昼剧，病在胃阳，汗下之后，昼日烦躁不得眠，夜而安静者。邪未尽而阳已虚。昼日阳虚欲复，而与邪争，则烦躁不得眠，夜而阴旺阳虚，不能与邪争，则反安静也。不呕不渴，里无热也，身无大热，表无热也，而又无头痛恶寒之表证，其脉又不浮而沉，不洪而微，其为阳气衰少无疑，故当与干姜、附子，以助阳虚而逐残阴也。以上三条，并是汗下后小便不利者，伤其阴也，振寒脉微细者，阴阳并伤也，昼日烦躁不得眠，夜而安静者，伤阳而不及阴也，于此见病变之不同。（《伤寒贯珠集》卷二《太阳篇下·太阳救逆法》）

【仲景原文】

◈ 干姜附子汤

干姜一两　附子一枚生，去皮，切八片

上二味，以水三升，煮取一升，去滓，顿服。

◇下之后，复发汗，昼日烦躁，不得眠，夜而安静，不呕不渴，无表证，脉沉微，身无大热者，干姜附子汤主之。（《伤寒论·辨太阳病脉证并治中》）

◇下之后复发汗，昼日烦躁不得眠，夜而安静，不呕不渴，无表证，脉沉微，身无大热者，属干姜附子汤。（《伤寒论·辨发汗吐下后病脉证并治》）

茯苓四逆汤

【组成】

茯苓六两　人参一两　干姜一两半　甘草二两炙　附子一枚生用，去皮，破八片

上五味，以水五升，煮取三升，去滓，温服七合，日三服。（《伤寒贯珠集》卷二《太阳篇下·太阳救逆法》）

【应用】

发汗若下之，病仍不解，烦躁者，茯苓四逆汤主之。（《伤寒贯珠集》卷二《太阳篇下·太阳救逆法》）

【方论】

发汗若下，不能尽其邪，而反伤其正，于是正气欲复而不得复，邪气虽微而不即去，正邪交争，乃生烦躁，是不可更以麻、桂之属逐其邪，及以栀、豉之类止其烦矣。（《伤寒贯珠集》卷二《太阳篇下·太阳救逆法》）

是方干姜、生附之辛所以散邪，茯苓、人参、甘草之甘所以养正，乃强主弱客之法也。（《伤寒贯珠集》卷二《太阳篇下·太阳救逆法》）

【禁忌】

按：汗下后烦躁一证，悉是正虚邪扰之故，而有邪多虚少，或虚多邪少之分。邪多者，宜逐邪以安正，虚多者，宜助正以逐邪。仲景既着栀豉汤之例，复列茯苓四逆之法，其于汗下后烦躁一证，虚实互举，补泻不遗如此，学人所当究心也。（《伤寒贯珠集》卷二《太阳篇下·太阳救逆法》）

【仲景原文】

◈ 茯苓四逆汤

茯苓四两　人参一两　附子一枚生用，去皮，破八片　甘草二两炙　干姜一两半

上五味，以水五升，煮取三升，去滓，温服七合，日二服。

◇发汗，若下之，病仍不解，烦躁者，茯苓四逆汤主之。（《伤寒论·辨太阳病脉证并治中》）

◇发汗若下之后，病仍不解，烦躁者，属茯苓四逆汤。（《伤寒论·辨发汗吐下后病脉证并治》）

四逆加人参汤

【组成】

附子一枚生用　干姜一两半　甘草二两炙　人参一两

于四逆汤方内加人参一两，余根据四逆汤法服。(《伤寒贯珠集》卷二《太阳篇下·太阳类病法》)

【应用】

恶寒，脉微而利，利止亡血也。四逆加人参汤主之。(《伤寒贯珠集》卷二《太阳篇下·太阳类病法》)

【方论】

恶寒脉紧者，寒邪在外也，恶寒脉微者，阳虚而阴胜也，则其利为阴寒而非阳热，其止亦非邪尽而为亡血矣。故当与四逆以温里，加人参以补虚益血也。按：此条本非霍乱证，仲景以为霍乱之后，多有里虚不足而当温养者，故特隶于此欤。(《伤寒贯珠集》卷二《太阳篇下·太阳类病法》)

附子汤

【组成】

附子二枚炮，去皮，破八片　茯苓　芍药各三两　人参二两　白术四两

上五味，以水八升，煮取三升，去滓，温服一升，日三服。(《伤寒贯珠集》卷七《少阴篇·少阴诸法》)

【应用】

少阴病，得之一二日，口中和，其背恶寒者，当灸之，附子汤主之。(《伤寒贯珠集》卷七《少阴篇·少阴诸法》)

妇人怀妊六七月，脉弦发热，其胎愈胀，腹痛恶寒，少腹如扇，所以然者，子脏开故也，当以附子汤温其脏。(《金匮要略心典》卷下《妇人妊娠病脉证治》)

【方论】

口中和者，不燥不渴，为里无热也。背恶寒者，背为阳，而阴乘之，不能通于外也。阳不通，故当灸之以通阳，阳不足，故主附子汤以补阳虚，非如麻黄附子细辛之属，徒以温散为事矣。此阳虚受寒，而虚甚于寒者之治

法也。

按：《元和纪用经》云：少阴中寒而背恶寒者，口中则和，阳明受热而背恶寒者，则口燥而心烦。一为阴寒下乘，阳气受伤，一为阳热入里，津液不足，是以背恶寒虽同，而口中和与燥则异，此辨证之要也。（《伤寒贯珠集》卷七《少阴篇·少阴诸法》）

脉弦发热，有似表邪，而乃身不痛而腹反痛，背不恶寒而腹反恶寒，甚至少腹阵阵作冷，若或扇之者然，所以然者，子脏开不能合，而风冷之气乘之也。夫脏开风入，其阴内胜，则其脉弦为阴气，而发热且为格阳矣。胎胀者，胎热则消，寒则胀也。附子汤方未见，然温里散寒之意，概可推矣。（《金匮要略心典》卷下《妇人妊娠病脉证治》）

气虚者，补之必以甘，气寒者，温之必以辛，甘辛合用，足以助正气而散阴邪，人参、白术、茯苓、附子是也。而病属阴经，故又须芍药以和阴气，且引附子入阴散寒，所谓乡导之兵也。（《伤寒贯珠集》卷七《少阴篇·少阴诸法》）

真武汤

【组成】

茯苓三两　芍药三两　白术二两　生姜三两　附子一枚炮，去皮，破八片

上五味，以水八升，煮取三升，去滓，温服七合，日三服。（《伤寒贯珠集》卷一《太阳篇上·太阳斡旋法》）

【应用】

少阴病，二三日不已，至四五日，腹痛，小便不利，四肢沉重疼痛，自下利者，此为有水气。其人或咳，或小便利，或下利，或呕者，真武汤主之。（《伤寒贯珠集》卷七《少阴篇·少阴诸法》）

太阳病发汗，汗出不解，其人仍发热，心下悸，头眩，身瞤动振振欲擗地者，真武汤主之。（《伤寒贯珠集》卷一《太阳篇上·太阳斡旋法》）

【加减】

若咳者，加五味子半升，细辛、干姜各一两。

咳者，水寒射肺，气逆而不下也，成氏曰，五味子之酸，以收逆气，细辛、干姜之辛，以散水寒，若小便利者，去茯苓。

若小便利者，去茯苓。

小便利者，水已下趋，不必更利其水，故去茯苓。

若下利者，去芍药，加干姜二两。

下利者，寒盛于内也，故去芍药加干姜，避寒而就温也。

若呕者，去附子加生姜，足前成半斤。

呕者，气逆于上也，故去附子，加生姜，二物辛热则同。而生姜善降逆，附子能行而不能下，则不同也，少阴病。（《伤寒贯珠集》卷七《少阴篇·少阴诸法》）

【方论】

少阴中寒，二三日不已，至四五日，邪气递深而脏受其病矣。脏寒，故腹痛，寒胜而阳不行，故小便不利，于是水寒相抟，浸淫内外，为四肢沉重疼痛，为自下利，皆水气乘寒气而动之故也。其人或咳，或小便利，或下利，或呕者，水寒之气，或聚或散或止，三服。（《伤寒贯珠集》卷七《少阴篇·少阴诸法》）

发汗过多，不能解太阳之邪，而反动少阴之气，于是身仍发热，而悸眩瞤动等证作矣，少阴之气，水气也，心属火而水乘之，故悸。头为阳而阴加之，故眩。经脉纲维一身，以行血气，故水入之，则振振擗动也，擗，犹据也。眩动之极，心体不安，思欲据地以自固也，此与阳虚外亡有别，阳虚者，但须四逆以复阳，此兼水饮，故必真武以镇水。（《伤寒贯珠集》卷一《太阳篇上·太阳斡旋法》）

方用白术、茯苓之甘淡，以培土而行水，附子、生姜之辛，以复阳而散邪，芍药之酸，则入阴敛液，使泛滥之水，尽归大壑而已耳。（《伤寒贯珠集》卷一《太阳篇上·太阳斡旋法》）

肾虚气逆者，肾之脉从肾上贯肝膈，入肺中，循喉咙。肾中阴火上炎入肺则咳。肾中阴水随经入肺亦咳。《内经》云：咳嗽烦冤者，是肾气之逆也。又少阴所谓咳呕上气喘者，阴气在下，阳气在上，诸阳气浮，无所根据从，故咳呕上气喘也。水则《济生》肾气补而逐之，火则六味、都气之属引而下之。又有一种少阴肾症，水饮与里寒，合而作嗽，腹痛下利者，宜真武汤加减治之。（《金匮翼》卷七《咳嗽》）

【仲景原文】

◈ 真武汤

茯苓　芍药　生姜切各三两　白术二两　附子炮，去皮，破八片一枚

上五味，以水八升，煮取三升，去滓，温服七合。日三服。

◇太阳病发汗，汗出不解，其人仍发热，心下悸、头眩、身瞤动，振振欲擗（一作僻）地者，真武汤主之。（《伤寒论·辨太阳病脉证并治中》）

◇少阴病，二三日不已，至四五日，腹痛、小便不利，四肢沉重疼痛，自下利者，此为有水气。其人或咳，或小便利，或下利，或呕者，真武汤主之。(《伤寒论·辨少阴病脉证并治》)

| 白术附子汤 |

【组成】

白术一两　附子一枚炮，去皮　甘草二两炙　生姜一两半　大枣六枚

上五味，以水三升，煮取一升，去滓，分温三服。一服觉身痹，半日许再服，三服都尽，其人如冒状，勿怪，即是术、附并走皮中，逐水气未得除故耳。(《金匮要略心典》卷上《痓湿暍病脉证治》)

【应用】

伤寒八九日，风湿相搏，身体疼烦，不能自转侧，不呕不渴，脉浮虚而涩者，桂枝附子汤主之。若大便坚，小便自利者，去桂枝加白术汤主之。(《金匮要略心典》卷上《痓湿暍病脉证治》)

【鉴别】

伤寒八九日，风湿相搏，身体疼烦，不能自转侧，不呕不渴，脉浮虚而涩者，桂枝附子汤主之。若大便坚，小便自利者，去桂枝加白术汤主之。(《金匮要略心典》卷上《痓湿暍病脉证治》)

夫风湿在表，本当从汗而解，麻黄加术汤、麻黄杏仁薏苡甘草汤，其正法也。而汗出表虚者，不宜重发其汗，则有防已黄芪表行湿之法。而白术附子，则又补阳以为行者也，表虚无热者，不可遽发其阳，则有桂枝附子温经散湿之法，而甘草附子，则兼补中以为散者也。即此数方，而仲景审病之微，用法之变，盖可见矣。(《金匮要略心典》卷上《痓湿暍病脉证治》)

| 甘草附子汤 |

【组成】

甘草二两炙　附子二枚炮，去皮　白术二两　桂枝四两

上四味，以水六升，煮取三升，去滓。温服一升，日三服，初服得微汗则解。能食，汗出复烦者，服五合。恐一升多者，宜服六七合为妙。(《金匮要略心典》卷上《痓湿暍病脉证治》)

【应用】

风湿相搏，骨节烦疼掣痛，不得屈伸，近之则痛剧，汗出短气，小便不利，恶风不欲去衣，或身微肿者，甘草附子汤主之。（《伤寒贯珠集》卷二《太阳篇下·太阳类病法》）

风湿相搏，骨节疼烦掣痛，不得屈伸，近之则痛剧，汗出短气，小便不利，恶风不欲去衣，或身微肿者，甘草附子汤主之。（《金匮要略心典》卷上《痉湿暍病脉证治》）

【鉴别】

夫风湿在表，本当从汗而解，麻黄加术汤、麻黄杏仁薏苡甘草汤，其正法也。而汗出表虚者，不宜重发其汗，则有防己黄芪表行湿之法。而白术附子，则又补阳以为行者也，表虚无热者，不可遽发其阳，则有桂枝附子温经散湿之法，而甘草附子，则兼补中以为散者也。即此数方，而仲景审病之微，用法之变，盖可见矣。（《金匮要略心典》卷上《痉湿暍病脉证治》）

【方论】

此亦湿胜阳微之证，其治亦不出助阳驱湿，如上条之法也。盖风湿在表，本当从汗而解，而汗出表虚者，不宜重发其汗，恶风不欲去衣，卫虚阳弱之征，（《伤寒贯珠集》卷二《太阳篇下·太阳类病法》）

此亦湿胜阳微之证。其治亦不出助阳散湿之法，云得微汗则解者，非正发汗也，阳复而阴自解耳。（《金匮要略心典》卷上《痉湿暍病脉证治》）

【仲景原文】

◈ 甘草附子汤

甘草二两炙　附子二枚炮，去皮，破　白术二两　桂枝四两去皮

上四味，以水六升，煮取三升，去滓，温服一升，日三服，初服得微汗则解，能食，汗止复烦者，将服五合，恐一升多者，宜服六七合为始。

◇风湿相搏，骨节疼烦，掣痛不得屈伸，近之则痛剧，汗出短气，小便不利，恶风不欲去衣，或身微肿者，甘草附子汤主之。（《伤寒论·辨太阳病脉证并治下》）

◇风湿相抟，骨节疼烦，掣痛不得屈伸，近之则痛剧，汗出短气，小便不利，恶风不欲去衣，或身微肿者，甘草附子汤主之。（《金匮要略·痉湿暍病脉证》）

麻黄细辛附子汤

【组成】

麻黄二两去节　附子一枚炮，去皮，破八片　细辛二两

上二味，以水一斗，先煮麻黄，减二升，去上沫，纳诸药，煮取三升，去滓，温服一升，日三服。（《伤寒贯珠集》卷七《少阴篇·少阴诸法》）

【应用】

少阴病，始得之，反发热，脉沉者，麻黄附子细辛汤主之。（《伤寒贯珠集》卷七《少阴篇·少阴诸法》）

【鉴别】

太阴病，脉浮者，可发汗，宜桂枝汤。

太阴脉浮有二义，或风邪中于太阴之经，其脉则浮，或从阳经传入太阴，旋复反而之阳者，其脉亦浮，浮者病在经。凡阴病在脏者宜温，在经者则宜汗，如少阴之麻黄附子细辛，厥阴之麻黄升麻皆是也，桂枝汤甘辛入阴，故亦能发散太阴之邪。（《伤寒贯珠集》卷六《太阴篇·太阴诸法》）

按：阳证有在经不在腑者，阴病亦有在经不在脏者。《太阳篇》云：脉浮者，桂枝汤；《少阴篇》：始得之，反发热，脉沉者，麻黄附子细辛汤；及得之二三日，麻黄附子甘草汤；《厥阴篇》：厥阴中风，脉微浮为欲愈，此皆阴病之在经，而未入于脏者。（《伤寒贯珠集》卷七《少阴篇·少阴诸法》）

【方论】

此寒中少阴之经，而复外连太阳之证，以少阴与太阳为表里，其气相通故也。少阴始得本无热，而外连太阳则反发热，阳病脉当浮而仍紧，少阴则脉不浮而沉，故与附子、细辛，专温少阴之经，麻黄兼发太阳之表，乃少阴经温经散寒，表里兼治之法也。（《伤寒贯珠集》卷七《少阴篇·少阴诸法》）

麻黄附子甘草汤

【组成】

麻黄二两去节　附子一枚炮，去皮　甘草二两炙

上三味，以水七升，先煮麻黄一二沸，去上沫，纳诸药，煮取三升，去滓，温服一升，日三服。（《伤寒贯珠集》卷七《少阴篇·少阴诸法》）

【应用】

少阴病，得之二三日，麻黄附子甘草汤，微发汗。以二三日无里证，故微发汗也。(《伤寒贯珠集》卷七《少阴篇・少阴诸法》)

【鉴别】

按：阳证有在经不在腑者，阴病亦有在经不在脏者。《太阳篇》云：脉浮者，桂枝汤；《少阴篇》：始得之，反发热，脉沉者，麻黄附子细辛汤；及得之二三日，麻黄附子甘草汤；《厥阴篇》：厥阴中风，脉微浮为欲愈，此皆阴病之在经，而未入于脏者。(《伤寒贯珠集》卷七《少阴篇・少阴诸法》)

【方论】

少阴中寒二三日，为脉沉恶寒无热之时，故可与麻黄附子甘草汤，以取微汗而散寒邪。无里证者，无吐利心烦不得卧等证也。以二三日，病未入脏，而寒亦未变热，故得用温经散邪之法，如麻黄附子细辛之例。然去细辛之辛，而加甘草之甘，于法为较和矣。所以然者，寒邪不可不发，而阴病又不可过发耳。(《伤寒贯珠集》卷七《少阴篇・少阴诸法》)

【仲景原文】

◈ 麻黄附子甘草汤

麻黄二两去节　甘草二两炙　附子一枚炮，去皮，破八片

上三味，以水七升，先煮麻黄一两沸，去上沫，内诸药，煮取三升，去滓，温服一升，日三服。

◇少阴病。得之二三日。麻黄附子甘草汤微发汗。以二三日无证。故微发汗也。(康平本作“无里证”)(《伤寒论・辨少阴病脉证并治》)

◇少阴病，得之二三日，麻黄附子甘草汤，微发汗，以二三日无证，故微发汗也。(《伤寒论・辨可发汗病脉证并治》)

| 甘草汤 |

【组成】

甘草

一味，以水三升，煮减半，分温三服。(《金匮要略心典》卷上《肺痿肺痈咳嗽上气病脉证治》)

甘草二两

以水三升，煮取一升半，去滓，温服七合，日二服。(《伤寒贯珠集》

卷七《少阴篇·少阴诸法》）

【应用】

少阴病，二三日，咽痛者，可与甘草汤。（《伤寒贯珠集》卷七《少阴篇·少阴诸法》）

【方论】

此亦热传少阴，而上为咽痛之法。甘草汤甘以缓急，寒以除热也。其甚而不瘥者，则必以辛发之，而以甘缓之。（《伤寒贯珠集》卷七《少阴篇·少阴诸法》）

【仲景原文】

◈ 甘草汤

甘草二两

上一味，以水三升，煮取一升半，去滓，温服七合，日二服。

◇少阴病二三日，咽痛者，可与甘草汤，不差者，与桔梗汤。（《伤寒论·辨少阴病脉证并治》）

◇《千金》甘草汤　此方本出于《肘后》而《千金》主疗，与《外台》炙甘草汤同，但唾多下，有出血二字。（《金匮要略·肺痿肺痈咳嗽上气病脉证治》）

| 桔梗汤 |

【组成】

桔梗一两　甘草二两

上二味，以水二升，煮取一升，去滓，分温再服。（《伤寒贯珠集》卷七《少阴篇·少阴诸法》）

桔梗一两　甘草二两

上以水三升，煮取一升，分温再服，则吐脓血也。（《金匮要略心典》卷上《肺痿肺痈咳嗽上气病脉证治》）

【应用】

少阴病，二三日，咽痛者，不瘥者，与桔梗汤。（《伤寒贯珠集》卷七《少阴篇·少阴诸法》）

【方论】

咳而胸满，脉数，咽干不渴，时出浊唾腥臭，久久吐脓如米粥者，为肺痈，桔梗汤主之。

此条见证，具如前第二条所云，乃肺痈之的证也。此病为风热所壅，故以苦梗开之，热聚则成毒，故以甘草解之。而甘倍于苦，其力似乎太缓，意者痈脓已成，正伤毒溃之时，有非峻剂所可排击者，故药不嫌轻耳，后附《外台》桔梗白散，治证与此正同，方中桔梗、贝母同用，而无甘草之甘缓，且有巴豆之毒热，似亦以毒攻毒之意。然非病盛气实，非峻药不能为功者，不可侥幸一试也，是在审其形之肥瘠与病之缓急而善其用焉。(《金匮要略心典》卷上《肺痿肺痈咳嗽上气病脉证治》)

甘草、桔梗，甘辛合用，而甘胜于辛，治阴虚客热，其法轻重，当如是耳。(《伤寒贯珠集》卷七《少阴篇·少阴诸法》)

【仲景原文】

◈ **桔梗汤**

桔梗一两　甘草二两

上二味，以水三升，煮取一升，去滓，温分再服。

◇少阴病二三日，咽痛者，可与甘草汤，不差者，与桔梗汤。(《伤寒论·辨少阴病脉证并治》)

◇咳而胸满，振寒脉数，咽干不渴，时出浊唾腥臭，久久吐脓如米粥者，为肺痈，桔梗汤主之。(《金匮要略·肺痿肺痈咳嗽上气病脉证治》)

苦酒汤

【组成】

半夏十四枚洗，破如枣核大　鸡子一枚去黄，纳上苦酒，着鸡子壳中

纳半夏着苦酒中，以鸡子壳置刀环中，安火上，令三沸，去滓，少少含咽之。不瘥，更作三剂服之。(《伤寒贯珠集》卷七《少阴篇·少阴诸法》)

【应用】

少阴病，咽中伤，生疮，不能语言，声不出者，苦酒汤主之。(《伤寒贯珠集》卷七《少阴篇·少阴诸法》)

【方论】

少阴热气，随经上冲，咽伤生疮，不能语言，音声不出，东垣所谓少阴

邪入于里，上接于心。与火俱化而克金也。故与半夏之辛以散结热，止咽痛，鸡子白甘寒入肺，清热气通声音，苦酒苦酸，消疮肿散邪毒也。（《伤寒贯珠集》卷七《少阴篇·少阴诸法》）

半夏散及汤

【组成】

半夏洗　桂枝去皮　甘草炙各等分

上三味，各别捣筛已，合治之，白饮和服方寸匕，日三服，若不能散服者，以水一升，煎七沸，内散两方，寸匕，更煎三沸，下火令小冷，少少咽之。（《伤寒贯珠集》卷七《少阴篇·少阴诸法》）

【应用】

少阴病，咽中痛，半夏散及汤主之。（《伤寒贯珠集》卷七《少阴篇·少阴诸法》）

【方论】

少阴咽痛，甘不能缓者，必以辛散之，寒不能除者，必以温发之。盖少阴客邪，郁聚咽嗌之间，既不得出，复不得入，设以寒治，则聚益甚，投以辛温，则郁反通，《内经》微者逆之，甚者从之之意也。（《伤寒贯珠集》卷七《少阴篇·少阴诸法》）

半夏散及汤，甘辛合用，而辛胜于甘，其气又温，不特能解客寒之气，亦能劫散咽喉怫郁之热也。（《伤寒贯珠集》卷七《少阴篇·少阴诸法》）

赤石脂禹余粮汤

【组成】

赤石脂一斤碎　禹余粮一斤碎

上二味，以水六升，煮取二升，去滓，分温三服。（《伤寒贯珠集》卷二《太阳篇下·太阳救逆法》）

【应用】

伤寒服汤药，下利不止，心下痞硬，服泻心汤已，复以他药下之，利不止，医以理中与之，利益甚。理中者，理中焦，此利在下焦，赤石脂禹余粮汤主之，复利不止者，当利其小便。（《伤寒贯珠集》卷二《太阳篇下·太阳救逆法》）

【方论】

汤药，亦下药也。下后下利痞硬，泻心汤是已，而复以他药下之，以虚益虚，邪气虽去，下焦不约，利无止期，故不宜参、术、姜、草之安中，而宜赤脂、禹粮之固下也。乃服之而利犹不止，则是下焦分注之所清浊不别故也，故当利其小便。（《伤寒贯珠集》卷二《太阳篇下·太阳救逆法》）

【仲景原文】

◈ 赤石脂禹余粮汤

赤石脂一斤碎　太一禹余粮一斤碎

上二味，以水六升，煮取二升，去滓，分温三服。

◇伤寒，服汤药，下利不止，心下痞硬，服泻心汤已，复以他药下之，利不止，医以理中与之，利益甚，理中者，理中焦，此利在下焦，赤石脂禹余粮汤主之，复不止者，当利其小便。（《伤寒论·辨太阳病脉证并治下》）

◇伤寒服汤药，下利不止，心下痞硬，服泻心汤已，复以他药下之，利不止，医以理中与之，利益甚，理中，理中焦，此利在下焦，属赤石脂禹余粮汤，复不止者，当利其小便。（《伤寒论·辨发汗吐下后病脉证并治》）

| 桃花汤 |

【组成】

赤石脂一斤一半全用，一半筛末　干姜一两　粳米一升

上三味，以水七升，煮米令熟，去滓，温服七合，纳赤石脂末方寸匕，日三服，若一服愈，余勿服。（《伤寒贯珠集》卷七《少阴篇·少阴诸法》）

赤石脂一斤一半全用，一半筛末　干姜一两　粳米一升

上三味，以水七升，煮米熟去滓，温服七合，内赤石脂末方寸匕，日三服，若一服愈，余勿服。（《金匮要略心典》卷下《呕吐哕下利病脉证治》）

【应用】

下利便脓血者，桃花汤主之。（《金匮要略心典》卷下《呕吐哕下利病脉证治》）

少阴病，下利便脓血者，桃花汤主之。（《伤寒贯珠集》卷七《少阴篇·少阴诸法》）

少阴病，二三日至四五日，腹痛，小便不利，下利不止，便脓血者，桃花汤主之。（《伤寒贯珠集》卷七《少阴篇·少阴诸法》）

【方论】

此治湿寒内淫，脏气不固，脓血不止者之法。赤石脂理血固脱，干姜温胃驱寒，粳米安中益气。崔氏去粳米加黄连、当归，用治热利，乃桃花汤之变法。(《金匮要略心典》卷下《呕吐哕下利病脉证治》)

少阴病，下利便脓血者，脏病在阴，而寒复伤血也。血伤故腹痛，阴病故小便不利，与阳经挟热下利不同。故以赤石脂理血固脱，干姜温里散寒，粳米安中益气。用刺法者，以邪陷血中，刺之以行血散邪耳，刺法未详。(《伤寒贯珠集》卷七《少阴篇·少阴诸法》)

【仲景原文】

◈ **桃花汤**

赤石脂一斤一半全用，一半筛末　干姜一两　粳米一升

上三味，以水七升，煮米令熟，去滓，温服七合，内赤石脂末方寸匕，日三服，若一服愈，余勿服。

◇少阴病，下利，便脓血者，桃花汤主之。(《伤寒论·辨少阴病脉证并治》)

◇少阴病，二三日至四五日，腹痛，小便不利，下利不止，便脓血者，桃花汤主之。(《伤寒论·辨少阴病脉证并治》)

下利，便脓血者，桃花汤主之。(《金匮要略·呕吐哕下利病脉证治》)

芍药甘草汤

【组成】

芍药四两　甘草四两炙

上二味，以水三升，煮一升五合，去滓，分温再服。(《伤寒贯珠集》卷一《太阳篇上·太阳斡旋法》)

【应用】

伤寒脉浮，自汗出，小便数，心烦，微恶寒，脚挛急，反与桂枝汤，欲攻其表，此误也，得之便厥，咽中干，烦躁吐逆者，作甘草干姜汤与之，以复其阳。若厥愈足温者，更作芍药甘草汤与之，其脚即伸。(《伤寒贯珠集》卷一《太阳篇上·太阳斡旋法》)

问曰：证象阳旦，按法治之而增剧，厥逆咽中干，两胫拘急而谵语，师言夜半手足当温，两脚当伸，后如师言，何以知之？答曰：寸口脉浮而大，浮则为风，大则为虚，风则生微热，虚则两胫挛。病证象桂枝，因加附子参

其间，增桂令汗出，附子温经，亡阳故也。厥逆咽中干，烦躁，阳明内结，谵语烦乱，更饮甘草干姜汤，夜半阳气还，两足当热。胫尚微拘急，重与芍药甘草汤，尔乃胫伸。以承气汤微溏则止其谵语，故知病可愈。（《伤寒贯珠集》卷一《太阳篇上·太阳斡旋法》）

【方论】

脉浮，自汗出，微恶寒者，虽伤于寒而表不实，乃桂枝汤证也，然小便数，心烦，脚挛急，则阴虚而里热矣。是当以甘辛攻表，而以甘寒顾里，乃反与桂枝汤，治表而遗里，宜其得之而便厥也，咽中干，烦躁吐逆。皆阴虚阳逆之象，设非以温药徒攻其表，何至此哉，夫既阴虚于下，而又阳逆于上，则必先复阳气而后复阴气，故作甘草干姜汤甘辛复阳之剂，阳复则厥愈而足温矣。更作芍药甘草汤甘酸复阴之剂，阴生则两脚自伸矣，阴阳既复，而或胃气有未和，因而谵语者，则少与调胃承气汤以和其胃，胃和则谵语止矣，盖甘草、干姜，固足以救虚阳之逆，而亦能伤胃气之和，此咸寒调胃之法，不得不斡旋于阴阳既复之后也，若重发汗，复加烧针，是逆而再逆，其厥逆之象，必有加于前，而补救之法，必非甘草、干姜所能胜任者矣，四逆汤甘辛大热，乃克复阳气之大药也，此条前后用药，温凉补泻，绝不相谋，而适以相济，非深造自得，卓有成见者，乌能及此。（《伤寒贯珠集》卷一《太阳篇上·太阳斡旋法》）

此即前条之意，而设为问答，以明所以增剧，及所以病愈之故，然中间语意，殊无伦次，此岂后人之文耶。昔人读《考工记》谓不类于周官，余于此条亦云。成氏云：阳旦，桂枝汤别名。（《伤寒贯珠集》卷一《太阳篇上·太阳斡旋法》）

【仲景原文】

◈ 芍药甘草汤

白芍药　甘草各四两炙

上二味，以水三升，煮取一升五合，去滓，分温再服。

◇伤寒脉浮，自汗出，小便数，心烦，微恶寒，脚挛急，反与桂枝，欲攻其表，此误也，得之便厥，咽中干，烦躁吐逆者，作甘草干姜汤与之，以复其阳，若厥愈，足温者，更作芍药甘草汤与之，其脚即伸，若胃气不和，谵语者，少与调胃承气汤，若重发汗，复加烧针者，四逆汤主。（《伤寒论·辨太阳病脉证并治上》）

◇问曰，证象阳旦，按法治之而增剧，厥逆，咽中干，两胫拘急而谵语，师曰，言夜半手足当温，两脚当伸，后如师言，何以知此，答曰，寸口脉浮而大，浮为风，大为虚，风则生微热，虚则两胫挛，病形象桂枝，因加附子参其间，增桂令汗出，附子温经亡阳故也，厥逆咽中干，烦躁，阳明内结，谵语烦乱，更饮甘草干姜汤，夜半阳气还，两足当热，胫尚微拘急，重与芍药甘草汤，尔乃胫伸，以承气汤微溏，则止其谵语，故知病可愈。(《伤寒论·辨太阳病脉证并治上》)

◇伤寒脉浮自汗出，小便数，心烦，微恶寒，脚挛急，反与桂枝，欲攻其表，此误也，得之便厥，咽中干，烦躁吐逆者，作甘草干姜汤与之，以复其阳，若厥愈足温者，更作芍药甘草汤与之，其脚即伸，若胃气不和，谵语者，少与调胃承气汤，若重发汗，复加烧针者，与四逆汤。(《伤寒论·辨发汗后病脉证并治》)

|芍药甘草附子汤|

【组成】

芍药三两　甘草三两炙　附子一枚炮，破八片

上三味，以水五升，煮取一升五合，去滓，分温服。(《伤寒贯珠集》卷一《太阳篇上·太阳斡旋法》)

【应用】

汗出而恶寒者，阳不足而为虚也，芍药甘草附子汤治之是已。(《伤寒贯珠集》卷一《太阳篇上·太阳斡旋法》)

发汗，病不解，反恶寒者，虚故也，芍药附子甘草汤主之。(《伤寒贯珠集》卷一《太阳篇上·太阳斡旋法》)

【鉴别】

汗出而恶寒者，阳不足而为虚也，芍药甘草附子汤治之是已。汗出，而不恶寒，但热者，邪入里而成实也。然不可以峻攻，但与调胃承气汤，和其胃气而已。(《伤寒贯珠集》卷一《太阳篇上·太阳斡旋法》)

【方论】

发汗不解，反加恶寒者，邪气不从汗而出，正气反因汗而虚也。是不可更逐邪气，当先复其正气。是方芍药之酸，可以益血，附子之辛，可以复气，甘草甘平，不特安中补虚，且与酸合而化阴，与辛合而生阳也。(《伤寒贯珠集》卷一《太阳篇上·太阳斡旋法》)

【仲景原文】

◈ **芍药甘草附子汤**

芍药　甘草各三两炙　附子一枚炮，去皮，破八片

上三味，以水五升，煮取一升五合，去滓，分温三服。

◇发汗，病不解，反恶寒者，虚故也，芍药甘草附子汤主之。(《伤寒论·辨太阳病脉证并治中》)

◇发汗病不解，反恶寒者，虚故也，属芍药甘草附子汤。(《伤寒论·辨发汗后病脉证并治》)

| 猪肤汤 |

【组成】

猪肤一斤

以水一斗，煮取五升，去滓，加白蜜一升，白粉五合，熬香，和相得，温分六服。(《伤寒贯珠集》卷七《少阴篇·少阴诸法》)

【应用】

少阴病，下利咽痛，胸满心烦者，猪肤汤主之。(《伤寒贯珠集》卷七《少阴篇·少阴诸法》)

【方论】

少阴之脉，从肾上贯肝膈，入肺中循喉咙，其支别者，从肺出络心，注胸中，阳邪传入少阴，下为泄利，上为咽痛，胸满心烦。热气充斥脉中，不特泄伤本脏之气，亦且消烁心肺之阴矣。(《伤寒贯珠集》卷七《少阴篇·少阴诸法》)

猪，水畜，而肤甘寒，其气味先入少阴，益阴除客热，止咽痛，故以为君，加白蜜之甘以缓急，润以除燥而烦满愈，白粉之甘能补中，温能养脏而泄利止矣。(《伤寒贯珠集》卷七《少阴篇·少阴诸法》)

| 黄连阿胶汤 |

【组成】

黄连四两　黄芩一两　芍药二两　阿胶三两　鸡子黄二枚

上五味，以水五升，先煮三物，取二升，去滓，纳阿胶，烊尽小冷，内鸡子黄，搅令相得，温服七合，日三服。(《伤寒贯珠集》卷七《少阴篇·少阴诸法》)

【应用】

少阴病，得之二三日以上，心中烦，不得卧，黄连阿胶汤主之。(《伤寒贯珠集》卷七《少阴篇·少阴诸法》)

【方论】

少阴之热，有从阳经传入者，有自受寒邪，久而变热者。曰二三日以上，谓自二三日至五六日，或八九日，寒极而变热也。至心中烦不得卧，则热气内动，尽入血中，而诸阴蒙其害矣。盖阳经之寒变，则热归于气，或入于血，阴经之寒变，则热入于血，而不归于气，此余历试之验也。(《伤寒贯珠集》卷七《少阴篇·少阴诸法》)

故用黄连、黄芩之苦，合阿胶、芍药、鸡子黄之甘，并入血中，以生阴气，而除邪热，成氏所谓阳有余，以苦除之，阴不足，以甘补之是也。(《伤寒贯珠集》卷七《少阴篇·少阴诸法》)

| 猪苓汤 |

【组成】

猪苓去皮　茯苓　阿胶　滑石　泽泻各一两

上五味，以水四升，先煮四味，取二升，去滓，内胶烊消，温服七合，日三服。(《金匮要略心典》卷中《消渴小便不利淋病脉证治》)

猪苓去皮　茯苓　阿胶　滑石碎　泽泻各一两

上五味，以水四升，先煮四味，取二升，去滓，纳阿胶，烊消，温服七合，日三服。(《伤寒贯珠集》卷四《阳明篇下·阳明病辨法》)

【应用】

少阴病，下利六七日，咳而呕渴，心烦不得眠者，猪苓汤主之。(《伤寒贯珠集》卷七《少阴篇·少阴诸法》)

脉浮发热，渴欲饮水，小便不利者，猪苓汤主之。(《金匮要略心典》卷中《消渴小便不利淋病脉证治》)

阳明病，脉浮而紧，咽燥口苦，腹满而喘，发热汗出，不恶寒，反恶热，身重。若发汗则躁，心愦愦，反谵语；若加烧针，必怵惕烦躁不得眠……若脉浮发热，渴欲饮水，小便不利者，猪苓汤主之。(《伤寒贯珠集》卷四《阳明篇下·阳明病辨法》)

【鉴别】

五苓、猪苓并治脉浮，发热，渴而小便不利之症。然五苓则加桂枝、白术，而治太阳；猪苓则加滑石、阿胶，而治阳明。盖太阳为开，阳明为阖。太阳为表之表，其受邪也，可以热发，可以辛散；阳明为表之里，其气难泄，其热易蓄，其发散攻取，自与太阳不同。是以五苓散加甘辛温药，假阳气以行水；猪苓汤加甘咸寒药，假阴气以利水也。(《医学读书记》卷中)

【方论】

此与前五苓散病证同，而药则异。五苓散行阳之化，热初入者宜之，猪苓汤行阴之化，热入久而阴伤者宜之也。

按：渴欲饮水，本文共有五条，而脉浮发热，小便不利者，一用五苓，为其水与热结故也，一用猪苓，为其水与热结，而阴气复伤也。其水入则吐者，亦用五苓，为其热消而水停也。渴不止者，则用文蛤，为其水消而热在也。其口干燥者，则用白虎加人参，为其热甚而津伤也。此为同源而异流者，治法亦因之各异，如此，学者所当细审也。(《金匮要略心典》卷中《消渴小便不利淋病脉证治》)

浮而紧，阳明表里之脉然也。咽燥口苦，腹满而喘，发热汗出，不恶寒，反恶热，身重，阳明入里之证然也。是为邪已入里，而气连于表，内外牵制，汗下俱碍。是以汗之而邪不能出于表，则躁，心愦愦然昏乱而谵语，火之而热且扰于中，则怵惕烦躁不得眠，下之而邪不尽于里，则胃气徒虚，客气内动，心中懊侬。若舌上胎白者，邪气盛于上焦，故与栀子豉汤，以越胸中之邪，所谓病在胸中，当须吐之是也。若渴欲饮水，口干舌燥者，则邪气不在上而在中，故以白虎加人参，以清胃热益胃液，所谓热淫于内，治以甘寒也。若脉浮发热，渴欲饮水，小便不利者，邪热不在上中，而独在下，故与猪苓汤，以利水泄热，兼滋阴气，所谓在下者，引而竭之也。(《伤寒贯珠集》卷四《阳明篇下·阳明病辨法》)

少阴中寒，下利至六七日，寒变为热，而气复上行，为咳，为呕，为渴，为心烦不得眠，所谓下行极而上也。夫邪气自下而上者，仍须从下引而出之，猪苓、茯苓、泽泻、滑石，并甘淡下行之药，足胜导水泄热之用。然以阴病而属邪热，设非得阿胶之咸寒入阴，何以驭诸阳药而泄阴中之热，导浮上之气哉！(《伤寒贯珠集》卷七《少阴篇·少阴诸法》)

【禁忌】

阳明病，汗出多而渴者，不可与猪苓汤。以汗多，胃中燥，猪苓汤复利小便故也。

上条于脉浮发热，渴而小便不利之证，既着猪苓汤之用矣。此条复示猪苓汤之戒，谓虽渴欲饮水，而汗出多者，则不可以猪苓利其小便。所以然者，汗之与溺，同出而异归者也，《灵枢》云：水谷入于口，输于肠胃，其液别为五；天寒衣薄，则为溺与气，天暑衣厚则为汗，故虽清浊不同，其为府中之液则一也。汗出既多，胃液已耗，而复以猪苓利之，是已燥而益燥也，故曰不可与猪苓汤。(《伤寒贯珠集》卷四《阳明篇下·阳明病辨法》)

【仲景原文】

◈ **猪苓汤**

猪苓去皮　茯苓　泽泻　阿胶　滑石碎各一两

上五味，以水四升，先煮四味，取二升，去滓，内阿胶烊消，温服七合，日三服。

◇若（脉浮发热）渴欲饮水，小便不利者，猪苓汤主之。(《伤寒论·辨阳明病脉证并治》)

◇阳明病，汗出多而渴者，不可与猪苓汤，以汗多胃中燥，猪苓汤复利其小便故也。(《伤寒论·辨阳明病脉证并治》)

◇少阴病，下利六七日，咳而呕渴，心烦不得眠者，猪苓汤主之。(《伤寒论·辨少阴病脉证并治》)

◇夫诸病在脏欲攻之，当随其所得而攻之，如渴者，与猪苓汤，余皆仿此。(《金匮要略·脏腑经络先后病脉证》)

◇脉浮发热，渴欲饮水，小便不利者，猪苓汤主之。(《金匮要略·消渴小便不利淋病脉证并治》)

| 牡蛎泽泻散 |

【组成】

牡蛎熬　泽泻　栝蒌根　葶苈熬　商陆根　蜀漆洗去腥　海藻洗去咸各等分

上七味，异捣下筛为散，更入臼中治之，白饮和服方寸匕，小便利，止后服。(《伤寒贯珠集》卷八《厥阴篇·厥阴诸法》)

【应用】

大病差后，从腰以下有水气者，牡蛎泽泻散主之。(《伤寒贯珠集》卷八《厥阴篇·厥阴诸法》)

【方论】

大病新差，而腰以下肿满者，此必病中饮水过多，热邪虽解，水气不行，浸渍于下，而肌肉肿满也。是当以急逐水邪为法，牡蛎泽泻散咸降之力居多，饮服方寸匕，不用汤药者，急药缓用，且不使助水气也。若骤用补脾之法，恐脾气转滞而水气转盛，宁不泛滥为患耶。（《伤寒贯珠集》卷八《厥阴篇·厥阴诸法》）

四逆散

【组成】

柴胡　枳实破，水渍，炙干　芍药　甘草炙

上四味，各十分，捣筛，白饮和服方寸匕，日三服。（《伤寒贯珠集》卷七《少阴篇·少阴诸法》）

【应用】

少阴病，四逆，其人或咳，或悸，或小便不利，或腹中痛，或泄利下重者，四逆散主之。（《伤寒贯珠集》卷七《少阴篇·少阴诸法》）

【加减】

咳者，加五味子、干姜各五分，并主下利。悸者，加桂枝五分。

悸者寒多，心脉不通则心下鼓也，桂枝辛温，入心通阳气。

小便不利者，加茯苓五分。

小便不利，水聚于下也，茯苓甘淡，利窍渗水。

腹中痛者，加附子一枚，炮令坼。

腹中痛，寒胜于里也，附子辛温，散寒止痛。（《伤寒贯珠集》卷七《少阴篇·少阴诸法》）

【方论】

四逆，四肢逆冷也，此非热厥，亦太阳初受寒邪，未郁为热，而便入少阴之证。少阴为三阴之枢，犹少阳为三阳之枢也，其进而入则在阴，退而出则就阳，邪气居之，有可进可退时上时下之势，故其为病，有或咳，或悸，或小便不利，或腹中痛，或泄利下重之证。夫邪在外者，可引而散之，在内者，可下而去之，其在外内之间者，则和解而分消之，分消者，半从外半从内之谓也。故用柴胡之辛，扬之使从外出，枳实之苦，抑之使其内消，而其所以能内能外者，则枢机之用为多，故必以芍药之酸益其阴，甘草之甘养其阳。曰四逆道，因其所治之病而命之名耳，而其制方大意，亦与小柴胡相似，四逆之柴胡、枳实，犹小柴胡之柴胡、黄芩也，四逆之芍药、甘草，犹小柴胡之人参、甘草也，且枳实兼擅涤饮之长，甘、芍亦备营卫两和之任，特以为病有阴阳之异，故用药亦分气血之殊，而其辅正逐邪，和解表里，则两方如一方也。旧谓此为治热深发厥之药，非是，夫果热深发厥，则属厥应下之之例矣，岂此药所能治哉！（《伤寒贯珠集》卷七《少阴篇·少阴诸法》）

成氏曰：肺寒气逆则咳，五味子之酸收逆气，干姜之辛散肺寒，并主下利者，肺与大肠为表里，上咳下利，治则颇同。（《伤寒贯珠集》卷七《少阴篇·少阴诸法》）

| 薏苡附子散 |

【组成】

薏苡仁十五两　大附子十枚炮

上二味，杵为散，服方寸匕，日三服。（《金匮要略心典》卷中《胸痹心痛短气病脉证治》）

【应用】

胸痹缓急者，薏苡附子散主之。（《金匮要略心典》卷中《胸痹心痛短气病脉证治》）

【方论】

阳气者，精则养神，柔则养筋，阳痹不用，则筋失养而或缓或急，所谓大筋软短，小筋弛长者是也。（《金匮要略心典》卷中《胸痹心痛短气病脉证治》）

故以薏苡仁舒筋脉，附子通阳痹。（《金匮要略心典》卷中《胸痹心痛短气病脉证治》）

| 乌头赤石脂丸 |

【组成】

乌头一分炮　蜀椒　干姜各一两　附子半两　赤石脂一两

上五味，末之，蜜丸如桐子大，先食服一丸，日三服，不知稍加服。（《金匮要略心典》卷中《胸痹心痛短气病脉证治》）

【应用】

心背彻痛，背痛彻心，乌头赤石脂丸主之。(《金匮要略心典》卷中《胸痹心痛短气病脉证治》)

【方论】

心背彻痛，阴寒之气，遍满阳位，故前后牵引作痛。沈氏云：邪感心包，气应外俞，则心痛彻背，邪袭背俞，气从内走，则背痛彻心。俞脏相通，内外之气相引，则心痛彻背，背痛彻心，即经所谓寒气客于背俞之脉。其俞注于心，故相引而痛是也。(《金匮要略心典》卷中《胸痹心痛短气病脉证治》)

乌、附、椒、姜，同力协济，以振阳气而逐阴邪，取赤石脂者，所以安心气也。(《金匮要略心典》卷中《胸痹心痛短气病脉证治》)

| 附子粳米汤 |

【组成】

附子一枚炮　半夏　粳米各半升　甘草一两　大枣十枚

上五味，以水八升，煮米熟汤成，去滓，温服一升，日三服。(《金匮要略心典》卷中《腹满寒疝宿食病脉证治》)

【应用】

腹中寒气，雷鸣切痛，胸胁逆满呕吐，附子粳米汤主之。(《金匮要略心典》卷中《腹满寒疝宿食病脉证治》)

【方论】

下焦浊阴之气，不特肆于阴部，而且逆于阳位，中土虚而堤防撤矣。(《金匮要略心典》卷中《腹满寒疝宿食病脉证治》)

故以附子辅阳驱阴，半夏降逆止呕，而尤赖粳米、甘、枣，培令土厚，而使敛阴气也。(《金匮要略心典》卷中《腹满寒疝宿食病脉证治》)

| 赤丸 |

【组成】

乌头二两炮　茯苓四两　细辛一两　半夏四两

上四味，末之，内真朱为色，炼蜜为丸如麻子大，先食饮，酒下三丸，

日再，夜一服，不知稍增，以知为度。（《金匮要略心典》卷中《腹满寒疝宿食病脉证治》）

【应用】

寒气厥逆，赤丸主之。寒气厥逆，下焦阴寒之气，厥而上逆也。（《金匮要略心典》卷中《腹满寒疝宿食病脉证治》）

【方论】

茯苓、半夏降其逆，乌头、细辛散其寒，真朱体重色正，内之以破阴去逆也。（《金匮要略心典》卷中《腹满寒疝宿食病脉证治》）

| 大乌头煎 |

【组成】

乌头大者五枚熬，去皮，不必㕮咀

上以水三升，煮取一升，去滓，内蜜二升，煎令水气尽，取二升，强人服七合，弱人五合，不差，明日更服，不可一日更服。（《金匮要略心典》卷中《腹满寒疝宿食病脉证治》）

【应用】

腹满脉弦而紧，弦则卫气不行，即恶寒，紧则不欲食，邪正相搏，即为寒疝。寒疝绕脐痛，若发则白津出，手足厥冷，其脉沉紧者，大乌头煎主之。（《金匮要略心典》卷中《腹满寒疝宿食病脉证治》）

【方论】

弦紧脉皆阴也，而弦之阴从内生，紧之阴从外得。弦则卫气不行而恶寒者，阴出而痹其外之阳也；紧则不欲食者，阴入而痹其胃之阳也。卫阳与胃阳并衰，而外寒与内寒交盛，由是阴反无畏而上冲，阳反不治而下伏，所谓邪正相搏，即为寒疝者也。绕脐痛，发则白津出，手足厥冷，其脉沉紧，皆寒疝之的证。白津、汗之淡而不咸者，为虚汗也，一作自汗，亦通。大乌头煎大辛大热，为复阳散阴之峻剂，故云不可一日更服。（《金匮要略心典》卷中《腹满寒疝宿食病脉证治》）

排脓散

【组成】

枳实十六枚　芍药六分　桔梗二分

上三味，杵为散，取鸡子黄一枚，以药散与鸡黄相等，揉和令相得，饮和服之，日一服。(《金匮要略心典》卷下《疮痈肠痈浸淫病脉证并治》)

【方论】

枳实苦寒，除热破滞为君，得芍药则通血，得桔梗则利气，而尤赖鸡子黄之甘润，以为排脓化毒之本也。(《金匮要略心典》卷下《疮痈肠痈浸淫病脉证并治》)

黄连粉

【应用】

浸淫疮，从口起流向四肢者可治，从四肢流来入口者不可治，浸淫疮，黄连粉主之。(《金匮要略心典》卷下《疮痈肠痈浸淫病脉证并治》)

【方论】

浸淫疮，义如《脏腑经络篇》中。(《金匮要略心典》卷下《疮痈肠痈浸淫病脉证并治》)

黄连粉方未见，大意以此为湿热浸淫之病，故取黄连一味为粉粉之，苦以燥湿，寒以除热也。(《金匮要略心典》卷下《疮痈肠痈浸淫病脉证并治》)

葵子茯苓散

【组成】

葵子一升　茯苓三两

上二味，杵为散，饮服方寸匕，日三服，小便利则愈。(《金匮要略心典》卷下《妇人妊娠病脉证治》)

【应用】

妊娠有水气，身重，小便不利，洒淅恶寒，起即头眩，葵子茯苓散主之。(《金匮要略心典》卷下《妇人妊娠病脉证治》)

【方论】

妊娠小便不利，与上条同，而身重恶寒头眩，则全是水气为病，视虚热液少者，霄壤悬殊矣。葵子、茯苓滑窍行水，水气既行，不淫肌体，身不重矣，不侵卫阳，不恶寒矣，不犯清道，不头眩矣。经曰：有者求之，无者求之，盛虚之变，不可不审也。（《金匮要略心典》卷下《妇人妊娠病脉证治）

甘麦大枣汤

【组成】

甘草三两　小麦一升　大枣十枚

上三味，以水六升，煮取三升，分温三服，亦补脾气。（《金匮要略心典》卷下《妇人杂病脉证并治》）

【应用】

妇人脏燥，喜悲伤欲哭，象如神灵所作，数欠伸，甘麦大枣汤主之。（《金匮要略心典》卷下《妇人杂病脉证并治》）

【方论】

脏燥，沈氏所谓子宫血虚，受风化热者是也。血虚脏燥，则内火扰而神不宁，悲伤欲哭，有如神灵，而实为虚病。前五脏风寒积聚篇，所谓邪哭使魂魄不安者，血气少而属于心也。数欠伸者，经云：肾为欠、为嚏，又肾病者，善伸数欠颜黑，盖五志生火，动必关心，脏阴既伤，穷必及肾也。（《金匮要略心典》卷下《妇人杂病脉证并治》）

小麦为肝之谷，而善养心气，甘草、大枣甘润生阴，所以滋脏气而止其躁也。（《金匮要略心典》卷下《妇人杂病脉证并治》）

肾气丸

【组成】

干地黄八两　山药　山茱萸各四两　泽泻　丹皮　茯苓各三两　桂枝　附子炮各一两

上八味，末之，炼蜜和丸梧子大，酒下十五丸，加至二十丸，日再服。（《金匮要略心典》卷下《妇人杂病脉证并治》）

熟地黄八两　山茱萸　山药各四两　泽泻　茯苓　牡丹皮各三两　桂枝　附子各一两炮

上八味，末之，炼蜜和丸梧子大，酒下十五丸，日再服。（《金匮要略心典》卷上《中风历节病脉证并治》）

【应用】

问曰：妇人病饮食如故，烦热不得卧，而反倚息者，何也？师曰：此名转胞，不得溺也，以胞系了戾，故致此病，肾气丸主之。（《金匮要略心典》卷下《妇人杂病脉证并治》）

崔氏八味丸　治脚气上入少腹不仁。（《金匮要略心典》卷上《中风历节病脉证并治》）

虚劳腰痛，少腹拘急，小便不利者，八味肾气丸主之。（《金匮要略心典》卷上《血痹虚劳病脉证并治》）

男子消渴，小便反多，以饮一斗，小便亦一斗，肾气丸主之。（《金匮要略心典》卷中《消渴小便不利淋病脉证治》）

【方论】

饮食如故，病不由中焦也。了戾与缭戾同，胞系缭戾而不顺，则胞为之转，胞转则不得溺也。由是下气上逆而倚息，上气不能下通而烦热不得卧。治以肾气者，下焦之气肾主之，肾气得理，庶缭者顺，戾者平，而闭乃通耳。

肾之脉，起于足而入于腹，肾气不治，湿寒之气，随经上入，聚于少腹，为之不仁，是非驱湿散寒之剂所可治者，须以肾气丸补肾中之气，以为生阳化湿之用也。（《金匮要略心典》卷上《中风历节病脉证并治》）

下焦之分，少阴主之，少阴虽为阴脏，而中有元阳，所以温经脏，行阴阳，司开阖者也。虚劳之人，损伤少阴肾气，是以腰痛，少腹拘急，小便不利，程氏所谓肾间动气已损者是矣，八味肾气丸补阴之虚，可以生气，助阳之弱，可以化水，乃补下治下之良剂也。（《金匮要略心典》卷上《血痹虚劳病脉证并治》）

男子以肾为事，肾中有气，所以主气化，行津液，而润心肺者也。此气既虚，则不能上至，气不至，则水亦不至，而心肺失其润矣。盖水液属阴，非气不至，气虽属阳，中实含水，水之与气，未尝相离也。肾气丸中有桂、附，所以斡旋肾中颓堕之气，而使上行心肺之分，故名曰肾气。不然，则滋阴润燥之品，同于饮水无济，但益下趋之势而已，驯至阳气全消，有降无升，饮一溲二而死不治。夫岂知饮入于胃，非得肾中真阳，焉能游溢精气，而上输脾肺耶。

按：消渴证，有太阴、厥阴、阳明、少阴之异。系太阴者，心热移肺也；系厥阴者，风胜则干，抑火从木出也；系阳明者，火燔而土燥也；系少阴者，水虚不能制火也。然此不言水虚不能制火，而言火虚不能化水，则法之变而论之精也。惟火不化水，故饮一斗，水亦一斗，不然，未有不为火所消者矣。推而言之，厥阴内热之渴，水为热所消，其小便必不多。阳明内坚之渴，水入不能内润而从旁转，其小便虽数，而出亦必少也。（《金匮要略心典》卷中《消渴小便不利淋病脉证治》）

阳气虚浮，其端有二。或脾胃气虚，阳浮于外，其症上见呕恶，下为溏泄，其脉大而不实，身虽大热，切忌寒凉，宜甘辛温药温其中，使土厚则火自敛也。或肾虚火不归经，游行于外，其症烦渴引饮，面赤舌刺唇黑，足心如烙，或冷如冰，其脉洪大无伦，按之微弱，宜八味肾气丸之属，导火下行也。

王肯堂云：相火寄于命门。命门者，男子以藏精，女子以系胞，因嗜欲竭之，火无所附，故厥而上行。桂、附与火同气而其味辛，能开腠理，致津液，通气道，据其窟宅而招之，同气相求，火必降下矣。且火从肾出者，是水中之火也。火可以水折，而水中之火，不可以水折，故巴蜀有火井焉，得水则炽，得火则熄，则桂附者，固治浮游相火正剂欤。（《金匮翼》卷三《发热统论·阳浮发热》）

消渴病有三：一渴而饮水多，小便数，有脂如麸片，甜者，是消渴也；二吃食多，不甚渴，小便少，似有油而数者，是消中也。三、渴饮水不能多，但腿肿，脚先瘦小，阴痿弱，数小便者，是肾消也。（《古今录验》）消渴大禁有三：一饮酒，二房室，三咸食及面，能慎此者，虽不服药，自可无他。不知此者，纵有金丹，亦不可救，慎之，慎之。

李词部曰：消渴之疾，发则小便味甜。按：《洪范》云：稼穑作甘。以理推之，淋饧醋酒作脯法，须臾即皆能甜也。人饮食之后，滋味皆甜，积在中焦，若腰肾气盛，则上蒸精气，化入骨髓，其次为脂膏，其次为肌肉，其余则为小便。气臊者，五脏之气；味咸者，润下之味也。若腰肾虚冷，不能蒸化于上，谷气则尽下而为小便，故甘味不变，下多不止，食饮虽多，而肌肤枯槁。譬如乳母，谷气上泄，皆为乳汁。消渴疾者，谷气下泄，尽为小便也。又肺为五脏之华盖，若下有暖气上蒸，即润而不渴；若下虚极，即阳气不能升，故肺干而渴。譬如釜中有水，以板盖之，若下有火力，则暖气上腾而板能润；若无火力，则水气不能上，板终不可得而润也。故张仲景云：宜服八味肾气丸，并不可食冷物，及饮冷水，此颇得效，故录正方于后云。（《金匮翼》卷四《消渴》）

肾水　肾为水脏而元阳寓焉。肾虚阳弱，水无所制而泛滥，肢体浮肿，咳嗽喘急，腰重足冷，小便不利，或因脾胃虚弱，治失其宜，元气复伤而变症者，非《金匮》加减肾气丸不效。

金匮肾气丸。

白茯苓三两　附子五钱　牛膝　官桂　泽泻　车前　山萸肉　丹皮各一两　熟地四两

为末，和地黄膏，炼蜜丸桐子大，每服七八十丸，空心白汤下。（《金匮翼》卷四《肾水》）

【仲景原文】

◈ **肾气丸方**

干地黄八两　薯蓣四两　山茱萸四两　泽泻三两　茯苓三两　牡丹皮三两　桂枝一两　附子炮一两

上八味末之，炼蜜和丸，梧子大，酒下十五丸，加至二十五丸，日再服。

◇问曰：妇人病，饮食如故，烦热不得卧，而反倚息者，何也？

师曰：此名转胞，不得溺也。以胞系了戾，故致此病，但利小便则愈，宜肾气丸主之。（《金匮要略·妇人杂病脉证并治》）

◇虚劳腰痛，少腹拘急，小便不利者，八味肾气丸主之。（《金匮要略·血痹虚劳病脉证并治》）

◇夫短气，有微饮，当从小便去之，苓桂术甘汤主之，肾气丸亦主之。（《金匮要略·血痹虚劳病脉证并治》）（《金匮要略·痰饮咳嗽病脉证并治》）

◇男子消渴，小便反多，以饮一斗，小便一斗，肾气丸主之。（《金匮要略·消渴小便不利淋病脉证并治》）

| 禹余粮丸 |

【应用】

汗家重发汗，必恍惚心乱，小便已，阴疼，与禹余粮丸。（《伤寒贯珠集》卷一《太阳篇上·太阳权变法》）

【方论】

五液在心为汗，心液亡者，心阳无附，则恍惚心乱。心虚生热，下流所合，则小便已，阴疼，禹余粮丸方缺。常器之云：只禹余粮一味，火煅服亦可。按：禹余粮，体重可以去怯，甘寒可以除热，又性涩，主下焦前后诸病也。（《伤寒贯珠集》卷一《太阳篇上·太阳权变法》）

第六编

当归四逆汤

【组成】

当归三两　桂枝三两　芍药三两　细辛三两　通草二两　甘草二两炙　大枣二十枚

上七味，以水八升，煮取三升，去滓，温服一升，日三服。(《伤寒贯珠集》卷八《厥阴篇·厥阴诸法》)

【应用】

手足厥寒，脉细欲绝者，当归四逆汤主之。(《伤寒贯珠集》卷八《厥阴篇·厥阴诸法》)

【鉴别】

手足厥寒，脉细欲绝者，当归四逆汤主之，若其人内有久寒者，宜当归四逆加吴茱萸生姜汤主之。(《伤寒贯珠集》卷八《厥阴篇·厥阴诸法》)

【方论】

手足厥寒，脉微欲绝者，阳之虚也，宜四逆辈；脉细欲绝者，血虚不能温于四末，并不能荣于脉中也。夫脉为血之腑，而阳为阴之先，故欲续其脉，必益其血，欲益其血，必温其经。方用当归、芍药之润以滋之，甘草、大枣之甘以养之，桂枝、细辛之温以行之，而尤借通草之入经通脉，以续其绝而止其厥。(《伤寒贯珠集》卷八《厥阴篇·厥阴诸法》)

【仲景原文】

◈ 当归四逆汤

当归三两　桂枝三两去皮　芍药三两　细辛三两　甘草二两炙　通草二两　大枣二十五枚擘，一法十二枚

上七味。以水八升。煮取三升。去滓。温服一升。日三服。

◇手足厥寒，脉细欲绝者，当归四逆汤主之。(《伤寒论·辨厥阴病脉证并治》)

◇下利脉大者，虚也，以强下之故也，设脉浮革，因尔肠鸣者，属当归四逆汤。(《伤寒论·辨不可下病脉证并治》)

当归四逆加吴茱萸生姜汤

【组成】

当归三两　桂枝三两　芍药三两　细辛三两　通草二两　甘草二两炙　大枣二十五枚　吴茱萸二升　生姜半斤切

上九味，以水六升，清酒六升，和煮取五升，去滓，温分五服(一方水酒各四升)。(《伤寒贯珠集》卷八《厥阴篇·厥阴诸法》)

【应用】

手足厥寒，脉细欲绝者，当归四逆汤主之，若其人内有久寒者，宜当归四逆加吴茱萸生姜汤主之。(《伤寒贯珠集》卷八《厥阴篇·厥阴诸法》)

【方论】

手足厥寒，脉微欲绝者，阳之虚也，宜四逆辈；脉细欲绝者，血虚不能温于四末，并不能荣于脉中也。夫脉为血之腑，而阳为阴之先，故欲续其脉，必益其血，欲益其血，必温其经。方用当归、芍药之润以滋之，甘草、大枣之甘以养之，桂枝、细辛之温以行之，而尤借通草之入经通脉，以续其绝而止其厥。若其人内有久寒者，必加吴茱萸、生姜之辛以散之，而尤借清酒之濡经浃脉，以散其久伏之寒也。(《伤寒贯珠集》卷八《厥阴篇·厥阴诸法》)

白头翁汤

【组成】

白头翁　黄连　黄柏　秦皮各三两

上四味，以水七升，煮取三升，去滓，温服一升，不愈更服。(《金匮要略心典》卷下《呕吐哕下利病脉证治》)

白头翁二两　黄连　黄柏　秦皮各三两

上四味，以水七升，煮取二升，去滓，温服一升，不愈，更服一升。(《伤寒贯珠集》卷八《厥阴篇·厥阴诸法》)

【应用】

热利下重者，白头翁汤主之。(《金匮要略心典》卷下《呕吐哕下利病脉证治》)

下利欲饮水者，以有热故也，白头翁汤主之。(《伤寒贯珠集》卷八《厥阴篇·厥阴诸法》)

热利下重者，白头翁汤主之。(《伤寒贯珠集》卷八《厥阴篇·厥阴诸法》)

【方论】

此治湿热下注，及伤寒热邪入里作利者之法，白头翁汤苦以除湿，寒以胜热也(《金匮要略心典》卷下《呕吐哕下利病脉证治》)

伤寒热利下重者，白头翁汤主之，寒以胜热，苦以燥湿也。(《金匮要略心典》卷下《妇人产后病脉证治》)

伤寒自利不渴者，为脏有寒，太阴自受寒邪也。下利欲饮水者，以里有热，传经之邪，厥阴受之也。白头翁汤，除热坚下，中有秦皮，色青味苦，气凉性涩，能入厥阴，清热去湿而止利也。(《伤寒贯珠集》卷八《厥阴篇·厥阴诸法》)

伤寒热邪入里，因而作利者，谓热利下重，即后重，热邪下注，虽利而不得出也。白头翁，苦辛除邪气，黄连、黄柏、秦皮，苦以坚之，寒以清之，涩以收之也。(《伤寒贯珠集》卷八《厥阴篇·厥阴诸法》)

【仲景原文】

◈ 白头翁汤

白头翁二两　黄柏三两　黄连三两　秦皮三两

上四味，以水七升，煮取二升，去滓，温服一升，不愈，更服一升。

◇热利，下重者，白头翁汤主之。(《伤寒论·辨厥阴病脉证并治》)

◇下利，欲饮水者，以有热故也，白头翁汤主之。(《伤寒论·辨厥阴病脉证并治》)

◇热利下重者，白头翁汤主之。(《金匮要略·呕吐哕下利病脉证治》)

白头翁加甘草阿胶汤

【组成】

白头翁　甘草　阿胶各二两　秦皮　黄连　柏皮各三两

上六味，以水七升，煮取二升半，内胶令消尽，分温三服。(《金匮要

略心典》卷下《妇人产后病脉证治》）

【应用】

产后下利虚极，白头翁加甘草阿胶汤主之。（《金匮要略心典》卷下《妇人产后病脉证治》）

【方论】

伤寒热利下重者，白头翁汤主之，寒以胜热，苦以燥湿也。此亦热利下重，而当产后虚极。则加阿胶救阴，甘草补中生阳，且以缓连、柏之苦也。（《金匮要略心典》卷下《妇人产后病脉证治》）

| 乌梅丸 |

【组成】

乌梅三百个　黄连一斤　干姜十两　细辛　附子炮　桂枝　人参　黄柏各六两　当归　蜀椒各四两

上十味，异捣筛，合治之，以苦酒渍乌梅一宿，去核蒸之，五升米下，饭熟捣成泥，和药令相得，内臼中，与蜜杵二千下，丸如桐子大，先食饮服十丸，日三服。稍加至二十丸。禁生冷、滑物、臭食等。（《伤寒贯珠集》卷八《厥阴篇·厥阴诸法》）

乌梅三百个　细辛六两　干姜十两　黄连一斤　当归　川椒各四两　附子炮　桂枝　人参　黄柏各六两

上十味，异捣筛，合治之，以苦酒渍乌梅一宿，去核，蒸之五升米下，饭熟，捣成泥，和药令相得，内臼中，与蜜杵二千下，丸如梧子大，先食饮服十丸，日三服，稍增至二十丸，禁生冷滑臭等物。（《金匮要略心典》卷下《趺蹶手指臂肿转筋阴狐疝蛔虫病脉证治》）

【应用】

蛔厥者，当吐蛔，令病者静而复时烦，此为脏寒，蛔上入其膈，故烦，须臾复止，得食而呕，又烦者，蛔闻食臭出，其人当自吐蛔。蛔厥者，乌梅丸主之。（《金匮要略心典》卷下《趺蹶手指臂肿转筋阴狐疝蛔虫病脉证治》）

伤寒脉微而厥，至七八日，肤冷，其人躁无暂安时者，此为脏厥，非蛔厥也。蛔厥者，其人当吐蛔。今病者静而复时烦，此为脏寒，蛔上入膈，故烦，须臾复止，得食而呕，又烦者，蛔闻食臭出，其人当自吐蛔。蛔厥者，

乌梅丸主之，又主久痢。（《伤寒贯珠集》卷八《厥阴篇·厥阴诸法》）

【方论】

蛔厥，蛔动而厥，心痛吐涎，手足冷也。蛔动而上逆，则当吐蛔，蛔安而复动，则病亦静而复时烦也。然蛔之所以时安而时上者，何也？虫性喜温，脏寒则虫不安而上膈，虫喜得食，脏虚则蛔复上而求食。（《金匮要略心典》卷下《趺蹶手指臂肿转筋阴狐疝蛔虫病脉证治》）

伤寒脉微而厥，寒邪中于阴也。至七八日，身不热而肤冷，则其寒邪未变可知。乃其人躁无暂安时者，此为脏厥发躁，阳气欲绝，非为蛔厥也。蛔厥者，蛔动而厥，其人亦躁，但蛔静则躁亦自止，蛔动则时复自烦，非若脏寒之躁无有暂安时也。然蛔之所以时动而时静者，何也？蛔性喜温，脏寒则蛔不安而上膈，蛔喜得食，脏虚则蛔复上而求食，甚则呕吐，涎液从口中出。按：古云蛔得甘则动，得苦则安，又曰蛔闻酸则静，得辛热则止。（《伤寒贯珠集》卷八《厥阴篇·厥阴诸法》）

故以乌梅之酸，连柏之苦，姜、辛、归、附、椒、桂之辛，以安蛔温脏而止其厥逆，加人参者，以蛔动中虚，故以之安中而止吐，且以御冷热诸药之悍耳。（《伤寒贯珠集》卷八《厥阴篇·厥阴诸法》）

故以人参、姜、附之属，益虚温胃为主，而以乌梅、椒、连之属，苦酸辛气味，以折其上入之势也。（《金匮要略心典》卷下《趺蹶手指臂肿转筋阴狐疝蛔虫病脉证治》）

【仲景原文】

◈ 乌梅丸

乌梅三百枚　细辛六两　干姜十两　黄连十六两　附子六两炮，去皮　当归四两　蜀椒四两出汗　桂枝六两去皮　人参六两　黄柏六两

上十味，异捣筛，合治之，以苦酒即酸醋渍乌梅一宿，去核，蒸之五斗米下，饭熟，捣成泥，和药令相得，内臼中，与蜜杵二千下，丸如梧桐子大，先食，饮服十丸，日三服，稍加至二十丸，禁生冷，滑物，臭食等。

◇伤寒，脉微而厥，至七八日肤冷，其人躁无暂安时者，此为藏厥，非蚘厥也，蚘厥者，其人当吐蚘，今病者静，而复时烦者，此为藏寒，蚘上入其膈，故烦，须臾复止，得食而呕，又烦，烦者，蚘闻食臭出，其人常自吐蚘，蚘厥者，乌梅丸主之，又主久利。（《伤寒论·辨厥阴病脉证并治》）

◇蛔厥者，乌梅丸主之。（《金匮要略·趺蹶手指臂肿转筋阴狐疝蛔虫病脉证治》）

麻黄升麻汤

【组成】

麻黄二两半去节　当归　升麻各一两一分　知母　黄芩　葳蕤各十八铢　石膏绵裹，碎　白术　干姜　白芍　天冬去心　桂枝　茯苓　甘草炙各六铢

上十四味，以水一斗，先煮麻黄一二沸，去上沫，纳诸药，煮取三升，去滓，分温三服。相去如炊三斗米饭顷，令尽汗出愈。（《伤寒贯珠集》卷八《厥阴篇·厥阴诸法》）

【应用】

伤寒六七日，大下后，寸脉沉而迟，手足厥逆，下部脉不至，咽喉不利，吐脓血，泄利不止者，为难治，麻黄升麻汤主之。（《伤寒贯珠集》卷八《厥阴篇·厥阴诸法》）

【鉴别】

太阴病，脉浮者，可发汗，宜桂枝汤。

太阴脉浮有二义，或风邪中于太阴之经，其脉则浮，或从阳经传入太阴，旋复反而之阳者，其脉亦浮，浮者病在经。凡阴病在脏者宜温，在经者则宜汗，如少阴之麻黄附子细辛，厥阴之麻黄升麻皆是也，桂枝汤甘辛入阴，故亦能发散太阴之邪。（《伤寒贯珠集》卷六《太阴篇·太阴诸法》）

【方论】

伤寒六七日，寒已变热而未实也，乃大下之，阴气遂虚，阳气乃陷，阳气陷，故寸脉沉而迟，阴气虚，故下部脉不至，阴阳并伤，不相顺接，则手足厥逆，而阳邪之内入者，方上淫而下溢，为咽喉不利，为吐脓血，为泄利不止，是阴阳上下并受其病，而虚实冷热亦复混淆不清矣。是以欲治其阴，必伤其阳，欲补其虚，必碍其实，故曰此为难治。麻黄升麻汤，合补泻寒热为剂，使相助而不相悖，庶几各行其事，而并呈其效。（《伤寒贯珠集》卷八《厥阴篇·厥阴诸法》）

麻黄升麻汤，合补泻寒热为剂，使相助而不相悖，庶几各行其事，而并呈其效。方用麻黄、升麻，所以引阳气发阳邪也，而得当归、知母、葳蕤、天冬之润，则肺气已滋，而不蒙其发越之害矣，桂枝、干姜，所以通脉止厥也，而得黄芩、石膏之寒，则中气已和，而不被其燥热之烈矣，其芍药、甘草、茯苓、白术则不特止其泄利，抑以安中益气，以为通上下和阴阳之用耳。（《伤寒贯珠集》卷八《厥阴篇·厥阴诸法》）

【仲景原文】

◈ **麻黄升麻汤**

麻黄二两半去节　升麻一两一分　当归一两一分　知母十八铢　黄芩十八铢　葳蕤十八铢一作菖蒲　芍药六铢　天门冬六铢去心　桂枝六铢去皮　茯苓六铢　甘草六铢炙　石膏六铢碎，绵裹　白术六铢　干姜六铢

上十四味，以水一斗，先煮麻黄一两沸，去上沫，内诸药，煮取三升，去滓，分温三服，相去如炊三斗米顷，令尽，汗出愈。

◇伤寒六七日，大下后，寸脉沉而迟，手足厥逆，下部脉不至，喉咽不利，唾脓血，泄利不止者，为难治，麻黄升麻汤主之。(《伤寒论·辨厥阴病脉证并治》)

◇伤寒六七日，大下，寸脉沉而迟，手足厥逆，下部脉不至，喉咽不利，唾脓血，泄利不止者，为难治，属麻黄升麻汤。(《伤寒论·辨发汗吐下后病脉证并治》)

| 酸枣仁汤 |

【组成】

酸枣仁二升　甘草一两　知母　茯苓各二两　芎䓖一两

上五味，以水八升，煮酸枣仁得六升，内诸药，煮取三升，分温三服。(《金匮要略心典》卷上《血痹虚劳病脉证并治》)

【应用】

虚劳虚烦不得眠，酸枣仁汤主之。(《金匮要略心典》卷上《血痹虚劳病脉证并治》)

【方论】

人寤则魂寓于目，寐则魂藏于肝。虚劳之人，肝气不荣，则魂不得藏，魂不藏，故不得眠，酸枣仁补肝敛气，宜以为君。而魂既不归容，必有浊痰燥火乘间而袭其舍者，烦之所由作也，故以知母、甘草，清热滋燥，茯苓、川芎，行气除痰。皆所以求肝之治，而宅其魂也。(《金匮要略心典》卷上《血痹虚劳病脉证并治》)

当归生姜羊肉汤

【组成】

当归三两　生姜五两　羊肉一斤

上三味，以水八升，煮取三升，温服七合，日三服。(《金匮要略心典》卷中《腹满寒疝宿食病脉证治》)

当归生姜羊肉汤方　见寒疝。(《金匮要略心典》卷下《妇人产后病脉证治》)

【应用】

产后腹中痛，当归生姜羊肉汤主之，兼主腹中寒疝，虚劳不足。(《金匮要略心典》卷下《妇人产后病脉证治》)

寒疝腹中痛，及胁痛里急者，当归生姜羊肉汤主之。(《金匮要略心典》卷中《腹满寒疝宿食病脉证治》)

《金匮》治寒疝，腹中痛，及胁痛里急者，当归生姜羊肉汤主之。

《衍义》云：服之无不应验。有一妇人产当寒月，寒气入产门，脐以下胀满，手不欲犯，此寒疝也。师将与抵当汤，谓有瘀血，非其治也，与仲景羊肉汤，二服而愈。(《金匮翼》卷八《温剂》)

【方论】

产后腹中痛，与妊娠腹中痛不同，彼为血虚而湿扰于内，此为血虚而寒动于中也。(《金匮要略心典》卷下《妇人产后病脉证治》)

此治寒多而血虚者之法，血虚则脉不荣，寒多则脉绌急，故腹胁痛而里急也。(《金匮要略心典》卷中《腹满寒疝宿食病脉证治》)

当归、生姜温血散寒，羊肉补虚益血也。(《金匮要略心典》卷中《腹满寒疝宿食病脉证治》)

若寒多，加生姜成一斤；痛多而呕者，加橘皮二两，白术一两。加生姜者，亦加水五升，煮取三升二合，服之。(《金匮要略心典》卷中《腹满寒疝宿食病脉证治》)

当归、生姜温血散寒。孙思邈云：羊肉止痛利产妇。(《金匮要略心典》卷下《妇人产后病脉证治》)

【仲景原文】

◈ 当归生姜羊肉汤方

当归三两　生姜五两　羊肉一斤

上三味，以水八升，煮取三升，温服七合，日三服。若寒多者，加生姜成一斤；痛多而呕者，加橘皮二两、白术一两。加生姜者，亦加水五升，煮取三升二合，服之。

◇产后腹中㽲痛，当归生姜羊肉汤主之；并治腹中寒疝，虚劳不足。(《金匮要略·妇人产后病脉证治》)

◇寒疝腹中痛，及胁痛里急者，当归生姜羊肉汤主之。(《金匮要略·腹满寒疝宿食病脉证治》)

| 旋覆花汤 |

【组成】

旋覆花三两　葱十四茎　新绛少许

上三味，以水三升，煮取一升，顿服之。(《金匮要略心典》卷下《妇人杂病脉证并治》)

旋覆花三两　葱十四茎　新绛少许

上三味，以水三升，煮取一升，顿服。(《金匮要略心典》卷中《五脏风寒积聚病脉证并治》)

【应用】

寸口脉弦而大，弦则为减，大则为芤，减则为寒，芤则为虚，寒虚相搏，此名为革，妇人则半产漏下，旋覆花汤主之。(《金匮要略心典》卷下《妇人杂病脉证并治》)

肝着，其人常欲蹈其胸上，先未苦时，但欲饮热，旋覆花汤主之。(《金匮要略心典》卷中《五脏风寒积聚病脉证并治》)

【方论】

本文已见《虚劳篇》中，此去男子亡血失精句，而益之曰旋覆花汤主之，盖专为妇人立法也。详本草旋覆花治结气，去五脏间寒热，通血脉。葱主寒热，除肝邪。绛帛入肝理血，殊与虚寒之旨不合。然而肝以阴脏而舍少阳之气，以生化为事，以流行为用，是以虚不可补，解其郁聚，即所以补。寒不可温，行其血气，即所以温。固不可专补其血，以伤其气，亦非必先散结聚，而后温补，如赵氏、魏氏之说也。(《金匮要略心典》卷下《妇人杂病脉证并治》)

肝脏气血郁滞，着而不行，故名肝着。然肝虽着，而气反注于肺，所谓横之病也，故其人常欲蹈其胸上。胸者肺之位，蹈之欲使气内鼓而出肝邪，以肺犹橐籥，抑之则气反出也。先未苦时，但欲饮热者，欲着之气，得热则行，迨既着则亦无益矣。（《金匮要略心典》卷中《五脏风寒积聚病脉证并治》）

旋覆花咸温下气散结，新绛和其血，葱叶通其阳，结散阳通，气血以和，而肝着愈，肝愈而肺亦和矣。（《金匮要略心典》卷中《五脏风寒积聚病脉证并治》）

【仲景原文】

◈ 旋覆花汤

旋覆花三两　葱十四茎　新绛少许

上三味，以水三升，煮取一升，顿服之。

◇伤寒发汗、若吐、若下，解后，心下痞硬，噫气不除者，旋覆代赭汤主之。（《伤寒论·辨太阳病脉证并治下》）

◇肝着，其人常欲蹈其胸上，先未苦时，但欲饮热，旋覆花汤主之。（《金匮要略·五脏风寒积聚病脉证并治》）

| 栝蒌瞿麦丸 |

【组成】

薯蓣　茯苓各三两　栝蒌根二两　附子一枚炮　瞿麦一两

上五味，末之，炼蜜丸如梧子大，饮服二丸，日三服，不知，增至七八丸，以小便利，腹中温为知。（《金匮要略心典》卷中《消渴小便不利淋病脉证治》）

【应用】

小便不利者，有水气，其人若渴，栝蒌瞿麦丸主之。（《金匮要略心典》卷中《消渴小便不利淋病脉证治》）

【方论】

趺阳脉数，胃中有热，即消谷引饮，大便必坚，小便则数。

胃中有热，消谷引饮，即后世所谓消谷善饥，为中消者是也。胃热则液干，故大便坚，便坚则水液独走前阴，故小便数。亦即前条消渴胃坚之证，而列于淋病之下，疑错简也。（《金匮要略心典》卷中《消渴小便不利淋病脉证治》）

此下焦阳弱气冷，而水气不行之证，故以附子益阳气，茯苓，瞿麦行水气。观方后云“腹中温为知”，可以推矣。其人若渴，则是水寒偏结于下，而燥火独聚于上，故更以薯蓣、栝蒌根，除热生津液也。夫上浮之焰，非滋不熄，下积之阴，非暖不消，而寒润辛温，并行不倍，此方为良法矣。欲求变通者，须于此三复焉。(《金匮要略心典》卷中《消渴小便不利淋病脉证治》)

淋之为病，小便如粟状，小腹弦急，痛引脐中。淋病有数证，云小便如粟状者，即后世所谓石淋是也。乃膀胱为火热燔灼，水液结为滓质，犹海水煎熬而成咸碱也。小腹弦急，痛引脐中者，病在肾与膀胱也。按巢氏云：淋之为病，由肾虚而膀胱热也。肾气通于阴，阴，水液下流之道也。膀胱为津液之府，肾虚则小便数，膀胱热则水下涩，数而且涩，淋沥不宣，故谓之淋，其状小便出少起多，小腹弦急，痛引脐。又有石淋、劳淋、血淋、气淋、膏淋之异，详见本论，其言颇为明晰，可补仲景之未备。(《金匮要略心典》卷中《消渴小便不利淋病脉证治》)

【禁忌】

淋家不可发汗，发汗则便血。

淋家热结在下，而反发其汗，热气乘心之虚而内扰其阴，则必便血。(《金匮要略心典》卷中《消渴小便不利淋病脉证治》)

百合知母汤

【组成】

百合七枚　知母三两

上先以水洗百合，渍一宿，当白沫出，去其水，别以泉水二升，煎取一升，去滓；别以泉水二升，煎知母取一升；后合煎取一升五合，分温再服。(《金匮要略心典》卷上《百合狐惑阴阳毒病脉证治》)

【应用】

百合病，发汗后者，百合知母汤主之。(《金匮要略心典》卷上《百合狐惑阴阳毒病脉证治》)

【方论】

人之有百脉，犹地之有众水也，众水朝宗于海，百脉朝宗于肺，故百脉不可治，而可治其肺。(《金匮要略心典》卷上《百合狐惑阴阳毒病脉证治》)

百合味甘平微苦，色白入肺，治邪气，补虚清热，故诸方悉以之为主，而随证加药治之，用知母者，以发汗伤津液故也。（《金匮要略心典》卷上《百合狐惑阴阳毒病脉证治》）

百合滑石代赭汤

【组成】

百合七枚擘　滑石三两碎，绵裹　代赭石如弹丸大一枚碎，绵裹

上先煎百合如前法，别以泉水二升，煎滑石、代赭，取一升，去滓，后合和重煎，取一升五合，分温再服。（《金匮要略心典》卷上《百合狐惑阴阳毒病脉证治》）

【应用】

百合病下之后者，百合滑石代赭汤主之。（《金匮要略心典》卷上《百合狐惑阴阳毒病脉证治》）

【方论】

百合病不可下而下之，必伤其里，乃复以滑石、代赭者，盖欲因下药之势，而抑之使下，导之使出，亦在下者引而竭之之意也。（《金匮要略心典》卷上《百合狐惑阴阳毒病脉证治》）

百合鸡子汤

【组成】

百合七枚擘　鸡子黄一枚

上先煎百合如前法了，内鸡子黄搅匀，煎五分，温服。（《金匮要略心典》卷上《百合狐惑阴阳毒病脉证治》）

【应用】

百合病，吐之后者，百合鸡子汤主之。（《金匮要略心典》卷上《百合狐惑阴阳毒病脉证治》）

【方论】

本草鸡子安五脏，治热疾，吐后脏气伤而病不去，用之不特安内，亦且攘外也。（《金匮要略心典》卷上《百合狐惑阴阳毒病脉证治》）

百合地黄汤

【组成】

百合七枚擘　生地黄汁一升

上先煎百合如前法了，内地黄汁，煎取一升五合，温，分再服。中病勿更服。大便当如漆。(《金匮要略心典》卷上《百合狐惑阴阳毒病脉证治》)

【应用】

百合病，不经吐、下，发汗，病形如初者，百合地黄汤主之。(《金匮要略心典》卷上《百合狐惑阴阳毒病脉证治》)

【方论】

此则百合病正治之法也。盖肺主行身之阳，肾主行身之阴。(《金匮要略心典》卷上《百合狐惑阴阳毒病脉证治》)

百合色白入肺，而清气中之热；地黄色黑入肾，而除血中之热。气血既治，百脉俱清，虽有邪气，亦必自下。服后大便如漆，则热除之验也。《外台》云：大便当出黑沫。(《金匮要略心典》卷上《百合狐惑阴阳毒病脉证治》)

百合洗方

【组成】

百合一升

以水一斗，渍之一宿，以洗身。洗已食煮饼，勿以咸豉也。(《金匮要略心典》卷上《百合狐惑阴阳毒病脉证治》)

【应用】

百合病，一月不解，变成渴者，百合洗方主之。(《金匮要略心典》卷上《百合狐惑阴阳毒病脉证治》)

【方论】

病久不解而变成渴，邪热留聚在肺也。单用百合渍水外洗者，以皮毛为肺之合，其气相通故也。洗已食煮饼。按《外台》云：洗身讫，食白汤饼，今馎饦也，本草粳米、小麦，并除热止渴，勿以咸豉者，恐咸味耗水而增渴也。(《金匮要略心典》卷上《百合狐惑阴阳毒病脉证治》)

百合滑石散

【组成】

百合一两炙　滑石三两

上为散，饮服方寸匕，日三服，当微利者，止服，热则除。（《金匮要略心典》卷上《百合狐惑阴阳毒病脉证治》）

【应用】

百合病，变发热者，百合滑石散主之。（《金匮要略心典》卷上《百合狐惑阴阳毒病脉证治》）

【方论】

病变发热者，邪聚于里而见于外也。滑石甘寒，能除六腑之热。得微利，则里热除而表热自退。（《金匮要略心典》卷上《百合狐惑阴阳毒病脉证治》）

薏苡附子败酱散

【组成】

薏苡仁十分　附子二分　败酱五分

上三味，杵为散，取方寸匕，以水二升，煎减半，顿服，小盒饭下。（《金匮要略心典》卷下《疮痈肠痈浸淫病脉证并治》）

【应用】

肠痈之为病，其身甲错，腹皮急，按之濡，如肿状，腹无积聚，身无热，脉数，此为肠内有痈脓，薏苡附子败酱散主之。（《金匮要略心典》卷下《疮痈肠痈浸淫病脉证并治》）

【方论】

甲错，肌皮干起，如鳞甲之交错，由营滞于中，故血燥于外也。腹皮急，按之濡，气虽外鼓，而病不在皮间也。积聚为肿胀之根，脉数为身热之候，今腹如肿状而中无积聚，身不发热而脉反见数。（《金匮要略心典》卷下《疮痈肠痈浸淫病脉证并治》）

非肠内有痈，营郁成热而何。薏苡破毒肿，利肠胃为君，败酱一名苦菜，治暴热火疮，排脓破血为臣，附子则假其辛热以行郁滞之气尔。（《金

匮要略心典》卷下《疮痈肠痈浸淫病脉证并治》)

王不留行散

【组成】

王不留行十分八月八日采　蒴藋细叶十分七月七日采　甘草十八分　黄芩二分　桑东南根白皮十分三月三日采　川椒三分　厚朴二分　干姜二分　芍药二分

上九味，王不留行、蒴藋、桑皮三味，烧灰存性，各别杵筛，合治之为散，服方寸匕，小疮即粉之，大疮但服之，产后亦可服。(《金匮要略心典》卷下《疮痈肠痈浸淫病脉证并治》)

【应用】

病金疮，王不留行散主之。(《金匮要略心典》卷下《疮痈肠痈浸淫病脉证并治》)

【方论】

金疮，金刃所伤而成疮者，经脉斩绝，营卫沮弛，治之者必使经脉复行，营卫相贯而后已。王不留行散，则行气血和阴阳之良剂也。(《金匮要略心典》卷下《疮痈肠痈浸淫病脉证并治》)

藜芦甘草汤

【应用】

病患常以手指臂肿动，此人身体瞤瞤者，藜芦甘草汤主之。(《金匮要略心典》卷下《趺蹶手指臂肿转筋阴狐疝蛔虫病脉证治》)

【方论】

湿痰凝滞关节则肿，风邪袭伤经络则动。手指臂肿动，身体瞤瞤者，风痰在膈，攻走肢体，陈无择所谓痰涎留在胸膈上下，变生诸病，手足项背，牵引钓痛，走易不定者是也。(《金匮要略心典》卷下《趺蹶手指臂肿转筋阴狐疝蛔虫病脉证治》)

藜芦吐上膈风痰，甘草亦能取吐，方虽未见，然大略是涌剂耳。(《金匮要略心典》卷下《趺蹶手指臂肿转筋阴狐疝蛔虫病脉证治》)

蜘蛛散

【组成】

蜘蛛十四枚熬焦　桂枝半两

上二味，为散，取八分一匕，饮和服，日再，蜜丸亦可。(《金匮要略心典》卷下《趺蹶手指臂肿转筋阴狐疝蛔虫病脉证治》)

【应用】

阴狐疝气者，偏有小大，时时上下，蜘蛛散主之。(《金匮要略心典》卷下《趺蹶手指臂肿转筋阴狐疝蛔虫病脉证治》)

【方论】

阴狐疝气者，寒湿袭阴，而睾丸受病，或左或右，大小不同，或上或下，出没无时，故名狐疝。(《金匮要略心典》卷下《趺蹶手指臂肿转筋阴狐疝蛔虫病脉证治》)

蜘蛛有毒，服之能令人利，合桂枝辛温入阴，而逐其寒湿之气也。(《金匮要略心典》卷下《趺蹶手指臂肿转筋阴狐疝蛔虫病脉证治》)

甘草粉蜜汤

【组成】

甘草二两　白粉一两　白蜜四两

上三味，以水三升，先煮甘草，取二升，去滓，内粉、蜜，搅令和，煎如薄粥，温服一升，差即止。(《金匮要略心典》卷下《趺蹶手指臂肿转筋阴狐疝蛔虫病脉证治》)

【应用】

蛔虫之为病，令人吐涎心痛，发作有时，毒药不止者，甘草粉蜜汤主之。(《金匮要略心典》卷下《趺蹶手指臂肿转筋阴狐疝蛔虫病脉证治》)

【方论】

吐涎，吐出清水也。心痛，痛如咬啮，时时上下是也。发作有时者，蛔饱而静，则痛立止，蛔饥求食，则痛复发也。毒药，即锡粉、雷丸等杀虫之药。毒药者，折之以其所恶也。甘草粉蜜汤者，诱之以其所喜也。(《金匮要略心典》卷下《趺蹶手指臂肿转筋阴狐疝蛔虫病脉证治》)

白粉即铅白粉，能杀三虫，而杂于甘草、白蜜之中，诱使虫食，甘味既尽，毒性旋发，而虫患乃除，此医药之变诈也。（《金匮要略心典》卷下《趺蹶手指臂肿转筋阴狐疝蛔虫病脉证治》）

桂枝茯苓丸

【组成】

桂枝　茯苓　丹皮　桃仁去皮尖熬　芍药各等分

上五味，末之，炼蜜丸如兔屎大，每日食前服一丸，不知，加至三丸。（《金匮要略心典》卷下《妇人妊娠病脉证治》）

【应用】

妇人宿有癥病，经断未及三月，而得漏下不止，胎动在脐上者，此为癥痼害。妊娠六月动者，前三月经水利时，胎也。下血者，后断三月衃也。所以血不止者，其不去故也，当下其癥，桂枝茯苓丸主之。（《金匮要略心典》卷下《妇人妊娠病脉证治》）

【方论】

癥，旧血所积，为宿病也。癥痼害者，宿病之气，害其胎气也。于法妊娠六月，其胎当动，今未三月，胎不当动而忽动者，特以癥痼害之之故。是六月动者胎之常，三月动者胎之变也。夫癥病之人，其经月当不利，经不利，则不能受胎。兹前三月经水适利，胞宫净而胎可结矣。胎结故经断不复下，乃未三月而衃血仍下，亦以癥痼害之之故。是血留养胎者其常，血下不止者其变也。要之，其癥不去，则血必不守，血不守，则胎终不安，故曰当下其癥。桂枝茯苓丸，下癥之力，颇轻且缓，盖恐峻厉之药，将并伤其胎气也。（《金匮要略心典》卷下《妇人妊娠病脉证治》）

胶艾汤

【组成】

干地黄六两　川芎　阿胶　甘草各二两　艾叶　当归各三两　芍药四两

上七味，以水五升，清酒三升，合煮取三升，去滓，内胶令消尽，温服一升，日三服，不瘥更作。（《金匮要略心典》卷下《妇人妊娠病脉证治》）

【应用】

师曰：妇人有漏下者，有半产后因续下血都不绝者，有妊娠下血者，假令妊娠腹中痛为胞阻，胶艾汤主之。(《金匮要略心典》卷下《妇人妊娠病脉证治》)

【方论】

妇人经水淋沥，及胎产前后下血不止者，皆冲任脉虚，而阴气不能守也，是惟胶艾汤为能补而固之。(《金匮要略心典》卷下《妇人妊娠病脉证治》)

方中有芎、归能于血中行气，艾叶利阴气，止痛安胎，故亦治妊娠胞阻。胞阻者，胞脉阻滞，血少而气不行也。(《金匮要略心典》卷下《妇人妊娠病脉证治》)

| 当归芍药散 |

【组成】

当归　川芎各三两　芍药一斤　茯苓　白术各四两　泽泻半斤

上六味，杵为散，取方寸匕，酒和，日三服。(《金匮要略心典》卷下《妇人妊娠病脉证治)

【应用】

妇人怀妊，腹中痛，当归芍药散主之。(《金匮要略心典》卷下《妇人妊娠病脉证治》)

【方论】

按：《说文》"疠"音绞，腹中急也，乃血不足，而水反侵之也。血不足而水侵，则胎失其所养，而反得其所害矣，(《金匮要略心典》卷下《妇人妊娠病脉证治》)

腹中能无疠痛乎？芎、归、芍药，益血之虚，苓、术、泽泻，除水之气。赵氏曰：此因脾土为木邪所客，谷气不举，湿气下流，搏于阴血而痛，故用芍药多他药数倍，以泻肝木。亦通。(《金匮要略心典》卷下《妇人妊娠病脉证治)

妇人腹中诸疾痛，当归芍药散主之。

妇人以血为主，而血以中气为主。中气者，土气也。土燥不生物，土湿亦不生物。芎、归、芍药滋其血，苓、术、泽泻治其湿，燥湿得宜，而土能生物，疾痛并蠲矣。(《金匮要略心典》卷下《妇人杂病脉证并治》)

当归散

【组成】

当归　黄芩　芍药　川芎各一斤　白术半斤

上五味，杵为散，酒服方寸匕，日再服，妊娠常服即易产，胎无疾苦，产后百病悉主之。（《金匮要略心典》卷下《妇人妊娠病脉证治》）

【应用】

妇人妊娠宜常服，当归散主之。（《金匮要略心典》卷下《妇人妊娠病脉证治》）

【方论】

妊娠之后，最虑湿热伤动胎气。（《金匮要略心典》卷下《妇人妊娠病脉证治》）

故于芎、归、芍药养血之中，用白术除湿，黄芩除热，丹溪称黄芩、白术为安胎之圣药，夫芩、术非能安胎者，去其湿热而胎自安耳。（《金匮要略心典》卷下《妇人妊娠病脉证治》）

枳实芍药散

【组成】

枳实烧令黑，勿太过　芍药等分

上二味，杵为散，服方寸匕，日三服，并主痈脓，大麦粥下之。（《金匮要略心典》卷下《妇人产后病脉证治》）

【应用】

产后腹痛，烦满不得卧，枳实芍药散主之。（《金匮要略心典》卷下《妇人产后病脉证治》）

【方论】

产后腹痛，而至烦满不得卧，知血郁而成热，且下病而碍上也，与虚寒痛不同矣，枳实烧令黑。（《金匮要略心典》卷下《妇人产后病脉证治》）

能入血行滞，同芍药为和血止痛之剂也。（《金匮要略心典》卷下《妇人产后病脉证治》）

温经汤

【组成】

吴茱萸三两　当归　芎䓖　芍药　人参　桂枝　阿胶　丹皮　生姜　甘草各二两　半夏半升　麦冬一升

上十二味，以水一斗，煮取三升，分温三服。亦主妇人少腹寒，久不受胎，兼治崩中去血，或月水来过多，及至期不来。（《金匮要略心典》卷下《妇人杂病脉证并治》）

【应用】

问曰：妇人年五十所，病下利数十日不止，暮即发热，少腹里急，腹满，手掌烦热，唇口干燥。何也？师曰：此病属带下。何以故？曾经半产，瘀血在少腹不去。何以知之？其证唇口干燥，故知之。当以温经汤主之。（《金匮要略心典》卷下《妇人杂病脉证并治》）

【方论】

妇人之病，因虚、积冷、结气，为诸经水断绝，至有历年，血寒积结，胞门寒伤，经络凝坚。在上呕吐涎唾，久成肺痈，形体损分。在中盘结，绕脐寒疝，或两胁疼痛，与脏相连，或结热中，痛在关元，脉数无疮，肌若鱼鳞，时着男子，非止女身。在下来多，经候不匀，令阴掣痛，少腹恶寒，或引腰脊，下根气街，气冲急痛，膝胫疼烦，奄忽眩冒，状如厥癫，或有忧惨，悲伤多嗔，此皆带下，非有鬼神。久则羸瘦，脉虚多寒，三十六病，千变万端，审脉阴阳，虚实紧弦，行其针药，治危得安。其虽同病，脉各异源，子当辨记，勿谓不然。

此言妇人之病，其因约有三端：曰虚，曰冷，曰结气。盖血脉贵充悦，而地道喜温和，生气欲条达也。否则血寒经绝，胞门闭而经络阻矣。而其变证，则有在上在中在下之异。在上者，肺胃受之，为呕吐涎唾，为肺痈，为形体消损，病自下而至上，从炎上之化也。在中者，肝脾受之，或寒疝绕脐。或胁痛连脏，此病为阴。或结热中，痛在关元；或脉数肌干，甚则并着男子，此病为热中，为阴阳之交，故或从寒化，或从热化也。在下者，肾脏受之，为经脱不匀，为阴中掣痛，少腹恶寒，或上引腰脊。下根气街，及膝胫疼痛。肾脏为阴之部，而冲脉与少阴之大络，并起于肾故也。甚则奄忽眩冒，状如厥癫，所谓阴病者，下行极而上也。或有忧惨悲嗔，状如鬼神者，病在阴，则多怒及悲愁不乐也，而统之曰此皆带下。带下者，带脉之下，古人列经脉为病，凡三十六种，皆谓之带下病，非今人所谓赤白带下。至其阴阳虚实之机，针药安危之故，苟非医者辨之有素，乌能施之而无误耶。三十六病者，十二瘕、九痛、七害、五伤、三痼也。(《金匮要略心典》卷下《妇人杂病脉证并治》)

妇人年五十所，天癸已断而病下利，似非因经所致矣，不知少腹旧有积血，欲行而未得遽行，欲止而不能竟止，于是下利窘急，至数十日不止。暮即不热者，血结在阴，阳气至暮，不得入于阴，而反浮于外也。少腹里急腹满者，血积不行，亦阴寒在下也。手掌烦热，病在阴，掌亦阴也。(《金匮要略心典》卷下《妇人杂病脉证并治》)

血内瘀者不外荣也，此为瘀血作利，不必治利，但去其瘀而利自止。吴茱萸、桂枝、丹皮入血散寒而行其瘀，芎、归、芍药、麦冬、阿胶以生新血，人参、甘草、姜、夏以正脾气，盖瘀久者营必衰，下多者脾必伤也。(《金匮要略心典》卷下《妇人杂病脉证并治》)

胶姜汤

【应用】

妇人陷经，漏下黑不解，胶姜汤主之。(《金匮要略心典》卷下《妇人杂病脉证并治》)

【方论】

陷经，下而不止之谓。黑则因寒而色瘀也。胶姜汤方未见，然补虚温里止漏。(《金匮要略心典》卷下《妇人杂病脉证并治》)

阿胶、干姜二物已足。林亿云：恐是胶艾汤。按：《千金》胶艾汤有干姜，似可取用。(《金匮要略心典》卷下《妇人杂病脉证并治》)

矾石丸

【组成】

矾石三分烧　杏仁一分

上二味，末之，炼蜜丸枣核大，内脏中，剧者再内之。(《金匮要略心典》卷下《妇人杂病脉证并治》)

【应用】

妇人经水闭不利，脏坚癖不止，中有干血，下白物，矾石丸主之。(《金匮要略心典》卷下《妇人杂病脉证并治》)

【方论】

脏坚癖不止者，子脏干血，坚凝成癖而不去也。干血不去，则新血不荣，而经闭不利矣。由是蓄泄不时，胞宫生湿，湿复生热，所积之血，转为湿热所腐，而成白物，时时自下，是宜先去其脏之湿热。（《金匮要略心典》卷下《妇人杂病脉证并治》）

矾石却水除热，合杏仁破结润干血也。（《金匮要略心典》卷下《妇人杂病脉证并治》）

红蓝花酒

【组成】

红蓝花一两

上一味，酒一大升，煎减半，顿服一半，未止再服。（《金匮要略心典》卷下《妇人杂病脉证并治》）

【应用】

妇人六十二种风，腹中血气刺痛，红蓝花酒主之。（《金匮要略心典》卷下《妇人杂病脉证并治》）

【方论】

妇人经尽产后，风邪最易袭入腹中，与血气相搏而作刺痛。刺痛，痛如刺也。六十二种病未详。红蓝花苦辛温，活血止痛，得酒尤良。不更用风药者，血行而风自去耳。（《金匮要略心典》卷下《妇人杂病脉证并治》）

蛇床子散

【组成】

蛇床子

上一味，末之，以白粉少许，和合相得，如枣大，绵裹内之，自然温。（《金匮要略心典》卷下《妇人杂病脉证并治》）

【应用】

妇人阴寒，温阴中，坐药蛇床子散主之。（《金匮要略心典》卷下《妇人杂病脉证并治》）

【方论】

阴寒，阴中寒也。寒则生湿，蛇床子温以去寒，合白粉燥以除湿也。此病在阴中而不关脏腑，故但内药阴中自愈。(《金匮要略心典》卷下《妇人杂病脉证并治》)

狼牙汤

【组成】

狼牙三两

上一味，以水四升，煮取半升，以绵缠筯如茧，浸汤沥阴中，日四遍。(《金匮要略心典》卷下《妇人杂病脉证并治》)

【应用】

少阴脉滑而数者，阴中即生疮，阴中蚀疮烂者，狼牙汤洗之。(《金匮要略心典》卷下《妇人杂病脉证并治》)

【方论】

脉滑者湿也，脉数者热也，湿热相合，而系在少阴，故阴中即生疮，甚则蚀烂不已。(《金匮要略心典》卷下《妇人杂病脉证并治》)

狼牙味酸苦，除邪热气，疥瘙恶疮，去白虫，故取治是病。(《金匮要略心典》卷下《妇人杂病脉证并治》)

雄黄熏法

【组成】

雄黄

一味为末，筒瓦二枚合之，烧，向肛熏之。(《金匮要略心典》卷下《百合狐惑阴阳毒病脉证治》)

牡蛎汤

【组成】

牡蛎　麻黄各四两　甘草二两　蜀漆三两

上四味，以水八升，先煮蜀漆、麻黄，去上沫，得六升，内诸药，煮取二升，温服一升，若吐则勿更服。(《金匮要略心典》卷上《疟病脉证并治》)

【方论】

按此系宋孙奇等所附，盖亦蜀漆散之意，而外攻之力较猛矣。赵氏云：牡蛎软坚消结，麻黄非独散寒，且可发越阳气，使通于外，结散阳通，其病自愈。(《金匮要略心典》卷上《疟病脉证并治》)

| 獭肝散 |

【组成】

獭肝一具

炙干末之，水服方寸匕，日三服。(《金匮要略心典》卷上《血痹虚劳病脉证并治》)

【应用】

《肘后》獭肝散　治冷劳，又主鬼疰一门相染。(《金匮要略心典》卷上《血痹虚劳病脉证并治》)

| 桔梗白散 |

【组成】

桔梗　贝母各三两　巴豆一分去皮，熬，研如脂

上三味为散，强人饮服半钱匕，羸者减之。病在膈上者吐脓，在膈下者泻出，若下多不止，饮冷水一杯则定。(《金匮要略心典》卷上《肺痿肺痈咳嗽上气病脉证治》)

【应用】

《外台》桔梗白散　治咳而胸满振寒，脉数，咽干不渴，时出浊唾腥臭，久久吐脓如米粥者，为肺痈。(《金匮要略心典》卷上《肺痿肺痈咳嗽上气病脉证治》)

| 九痛丸 |

【组成】

附子三两炮　生狼牙　巴豆去皮，熬，研如膏　干姜　吴茱萸　人参各一两

上六味，末之，炼蜜丸如梧子大，酒下，强人初服三丸，日三服，弱者

二丸。(《金匮要略心典》卷中《胸痹心痛短气病脉证治》)

【应用】

治九种心痛。

兼治卒中恶，腹胀，口不能言，又治积冷流注，心胸痛，并冷冲上气，落马坠车血疾等皆主之。忌口如常法。(《金匮要略心典》卷中《胸痹心痛短气病脉证治》)

【方论】

按九痛者，一虫、二注、三风、四悸、五食、六饮、七冷、八热、九去来痛是也。而并以一药治之者，岂痛虽有九，其因于积冷结气所致者多耶。(《金匮要略心典》卷中《胸痹心痛短气病脉证治》)

杏子汤

【应用】

水之为病，其脉沉小，属少阴，浮者为风。无水虚胀者，为气。水，发其汗即已。脉沉者，宜麻黄附子汤，浮者，宜杏子汤。(《金匮要略心典》卷中《水气病脉证并治》)

【方论】

水气脉沉小者属少阴，言肾水也。脉浮者为风，即风水也。其无水而虚胀者，则为气病而非水病矣。气病不可发汗，水病发其汗则已。然而发汗之法，亦自不同，少阴则当温其经，风水即当通其肺，故曰脉沉者，宜麻黄附子汤，脉浮者，宜杏子汤。沉谓少阴，浮谓风也。(《金匮要略心典》卷中《水气病脉证并治》)

鸡屎白散

【组成】

鸡屎白为散，取方寸匕，以水六合，和温服。(《金匮要略心典》卷下《趺蹶手指臂肿转筋阴狐疝蛔虫病脉证治》)

【应用】

转筋之为病，其人臂脚直，脉上下行，微弦。转筋入腹者，鸡屎白散主

之。(《金匮要略心典》卷下《趺蹶手指臂肿转筋阴狐疝蛔虫病脉证治》)

【方论】

肝主筋，上应风气，肝病生风，则为转筋，其人臂脚直，脉上下行，微弦。经云：诸暴强直，皆属于风也。转筋入腹者，脾土虚而肝木乘之也。鸡为木畜，其屎反利脾气，故取治是病，且以类相求，则尤易入也。(《金匮要略心典》卷下《趺蹶手指臂肿转筋阴狐疝蛔虫病脉证治》)

| 小儿疳虫蚀齿方 |

【组成】

雄黄　葶苈

上二味，末之，取腊月猪脂熔，以槐枝绵裹头四五枚，点药烙之。(《金匮要略心典》卷下《妇人杂病脉证并治》)

【应用】

小儿疳虫蚀齿。

第七编

内科医案

感冒医案

表虚易感风邪，里虚易作泻，上虚则眩，下虚则梦泄。宜玉屏风散。

黄芪、防风、白术、茯苓、牡蛎、炙草。(《静香楼医案》上卷)

温病医案

风温挟痰，留滞上焦，辛凉解散，原为合法，时至自解，不足忧也。

牛蒡、连翘、薄荷、川贝、豆豉、杏仁、桔梗、葱白。

柳宝诒按：此风温初起之方。(《静香楼医案》下卷)

风温郁于肺胃，咳而胸满，痰多胁下痛，脉数口干。

芦根、薏米、瓜蒌、甘草、杏仁、红花、桃仁、贝母。

柳宝诒按：桃仁、红花，因胁痛而用之，以和血络也。若邪郁可加豉、蒡，口干可加翘、黄芩。(《静香楼医案》下卷)

脉右大，舌黄不渴，呕吐粘痰，神躁语言不清，身热不解。此劳倦内伤，更感湿温之邪，须防变端。

厚朴、茯苓、滑石、陈皮、竹叶、蔻仁、菖蒲根汁。

柳宝诒按：此温邪而挟湿者，湿热上蒙，故证情如是，此方可以为法。(《静香楼医案》下卷)

恶寒医案

进士周，年近四十，得恶寒证，服附子数百帖而病益甚，脉弦而缓。遂以江茶入生姜汁、香油些少调饮之，吐痰一升许，减大半。又与通圣散去麻黄、硝、黄，加当归、地黄百帖而安。(《金匮翼》卷三《恶寒》)

罗谦甫治佥院董诚彦，夏月劳役过甚，烦渴不止，极饮潼乳，又伤冷物，遂自利，肠鸣腹痛，四肢逆冷，冷汗自出，口鼻气亦冷，六脉如蛛丝，时发昏愦。众大医议以葱熨脐下，又以四逆汤五两，生姜二十片，连须葱白九茎，水三升，煮取一升，去滓凉服。至夜半，气温身热，思粥饮，至天明

而愈。许鲁斋先生闻知叹曰：病有轻重，方有大小，治有缓急，佥院之病，非大方从权急治，不能愈也。（《金匮翼》卷三《恶寒》）

昔有一妇人恶寒特甚，盛暑亦必服皮衣数件，昼夜常坐卧床褥，饮食如常，亦一无所苦，更名医数百，终莫能治。补泻寒热温凉备尝之矣。一医以玉屏风散大剂煎水，以大锅令患者熏蒸半日许，汗出得愈。（鹤年识）（《金匮翼》卷三《恶寒》）

一女子恶寒，用苦参、赤小豆各一钱为末，齑水调饮之，吐痰甚多，继用南星、川芎、苍术、黄芩，酒打面为丸服愈。《元珠》云：上焦不通，则阳气抑遏，而皮肤分肉，无以温之，故寒栗。东垣升阳益胃汤用升发之剂，开发上焦，以升阳明之气，出于表而温之也。丹溪吐出湿痰，开发上焦，使阳气随吐伸发出外而温之也。故寒栗皆愈。二者乃阳郁表寒之要。（《金匮翼》卷三《恶寒》）

发热医案

发热病从少阳，郁入厥阴，复从厥阴，逆攻阳明，寒热往来，色青，颠顶及少腹痛，此其候也。泄厥阴之实，顾阳明之虚，此其治也。

人参、柴胡、川连、陈皮、半夏、黄芪、吴萸、茯苓、甘草。

柳宝诒按：此从左金、逍遥化裁而出。若再合金铃子散，似更周到。（《静香楼医案》上卷）

热病，十二日不解，舌绛口干，胸满气促，邪火为患，亦已甚矣。宜景岳玉女煎，清热而存阴，否则神识昏冒矣。

鲜生地、石膏、麦冬、知母、竹叶、甘草。

柳宝诒按：此气血两燔之治法。（《静香楼医案》下卷）

热病，四日不汗，而舌黄、腹中痛、下利，宜先里而后表，不尔，恐发狂也。

大黄、柴胡、枳实、厚朴、赤芍。

柳宝诒按：先里后表，因里证已急，于病机固当如是。（《静香楼医案》下卷）

热不止，头痛不已，紫斑如锦纹，咽痛。表里邪盛，最为重证。

犀角、豆豉、赤芍、玄参、牛蒡、丹皮、黄芩、甘草。

柳宝诒按：当加鲜生地。

再诊：去豆豉、丹皮加桔梗、鲜生地、射干。（《静香楼医案》下卷）

咳嗽医案

肺阴不足，肺热有余，咳则涕出，肌体恶风。此热从窍泄，而气不外护也。他脏虽有病，宜先治肺。

阿胶、贝母、沙参、马兜铃、杏仁、茯苓、炙草、糯米。

柳宝诒按：此等证，虚实错杂。若粗工为之，或与疏散，或与补涩，均足致损。（《静香楼医案》上卷）

风热不解，袭入肺中，为咳为喘，日晡发热，食少体倦，渐成虚损，颇难调治。勉拟钱氏阿胶散，冀其肺宁喘平，方可再商他治。

阿胶、茯苓、马兜铃、薏米、杏仁、炙草、糯米、芡实。

再诊：青蒿、丹皮、鳖甲、茯苓、石斛、甘草、归身、广皮、白芍。

柳宝诒按：此正虚而兼感外邪之证，乃内伤挟外感病也。（《静香楼医案》上卷）

风伤于上，湿伤于下，上为咳嗽痰多，下为跗肿酸痛。宜先治上，而后治下。

薄荷、杏仁、桔梗、旋覆花、甘草、象贝、连翘、前胡。

柳宝诒按：肺主一身之治节，故以治肺为先。（《静香楼医案》上卷）

浮肿咳喘，颈项强大，饮不得下，溺不得出，此肺病也。不下行而反上逆，治节之权废矣。虽有良剂，恐难奏效。

葶苈大枣泻肺汤。

柳宝诒按：此痰气壅阻之证，故重用泻肺之剂。（《静香楼医案》上卷）

干咳无痰，是肝气冲肺，非肺本病。仍宜治肝，兼滋肺气可也。

黄连、白芍、乌梅、甘草、归身、牡蛎、茯苓。

柳宝诒按：方中少润肺之品。拟加北沙参、桑白皮。再肝之犯肺，必挟木火，栀、丹亦应用之药也。（《静香楼医案》上卷）

干呛无痰，是肝气冲肺，非肺本病。仍宜治肝，兼滋肝（应为“肺”）气可也。

川连、白芍、乌梅、甘草、当归、牡蛎、茯苓。（《静香楼医案》上卷）

肝阴不足，肝火偏胜，伤肺则咳，自伤则胁痛。

阿胶、兜铃、丹参、炙草、归身、白芍、玉竹、川斛。

柳宝诒按：既有胁痛见证，似当兼与通络清肝，宜加丹皮、山栀、青皮、橘络、旋覆等味。（《静香楼医案》上卷）

肝脏失调，侵脾则痛，侮肺则干咳。病从内生，非外感客邪之比，是宜内和脏气，不当外夺卫气者也。但脉弱而数，形瘁色槁，上热下寒，根本已漓，恐难全愈，奈何？

当归建中汤。（《静香楼医案》上卷）

久咳，便溏腹满。脾肺同病，已属难治。况脉数口干潮热，肝肾之阴，亦不足耶。

白芍、薏仁、茯苓、莲肉、炙草、广皮、扁豆。

柳宝诒按：病重药轻，恐难奏效。且于肝肾，亦未顾到。拟加用水泛六味丸一两，绢包入煎。（《静香楼医案》上卷）

久咳见血，音喑咽痛，乍有寒热。此风寒久伏，伤肺成劳。拟钱氏补肺法，声出则佳。

阿胶、杏仁、马兜铃、牛蒡、薏仁、贝母、糯米。

又膏方：阿胶、贝母、甘草、橘红、杏仁、苏子、米糖、白蜜、姜汁、紫菀、木通、梨汁、桔梗、牛膝、萝卜汁、茯苓。

柳宝诒按：此正虚邪实之证，用药能两面兼顾，尚称稳适。（《静香楼医案》上卷）

久咳胁痛，不能左侧。病在肝，逆在肺，得之情志，难以骤驱。治法不当求肺，而当求肝。

旋覆花、丹皮、桃仁、郁金、猩绛、甘草、牛膝、白芍。

柳宝诒按：审证用药，巧力兼到。拟再加青皮、桑皮、紫苏、山栀、瓦楞子壳。（《静香楼医案》下卷）

久嗽便溏，脉虚而数。脾肺俱病，培补中气为要。恐后泄不食，则瘦削日增也。

人参、白芍、扁豆、薏仁、广皮、茯苓、炙草、山药蜜炙、炮姜炭。

柳宝诒按：此亦脾肺两治之法，较前数方为切实。亦以此证中气虚寒，无咽干溺涩等虚热亢炎之证，故用药稍可着力耳。然欲求效难矣。（《静香楼医案》上卷）

久嗽脉不数，口不干，未必即成损证。此为肺饮，郁伏不达故也。

厚朴、煨姜、桑皮、杏仁、广皮、甘草、半夏。

柳宝诒按：此属饮寒伤肺，乃内因之实证也。（《静香楼医案》上卷）

咳而衄。阴不足，火内动也。恶心不食，宜先治胃。

竹茹、粳米、广皮、石斛、贝母、杏仁。

柳宝诒按：既有火动而衄见证，宜兼清降。（《静香楼医案》上卷）

咳而吐沫，食少恶心，动作多喘，中气伤矣。非清肺治咳所能愈也。

人参、半夏、麦冬、炙草、茯苓、粳米、大枣。

柳宝诒按：此胃虚咳嗽也。方宗《金匮》大半夏、麦门冬两汤之意。（《静香楼医案》上卷）

咳甚于夜间，肌热于午后，此阴亏也。浊痰咳唾，鼻流清涕，是肺热也。病本如是，奏功不易。拟甘咸润燥法。

阿胶、燕窝、沙参、海浮石、瓜蒌霜、川贝、杏仁、甘草。

柳宝诒按：此证痰必干粘，故用药如是。（《静香楼医案》上卷）

咳嗽，食后则减。此中气虚馁所致。治宜培中下气法。

人参、半夏、粳米、南枣、麦冬、炙草、枇杷叶。

柳宝诒按：此证不甚多见，学者须记之。（《静香楼医案》上卷）

咳嗽久咳喘不得卧，颧赤足冷，胸满上气，饥不能食。此肺实于上，肾虚于下，脾困于中之候也。然而实不可攻，姑治其虚，中不可燥，姑温其下。且肾为胃关，火为土母，或有小补，未可知也。

金匮肾气丸。

柳宝诒按：拟再用旋覆代赭汤送下，则上中两层，亦可关会矣。（《静香楼医案》上卷）

络脉空隙，气必游行作痛。最虑春末夏初，地中阳气上升，血从气溢。趁此绸缪，当填精益髓。盖阴虚咳嗽，是他脏累及于肺，若治以清凉，不但病不能去，而胃伤食减，立成虚损，难为力矣。

海参、熟地、金樱膏、麋角胶、湘莲肉、北味、萸肉、怀药、茯苓、芡实。

即将二膏捣丸。（《静香楼医案》上卷）

脉数减，咳亦缓。但浮气不得全归根本。宜补益下焦。以为吸受之地。

六味丸加五味子、菟丝子。

又丸方：六味丸加五味子、杜仲、芡实、莲须、菟丝子、杞子，蜜丸每服五钱。

柳宝诒按：议论德实，方亦妥贴。（《静香楼医案》上卷）

脉微小，形寒，久嗽失音。是气馁阳损，议固胃阳，取甘温之属。

蜜炙生姜、炙草、白芍、黄芪、大枣。

柳宝诒按：此亦虚咳中另一法门。（《静香楼医案》上卷）

脉细数促，是肝肾精血内耗，咳嗽必吐呕清涎浊沫。此冲脉气逆，自下及上，气不收纳，喘而汗出，根本先拔，药难奏功。医若见血为热，见嗽治肺，是速其凶矣。

人参秋石制、熟地、味子、紫衣胡桃。

柳宝诒按：此难治之证，在咳嗽门中，亦别是一种也。（《静香楼医案》上卷）

脉虚数，颧红声低，咳甚吐食，晡时热升，多烦躁。此肝肾阴亏，阳浮于上，精液变化痰沫。病已三年，是为内损，非消痰治嗽可愈。固摄下焦，必须绝欲。以饮食如故，经年可望其愈。

都气丸加女贞子、枸杞子、天冬。

柳宝诒按：用药颇为切实。（《静香楼医案》上卷）

面黧形瘦，脉虚而数，咳嗽气促，腰膝无力，大便时溏。此先后天俱虚，虑其延成虚损。清润治肺之品，能戕中气，勿更投也。

紫河车、熟地、山药、萸肉、五味子、丹皮、茯苓、杜仲、泽泻、牛膝加蜜丸每服五钱。

柳宝诒按：案语得治虚要旨，方亦精当。（《静香楼医案》上卷）

内热与外热相合，肺胃受之，则咳而不能食，头胀肌热心烦。宜清上中二焦。

竹叶、芦根、花粉、杏仁、贝母、知母、桔梗、橘红。

柳宝诒按：此外感温燥之咳，故专用清泄。（《静香楼医案》上卷）

秋冬咳嗽，春暖自安，是肾气收纳失司，阳不潜藏，致水液变化痰沫，随气射肺扰喉，喘咳不能卧息，入夜更重，清晨稍安。盖痰饮乃水寒阴浊之邪，夜为阴时，阳不用事，故重也。仲景云：饮病当以温药和之。《金匮》饮门短气倚息一条，分外饮治脾，内饮治肾，二脏阴阳含蓄，自然潜藏固摄。当以肾气丸方，减牛膝、肉桂，加骨脂以敛精气。若以他药发越阳气，恐有暴厥之虑矣。

肾气丸减牛膝、肉桂加补骨脂。

柳宝诒按：此案推阐病原，极其精凿。（《静香楼医案》上卷）

体虚邪滞，肺络不清，脉弦而细，幸不数耳。

沙参、桑叶、杏仁、茯苓、马兜铃、贝母、甘草、粳米。

柳宝诒按：案语得看病之窍，最宜留意。（《静香楼医案》上卷）

下体失血之余，阴气必伤，邪乃乘虚直入阴中，挟身中之虚阳而上逆，头热、肢冷、咳呛、气冲，至夜尤甚，皆其验也。此症邪少虚多，下虚上实，不与大概时病同法。此愚一偏之见也，未识高明以为然否？

生地、白芍、茯苓、麦冬、炙草、元参。（《静香楼医案》上卷）

阴虚于下，阳浮于上。咳呛火升，甚于暮夜。治肺无益，法当补肾。

熟地、杞子、天冬、白芍、茯苓、山药、丹皮、龟板。

柳宝诒按：此方即胡桃、五味，均可加入。（《静香楼医案》上卷）

饮邪射肺为咳。

半夏、杏仁、干姜、北五味、白芍、炙草、茯苓、桂枝。

柳宝诒按：此治饮正法也。（《静香楼医案》上卷）

喘证医案

肺病以中气健旺，能食便坚为佳。兹喘咳已久，而大便易溏，能食难运，殊非所宜。诊得脉象与前无异，但能节饮食，慎寒暖，犹可无虞。

沙参、贝母、炙草、杏仁、苡仁、橘红、枇杷叶。

又丸方：六味丸加五味子、肉桂。

柳宝诒按：不刊之论，读者最宜记好。(《静香楼医案》上卷)

两寸浮大，关迟沉小，气上而不下，喘咳多痰。肝肾之气，上冲于肺。宜以肾气丸，补而下之。

肾气丸。

柳宝诒按：此治本之法。(《静香楼医案》上卷)

气喘足冷至膝，唇口干，鼻塞，脉虚小。下气上逆，病在根本。勿以结痰在项，而漫用清克也。

肾气丸三钱，盐花汤送下。

柳宝诒按：识见老当。(《静香楼医案》上卷)

气窒不散，便闭喘急，不能偃卧，猝难消散也。

紫菀、葶苈、厚朴、杏仁、橘红、郁金、枳壳。

柳宝诒按：此证较前更急，兼有便闭，故用药从中焦泄降。

再诊：大黄、厚朴、槟榔、枳壳、杏仁。

柳宝诒按：轻剂不效，故更与通腑以泄肺。(《静香楼医案》下卷)

往昔壮年，久寓闽粤，南方阳气易泄。中年以来，内聚痰饮，交冬背冷喘嗽，必吐痰沫，胸脘始爽。年逾六旬，恶寒喜暖，阳分之虚，亦所应尔。不宜搜逐攻劫，当养少阴肾脏。仿前辈水液化痰阻气，以致喘嗽之例。

肾气丸减牛膝、肉桂加北五味、沉香。

柳宝诒按：议论明确，立方亦极精当。(《静香楼医案》上卷)

卧则喘息有音，此肿胀，乃气壅于上。宜用古人开鬼门之法，以治肺通表。

麻黄、杏仁、薏仁、甘草。

柳宝诒按：此兼喘逆，故专治肺。(《静香楼医案》下卷)

阴不足而阳有余，肝善逆而肺多郁。脉数，气喘，咳逆见血，胁痛。治宜滋降，更宜静养。不尔，恐其血逆不已也。

小生地、荆炭、白芍、童便、郁金、小蓟、藕汁。(《静香楼医案》上卷)

阴不足而阳有余，肝善逆而肺多郁。脉数气喘咳逆，见血胁痛。治宜滋降，更宜静养，不尔，恐其血逆不已也。

小生地、荆芥炭、白芍、童便、郁金、藕汁、小蓟炭。

柳宝诒按：此亦气火上逆之证。可加牛膝、丹皮。(《静香楼医案》上卷)

肿胀之病，而二便如常，肢冷气喘。是非行气逐水之法所能愈者矣。当用肾气丸，行阳化水。然亦剧病也。

肾气丸。

柳宝诒按：此病阳衰气窒，不治之证也。（《静香楼医案》下卷）

肺饮医案

肺饮。

紫菀、半夏、桑皮、白前、杏仁。

柳宝诒按：饮邪在肺，不及于胃，故专用肺药。（《静香楼医案》上卷）

心悸医案

惊悸易泄，腰疼足软，有似虚象，而实因痰火。盖脉不弱数，形不枯瘁，未可遽与补也。

半夏、炙草、秫米、橘红、茯苓、竹茹、远志、石菖蒲。

柳宝诒按：此秫夏合温胆加味也。认证既确，立方自然入彀。（《静香楼医案》上卷）

虚损至食减形瘦，当以后天脾胃为要。异功散五六服，颇得加谷。今春半地气上升，肝木用事，热升心悸，汗出复咳，咳甚见血，肝阳上炽，络血遂沸。昨进和阳养阴之剂，得木火稍平，仍以前方加白芍，制肝安土。

生地、白芍、麦冬、阿胶、女贞子、甘草。

柳宝诒按：方亦稳合。可加牡蛎、丹皮。（《静香楼医案》上卷）

因气生痰，痰凝气滞，而中焦之道路塞矣。由是饮食不得下行，津液不得四布，不饥不食，口燥便坚，心悸头运，经两月不愈。以法通调中气，庶无噎膈腹满之虑。

旋覆代赭汤加石菖蒲、枳实、陈皮。

柳宝诒按：论病则源流俱彻. 用药则标本兼到，细腻熨帖，传作何疑。（《静香楼医案》上卷）

胸痹医案

中年脘闷，多嗳多咳，此气郁不解也。纳谷已减，未可破泄耗气，宜从胸痹例，微通上焦之阳。

薤白、瓜蒌、半夏、桂枝、茯苓、姜汁。

柳宝诒按：方法轻灵。（《静香楼医案》上卷）

心痛医案

此肾厥也。心疼背胀，引及腰中。议用许学士香茸丸。

鹿茸、杞子、沙苑、大茴香、麝香。

柳宝诒按：寒袭于肾，而气上逆，故用温养。胀及腰背者，督阳不用

也。鹿茸温通督脉，麝香开泄浊阴，故以之为君。(《静香楼医案》下卷)

心腹痛，脉弦，色青，是肝病也。

川楝子、归身、茯苓、石斛、延胡、木瓜。

柳宝诒按：立方稳合。(《静香楼医案》下卷)

胸满医案

湿邪郁遏，阳气不宣，外寒里热，胸满溺赤。宜开达上焦。

紫菀、桔梗、郁金、白蔻、枳壳、杏仁、贝母、甘草。

柳宝诒按：此治肺痹之正法。(《静香楼医案》下卷)

劳郁交伤，营卫不和，胸中满痛，时有寒热。与六淫外感不同。治宜和养气血。

逍遥散。

柳宝诒按：再增枳、朴等宽中之品，则更周到矣。(《静香楼医案》下卷)

胸背痞塞作胀医案

食入，则胸背痞塞作胀，噫气不舒。此阳气不通。宜辛通之法。

草蔻仁、半夏、桂枝、茯苓、干姜、炙草。

柳宝诒按：此证亦与胸痹相似。(《静香楼医案》下卷)

胸阳不布医案

胸中为阳之位，阳气不布，则窒而不通。宜温通，不宜清开，愈开则愈窒矣。

桂枝、茯苓、干姜、炙草、益智仁。

柳宝诒按：再参入开痹之品，如杏、菀、橘、桔等，似更灵动。(《静香楼医案》下卷)

不寐医案

肝风与痰饮相搏，内壅脏腑，外闭窍隧，以致不寐不饥，肢体麻痹。迄今经年，脉弱色悴，不攻则病不除，攻之则正益虚，最为棘手。

钩藤、菖蒲、刺蒺藜、远志、竹沥、郁金、胆星、天竺黄。

另指迷茯苓丸临卧服。

柳宝诒按：病属难治，而立方却周匝平稳，非学有本原者，不能办此。(《静香楼医案》上卷)

不语医案

寒热后，邪走手少阴之脉，猝然不语，肩臂牵引不舒。宜以辛通之。

菖蒲、远志、甘草、木通、当归、丹皮、丹参、茯神。（《静香楼医案》上卷）

恍惚昏乱医案

骤尔触惊，神出于舍，舍空痰入，神不得归，是以有恍惚昏乱等证。治当逐痰以安神藏。

半夏、胆星、钩藤、竹茹、茯神、橘红、黑栀、枳实。

柳宝诒按：叙病如话如画。此等方案，非有切实功夫者不能。所谓成如容易却艰辛也。（《静香楼医案》上卷）

惊恐医案

心者藏之脏，心太劳则神散而心虚，心虚则肾气乘之，故恐，经所谓厥气上则恐也。是病始因心而及肾，继因肾而心益困矣。经云：心欲软，肾欲坚。心软则善下，故软之必咸；肾坚则不浮，坚之者必以苦。又云：高者抑之，散者收之。治心肾神志不收者，法必本乎此。以心为血脏，肾为精脏；欲神之守，必养其血，欲志之坚，必益其精。则甘润生阴、质重味厚之品，又足为收神志之地也。

人参、川连、怀药、天冬、熟地、茯苓、五味、牡蛎、萸肉、柏仁、桂心。（《静香楼医案》上卷）

厥证医案

肝火挟痰上逆，为厥颠疾。

半夏、钩藤、茯苓、枳实、广皮、竹茹、郁金、羚羊角。

柳宝诒按：方极清稳。（《静香楼医案》上卷）

骤惊恐惧，手足逆冷，少腹气冲即厥，阳缩汗出。下元素亏，收摄失司。宜乎助阳以镇纳。第消渴心悸，忽然腹中空洞。此风消肝厥见象，非桂附刚剂所宜。

炒黑杞子、舶茴香、当归、紫石英、细辛、桂枝。

柳宝诒按：风消肝厥之证，当于温养中佐以滋阴。方中细辛一味，不识何意。愚意再加牛膝、白芍、牡蛎。（《静香楼医案》上卷）

蛔厥心痛医案

蛔厥心痛，痛则呕吐酸水，手足厥冷。宜辛苦酸治之。

川连、桂枝、归身、延胡、乌梅、川椒、茯苓、川楝子、炮姜。

柳宝诒按：此乌梅丸法也。（《静香楼医案》下卷）

抽搐医案

抽搦厥逆，合目则发。此肝胆痰热，得之惊恐，病名痫厥。

半夏、橘红、竹茹、胆星、炙草、石菖蒲、枳实、茯苓。

柳宝诒按：痰火之邪，因惊恐而直犯肝胆，故见证如此。卧则阳气入于阴，合目则发，是阳气扰动阴脏，致痰火猝发而病作也。方中拟加羚羊角、黄连。（《静香楼医案》上卷）

胃脘痛医案

寒热无期，中脘少腹遽痛，此肝脏之郁也。郁极则发为寒热，头不痛，非外感也。以加味逍遥散主之。

加味逍遥散。

柳宝诒按：此木散达之之法。（《静香楼医案》上卷）

胃寒背冷医案

胃寒背冷，食入则倦，喜温恶清。以背为阳位，胃为阳土，土寒则食不运，阳伤则气不振也。治宜温养阳气。

人参、桂枝、益智仁、厚朴、炮姜、茯苓、炙草、白术。

柳宝诒按：此温中和气，平正通达之方。（《静香楼医案》上卷）

痞满医案

脾以健运为职，心下痞不能食，食则满闷，脾失其职矣。但健运之品，迂缓无功，宜以补泻升降法治之。

人参、干姜、半夏、茯苓、川连、枳实、陈皮、生姜。

柳宝诒按：此方仿泻心法加味。（《静香楼医案》下卷）

胃阳衰惫，气阻痰凝，中脘不快，食下则胀。宜辛温之品治之。

草果仁、厚朴、茯苓、半夏、甘草、槟榔。

柳宝诒按：此湿痰阻遏中宫之证。（《静香楼医案》下卷）

胁下素有痞气，时时冲逆，今见中满，气攻作痛，吞酸呕吐，能俯而不能仰。此厥阴郁滞之气，侵入太阴之分，得之多怒且善郁也。病久气弱，不任攻达，而病气久郁，亦难补养为掣肘耳。姑以平调肝胃之剂和之，痛定食进，方许万全。

半夏、广皮、川楝子、橘核、茯苓、青皮、炙甘草、木瓜。

柳宝诒按：审察病机，至为精细，立方亦周到熨帖。（《静香楼医案》下卷）

右关独大而搏指，知病在中焦，饮食不化，痞闷时痛，积年不愈，喉间自觉热气上冲，口干作苦，舌苔白燥。此脾家积热郁湿。当以泻黄法治之。

茅术、葛根、茯苓、石膏、藿香、木香。

柳宝诒按：此痞满门中不常见之证，存之以备一格。（《静香楼医案》下卷）

干呕医案

胃虚气热，干呕不便。

橘皮竹茹汤加芦根、粳米。

再诊：呕止热退。

石斛、茯苓、半夏、广皮、麦冬、粳米、芦根、枇杷叶。

三诊：大便不通。

生首乌、玄明粉、枳壳。

四诊：大便通，脉和。惟宜滋养。

石斛、归身、秦艽、白芍、丹皮、炙草、茯苓、广皮。

柳宝诒按：迭用四方，运意灵巧，自能与病机宛转相赴。（《静香楼医案》上卷）

呕吐医案

病从肝起，继乃及胃，兹又及于肺矣，然当以胃气为要。久病之体，必得安谷不呕，始可图功。

石斛、芦根、茯苓、麦冬、广皮、木瓜、枇杷叶、粳米。

柳宝诒按：叙病简要清沏，非绩学者不能。方亦中窾。（《静香楼医案》上卷）

痰气阻逆咽嗌，时自呕恶。此证利在清降，失治则成噎膈。

半夏、枇杷叶、旋覆花、竹茹、茯苓、麦冬、橘红、郁金、生姜。

柳宝诒按：用药灵动。（《静香楼医案》上卷）

胃有火邪，故呕而不食，胆有热邪，故合目自汗。

橘皮竹茹汤加石斛。

柳宝诒按：山栀必不可少，以其专清胆热故也，川连亦在应用之列。

再诊：前方去石斛加木瓜。

嘈杂得食则已。此痰火内动，心胃阴气不足。

生地、山栀、半夏、麦冬、茯苓、丹皮、竹茹、炙草。

柳宝诒按：阴虚而挟痰者，用药最难恰好。方中可加石斛、广皮。（《静香楼医案》上卷）

下既不通，势必上逆而为呕，所谓幽门之气，上冲吸门是也，治法自当疗下。但脉小目陷，中气大伤，宜先安中止呕。呕定再商。

人参、茯苓、刺蒺藜、竹茹、半夏、广皮、芦根、石斛。

柳宝诒按：似当兼通幽门，乃能止呕，拟加生枳实。（《静香楼医案》上卷）

噎膈医案

丹溪治一少年，食后必吐出数口，却不尽出，膈上时作声，面色如平人。病不在脾胃，而在膈间。其得病之由，乃因大怒未止，辄食面，故有此证。想其怒甚则血菀于上，积在膈间，碍气升降，津液因聚，为痰为饮，与血相搏而动，故作声也。用二陈加香附、韭汁、萝卜子二日，以瓜蒂散、败酱吐之；再一日又吐，痰中见血一盏；次日复吐，见血一盅而愈。（《金匮翼》卷三《膈噎反胃统论・血膈》）

谷之不入，非胃之不纳，有痰饮以阻之耳。是当以下气降痰为法，代赭之用，先得我心矣。

旋覆代赭汤。

柳宝诒按：识既老当，笔亦爽健。（《静香楼医案》上卷）

江应宿治一老妇年近七旬，患噎膈，胃脘干燥，属血虚有热，投五汁汤，二十余日而愈。其方芦根汁、藕汁、甘蔗汁、牛羊乳、生姜汁少许，余各半盏，重汤煮温，不拘时徐徐服。（《金匮翼》卷三《膈噎反胃统论・血膈》）

脉疾徐不常，食格不下。中气大衰，升降失度。

旋覆花、代赭石、麦冬、茯苓、半夏、广皮、人参、枇杷叶。

柳宝诒按：此因中气大伤，故用参、麦。（《静香楼医案》上卷）

气郁痰凝，阻隔胃脘，食入则噎，脉涩，难治。

旋覆花、代赭石、橘红、半夏、当归、川贝、郁金、枇杷叶。

柳宝诒按：旋覆代赭为噎膈正方。食入则噎，肺气先郁，故加郁、贝、枇杷叶，惟脉涩者正虚，可加人参。（《静香楼医案》上卷）

一村夫因食新笋羹，咽纳间忽为一噎，延及一年，百药不效。王中阳乃以荜茇、麦芽、炒青皮去穰、人参、苦桔梗、柴胡、白蔻、楠木香、高良姜、半夏曲共为末，每服一钱，水煎热服。次日病家报云：病者昨已痛极，自己津唾亦咽不下，服药幸纳之，胸中沸然作声，觉有生意，敢求前剂。况数日不食，特游气未尽，拟待就木，今得此药，可谓还魂散也。王遂令其捣碎米煮粥，将熟，即入药再煎一沸，令啜之，一吸而尽，连服数剂，得回生。因名曰还魂散。后以之治七情致病，吐逆不定，面黑目黄，日渐瘦损，传为噎证者多验，但忌油腻、鱼腥、粘滑等物。（《金匮翼》卷三《膈噎反胃统论·血膈》）

一妇年及五十，身材略瘦小，勤于女工，得噎膈证半年矣，饮食绝不进，而大便燥结不行者十数日，小腹隐隐然疼痛，六脉皆沉伏。以生桃仁七个，令细嚼，杵生韭汁一盏送下。片时许，病者云：胸中略觉宽舒。以四物六钱，加栝蒌仁一钱，桃仁泥半钱，酒蒸大黄一钱，酒红花一分，煎成止药一盏，取新温羊乳汁一盏，合而服之。半日后下宿粪若干，明日腹中痛止，渐可进稀粥而少安。后以四物出入加减，合羊乳汁服五六十帖而安。（《金匮翼》卷三《膈噎反胃统论·血膈》）

一贫叟病噎膈，食入即吐，胸中刺痛，或令取韭汁入盐梅卤少许细呷，得入渐加，忽吐稠涎数升而愈。此亦仲景治胸痹用薤白，取其辛温能散胃脘痰涎恶血之义也。愚谓此不独辛温散结之义，盖亦咸能润下，而酸味最能开膈胃，止呕吐，品味不杂，而意旨周密，殊可取也。（《金匮翼》卷三《膈噎反胃统论·血膈》）

一人食必屈曲下膈，梗涩微痛，脉右甚涩而关沉，左却和，此污血在胃脘之口，气因郁而为痰，必食物所致。询其去腊，日饮刮剁酒三盏，遂以生韭汁冷饮细呷之，尽半斤而愈。（《金匮翼》卷三《膈噎反胃统论·血膈》）

一人咽膈间，常觉有物闭闷，饮食妨碍，脉涩稍沉，形色如常，以饮热酒所致。遂用生韭汁每服半盏，日三服，至二斤而愈。（《金匮翼》卷三《膈噎反胃统论·血膈》）

反胃医案

朝食暮吐，肝胃克贼，病属反胃。旋覆花、代赭石、茯苓、半夏、吴萸、生姜、粳米、人参、枇杷叶。

柳宝诒按：此专治吐，故加姜、萸。（《静香楼医案》上卷）

中气叠伤，不能健运，朝食暮吐，完谷不腐。诊得脉虚色黑，腰脚少力，知不独胃病，肾亦病矣，此岂细故哉。

人参、附子、川椒、茯苓、益智仁。

再诊：前方去川椒、益智加川连、肉桂。

柳宝诒按：完谷不腐，色黑腰软，肾伤之征也，改方加桂、连，是交济法。（《静香楼医案》上卷）

一中年妇人反胃，以四物加带白陈皮、留尖去皮桃仁、生甘草、酒红花，浓煎，入驴尿，以防生虫，与数十帖而安。（《金匮翼》卷三《膈噎反

胃统论·血膈》)

腹痛医案

肝脏失调，侵脾则腹痛，侮肺则干咳，病从内生，非外感客邪之比。是宜内和脏气，不当外夺卫气者也。但脉弱而数，形瘦色槁，上热下寒，根本已漓，恐难全愈。

归身、白芍、炙草、茯苓、桂枝、饴糖。

柳宝诒按：此内补建中法，宜于腹痛，而不宜于干咳。宜加清肝保肺之味，乃为周匝。(《静香楼医案》上卷)

脉弦小腹痛，食后胃脘痛，上至咽嗌。肝火乘胃。宜泄厥阴、和阳明。

川楝子、木通、茯苓、甘草、石斛、木瓜。

柳宝诒按：拟加延胡、山栀仁。(《静香楼医案》下卷)

腹胀医案

腹胀、面浮、跗肿，食不下，欲呕。脾虚受湿，健运失常。非轻证也。

茅术、茯苓、广皮、桑皮、木通、厚朴、泽泻、半夏、猪苓。

柳宝诒按：此运中利湿法也。(《静香楼医案》下卷)

脉迟胃冷，腹胀，气攻胸胁，恶心少食泄泻。宜振脾胃之阳。

干姜、益智仁、半夏、厚朴、神曲、槟榔、川椒、茯苓。

柳宝诒按：此温中调气法也。(《静香楼医案》下卷)

脉微迟，左胁宿痞，腹渐胀大，便溏溺少。此是浊阴上攻，当与通阳。

熟附子、远志、椒目、小茴香、泽泻、茯苓。

柳宝诒按：此温通治胀之正法。(《静香楼医案》下卷)

脉弦中满，病在肝脾。

人参、吴萸、木瓜、厚朴、广皮、半夏。

柳宝诒按：此肝脾两治之正法。立方精简可法。(《静香楼医案》下卷)

命门阳衰，脾失温养，不克健运，食入辄胀，法当温补下焦。

肾气丸去桂，加沉香、椒目。

柳宝诒按：此补火生土之法。(《静香楼医案》下卷)

脾气本弱，而更受木克，克则益弱矣，由是脾健失职，食入不消，遂生胀满。脾愈弱则肝愈强，时时攻逆，上下有声。半载之疾，年逾六旬，非旦夕可图也。

人参、茯苓、川楝子、楂核、甘草、木瓜、白芍、吴萸、橘核。

柳宝诒按：此肝脾两治，而偏重于肝者，以其不特胀满，而兼有攻逆之证也。(《静香楼医案》下卷)

热结气闭，腹胀便难。

厚朴、杏仁、滑石、黄芩、大腹皮、茯苓、木通。

柳宝诒按：此运中兼泄热法也。（《静香楼医案》下卷）

湿热内陷太阴而成胀。

茅术、川柏、厚朴、陈皮、桑皮、木通、腹皮、草果仁。

柳宝诒按：此专治脾土湿热，古方小温中丸亦可服。（《静香楼医案》下卷）

腹满医案

离经之血未净而郁于内，寒热之邪交煽而乱其气，是以腹满，呕泄，寒热，口燥。治当平其乱气，导其积血。元气虽虚，未可骤补也。

丹皮、查炭、泽兰、赤芍、郁金、丹参、牛膝、小蓟。（《静香楼医案》上卷）

泄泻医案

恼怒伤中，湿热乘之，脾气不运，水谷并趋大肠，而为泄。腹中微疼，脉窒不和，治在中焦。

藿梗、川朴、神曲、泽泻、茯苓、陈皮、扁豆、木瓜。

柳宝诒按：此方妙在木瓜一味，兼能疏肝。须知此意，乃识立方选药之妙。

又按：案中脉窒句，不甚明了。（《静香楼医案》下卷）

中气虚寒，得冷则泻，而又火升齿衄。古人所谓胸中聚集之残火，腹内积久之沉寒也。此当温补中气，俾土厚则火自敛。

四君子汤加益智仁、干姜。

柳宝诒按：议病立方，均本喻氏。近时黄坤载亦有此法。（《静香楼医案》上卷）

便秘医案

便闭结，水液旁流，便通则液止矣。

大承气汤加甘草。

柳宝诒按：据吴鞠通之论，用调胃承气法为稳。

再诊：前方加当归、白芍。

三诊：改用制军加浔桂、厚朴。（《静香楼医案》下卷）

疟病方已，遂得脾约，脾约未已，又增厥疼。心腹时满时减，或得身热汗出，则疼满立止。明系疟邪内陷于太阴阳明之间，是必邪气仍从少阳外达，则不治疼而疼自止，不治胀而胀自消矣。

柳宝诒按：论病已得要领，惜方佚未见。（《静香楼医案》下卷）

脾约者，津液约束不行，不饥不大便。备尝诸药，中气大困。仿古人以食治之法。

黑芝麻、杜苏子，二味煎浓汁如饴，服三五日，即服人乳一杯，炖温入姜汁二匙。

柳宝诒按：此无法之法也。良工心苦炙。（《静香楼医案》下卷）

气郁不行，津枯不泽，饮食少大便难，形瘦脉涩。未可概与通下。宜以养液顺气之剂治之。

生地、当归、桃仁、红花、枳壳、麻仁、甘草、杏仁。

柳宝诒按：此气阻液枯之证，拟加鲜首乌。（《静香楼医案》下卷）

痢疾医案

暑湿外侵经络则为疟，内动肠藏则为痢，而所恃以攘外安内者，则在胃气。故宜和补之法，勿用攻削之剂，恐邪气乘虚，尽入于里也。

柳宝诒按：案语殊妙，惜此方之佚也。（《静香楼医案》下卷）

下血后，大便燥闭不爽，继而自利，白滑胶枯，日数十行，形衰脉沉。必因久伏水谷之湿。府病宜通，以温下法。

生茅术、制军、熟附子、厚朴。

柳宝诒按：自利胶滑，有因燥矢不行，气迫于肠，而脂膏自下者。当专行燥矢，兼养肠液，来可概以湿论也。（《静香楼医案》下卷）

泻痢便血，五年不愈，色黄心悸，肢体无力。此病始于脾阳不振，继而脾阴亦伤。治当阴阳两顾为佳。

人参、白术、附子、炙草、熟地、阿胶、伏龙肝、黄芩。

柳宝诒按：此理中合黄土汤法也。方案俱切实不肤。（《静香楼医案》下卷）

胁痛医案

胁疼遇春即发，过之即止，此肝病也。春三月肝木司令，肝阳方张，而阴不能从，则其气有不达之处，故痛。夏秋冬肝气就衰，与阴适协，故不痛也。

阿胶、白芍、茯苓、丹皮、茜草、炙草、鲍鱼汤代水。

柳宝诒按：朴实说理，绝无躲闪。方用胶、芍、鲍鱼，滋肝配阳，亦觉妥贴易施。（《静香楼医案》下卷）

黄疸医案

面黑，目黄，腹满，足肿，囊肿。湿热壅滞，从脾及肾，病深难治。

苍术、制军、厚朴、陈皮、木通、茵陈、猪苓、椒目、泽泻。

柳宝诒按：邪机塑带，正气已伤，故云难治。（《静香楼医案》下卷）

面黑目黄，脉数而微，足寒至膝，皮肤爪甲不仁。其病深入少阴，而其邪则仍自酒湿得之及女劳也。

肾气丸。

柳宝诒按：此证载在《金匮》，近于《爱庐医案》中，见一方甚佳。此病兼有瘀血，不但湿也。肾气丸能否见效，尚未可定。（《静香楼医案》下卷）

面目身体悉黄，而中无痞闷，小便自利。此仲景所谓虚黄也。即以仲景法治之。

桂枝、黄芩、白芍、茯苓、生姜、炙草、大枣。

柳宝诒按：案明药当。（《静香楼医案》下卷）

湿停热聚，上逆则咽嗌不利，外见则身目为黄，下注则溺赤而痛。

茵陈、厚朴、豆豉、木通、猪苓、橘红、茯苓、黑栀。

柳宝诒按：论病能一线穿成，用药自丝丝入筘。

又按：咽嗌不利，可加桔梗、前胡之类。（《静香楼医案》下卷）

积聚医案

大腹右有形为聚，脉大，食入即作胀，治在六腑。

白术、茯苓、广皮、生香附汁、三棱、厚朴、草果、山楂。

柳宝诒按：方以疏通气分为主。（《静香楼医案》下卷）

络病瘀痹，左胁板实，前年用虫蚁，通血升降开发已效，但胸脘似是有形，按之微痛。前药太峻，兹用两调气血，以缓法图之。

醋炒延胡、姜黄、阿魏、桃仁、生香附、麝香、归须，为末蜜丸，每服二钱。

柳宝诒按：承前方来，虽曰两调气血，而仍以疏瘀为主。（《静香楼医案》下卷）

脉虚数，色白不泽，左胁有块杯大，大便小便自利。病在肝家，营血不和，此为虚中有实，补必兼通。

白术、归身、炙草、白芍、生地、茯苓、琥珀、广皮、桃仁、红花、沉香、郁金。

柳宝诒按：方治亲切不肤。（《静香楼医案》下卷）

疟后，胁下积痞不消，下连少腹作胀。此肝邪也。当以法疏利之。

人参、柴胡、青皮、桃仁、茯苓、半夏、甘草、牡蛎、黄芩、生姜。

柳宝诒按：此小柴胡法也。加青皮以疏肝，桃仁以和瘀，牡蛎以软坚，用意可云周到，惟少腹作胀，乃肝邪下陷之证。若再加川楝子、归尾、延胡，似更完密。（《静香楼医案》下卷）

疟后，胁下积癖作疼，夜热口干溺赤。阴虚邪伏。宜鳖甲煎。

鳖甲、白芍、青皮、丹皮、首乌、柴胡、知母、炙草。

柳宝诒按：此邪伏阴分之治法。当归亦可加入。（《静香楼医案》下卷）

脐下积块，扪之则热，病者自言，前后二阴，俱觉热痛，其为热结可知。况自来之病，皆出于肝耶。鄙见厥阴，不能获效。

龙荟丸五十粒酒下。（《静香楼医案》下卷）

时病食复，至今不知饥饱，大便不爽，右胁之旁，虚里天枢，隐隐有形。此阳明胃络循行之所，多嗳气不化，并不烦渴，岂是攻消急驱实热之证耶。拟用丹溪泄木安土法。

小温中丸，如半月后有效仍以前法。

柳宝诒按：此中焦湿积阻结之证。（《静香楼医案》下卷）

心下高突，延及左胁有形，渐加腹胀。思正月暴寒，口鼻吸受冷气，入胃络膜原，清阳不用，浊阴凝阻，胃气重伤，有单腹之累，殊非小恙。

厚朴、草果、半夏、干姜、茯苓、荜拨。

另，苏合香丸一粒化服。

柳宝诒按：寒邪闭于营络，故用温通，方中可加桂枝尖。（《静香楼医案》下卷）

左胁积块，日以益大，按之则痛，食入不安。凡痞结之处，必有阳火郁伏于中，故见烦躁口干心热等证。宜以苦辛寒药，清之开之。然非易事也。

川连、枳实、香附、川芎、神曲、茯苓、青皮、赤芍。

柳宝诒按：胁块有形益大，则营络必窒，似宜兼通乃效。（《静香楼医案》下卷）

头痛医案

风热上甚，头痛不已。如鸟巢高巅，宜射而去之。

制军、犀角、川芎、细茶。

柳宝诒按：此虽前人成法，而选药颇精简。据此则大黄当用酒妙，以使之上行。（《静香楼医案》下卷）

火升，头痛，耳鸣，心下痞满，饭后即发。此阳明少阳二经痰火交郁，得食气而滋甚，与阴虚火炎不同。先与清理，继以补降。

竹茹、茯苓、橘红、炙草、半夏、羚羊角、石斛、嫩钩藤钩。

柳宝诒按：案语分析病机，极其圆到。惟立方似未恰合，阳明药少，宜加知母、枳实。（《静香楼医案》下卷）

头面肿痛，此风邪上盛，宜辛凉解散。

荆芥、杏仁、桔梗、牛蒡、薄荷、甘草、马勃、苍耳子。（《静香楼医案》下卷）

头疼偏左，耳重听，目不明，脉寸大尺小。风火在上，姑为清解。

羚羊角、生地、甘草、菊花、丹皮、石决明、连翘、薄荷。

柳宝诒按：此内风而兼外感者，故清散兼施。（《静香楼医案》下卷）

饮食既少，血去过多，阴气之伤，盖已甚矣。兹复忧劳惊恐，志火内动，阴气益伤，致有心烦、体痛、头疼等证。是当滋养心肝血液，以制浮动之阳者也。

生地、石斛、麦冬、丹皮、玄参、知母、茯苓、甘草。

柳宝诒按：肝阴既亏，肝火上升，宜再加归、芍，以滋养之，羚羊、菊、栀，以清泄之。（《静香楼医案》上卷）

眩晕医案

肝阳因劳而化风，脾阴因滞而生痰，风痰相搏，上攻旁溢，是以昏运体痛等证见也。兹口腻不食，右关微滑，当先和养胃气，蠲除痰饮。俟胃健能食，然后培养阴气，未为晚也。

半夏、秫米、麦冬、橘红、茯苓。

柳宝诒按：审察病机，以为立方步伐，临证者宜取法焉。（《静香楼医案》上卷）

木旺乘土，土气不宣，痰涎郁聚，传走经络，故头旋脚弱，有似虚象，实则未可徒补也。

首乌、橘红、茯苓、薏仁、木瓜、钩藤、刺蒺藜、半夏、炙草。

柳宝诒按：首乌似嫌其涩，不如用生于术为妥。拟再加牛膝、竹沥、姜汁。（《静香楼医案》上卷）

脾失运而痰生，肝不柔而风动，眩运食少所由来也。

白术、天麻、首乌、广皮、半夏、羚羊角、茯苓、钩勾。

柳宝诒按：案语简炼，方亦纯净。（《静香楼医案》上卷）

痛呕之余，脉当和缓，而反搏大，头运欲呕，胸满不食，神倦欲卧，虑其土陨木张，渐致痉厥。法当安胃清肝，亦古人先事预防之意。

半夏、茯苓、广皮、白风米、钩藤、竹茹、枇杷叶、鲜佛手。

柳宝诒按：议论极是，但恐药力不足以济之，然方却清稳。所谓清肝者，只不过钩藤、竹茹而已，拟再加木瓜、白芍，较似有力。（《静香楼医

案》上卷）

眩运，呕恶胸满，小便短而数，口中干。水亏于下，风动于上，饮积于中，病非一端也。

羚羊角、细生地、钩勾、天麻、茯苓、广皮、半夏、竹茹。

柳宝诒按：病非一端，方欲打成一片，非熟于制方之义者不能。拟再增生牡蛎。

再诊：前方去生地加麦冬。

三诊：人参、茯苓、麦冬、羚羊角、天麻、半夏、炙草、石斛、广皮。（《静香楼医案》上卷）

中风医案

方书每以左瘫属血虚，右痪属气虚。据述频年已来，齿疼舌赤，常有精浊。纳谷如昔，卒然右偏，肢痿舌强，口喎语謇，脉浮数动。此乃肝肾两虚，水不涵木，肝风暴动，神必昏迷。河间所谓肝肾气厥，舌喑不语，足痱无力之证。但肾属坎水，真阳内藏，宜温以摄纳，而肝藏相火内寄，又宜凉以清之。温肾之方，参入凉肝，是为复方之用。

地黄饮子去桂附加天冬、阿胶。

柳宝诒按：即古法而化裁之。参详脉证，斟酌尽善。（《静香楼医案》上卷）

风本皆阳气之化，然非有余也，乃二气不主交合之故。今形寒跗冷，似宜补阳为是。但景岳云：阳失阴而离者，非补阴无以摄既散之元阳。此证有升无降，舌绛牵掣，喑不出声，足躄不堪行动。当与河间肝肾气厥同例，参用丹溪虎潜法。

熟地、萸肉、牛膝、锁阳、虎骨、龟板。

柳宝诒按：持论明通，立方简当。

再诊：地黄饮子去附子，加鹿鞭子，煎胶打丸。（《静香楼医案》上卷）

寒热后，邪走手少阴之络，猝然不语，肩背牵引不舒。宜辛以通之。

菖蒲、远志、甘草、木通、当归、丹皮、丹参、茯苓。

柳宝诒按：方法轻灵，恰合余邪入络治法。（《静香楼医案》上卷）

类中偏左，于法为逆，犹幸病势尚轻，可以缓图取效。原方补少通多，最为合理。惟是阳脉则缓，阴脉则急，所以指节能屈不能伸，此亦病之关键处，不可忽也。经云：肝苦急，宜食甘以缓之。于前方中增进阴药之甘润者一二，更为美（作“完”）备。

人参、茯苓、半夏、白术、炙草、橘红、麦冬、竹沥、姜汁。

柳宝诒按：此六君加麦冬、竹沥、姜汁也。

再诊：加当归（《静香楼医案》上卷）

脉濡，按之则弦，右肩及手指麻木，两腿酸痒，难以名状。此脾饮肝风，相合为病，乃类中之渐，不可不慎。

首乌、天麻、刺蒺藜、羚羊角、炙草、茯苓、半夏、白芍、丹皮、广皮。姜汁和竹沥泛丸。

柳宝诒按：以二陈、姜汁、竹沥除痰饮，以丹、芍、羚、蒺、首乌、天麻治肝风，两层俱到。就见证论，归身、牛膝、橘络，亦可加入。（《静香楼医案》上卷）

脉虚而涩，左半手足麻痹，食不知味。此气血不能运行周体，乃类中之渐也。

桂枝、茯苓、归身、半夏、炙草、黄芪、天麻、首乌。

柳宝诒按：滋养疏化，虚实兼到。（《静香楼医案》上卷）

中风 / 肾气丸　热风中络。口歪、舌謇、咽痛。治以清滋。

羚羊角、玄参、钩藤、甘菊、甘草、石菖蒲、生地、竹沥。

再诊：生地、阿胶、麦冬、知母、贝母、甘菊、甘草、玄参。

三诊：咽喉干痛。滋清不愈，宜从降导。

肾气丸，淡盐汤送下。

柳宝诒按：先清之，继滋之，终用引火下行之法。步伐井然，凌躐急功者，可取法焉。（《静香楼医案》上卷）

郁证医案

此血郁也，得之情志，其来有渐，其去亦不易也。

旋覆花、薤白、郁金、桃仁、代赭石、红花。

柳宝诒按：此必因血郁，而络气不通，有胸膈板痛等见证，故立方如此。（《静香楼医案》上卷）

郁气凝聚喉间，吞不下，吐不出，梅核气之渐也。

半夏、厚朴、茯苓、苏梗、旋覆花、橘红、枇杷叶、姜汁。

柳宝诒按：此于《金匮》成方中，加旋覆、杷叶，最有巧思。（《静香楼医案》上卷）

颤证医案

四肢禀气于脾胃，脾胃虚衰，无气以禀，则为振颤。土虚木必摇，故头运也。

归芍、六君子汤加黄芪、麻。

柳宝诒按：案语说理朴实，立方以扶正为主。似宜再加熄风之品。其所

加之黄芪，恐非肝风升动者所宜。（《静香楼医案》上卷）

水肿医案

风湿相搏，面浮腹满足肿，大小便不利。

杏仁、苏子、厚朴、陈皮、猪苓、大腹皮、姜皮、木通。

柳宝诒按：此表里两通法也。（《静香楼医案》下卷）

白浊医案

形伟体丰，脉得小缓。凡阳气发泄之人，外似有余，内实不足，水谷之气，不得阳运，酿湿下注，而为浊病，已三四年矣。气坠宜升阳为法，非比少壮阴火自灼之病。

菟丝子、茴香、车前子、韭子、刺蒺藜、茯苓、覆盆子、蛇床子、黄鱼骨捣丸每服五钱。

柳宝诒按：此证当以脾土为主。但与温养下元，尚非洁源清流之道。

又按：此与相火下注者不同，故用药如是。（《静香楼医案》下卷）

遗精医案

久遗下虚，秋冬咳甚，气冲于夜，上逆不能安卧，形寒足冷，显然水泛而为痰沫。当从内饮门治，若用肺药则谬矣。

桂枝、茯苓、五味、炙草、白芍、干姜。

柳宝诒按：古人云内饮治肾。据此证情，似可兼服肾气丸，以摄下元。（《静香楼医案》上卷）

少阴为三阴之枢，内司启闭，虚则失其常矣。法宜填补少阴。或通或塞，皆非其治。

六味丸去泽泻，加菟丝子、沙苑、杞子。

柳宝诒按：此补肾之平剂，可以常服无弊。（《静香楼医案》下卷）

遗精伤肾，气不收摄，入夜卧著，气冲上膈，腹胀呼吸不通，竟夕危坐，足跗浮肿清冷，小便渐少。此本实先拨，枝将败矣，难治之证也。

都气丸加牛膝、肉桂。

柳宝诒按：此阴阳两损，气不摄纳之重证，舍此竟无良法，然亦未能必效也。（《静香楼医案》下卷）

遗精无梦，小劳即发，饥不能食，食多即胀，面白唇热，小便黄赤。此脾家湿热，流入肾中为遗精，不当徒用补涩之药，恐积热日增，致滋他族。

萆薢、砂仁、茯苓、牡蛎、白术、黄柏、炙草、山药、生地、猪苓。

柳宝诒按：此等证，早服补涩，每多愈服愈甚者。先生此案，可谓大声疾呼。

再诊：服药后遗滑已止，唇热不除，脾家尚有余热故也。

前方去砂仁、黄柏加川连、苦参。

柳宝诒按：唇热属脾。（《静香楼医案》下卷）

阴亏阳动，内热梦泄。

六味丸加黄柏、砂仁。

柳宝诒按：六味合封髓法也，亦妥贴易施。（《静香楼医案》下卷）

血证 / 咳血医案

咯血胁痛，项下有核，脉数恶热，咽痛便溏。此肝火乘脾之证，反能食者，脾求助于食，而又不能胜之则痞耳。治在制肝益脾。

白芍、茯苓、川连、牡蛎、炙草、木瓜、益智、阿胶。

柳宝诒按：论病明快，方中拟加丹、栀、夏枯草。（《静香楼医案》上卷）

血证 / 吐血医案

凡有瘀血之人，其阴已伤，其气必逆，兹吐血紫黑无多，而胸中满闷，瘀犹未尽也。而舌绛无苔，此阴之亏也。呕吐不已，则气之逆也。且头重足冷，有下虚上脱之虑。恶寒谵语，为阳弱气馁之征。此证补之不投，攻之不可，殊属棘手。

人参、茯苓、三七、吴萸、乌梅、牡蛎、川连、郁金。

柳宝诒按：论病则层层俱透，用药亦步步着实，此为高手。（《静香楼医案》上卷）

吐血得劳与怒即发，脉小数微呛。病在肝心，得之思虑劳心，宜早图之，勿使延及肺家则吉。

阿胶、丹皮、牛膝、丹参、小蓟炭、三七、藕汁、童便。

柳宝诒按：此治吐血之正法。能止血而无流瘀之弊，最为稳当。

再诊：前方去丹参、三七、藕汁、童便，加生地、白芍、茺蔚子。

又，丸方：六味丸加阿胶、五味子、小蓟炭、莲须，水泛丸。（《静香楼医案》上卷）

一中年人，中脘作痛，食已乃吐，面紫霜色，两关脉涩，乃血病也。因跌仆后，中脘即痛，投以生新血推陈血之剂，吐血片碗许而愈。（《金匮翼》卷三《膈噎反胃统论·血膈》）

血证 / 尿血医案

烦劳四十余天，心阳自亢，肾水暗伤，阳坠入阴，故溲数便血，不觉管窒痛痹，实与淋证不同。其中虽不无湿热，寝食安然。不必渗泄利湿，宜宁心阳益肾阴，宣通肾气以和之。

熟地炭、人参、霍石斛、丹皮、泽泻、茯苓、远志、柏子仁、湖莲肉。

柳宝诒按：此治本之方，由其论病亲切，故立方自稳。（《静香楼医案》下卷）

血证 / 大便下血医案

鼻痒心辣，大便下血，形瘦，脉小而数，已经数年。

黄芩、阿胶、白芍、炙草。

柳宝诒按：此阴虚而有伏热之证，方特精简。（《静香楼医案》下卷）

便血，不独责虚，亦当责湿，所以滋补无功，而疏利获益也。兹足酸无力，其湿不但在脾，又及肾矣。当作脾肾湿热成痹治之。

萆薢、薏仁、白术、石斛、牛膝、生姜。

柳宝诒按：案语明确，方亦简当。（《静香楼医案》下卷）

失血咳逆，心下痞满，暮则发厥，血色黯，大便黑，肝脉独大。此有瘀血，积留不去。勿治其气，宜和其血。

制大黄、白芍、桃仁、甘草、当归、丹皮、降香。

柳宝诒按：此专治瘀积之法。（《静香楼医案》上卷）

血证医案

病后失血，色紫黑不鲜。此系病前所蓄，胸中尚满，知瘀犹未尽也。正气虽虚，未可骤补，宜顺而下之。

小蓟炭、赤芍、生地、犀角、郁金、丹皮、茺蔚子、童便。

柳宝诒按：此必尚有郁热见证，故方中有犀角。既有留瘀未尽，可加醋炙大黄炭。（《静香楼医案》上卷）

葛可久论吐血治法，每于血止瘀消之后，用独参汤以益心定志。兹以阴药参之，虑其上升而助肺热也。

人参、沙参、生地、阿胶、牛膝、茯苓。

柳宝诒按：此失血后服人参，一定之法。（《静香楼医案》上卷）

劳伤失血，心下痛闷，不当作阴虚证治。但脉数咳嗽潮热，恐其渐入阴损一途耳。

生地、桃仁、楂炭、郁金、赤芍、制大黄、甘草、丹皮。

柳宝诒按：此证如早服补涩，则留瘀化热，最易致损。须看其虚实兼

到，绝不犯手。（《静香楼医案》上卷）

离经之血未净，而郁于内，寒热之邪交煽，而乱其气，是以腹满呕泄，寒热口燥。治当平其乱气，导其积血，元气虽虚，未可骤补也。

丹皮、楂炭、泽兰、赤芍、郁金、丹参、牛膝、小蓟。

柳宝诒按：此证挟外感之邪，可加荆芥炭、黑穞豆农。（《静香楼医案》上卷）

络热血溢，时气所触，非阴虚火浮之比。慎勿以滋腻治也。

荆芥、丹皮、茺蔚子、丹参、郁金、藕汁、细生地、小蓟炭。

柳宝诒按：勘证用药，老眼无花。（《静香楼医案》上卷）

脉寸静尺动，屡经失血，觉气从下焦上冲则呛，劳动则气促不舒。此病不在肺而在肾。治嗽无益，宜滋肾阴。

熟地、天麻、牡蛎、茯苓、杞子、萸肉、五味子。

柳宝诒按：病与上条相同。方中用天麻，不知何意？（《静香楼医案》上卷）

疟发而血上下溢，得之中虚，而邪复扰之也。血去既多，疟邪尚炽，中原之扰犹未已也。谁能必其血之不复来耶？谨按古法中虚血脱之症，从无独任血药之理。而疟病经久，亦必先固中气。兹拟理中一法，止血在是，止疟亦在是，惟高明裁之！

人参、于术、炮姜、炙草。（《静香楼医案》上卷）

失血后，气从下逆上，足冷头热，病在下焦，真气不纳。

六味丸加五味、牛膝、牡蛎。

柳宝诒按：方亦妥当。若再进一层，可用金匮肾气法，以导火下行。（《静香楼医案》上卷）

痰中有血点散漫，此心病也。口干心热，当是伤暑，因暑喜归心故耳。

生地、茯神、扁豆、甘草、丹皮、竹茹、麦冬、藕汁。

柳宝诒按：方法清灵可喜。（《静香楼医案》上卷）

心脉独大，口干易汗，善怒血逆。此心阴不足，心阳独亢。宜犀角地黄汤。

犀角地黄汤加茅根、甘草、山栀。

柳宝诒按：方案均精简熨帖。（《静香楼医案》上卷）

血去过多，气必上逆，肺被其冲，故作咳嗽。此非肺自病也。观其冲气甚则咳甚，冲气缓则咳缓，可以知矣。拟摄降法，先治冲气。

金匮肾气丸去肉桂加牡蛎。

柳宝诒按：认证独的，法亦老当。（《静香楼医案》上卷）

瘀血医案

凡有瘀血之人，其阴已伤，其气必逆。兹以血紫黑无多，而胸中满闷，瘀犹未净也；而舌绛无苔，则阴之亏之也；呕吐不已，则气之逆也。且头重、足冷，有下虚上脱之虑；恶寒、谵语，为阳弱气馁之征。此症补之不投，攻之不可，殊属棘手！

人参、茯苓、山漆（即三七）、吴萸、乌梅、牡蛎、川连、郁金。（《静香楼医案》上卷）

消渴医案

两尺软弱，根本不固，小便浑浊，病在肾脏，久久不愈，则成下消。

六味丸加天冬、麦冬、杞子、五味子。

柳宝诒按：方法稳切。（《静香楼医案》下卷）

痰饮医案

肝阴不足，则火动生风，脾失健运，则液聚成痰。调理肝脾，当渐愈也。

半夏、茯苓、广皮、钩勾、生地、竹沥、麻仁汁。

柳宝诒按：案属通论。方中宜加用白芍，方能顾到肝经。

再诊：和养中气。

人参、陈皮、生谷芽、石斛、茯苓、木瓜。（《静香楼医案》上卷）

脉证合参，乃气结在上，津不运行，蒸变浊痰，由无形渐变有形。徐之才谓轻可去实，非胶固阴药所宜。

白蔻、薏仁、杏仁、厚朴、枇杷叶汁、降香汁。

柳宝诒按：此方具有轻、清、灵三字之妙。（《静香楼医案》下卷）

孙兆治一人吐痰，顷间已升余，咳不已，面色郁黯，精神不快。兆告曰：肺中有痰，胸膈不利，当服仲景葶苈大枣汤，一服讫，已觉胸中快利，略无痰唾矣。《外台》用葶苈、杏仁各一升，大枣六十枚，合捣如膏，加蜜作丸梧子大，桑白皮饮下六七十丸，以大便通利为度。（《金匮翼》卷七《咳嗽》）

汗证医案

此肝风挟痰上逆之证，肢冷自汗，有似阳脱，实非脱也。目与唇口牵引，时复歌笑。治宜先却邪气，而后养正。

羚羊角、白茯苓、竹茹、郁金、半夏、甘草、钩勾、橘红。

柳宝诒按：治法的当。时复歌笑，是心脏受邪之象。菖蒲、远志、胆

星、清心牛黄丸之类，均可选入。(《静香楼医案》上卷)

汗出偏沮，脉来不柔，时自歇止，肝阳有余，而胃阴不足，于是稠痰浊火，扰动于中，壅滞于外。目前虽尚安和，然古人治未病不治已病，知者见微知著，自当加意调摄为佳。

人参、川斛、南枣、半夏、茯苓、炙草、麦冬、丹皮、小麦。(《静香楼医案》上卷)

汗汗出偏沮，脉来不柔，时自歇止。知肝阳有余，而胃阴不足，于是稠痰浊火，扰动于中，壅滞于外。目前虽尚安和，然古人治未病，不治已病。知者见微知著，须加意调摄为当。

人参、川石斛、麦冬、南枣、制半夏、丹皮、茯苓、炙草、小麦。

柳宝诒按：此想系左半有汗，右半无汗之证。细绎案语，是防其将患偏痱之意。(《静香楼医案》上卷)

舌干脉数，汗为热隔，虽发之亦不得，惟宜甘寒养液。虽不发汗，汗当自出，然必足温，而后热退乃吉。

青蒿、知母、芦根、生地、蔗浆、竹叶。

柳宝诒按：养液以为作汗之源，是治温要旨。(《静香楼医案》下卷)

心阴不足，心阳易动，则汗多善惊，肾阴不足，肾气不固，则无梦而泄。以汗为心液，而精藏于肾故也。

生地、茯神、甘草、麦冬、川连、柏子仁、玄参、小麦、大枣。

柳宝诒按：案语心肾并重，方药似专重于心。再加五味子、牡蛎、沙苑等摄肾之品，则周匝矣。(《静香楼医案》上卷)

虚劳医案

罗氏论虚劳之证，都因邪伏、血郁而得，不独阴亏一端也。至晚寒热时减时增，其为阳陷入阴可知。滋肾生肝，最为合法，略加损益，不必更张可也。

熟地、白芍、丹皮、茯苓、怀药、柴胡、鳖甲、炙草。(《静香楼医案》上卷)

罗氏论虚劳之证，多因邪伏血郁而得，不独阴亏一端也。临晚寒热，时减时增，其为阳陷入阴可知。滋肾生肝，最为合法，略加损益，不必更张也。

熟地、白芍、茯苓、丹皮、山药、柴胡、炙草、鳖甲。

柳宝诒按：于养阴中，加柴胡以达邪，佐鳖甲以搜阴。虚实兼到，极为灵巧。然既云邪伏血郁，似宜加当归。

再诊：热渐减，头中时痛，脉数不退，喉中痰滞不清。

青蒿、丹皮、熟地、鳖甲、炙草、牛膝、茯苓、小麦。

柳宝诒按：似当兼清痰滞。两方中熟地，不如改用生地为稳。

三诊：体虽不热，脉仍细数，宜养阴气。

六味丸去萸肉、泽泻加白芍、牛膝、青蒿、鳖甲。（《静香楼医案》上卷）

络脉空隙，气必游行作痛，最虑春末夏初，地中阳气上升，血随气溢，趁此绸缪，当填精益髓。盖阴虚咳嗽，是他脏累及于肺，若治以清凉，不独病不去而胃伤食减，立成虚损，难为力矣。

熟地、金樱子膏、鹿角霜、五味子、湘莲子、萸肉、山药、茯苓、海参漂净熬膏。上为细末即以二膏捣丸。

柳宝诒按：此必有遗精、腰酸等证，故用药亦不重在咳嗽也。（《静香楼医案》上卷）

少阴为阴之枢，内司启闭，虚则失其常矣。宜以法壮其枢，或通或塞，皆非其治。

熟地、杞子、菟丝、茯苓、丹皮、萸肉、怀药、沙苑。（《静香楼医案》上卷）

真阳气弱，不荣于筋则阴缩，不固于里则精出，不卫于表则汗泄，三者每相因而见。其病在三阴之枢，非后世方法可治。古方八味丸，专服、久服，当有验也。（《静香楼医案》上卷）

痹证医案

脉虚而数，两膝先软后肿，不能屈伸。此湿热乘阴气之虚而下注，久则成鹤膝风矣。

生地、牛膝、茯苓、木瓜、丹皮、薏仁、山药、萸肉、泽泻、萆薢。

柳宝诒按：正虚着邪，故补散宜并用。湿而兼热，故滋燥不可偏。此以六味治阴虚，增入牛膝、木瓜、薏仁、萆薢以除湿热，所谓虚实兼顾也。（《静香楼医案》上卷）

胸背为阳之分，痹着不通，当通其阳，盖阳不外行而郁于中，则内反热而外反寒。通阳必以辛温，而辛温又碍于脏气，拟辛润通肺以代之。

紫菀三两煎汤服。

柳宝诒按：此巧法也。特未知效否若何？（《静香楼医案》下卷）

麻痹医案

肝阳化风，逆行脾胃之分，胃液成痰，流走肝胆之络。右腿麻痹，胸膈痞闷，所由来也。而风火性皆上行，故又有火升气逆鼻衄等证。此得之饥饱劳郁，积久而成，非一朝一夕之故也。治法清肝之火，健脾之气，亦非旦夕可图也。

羚羊角、广皮、天麻、甘草、枳实、半夏、茯苓、白术、麦冬。

柳宝诒按：持论明通，立方周匝，看似平淡无奇，实非老手不办。亦当加入白芍。（《静香楼医案》上卷）

肝阳化风，逆行脾胃之分，液聚成痰，流走肝胆之络，左体麻痹、心膈痞闷所由来也。而风、火性皆上行，故又有火升、气逆、鼻衄等症。此得之饥饱劳郁，积久而成，非一朝一夕之故矣。治法清肝之火，健脾之气，亦非旦夕可图也。

羚羊角、橘红、白术、枳实、天麻、半夏、茯苓、甘草、麦冬。（《静香楼医案》上卷）

形盛脉充，两尺独虚，下体麻痹，火浮气急。此根本不固，枝叶虽盛，未足恃也。

熟地、山药、沙苑、杞子、丹皮、茯苓、桑椹、牛膝。

柳宝诒按：如此脉证，似可参用肾气法以温摄之。（《静香楼医案》上卷）

痉证医案

肝阴素亏，温邪扰之，发为痉病，神昏骱齿，瘛疭不定。法当滋养肝阴，以荣筋脉，清涤痰热，以安神明者也。若能应手，尚可无虑。

羚羊角、茯神、钩藤、贝母、阿胶、鲜菖蒲、竹沥。

柳宝诒按：此证若表邪来解，当去阿胶，加小生地或鲜生地。

又按：此系伏气发温之证，与外感风温有外内之别。此证邪由少阴外发，溃入厥阴，故见证如此。羚羊角、钩藤，熄风清热，皆治标之品也。若图其本，当从阴分托邪，俾得外达三阳，再与随经清泄，乃奏全功。病原治法，详载《温热途原》中，兹不赘述。（《静香楼医案》下卷）

痿证医案

肾精不足，肝火乘之，故有筋挛骨痿，耳窍二阴气出等证。夫肝火宜泄，肾精宜闭，于一方之中，兼通补之法，庶几合理，然非旦夕所能奏功也。

生地、川楝子、茯苓、阿胶、丹皮、女贞子。

柳宝诒按：论病深中肯綮，方中可增白芍、牡蛎。（《静香楼医案》上卷）

腰痛医案

风气乘虚入于肾络，腰中痛引背胁。宜寄生汤补虚通络祛风。

生地、归身、黑大豆、独活、山药、白蒺藜、杜仲、炙草、桑寄生。

柳宝诒按：立方妥贴，层折俱到。（《静香楼医案》下卷）

疟病医案

疟发而上下血溢，责之中虚，而邪又扰之也。血去既多，疟邪尚炽，中原之扰，犹未已也，谁能必其血之不复来耶。谨按古法，中虚血脱之证，从无独任血药之理。而疟病经久，亦必固其中气。兹拟理中一法，止血在是，止疟亦在是，惟高明裁之。

人参、白术、炮姜、炙草。

柳宝诒按：识见老确，议论精切。所立理中一法，诚属血脱益气，固中止血之要药。惟愚意所欲商者，疟来而上下血溢，必因疟疾之热，扰及血络而然。于理中法内，参用安宫清络之意，似乎更为周到。且标本兼顾，于立方正意，亦不相刺谬也。（《静香楼医案》下卷）

疟止复发，汗多作呕，中气虚逆，宜益阳明。

半夏、茯苓、广皮、人参、石斛、芦根、姜汁。

再诊：寒热已止，汗呕并减。宜和养营卫。

人参、桂枝、石斛、广皮、归身、炙草、麦冬、白芍。

柳宝诒按：此膏粱虚体治法，两方俱清稳熨帖。（《静香楼医案》下卷）

三疟，是邪伏阴分而发，非和解可愈。久发不止，补剂必兼升阳，引伏邪至阳分乃愈。

人参、归身、鹿角、枸杞子、鹿茸、附子、茯苓、沙苑。

柳宝诒按：阴疟本有此法，而不能概用此法，须相题为之。（《静香楼医案》下卷）

暑风成疟，恶心胸满，和解则愈。

半夏、黄芩、茯苓、知母、厚朴、陈皮、竹叶、生姜。

柳宝诒按：小柴胡法之和解，和其表里两歧之邪也，此之和解，和其湿热两混之邪也。姜、夏、朴、广，去其湿也，黄芩、知、竹叶，清其热也，两意兼用，故亦云和解也。

又按：此湿热并重者，故清燥兼用。此与下条皆属暑湿内伏，发为时疟之病。苦辛宣泄，最为和法。若拘拘于疟疾之成方，概用柴胡、鳖甲则误矣。（《静香楼医案》下卷）

暑风相搏，发为时疟，胸满作哕，汗不至足。邪气尚未清解。当以苦辛温法治之。

藿香、半夏、杏仁、通草、厚朴、广皮、竹叶。

柳宝诒按：此湿重于热者，故用药稍偏温燥。（《静香楼医案》下卷）

脚气病医案

厥阴之邪，逆攻阳明，始为肿痛，继而腹疼，胸满呕吐。此属脚气冲心，非小恙也。拟《外台》法治之。

犀角、槟榔、茯苓、枳实、杏仁、橘红、半夏、木通、木瓜。

再诊：半夏、木瓜、广皮、芦根、枳实、茯苓、竹茹、枇杷叶。

柳宝诒按：脚气一证，前人归入类伤寒中，必僧寒壮热，病与伤寒相似，甚则有冲心之患，故谓之重证。《外台》有大犀角汤及风引汤，后人有鸡鸣散等方，均为专治脚气之重剂。乃今时所谓脚气者，则以脚膝酸软而肿者，谓之湿脚气，不肿者，谓之干脚气，专用防己、木瓜、牛膝、薏米等风湿之药治之。与前人所称者，大相径庭。学者不可不辨。（《静香楼医案》下卷）

疼痛医案

背脊为督脉所过之处，风冷乘之，脉不得通，则恶寒而痛。法宜通阳。

鹿角霜、白芍、炙草、桂枝、归身、半夏、生姜、南枣。

柳宝诒按：方中半夏无所取义。拟再加杜仲、狗脊以通阳。（《静香楼医案》下卷）

风邪中人经络，从肩膊至项强痛，舌干唇紫而肿，痛处如针刺之状。此是内挟肝火，不宜过用温散，惟宜养阴熄肝火而已。

羚羊角、细生地、甘草、黄芩、钩藤、秦艽、丹皮。

柳宝诒按：因唇紫舌干，故知内挟肝火。方中黄芩，不若山栀为当。（《静香楼医案》下卷）

脾肾寒湿下注，右膝肿痛，而色不赤，其脉当迟缓而小促，食少辄呕，中气之衰，亦已甚矣。此当以和养中气为要，肿痛姑置勿论。盖未有中气不复，而膝得愈者也。

人参、半夏、木瓜、炒粳米、茯苓、广皮、益智仁。

柳宝诒按：议论明通。（《静香楼医案》下卷）

身半以上，痛引肩臂，风湿在于太阴之分，行动则气促不舒，胸肤高起，治在经络。

大活络丹

柳宝诒按：拟用旋覆新绛汤送下。（《静香楼医案》下卷）

身痛偏左。血不足，风乘之也。

半夏、秦艽、归身、广皮、茯苓、丹参、川断、炙草。

柳宝诒按：案只一二句，却有简逸之致。(《静香楼医案》下卷)

项背痛如刀割。治宜养血通络。

桂枝、钩藤、白芍、知母、羚羊角、阿胶、炙草、生地。

柳宝诒按：拟去知母，加归须、刺蒺藜、丝瓜络。(《静香楼医案》下卷)

麻木医案

肢麻头运，此肝病也。便溏食减，脾亦病矣。宜节劳养气，毋致风动为佳。

羚羊角、白术、刺蒺藜、茯苓、炙草、天麻、白芍、广皮。

柳宝诒按：肝脾两治，方法周到。(《静香楼医案》上卷)

| 妇科医案 |

月经过多医案

脾虚生湿，气为之滞，血为之不守。此与血热经多者不同。

白术、泽泻、白芍、广皮、炙草、茯苓、牛角腮灰、川芎。

柳宝诒按：认证既的，药亦丝丝入筘。(《静香楼医案》下卷)

子嗽医案

胎前喘咳肿满，是脾湿不行，上侵于肺，手足太阴病也。治在去湿下气。

茯苓、陈皮、白芍、泽泻、厚朴、当归、苏梗、杏仁。

柳宝诒按：方颇灵动，再加紫菀、枇杷叶何如？(《静香楼医案》下卷)

腹满、足肿、泄泻。此属胎水，得之脾虚有湿。

白术、茯苓、泽泻、广皮、厚朴、川芎、苏叶、姜皮、黄芩。

柳宝诒按：方案俱老当。(《静香楼医案》下卷)

产后恶露不行医案

产后恶露不行，小腹作痛，渐见足肿面浮喘咳。此血滞于先，水渍于后。宜兼治血水，如甘遂、大黄之例。

紫菀、茯苓、桃仁、牛膝、青皮、杏仁、山楂肉、小川朴、延胡。

柳宝诒按：用其例而易其药，因原方太竣也。

再诊：瘀血不下，走而上逆。急宜以法引而下之，否则冲逆成厥矣。

归身、滑石、蒲黄、通草、牛膝、瞿麦、五灵脂、赤芍。

三诊：膈宽而腹满。血瘀胞中。宜以缓法下之。

大黄、青皮、炙草、丹皮、桃仁、赤芍、归身。

又丸方：牛膝一两、赤芍、延胡、蒲黄、五灵脂、川芎、桂枝、桃仁各五钱、归尾、丹皮各八钱。

柳宝诒按：迭换四方，一层深一层，次序秩然，恰与病机宛转相赴。(《静香楼医案》下卷)

产后胁痛 / 医案

胎前病子肿，产后四日即大泄，泄已一笑而厥，不省人事，及厥回神清，而左胁前后痛满，至今三月余矣。形瘦，脉虚，食少，少腹满，足肿，小便不利。此脾病传心，心不受邪，即传之于肝，肝受病而更传之于脾也。此为五脏相贼，与六腑食气水血成胀者不同。所以攻补递进，而绝无一效也。宜泄肝和脾法治之。

白术、木瓜、广皮、椒目、茯苓、白芍。

柳宝诒按：此等证情，非胸中有古书者，不能道只字。(《静香楼医案》下卷)

| 外科医案 |

疮疡医案

脐中时有湿液腥臭，按脉素大。此少阴有湿热也。六味能除肾间湿热，宜加减用之。

六味丸去山药加黄柏、萆薢、女贞子、车前子。

柳宝诒按：六味治肾间湿热，前人曾有此论，借以治脐中流液，恰合病机。(《静香楼医案》下卷)

疡证以能食为要。兹先和养胃气。

石斛、茯苓、益智仁、谷芽、木瓜、广皮。

柳宝诒按：案语片言居要，惟用药嫌少力量。(《静香楼医案》下卷)

痰核医案

肝经液聚气凝，为项间痰核。病虽在外，其本在内。切不可攻，攻之则愈甚矣。

首乌、象贝、白芍、牛膝、甘草、牡蛎粉、归身、生地、丹皮。

柳宝诒按：议论平和，立方清稳。牡蛎粉一味，可以化痰消坚。（《静香楼医案》下卷）

肛瘘医案

脉虚细数，阴不足也。鼠漏未愈，热在大肠。

六味丸加杞子、天冬、龟板、黄柏、知母、五味子。

柳宝诒按：此肛门漏也。名为鼠漏，未知所本。脉证已属损象，故以滋补肝肾为主。（《静香楼医案》下卷）

阴缩医案

真阳气弱，不荣于筋则阴缩，不固于里则精出，不卫于表则汗泄。此三者，每相因而见，其病在三阴之枢，非后世方法可治。古方八味丸，专服久服，当有验也。

八味丸。

柳宝诒按：见识老到，议论明确，此为可法可传之作。（《静香楼医案》上卷）

五官科医案

鼻渊医案

风热久蓄脑髓，发为鼻渊，五年不愈。此壅疾也，则宜通，不通则不治。

犀角、苍耳、黄芩、杏仁、川芎、郁金。（《静香楼医案》上卷）

风热蓄于脑髓，发为鼻渊，五年不愈，此壅疾也。塞则宜通，不通则不治。

犀角、苍耳子、黄芩、郁金、杏仁、芦根。

柳宝诒按：既欲其通，则辛夷、白芷，似不可少。（《静香楼医案》下卷）

耳聋医案

肺之络会于耳中，肺受风火，久而不清，窍与络俱为之闭，所以鼻塞不闻香臭，耳聋耳鸣不闻音声也。兹当清通肺气。

苍耳子、薄荷、桔梗、连翘、辛夷、黄芩、山栀、杏仁、甘草、木通。

柳宝诒按：语云耳聋治肺，观此信然。（《静香楼医案》下卷）

肺之络会于耳中。肺受风火，久而不清，窍与络俱为之闭，所以鼻塞不闻香臭，耳聋、鸣不闻音声也。兹当清通肺气。

苍耳、薄荷、桔梗、连翘、辛夷、黄芩、山栀、杏仁、甘草、木通。（《静香楼医案》上卷）

耳鸣医案

少阳之脉，循耳外，走耳中。是经有风火，则耳脓而鸣。治宜清散。

薄荷、连翘、甘菊、芍药、黄芩、刺蒺藜、甘草、木通。

柳宝诒按：案既老当，方亦清灵。（《静香楼医案》下卷）

脉数、耳鸣、吐痰，天柱与腰膝酸痛，两足常冷。病属阴亏阳升。法当填补实下。

熟地、鹿角霜、菟丝子、山药、萸肉、杞子、龟板胶。（《静香楼医案》下卷）

喉痹医案

用复脉甘润法。呛止音出，得益水濡润之力也。无如胃弱便溏，此药不宜再用。仿《金匮》麦门冬汤义，取养土之阴，以生肺金。

麦门冬汤。

柳宝诒按：此用药转换法也。（《静香楼医案》上卷）

喑哑医案

咽痛声哑，有肺损肺闭之分。所谓金破不鸣，金实亦不鸣也。此证从外感风热而来，当作闭治，温补非宜。所虑者，邪不外达而内并耳。

阿胶、杏仁、桔梗、贝母、牛蒡、玄参、甘草、粳米、马兜铃。

柳宝诒按：此钱氏补肺之类，乃虚实兼治之法。（《静香楼医案》上卷）

| 其他医案 |

热伤津液医案

热伤津液，脉细口干，难治。

芦根、知母、川斛、蔗浆、细生地、麦冬、甘草、梨汁。

柳宝诒按：此存阴泄热之正法，所云难治，想因脉细之故。（《静香楼医案》下卷）

上气不下医案

脉寸关大而尺小，口干，上气不下，足冷不温。此阳气不潜。当用阴中阳药治之。

六味丸加牛膝、车前、五味、肉桂。

柳宝诒按：此兼肾气、都气两方之意。(《静香楼医案》上卷)

脾虚生湿医案

脾虚生湿，气为之滞，血为之不守。此与血热经多者不同。

焦术、泽泻、白芍、陈皮、炙草、茯苓、川芎、牛角腮灰。(《静香楼医案》上卷)

肝阳亢盛医案

肝阳盛，肝阴虚，吸引及肾，肾亦伤矣。益肝体，损肝用，滋养肾阴，俾水木相荣，病当自愈。

生地、白芍、小蓟、赤芍、当归、血余、丹皮、阿胶、甘草、茅根。

柳宝诒按：此必因肝火而见血者，故方药如此。(《静香楼医案》上卷)

左关独大，下侵入尺。知肝阳亢甚，下吸肾阴，阴愈亏则阳益张矣。滋水清肝，乃正法也。

知柏八味丸加天冬、龟板、杞子。

柳宝诒按：方中似宜再增清肝之品。(《静香楼医案》上卷)

肾虚阴衰医案

真阳以肾为宅，以阴为妃，肾虚阴衰，则阳无偶而荡矣。由是上炎则头耳口鼻为病，下走则膀胱二阴受伤。自春及秋，屡用滋养清利之剂，欲以养阴，而适以伤阳，不能治下，而反以戕中。内经所谓热病未已，寒病复起者是也。鄙意拟以肾气丸，直走少阴，据其窟宅而招之，同声相应，同气相求之道也。所虑者，病深气极，药入不能制病，而反为病所用，则有增剧耳。

肾气丸

柳宝诒按：立论透切，医案中仅见之作。(《静香楼医案》上卷)

阴虚阳亢医案

阴不足者，阳必上亢而内燔。欲阳之降，必滋其阴，徒恃清凉无益也。

生地、知母、甘草、黑栀、麦冬、玄参、丹皮、地骨皮。

柳宝诒按：案语精粹，有名隽气。(《静香楼医案》上卷)

阴亏阳浮医案

阴亏于下，阳浮于上。服八味丸不效者，以附子走窜不能收纳耳。宜加减法。

桂都气丸。

柳宝诒按：议论精细，可为用药者开一悟境。(《静香楼医案》上卷)

上实下虚医案

下虚上实，当治其下，勿清其上，真气归元，痰热自降。宜以十味肾气丸主之。

十味肾气丸。

柳宝诒按：识见卓老。(《静香楼医案》上卷)

其他医案

肝属风木，性喜冲逆，其变动为振摇强直，其治法宜柔木熄风。

细生地、钩勾、归身、茯苓、阿胶、天麻、羚羊角、山药、柏子仁、刺蒺藜。

柳宝诒按：此方可加木瓜、白芍。(《静香楼医案》上卷)

肺实于上、肾虚于下、脾困于中之候也。然而实不可攻，姑治其虚；中不可燥，姑温其下。且肾为胃关，而火为土母，或有小补，未可知也。

金匮肾气丸(《静香楼医案》上卷)

入暮则发，非风非火，清散无益。

加减八味丸，每服三钱，盐花汤下。

柳宝诒按：立方精到。(《静香楼医案》下卷)

方剂索引

B

白虎加桂枝汤 088
白虎加人参汤 085
白虎汤 084
白通加猪胆汁汤 225
白通汤 224
白头翁加甘草阿胶汤 257
白头翁汤 256
白术附子汤 231
白术散 204
百合地黄汤 267
百合滑石代赭汤 266
百合滑石散 268
百合鸡子汤 266
百合洗方 267
百合知母汤 265
柏叶汤 197
半夏干姜散 199
半夏厚朴汤 205
半夏麻黄丸 053
半夏散及汤 237
半夏泻心汤 154
奔豚汤 162
鳖甲煎丸 165

C

柴胡桂枝干姜汤 149
柴胡桂枝汤 148
柴胡加龙骨牡蛎汤 150
柴胡加芒硝汤 148
柴胡去半夏加栝楼根汤 151
赤石脂禹余粮汤 237
赤丸 248
赤小豆当归散 164

D

大半夏汤 198
大柴胡汤 145
大承气汤 092
大黄附子汤 167
大黄甘草汤 132
大黄甘遂汤 130
大黄黄连泻心汤 082
大黄牡丹汤 133
大黄硝石汤 170
大黄䗪虫丸 090

大建中汤 177
大青龙汤 033
大乌头煎 249
大陷胸汤 118
大陷胸丸 121
当归贝母苦参丸 072
当归散 273
当归芍药散 272
当归生姜羊肉汤 262
当归四逆加吴茱萸生姜汤 256
当归四逆汤 255
抵当汤 115
抵当乌头桂枝汤 025

F

矾石汤 162
矾石丸 275
防己地黄汤 213
防己茯苓汤 067
防己黄芪汤 195
风引汤 167
茯苓甘草汤 063
茯苓桂枝白术甘草汤 064
茯苓桂枝甘草大枣汤 066
茯苓桂枝五味甘草汤 068
茯苓戎盐汤 194
茯苓四逆汤 227
茯苓杏仁甘草汤 190
茯苓泽泻汤 199
附子粳米汤 248
附子汤 228
附子泻心汤 083

G

干姜附子汤 226
干姜黄芩黄连人参汤 160
干姜人参半夏丸 203
甘草粉蜜汤 270
甘草附子汤 231
甘草干姜茯苓白术汤 192
甘草干姜汤 182
甘草麻黄汤 051
甘草汤 234
甘草泻心汤 157
甘麦大枣汤 251
甘遂半夏汤 193
葛根加半夏汤 033
葛根芩连汤 091
葛根汤 031
瓜蒂散 068
瓜蒌薤白白酒汤 213
瓜蒌薤白半夏汤 214
栝楼桂枝汤 013
栝楼牡蛎散 128
栝蒌瞿麦丸 264
桂甘姜枣麻辛附子汤 024
桂枝二麻黄一汤 056
桂枝二越婢一汤 058
桂枝茯苓丸 271
桂枝附子汤 018

桂枝甘草龙骨牡蛎汤 208
桂枝甘草汤 207
桂枝加大黄汤 175
桂枝加附子汤 015
桂枝加葛根汤 012
桂枝加桂汤 210
桂枝加厚朴杏仁汤 014
桂枝加黄芪汤 023
桂枝加龙骨牡蛎汤 021
桂枝加芍药生姜各一两人参三两新加汤 017
桂枝加芍药汤 174
桂枝麻黄各半汤 054
桂枝去桂加白术汤 015
桂枝去桂加茯苓白术汤 196
桂枝去芍药加附子汤 015
桂枝去芍药加蜀漆龙骨牡蛎救逆汤 018
桂枝去芍药加蜀漆牡蛎龙骨救逆汤 208
桂枝去芍药汤 016
桂枝人参汤 173
桂枝芍药知母汤 020
桂枝生姜枳实汤 191
桂枝汤 001

H

诃黎勒散 203
红蓝花酒 276
侯氏黑散 190
厚朴大黄汤 130
厚朴麻黄汤 049
厚朴七物汤 022
厚朴三物汤 115
厚朴生姜半夏甘草人参汤 181
滑石白鱼散 072
黄连阿胶汤 242
黄连粉 250
黄连汤 159
黄芪桂枝五物汤 021
黄芪建中汤 175
黄芩加半夏生姜汤 161
黄芩汤 160
黄土汤 197

J

鸡屎白散 279
已椒苈黄丸 180
胶艾汤 271
胶姜汤 275
桔梗白散 278
桔梗汤 235
九痛丸 278
橘皮汤 200
橘皮竹茹汤 201
橘枳姜汤 191

K

苦酒汤 236
苦参汤 163

葵子茯苓散 250

L

狼牙汤 277
藜芦甘草汤 269
理中丸 185
苓甘五味加姜辛半夏杏仁汤 042
苓甘五味加姜辛半杏大黄汤 042
苓甘五味姜辛半夏汤 043
苓甘五味姜辛汤 041
苓桂术甘汤 192

M

麻黄附子甘草汤 233
麻黄附子汤 052
麻黄加术汤 044
麻黄连轺赤小豆汤 046
麻黄升麻汤 260
麻黄汤 026
麻黄细辛附子汤 233
麻黄杏仁甘草石膏汤 043
麻黄杏仁薏苡甘草汤 046
麻子仁丸 113
麦门冬汤 129
蜜煎导 128
牡蛎汤 277
牡蛎泽泻散 245
木防己去石膏加茯苓芒硝汤 089
木防己汤 088

P

排脓散 250
蒲灰散 071

Q

芪芍桂酒汤 022

R

人参汤 185

S

三物白散 126
芍药甘草附子汤 241
芍药甘草汤 239
蛇床子散 276
射干麻黄汤 048
肾气丸 251
升麻鳖甲汤 165
生姜半夏汤 200
生姜泻心汤 155
十枣汤 123
蜀漆散 166
薯蓣丸 176
四逆加人参汤 228
四逆散 246
四逆汤 215
酸枣仁汤 261

T

獭肝散 278

桃核承气汤 114
桃花汤 238
天雄散 022
调胃承气汤 108
葶苈大枣泻肺汤 201
通脉四逆加猪胆汁汤 223
通脉四逆汤 221
土瓜根散 127

W

王不留行散 269
温经汤 274
文蛤散 053
文蛤汤 054
乌梅丸 258
乌头赤石脂丸 247
乌头汤 047
吴茱萸汤 187
五苓散 059

X

下瘀血汤 129
硝石矾石散 168
小半夏加茯苓汤 179
小半夏汤 177
小柴胡汤 135
小承气汤 104
小儿疳虫蚀齿方 280
小建中汤 171
小青龙加石膏汤 041
小青龙汤 036
小陷胸汤 122
泻心汤 131
杏子汤 279
雄黄熏法 277
旋覆代赭汤 181
旋覆花汤 263

Y

阳旦汤 012
一物瓜蒂汤 070
薏苡附子败酱散 268
薏苡附子散 247
茵陈蒿汤 151
茵陈五苓散 169
禹余粮丸 254
越婢加半夏汤 050
越婢加术汤 051
越婢汤 049

Z

皂荚丸 071
泽泻汤 194
真武汤 229
栀子柏皮汤 153
栀子豉汤 074
栀子大黄汤 081
栀子干姜汤 080
栀子甘草豉汤 077
栀子厚朴汤 079

栀子生姜豉汤 078
蜘蛛散 270
枳实芍药散 273
枳实薤白桂枝汤 214
枳实栀子豉汤 081
枳术汤 196
炙甘草汤 211
猪胆汁方 113
猪肤汤 242
猪膏发煎 168
猪苓散 205
猪苓汤 243
竹皮大丸 133
竹叶石膏汤 091
竹叶汤 025
紫参汤 202

中国医药学术原创精品图书出版工程

杨文明

中医脑病临证思维

主　编　杨文明

副主编　汪　瀚　汪美霞　韩　辉　董　婷　黄　鹏　李大伟

编　委（按姓氏笔画排序）

丁宇峰　丁昊鹏　马守亮　王　玮　王晓旸　石　桥
卢陶陶　刘　睿　刘丹青　江海林　孙林娟　严兴亚
李　祥　李　静　李大伟　杨　浩　杨　悦　杨文明
肖许珍　何望生　汪　瀚　汪美霞　张荣信　陈永华
郝文杰　胡　雅　洪　亮　贾淑培　钱南南　高雁楠
唐露露　黄　鹏　崔圣玮　董　婷　董　薇　韩　辉
韩小敬　程　婷　程园园　谢文婷　詹　敏　魏涛华

人民卫生出版社

·北　京·

图书在版编目（CIP）数据

杨文明中医脑病临证思维 / 杨文明主编 . -- 北京 ：人民卫生出版社，2025. 6. -- ISBN 978-7-117-36544-4

Ⅰ. R277. 72

中国国家版本馆 CIP 数据核字第 20240C7U36 号

杨文明中医脑病临证思维

Yang Wenming Zhongyi Naobing Linzheng Siwei

主　　编：杨文明
出版发行：人民卫生出版社（中继线 010-59780011）
地　　址：北京市朝阳区潘家园南里 19 号
邮　　编：100021
E - mail：pmph @ pmph.com
购书热线：010-59787592　010-59787584　010-65264830
印　　刷：中煤（北京）印务有限公司
经　　销：新华书店
开　　本：710 × 1000　1/16　印张：38　插页：2
字　　数：642 千字
版　　次：2025 年 6 月第 1 版
印　　次：2025 年 6 月第 1 次印刷
标准书号：ISBN 978-7-117-36544-4
定　　价：119.00 元
打击盗版举报电话：010-59787491　E-mail：WQ @ pmph.com
质量问题联系电话：010-59787234　E-mail：zhiliang @ pmph.com
数字融合服务电话：4001118166　E-mail：zengzhi @ pmph.com

主编简介

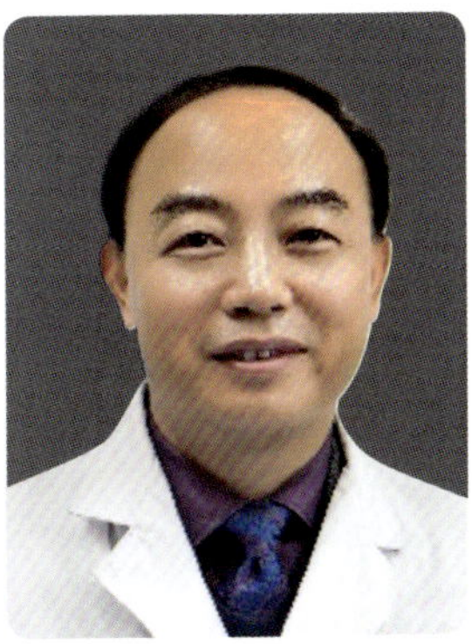

杨文明，二级教授，一级主任医师，医学博士、博士后，博士研究生导师，博士后合作导师，首批岐黄学者，第六批、第七批全国老中医药专家学术经验继承工作指导老师，中国中西医结合学会神经科专业委员会主任委员，首届全国医务名匠，现任安徽中医药大学第一附属医院（安徽中医药大学第一临床医学院、安徽省中医院）院长，安徽省中医药科学院脑病研究所所长。国务院政府特殊津贴获得者，教育部新安医学重点实验室副主任，国家自然科学基金项目评审专家，国家药品监督管理局新药审评专家，国家区域中医脑病诊疗中心负责人，国家临床重点专科带头人，国家中医优势专科带头人，国家中医药管理局高水平中医药重点学科带头人，国家中医药管理局重点专科全国脑病协作组组长，国家中医药管理局重点专科优势病种（肝豆状核变性、帕金森病）全国协作组组长，国家老年疾病临床医学研究中心安徽省分中心负责人，世界中医药学会联合会内科专业委员会副会长，世界中医药学会联合会脑病专业委员会副会长，世界中医药学会联合会睡眠医学专业委员会副会长，世界中医药学会联合会老年病专业委员会副会长，中华中医药学会中风病防治协同创新共同体副主席，中国民族医药学会脑病分会常务副会长，中国中医药信息学会脑病分会副会长，国家卫生健康委脑卒中防治专家委员会中西医结合分会副主任委员，安徽省医学会副会长，安徽省中医药学会副会长，安徽省中医药学会脑病专业委员会主任委员，安徽省抗癫痫协会副会长，安徽省神经科学会副会长，安徽省学术和技术带头人，安徽省国医名师，安徽省中医药领军人才，江淮名医，安徽省名中医，安徽省“115”产业创新团队带头人，安徽省高校新安医学脑病领军人才团队带头人，安徽省医药基础研究

创新中心主任，安徽省中医脑病临床医学研究中心负责人，长期从事肝豆状核变性、帕金森病、老年期痴呆、脑血管病等研究，取得了系列成果。担任《中国实验方剂学杂志》《安徽中医药大学学报》《中华解剖与临床》、*Molecular Biology Reports*、*Acta Neurologica Belgica*、*Annals of Medicine*、*Expert Review of Neurotherapeutics* 等杂志的执行编委、编委和审稿专家。发表学术论文 300 余篇，SCI 论文 80 篇，出版专著 14 部，主编全国高等中医院校规划教材 6 部。主持并承担国家自然科学基金等课题 30 余项，先后获中国中西医结合学会科学技术奖一等奖、中华中医药学会科学技术奖一等奖、教育部科学技术进步奖二等奖、中国民族医药学会科学技术奖一等奖、安徽省科技进步奖一等奖、安徽省中医药科技进步奖一等奖共 20 余项，以第一发明人获国家专利 8 项。

陈　序

中医药学是中华文明的瑰宝，凝聚着中国人民和中华民族的博大智慧。中医学经历了千年辉煌，百年变迁，有着灿烂的历史和丰厚的文化底蕴，历久弥新，至今在我国医药卫生事业中发挥着重要作用，特别是新冠病毒感染疫情暴发以来，中医药已成为新冠病毒感染治疗的重要组成部分，是抗疫“中国方案”的重要内容，已成为新冠病毒感染疫情防控的亮点，确证了大疫大灾中的中医本色。

中医临证诊察疾病遣方用药的过程有赖于完整系统的中医思维，中医思维是指运用中医的基本理论对患者病证及相关事物和现象进行一系列调查研究、分析判断，形成决策并实施和验证，以探求疾病本质与治疗规律的思维活动过程，是中医临床诊治疾病的根本所在。中医临证思维与西医明显不同，中医在疾病的诊治中会更加注重整体观、辨证观、治病求本、三因制宜，进而作出科学精准的治疗。一个优秀的中医从业者，必须具备系统缜密的中医思维，因此中医临证思维的训练是每位中医从业者的必修课。只有形成良好的中医思维，在临床诊疗中才能得心应手，取得更好的临床疗效。然而，在现今的中医院校教育中，存在着中医思维的培训理论不足、形式单调、广度和深度不够等问题，造成相当一部分中医从业者缺乏系统完整的中医思维，从而影响中医特色优势发挥和中医诊疗水平的提高。

中医脑病是中医临床学科中非常活跃的学科，其历史源远流长，作为中医临床学科的重要组成部分，历代医家在中医脑病临床诊疗实践中积累了丰富的经验。安徽中医药大学第一附属医院脑病中心是安徽省成立较早的脑病专科，通过几十年几代人的不懈努力，在神经系统疾病如锥体外系疾病(肝豆状核变性、帕金森病)、老年期痴呆、脑血管病等方面取得了系列研究成果，特别是在肝豆状核变性诊治方面达到国内外领先水平，已成为国家区域中医脑病诊疗中心、国家临床重点专科、国家中医重点学科。

脑病学科带头人、首批岐黄学者杨文明教授在长期从事中医脑病理论研究和大量临证实践的基础上主编了《杨文明中医脑病临证思维》一书，该书系统总结了杨文明教授对中医脑病常见病证的中医临床诊疗思维模式，传承精华，守正创新，不失为临床从事中医、中西医结合脑病工作者的点石之作，该书作者在体例上进行了创新，从临床入手，贴合诊治实际，每一章开篇均以病案为切入点，采用中医望、闻、问、切传统的诊病模式收集临床资料，四诊合参，运用中医临证思维对疾病进行科学诊断和精准治疗，所载病案皆源于作者临床诊疗实践，其论述的诊疗思路、方案及用药经验等均凝聚了作者的心血，实属难得。可以准确地说，该书是一部集中医脑病基本理论、中医脑病临证实践真实呈现及中医脑病临床研究热点、难点积极探索的学术专著，具有较高的临床指导价值和教学科研价值。书将付梓，邀我作序，欣然为之。

中国科学院院士
国医大师
2024 年 12 月

王　序

华夏文明创生了古代世界最先进的科学知识。中医药学是中国古代科学的瑰宝，体现了优秀传统文明的本底特色，具有科学与人文双重属性的学科。千百年来，中医药学基于中华文明逐步形成独特的理论体系，为民族繁衍和历代经济社会发展作出了重要贡献，以本草、方剂、四诊法、针灸四项发明奉献于世界。向世人证明了自身的优势和特色，以特色引领学科建设。

中医药经过数千年的临床实践，形成了其独特的临证思维方式。中医思维强调整体宏观与实践观念、辨证论治，认为每个人都是一个完整的整体，每一个部位的异常都是整体功能紊乱的一个表现，诊治时临床首先通过四诊确定为不同的"证"，从而再根据不同的"证"进行对"证"治疗。在这种思维理论指导之下，我们可以更进一步地接近疾病的实质。同时，针对临床上舌象、脉象与临床症状之间表现不一致的情况，应注意脉、舌、症之间的关联，以间性论为指引，求"是"辨别诠释，自组织自演化自适应自调节自稳态维护正、中和合的平衡，这也是中医思维的一种具体体现。

脑是人类生命中枢的器官，统辖躯体运转、协调的作用。随着社会的不断发展，脑病的发病率也在不断升高，目前已成为危害人类健康的最重要疾病之一。中医脑病学基于《黄帝内经》，在历代的医籍文献中，均有不少关于脑病的记载，也有不少明医大家对中医脑病的病因病机与辨证论治作过认真研讨，自明宋以降至今的学术经验的重建与国学原理的融合，逐渐成为一个完整科学的理论体系，被国务院学位委员会认准的中医药学三级学科。安徽中医药大学第一附属医院脑病中心，作为华东地区最大的中医脑病专科，以新安医学理论和新安医家学术经验为指导，始终以中医药传承创新为己任，大力弘扬新安医学，守正创新，注重实践，知行合一，围绕肝豆状核变性、帕金森病、脑血管病和老年期痴呆等神经系统疑难疾病，开展了大量研究，历经五十余载，取得了系列成果，尤其在肝豆状核变性研究方面，打破该病"肝风内动"传统病机认识，提出“湿热内蕴”“痰瘀互结”病机新理论，推出了该病新的国际诊断标准和临床分型标准，围手术期中医药干预改写了该病脾大脾功能亢进不可手术的国际医学“禁区”，制定并由中国中西医结合学会、中华医学会、中华中医药学会三大医学会共同发布的该病首个《肝豆状核变性中西医结合诊疗指南》，收治了全球15个国家和地区的患者，成为国际上最大的肝豆状核变性诊疗基地，奠定了本学科在国内外的学术地位。

安徽中医药大学第一附属医院脑病学科带头人杨文明教授为首批国家中医药领军人才——岐黄学者、国务院政府特殊津贴获得者，其于北京中医药大学攻读博士研究生学位，与我有师生之谊，曾与我多次汇报交流了其在中医脑病诊治方面的心得体会。杨教授长期从事中医脑病临床工作，不仅接受了完整的中医医学教育，中医功底扎实，同时亦系统接受了西医方面知识，在首都医科大学宣武医院完成了临床医学（神经病学）博士后工作，勤耕临床医学教学科研38载，立足新安医学，守正创新，传承精华，善于总结，在神经系统疑难病诊治方面颇有心得。缘此基础上主编《杨文明中医脑病临证思维》一书，该书在体例上进行了创新，以临床亲身诊治病案为切入点，通过四诊收集临床资料，四诊合参后拟出疾病诊断，进而进行辨证论治，该诊疗方法贴近临床，强化临证思辨能力，建立与时俱进开放性思维，循循善诱，启迪悟性，易于临床的推广，凝聚了作者的大量心血，力主原创。全书涉及脑病病证凡数十种，皆为其日常诊疗的常见病种，虽洋洋洒洒数十万字，但因皆由短小精悍独立叙事案例组成，故读后并无冗长乏味之感；相反，作者临证思维酝酿之心得体会、加减进退之遣方用药经验以及诸多新见解新概念之学术观点，读后颇有启示。可以说，《杨文明中医脑病临证思维》是杨教授积数十年之临证经验而成，是一部厚重扎实的中医脑病学术著作，具有较强的理论价值、实践价值和时代意义。今书将付梓出版，这将是中医界的幸事，邀我作序，对我的信任与鼓励。谨志数语，乐观厥成。

中央文史研究馆馆员
中国工程院院士　王永炎

2024年12月

徐　序

中医药是中华民族几千年来与疾病作斗争积累下来的宝贵遗产，是中华文明的重要载体，不仅为中华民族繁荣昌盛做出了巨大贡献，而且对世界医学的发展产生了重要而且深远的影响。中医药学通过其确切的临床疗效充分展现了它作为一门研究人体生命健康的医学学科存在的巨大价值。中医药学是以疗效为目标解救人体所发生的各种疾病，并延传千年而不衰。其临床疗效是中医药发展的根基和中医药永葆旺盛生命力的根本所在。

中医通过"望、闻、问、切"，对四诊所取得的信息进行辨证分型，从而确定相应的中医病证和证候，据此立法处方，按照君臣佐使的组方原则，环环相扣，丝丝入微，做到"多一味必见多余，少一味不足立彰"以达解除病痛的用药境界。在实现这一目标的过程中，严密无疏的中医思维是临床诊治的重要保证。中医临床思维涵盖了中医诊断思维、中医辨证思维和中医治疗思维。诚如叶天士所言："医道在乎识证、立法、用方，此为三大关键"，中医临床思维贯穿在整个辨证施治全过程，中医临床思维水平的高低直接影响了其对疾病的诊疗效果，中医临床中的系统思维、整体观念、审证求因、顺势而为、辨证施治是中医学的精髓。中医药对疾病的整体观和诊治患者的个体化思想，无论从思维模式还是研究手段上，与当今医学的系统生物学、精准医疗、个体化诊疗高度吻合。

中医脑病学是中医内科学的重要分支，是以中医基础理论为指导，系统阐发脑的解剖、病因病机、脑病的诊治规律及预防保健等内容的一门学科，脑科疾病临床急危重症多、疑难病症多，病因病机复杂，多属复杂性疾病，治疗上需辨证求因，整体调理，综合调治才能康复。而中医药针对复杂性疾病特别是脑科疾病的治疗有其显著的特色和优势，正日益显示出其重要的学术价值和临床地位。

安徽中医药大学第一附属医院脑病中心以新安医学理论和新安医家学术

思想为指导，历经几代人的矢志不渝，勤耕不辍，医教研并重，协同发展，围绕肝豆状核变性、帕金森病、脑血管病和老年期痴呆等神经系统疾病，开展大量研究，取得了系列成果，其中肝豆状核变性诊疗水平处于国际领先地位，脑病中心已成为国家区域中医脑病诊疗中心、国家临床重点专科、国家中医重点学科和国家中医药管理局重大疑难疾病临床防治中心。

学科带头人杨文明教授，勤耕杏林39载，现为国家中医药领军人才——岐黄学者，第六批、第七批全国老中医药专家学术经验继承工作指导老师，入选全国中医临床优秀人才研修项目培养对象，学贯中西，秉承“至精至诚，惟是惟新”之训，传新安之学，细读经典，勤于临床，潜心钻研，善于思考，不断进取，深有心悟，在应用中医思维分析解决神经系统危急重症、疑难病症方面见解独到，屡起沉疴，疗效甚佳。杨文明教授主编的《杨文明中医脑病临证思维》一书系统阐述了中医脑病的历史源流、脑的病理生理特点以及脑病的病因证治规律。临证思维以实录的病案为导入、以四诊收集的临床信息为线索、以辨证论治为根本，较好地反映了杨文明教授脑病诊治临证思维活动的全过程，同时结合临床真实世界的中医脑病诊治实践，将诊治脑病的中医思维与西医诊疗模式进行有机融合与创新，充分体现作者临证辨治脑病的科学思维方法，具有重要的学术和临床价值，是一部中医脑病临床诊治思维全面展示的鼎力之作。故爰之为序。

国医大师　徐经世

2024年12月

前　言

21世纪被誉为脑的世纪，脑是人类最复杂而未知的领域，而中风、颤证、痴呆、痫病、郁证等疾病严重威胁着人类健康，随着人类脑研究计划的不断深入，认识脑、研究脑、开发脑已经成为世界性的研究热潮，脑疾病的研究成为各国医学研究的重点。中医对脑研究的历史源远流长，历代医家不断丰富脑病临证经验，形成了中医诊治脑病的特色和优势。为传承中医脑病诊疗精华，启迪和拓展中医脑病诊疗思路，进一步提高中医脑病临床诊疗水平，我们在大量临证的基础上，组织相关中医脑病专家，编写了《杨文明中医脑病临证思维》一书。

全书分为上篇总论和下篇各论两部分，总论系统阐述了中医脑病的历史源流、脑的生成与功能、脑病的病因病机、脑病的辨证思路、脑病的治疗特点、脑病的预防与调护。各论以中医病名为纲，介绍了31个中医脑病病证临证诊疗思维。在病证介绍时，不是采用定义、历史沿革、西医学范围、病因病机、诊断依据、病证鉴别、相关检查、辨证论治等纵向一一叙述的方式，而是采用病案介绍→临证思维分析的方式，通过提出问题→解决问题的方法来引导医者主动思考，培养其科学、缜密的临证思路，在思考、解决问题的过程中，将记忆中储存的理论知识运用到临床实践中，实现从知识输入到知识输出的转化，在此过程中激发思维动力，将支离破碎的知识点主动串联起来，在潜移默化中掌握疾病的临床特征和诊治要点。各论篇每一章开始部分即以真实病案展开，引入一个中医临床病案，模拟临床诊疗真实场景，力求理论联系临床，理论应用于临床。病案呈现直接以【主诉】开始、充分结合疾病临床特征，提出【四诊采集】所需要采集的重要信息；【病情述要】是通过四诊采集病史，按中医病历书写规范要求，完成中医四诊结果，详细描述患者刻下症。【诊断治疗】包括病名及证型诊断；治法、处方及后续诊疗情况。在【临证分析】的问题设置，重点包括了对疾病进行鉴别诊断的横向思维过程和诊治路径的纵向思考要点等临床实际问题，并结合病证和病案的自身特点进行思考。【知识拓展】通过适当增补新方法、新成果、新技术，让医者了解与临床、科研有关的本学科理论和发展前沿，开阔视野，拓展思维。【临证精要】是对疾病诊治思路的梳理和提炼，并且保持疾病证型介绍的完整性。最后一部分【诊疗解悟】作为该脑病病证的结语，是本书的精华部分，该部分内容突破传统，从临床实际诊疗角度出发，实事求是，基于中医、西医理论，融汇现代医家观点和作者宝贵临证经验，从中西医协同的视角总结提炼该病的临床中西医结合思路、中西医诊疗关键等临床热点、难点问题，力求对读者起到引领、启发作用。

全书突出以临床实用为宗旨，力求展现中医脑病诊疗特色，从中医脑病的基础理论出发，充分结合具有现代科学的新技术、新方法，坚持理论联系实际及实事求是的严谨治学原则，注重科学性、系统性、实用性，既总结了前人脑病理论与诊治脑病的经验，又能全面反映当今中医脑病学基础理论研究和临床研究的新成果、新进展。更因全书着重于临床实践，故病案选择全部来源于作者临床诊疗实践，其论述的诊疗思路、诊疗方案及用药经验等多凝聚了作者宝贵临证经验。本书具有较高的临床参考、教学和研究价值，适合有志于从事脑病（神经系统疾病）的中医、中西医结合和西医临床专业医学生及临床医师选用。

在本书的编写过程中，中国科学院院士、国医大师陈可冀教授，中央文史研究馆馆员、中国工程院院士王永炎教授以及国医大师徐经世教授欣然为本书作序，安徽中医药大学第一附属医院鲍远程教授予以悉心指导，脑病中心及团队成员给予了大力支持，翟舒、朱倩倩、席虎、邵宁书、王倩等人在本书的编写过程中也做了大量工作。此外，本书的顺利出版，得到了人民卫生出版社、安徽省中医药管理局和安徽中医药大学的大力支持，在此一并表示感谢！

杨文明

2024 年 12 月

目　录

上篇　总论……1

第一章　中医脑病的历史源流……2
第二章　脑的生成与功能……15
第三章　脑病的病因病机……26
第四章　脑病的辨证思路……41
第五章　脑病的治疗特点……55
第六章　脑病的预防与调护……69

下篇　各论……77

第一章　中风……78
第二章　眩晕……114
第三章　头痛……133
第四章　厥证……150
第五章　闭证……167
第六章　脱证……180
第七章　癫病……195
第八章　痫病……208
第九章　狂病……225
第十章　健忘……242
第十一章　痴呆……257
第十二章　梅核气……276
第十三章　脏躁……290

第十四章　百合病……311
第十五章　郁证……325
第十六章　不寐……340
第十七章　多寐……356
第十八章　痿证……370
第十九章　痉证……386
第二十章　颤证……402
第二十一章　肝风……418
第二十二章　痹证……437
第二十三章　风痱……453
第二十四章　面痛……472
第二十五章　口僻……490
第二十六章　麻木……506
第二十七章　耳鸣、耳聋……520
第二十八章　脑鸣……538
第二十九章　颅脑痈……553
第三十章　脑岩……566
第三十一章　五迟、五软……582

上篇　总　论

第一章　中医脑病的历史源流

中医脑病学科是由中医内科学领域分化出的一个学科分支，在我国目前学科分类中，属于二级学科。其研究对象主要是常见脑病的发病原因、发病机制、病理生理、临床表现、诊断与鉴别诊断、辨证施治、护理、康复、养生及预防等。涉及的中医病证主要有中风、眩晕、头痛、厥证、闭证、脱证、癫病、痫病、狂病、健忘、痴呆、梅核气、脏躁、百合病、郁证、不寐、多寐、痿证、痉证、颤证、肝风、痹证、风痱、面痛、口僻、麻木、耳鸣、耳聋、脑鸣、颅脑痈、脑岩、五迟、五软等，对继发性脑病所归属的一些中医病证，如暑温、经行头痛、热入血室、经行情志异常等也需做相应探讨。而西医整合神经病学诊疗技术、病理生理、发病机理、诊断及治疗方法、研究手段及现代脑的研究进展则为本学科的外延部分，并包含一些边缘交叉学科的相关内容，如预防医学、心身医学、精神病学、养生康复、细胞分子生物学、临床流行病学等。21 世纪被誉为脑的世纪，20 世纪的最后 10 年是脑研究的 10 年。随着人类脑研究计划的不断深入，脑功能的神秘面纱将逐渐被揭开，人工智能、机器人、遥感技术等高新技术必将飞速发展。就医学而言，脑的研究必将极大地拓宽人类对于自身脑功能的认识，有助于脑病的诊断和治疗。

中医学有数千年的历史，它是中华民族在长期的生产与生活实践中认识生命、维护健康、战胜疾病的宝贵经验总结，是中国传统文化的代表。在浩瀚的中医药文献中，有关脑病的内容在早期就被述及，涉及面广，论述精到，多数观点都被作为指导思想一直沿用到今天。

一、中医对脑的认识

中医传统认识上将脑与髓、骨、脉、胆、女子胞并称为“奇恒之腑”，并认为脑具有主管精神、意识、思维和运动等功能。在脑的生理功能方面，一些学者根据脏腑功能的不同对脑的脏腑归属进行了重新厘定，提出了一些新的观点，值得思考和借鉴。中医对脑的认识主要有以下几方面：

1. 脑当为脏　关于脏腑定位的归属早在《黄帝内经》即有了清晰的标准,《素问·五脏别论》曰:“所谓五脏者,藏精气而不泻也,故满而不能实,六腑者,传化物而不藏,故实而不能满也。”从上可知,脑的生理特点符合藏精气而不泻,满而不能实的脏的生理特性,故认为脑当归为脏,《素问·五脏生成》谓“诸髓者,皆属于脑”,说明脑有明显的贮藏精气而不泻的功能,《灵枢·海论》更明确提出“人始生,先成精,精成而脑髓生”,说明无论是从先天还是后天来看,脑皆有藏精气而不泻,满而不能实的“脏”的生理特征。故将脑归属于脏。

2. 以脑为中心之五脏一体说　中医传统理论认为,五脏是代表人体的五个系统,人体是以五脏为中心,配以六腑,通过经络系统内属脏腑、外络肢节作用而保持机体的统一性和完整性。以脑为中心之五脏一体说认为,在人体五大系统之外还存在着一个最高的指挥中心,在调节脏腑组织生命活动过程中起主导作用,这个中心就是脑,故可以说脑是人体生命活动的指挥中心。人体是以五脏为主体,通过经络联系六腑、五官、四肢百骸,形成五大系统,五脏分别是这五大系统的中心,五大系统的最高指挥中心是“脑神”,在脑神的统摄协调下,有机地形成一整体,并在整体内部的五脏之间、脏腑之间通过经络联系发挥协同和制约作用。

3. 心脑合一论　心脑合一论是基于《黄帝内经》之“心者,君主之官,神明出焉”理论,提出心有血肉之心和神明之心之分,前者为解剖之心,后者则相当于大脑,从而在解剖结构与生理功能上将心脑合一。明代医家李梴在《医学入门》中谓“有血肉之心,形如未开莲花,居肺下肝上是也。有神明之心,神者,气血所化,生之本也,万物由之盛长,不著色象,谓有何有,谓无复存,主宰万事万物,虚灵不昧是也”,认为:神明之心即脑,主人的精神思维活动,而血脉则由血肉之心所主,血又是精神活动的物质基础。然而,从西医学观点来看,已将“血肉之心”与“神明之心”区分开。从《素问·灵兰秘典论》之“主明则下安”“主不明则十二官危”分析便知,所谓“主”并非血肉之心,而是指中枢神经大脑的功能。故神明之心与血肉之心有着不同寻常的联系。

4. 心主神明,以主概脑　“心主神明”的观点最早见于《黄帝内经》,书中指出“心者,君主之官也,神明出焉”,“心者,生之本,神之变也”,“悲哀忧愁则心动,心动则五脏六腑皆摇”,“心怵惕思虑则伤神”,较好地诠释了神与心的密切关系。心所主之血液是人体精神活动的物质基础,“心主血脉”的功能正常,则心气充沛、心血充足,血液上行而荣于脑,心所主神志亦正常。“心主血脉”的功能异常时,则心血不足、脉道空虚,心血不能上荣于脑而致神志异常。临床上从心论治神志病可取得显著疗效也证实了“心主神明”理论的正确。中医理论认为,人的神志虽分属于五脏,但主要归属于心,接受外来事物而发生的思维活动、情感变化主要由“心”完成。故《灵枢·本神》谓:“所以任物者谓之心。”《素问·阴阳应象大论》认为:“人有五脏化为五气,以生喜怒悲恐忧。”

5. 脑主神明 《素问·脉要精微论》曰:“头者,精明之府,头倾视深,精神将夺矣。”《黄帝内经》已经认识到脑的功能与人体的反应能力、神志、视觉、听觉等密切相关。西汉《春秋元命苞》中有“人精在脑”“头者神之所居”的记载。医圣张仲景《金匮玉函经》卷一说:“头者,身之元首,人神所注。”《颅囟经》亦谓:“元神在头曰泥丸,总众神也。”这些论述均说明脑主神明。明代李时珍在《本草纲目·辛夷》中首次明确提出:“脑为元神之府,而鼻为命门之窍。”清代王清任在《医林改错》中以解剖学为依据提出“灵机记性不在心在脑”认识,进一步确立了脑主神志的理论。在临床上,一些与神志有关的疾病,若单纯从心论治,疗效亦不尽然。如中风病,在中脏腑阶段均可出现神志异常,其病位显然在脑而不在心,宜从脑论治,采用醒脑开窍、活血通络等治法,直取病所,方可显效。

6. 心脑共主神明 “心脑共主神明”论的提出始见于清代,认为神明在心、脑两处,如张锡纯在《医学衷中参西录》中指出:“人之元神在脑,识神在心,心脑息息相通,其神明自湛然长醒。”又说:“自古养生之家,皆以脑中之神为元神,心中之神为识神,元神者无思无虑,自然虚灵也;识神者有思有虑,而不虚也。”其所言脑中之“元神”属于“先天之神”,可在一定条件下转化为“识神”,从而产生人的精神意识和思维活动。而心中之“识神”则指人的精神意识思维活动,为大脑的后天活动,应属“后天之神”,“识神”本源于脑但隶属于心。因此,心神是脑神的基础,脑神是心神的升华,心脑在生理及组织联系上密不可分,在经络联系上息息相关,只有心脑合一,才能共“主神明”。

二、中医脑病学奠基之作——《黄帝内经》

《黄帝内经》汇集我国古代劳动人民保健和治病的经验及理论,完整地构建了中医学理论体系,奠定了中医学发展的基础,时至今日仍闪烁着智慧光芒,是中医工作者必读经典,中医学中许多著名的医学流派都滥觞于《黄帝内经》的理论并在其基础上发展而来,《黄帝内经》的问世标志着中国医学从积累经验阶段发展到系统的理论阶段。《黄帝内经》也是一部关于哲学与自然科学的综合性著作，融汇了以道、儒学说为主体的各家学说。中医学文化作为中国传统文化的一部分，首先是道、儒、医的互补文化，从两晋至唐，形成道、儒、释、医互补的中国文化之大统。道家医学提升自身生命质量，儒家医学着眼“致中和”，释家医学重视生灵、敬畏生命，兵家文化强调防患于未然。《灵枢》最早使用“解剖”一词：“若夫八尺之士，皮肉在此，外可度量切循而得之，其死可解剖而视之。”《黄帝内经》最早使用“维筋相交”来明确脑部疾病的解剖生理及定位，如《灵枢·经筋》云：“足少阳之筋……支者，结于目眦为外维……维筋急，从左之右，右目不开，上过右角，并跷脉而行，左络于右，故伤左角，右足不用，命曰维筋相交。”《黄帝内经》是中医藏象理论与经络生理概念的形成之作，其中病因与病机学说的起源，中药药性理论的萌芽，方剂理论的奠基，中医最早治未病的理念“圣人不治已病治未病，不治已乱治未乱”的确立，均源于此部经典。《黄帝内经》中有关脑病的论述相当之多，内容十分丰富，为中医脑病学奠基之作。

三、中医脑病学的发展史

远古至秦汉时期，中医学理论逐渐形成，对脑的解剖生理及部分疾病就有了记载。最早是在公元前 14 世纪的甲骨文中就有了类似头痛的记载，如“武丁因疾首而占卜”。

春秋战国时期的《五十二病方》中载有“痉者，伤，风入伤，身信（伸）而不能诎（屈）”，“伤而颈（痉）者，以水财煮李实，疾沸而抒，浚取其汁，寒和，以饮病者，其病甚弗能饮者，强启其口，为灌之”，提出以熟李子汁治疗痉证，以酸味缓急柔筋。

《黄帝内经》有大量关于脑病的论述，《素问·至真要大论》论述了病机十九条，其中与脑病有关的有：“诸风掉眩，皆属于肝”，“诸暴强直，皆属于风”，“诸热瞀瘛，皆属于火”，“诸躁狂越，皆属于火”，“诸痉项强，皆属于湿”，“诸禁鼓栗，如丧神守，皆属于火”等。

《素问·脉要精微论》说：“夫精明者，所以视万物，别白黑，审短长，以长为短，以白为黑，如是则精衰。”又说：“头者，精明之府，头倾视深，精神将夺矣。”虽不言脑，而所谓“精明”的功能，却是脑的作用。《黄帝内经》中言脑最确切的，莫过于《灵枢·大惑论》，其中记载：“裹撷筋骨血气之精，而与脉并为系，上属于脑，后出于项中。故邪中于项，因逢其身之虚，其入深，则随眼系以入于脑，入于脑则脑转，脑转则引目系急，目系急则目眩以转矣。”

《素问·五脏生成论》谓“诸髓者皆属于脑”,“脑为髓海,故诸髓属之”,较为清楚地说明了脑与脑髓的关系。《灵枢·五乱》云:“乱于头,则为厥逆,头重眩仆。”《灵枢·海论》又说:“脑为髓之海,其输上在于其盖,下在风府,髓海有余,则轻劲多力,自过其度;髓海不足,则脑转耳鸣,胫酸眩冒,目无所见,懈怠安卧。”不仅提出了脑髓,而且认为视觉、听觉、运动器官等正常与否,都与脑髓直接相关。

《灵枢·邪气脏腑病形》记载:“十二经脉,三百六十五络,其血气皆上于面而走空窍,其精阳气上走于目而为睛,其别气走于耳而为听,其宗气上出于鼻而为臭,其浊气出于胃走唇舌而为味。”这些基本上说明了视、听、嗅、味觉依赖于眼、耳、鼻、舌的生理功能。《灵枢·口问》曰:“上气不足,脑为之不满,耳为之苦鸣,头为之苦倾,目为之眩。”说明脑病可引起耳鸣、头倾、目眩等。

《素问·痿论》详尽地论述了痿证的病因病机和临床表现:“肺主身之皮毛,心主身之血脉,肝主身之筋膜,脾主身之肌肉,肾主身之骨髓。故肺热叶焦,则皮毛虚弱急薄,著则生痿躄也。心气热,则下脉厥而上,上则下脉虚,虚则生脉痿,枢折挈,胫纵而不任地也。肝气热,则胆泄口苦,筋膜干,筋膜干则筋急而挛,发为筋痿。脾气热则胃干而渴,肌肉不仁,发为肉痿。肾气热,则腰脊不举,骨枯髓减,发为骨痿。”所论痿证包括西医重症肌无力、吉兰-巴雷综合征、运动神经元病、进行性肌营养不良等。

《黄帝内经》已认识到先天禀赋与疾病的关系,它不仅在《灵枢·百病始生》及《灵枢·论痛》篇论述了体质强弱与疾病发生、转归的关系,更具体指出某些精神神经疾病的遗传性。如《素问·奇病论》言:“人生而有病巅疾者,病名曰何?安所得之?岐伯曰:病名为胎病,此得之在母腹中时,其母有所大惊,气上而不下,精气并居,故令子发为巅疾也。”这里的“巅疾”是包括癫痫在内的精神神经疾病。

《灵枢·癫狂》描述癫痫发作、狂证的症状有:“视举目赤”“引口啼呼”“反僵”“呕多涎沫”,“身倦挛急”“暴仆”等,“狂始发,少卧,不饥,自高贤也,自辩智也,自尊贵也,善骂詈,日夜不休”,可见其时对这些疾病的观察已相当仔细。在《黄帝内经》中,也广泛提及了其他神经系统相关症状和病证:如“肌肉不仁”“戴眼、反折、瘛疭”“目不瞑”“嗜卧”“善忘”等,内容十分丰富。书中其他篇里广泛涉及脑病的病因病机、证候、治疗等内容:卒中昏迷,“仆击”“大厥”“薄厥”等;半身不遂,“偏枯”“偏风”“风痱”等。

东汉时期,张仲景《伤寒杂病论》中的许多内容对脑病的发展起了重大贡献，他提出："邪在于络，肌肤不仁；邪在于经，即重不胜；邪入于腑，即不识人；邪入于脏，舌即难言，口吐涎。"对中风病的病位深浅和病情轻重的论述至今为临床所借鉴。《金匮要略》中所列痉病、中风病的病因病机及脉证和治疗方药对后世产生了重大影响，至今还指导着临床。《伤寒论》的诸多篇章，描述了诸多神经精神症状，或者说这些病证和神经系统病证相似，如：太阳蓄血证，"其人如狂"或"发狂"；阳明腑实证，"谵语"；热入血室，"昼日明了，暮则谵语，如见鬼状者"。《金匮要略·妇人杂病脉证并治》载有"妇人脏躁，喜悲伤欲哭，象如神灵所作，数欠伸"等。

隋代巢元方著《诸病源候论》，这是一部专门论述病因病机的著作。对神经系统疾病引起的感觉障碍、瘫痪以及瘫痪造成的肌肉萎缩等，都做了客观而精确的描写，其对病机的分析论述，对后世影响深远。《诸病源候论》中还专列"脚气病（相当于维生素 B_1 缺乏症）诸候"，对其临床症状则做了十分详细的描述。隋代杨上善在《黄帝内经太素·厥头痛》中说"头为心神所居"，谓神虽统于心而宅于脑。

唐代孙思邈《备急千金要方·灸法门》曰："头者，人神所注，气血精明，三百六十五络上归头。头者，诸阳之会也。故头痛必宜审之。"指出头为人神汇集之处，气血诸阳上奉之，至为重要，而且临床辨治须谨慎，免致伤神。

宋金元以后，中医学大放异彩，许多中医学家宗法《黄帝内经》，但又各自创立新说，使中医学从基础理论到临床各科均有巨大的发展和进步。在脑病领域也不例外，如对中风的病因病机的认识较为独到，对痫证的论述在前人的基础上，进一步认识到脏气不平、肝风、痰、热、惊对痫证的发生、发展有重大影响，因而所采取的治法方药也较为丰富。

明代医家李梴《医学入门·脏腑》云："有神明之心，神者，气血所化，生之本也。万物由之盛长，不著色象，谓有何有？谓无复存，主宰万物，虚灵不昧是也。"按其描述的"神明之心"应指脑。李时珍在《本草纲目》中明确提出："脑为元神之府，而鼻为命门之窍。人之中气不足，清阳不升，则头为之倾，九窍为之不利。"方以智《物理小识》谓"人之智愚系脑之清浊"。王惠源在《医学原始》中曰："人之一身，五脏藏于内，为生长之具、五官居于身上，为知觉之具，耳、目、口、鼻聚于首，最显最高，便于接物。耳、目、口、鼻之所导入，最近于脑，必以脑先受其象而觉之，而寄之，而存之也。"

王清任通过对中风口眼歪斜患者的长期观察，发现"凡病左半身不遂者，歪斜多半在右；病右半身不遂者，歪斜多半在左"。其指出："人左半身经络，上头面从右行；右半身经络，上头面从左行，有左右交互之义。”王清任这一观点，与现代医学神经解剖学理论是基本吻合的。

四、影响脑病学的古代中医名家

春秋战国时期的医家扁鹊，是中医学的开山鼻祖，他开启了中医学的先河，奠定了中医学的脉诊方法，创造了望、闻、问、切的诊断方法，他治疗虢国太子“尸厥”，起死回生，被誉为“神医”。

东汉著名医家张仲景是医学的集大成者。他创造了三个世界第一：首次记载了人工呼吸、药物灌肠以及胆道蛔虫治疗方法。《伤寒杂病论》为方书之祖，“以六经论伤寒”和“以脏腑论杂病”，确立了完整的辨证论治理论体系，提出了“亡阳必惊狂，卧起不安”“形体不仁，乍静乍乱”等有关脑病的精辟见解。

东汉医家华佗创制了“麻沸散”，这是世界最早的麻醉剂。他善用麻醉、针灸等方法，并擅长开胸破腹的外科手术。他提倡运动养生，创编了“五禽戏”，其曰：“吾有一术，名五禽之戏。一曰虎，二曰鹿，三曰熊，四曰猿，五曰鸟。亦以除疾，兼利蹄足。”

唐代医家孙思邈是中国乃至世界史上伟大的医学家和药物学家，他通晓诸子百家，博涉经史学术，兼通佛典，弘扬“大医精诚”。一生著书八十多部，其中以《备急千金要方》《千金翼方》影响最大，两部巨著 60 卷，药方论 6 500 首。如《备急千金要方》卷八之小续命汤，为唐代孙思邈所拟，其在方后注云：“吾尝中风，言语謇涩，四肢痑曳，处此方，日服四，十日十夜服之不绝，得愈。”临床验之，尝有实效，可延续中风病离断之命而生，颇寓深意。此外，他认为瘿病（指甲状腺肿类疾病）是因人们久居山区，长期饮用不洁之水所致，劝告人们不宜久居山区，可用海藻等海生植物和动物的甲状腺治疗取效。对夜盲患者，他采用动物肝脏治疗等。唐太宗赐真人颂碑，颂词为：“凿开径路，名魁大医。羽翼三圣，调合四时。降龙伏虎，拯衰救危。巍巍堂堂，百代之师。”宋徽宗敕封其为“妙应真人”，其被后世尊为“药王”。

北宋医家王惟一设计、铸造了铜人，精细刻制了十二经脉和 354 个穴位作为针灸教学和考试医师之用，考试官将铜人穴位注水，外用蜡封，受试者如取穴正确，可针进水出，这是古代中国医学教育事业的创举。

金元四大家对中风的病因病机有着各自较为深入的认识。寒凉派刘完素主张“心火暴甚”论，养阴派朱震亨倡导“湿痰生热”论，补土派李东垣主张

"正气自虚"论，攻下派张从正倡导"吐痰起闭"治疗论。

明朝医家李时珍是我国古代著名的医学家、药学家、博物学家，《本草纲目》是他倾三十年之心血著就的一部巨著，全书共五十二卷。《本草纲目》在学术上的贡献数不胜数，它在中医中药、针灸经络、食疗药膳、临床治疗，乃至生物学、矿物学、天文学、地质学、化学等自然科学等诸多方面都有精辟的论述。达尔文称赞其为"中国古代的百科全书"。他在《本草纲目》中提出"脑为元神之府"，对古代关于脑的认识卓有贡献。明代医家张景岳，为温补学派代表人物，中年以后著书立说，著作首推《类经》，并再编《类经图翼》和《类经附翼》。《类经图翼》对运气、阴阳五行、经络经穴、针灸操作等作图解说。《景岳全书》对痴呆有系统论述，提出"心气虚，神不清""痰迷心窍则遇事多忘"；对眩晕病机提出"无虚不作眩"的理论。

清代是中医温病学成就卓著的时期，四大医家各有建树，如叶天士之《温热论》，薛雪之《湿热条辨》，吴鞠通之《温病条辨》，王孟英之《温热经纬》。温病学中有大量关于脑功能紊乱的证候描述和治疗方药，从另一个领域丰富了脑病的病证理论。温病是感受四时不同的温邪所致的多种急性热性病，春季的风温春温，夏季的暑温，长夏的湿温，秋季的温燥，冬季的冬温等。春温初期表现为里热症状，如高热口渴、心烦、头身痛、舌质红、脉细数。里热炽盛时，出现发斑、神昏、抽搐，见于流脑。暑温开始就表现发热身困、大汗、脉洪大而数。"暑温夹痧"有昏迷抽搐，见于乙脑、中毒性菌痢、恶性痢疾等。清代医家王清任是富有革新精神的解剖学家与杰出的医学革新家。王清任自 1797 年至 1828 年的 30 余年中，冲破封建礼教的束缚，多次到疫病暴死者乱葬岗中和死刑场中观察人体内脏结构，亲自解剖尸体，订正了前人解剖学中的许多谬传，认为人体许多疾病是由血流不畅而致，进而提出"血瘀致病"的学说，主张"补气活血""逐瘀活血"的治疗方法，创制补阳还五汤、通窍活血汤、血府逐瘀汤、膈下逐瘀汤等至今仍有效指导临床实践的经典方剂。王清任在《医林改错》中提出"灵机记性不在心在脑"，明确指出智能与记忆应归属于脑，而不应归属于心。如此脑的功能定位助推了后续脑病学科的建立和发展。

五、中医脑病学的近现代发展

中医学经历了千年辉煌，百年变迁，她有着灿烂的历史与光明的发展前景，但也受到西医学的严峻挑战。新中国成立之前，由于历史的原因，老中医药专家的学术思想与宝贵的经验未得到很好的传承，特色诊疗技术与治疗方法濒临失传，人才匮乏。新中国成立后，中医药事业迎来了一个新的历史发展时期，党和政府对中医药十分重视，颁布了一系列保护中医的政策与法规，为中医药的发展提供了法律和政策保障，同时在多个方面加大对中医药的支持力度，中医院、中医学院、中医研究院大量建立，为中医药事业培养了一批又一批人才。20 世纪 80 年代，党和政府把发展中医事业写入宪法，提倡中西医并重方针，重申中医的科学性不容置疑，反复强调要大力发展中药事业，2009 年《国务院关于扶持和促进中医药事业发展的若干意见》中，更加表明了党和政府高度重视和支持中医药事业发展的鲜明态度和坚定决心，这些对中医药的发展具有里程碑式的意义。今天科学与人文的融合已成为时代的主题，中医药学是植根于中华民族优秀文化沃土之中的整体医学，中医脑病学是中医临床学科中的重要学科，它以中医基础理论为依据，系统阐发脑的解剖、生理、病理、病因病机、脑病的诊治及康复、保健的一门学科，涵盖了现代医学神经病学、精神病学相关内容，包括脑血管病、眩晕、头痛、周围神经病、运动神经元病、帕金森病、肝豆状核变性、癫痫、多发性硬化、进行性肌营养不良、重症肌无力、多发性抽动、脑瘫、中枢性感染等。随着人类疾病谱的变化，以脑血管疾病为代表的脑类疾病已经成为威胁人类健康的重大疾病，在我国已经成为死亡的第一位原因，自上世纪 90 年代开始，脑病领域的医疗、教学和科研以前所未有的态势快速发展。中医脑病专科雨后春笋般地建立起来并成为各级中医医院中最为重要的学科，中医脑病学学科的地位不断提高，已经成为一门独立的学科，由从属于中医内科学的三级学科升至二级学科，一批批国家级、省级临床重点学科、重点专科相继建立成为国内中医行业最大的学专科群体之一，脑病从业人员队伍越来越壮大，有关中医脑病的研究课题和经费投入越来越多，研究层次越来越深入。同时，无论是中医脑病的基础研究还是临床研究或新药开发研究，均取得了可喜的成就。

六、如何建设好中医脑病学科

众所周知，中医学对脑的生理功能及脑的异常变化的认识由来已久，并在长期的与脑部疾病作斗争的过程中积累了丰厚的脑病理论基础和临床实践经验，脑科学已经成为当今生命科学领域中发展最快活跃度最高的学科，成为了生命科学前沿学科，受到了科学界乃至全社会的高度重视，中医脑病学是中医学中最具重要影响力的学科，是中医学中璀璨夺目的明珠，因此加强对中医脑病学的传承创新和发展具有历史性和当代性的双重价值。中医脑病学科的建设，应着重点围绕以下三个方面来展开：

1. 确立中医脑病学科的内涵与外延　中医脑病学作为中医学中一门独立的学科，走过了数十年的历程，由于其成为独立学科的历史并不久远，因此其内涵和外延必须进行界定和明晰，中医脑病学是源于中医内科学并随着自身发展壮大而分立出来的一门学科，其研究内容主要包括脑、脊髓在内的中枢神经系统、周围神经系统和肌肉疾病的发病原因、发病机制、病理生理、临床表现、诊断与鉴别诊断、辨证施治、护理、康复和预防等。中医脑病的范围除神经系统疾病、肌肉疾病外，还包括精神系统疾病和心身疾病等。因此可以将中医脑病学的内涵概括为：以古今脑病文献为基础，以中医基础理论为指导，以现代科学技术与思维方法为手段，阐述脑病的发病原因、病理生理、核心病机、诊断治疗及康复预防等，建立可靠的中医临床疗效评价指标，从而形成一套学术思想相对独立、思维理论相对完整的学科体系。有关脑病的分类通常按中医病因可分为三大类：一是外感性脑病，季节性和传染性均明显，临床可见发热、神昏、惊厥等表现，春温、暑温是其代表性疾病。由于此类疾病既有传染性又有脑病损害，故多归属于中医温病学或中医脑病学的范畴。二是内伤性脑病，主要是由于情志失调、饮食不节、年老体衰或劳欲过度或久病体虚等造成，如郁证、不寐、多寐、健忘、痴呆、癫证、狂证、痫证、颤证、痿证、痉证等，一些疾病既可由外感，又可由内伤造成，如中风、头痛、眩晕、耳鸣等。其中中风一病，唐宋之前认为是以“外风”致病立论为主，认为人体正气不足，风邪趁虚侵入而引起，出现中脏腑、中经络的不同临床表现，唐宋以后以内风学说为主，如金元时期张元素主热，刘完素主火，责之“心火暴甚”，李东垣主虚，归为“正气自虚”，朱震亨主痰，乃因“湿痰生热”等。目前大量的基础与临床研究均证实，无论外风还是内风均可引起中风。三是外伤性脑病，是由于外在暴力作用于脑或相邻其他部位造成脑实质或功能损伤，轻则头痛头昏，常伴有呕吐等症状，重则昏迷不省人事。多发生外伤性颅骨骨折、脑出血、癫痫、脑积水，甚至脑疝等，本病多由突发意外伤害所致，发病急骤，病情大多凶险、危重，若得不到及时正确的治疗，往往危及生命而死亡，急性期后易留后遗症，且多缠绵难愈。外伤性脑病的发病率近年来有上升的趋势。从临床上看，内伤性脑病是中医脑病学科研究的重点内容。在中医脑病学科的外延方面，应在充分满足脑病学科建设需要的基础上，关注脑病学科与相近、相邻学科之间的相互影响，采用新的研究方法和手段，拓展研究方向，充实学术内涵，汇聚相关学术成果，构建新的学术理论体系。其外延既包括相近的学科，如中医基础理论，中医诊断学、方剂学、中药学、中医内科学、中医老年病学、中西医结合内科学等。也包括相邻的学科如人体解剖学、组织胚胎学、生理学、病理学、生物化学、医学免疫学、分子生物学等。还包括一些边缘学科如微生物学、生物物理学、心理学等。

2. 进一步提升中医药治疗脑病的临床疗效 中医药是一个伟大的宝库，支撑这一宝库关键在于临床疗效，没有临床疗效，中医就失去了存在的价值，以疗效为基础开展中医药科学研究，解码中医治疗疾病的秘密，构建中医治疗疾病的理论体系，为中医药的传承创新和发展奠定良好基础，可大大提升中医药治疗脑病的学术水平和学术影响力。而科研的灵感来自临床，在临床中发现问题，带着临床问题开展有针对性有组织的科学研究，在科研中寻找解决问题的办法和答案，再回归应用于临床，提升临床疗效。这是一切临床科研的出发点和归宿点。中医脑病学科有许多重大危急疑难疾病，有大量的临床问题需要解决，这些临床问题就是科学研究的需求和动力所在，通过科学研究解决临床问题，并说清临床有效治疗手段和方法的作用机制，可推动脑病学科的快速发展。具体科研方面，中医脑病学科应聚焦临床脑病各个病种，开展病因病机、临床证候特点和证候演变规律研究，明晰疾病的证治要点，确立各个病证中医药治疗的最佳方案，形成临床诊疗规范、共识或指南，进而提升临床疗效。同时，开展脑病的文献研究、理论研究和实验研究等，为临床研究和疗效提升提供更好的支撑，这些研究既有一定的独立性也存在一定的关联性，研究者可根据自身所从事的专业和兴趣来确定研究类别，解析临床中药或院内制剂、治疗器械和适宜技术等治疗方法和手段的现代作用机制，为中医脑病基础与临床研究提供新的研究思路，助力中医脑病学科现代化和产业化。如活血化瘀法治疗脑出血，这是中风治疗中高度关注的课题，临床对此有不同的认识，经过大量的文献研究，已经明确，脑出血即脑内血管破裂，血溢脑络之外，形成颅内血肿，也是瘀血，即所谓“离经之血为瘀血”“瘀血阻络可致出血”，故脑出血属中医血证 - 瘀血范围。治疗上当“祛瘀生新”“活血化瘀”，实验研究证实，活血化瘀中药及其制剂能减轻脑水肿，降低颅内压，促进颅内血肿吸收及消除，并可改善病灶周围微循环，挽救脑水肿造成的脑组织变性坏死，能改善血小板质量，加速血凝，降低毛细血管通透性，促进侧支循环建立，提高神经组织对缺氧的耐受性，保护脑细胞。临床研究表明，活血化瘀方药可明显改善患者的临床症状与体征，促进神经功能恢复，较早地恢复意识，缩短住院时间，降低脑出血患者病死率和严重致残率。因此，活血化瘀法在脑出血急性期即可应用。与此同时，以确切的临床疗效为基础，开展临床中药或院内制剂、治疗器械和适宜技术等治疗方法和手段的现代作用解析和临床转化研究，说明白、讲清楚其相关的作用机制，在临床上造福更多的脑病患者。以中风病的研究为例。由于中风病是严重威胁中老年人身体健康的重大疾病，目前在我国已经成为死亡的第一位原因，在国家中医药管理局精心组织和指导下，成立了国家中医药管理局脑病急症协作组，制订了《中风病中医诊断、疗效评定标准》，首次统一了中风的病名、病类、证候诊断、分期标准、疗效评定标准，此后又进一步修订完善形成了《中风病诊断与疗效评定标准》二代标准、中风病中医诊疗方案、临床路径等，并在临床得到了进一步推广应用，推动了中风病的临床、科研、教学、新药研制和学术交流工作，提升了学术水平，也为其他脑部疾病及相关疾病如痴呆、失眠、郁证、癫痫、肝风、颤证等多学科协作攻关提供示范和借鉴。

3. 应用现代科学技术方法和手段开展脑病研究 中医脑病研究，除采用传统的研究方法进行中医药传承创新外，还必须重视和积极应用现代科技方法和手段，这样既能够按照中医药自身发展规律来传承脑病学科精华，同时又能够应用现代科技手段创新发展中医脑病学科，采用拿来主义，开展中西医结合研究，揭示中医药干预手段的作用机制，提升临床疗效。其中在文献研究方面，除掌握传统的目录、版本、校勘、训诂等文献研究的必要知识外，信息科学与技术的应用是文献研究的时代要求，其中数据库技术是最理想的学术梳理工具，它能汇集大量文献资料，归纳结构层次，建立系统化的学术思想体系，并通过网络实现学术思想的快速、广泛传播，但所有的文献应源于临床并服务于临床。在基础研究方面，可综合运用代谢组学、基因组学、生物信息学、生物化学、分子生物学、细胞生物学、生理学等知识和手段，开展中医脑病基础理论和临床应用基础研究，在临床研究方面，采用临床流行病学、循证医学等方法开展重点病种或优势病种中医或中西医结合诊治研究，为临床提供中医或中西医结合治疗脑病的高级别循证证据，开展有效方药的临床转化研究。以安徽中医药大学第一附属医院脑病中心的“肝豆状核变性”研究为例，该病是常染色体隐性遗传性导致铜代谢障碍的神经遗传病，具有肢体抖动、全身僵硬、起步困难、口歪颈斜、言语含糊等临床特点。据此，我们根据《黄帝内经》病机十九条中“诸风掉眩，皆属于肝”的经典文献，认为肝肾阴虚、虚风内动是其发病的关键病机，治疗采用平肝息风法，药用龙骨、牡蛎、珍珠母、蜈蚣、全蝎、地龙等，结果表明，患者的临床症状不但没有改善，而且日趋加重。是什么原因造成了上述结果呢？研究者经仔细分析、深入思考，找到了问题的症结所在，解释了上述临床现象。这是因为肝豆状核变性为铜代谢障碍引起的疾病，由于铜不能排出体外导致铜沉积于全身组织，尤其是大脑豆状核及肝、肾等器官组织，造成相应的病理损害。而上述平肝息风的矿物类及虫类药物含铜量均很高，服用后反而使体内的铜过多，加重铜在组织器官的沉积而使病情加重。为进一步揭示该病中医证候学特征，研究者采用临床流行病学研究的方法进一步观察患者的临床表现，发现大多数患者具有口苦口臭、纳谷不香、鼻衄齿衄、尿赤便结、心烦易怒、舌质红、舌苔黄或腻、脉弦数的特点，依据《黄帝内经》"诸逆冲上，皆属于火""诸痉项强，皆属于湿"的认识，确定其病机为湿热内蕴，治用清热解毒、通腑利尿法，采用肝豆汤（大黄、黄芩、穿心莲、半枝莲、萆薢等）治之，经随机对照试验研究证实，该方治疗肝豆状核变性效果显著。实验研究证实，患者服肝豆汤后的尿排铜量与现代医学治疗后相似，且能逆转肝纤维化，保护肝脑肾等重要脏器。经过治疗，大部分患者几近正常人一样学习、工作和生活，并保持正常的寿命。这一研究成果的取得，充分显现了中西医结合脑病研究方法学的优势所在，两者取长补短，优势互补，进而促进中西医结合脑病学术的发展，这些中西医结合的研究理念和方法可助力其他脑病的研究，造福于更多的患者。

第二章　脑的生成与功能

脑藏于颅内，内含脑髓，故曰“髓海”，其外形如核桃，表面满布沟回，在头直通口鼻眼耳诸窍，下延脊髓，主宰生命活动。脑为脏，藏髓，主神明，为发令之官，髓为传令之使，脑气筋始于脑髓，联络、协调五脏六腑，统辖四肢百骸。脑之苗窍为七窍，藏神于瞳子，外显于语言。脑为诸阳之会，由督脉统帅诸阳。脑源于先天肾精、养于后天水谷之精、充于五脏之精。

一、脑的结构

脑位于颅内，由脑、髓及其经脉构成。

脑为髓海，诸髓皆属于脑，经络是构成脑髓气血津液运行的通道。如《灵枢·海论》说：“脑为髓之海，其输上在于其盖，下在风府。”《素问·奇病论》说：“髓者，以脑为主。”《灵枢·大惑论》云：“五脏六腑之精气，皆上注于目而为之精……裹撷筋骨血气之精而与脉并为系，上属于脑，后出于项中。”明代喻嘉言《寓意草》谓“脑为髓之海，主统一身骨中之精髓”等。当时由于历史条件的限制，虽没有神经一词，但依然可以看出脑主要系髓和经络构成，只是对其认识比较粗糙笼统。

明清时期，受西方医学的影响，中医对脑的构成有了更深的认识。其中王清任曾对尸体进行解剖，《医林改错》对脑的解剖进行了更详细的描述：“两耳通脑，所听之声归于脑……两目系如线，长于脑，所见之物归于脑……鼻通于脑，所闻香臭归于脑。”又说：“舌中原有两管，内通脑气，即气管也，以容气之往来，使舌动转能言。”表明王清任对脑的解剖认识达到了一定的高度，即耳、目、鼻、舌皆与脑直接维系、连通，该维系、连通也是脑功能的组成部分。清代赵彦晖《存存斋医话稿》载“脑之皮分内外层，内柔而外坚，既以保存生身，又以肇始诸筋，筋自脑出者六偶，独一偶逾颈至脑下，垂胃口之前，余悉在顶内，导气于五官，或令之动，或令之觉”，进一步认识到脑位于颅内，有内外两层包膜，并指出脑之经筋通达五脏六腑、四肢百骸，因此脑主司动觉、知觉。

清代邵同珍提出经典论断“脑为脏，脊髓为脑之余”，并明确提出脑的解剖位置及结构。《医易一理·论人身脑气血脉根源脏象论·脑脏论》说：“脑精气，居脑顶之上，前齐眉，后齐颈，左右齐耳，中系六瓣，中二瓣名曰大脑，前曰前脑，后曰后脑……脊髓者，由脑直下，为脑之余，承脑驱使，分派众脑气筋之本也。脊柱二十四节，凑叠连贯，互相勘合而成。共成脑气筋三十一对，由筋分线，由线分丝，愈分愈细，有绕如网者，有结如球者，以布手足周身，皮肉筋骨，无微不到。”邵同珍认为人脑由大脑、前脑、后脑和脑髓以及其脑气筋组成，还言明了脑气筋的数目与功能：“背行较多，分九对脑气筋，入五官脏腑，以司视听言动。故曰：目无脑气筋则不能视，耳无脑气筋则不能听，鼻无脑气筋则不分香臭，舌无脑气筋则不知甘苦。”

二、脑的生成

脑的生成源于先天之肾、养于后天之脾胃、充于五脏之精气。

生命之始源于父母先天阴阳之精气，脑髓亦由阴阳和合，精气化生，诚如《灵枢·经脉》所言：“人始生，先成精，精成而脑髓生。”脑主神明，神之由来乃两精相搏而成，如《灵枢·本神》说：“故生之来谓之精，两精相搏谓之神。”脑的功能与先天禀赋密切相关，故临床上许多脑病都责之于先天精气之不足，如幼儿五迟、五软和青少年较为少见的肝风等。

脑由先天既成，其功能完善需要后天充养。王清任《医林改错·脑髓说》指出：“灵机记性在脑者，因饮食生气血，长肌肉，精汁之清者，化而为髓，由脊骨上行入脑，名曰脑髓。盛脑髓者，名曰髓海。”脑的生长发育离不开后天水谷精微的充养，水谷之气化生津液气血，进而生髓，脑为髓之海，髓满则脑充。《灵枢·五癃津液别》云：“五谷之津液，和合而为膏者，内渗于骨空，补益脑髓。”可见，临床上不少脑病可从中焦脾胃论治，如“治痿独取阳明”。

脑髓后天的充养亦离不开五脏的调和。肾生精化髓、脾气散精养髓、肺之宗气和水谷之气上充脑髓、心血化养脑髓、肝调畅脑髓气血并藏血，以养脑髓。五脏精气盛，则脑髓之气充盈。如若肾精亏虚，则见髓海不足，临床上常见头痛、记忆力下降等症状，小儿可见囟门不闭，瘦弱呆小等，如宋代钱乙《小儿药证直诀·解颅》记载：“年大而囟不合，肾气不成也，长必少笑，更有目白睛多，白色，瘦者，多愁少喜也，余见肾虚。”人是统一整体，病虽在脑，辨析可从五脏论治。

三、脑的功能

脑为髓之海、元神之府，由精气所化生，下连脊髓，协调五脏六腑、四肢百骸，上聚诸阳，为至阳之脏，以统全身至清之气，具有主持思维智能、调控七情、控制行为、支配感觉和语言、总司七窍的作用，是人体生命活动的主宰，与五脏六腑密切联系，是人体至为重要的脏腑。

（一）脑的生理特性

1. 脑为至阳之脏　脑为奇恒之腑，但具有脏的特性——藏精气而不泄，而无腑中空之形，故为脏；头者，身之元首，居至高之阳位，故属阳。因“头为诸阳之会”，督主一身之阳气，足太阳膀胱为巨阳，手足三阳经脉皆上头而通脑，故为至阳之脏，如《医宗金鉴》所云：“头为诸阳之首，位居至高，内涵脑髓，脑为元神之府，以统全身者也。”

2. 喜静而恶扰　脑为元神之府，至阳之脏，以清明内持为贵，动躁则扰乱元神之气，正所谓清阳出上窍，浊阴走下窍，至清之气归于上则神明。如若浊阴之物，上扰神窍则见昏蒙，眩晕，甚则昏迷。《奇效良方》云：“脑喜静谧而恶动扰，静谧则清明内持，动扰则掉摇散乱。”

（二）脑主神明、语言、感觉、运动，总司七窍

《金匮玉函经》说：“头者，身之元首，人神所注。”脑主神明，何谓神明？神明乃是对人精神意识思维活动的高度概括，分而言之乃神、魂、魄、意、志。《灵枢·本神》有云：“肝藏血，血舍魂，脾藏营，营舍意，心藏脉，脉舍神，肺藏气，气舍魄，肾藏精，精舍志。”五脏之志必须依赖五脏所化的各种营养物质——精气营血，而以脑为明而为用。《素问·阴阳应象大论》谓“人有五脏化五气，以生喜怒悲忧恐”。脑主神明，具体到五脏乃为喜怒悲忧恐五种情志。情志活动的物质基础是五脏的精气营血，正如《素问·宣明五气》所云：“五精所并，精气并于心则喜，并于肺则悲，并于肝则忧，并于脾则畏，并于肾则恐。”

耳、目、口、鼻、舌等感觉器官都有通道与脑直接相连，耳之所听、目之所见、鼻之所闻、舌之所言皆归于脑。脑髓既是接受之脏，更是传出指挥之所。王宏翰《医学原始》指出：“脑颇居百体之首，为五官四司所赖，以摄百肢，为运动知觉之德。”人的言语、感觉、运动是一种复杂而又有序的活动，就运动而言，无论是身体的本能活动还是经过学习而获得的技巧性活动，都是筋、骨、肌肉、关节的协调运动，而协调各个脏腑和组织的器官就是脑，脑通过脑气筋和筋骨肌肉关节的经络联属发挥其协调指挥作用。就感觉来说，人体的听觉、视觉、

嗅觉、味觉等感知功能，是通过大脑对外在环境的反应而产生的，而脑发挥其感觉的功能依靠的是脑气筋对脑气的输布。清代王宏翰《医学原始·记心辨》记载："耳、目、口、鼻之所导入，最近于脑，必以脑先受其象而觉之，而寄之，而存之也。"说明大脑对知觉、语言、运动等有存储和记忆功能。临床上很多脑病如中风等都出现言语、感觉、运动功能的障碍。

脑主神明，总司五脏，其功能与人体的听觉、视觉、嗅觉、味觉等感知功能和言语功能密切相关。因心在窍为舌，肝在窍为目，脾在窍为口，肺在窍为鼻，肾在窍为耳，故脑总司五脏之苗窍，即目、舌、口、鼻、耳。除了上述五脏苗窍外，脑亦主管人身前后二阴，对其生殖、排泄有很大影响，临床上部分脑病患者表现二便失禁、女子闭经或不孕、男子阳痿等症状，可见脑具有总司七窍及前后二阴之功能。

（三）脑的功能与五脏及经络的关系

1. 脑与心的关系 脑与心的关系主要体现在脑主神明和心主血脉的功能以及脑心协调方面。

凡具有"藏精气而不泻"功能的脏都具有藏神的作用，说明五脏具有藏神作用，所以有"五神脏"之称。脑主神明是广义上的神明，是对人精神意识思维活动的高度概括，分而言之是神、魂、魄、意、志，即五脏神是脑之神的具体表现。《灵枢·营卫生会》云："血者，神气也。"心主血脉是心藏神的根本。同时，心为五脏六腑之大主，心主全身之血脉，故五脏之神依赖于心。

心主血脉是指心气推动血液在脉中运行，流注全身，发挥营养和滋润作用，心之血是营气、宗气、水谷精微化生而成，心能够持续供给脑血液以养脑神之用。脑为元神之府，至阳之脏，一身阳气之所会，血赖气行，心之血脉靠脑之阳气运行。血得运则神得藏，故脑主神明功能正常是心神之旺的前提，诚如张锡纯《医学衷中参西录》所言："人之神明有体用，神明之体藏于脑，神明之用出于心。"即心之用依赖于脑，而心为五脏六腑之大主，故五脏六腑之用皆依赖于脑。另一方面，脑之用依赖于心之血的充养，脑主神明功能的源泉是心主血脉。心血充足，脑髓受到濡养，神清而思维敏锐，精气十足。如若心气不足，则血行无力，脑神失养，则会出现头晕、视物模糊等症状；心血不足则神明失养，神机失充，则会出现神疲健忘，思维能力低下，失眠多梦，甚则痴呆的症状。总之，心气血充足是脑髓功能健行的动力之源。

脑通过脑气筋对心有支配、协调作用。《素问·举痛论》有云："惊则心无所倚，神无所归，虑无所定，故气乱矣。"表明人在受到惊吓之时，心跳加速，神无所归，是气乱的结果，心气的气机受脑的影响，即脑对心有协调、支配作用。

2. 脑与肾的关系　脑与肾的关系十分密切，主要体现在精髓方面。脑为髓海，诸髓皆属于脑，脑是精髓汇聚之处，如明代喻嘉言《寓意草》说："脑为髓之海，主统一身骨中之精髓。"肾藏精，主骨生髓，肾中所藏之精既包括先天之精，又含有后天五脏六腑之精微，两者相互依存。脑髓化生的物质基础是先天之精，其发育、完善功能离不开后天之精的涵养。

精聚才能神会，肾精充足，才能生髓上聚于脑，髓充故神明。人之灵机记性在于脑，小儿精少脑未满，老人精亏髓渐空，故记性皆少。若肾精不足，则髓海空虚，神机失用，临床上可表现为智力和记忆力下降、精神萎靡、动作笨拙、反应迟钝等。《素问·灵兰秘典论》云"肾者，作强之官，伎巧出焉"，表明肾与脑关系密切。

3. 脑与肝的关系　脑与肝的关系主要体现在肝体阴（藏血）而用阳（疏泄）的功能与脑主思维、情感活动方面。

足厥阴肝经上行至巅顶络目，肝开窍于目，目通过脑气筋连于脑，可见肝与脑关系十分密切。肝气主升，与脑气相连，故肝之阳用与脑之阳气密切相关，肝之阳用是脑功能的体现。同时，肝的阳用依赖于其体阴，即脑的功能亦依赖于肝藏血的功能，而肝藏血的功能又需要靠其阳用来调节，同心主血脉相似，脑髓亦需要肝血的濡养，故肝对血量的调节可以直接影响脑的功能。

肝主疏泄，包含舒畅情志。情志的舒畅需要靠肝来调节，即肝主疏泄，可以调畅气机。脑具有支配情感、思维等意识活动的功能，由于肝脑气机相通，故两者情志活动可相互影响。从病理角度来看，七情易致肝为病，尤其是怒，怒则伤肝，气血逆乱，逆乱之气血易随肝气勃发而上冲于脑，正如《素问·调经论》所言："血之与气，并走于上，则为大厥。"无论气厥、晕厥、薄厥、大厥、煎厥等，都从不同程度反映了脑的病变。因此肝与脑关系十分密切，尤其是在传变方面。

4. 脑与脾的关系　脑与脾的关系主要体现在脾主运化为后天之本，对脑起到充养作用以及脾统血与出血方面。

《医宗必读》云："谷入于胃，洒陈于六腑而气至，和调于五脏而血生，而人资之以为生者也，故曰后天之本在脾。"可见脾主运化之重要性。脑髓生于先天之精，充盛于后天水谷精微，如《灵枢·五癃津液别》云："五谷之津液和合而为膏者，内渗于骨空，补益脑髓而下流于阴股。"脑为至阳至清之脏，清阳的化生和清阳之升于脑、荣于脑皆有赖于脾。脑与脾在病理方面也密切联系，如

《素问·举痛论》云:“思则心有所存,神有所归,正气留而不行,故气结矣。”忧思伤脾,即思则气结,气结导致运化失司,升清降浊失常,出现不思饮食,眩晕健忘,脘腹胀闷等脑病及脾胃病表现。

脾统血,即脾之气具有统摄血液之功能,防止血溢脉外。脾气充足是脾运化正常的前提,脾气足则血行有秩,如若脾虚不能统血,则会发生出血表现,发生在颅内,则会出现头痛、呕吐、半身不遂,甚则昏迷不醒的症状。

5. 脑与肺的关系 脑与肺的关系主要体现在肺主气对脑的充养作用以及肺通调水道对脑内水液代谢的影响方面。肺主气司呼吸,宗气的生成主要依靠肺司呼吸的功能。肺通过呼吸作用将外界自然之清气转化为宗气,融入血液之中,上传以滋养脑髓,并且能够将全身代谢之废气排出体外,即所谓的“吐故纳新”。肺呼吸功能减弱,吸入清气不足,则气的化生乏源,以致气虚,导致脑的濡养不足,出现头晕、乏力、视物昏花等表现。肺能够通过宣发肃降功能对体内的津液进行输布和排泄,脑内的津液代谢也离不开肺主通调水道的功能。

6. 脑与经络的关系 脑为诸阳之会,脑与诸阳经关系十分密切。直通于脑的经脉有督脉、足太阳经。《素问·骨空论》说:“督脉者……与太阳起于目内眦上额交巅上,入络脑,还出别下项。”《灵枢·经脉》谓:“膀胱足太阳之脉,起于目内眦,上额交巅,其支者,从巅至耳上循。其直者,从巅入络脑,还出别下项。”

从目系入脑的经脉有足太阳经、足阳明经、手少阴经、足厥阴经。《灵枢·寒热病》云:“足太阳有通项入于脑者,正属目本,名曰眼系,头目苦痛,取之在项中两筋间,入脑乃别阴跷、阳跷;阴阳相交,阳入阴,阴出阳,交于目锐眦,阳气盛则瞋目,阴气盛则瞑目。”《灵枢·动输》云:“胃气上注于肺,其悍气上冲头者,循咽上走空窍,循眼系,入络脑,出额,下客主人,循牙车,合阳明,并下人迎,此胃气别走于阳明者也。”《灵枢·经脉》云“心手少阴之脉……其支者,从心系上挟咽,系目系”,又云“肝足厥阴之脉……上入颃颡,连目系”。

从目系入脑的经别则有足少阳经、足阳明经、手少阴经。《灵枢·经别》说:“足少阳之正,别者……出颐颔中,散于面,系目系,合少阳于外眦也。”又说:“足阳明之正……还系目系,合于阳明。”《灵枢·经别》说:“手少阴之正……属于心,上走咽喉,出于面,合目内眦,此为四合也。”

从目周入脑的经络有阴跷脉、阳跷脉、任脉、足太阳经筋、足阳明经、足少阳经、手少阳经、手太阳经筋。《灵枢·脉度》说:“跷脉者……上出人迎之前,入鸠(鼻翼两旁)属目内眦,合于太阳。阳跷而上行,气并相还则为濡目,气不荣则目不合。”《素问·骨空》说:“任脉者……至咽喉,上颐,循面入目。”《灵枢·经筋》说:“足太阳之筋……为目上网。”又说:“足阳明之筋……上合于太阳,太阳为目上网,阳明为目下网……手太阳之筋……上属目外眦。”《灵枢·经脉》亦云:“三焦手少阳之脉……其支者,从耳后入耳中,出于耳前,过客主人前,交颊至目锐眦……胆足少阳之脉,起于目锐眦,上抵头角,下耳后……其支者,从耳后入耳中,出走耳前,至目锐眦后。”

脑与诸经脉关系十分密切、复杂,而且与目的联络、维系功能密不可分。目为精明,脑的神机现于瞳子。目在藏象学说中占有重要地位,如《灵枢·大惑》说:“目者,心使也。”又说:“五脏六腑之精气,皆上注于目而为之精。”再如《素问·五脏生成论》说:“诸脉者,皆属于目。”由此可见目与五脏六腑皆有着密切联系,目在生理上的特殊性决定了目与脑有着极其密切的关系。

人周身所有的十二经脉、十五络脉、十二经别、十二经筋以及奇经八脉和孙络等通过阴阳表里相配相连,形成错综复杂的关系网,但或经于目总统于脑髓。脑虽为诸阳之会,但阴经亦通过表里相连,使经络之气上下贯通。血脉之运行,水道之通利,五脏六腑、四肢百骸之协调,皆赖于脑藏元神之用。

综上所述,脑为至阳之脏、元神之府,主神明,为五脏神之大主,五脏之神为其用,且与十二经脉、经别、经筋以及奇经八脉等有着密切的联系,发挥着较五脏更为重要的作用。

四、脑病的研究

对于脑病专门的研究,有重要成果记载的从明清开始。明代王肯堂认为癫、狂、痫当分开论治,就其各症辨证分别进行了详细阐释。明代张景岳倡导中风“内伤积损”“表里俱虚”的观点,认为中风非独风邪致病,在辨证中将中风分为“经病之轻证”“经病之危证”“脏病之稍轻证”“脏病之危证”4种类型,着重强调了阴阳、虚实、气血、寒热之病机辨识,治疗上更是独创了以补虚为主的五福饮、大补元煎、十全大补汤等,对后世影响极大。

清代陈士铎提出了治呆病的经典论断:“治呆无奇法,治痰即治呆”,并在《辨证录》里专立了呆病门,指出呆病起于肝气之郁,终于胃气之衰,治以开郁逐痰,健胃通气,代表方剂有洗心汤、还神至圣汤、转呆丹、苏心汤等,对后世治疗痴呆有指导意义。陈士铎对于郁证颇有见解,认为:“人之郁病,妇女最多,而又苦最不能解,倘有困卧终日,痴痴不语,人以为呆病之将成也,谁知是思想结于心，中气郁而不舒平。”还列举了一些心理治疗的方法。

清代程钟龄《医学心悟》说：“肾主智，肾虚则智不足，故喜忘其前言。”提出脑的生长发育根于肾。清代程杏轩《医述·医学溯源》认为：“脑为诸体之会，即海也，肾主之。”《医述·杂病汇参》称：“髓本精生，下通督脉，命火温养则髓益充……精不足者，补之以味，皆上行至脑，以为生化之源。”提示补精即是补脑。王清任对脑病的认识有独到之处，认识到人的动作由脑主宰，观察中风患者口舌歪斜，发现“凡病左半身不遂者，歪斜多半在右；病右半身不遂者，歪斜多半在左”，推断脑有交叉支配运动的特点。他说：“人左半身经络，上头面，从右行；右半身经络，上头面，从左行，有左右交互之义。”第一次明确指出脑有交叉支配人的运动的特点，这一点的认识是当时中医对脑病认识的重大突破。对中风半身不遂认为系元气亏损，指出“无气则不能动”“气亏则半身不遂”。另外，《医林改错》还记录了 34 种中风前驱症状，观察入微，书中记载：“有云偶尔一阵头晕者……有耳内无故一阵风响者……有无故一阵眼睛发直者……有睡卧口流涎沫者，有平素聪明忽然无记性者……”王清任较早认识到这些中风先兆症状，对后世医家有很好的参考意义。他还创立补阳还五汤以补气活血，开创补气活血治疗中风之先河。他明确指出，痫证病位在脑，元气不能转入脑髓则发作，元气转入脑则发作停止。“试看痫症，俗名羊羔风，即是元气一时不能上转入脑髓。抽时正是活人死脑袋。活人者，腹中有气，四肢抽搐；死脑袋者，脑髓无气，耳聋、两眼天吊如死……抽后头痛昏睡者，气虽转入于脑，尚未足也。”主张发作完全控制后，再服药一二年，以图根治，诚乃真知灼见。王清任认为癫狂病位在脑，气血凝滞，脑神不能调控五脏之神，而致精神失常。“癫狂一症，哭笑不休，詈骂歌唱，不避亲疏，许多恶态，乃气血凝滞，脑气与脏腑气不接，如同作梦一样。”创癫狂梦醒汤，独辟活血化瘀治疗癫狂之蹊径。张锡纯《医学衷中参西录》在某些脑病的认识上也有着较为独到的见解。他认为癫狂之病位在脑，与痰火密切相关。“癫狂之证，乃痰火上泛，瘀塞其心与脑相连窍络，以致心脑不通，神明皆乱。”除此之外，独创“脑充血”“脑贫血”“脑溢血”等脑病名词。对其病机结合西医理论进行描述：“脑充血者，其脑中之血过多，固能伤其脑髓神经。脑贫血者其脑中之血过少，又无以养其脑髓神经。”表明脑充血多见于中年以后，病机为“血之与气并走于上”，气血上冲于脑。并且指出，脑充血为中风之轻证，脑溢血为中风之重证，脑出血为中风之极重证，治法以清肝火、息肝风为原则。张氏善于见微知著，主张治病重防。其对中风先兆亦进行了较为详细的描述和治疗的指导：“不知凡病之来皆预有朕兆，至脑充血证，其朕兆之发现实较他证尤为显著。且有在数月之前，或数年之前，而其朕兆即发露者。”并从脉象、头目、心胃、感觉障碍、运动障碍等方面，详细描述了脑充血先兆证的5条症状，体现了中医治未病的观点。张锡纯共为中风病专设8方，其中镇肝熄风汤、加味补血汤、搜风汤、熄风汤4方“盖为仓猝救急之计”，专为中风急性期而设，其余方剂则为恢复期或后遗症期而设，如干颓汤、补脑振痿汤用治脑贫血“肢体痿废或偏枯，脉象极细无力，服药久不愈者”；起痿汤治疗“因脑部充血以致肢体痿废，迨脑充血治愈，脉象平和，而肢体仍痿废者”；养脑利肢汤“治同前证，肢体已能运动，而仍觉无力者”，为中风病的各期治疗提供了完整的治法。

明清时期对中医脑病的学说有了较完整、系统的论述，有继承，有发展，也有创新，对后世脑病学的发展有着重大贡献。在李时珍“脑为元神之府”之后，脑主宰一切的确立，脑髓学说的兴起，增强了中医对脑病研究的重视程度，同时西方医学的不断传入，加快了中医对脑的研究与发展，这些研究与发展凸显了中医理论特点，在治疗上颇有创见，许多方法在当今仍被广泛应用。研究明清时期脑的学说理论与实践的发展，对当前中医脑病学研究、指导临床、提高脑病诊治水平有重要意义。

新中医脑病学说以“脑神论”为核心，即认为脑为元神之府。脑主神明即人脑是人体生命活动，包括精神、意识、情感、认知等高级神经活动的统帅，而元神正是这种统帅功能和生命活动的外在表征。脑主神明观，从脏腑分类上，倾向认为人脑多近于脏，如“诸髓者，皆属于脑”，脑称为髓海，为精髓汇集之处，藏精气（即髓）而不泻，且无中空之特性，满而不能实，实与骨、脉、胆、女子胞有别。再从发病来看，脑病多因各种原因如痰瘀、积滞导致其气血不通而失养，阴阳失调而不和，以精髓、气血虚多见，犹若脏病多虚之说。如有实证，如中风病急性期，以标实为主，出现腑气不通，通腑泻热疗效可观，应验“脏实者可泻其腑”的治则，反证脑多近脏。故脑似不应归为奇恒之“腑”而当为脏。脑之生理基础依赖于五脏以其气血、津液、阴阳作为其结构、功能物质基础，盖脑之精气来源有三：其一，脑气为精髓所化，禀受真气于天，如《灵枢·经脉》“人始生，先成精，精成而脑髓生”。其二，源于后天之精转化。肾有藏精功能，可藏后天之精，精能生髓，精满髓充。其三，赖水谷精微濡养及气血充养。中焦脾胃为后天之本，化生气血津液，经心主血脉，肺朝百脉，资充于脑。脑之生理具有“喜清而恶浊、喜盈而恶亏、喜静而恶躁（扰）、喜通而恶瘀”的特性。脑在人体位置最高，“脑位于头颅之内”，“其输上在于其盖，下在风府”，“为髓之海”，“居于上者，以降为和”，故脑之气机以下降为主，调控脑之精血津液通行调畅。脑之精髓、气血为体、为阴；脑之神气为用、为阳。其生理特性喜静恶扰，为至清之脏。脑为人体最高主宰，除神志外，脑主脏腑、经脉、情志、官窍、肢节。人体精神意识、思维活动受脑支配。《灵枢·海论》所言：“髓海有余，则轻劲多力，自过其度；髓海不足，则脑转耳鸣，胫酸眩冒，目无所见，懈怠安卧。”另者，五脏藏五神，五神上归于脑，受其统率。四肢百骸通过督脉、诸经与脑关联。脑的功用概括为主神明、主思维、主记忆、主感知、主司肢窍五端，基本囊括脑作为最高生命中枢的功能特点。脑病病因通常包含外感性、内伤性、外伤性、先天性、中毒性、心因性及其他一些原因，其涵盖内容甚广。涉及中医病证有头痛、眩晕、昏迷、中风、口僻、急慢惊风、厥证、脱证、闭证、痿证、痉证、癫狂证、郁证、颤证、痹证、痴呆、健忘、不寐、多梦等诸多病种。脑病病位在脑，与五脏相关，尤以肝肾脾关系密切，盖因肝肾藏精血，脾胃化精微，为脑提供必要生理支持，使其充而不亏，且三脏兼能发挥调畅气机，统摄血行，助脑之气血通行而不生瘀滞。脑病病性本虚标实，他脏疾患易传变蔓延至脑，从现代医学观点来看，是多种疾病如高血压、糖尿病、动脉粥样硬化、心脏病、血脂异常等未能有效控制后造成靶器官脑损害表现。中医历来强调整体观念，五脏因配比五行关系而相生相克，故脑病之为患，除自身的气血阴阳失调之外，尚与心肝脾肺肾诸脏相关，唯主次稍异。脑病证治思路，为先有脑之精气血阴阳本虚导致脑髓失充、脑脉失养，后受风、火、痰、瘀等邪所侵，随气逆行，上扰神明、上蒙清窍所致本虚标实诸证，补虚泻实为其治则。中医脑病证治以脑为本，或针或药，另有沐足、贴敷、熏蒸、刺灸，结合五脏辨明虚实，虚则补其气血阴阳之不足，实则祛其痰瘀风火之肆虐，临床常有醒脑、开窍、安神、镇惊、定志、息风、清热、涤痰、祛瘀、通络、益气、养血、补阴、温阳等法备用，可选药物甚广。作为完整的中医脑病学，脑病调摄、防护应当包括疾病前、疾病中以及疾病后三方面内容，如此方能更为有效地指导临床，服务于临床，体现出其真正的意义和价值。中医历来重视养生、保健、预防及调护。养生、保健强调天人相应，和谐统一，人体要适应大自然变化规律，“法于阴阳，和于术数，食饮有节，起居有常，不妄作劳”。脑病的调护、预防，强调“治未病”的理念，即未病先防、既病防变、已病防复，防重于治，重视调养，未雨绸缪。因此，应乐观生活、健康饮食、加强锻炼、规律起居。针对一些疾病，实行一定措施干预相关危险因素，方可益寿延年，减少疾病发生。

对于中医脑病的现代研究更是采用了多学科、多途径的方法。以中医理论特点为框架，充分利用现代科学技术，通过大量的基础实验和临床研究，取得了巨大的成果，使得中医药在传统辨证论治的体系指导下更具有科学性。如安徽中医药大学第一附属医院脑病中心采用中西医结合方法治疗肝豆状核变性，临床疗效显著，已使该病成为极少数能够被治疗的神经系统遗传病之一，患者可正常学习、工作和生活，其生存年限接近常人。此外，中药给药途径的多样化为脑病的急救创造了有利条件，如中药剂型的改变，特别是根据古方创制的清开灵注射液、醒脑静注射液、参麦注射液、丹红注射液、参附注射液等，通过静脉给药，疗效肯定，适用于急危重症脑病患者。此外，如安宫牛黄丸治疗中风闭证昏迷具有一定的疗效，这些都值得进一步研究。因此，中医脑病的发展需要扩展思维，构建中医脑病理论体系，借助现代科技手段，创新中医理论，既重视中西医结合又要突出中医的优势，规范脑病相关病名、病类、证类、疗效评定标准，改进剂型，开发新药。继承与创新同进，发挥中医理论的特色与优势，扬中医之长，不断完善学科的发展方向，大胆借鉴，面向临床，发展中医脑病事业，造福患者。

第三章　脑病的病因病机

一、病因学

病因即致病因素，是指使机体的阴阳相对平衡状态紊乱或破坏，从而导致疾病发生的原因。中医学认为，人体是对立统一的有机整体，无论是脏腑经络，还是精气血津液都处于相互依存、相互转化、消长平衡的动态变化之中，从而维系机体的正常生理功能。当外界各种不当因素作用于正常机体，就会破坏机体相对平衡协调和谐的状态，且超出机体的自我调节范围，导致疾病的发生。中医的常见致病因素包括六淫疠气、七情内伤、饮食失节、劳逸失宜、痰饮瘀血、中毒外伤、药毒医过以及禀赋不足等。

中医脑病学虽在我国现存古代文献中并无专著论述，但是在历代中医典籍已有不少相关记载，早在先秦时期《管子·水池》就有了“脑”的记载。对脑病病因及发病机制的认识是在不断临证实践和理论创新的过程中逐渐形成发展起来的。脑病的病因是指外感六淫、七情内伤等多种致病因素作用于脑，导致脑髓失养或脑主神明功能失调，从而引起思维、情志、感觉、运动、记忆等功能失调，导致临床常见的中风、痴呆、头痛、眩晕和癫狂等与脑部受损相关的病证。早在《黄帝内经》中就有脑病病因病机的记载，如《素问·至真要大论》中关于脑病“内因”的论述：“诸风掉眩，皆属于肝”；“诸寒收引，皆属于肾”；“诸气膹郁，皆属于肺”；“诸湿肿满，皆属于脾”；“诸热瞀瘛，皆属于火”；“诸痛痒疮，皆属于心”等。关于脑病“外因”的论述：“诸禁鼓栗，如丧神守，皆属于火”；“诸痉项强，皆属于湿”；“诸躁狂越，皆属于火”；“诸暴强直，皆属于风”等。

脑病的病因病机就是研究脑病各种致病因素的特点、进展规律及其相互关系，用以指导疾病的预防治疗以及调摄。然而脑病病因多端，症状复杂，故中医治疗脑病在注重整体调节和辨证论治的同时，需要把握脑病自身的病因病机特点及发生、发展规律，以达到治疗疾病的目的。

(一) 外感病因

1. 六淫致病 六气又称六元,是指风、寒、暑、湿、燥、火六种正常的自然界气候。六气的运动变化称之为六化,决定了一年四季气候的不同,即春风、夏暑(火)、长夏湿、秋燥、冬寒。机体通过自身的调节,对六气转换更替有一定的适应能力,一般不易使机体生病。但是,六气的变化是有一定规律和限度的,当气候变化过于异常,超出机体自我调节、适应的限度,就会导致疾病的发生。如六气太过或不及,非其时而有其气(如春天应温而反寒,秋天应凉而反热),以及气候变化过于急骤(如暴冷、暴热等),在人体正气不足、抗病能力下降时,六气便成为致病因素,导致人体发生疾病,称为"六淫"。《灵枢·四时气》说:"夫四时之气,各不同形,百病之起,皆有所生。"因此,六淫即超过了限度的六气。六气和六淫相对,六气属于正常的气候变化,而六淫属于异常的气候变化。脑主神明,主宰人体对外界环境的应变能力,六淫为病可使人体的这种应变能力减弱,从而导致脑病的发生。

(1)风邪犯脑:风为阳邪,为百病之长,致病广泛,犯脑最杂。①风为阳邪,清扬开泄,易袭阳位,客于阳经而发脑病。从病位而言,风性开泄,风邪多侵犯人体的上部、肌表、肺、腰背等阳位。如风邪循经上扰,其致病常出现头昏头痛、颈项强直、口眼㖞斜等;若化为火热,纵火内燔,可发为狂证,《难经》"重阳者狂"是其例。《诸病源候论》曰"狂病者,由风邪入并于阳所为也",充分说明风阳之邪,客于阳位,扰乱神明而发为狂证的道理。②风性善行而数变,是指风邪致病有发病急骤、变化无常的特点。如中风病,不仅发病迅速,而且病后极易发生各种变证。③风性主动,风邪具有动摇不定之性,故其致病具有振摇动掉的特点。《素问·阴阳应象大论》曰:"风胜则动。"风邪侵犯脑络后常出现躯体的异常运动,如外风引动宿痰可以导致的痫证,临床上常表现为头痛眩晕、头摇肢颤、四肢抽搐、角弓反张、直视上吊等症。④风为百病之长,风邪为六淫之首,是六淫邪气致病的主要致病因素,是外感致病的先导。寒、湿、暑、燥、火邪多依附于风邪侵犯人体致病,故临床上有风寒、风湿、风燥、风火等证,表现为头痛头晕、中风神昏、高热抽搐、半身不遂、肢节酸痛等。⑤内风证,多因痰火炽盛、阴虚阳亢、风痰上扰、肝风内动所致,表现为眩晕昏厥、痉挛麻木、口眼㖞斜、头摇肢颤、四肢抽搐等多种症状,兼邪犯脑而见症尤多。《素问·风论》云"风气循风府而上,则为脑风",指出风邪犯脑的途径:风府为督脉,自风府而上,即由脑户而上。

(2)寒邪中脑:自然界中具有寒冷、凝结、收引等特性的外邪称为寒邪,有内寒与外寒之别。外寒是外界的寒气侵犯人体而发生疾病的病邪。外寒病根据寒邪侵犯人体部位的深浅不同,有伤寒、中寒的区别。寒邪伤于肌腠,阻遏阳气,称为"伤寒";寒邪直中于里,伤及脏腑阳气,则为"中寒"。内寒则是人体功能衰退,阳气不足而致的病证。①寒为阴邪,易伤阳气。阴盛则寒,头为诸阳之会,寒邪若入于脑,引起气血运行不畅则不通则痛;若进一步气血不畅,濡养不足则会导致不荣则痛。寒邪过盛,阳气郁遏,脑之真气亦不得敷和布达,可见头痛。头痛是寒邪犯脑的最常见证候表现之一。《素问·举痛论》说明了寒邪致痛之理,如该篇云:"经脉流行不止,环周不休,寒气入经而稽迟,泣而不行,客于脉外则血少,客于脉中则气不通,故卒然而痛。"头痛是脑主元真之气卒然不通所致,现代有学者认为寒邪是引起神经痛一大因素。头痛表现形式亦可多种多样,如厥阴头痛,《素问·奇病论》云:"人有病头痛,以数岁不已,此安得之,名为何病?岐伯曰:当有所犯大寒,内至骨髓,髓者以脑为主,脑逆故令头痛,齿亦痛,病名曰厥逆。"②寒性收引、凝滞,阳虚之时阴寒之邪客于阴脉,阴寒内盛,可见"重阴者癫"。寒邪易于犯脑,一方面,寒喜中肾,肾由督脉而通于脑,是以肾阳不充,寒邪易犯于脑;另一方面,足太阳为巨阳,而巨阳通脑,故寒入太阳,亦易入脑,《灵枢·厥病》中的真头痛,亦多属此类。寒邪具有收引拘急之特性。③"寒则气收",寒邪侵袭人体,客于经络关节,可使气机收敛,腠理闭塞,筋脉收缩拘急,临床表现为拘挛作痛、屈伸不利或冷厥不仁等症。

(3)暑扰神明:暑为夏季的火热之邪。夏至之后、立秋以前,具有炎热、升散特性的火热外邪,称为暑邪。暑邪的致病特点:①暑为阳邪,其性炎热,热盛蒸脑,则会出现头痛、烦躁、神昏谵语等症。②暑性升散,易伤津耗气扰神,复致气阴大亏,不能上承脑海,而出现嗜寐怠惰,甚至晕厥等症;同时经脉失养可出现颈项强直、口噤不得语、抽搐等症。③暑易扰头目心神,暑为阳邪,其性上升,故暑邪上犯头目可见头昏、目眩、面赤等症;暑性为火,心亦主火,故暑之炎热之性最易上扰心神,轻者出现心烦不宁,重者甚则出现突然昏倒、不省人事。《素问·生气通天论》云:"因于暑、汗、烦则喘喝,静则多言。"这里的"烦""多言",虽同《伤寒论》所述"蓄血发狂""阳明谵语"等证与卫外失职有关,但足太阳统营卫,营卫失常,暑扰脑神,亦属中医脑病。如临床所见中暑、暑风、暑厥等。这与暑为阳邪,其性火热、升散而又易伤气耗津,以致脑神被扰有直接关系。

(4)湿邪中脑:凡具有水湿之重浊、黏滞、趋下、阻遏阳气等特性的外邪称为湿邪。湿邪的性质和致病特点：①湿邪为阴邪，易阻滞气机、损伤阳气，“湿为水之散，水为湿之聚”。湿性类水，水属阴，故湿为阴邪。因湿为有形之邪，故易阻滞气机，伤遏脑气。如阻遏清阳，则为头痛、头昏。②湿性重浊，其所致脑神为病主要在于阻遏脑之真气宣发敷布，所以《素问·生气通天论》说“因于湿，首如裹”，令人头昏如束布帛、神情呆滞，重则木僵。③湿性黏滞，每易兼夹他邪为病，以热尤多。湿邪易与热邪胶结，以致湿热不解，易化为痰浊，蒙蔽脑之清阳，如癫病痴呆、独语神昏等。若湿热蒸腾上逆，还可见脑神不振，困倦多寐等症，重则颈项强直、角弓反张。若蒙蔽清窍可表现多种病证，如上蒙清空则可见耳聋、目瞑；湿阻廉泉则令人不语。气血被湿邪阻滞，脑之真气不能宣行敷和于经络，可表现出湿热阻遏经络致肢体不遂，气机流通不畅而致拘挛瘫痪；若湿邪留滞经络关节，则阳气输布受阻，故见肌肤麻木不仁，此与脑主感觉功能障碍有关。如《素问·生气通天论》云：“湿热不攘，大筋软短，小筋弛长，软短为拘，弛长为痿。”又《素问·痿论》说：“有渐于湿，以水为事，若有所留，居处相湿，肌肉濡渍，痹而不仁，发为肉痿。”这里所提出的痿、软短、弛长均与脑主运动功能失调有关。此外，脾阳不振之人每至湿从内生，湿性重浊黏滞，久留于阴，可致脑神不振，而出现多寐等症。

(5) 燥邪耗津伤神：凡致病具有干涩、收敛、清肃等特性的外邪称为燥邪。燥邪的性质和致病特点：①燥性干涩，易伤津液：燥胜则干，易耗津伤液。“津液相成，神乃自生”，津液化生精气，精气充而神自主；津液亏虚，则阴血衰少，血不养神，脑神失养，则神志淆乱，可见神志失常之征；②燥热易伤肺，肺津不能四布，脑神失养，亦可见四肢痿软不用、肌肤麻木不仁、足不能行走、耳鸣耳聋诸症，故《素问·痿论》云“肺热叶焦，发为痿躄”，“肺主气，一身之气贯于耳，故能听声”。

(6) 火邪扰神：火是热极的表现，凡具有炎热向上等特性的外邪称为火(热)邪。火(热)邪的致病特点：①火热为阳邪，其性炎上：火热之邪具有燔灼向上之性，故其侵犯人体多表现在上部，尤以头面部最为多见。《素问·至真要大论》云：“诸逆冲上，皆属于火。”如风热之邪上扰可见头痛，肝胆火热上冲可见目赤、头目眩晕、耳鸣等症。②火热易耗气伤津，火(热)邪迫津外泄，往往气随津泄。因火热灼津伤液而见唇焦舌燥，神昏谵语；寒邪化火，邪犯少阴，伤寒少阴病可见舌绛、心烦咽痛、夜寐不安。③火热易生风、动血。“生风”是指热邪侵犯人体易引起“肝风内动”，热邪引起的肝风内动，又称“热极生风”。其生风的机理有二：一是热邪耗伤津液，使筋脉失养，则可见筋脉拘急、角弓反张等症；二是热盛易助阳，使肝阳升动不止，阳气升动无制则化风，则可见头摇肢颤、手足搐搦、口眼㖞斜等证候。火为热之极，火热致病为害甚烈，不但伤津，又极易与其他五气合化，演化出各种病症。如风火相煽，可见两目直视，四肢抽搐，角弓反张等症。④火热易躁扰神明：火扰心神，轻则夜寐难安、心神不宁，重则可见狂越妄动、神昏谵语等症。《素问·至真要大论》云“诸热瞀瘛”，“诸禁鼓栗，如丧神守”，“诸逆冲上”，“诸躁狂越”，“诸病胕肿，疼酸惊骇”，“诸转反戾”，描述了火邪伤神的征象。此外，还有“五志过极”，如大怒气逆则火起于肝，表现为眩晕、耳鸣、急躁、失眠多梦等症。正如《临证指南医案》华岫云按曰：“头为六阳之道，耳目口鼻，皆系清空之窍。所患眩晕者，非外来之邪，乃肝胆之火上冒耳，甚则有昏厥跌仆之虞。”说明了肝火上扰脑窍而致脑病之发生道理。又如房事不节则火起于肾、相火妄动上扰于脑，可出现头晕、耳鸣、梦遗、阳强等症。醉饱逾度则火起于胃，波及脑神，出现不寐等，故有“胃不和则卧不安”之说。总之，五志过极皆从火化，虽然火化首先伤及相关脏腑，然而由于脑主五志的关系，在伤及相关脏腑的同时，也涉及到脑，扰乱脑神致病。

2. 疫疠之气 疠气是一类具有强烈传染性、致病性和流行性的外邪，疠气又称“疫气”“疫毒”“戾气”“乖戾之气”等。早期《黄帝内经》就明确指出，此类邪气是不同于六淫的又一类外感之邪，明代吴有性在《温疫论·自叙》中则更加明确地提出：“夫温疫之为病，非风、非寒、非暑、非湿，乃天地间别有一种异气所感。”可见疠气是有别于六淫，具有强烈传染性的外感病邪。疠气之邪具有发病急骤，病情危笃，一气一病，症状相似，传染性强，易于流行的致病特点。

疠气的形成和疫病流行的原因有：①气候反常：自然界气候的反常变化，如久旱、酷热、湿雾瘴气等；②环境污染和饮食不洁：环境卫生恶劣，如空气、水源的污染也会滋生疠气。同样，食物污染，饮食不洁也可引发疫病；③预防和隔离工作不力；④社会因素：疫疠的发生和流行与社会因素密切相关。一般来说，经济、文化较落后的国家和地区，疫疠较易流行。疫疠不是一种病，而是一类病，具有烈性传染性的外感病，如严重急性呼吸综合征（非典型肺炎）、流行性感冒（简称流感）、新型冠状病毒感染等，都包含在疫疠之中。《素问·刺法论》记载：“五疫之至，皆相染易，无问大小，病状相似。”瘟疫之为病，从口鼻而入，传变入里，扰及神明；或上扰于肺，上犯脑窍，蒙蔽脑神，导致脑窍闭塞，经络营卫闭阻，气血逆乱出现神昏、谵语、厥逆、闭证等。《诸病源候论》卷十言：“人感乖戾之气而生病，则病气转相染易，乃至灭门。”《温疫论·原病》指出，

“疫者，感天地之疠气……此气之来，无论老少强弱，触之者即病”，“邪从口鼻而入”。疫疠感染途径和方式虽然各异，或在肠胃，或在脏腑，或伤及头面，但最终必伤脑神的转归是一致的。临床多表现为头面肿痛，神昏谵语，不省人事，或发狂谵妄。若治疗得当则预后良好，否则易留下神情呆滞、肢体瘫废等后遗症，严重者可发生死亡。关于温热疫毒导致脑病的发生，清代医家何廉臣《重订广温热论》有清楚的记载：“温热伏邪，内陷神昏，蒙闭厥脱等危症之要法……虽由于心肺包络及胃肝内肾冲督等之结邪，而无不关于脑与脑系。盖以脑为元神之府，心为藏神之脏，心之神明，所得于脑而虚灵不昧，开智识而省人事，具众理而应万机。但为邪热所蒸……血毒所攻，则心灵有时而昏，甚至昏狂、昏颠、昏蒙、昏闭、昏痉、昏厥，而会不省人事矣。”说明温热疫毒犯脑髓为病的客观事实。气是构成人体的基本物质，并维持人体的生命活动，而“脑为髓之海，真气之所聚”，疫毒或六淫邪气易导致气之升降运动失常，引起清阳不升，浊阴不降，元神受损，脑病即可发生。无论伤气或伤神，都会伤及脑而为脑病。

（二）内伤病因

1. 七情内伤　七情即喜、怒、忧、思、悲、恐、惊七种正常的情志变化活动，是人的精神意识对外界客观事物的反应，属于正常的精神活动范围，一般不会使人致病。只有突然、强烈或持久的情志刺激，超过了人体所能调节的范围，使人体气机紊乱、脏腑阴阳气血失调，才会导致疾病的发生。七情致病不同于外感六淫，六淫主要从口鼻或皮毛侵入人体，而七情则直接影响相关的内脏而发病。七情与内脏关系密切，七情是五脏正常生理功能活动的产物，是五脏精气活动在神志方面的表现，如《素问·阴阳应象大论》说：“人有五脏化五气，以生喜怒悲忧恐。”七情活动与五脏有相应的规律，受五行理论的影响，以喜、怒、思、悲、恐（惊）为代表，七情分属五脏，心“在志为喜”、肝“在志为怒”、脾“在志为思”、肺“在志为忧”、肾“在志为恐”。因此喜、怒、思、悲、恐，又被称为“五志”。

七情的致病特点：其一，影响脏腑气机。七情内伤致病，主要是通过影响脏腑气机，导致气机失调，气血逆乱而发病。具体表现如《素问·举痛论》所言：“怒则气上”“喜则气缓”“悲则气消”“思则气结”“恐则气下”“惊则气乱”。

喜则气缓：喜为心志。正常情况下，愉悦心情能缓解情志，营卫气血通利。若喜无节制，暴喜过度使心气涣散，神无所依则游离，脑神失主，从而出现心神不安、不寐多梦、神志恍惚等症；若喜乐过极，心火内生，无法交通肾阴，可出现焦躁不安、少寐多梦、狂乱无知等症。《灵枢·本神》谓："喜乐者，神惮散而不藏。"临床上可见乏力、懈怠、精神不能集中，乃至心悸、失神，甚则狂乱等。

怒则气上：怒为肝志。过于愤怒可使肝气疏泄太过而上逆为病。肝气横冲上逆，血随气逆，并走于上，扰乱脑神，则见头晕目眩、面红目赤，甚至呕血或猝然昏仆、半身不遂、口舌歪斜。如《素问·生气通天论》云："阳气者，大怒则形气绝，而血菀于上，使人薄厥。"

悲则气消：悲忧为肺志。过度悲忧，思愁难解，则使肺气抑郁而耗伤。临床常会导致少气懒言，行动迟缓，意志消沉，记忆力减退等失神之证。《素问·脉要精微论》称"头者，精明之府，头倾视深，精神将夺矣"，说明头脑是人的精神之处所，精神与脑密切相关。《灵枢·海论》云："髓海有余则轻劲多力，自过其度，髓海不足，则脑转耳鸣，胫酸眩冒，目无所见，懈怠安卧。"可见人的精神、意识、感觉、认知运动，虽然在脏腑方面各有所主，但最根本的物质基础和控制中枢也在脑髓，脑在脏腑中居首位。肺脏所藏之神是脑神在肺脏的具体体现。

思则气结：思为脾志。《灵枢·大惑论》云："五脏六腑之精气，皆上注于目而为之精……裹撷筋骨血气之精而与脉并为系，上属于脑，后出于项中。"《灵枢·邪气脏腑病形》云："十二经脉，三百六十五络，其血气皆上于面而走空窍。"可见，脑通过十二经脉、络脉等与脏腑器官相连，气血相通，脑髓充盈与脾化生气血的功能活动密切相关。过度思虑耗伤心脾，导致气血不足髓海失养，若伤脾致运化水湿功能减退，也会导致失眠多梦、健忘痴呆等脑功能减退症状。

恐（惊）则气下：恐为肾志。肾精气充足则脏腑强健，胆气豪壮；肾精气不足则脏腑失其滋润与温煦，功能低下，胆弱易恐。惊则气下，惊则心无所倚，神无所归，虑无所定，惊慌失措，易发癫狂、痫证。如《寿世保元·痫证》云："盖痫疾之原，得之于惊，或在母腹之时，或在有生之后，必因惊恐而致疾。"

其二，直接伤及内脏。七情过极可直接影响内脏生理功能，而产生各种病理变化，不同的情志刺激可伤及不同的脏腑，产生不同病理变化。如《素问·阴阳应象大论》中所说，"怒伤肝"，"喜伤心"，"思伤脾"，"忧伤肺"，"恐伤肾"。

其三，情志波动可致病情改变及情志活动异常，既能直接伤及内脏，影响脏腑气机，而导致疾病的发生，又能使已患的疾病病情加重或加速恶化，甚至导致死亡。脑为"元神之府"，七情过用，超过其常度，扰乱五脏之神，必然伤及脑神而致脑病。七情易伤害相关脏腑之神，如《灵枢·本神》云："心怵惕思虑则伤神，神伤则恐惧自失。破䐃脱肉，毛悴色夭，死于冬。脾愁忧而不解则伤意，意伤则悗乱，四肢不举，毛悴色夭，死于春。肝悲哀动中则伤魂，魂伤则狂妄不精，不精则不正当人，阴缩而挛筋，两胁骨不举，毛悴色夭，死于秋。"论述了七情致相关脏腑为病与脑病相关的道理。如《素问·调经论》云："血之与气，并走于上，则为大厥。"《素问·生气通天论》云："阳气者，烦劳则张，精绝，辟积于夏，使人煎厥。"皆说明了七情内伤与脑病的关系。

2. 饮食劳逸失宜 饮食、劳动和休息，是人类赖以生存和保持健康的基本条件。但饮食要有一定的节制，劳逸需要合理安排，否则便会影响人体正常生理功能，使气机紊乱或正气损伤，从而发生疾病。

(1)饮食失宜

1)饮食不节：饮食应以适量、适时为宜。若过饥过饱、失其常度，或进食失其规律，均可发生疾病。①过饥：指摄食不足，或饥不得食，或有意识地限制饮食，或因脾胃功能不足而不思饮食等。长期摄食不足，则化源缺乏，气血生化不足，久之必然亏虚为病，可见形体日渐消瘦，正气虚弱，不仅脑髓失养，易致眩晕、厥证等疾病，而且抵抗力降低易于继发其他病证。②过饱：暴饮暴食，蕴结日久，化热生痰，痰热相并，上扰神明，可致狂乱不安等病证；聚湿则可上蒙清窍而出现不寐、痴呆等病证。故有"饮食自倍，肠胃乃伤"之说，脾失健运，最终导致气血虚衰，神明失养。

2)饮食不洁：进食不洁，会引起多种胃肠道疾病，出现腹痛、吐泻、痢疾等；或引起寄生虫病，如蛔虫、蛲虫、绦虫等，临床表现为腹痛、嗜食异物、面黄肌瘦等症。若蛔虫窜进胆道，还可出现上腹部剧痛、时发时止、四肢厥冷的蛔厥证。若进食腐败变质有毒食物，可致食物中毒，常出现腹痛、吐泻，重者可出现昏迷或死亡。

3)饮食偏嗜：饮食结构合理，五味调和，寒热适中，无所偏嗜，才能使机体获得各种需要的营养。若饮食偏嗜或膳食结构失宜，或饮食过寒过热，或饮食五味有所偏嗜，可导致阴阳失调，或某些营养缺乏而发生疾病。过食生冷，寒湿伤阳，易见倦怠嗜卧、少气乏力等症；过食辛辣，灼烁津液，上扰脑神，可见妄言谵语、谩骂叫号、狂笑暴怒、伤人毁物等狂证表现；过食肥甘厚味，滋生湿热痰浊，可见邪蒙清窍、身热不扬、默默欲寐、卧起不安。人体所需物质气、血、津、液、精等，都是从饮食中摄取而来，而这些物质又都是神气产生的物质基础。所以饮食过量或过饥乃至偏嗜都能导致神志失常病变的发生。

⑵劳逸失常

1）过劳：过劳包括劳力过度、劳神过度和房劳过度3个方面。①劳力太过而致病，其病变特点主要表现在两个方面：一是过度劳力而耗气，损伤内脏精气，导致脏气虚少，功能减退。《素问·宣明五气》指出，“久视伤血”，“久立伤骨”，“久行伤筋”。故劳力过度又称“形劳”。二是过度劳力而致形体损伤，即劳伤筋骨。体力劳动，主要是筋骨、关节、肌肉的运动，若长时间用力太过，则易致形体组织损伤，久而积劳成疾。②劳神过度，长思久虑，则易耗伤心血，损伤脾气，积劳成疾，以致心神失养，神志不宁而心悸、健忘、失眠、多梦；脾失健运而纳少、腹胀、便溏、消瘦等。故劳神过度又称“心劳”。③房事不节则肾精、肾气耗伤，根本动摇，常见如腰膝酸软、眩晕耳鸣、精神萎靡、善忘事、耳妄闻等。《素问·生气通天论》说：“因而强力，肾气乃伤，高骨乃坏。”

2）过逸：过度安逸致病，其特点主要表现在三个方面：一是安逸少动，气机不畅。如果长期安闲少动、久卧、久坐者，则人体气机失于畅达，可以导致脾胃等脏腑的功能活动呆滞不振，久则进一步影响血液运行和津液代谢，形成气滞血瘀、水湿痰饮内生等病变。二是阳气不振，正气虚弱。过度安逸，或长期卧床，阳气失于振奋，可见动则心悸、气喘汗出等，或抗病力弱，正气不足，抵抗力下降等易生脑病。故《素问·宣明五气》说：“久卧伤气，久坐伤肉。”三是对于人来说，过逸还表现在长期用脑过少，诸事无所用心者，可致神气衰弱，表现为精神不振、反应迟钝，甚至出现早老性痴呆等。

3. 痰饮、瘀血 痰饮和瘀血既是脑病的病理产物，又是引起脑病的一个原因。一方面脑病发生以后，易产生痰饮瘀血而为病理产物；另一方面痰饮瘀血交阻脑络发生脑病。因为痰在人体内无处不到，又因气机升降出入不利，以致津液停滞，酿痰于脑，脑神失用。由于离经之血或污秽不洁凝结于脑络、脑窍皆可致脑神失常而病。痰饮瘀血引起的脑病通常取决所在部位，痰浊为病，随气上逆，尤易蒙蔽清窍，扰乱心神而出现多种神志异常疾病。若痰浊随气上逆，蒙蔽心窍，扰乱心神，可出现头晕目眩、精神不振等症，甚则出现神昏谵妄或突然昏仆、不省人事、喉中痰鸣、两目上视、手足抽搐；若痰火扰心，则可致失眠心烦、躁狂妄动、语言错乱，或打人毁物；若胆郁痰扰，则惊悸不寐、烦躁不宁、口苦呕恶、胸闷胁胀、头晕耳鸣；若痰浊上犯于头，上扰清空，则眩晕昏冒、头重如裹。若瘀阻于心，心血运行不畅，可见胸闷、心悸、胸痛、神志不清或发狂等；若瘀阻于脑，脑络不通，轻可引起头痛，重可致突然昏倒、不省人事，或留有严重的后遗症，如头痛眩晕、中风痴呆、言语謇涩等。

4. 中毒、外伤　中毒或外伤等也是脑病重要的致病因素。以中毒为例，有药物中毒、食物中毒和酒精中毒。依中毒方式、类别、性质的不同，脑损害的程度也有不同。药物中毒，毒淫脑髓，轻者头晕、心悸、恶心呕吐等，重者神识淆乱，昏迷不醒，四肢痿软乏力，语无伦次，循衣摸床，并见周身抽搐，口吐涎沫等症；食物中毒，除消化道症状外，多有脑及神经系统受损的症状，如多汗、瞳孔缩小、抽搐、精神错乱，甚或昏迷死亡。此外，一次性饮酒过量或长期酗酒，毒气犯脑，扰乱神明，可见狂言乱语、行为暴烈、四肢麻木等症。外伤致脑病，既可因跌仆损伤于脑而发病，也可因损伤他脏而病及于脑。临证之时突遇意外伤害，虽无脑和他脏的直接损伤，但脑髓受震，亦可扰乱脑神，出现恐惧害怕，惊惕不安，梦中惊醒，怔忡难寐等症。

5. 先天因素　《灵枢·经脉》说："人始生，先成精，精成而脑髓生。"先天禀赋不足，根基不固，脾肾两亏，真阴不足，不能充养脑髓导致脑髓失养，继而出现失眠多梦、头晕、健忘、痴呆等症。中医学将先天因素一般分为胎弱和胎毒两个方面。《幼幼集成》云："儿之初生有病，亦惟胎弱、胎毒二者而已矣。"胎弱，又名胎怯、胎瘦，是指小儿禀赋不足，气血虚弱。其形成的原因：一是与禀受于父母的精气有关，如早婚早育、年迈得子、父母体衰，胎儿易患胎弱之疾；二是与母体的营养状态密切相关。胎弱的主要病机是五脏气血阴阳亏虚，临床主要表现为五迟（即立迟、行迟、发迟、齿迟、语迟）、五软（即头项软、手软、足软、肌肉软、口软）和解颅。"故小儿有头破颅解，神慢气怯，项软头倾，手足痿软，齿生不齐，发生不墨，行住坐立须人扶掖者，此胎禀不足故也。"胎毒，是指婴儿在胎妊期间受自母体毒火，是出生后发生疮疹和遗毒等病的病因。"盖小儿患此（指梅毒）者，实由父母胎毒传染而致也，然非寻常毒之可比"。这也说明先天因素亦可以成为重要的病因，正如《素问·奇病论》所云："人生而有病巅疾者……病名为胎病，此得之母腹中时，其母有所大惊，气上而不下，精气并居，故令子发为巅疾也。"

二、病机学

病机之名首见于《素问·至真要大论》的"审察病机，无失气宜"和"谨守病机，各司其属"。病机，即疾病发生、发展和变化的机制，又称病理机制。它揭示了疾病发生、发展、变化以及转归的本质特点和基本规律，因此分析病机是认识疾病证候的临床表现并进行诊断辨证、预防治疗的内在根据和理论指导。病机学说是研究和阐明病理机制和疾病变化规律的理论。中医病机理论应用整体、系统、辨证的研究方法，从机体功能状态改变是内外环境综合作用的病理反应这一结果出发，考虑个体、动态、多样性特点，深入研究局部和整体病变的相互影响；脏腑及其所属经络、形体、官窍之间的相互影响；内外环境失调的影响等。由此形成了中医独特的疾病观，有效地掌握了人体生命活动变化规律的科学认知方法。由于人体正气强弱不一，病变部位有深浅，阴阳平衡状态有别，邪气性质与盛衰亦有差异，在疾病过程中的病机也是随着正邪消长而不断变化的。基本病机是阐发疾病过程中病理变化的一般规律及其基本原理，包括阴阳失调、邪正盛衰、气血津液失常等方面。阴阳协调平衡则人体无病，所谓“阴平阳秘，精神乃治”。而阴阳失调是指在疾病的发生、发展过程中，由于致病因素的作用，导致机体的阴阳失去相对的平衡，形成阴阳的偏盛、偏衰、互损、格拒、转化、亡失等一系列病理变化，是机体阴阳消长失去平衡的统称。其中阴阳偏盛偏衰是各种疾病最基本的病理变化。阴阳失调是最基本的病机。由于六淫、七情、饮食、劳倦等各种致病因素作用于机体，必须通过机体内部的阴阳失调才能形成疾病，所以，阴阳失调可视作疾病发生、发展、变化的内在根据。故《素问·阴阳应象大论》说：“善诊者，察色按脉，先别阴阳。”阴阳不可见，寒热见之，故寒热可以别阴阳属性。各类致病因素统名曰邪，因邪伤正，正邪交争以致邪正盛衰变化，则是从正邪交争的角度探讨疾病病机虚实变化的纲领。因此，在脑病临床辨证过程中，首要任务就是要分析探求阴阳失调和邪正盛衰的具体情况，进而掌握疾病的寒热虚实，从而做出准确的辨证，成为论治的基础和指导。脑病的基本病机主要表现为阴阳失调、气机升降失常和气血不和等方面。

(一) 邪正盛衰

邪正盛衰是指在疾病过程中，机体的抗病能力与致病邪气之间相互斗争中所发生的盛衰变化。“正气存内，邪不可干”，“邪气盛则实，精气夺则虚”。

1. 虚实错杂 虚实错杂包括虚中夹实和实中夹虚两种类型。在疾病过程中，邪正的消长盛衰不仅可以产生单纯的虚或实的病理变化，而且由于疾病的失治或治疗不当，以致病邪久留，损伤了人体的正气；或因正气本虚，无力驱邪外出，而致水湿、痰饮、瘀血等病理产物的凝结阻滞，往往可以形成虚实同时存在的虚中夹实、实中夹虚等虚实错杂的病理变化。

虚中夹实：指病理变化以正虚为主，又兼夹实邪结滞于内的病理状态。如髓脑气血亏虚会导致气血运行不畅进而导致头部瘀血等实证。上述病理变化以虚为主，实居其次。

实中夹虚：指以实为主，兼见虚候的一种病理变化。若头颅外伤瘀血亦会导致部分脑髓失养，出现眩晕等症状。分析虚实错杂的病机，应根据邪正之孰缓孰急，虚实之孰多孰少，来确定虚实之主次。

2. 虚实转化 虚实转化是指在疾病发展过程中，邪正斗争在一定条件下所发生的由实转虚和因虚致实的病理变化。疾病发生后，邪正双方力量的对比经常发生变化，因而疾病的虚实在一定条件下也常常发生转化。

由实转虚：疾病在发展过程中，邪气盛，正气不衰，由于误治、失治，病情迁延，虽然邪气渐去，但是人体的正气、脏腑的生理功能已受到损伤，因而疾病的病理变化由实转虚。例如：夏月暑热当令，暑热亢盛，机体阳气随汗外泄，阴津因暑内耗，正气不足，则出现烦躁、失眠、眩晕等症状，其由实致虚。

因虚致实：指由于正气本虚，脏腑生理功能低下，无力驱邪外出，或导致气、血、水等不能正常运行，产生了气滞、瘀血、痰饮、水湿等实邪停留体内之害。此时，虽邪实明显，但正气亦不足，脏腑亦衰，故谓之因虚致实。如肾阳虚衰，不能主水，而形成的阳虚水停之候，既有肾脏温化功能减退的虚象，又有水液停留于体内的一派邪实之象，这种水湿泛滥乃由肾阳不足，气化失常所致，故称之为因虚致实。实际上，因虚致实是正气不足、邪气亢盛的一种虚实错杂的病理变化。又如素体脾阳虚之人，以致运化无权，水液不能正常代谢，聚而为痰，痰浊蒙蔽清窍可出现眩晕、痴呆等症；痰浊侵入经隧，堵塞气血运行之路，可出现痉证，此由虚致实也。

3. 虚实真假 病机的或实或虚，在临床上均有一定的征象。临床征象仅仅是疾病的现象，在一般现象与本质相一致的情况下，可以反映病机的虚或实。但在特殊情况下，即现象与本质不完全一致的情况下，在临床上往往会出现与疾病本质不符的许多假象，因而有“至虚有盛候”的真虚假实和“大实有羸状”的真实假虚的病理变化。虽然假象也是由疾病的本质所决定的，是疾病本质的表现，但它并不如真象那样更直接地反映疾病的本质，往往会把疾病的本质掩盖起来。因此，我们要详细地掌握临床资料，全面地分析疾病的现象，从而揭示病机的真正本质。

真虚假实（至虚有盛候）：真虚假实之虚指病理变化的本质，而实则是表面现象，是假象。如正气虚弱的人，因脏腑虚衰，气血不足，运化无力，有时反出现类似“实”的表现。如先天髓海不足的痴呆可以表现为打人毁物、狂躁暴动等类似实证的表现。所以，病机的本质为虚，实为假象，即真虚假实。

真实假虚（大实有羸状）：真实假虚病机本质为实，而虚则是表面现象，为假象。如热结肠胃、痰食壅滞、湿热内蕴、大积大聚等,使经络阻滞,气血不能畅达,反而出现一些类似虚的假象。总之,在脑病的发生和发展过程中,病机的虚和实,都只是相对的而不是绝对的。由实转虚、因虚致实和虚实夹杂,常常是疾病发展过程中的必然趋势。因此,在临床上不能以静止的、绝对的观点来对待虚和实的病机变化,而应以运动的、相对的观点来分析虚和实的病机。

(二)阴阳失调

外感六淫、内伤七情、劳倦等诸多致病因素作用于人体,导致体内阴精和阳气相对平衡与稳定的关系发生紊乱,失于调和,打破机体阴平阳秘的关系,形成阴阳的偏胜偏衰,进而影响脑窍发生疾病。脑乃真气汇聚之处,脑髓源于先天父母之精,又赖后天真阴所滋,脑髓属阴,脑以髓为基。张介宾提倡"阳常不足,阴常有余"的观点,指出真阴真阳藏于命门,命门真阴真阳的亏虚和失调是脑病发病的根本。

如不寐,《灵枢·大惑论》云:"卫气不得入于阴,常留于阳,留于阳则阳气满,阳气满则阳跷盛,不得入于阴则阴气虚,故目不瞑矣。"是说卫气不能入阴,使阳跷脉盛而不能入眠。《黄帝内经》认为卫气运行不循常道,阳不入阴,营卫失度,阴阳失调是不寐类疾病的总病机,因此在治疗上要重在疏通营卫,调和阴阳,并提出了具体的施治原则,即经云:"补其不足,泻其有余,调其虚实,以通其道,而去其邪。"补虚泻实,以沟通其阴阳经交会的道路,使阴阳调和。其所创制的半夏汤,就是交通阴阳的代表方之一,并为后世医家所喜用。

如癫狂,《难经·二十二难》云:"重阳者狂,重阴者癫。"癫证以精神抑郁、表情淡漠、沉默呆钝、语无伦次、静而少动为特征;狂证以精神亢奋、狂躁刚暴、喧扰不宁、毁物打骂、动而多怒为特征。《素问·脉解》云:"阳尽在上而阴气从下,下虚上实,故癫狂疾也。"指出阴阳失调致病。对于癫狂的治疗总以调整阴阳为主要原则,以平为期。《医方考·癫狂》云:"初病者,宜泻其实;久病者,宜安其神。"初期多以邪实为主,治当理气解郁,泻火豁痰,化瘀通窍;后期以正虚为主,治当补益心脾,滋阴养血,调整阴阳。

(三)升降失常

人体之气处于不断的运动之中,升降出入,无器不有。脑居天阳之位,气机上升至此而转为下降,成为气机升降的转折点。气机失常的表现有不及、太过和升降反常三种类型。升降不及多由五脏六腑功能减退,或气机运行不畅导致,如薄厥多由气机逆乱,阴阳不相接导致。升降太过是指脏腑气机的升降逾越了正常的生理限度，如肝气上逆，升发太过，导致肝阳上亢，上逆于脑而发病。升降反常指脏腑之气当升不升反降，当降不降反升。

正常情况下心肾相交，两脏的生理功能协调平衡。病理状态下，心中阴气不足可以导致肾中阴气不足，反之肾中阴气不足亦可导致心中阴气不足，心阴不足则心火偏旺，肾阴不足则相火偏旺，继而产生心肾阴虚的病变，如失眠多梦等。陈士铎在《辨证录·不寐门》云："人有昼夜不能寐，心甚躁烦，此心肾不交也。盖日不能寐者，乃肾不交于心；夜不能寐者，乃心不交于肾也。"机体若肝气升发太过，肝火上炎于脑；或肝阳上亢，肝阳化风上扰于脑；或肝阳暴张，风火相煽，血随气逆，上冲犯脑，均可导致中风病的发生。张山雷在《中风斠诠·中风总论》云："五脏之性肝为暴，肝木横逆则风自生；五志之极皆生火，火焰升腾，则风亦动。"《丹溪心法附余·中风》则谓："中风之症……适因忿怒伤肝，肝气上升为火，火无所制，火载痰壅，遂致不救矣。气也，火也，痰也，其实一源流也。"凡因摄生不慎，气血亏损，阴阳失调，或情志所伤，心气郁结，心火暴盛，或因风阳上扰损害脑系，以头晕目眩、视物旋转为主要表现者，称为眩晕。《类证治裁·卷之五》云："头为诸阳之会，烦劳伤阳，阳升风动，上扰巅顶。耳目乃清空之窍，风阳旋沸，斯眩晕作矣。良由肝胆乃风木之脏，相火内寄，其性主动主升。或由身心过动，或由情志郁勃；或由地气上腾，或由冬藏不密；或由高年肾液已亏，水不涵木；或由病后精神未复，阴不及阳，以至目昏耳鸣，震眩不定，甚则心悸、舌辣、肢麻、筋惕，寐不成寐，动则自汗，起则呕痰。"

（四）气血不和

气血是构成人体的基本物质，也是人体生命活动的动力和源泉。气血是脏腑功能的产物，也是脏腑功能赖以正常发挥的物质基础。气血的盛衰可以反映脏腑的功能情况。正如王清任在《医林改错·气血合脉说》中所说："治病之要诀，在明白气血。无论外感内伤，要知初病伤人何物，不能伤脏腑，不能伤筋骨，不能伤皮肉，所伤者无非气血。"《素问·八正神明论》曰："血气者，人之神，不可不谨养。"指出气血不和是脑病发生的主要病机。

《素问·生气通天论》曾言："大怒则形气绝，而血菀于上，使人薄厥。"《素问·调经论》则指出"血之与气并走于上，则为大厥，厥则暴死"，说明当时已认识到愤怒，则气机逆乱，气血并走于上，血壅滞于头部，导致中风发生猝然晕倒。气血逆乱在中风中的作用已经确立，后代医家中风理论的发展均受此启发。脑为髓之海，五脏气血之精华皆上荣于脑，因此脑髓对气血之依赖尤甚，正如《医林改错·脑髓说》云："脑髓中一时无气，不但无灵机，必死一时，一刻无气，必死一刻。”《素问·四时刺逆从论篇》曰：“血气上逆，令人善忘。”说明气血运行失常，气机逆乱，可引发痴呆。张锡纯在《医学衷中参西录》中指出“血之注于脑者过少，无以养其脑髓神经，其脑髓神经亦恒至失其所司。”说明气血不足、运行失常是痴呆的又一病机。

第四章　脑病的辨证思路

辨证是临床诊治过程中的中心环节，选择正确的辨证思维是辨证准确的前提条件。所谓辨证是基于中医学理论，对望、闻、问、切四诊方法收集的临床资料进行分析、综合，继而判断出此疾病在该阶段的病位及病性本质，然后总结为完整证名的过程。中医辨证包括八纲、病性、卫气营血、三焦、六经、脏腑、经络等方面的辨证。每一种辨证方法都从不同的层面和角度对"证"进行剖析，每种辨证方法都各具特色，需要相互结合取长补短。中医临床辨证思路通常是着眼病证，辨明病位、辨别病性、辨析证名。

中风病为中医常见病证，八纲辨证辨别表、里、寒、热、虚、实、阴、阳，经络辨证和脏腑辨证辨别中经络、中脏腑，经络辨证辨别阳明经病证、太阴经病证等。流行性乙型脑炎等中医温病不同阶段的辨证论治，八纲辨证辨别表、里、寒、热、虚、实、阴、阳，卫气营血、三焦辨证辨病位、病性，相互结合辨证，相得益彰。中医脑病的辨证思路需要综合运用多种辨证方法来辨明病位、辨别病性、辨析证名。

一、八纲辨证

八纲是指表、里、虚、实、寒、热、阴、阳八个辨证纲领，八纲辨证是指依据收集的临床资料，通过八纲进行分析、归纳、总结，辨别疾病当前所处阶段病变部位属深属浅、疾病性质属寒属热、邪正斗争属盛属衰和病证类别属阴属阳，此辨证方法可用来分析疾病共性，大致包括表里、虚实、寒热以及阴阳四对纲领，其中表证、里证为笼统的病位概念，而虚证、实证、寒证、热证、阴证、阳证等为笼统的病性概念。

（一）表里辨证

表里辨证可鉴别病变部位的浅深，对于外感热病辨别表里有着不可替代的作用，对于内伤杂病等属里证范畴的疾病辨别表里意义不大。对于中医脑病来说，虽然里证较多，但也不乏表证阶段或半表半里证，临证时应注意加以鉴别。头痛可以按此辨证论治。

1. 表证 表证一般指六淫、疫疠之邪侵犯机体,人体卫气御邪于外的表浅证候,可见于脑病外感初期,常表现为初起的畏寒或恶寒,发热,头部疼痛,鼻塞,流鼻涕,舌质淡红,苔薄白,脉浮等。表证的特点是起病急骤、病程短暂,一般是在皮毛、肌腠等机体表浅之处发生病变,但若失治、误治,邪气可入内传变为里证或者半表半里证。

2. 里证 里证常在血脉、脏腑、骨髓、气血等机体较深之处发生病变,常见于外感疾病的中、后期阶段以及内伤杂病。里证的范畴比较广泛,除却表证和半表半里证均可归为里证,其证候特点为一般不会出现疾病初起恶寒发热并见现象,脏腑方面症状是其主要表现。

3. 半表半里证 半表半里证的病位处于表里进退变化之间,在外感病邪由表内传于里的过程中,正邪相搏,少阳枢机不利所出现的证候,主要表现为寒热往来,临证亦可见胸胁苦满,神情默默、心烦、喜呕,目眩、咽干口苦、不欲饮食,脉弦等。

中医脑病以里证居多,因此在中医脑病辨证的过程中,如果是外感脑病则可辨别表里,如果是内伤杂病,首先是辨别疾病所处的脏腑经络,其次明确具体病位。

(二) 寒热辨证

寒热是可用来辨别疾病性质的一对纲领,优点是能明确分辨机体阴阳的盛衰情况、病邪属性的属阴属阳,主要反映出疾病的本质。

1. 寒证 寒证是因感受寒邪或机体阴偏盛而阳相对较衰所表现的一类证候,寒证有实寒与虚寒、表寒与里寒等分型。实寒证多由外感寒邪或过服寒凉生冷所导致,常骤然起病。虚寒证多由内伤久病诱发阳虚而阴相对偏盛所致。临证可表现为恶寒喜暖,肢冷形寒,肢体蜷卧,口不渴,大便稀薄,小便清长,舌淡,舌苔白润,脉象迟或紧等。

2. 热证 热证是因机体感受热邪或机体阳偏盛而阴相对较衰所表现的一类证候,因肝阳上亢和阴虚内热都可表现出热的相关证候,因此,热证有实热证与虚热证两种类型,主要辨证依据是恶热,面红目赤,渴喜饮冷,烦躁不安、痰涕黄稠,喜冷、大便干结,小便短赤,舌质红,苔黄,脉数等。

由此可见,中医脑病在辨别疾病的寒热病性时,应对脑病的全部临床证候进行分析,观察面色白赤,询问有无恶热、恶寒,是否口渴、四肢温凉、二便质地等,结合舌脉情况,从而对疾病病性的寒热或寒热错杂做出明确判断。

（三）虚实辨证

虚实是区分人体疾病邪正盛衰的一对纲领，同时用来区分病性的基本纲领。由于疾病发生过程中的根本矛盾是正邪相争，因此，阴阳的盛衰以及所形成的证候寒热，亦分虚实，所以，对疾病过程中正邪的虚实进行明确分析，是辨证过程中的基本条件。眩晕、痫病均可按虚实辨证施治。

1. 虚证 虚证是指人体正气不足（例如阴阳、津液、气血、精髓等）并且邪气不明显，临床表现以松弛、不足、衰退为特征，临证可见面色淡白、神疲、肢冷形寒、心悸、气短乏力、小便失禁、大便滑脱、舌嫩、苔少或无苔、脉象无力等表现，一般病程缠绵。

2. 实证 实证的基本病理是邪气过盛且正气不虚，临床表现以亢盛、有余、停聚为特征，临床症状可见烦躁、气粗声高、高热、神昏谵语、腹痛且拒按、喉中痰声辘辘、舌老、舌苔厚腻、脉象实有力等，一般病程短暂。

在脑病的虚实辨证过程中，可根据患者的病程、症状（神志、声音等）、舌象、脉象等加以鉴别，从而判断出脑病的真假虚实。

（四）阴阳辨证

阴阳，在八纲中是特别的，是八纲辨证的总体纲领。在临床辨证时，可依据临床证候所表现的病理性质将脑病大体归纳为阴阳两个范畴，正如《素问·阴阳应象大论》所说："善诊者，察色按脉，先别阴阳。"闭证及脱证均可按阴、阳辨证论治。

1. 阴证 凡是以抑制、衰退、沉静、晦暗等为特征的里证、虚证、寒证、或为阴邪致病、病情进展较缓的，均属阴证范畴，主要辨证依据有面色黯淡（或㿠白），肢冷畏寒，精神萎靡，肢倦乏力，语怯声低，大便溏薄，小便清长，舌淡胖嫩，脉象微弱、沉迟或细等。

2. 阳证 凡是以兴奋、亢进、躁动、明亮等为特征的表证、实证、热证、或为阳邪致病、病情进展快速的，均属阳证范畴，主要表现有烦躁不宁，呼吸急促，语亢声高，口干欲饮，喘促痰鸣，大便干结，小便短赤，舌红绛，苔黄黑或生芒刺，脉浮数、滑实或洪大等。

阴与阳作为归纳证候、辨别疾病类别的总纲，可总括表里虚实寒热等六纲，是相对笼统的病性概念，因此中医脑病在辨别病性时，可首辨阴阳，再区分寒热虚实，最后结合病性辨证方法归纳出具体的病性证候，例如风寒证、风热证、气滞证、血瘀证、阳虚证、亡阳证等。

二、病性辨证

中医脑病辨证的核心内容——辨病性，是综合分析全身的症状、体征后诊断疾病当前阶段病理性质的过程，即辨别病性的寒热虚实及具体的痰、瘀、湿、滞、虫、食、津、液、气、血、精髓、阴阳的亏虚等，从本质上可归纳为“审症求因”。

每种病性概念的证候表现都有其特殊性，脑病的病性证候大致包括：风淫证、寒淫证、湿淫证、火热证、痰湿证、气虚证、气滞证、血虚证、血瘀证、阳虚证、阴虚证、亡阴证、亡阳证、津液亏虚证、喜证、惊证、怒证、悲恐证、忧思证等。

1. 风淫证 风淫证是风邪侵犯人体肌表、经络，致使机体卫外功能障碍，表现出具有“风”性特点的证候。以初起恶风、微热、汗出、或突起风团、瘙痒、肢体关节游走疼痛、脉浮缓等为辨证依据。但若风邪入侵，阻碍经气，肌肤麻痹，则可见口舌歪斜、肌肤麻木等风邪初中经络表现，风性善行且数变，常和其他邪气相兼为病。

2. 寒淫证 寒淫证是寒邪侵犯人体，寒邪的特性为易伤阳气，凝滞收引，主要以恶寒重、头体疼痛、胸腹疼痛、无汗出、苔白、脉弦紧等实寒性证候为辨证依据。若寒邪侵犯厥阴经脉，临证可见巅顶部头痛，口吐涎沫，恶心干呕，四肢厥冷等表现；若寒邪客于少阴经脉，临证可见头痛，气逆，背冷，足寒，脉沉细等表现。

3. 湿淫证 湿淫证是外在湿邪侵扰人体，或体内水液运化受阻而发展成湿浊，气机阻滞，清阳不升，临证可见头重如裹，肢体沉重，嗜睡，胸闷纳呆，泛恶，口不渴且发腻，肌肉酸痛，尿液浑浊，大便溏薄，面色晦暗，苔滑腻，脉濡缓等表现。

4. 火热证 火热证包括表实热、里实热，其临床证候可因病变所处脏腑经络或阶段以及轻重的不同而表现出各自的特点，主要辨证依据有发热恶热、便质干结、尿黄、渴喜冷饮、舌红绛苔黄干、脉数有力等。火热之邪如扰动心神，会出现烦躁、谵语、神昏等症状；若阳热亢盛，引动肝风，可出现热极动风，如惊厥、抽搐等。

5. 痰湿证 痰湿证是指痰浊停聚或流窜，痰浊作病，范围广泛，临床表现多端，以咳嗽痰多、胸闷眩晕、呕恶、形体肥胖、苔腻、脉滑等为主要辨证依据。痰随气升，流窜全身，若痰邪蒙蔽清窍，则出现头晕目眩；若痰邪上蒙心神，则出现神昏、喉中痰鸣有声或神志错乱（癫、狂、痫）等症状。

6. 气虚证　气虚证是指元气亏虚或脏器组织功能衰退，久病、重病、过度劳累或年老体弱等均可导致气虚，主要辨证依据为气短神疲，倦怠乏力，少气懒言，自汗，舌淡嫩，脉虚等。若气虚导致营血运行无力不能上荣清窍，则会出现头晕目眩等症状。气虚是多种病理变化的基础，如气虚致机体功能减退，运化失常，推动不能，进一步发展为血虚、阳虚、气血两虚、生痰或湿、气滞、水停、血瘀等，从而表现出相应证候。

7. 气滞证　气滞证主要因气机不畅，运行受阻，以受累部位的胀痛、胀闷、窜痛等为主要表现的一种证候。气滞可致血行不畅，气滞常相兼血瘀为病。

8. 血虚证　血虚证指体内血液亏虚，脏腑经络等失于濡养，辨证依据主要是面部、眼睑、口唇、舌色、爪甲等部位颜色淡白、脉细。若血虚以致心神失养，临证可见多梦，健忘，神疲，心悸、精神恍惚等；若血虚以致肢体头目失养，临证可见肢体麻木，头晕眩，眼花，双目干涩等表现。

9. 血瘀证　血瘀证指瘀血阻滞，血液运行不利，辨证依据包括刺痛且部位固定、出血（色紫）、肿块（拒按）及瘀血色脉征等。若瘀血阻于头部，脉络壅滞，不通则痛，则见头痛长久不愈，部位固定，锥刺样疼痛，舌紫黯（或有瘀斑瘀点），苔薄白，脉细（细涩）等。

10. 阳虚证　阳虚证是指体内阳气不足，温养作用降低或丧失，阴寒之邪趁机入侵，而寒从内生，所以表现出畏冷肢凉等典型的虚寒证候。临证常见畏寒，肢冷，口不渴或渴喜暖饮，面色白，自汗，大便稀溏，小便不利，白滑苔，淡胖舌，脉沉迟（或细数）无力。气虚进一步发展形成阳虚，因此阳虚常兼有气虚的症状，如神疲、气短、乏力等。

11. 阴虚证　阴虚证是指体内阴液不足，机体失去滋润濡养，同时由于阴不能制阳，则阳气相对旺盛产生内热，因此以咽干、五心烦热、盗汗、脉细数等虚热证候为主要表现。

12. 亡阴证　亡阴证是指体内阴液极度衰微而欲竭，主要辨证依据为汗热味咸而黏、恶热，汗出如珠如油，身灼肢温，虚烦躁动，饮冷，皮肤枯瘪，小便量点滴而出或点滴不出，呼吸急促，唇焦面赤，口干舌燥，脉细数（疾）无力等。

13. 亡阳证　亡阳证是指体内阳气极度亏虚而欲脱，主要辨证依据为冷汗淋漓、肌肤不温，表情淡漠，四肢厥冷，气息微弱，面色苍白，舌淡润，脉微欲绝等。亡阴与亡阳两种证候均属中医脑病的危重阶段，故辨别时一定要及时、准确。

14. 津液亏虚证 津液亏虚证是指体内津液亏少,脏器、官窍、组织等失于濡养、滋润,可见皮肤、咽喉及官窍等部位干燥,皮肤干枯、缺乏弹性,眼球凹陷,口渴欲饮等一系列干燥少津症状,津亏的程度决定了症状的轻重;阴津亏损,阳气相对偏旺,出现舌红、脉细数等症状。

15. 喜证 喜证是由于喜乐失制,所致神气失常的一类情志证候,主要辨证依据为喜笑不止、精神或思想涣散。喜乐不能有效控制,可使心神受损,喜则气缓,神气不敛,故可见肢体疲软,喜笑不止,心神不定,心气涣散,神不守舍等而发为脑病;若过度喜乐,神不内守,继发痰火,扰心乱神,则可见语无伦次,举止异常等症状。

16. 怒证 怒证指由于暴怒或极度愤怒而伤肝,致肝气横逆或肝阳上亢,气血逆乱,临床以烦躁易怒,胸胁满闷,腹胀,面红目赤,头痛等为主要表现。若肝气上逆,血随气升,则可见面红目赤,头部胀痛,眩晕甚至呕逆吐血;若阳气暴张化火,上扰脑络,则可见发狂等证候表现。

17. 惊证 惊证指由于受惊过度,导致心无所倚,神无所归,虑无所定,气机逆乱,以惊悸胆怯,健忘失眠,心神不宁,卧立难安,多梦等为主要辨证依据的情志证候。

18. 忧证 忧证是指过度忧愁,临床以忧愁不解,闷闷不乐、胸闷气短,肢体倦怠,乏力等为辨证依据。忧虑过度,情志郁结,则出现精神抑郁,情绪不宁,表情淡漠,善叹息等表现。

19. 思证 思证是指由于思虑过度,易耗伤心脾,致胃受纳、脾运化失职或心血暗耗、血不养神,临证可见肢体倦怠,食少纳呆,面色萎黄,消瘦,健忘心悸,头痛,失眠多梦,脉沉结等表现。

20. 悲证 悲证是指过度悲伤,悲则气消,若悲哀太过,神气耗散,意志消极,故可见悲哀恸哭,精神沮丧等而发为脏躁等脑病。

21. 恐证 恐证是指过度恐惧,而恐惧、惊骇易伤及肾,且恐令气下,致肾气不固,怵惕不宁,从而表现出恐惧不已,心悸失眠或被梦惊醒等症状的一类情志证候。

然而以上这些病性证候只是脑病中的基础证候,在临床实践中,各种病性在一种疾病中可能并不是孤立存在的,可能出现寒热错杂、气血俱虚、气虚血瘀、痰瘀阻窍、痰湿内阻等相兼证候,一般其临床表现为相关证候的叠加。如中风病恢复期,常因气血失调、血脉不畅而形成后遗症,可表现为肢体偏枯不用,肢体倦怠无力,面色萎黄,淡紫舌或有瘀斑,脉细涩或细弱等,气虚与血瘀证候表现同见，最终辨证结果为气虚血瘀证。因此认识和掌握每一种病性的临床表现尤为重要，有利于辨别证候的性质，进一步结合脏腑定位，就可初步确定该病的基本证候。

三、脏腑辨证

脏腑辨证，是指在充分了解脏腑的生理功能、病理特点的基础之上，贯穿气血、病因、八纲等理论，对经由四诊所收集的各种病情资料进行概括归纳分析，借以推究疾病所在脏腑及病性的方法。而病位的落实即为明确病变所在之表里上下、脏腑经络、官窍形体等，如今临床上各类疾病的病位主要有脑(神)、心、肝、脾、肺、肾、胃、胆、小肠、大肠、膀胱、胞宫(精室)、胸膈(上焦)、少腹(下焦)、表、半表半里、肌肤、筋骨、经络等。但脏腑辨证的体系是临床辨证的基本方法，较为完整且能够较准确地辨明病变部位，同时可与病性有机结合，形成完整的证候诊断，因此中医脑病能以脏腑辨证为纲明确详细病位。

明确中医脑病的病位，需要明确脑的生理特性及其与脏腑精气之间的关系。脑为奇恒之腑，又名髓海，功能似脏，主藏精气而不泻。《本草纲目》中提到“脑为元神之府”，元神由先天之精化生，先天之精与生俱来，正如《灵枢·本神》所说“生之来，谓之精”，而先天之精藏于肾中；另外，《医学入门·天地人物气候相应图》中说“脑者髓之海，诸髓皆属于脑，故上至脑，下至尾骶，髓则肾主之”，意为脑由精髓汇集而成，与脊髓相通，而髓由精化，精由肾藏，由此可见，脑与肾的关系之密切。然《素问·上古天真论》说“肾者主水，受五脏六腑之精而藏之”，肾精的充盛需先天之精与后天之精共同充养，后天之精由五脏六腑化生。由此可见，脑的生理功能的正常发挥不仅与脑本身相关，也可与五脏六腑有关，当脑与相关脏腑的正常生理功能或相互间的动态平衡发生异常时，则会引发脑病。

中医脑病是指脑与脊髓受到各种致病因素直接或间接的影响而导致其正常的生理功能发生障碍或异常的一类疾病，其范围之广，如中风、癫病、痫病、狂病、郁证、颤证、不寐、眩晕、头痛、痴呆、肝风、脏躁等，虽然均为脑系疾病，但其所涉及的病变部位却不尽相同。本篇则以中风、郁证、颤证、不寐、眩晕、痴呆等常见脑系疾病为例阐释中医脑病病位辨证。

1. 中风　中风主要以猝然昏倒、半身不遂、口舌歪斜、言语謇涩为特点，心脑乃神明之主使，因此其病位多位于心脑，而中风的基本病机主要概括为阴阳失调，气血逆乱。若肝肾阴虚，肝阳上亢，气血随风阳上冲于脑，闭阻神窍则发为中风，或兼见脾运化失司，痰浊内生，脉络不充，风痰有机可乘而入络，气血运行不畅而发为中风，由此可见中风与肝、肾、脾三脏密切相关。若临证时兼见头晕头痛，耳鸣目眩，舌质红苔黄，脉弦，则病位可在肝；若兼见腰膝酸软，肌肉萎缩，舌强不语，舌红脉细或舌淡红，脉沉细，病位可在肾；若兼见痞满纳差，痰涎壅盛，舌淡苔白腻，脉滑者，病位可在脾。

2. 郁证 郁证乃因情志不舒、气机郁滞所致，其主症为情志抑郁、躁扰不宁、胸中满闷、胁肋胀痛，或喜怒易哭，或咽中似有炙脔。郁证的病因主要为情志内伤和脏气素弱，故其发病与肝关系最为密切；然若谋虑不遂或忧思过度，久郁则伤脾，脾运化失司，不思饮食，生化乏源，日久则气血枯竭，心脾两虚，或久郁化火，耗伤营血，而致阴虚火旺，心病及肾，引起心肾阴虚，因此郁证病位亦可居于心、脾、肾。若证见精神郁闷，情绪不宁，胸胁胀痛，脘闷嗳气，大便不调，苔薄腻，脉弦，则病位在肝；若证见神思恍惚，心神不定，多疑易惊，哭笑无常，或手舞足蹈，舌淡，脉弦，则病位在心；若证见多疑善虑，精神疲乏，面色不华，纳差，舌淡，苔薄白，脉细，则病位在脾；若证见五心烦热，盗汗，咽干口燥，多梦遗精者，则病位在肾。

3. 颤证 颤证是以头颈部或四肢部震颤摇动，不能自制为主症的一种病证。本病基本病机为肝风内动，筋脉失于濡养，故颤证病位主要在肝；然肝肾同源，若水不涵木，肾虚肝亏，髓随肾减，不能充盈脑髓，下虚则高摇，发为颤证，或脾脏受损，痰湿内蕴，土不涵木，亦可致肝风内动，因此颤证病位可在肾、脾。若临证之时兼见耳鸣目眩，面红耳赤，躁扰不宁，心情紧张时颤动加剧，口苦，大便干结，舌红苔薄黄，脉弦，即病位在肝；若兼见形寒肢冷，手足麻木，便溲失常，舌淡苔薄白，脉沉迟无力，则病位可在肾；若兼见面色㿠白，神疲乏力，纳呆，舌淡，苔薄白滑，脉沉细弱或沉濡者，病位可在脾。

4. 不寐 不寐是以频繁睡眠不正常为特点，其主症为难以入睡，或睡眠浅而易醒，或醒后不能再入睡，甚者彻夜难眠。由于心神乃人之寤寐之主，因此不寐病位主要在心；不寐病机主要概括为阴虚阳亢，阴阳失交，然阴阳气血由水谷精微所化，而水谷精微受藏于肝、统摄于脾、内藏于肾，因此不寐亦与肝、脾、肾相关；饮食无度为不寐病因之一，且《素问·逆调论》中有云“胃不和则卧不安”，因此不寐病位可在胃；若暴受惊恐，心虚胆怯，则惶惶不安，夜不能寐，可见不寐病位亦可在胆；临证时若见不寐多梦，烦躁易怒，头晕脑胀，目赤耳鸣，舌红苔黄，脉弦数，则病位在心与肝；若见寐而多梦易醒，心悸健忘，头昏眼花，四肢疲乏，脘腹胀满，大便稀溏，面色无华，舌淡苔薄，脉细无力，则病位在心与脾；若症见心烦心悸，难寐多梦，头晕耳鸣，腰膝酸软，手足心热，男子遗精，女子月事不调，舌红少苔，脉细数，则病位在心与肾；若证见虚烦不寐，触事易惊，胆怯心悸，舌淡，脉弦细，则病位在心与胆；若证见心神不宁，烦躁不寐，腹满胀痛，呕恶嗳气，舌红，苔黄腻，脉滑数，其病位可在心与胃。

5. 眩晕 眩晕是以头晕目眩、视物旋转为主要特征的一类病证，轻者闭目即休，重者如坐车船，旋转不定，难以站立，甚则仆倒。《素问·至真要大论》中提到“诸风掉眩，皆属于肝”，肝木亢，风气盛，则目眩头晕，由此可见肝为眩晕主要病位；而脾为后天之本，气血生化之源，若脾胃亏虚，气血不足，则致清窍失养，或脾运化失司，痰浊中阻，均可诱发眩晕，故眩晕病位可在脾；肾乃骨髓之主，脑为髓海，若肾精亏损，髓海空虚，亦可致头晕目眩，故眩晕病位亦可在肾。临证时若兼见头痛且胀，面红目赤，口苦发干，失眠多梦，烦躁易怒，肢麻震颤，舌红，苔黄，脉弦数有力，则病位在肝；若见头重如裹，或伴脘闷泛恶，呕吐痰涎，舌苔白腻，脉濡（滑），则病位在脾；若兼见腰膝酸软，双目涩痛，或遗精滑漏，耳鸣如蝉，或颧红咽干，手足心热，舌红苔薄，脉细数，则病位可在肾。

6. 痴呆 痴呆是以蠢笨呆傻，智力低下，健忘等为主要临床表现的神志疾病。以脑髓空虚，神机失用为基本病机，故脑为其主要病位；而精、气、血的不足导致髓海空虚、脑失濡养，或气、火、痰、瘀内滞，上扰清窍，均为痴呆之病机，故痴呆与心、肝、脾、肾的功能失常息息相关。若兼见头晕目眩，耳鸣耳聋，烦躁不寐，手足心热，颧红盗汗，舌红少苔，脉细数，则其病位可在心、肾；若兼见四肢疲乏，头昏蒙或头重如裹，胸脘痞闷，纳呆便溏，舌淡，苔白或厚腻，脉弦滑（濡），则病位可在脾；若兼见不寐或寐而不酣，头晕目眩，心烦目赤，大便干结，咽干舌燥，舌红苔黄，脉弦数有力者，则病位可在肝。

因此，在遇到不同类型脑病时，只要掌握疾病病因病机，并根据其临床症状、舌苔、脉象等资料综合判断，则可明确相应病位。

四、经络辨证

经络辨证是以经络学说为理论基础，对疾病所表现出来的症状、体征等进行分析综合，从而判断出病变所属的经络脏腑，是对脏腑辨证的辅助和补充，划分病变所处的经络病位，其起源于《黄帝内经》，后来世人继承并加以发挥，《灵枢》中记载有十二经病症，《素问》《难经·二十九难》及李时珍的《奇经八脉考》等著作详细记载并论述了奇经八脉病症。经络分布全身各处，运行气血，联络脏腑关节，沟通内外上下，协调人体各部分共同完成各种生理活动，在病理上，当疾病产生时，病邪可以通过经络传入脏腑致病，同样脏腑病变后又通过经络在体表表现出来，在体表经络循行的部位，常出现酸、麻、胀、痛等异常表现，或有皮肤颜色的改变等等。这样便可以辨别病变的经络脏腑。对于中医脑病而言，同样可以在脏腑辨证的基础上佐以经络辨证判断病位。下面举例介绍经络辨证在临证的运用。

1. 中风与经络辨证 中风是中医脑病中的常见疾病，多发于中老年人，其病因病机主要为阴阳气血逆乱，病理上包括风、火、痰、气、瘀、虚六种，肝肾亏虚为其根本。历朝历代的不少医家根据中风在不同时期出现的不同症状进行辨证施治，都取得了不错的效果，积累了大量的临床经验。其中就有经络辨证，《金匮要略·中风历节病脉证治》提到："邪在于络，肌肤不仁，邪在于经，即重不胜，邪入于腑，即不识人，邪入于脏，舌即难言，口吐涎。"如中风经络辨证中的阳明经证，若中风后表现为身体弛缓不收，尿遗，失声酣睡，部分会出现上肢水肿和肩部疼痛，经络学说认为阳明经多气多血，又《素问·痿证》说："阳明虚则宗筋纵，带脉不引，故足痿不用也。"《灵枢·经筋》也指出："手阳明之筋……其病，当所过者肢痛及转筋，肩不举，颈不可左右视。"故经络辨证可辨为阳明经证，又因阳明经与太阴经相表里，故治疗上可以兼顾表里经同治。

2. 痿病与经络辨证 痿病在疾病的病理发展过程中，由于脾胃亏虚、阴血亏虚、瘀血阻络、毒邪阻滞、痰浊内蕴等多种因素，导致瘀毒阻滞经脉而致病，脉络不通而形成络病，临证表现为肢体痿软无力、肌肉瘦削。《临证指南医案》记载凡久病、久痛诸症，多因络脉瘀滞而引起。本病常因脾、胃、肾、肝等虚损、毒邪内侵、瘀血停著于络脉而成络病。虚损、邪毒、瘀血客于络脉，则败坏形体，常变生诸病，形成恶性循环，缠绵难愈。所以"络脉"是痿病的病位，痿病的核心病理致病因素是虚、毒、瘀，对久病缠绵难愈者，临床按络病辨证可起到很好临床疗效。奇经失养、八脉亏损与痿病的发病也密切相关，因此，还可考虑奇经辨证和八脉辨证，若奇经阴精亏虚，八脉失于濡养，十二经脉、五脏六腑皆失其养，最终导致筋骨、肌肉失其濡养而痿软无力。因为奇经八脉与十二经脉、经别、别络起着广泛的联系作用，并主导和调节着全身气血的运行，决定气血的盛衰，奇经八脉病变可致人体十二经脉五脏六腑皆失气血阴阳之温煦润养，致瘫废之变，尤其奇经之督脉循行路线。临证可根据不同的表现辨别不同的经络，并给以相应的按经取穴治疗。

经络辨治就是一种独特又综合的辨证方法，强调应重视和运用经络理论。因此在中医脑病的诊疗过程中，因人制宜，适当地使用经络辨证的方法，可以全面把握疾病的病因病机，并根据疾病的不同临床表现，准确定位，更好地进行临床诊疗。

五、六经辨证

六经辨证是指以六经所系经络脏腑为基础，将外感病综合归纳为太阳、阳明、少阳、太阴、少阴和厥阴等六类病症，虽然六经辨证的重点在于分析外感风寒所引起的病理变化及传变规律等，其分型大概也由此而来，对中医脑病来说不具有广泛的适用性，但对于某些中医脑病也是有借鉴意义的，我们以中医脑病中头痛病为例进行阐释。

1. 太阳头痛　邪气刚进入人体，人体的阳气尚未受到损伤，属于正邪交争初期，皮肤腠理开阖失司，太阳经的经脉之气运行瘀滞。《素问·热论》谓："伤寒一日，巨阳受之，故头项痛，腰脊强。"

2. 阳明头痛　阳明为阳气中最集中、最炽热的部分，表示病程进入第二阶段，多在发病的第 2 天，为邪正斗争的极期阶段，疾病进入较深的一个层次，动员全身所有能量与邪抗争。《素问·热论》谓："二日，阳明受之，阳明主肉，其脉侠鼻络于目，故身热，目疼而鼻干，不得卧也。"张仲景《伤寒论·辨阳明病脉证并治》第 197 条也说明阳明头痛的症状："阳明病，反无汗而小便利，二三日呕而咳，手足厥者，必苦头痛；若不咳、不呕、手足不厥者，头不痛。"阳明头痛，前额连接眉棱骨疼痛，头痛如裂，眼睛红赤，舌苔黄燥，脉大有力。多见于火热上攻证。

3. 少阳头痛　少阳在病程上属于第三期，但临床上患者少阳证的出现时间并不固定，太阳病可以直传少阳。《素问·热论》云："三日，少阳受之，少阳主胆，其脉循胁络于耳，故胸胁痛而耳聋。"《伤寒论·辨少阳病脉证并治》说："伤寒，脉弦细、头痛发热者，属少阳。少阳不可发汗，发汗则谵语。此属胃，胃和则愈；胃不和，烦而悸。"少阳头痛，头两侧连耳根、发际作痛，或偏头痛，伴往来寒热、胸胁苦满，口苦目眩，苔薄黄，质偏红，脉弦细。多见于肝胆火热上攻或风热证。

4. 太阴头痛　病到太阴，属于疾病发展的后期，五脏皆受损伤，患太阴病后，一般病程较三阳病时间要长，机体恢复较慢。《素问·热论》云："四日，太阴受之，太阴脉布胃中，络于嗌，故复满而嗌之。"太阴头痛，太阴主湿，湿气上蒸，头痛而重，四肢酸疼而觉冷，腹满、呕吐、食不下。太阴经虽不上头，然痰与气逆壅于膈，头上气不得畅，亦可见头痛。故太阴头痛必有痰，肢体困重或腹痛，为痰澼，其脉沉缓。其特点是头痛有痰，肢体困重或腹痛。

5. 少阴头痛　是由于少阴肾经异常引起的头痛，多由阳气运行不畅导致，少阴头痛没有固定或典型的部位，常表现为头痛如裹，头重、昏沉等不适。《素问·热论》云："五日，少阴受之，少阴脉贯肾络于肺，系舌本，故口燥舌干而渴。"少阴头痛，热气上蒸，头痛而咽干便赤，少气懒言，肌肤燥干。《症因脉治·头痛论》说："心疼烦闷，头痛，痛连胲骨，少阴症也。"故少阴头痛部位不定，以全头痛多见。

6. 厥阴头痛　是指巅顶部位自觉疼痛，或连目系，是中医三阴头痛类型之一，多为寒证。《兰室秘藏·头痛》中记载："厥阴头项痛，或吐痰沫，厥冷，其脉浮缓，吴茱萸汤主之。"故治疗本病的典型方剂为吴茱萸汤，临床也常选用吴茱萸，藁本为引经药。

张仲景《伤寒论》指出伤寒的发展是按六经传变而进行，外邪先侵袭太阳，然后按经传变，所以当从一经传到另一经时，头痛的位置就会改变，除了颈痛外，亦会有其他的病症，如太阴就有脾病等，故临证时注意六经传变辨证施治。

六、卫气营血辨证

卫气营血辨证是清代医家叶天士创立的一种外感温热病辨证论治的方法，卫气营血，代表着疾病深浅轻重，病邪从口鼻而入，首犯肺卫，由卫及气，由气入营，由营入血，病情一步步加重。对于中医脑病来说，应用卫气营血辨证不多，但是也不可忽视其重要性。

1. 卫分证　见于外感热病的初期，是温热病邪侵袭肺卫，肺气卫外功能失常所表现的证候。卫分证病位表浅。临床表现：发热、微恶风寒、或伴有头身疼痛、咳嗽咽干，苔白、脉浮等。

2. 气分证　常由卫分证转换而来，温热病邪由表入里传入脏腑，里热炽盛所表现的证候。临床表现：恶热汗出，但热不寒，口渴咽干，尿黄，舌红苔黄，脉数等。

3. 营分证　多由气分证传入而来，指温病邪热内陷，营阴耗损，热扰心神所表现的证候。临床表现：身热夜甚，口干不欲饮，心烦失眠，神昏谵语，斑疹隐隐，舌红绛，脉细数。

4. 血分证　多由营分证传入而来，指温病邪热深入血分，耗伤阴液，生风动血所表现的证候。临床表现：身热不安，神昏癫狂，吐血，尿血，便血，斑疹密布，舌深绛，脉细数。若见高热神昏，四肢抽搐，项背强直，甚则角弓反张，两目上视，紧闭牙关，舌质红绛，脉弦而数，为热极动风；若见持续低热，盗汗，暮热早凉，心烦不寐，口干而饮水不多，两颧潮红，舌红少津，脉细数，热灼阴液，为肝肾亏虚；若见手足蠕动，偶有惊跳，低热，形体消瘦，面浮红，神疲萎靡，舌红少津，脉虚数，为虚风内动。

中医脑病表现在外感热病的营分、血分阶段时多见，因此在中医脑病的辨证过程中，若为温病导致的脑病则可辨别卫气营血，从而落实具体病位。

七、三焦辨证

三焦辨证为清代医家吴鞠通所创立，以上焦、中焦、下焦三焦为纲，对温热病病程进行分析综合，确立治则和推测预后辨证方法。

1. 上焦病证　指温热病邪侵犯上焦心肺二脏所表现出来的证候。临床表现：恶寒发热，微汗出，头痛咳嗽，舌尖红，脉浮数。或但热不寒，口渴汗出，咳嗽气喘，舌红苔黄，脉数；甚或高热，神昏谵语，肢体厥逆，舌红绛。

2. 中焦病证　指温热病邪侵袭中焦脾胃二脏，阳明燥化和太阴湿化所表现的证候。临床表现：身热面赤，口燥咽干，渴喜冷饮，腹胀便秘，尿黄短赤，舌红苔黄燥或黑而焦，甚或神昏谵语，脉沉而有力；或身热不扬，身体困重，胸脘满闷，恶心欲吐，小便不利，大便溏薄，舌苔黄腻，脉细而濡数。

3. 下焦辨证　指温热病邪深入下焦肝肾，肝肾阴液亏虚所表现的证候。临床表现：身热心热，面赤口干，舌燥，脉虚大；或手足蠕动，神疲脉虚，心中憺憺大动，舌质绛苔少，甚或时时欲脱。

中医脑病在三焦辨证中较少见，但是其辨证方法的独特性还是需要我们在临床实践中予以重视，温病表现为脑病范围症状者可以按照三焦辨证进行辨证论治。

总之，在中医脑病辨证过程中，可以把八纲辨证作为辨证的总纲领，结合病性辨证方法确定脑病病性，再以脏腑经络辨证为基础确定脑病病位，必要时结合经络辨证、六经辨证、卫气营血辨证、三焦辨证最终完成准确的病位、病性辨证分型。完整的中医脑病的辨证过程，首先需要准确且细致地完成四诊资料的采集，因病位、病性均需要依靠临床症状及体征确定，因此四诊资料详细而准确是辨证准确的基础；其次辨证时需要掌握主症，然后以主症为中心，结合次症、兼症、舌象、脉象等，才能准确地鉴别病因，明确病机，辨清证候；此外因疾病是不断发展变化的一个动态过程，这就需要我们从疾病变化中辨别疾病不同阶段的证候，细察疾病病因，分辨目前病机，并进行准确的中医脑病的辨证论治，推测疾病发展趋势、转归及预后。

第五章　脑病的治疗特点

脑系疾病的概念十分宽泛，在现代医学上主要包含了神经系统和精神系统两方面的疾病。在中医学领域更是涉及“脑”“心”“精”“髓”“头”“面”“经络”“筋脉”等概念。脑系疾病无论是在结构功能上，还是在气血津液、脏腑、经络上，都有密不可分且错综复杂的联系。因此，脑病的中医治疗在广度和深度两方面都独具特色。

脑病是因六淫、七情等多种致病因素作用于脑，导致脑主神明功能失调或髓失所养，思维、情志、感觉、认知、运动等功能失调，表现以思维呆滞，麻木、拘挛、痿躄，疼痛等为主症的疾病。理解脑病要像理解“五脏病”一样，从中医整体观念和辨证论治原则去理解，不能以脑论脑，导致“头痛医头”的局面。

一、脑病急症的治疗

脑系疾病中有很多急症，疾病的表现形式呈现急性、发作性、危重性，患者临床表现为突然发生的意识障碍、抽搐、瘫痪等等。涉及的疾病包括脑出血、脑梗死、脑炎、癫痫、急性脊髓炎、急性炎性脱髓鞘性多发性神经病等。中医归属于“神昏”“中风 - 中脏腑”“厥证”“癫证”“狂证”“痫证”“痉病”等范畴。

1. 脑病急症治疗应把握“急则治其标”的原则。脑病急症的治疗应遵循“急则治其标”的原则开展积极救治，这里的“标”即是指那些危及生命的紧急病理状态，如神志昏迷、四肢厥冷、气息微弱欲绝、出血不止等，急诊抢救的首要任务就是采取一切必要措施，迅速缓解危象，阻止病情进一步恶化，为其他后续治疗赢得时间。

2. 脑病急症治疗应把握邪盛与正衰的因果和消长。急症均以突然起病，病势凶险为特征。其发生可因邪气过盛，侵袭人体，如外感邪气、药物中毒等，虽机体的正气尚存，但正不胜邪，以致突然发病，临床多见于各种脑炎；也可因久病迁延，内伤积损，正气本虚，脏腑气血功能衰退，突遇内外诱因而发病，如中风等。

在急症病变过程中，无论内伤或外感都存在着正邪相互交争的病机变化，邪盛与正衰常常互为因果，由于正邪力量消长转化快速，邪正剧烈相争，故多表现为大实大虚的特点。发病早期多以实证为主，其后可迅速演化，或以实为主，或以虚为主，或虚实夹杂。后期邪气的亢盛和正气的衰减发展到极端，往往会出现邪实机闭、正虚外脱的危候。

3. 脑病急症治疗应以祛邪为主，扶正为辅。脑病急症的治疗应注意把握祛邪与扶正的关系。邪实标急者，以祛邪为主，邪祛则正复；正虚欲脱者，宜扶正为主，扶正以祛邪。在邪正交争激烈，正气衰竭尚未成为主要矛盾之时，救治应重在祛邪，祛邪就是扶正，只有及时祛除标邪，才能防止正气的进一步耗伤；即使正虚欲脱，扶正之中亦应不忘祛邪，这是积极的治疗策略。临床上常用的祛邪法，如清热化痰、凉肝息风治疗神昏谵语；醒脑开窍，治疗热甚神昏、语无伦次；化痰活血法治疗痰瘀交阻的四肢抽搐；祛风化痰通络法治疗中风偏瘫等，均属祛邪的范围。

4. 脑病急症重在"风、火、痰、瘀"病理因素的治疗。脑病急症的发生，不论外感或是内伤，其病理关键均在于脑的实质和功能受到严重损害，病变往往涉及多个脏腑。其病机复杂多变，但起主导作用的病理因素为风、火、痰、瘀，且四者之间常可相互转化，出现多种病理因素兼夹并见，且尤以风、火因素为首要。

如风胜则见肢体抽搐、手足蠕动、角弓反张、口眼歪斜等。火盛则见身热、口渴欲饮、面红目赤、身发斑疹、狂躁妄动等。风火相煽则高热、抽搐并见。痰之为病尤为广泛，性质多端，病涉多脏，在急症中，常与风火相兼为患，如风痰内闭则猝然昏仆晕厥，痰涎壅盛；风痰入络则肢体不遂，瘫痪麻木，拘急疼痛；痰火扰心，则见神昏谵语、面赤狂躁不安；痰热壅肺，可见喘急气粗、胸中烦热。瘀之为病，经络阻滞，可见刺痛、痛处不移、拒按或出血、面色晦暗，临床可因瘀阻部位不同而出现相应的证候。

脑病急症治疗应重视并全面掌握风火痰瘀致病的临床特点。其一，虽然《黄帝内经》明言"正气存内，邪不可干""邪之所凑，其气必虚"。但脑病急症发病，邪气常常是致病的第一要素。诸如脑炎、脑膜炎等，这是脑病致病因素的特异性。其二，"邪气盛则实"。凡风火痰瘀等因素致病都属实证，无论是留著于脑，或留滞于经络，都表现出邪实之证。其三，强调风火痰瘀等邪气致脑为病的特异性，可避免我们限于"髓海只有不足之症"的片面性。把握病邪特异性的辨证对提高中医脑病的治疗水平具有重要意义。

5. 脑病急症的传变特点 疾病的传变一般都有一定规律，如由表入里，表里脏腑相传，循经传，按五行生克规律而传，按运气太过不及传变。唯脑病变化多端，表现不一，轻重虚实均有差异。其最大特点是：不按任何次第相传。这是因为：其一，脑病多因七情太过发病，如《素问·玉机真藏论》中云："忧恐悲喜怒，令人不得以其次，故令人有大病矣。"其二，脑为真气所汇之处，而真气无处不至。因而，若脑为病，真气或聚而不至，或亏而不至，其表现复杂而多样，是以传变无一定次第。

传变迅速是脑病急症的又一个特点，往往在极短时间内，便可发生一系列严重病理演变，如急性大量脑出血可以迅速出现肺部感染和应激性溃疡等合并症。在治疗时应密切观察病情变化，根据不同疾病的特点，预见其可能发生的传变，采取相应的措施，阻断病情的进展。如卒中昏迷的患者，治疗早期即应注意通腑泻热，根据"肺与大肠相表里"的理论，保持大便通畅可以减轻肺部感染。

二、脑病慢性疾病的治疗

脑系疾病中更常见的是慢性疾病。这些疾病表现形式多呈现为急性发病后遗留的后遗症状，且常年迁延不愈；或者发作期与缓解期交替；或慢性起病，缓慢进展等。具体疾病如中风后遗症，其他如多发性硬化、运动神经元病、重症肌无力、帕金森病、多系统萎缩、偏头痛、三叉神经痛、痴呆等。中医则归属于"中风""偏瘫""痿证""颤证""头痛""痹证""呆证"等诸多病证范畴。

脑病慢性疾病由于病程长，病机演化复杂，涉及多个脏腑，气血不足，阴阳失调，因此治疗上要注意如下方面：

1. 辨证论治 中医辨证方法很多。因脑病的范围广泛，内容丰富，几乎所有的辨证方法，诸如八纲辨证、气血津液辨证、脏腑辨证、六经辨证、卫气营血与三焦辨证等都可以在脑病的辨证中得到充分运用。

(1)阴阳虚实辨证是脑病辨证的纲：脑为元神之脏，真气之所汇集，真气者元阳也；脑为髓之海，髓由肾精所充，乃元阴之宅也。因此，脑之真气与脑髓关乎着元阴元阳。在生理情况下，"阴平阳秘，精神乃治"，在病理情况下，"阴胜则阳病，阳胜则阴病"，在病危的情况下"阴阳离决，精气乃绝"。也就是说，维持大脑正常生理机能，有赖于脑之阴阳平衡，阴阳失调是脑病的基本矛盾，故辨证首当先辨别阴阳。治疗中宜调整阴阳，以平为期。阴平阳秘，是治愈疾病的关键。

脑髓受头颅、脊骨卫护，至清至静之地，受浊邪则病，病理上表现易虚易实的特点。易虚者是因为脑神耗损能量较多，真精阳气易耗难补，不易代偿。易实者，非疫疠六淫之邪，即风、火、痰、瘀为病，且部位深在，难以速去。即使以虚为主者，因脑病多病势较长，病久入络可产生瘀滞而见虚实兼夹证。因此，在脑病的辨证过程中，必须注意邪正盛衰的变化，区别虚实的多少。

（2）气血辨证是脑病辨证之目：脑赖真气以为用，脑赖血以为养。若气血失其偏颇，则脑病生焉。如肝失疏泄，邪气上逆，上扰清空发为眩晕；如血虚不能上荣清窍，而致失眠、健忘；气血冲逆于上所致中风、厥证等也是气血同病而然。可见脑病中气血辨证之重要。若病在气分，只须调气，调气即所以调神；若已入血分，就要注意凉血、散血、养血以安神。

（3）脏腑辨证是脑病辨证的基础：五神即神、魂、魄、意、志，由脑所主，是五脏正常功能的外在表现。就脑与五神之用而言，脏腑功能失调，五神为病，则必伤及于脑。就脑与五脏之体而言，气血精液是五神的物质基础，五脏所藏精气，是为其体，故气血津液精出现不足，既会病及五神，也会病及于脑。所以从脏治脑有十分重要的意义。

如从脑心同病来言，脑病表现为意识精神障碍，如狂躁、失眠、多梦等，可通过清心安神、养血安神等法以宁心安神，心神安而脑神自得其位；从脑与肝而言，脑病眩晕、头痛、癫狂等病，常通过凉肝息风、平肝潜阳等法，使肝魂得藏，而脑神自安；从脑与脾来看，脑病头昏蒙、嗜睡、神疲乏力、晕厥，常可通过补中益气、升举清阳，使脾阳得升而脑神自安；从脑与肺来说，脑发病真气不足，气机失调，可见突然失音、不能语言等，可用宣肺开窍法，使肺气得畅而脑病自愈；从脑与肾而言，脑病髓海不足，可见头晕、耳鸣、视物昏花、倦怠喜卧等，通过补肾填精，使肾精充而脑神安。当然，五脏是一个整体，治疗过程中，还必须注意综合调整各脏腑之间的关系。

2. 辨病与辨证相结合 中医对疾病的治疗，既辨病又辨证。“病”是反映疾病全过程的综合概念，一个特定的“病”，有其特定的病机演变过程和规律，且有大多数患者所共有的临床特征。而“证”是特定的“病”在特定的条件下，在特有体质患者身上所反映的特殊规律，而且，同一疾病的不同阶段，可以有不同的“证”，不同疾病的某个阶段，也可以有相同的证。可以说，辨病是认识和解决疾病的基本矛盾，辨证则是认识和解决疾病的主要矛盾，两者是相辅相成的。只有在辨证的基础上辨病，在辨病的同时辨证，才能体现中医独特的理论体系和丰富的临床经验。

因此对于病情相对简单,变化较少的疾病可采用辨病论治。但脑病大多数疾病都呈现漫长的过程,疾病的每个阶段的病理变化又不尽相同,加之患者个体差异颇大,很难确定统一的治疗方法,这就要着眼于证的分辨,然后才能正确施治。对于脑系慢性疾病的诊治更多的是体现在辨病与辨证的结合。如治疗失眠,从辨病的角度上给予安神定志的治疗,但失眠的病因病机又可有诸如心脾两虚、肝郁气滞、肝胆湿热、心肾不交等辨证分型,因此,在治疗时就要辨病与辨证相结合,才能获得更好的疗效。

此外,借鉴西医的辨病,结合中医的辨证,也是另一种辨病与辨证相结合。西医辨病是辨西医的病,根据患者临床表现、体格检查及理化检查确立相应的疾病,如依据老年患者急性发病及相应"三偏症状"的临床表现,结合有高血压、糖尿病病史,临床诊断应考虑为急性脑卒中,进一步通过急诊颅脑 CT 检查,可以很好地鉴别是出血性脑卒中还是缺血性脑卒中。在进行中医辨证时,更有利于把握疾病的实质。如在治疗脑出血急性期时,就应避免过多使用破血通络的药物。

3. 同病异治、异病同治　由于辨证论治能辩证地看待病和证的关系,既可以看到一种病可以包括几种不同的证,又看到不同的病在发展过程中可以出现同一种证,因此治疗中又出现了"同病异治"和"异病同治"两种情况。

如同样是不寐,根据辨证,有的采用清热化痰、和中安神的方法,方用温胆汤加减;有的采用益气健脾、养心安神的方法,方用归脾汤加减;有的采用补心胆之气、安神定志的方法,方用安神定志丸加减。无论用什么样的方法,只要辨证准确,就能收到很好的效果。此为同病异治。

如黄连阿胶汤功在滋阴降火,一般用于治疗阴虚火旺、心神不安之顽固性不寐,但临床将其用于治疗顽固性腹泻,亦收奇效。又如中风昏迷与小儿惊厥是两种不同的病,但在某些情况下均可出现痰热内闭证,故治疗上可同用化痰开窍法。此为异病同治。

由上可知,脑病的治疗不能只着眼于"病"的不同,而是更注重"证"的区别。这种具体问题具体分析的治疗方法,归结到一点,仍然是"治病求本"精神的体现。

4. 脑病不同时期的分阶段治疗　病证演变的不同阶段,由于邪正的消长,其病机、证候特点各有不同,临证时必须进行分段论治,才能获得良好效果。疾病的过程是由不断地变化发展与相对稳定阶段组成。疾病的不断变化发展会形成不同的传变、转归趋势。因此,我们必须用发展的观点、动态的观点进行观察与处理。疾病的相对稳定性形成一定的阶段性。疾病的阶段变化不仅能反映出病情的轻重,病势的进退等特点,还能揭示出病机的变化。因此,动态观察病情,分阶段论治,是中医临证治疗的原则之一。

脑系疾病中有许多病呈现明显的分期,如中风病(脑卒中)分为急性期、恢复期和后遗症期;如痿病(多发性硬化)的发病期和缓解期。同一疾病同一位患者,不同的时期治疗有不同的侧重。

中风急性期标实证候突出,急则治其标,当以祛邪为主。常用醒神开窍、平肝息风、清化痰热、化痰通腑、活血通络等治疗方法。中脏腑 - 阳闭者以清热化痰、醒神开窍为法,口服或鼻饲安宫牛黄丸;阴闭者以涤痰开窍为法,口服或鼻饲苏合香丸。中脏腑 - 脱证则以扶正固脱为法。中经络痰瘀互阻者,以息风化痰、活血通络为法;脉络空虚、风邪入中者以祛风通络为法;肝阳上亢者,以平肝息风为法。中风恢复期与后遗症期多为虚实夹杂,治宜扶正祛邪,常在辨证的基础上增加益气养阴的治疗。

血管性痴呆的研究中发现,其自然病程分为 3 个阶段,即相对平稳的平台期、时好时坏或有加重趋势的波动期、病情加重倾向未及时治疗或突然加重的下滑期。了解该病的特点和动态变化规律,治疗时就可做到积极治疗早期病症,延长平台期,稳定波动期,防止下滑加重。

三、脑病中情志调和的重要

脑病包括神经系统疾病和精神系统疾病,无论是神经系统还是精神系统疾病,情志失调都是发病的一个重要因素。

脑为元神之腑,七情(喜、怒、忧、思、悲、恐、惊)过用,扰乱五脏之神,也必然伤及脑神而致脑病。清代张锡纯在《医学衷中参西录》中提出:"神明之体藏于脑,神明之用出于心。"而脑协调五脏,主意识情志活动。精神思维活动都是脑高级功能活动的表现。七情致病,影响脑气输布,脑气或郁结不畅,不能外达;或直接损伤脑气,使气不足。脑气不能到达五脏六腑四肢百骸,五脏失去协调,百节舒缓不用,表现为各个脏腑能失调的症状。

在神经系统疾病方面,情志失调可以导致许多疾病。如:

七情失调,肝失调达,肝气郁结,气机郁滞,血行不畅,瘀结脑脉;或暴怒伤肝,肝阳暴张;或心火亢盛,风火相煽,血随气逆,上冲犯脑。均导致气血逆乱于脑而发生中风。

忧郁过度,肝失条达;或恼怒伤肝,肝阳上亢,化火上逆;或气郁化火生痰；或火伤肾阴，阴虚阳亢，均可上扰清窍而致眩晕；亦有忧思伤脾，气血乏源，日久清窍失养，随之发作眩晕。

郁怒忧思，伤及肝木；肝气郁结，气郁化火，肝阳独亢，上扰头目而引起头痛。

情志不遂，郁怒忧思之人，突受惊恐，气机逆乱，导致肝肾亏损，肝阳上亢，化火生风，风火交炽，引动痰气，蒙塞清窍，扰及神明而致痫。

在精神系统疾病方面，情志失调更是发病的直接因素。如：

因思虑不遂，或因悲喜交加，或因恼怒惊恐，皆能损伤心脾肝肾，导致脏腑功能失调或阴阳失于平衡，进而产生气滞、痰结、火郁、血瘀等蒙蔽心窍而引起神志失常，则发为癫疾。

情志抑郁，五志不遂，思虑过度，屈无所申等情志因素可致气郁化火，灼津聚痰，痰火蒙窍，神明逆乱，狂病乃发。

因情志不遂，暴怒伤肝，肝气郁结，郁而化火，邪火扰动脑神，神不安则不寐；或五志过极，心火内炽，不能下交于肾，心肾不交，心火上亢，热扰神明，因而不寐；或喜笑不休，扰动心神，神魂不安而不寐；或由暴受惊恐，导致心虚胆怯，神魂不安，夜不能寐。

遇有情绪刺激变化，如忧思恼怒，或悲哀忧愁，或所欲不遂，导致脏腑气血失调，肝气郁结而成郁证。

由上可见，调畅情志是脑病治疗中的关键所在。根据辨证论治，常用的方法有疏肝理气、健脾养心、清心化火、养心安神、交通心肾、清泻肝胆等，通过治疗，可以协调脏腑气血的平衡，达到七情合和的目的。

四、脑病的常用治疗方法

（一）息风法

《素问·风论》云："风者，百病之长也。"风邪是主要的致病因素，六淫的寒、湿、暑、燥、火多附于风侵犯人体致病。风性轻扬开泻，易袭阳位，如头面、腰背等，病位在表在上，易于散泄；风邪善动，风邪致病易出现肢体异常运动，如四肢抽搐、肢体震颤、角弓反张、面肌痉挛；风邪较少单独侵犯人体，常与其他外邪一起致病，如风与寒、风与湿、风与热、风与燥等，形成复合的致病因素，临床表现则兼有两种外邪的特点。风邪又有外风与内风之分。

常用的治风法：

1. 疏散外风

适应病证：风中经络所致的肢体麻木、口眼㖞斜、半身不遂、牙关紧闭、角弓反张，额面疼痛、或偏侧头痛等。可见于特发性面神经麻痹、脑血管病、三叉神经痛、偏头痛等病。

常用方剂：大秦艽汤、小续命汤、牵正散、川芎茶调散、芎芷石膏汤、玉真散、止痉散、华佗愈风散、大活络丹等。

2. 平肝息风

适应病证：用于肝阳上亢、肝风内动而见头晕目眩，肢体抽搐，四肢震颤，甚至突然昏倒，口舌歪斜，半身不遂等症。可见于脑血管病、前庭周围性眩晕、癫痫及帕金森病等病。

常用方剂：肝风上扰可用天麻钩藤饮；肝肾阴虚、肝阳上亢可用镇肝熄风汤。

3. 清热息风

适应病证：用于热盛风动而见高热神昏、躁扰如狂、四肢抽搐、项强、眩晕、不自主运动等症。见于脑血管病、脑炎、帕金森病、共济失调、颅脑外伤等病。

常用方剂：羚角钩藤汤、三黄石膏汤、紫雪丹等。

4. 滋阴息风

适应病证：因邪热伤阴，真阴亏损，肝血不足、虚阳不能潜藏，虚风内动而致的眩晕、震颤、言语不利；以及血虚不能濡养筋脉导致的肢体麻木、手足蠕动、筋脉拘挛等症。可见于脑血管病、帕金森病、多发性硬化及舞蹈病等。

常用方剂：血虚生风而见肢体麻木、筋脉拘急、抽搐可用阿胶鸡子黄汤合四物汤加减；阴血亏虚，虚风内动，筋脉拘挛、手足蠕动，伴两目干涩、五心烦热等可用大定风珠、三甲复脉汤；肾阴虚衰，虚阳上浮，夹痰上犯发为喑痱、舌强不能言、口干不欲饮，可用地黄饮子。

（二）清热法

《素问·至真要大论》指出，“热者寒之”“温者清之”“治热以寒”。由于里热证有热在气分、营分、血分、热甚成毒及热留于某一脏腑之分，因此清热法又有清气分热、清营凉血、气血两清、清热解毒和清脏腑热的不同。中医脑病学中清热法的运用范围较广。凡发热性疾病除辨证用药外常可配合清热药。

1. 清气分热

适应病证：外感热病，症见高热、面赤、神昏、抽搐、谵语、躁狂等。可见于流行性脑脊髓膜炎、流行性乙型脑炎、森林脑炎、肝豆状核变性、化脓性脑炎、脑出血、脑外伤等。

常用方剂：白虎承气汤、白虎汤、竹叶石膏汤等。

2. 清营凉血

适应病证：外感热病，邪入营分，症见身热夜甚，神昏谵语；或热入血分，症见吐血、衄血、发斑。可见于流行性脑脊髓膜炎、流行性乙型脑炎、森林脑炎、化脓性脑炎、脑脓肿等。脑病中若出现高热、神昏、谵语、发斑、发疹时均可采用本法治疗。

常用方剂：清营汤、紫雪丹、至宝丹、安宫牛黄丸、清宫汤、犀角地黄汤（方中犀角现用适量水牛角代替）等。

3. 清热解毒

适应病证：火热内盛之高热、烦躁、谵语、心烦、不眠等，可见于流行性脑脊髓膜炎、流行性乙型脑炎、化脓性脑炎、腮腺炎合并脑炎等疾病伴高热、昏迷者。

常用方剂：仙方活命饮、黄连解毒汤、普济消毒饮、清瘟败毒饮等。

4. 清脏腑热

适应病证：邪热偏盛于某一脏腑，或某一脏腑的功能偏亢而发生各种不同的脏腑里热证。临床表现为某一脏腑之邪热偏盛，则出现各该脏腑特有的热证。如心经实热：心烦口渴，口舌生疮，小便短赤而涩痛等；肝经实火：胁痛口苦，偏侧头痛，目赤肿痛，阴部生疮等；肺热炽盛：咳喘，咳吐黄痰，脓血等；胃热炽盛：口臭，牙龈肿烂出血等。可见于复发性口疮、三叉神经痛、偏头痛、肺部感染等。

常用方剂：心经实热可用大黄黄连泻心汤，肝经实火可用龙胆泻肝汤、当归龙荟丸；肝火犯胃可用左金丸，肺有郁热可用泻白散，胃热炽盛可用清胃散。

（三）治痰法

痰浊致病广泛，故有“百病多由痰作祟”之说；痰浊致病以神经、精神疾病的症状为多见，属疑难之病，故又有“怪病多痰”之说。所以，治痰法是治疗神经、精神疾病的常用之法。

痰邪致病，内攻脏腑，以神机失用、清窍闭塞为特征。在脑系疾病中主要有以下三个临床特点：①易产生精神、情感症状如癫、狂、痴、呆、厥、闭、抑郁、神情恍惚等，导致脑系疾病危重症及精神心理性疾病；②动血生风，或上扰清窍，或阻滞经络，经络失养，易引起眩晕、麻木、疼痛、吞咽困难、腰腹束带感、抽搐、徐动、震颤等；③易致清窍灵机受损，表现为语謇、秽语、失音、偏盲、复视、幻视、幻嗅等。

1. 健脾化痰

适应病证：脾失健运，痰湿内阻而致头晕、目眩、头重痛、身困重而痛、痴呆、耳鸣、重听、抽搐等。可见之于脑血管病、梅尼埃病、紧张性头痛、阿尔茨海默病、坐骨神经痛、癫痫等。

常用方剂：参苓白术散、升阳益胃汤、七味白术散、导痰汤等。

2. 清热化痰

适应病证：痰热互结或痰郁化热上扰清窍所致的眩晕、头痛、抽搐、躁动、狂乱、失眠等。可见之于脑血管病、高血压脑病、精神分裂症、癫痫、脑炎所致的精神症状等。

常用方剂：温胆汤、黄连温胆汤、蒿芩清胆汤、清气化痰丸、礞石滚痰丸、生铁落饮、小陷胸汤等。

3. 行气化痰

适应病证：肝失疏泄，气机郁滞，气不行津而痰浊内停所致之眩晕、头痛、胸胁痛、善太息、咽喉梗塞不利、肌肤麻木等。可见之于梅尼埃病、抑郁症、焦虑症等。

常用方剂：半夏厚朴汤、旋覆花汤、顺气导痰汤、越鞠丸、沉香降气散。

4. 息风化痰

适应病证：适用于风痰证。痰浊挟带肝风或外风，走窜经络或上扰清窍而致的眩晕、头痛、肢体抽搐、震颤、四肢异麻等症。可见于脑血管病、梅尼埃病、偏头痛、高血压、癫痫、帕金森病、多发性神经病等。

常用方剂：半夏白术天麻汤、健脾化痰丸、牵正散。

5. 豁痰开窍

适应病证：脑病急症，因痰湿蒙闭脑窍或痰火内闭扰乱神明，导致突然昏仆、不省人事、口吐白沫，或者神昏发狂、躁扰不宁、多言妄语、打人毁物，或神昏肢冷、痰涎壅盛、言语不利。可见于急性脑血管病、癫痫、精神分裂症、急性感染性精神病，或内脏疾病伴发脑病等。

常用方剂：痰热内闭之神昏重证，常用安宫牛黄丸灌服；痰热内闭之轻证，常用牛黄清心丸。痰浊内闭常用苏合香丸。痰风内结，肝风夹痰上逆，壅闭经络，阻塞清窍可用定痫丸。解语丹或涤痰汤加减化裁治疗风痰上扰清窍所致中风不语症。

（四）化瘀法

血瘀证形成有诸多原因。或寒邪凝滞，以致血液瘀阻，或由气滞而引起血瘀；或因气虚推动无力，血液瘀滞；或因外伤及其他原因造成血液流溢脉外，不能及时排出和消散所形成。临床表现为疼痛，呈针刺刀割，痛有定处，拒按，常在夜间加剧，面色黧黑，肌肤甲错，口唇爪甲紫黯，或皮下紫斑等。主要见于中风、头痛、眩晕、痫证、郁证、痉证等病证。

1. 活血通络

适应病证：瘀阻脑络则见头痛、眩晕；瘀阻体络则有身痛、肢痛；瘀阻表络则麻木不仁。络脉瘀阻，气血不行，筋肉失养而有肢体痿废不用、瘫痪。可见于多发性神经病、神经卡压综合征、急性脊髓炎、慢性脊髓脊膜炎、多发性硬化、脊髓肿瘤、脑血管病、脑肿瘤、颅脑外伤、中枢神经系统感染或中毒等。

常用方剂：通窍活血汤、复元活血汤、调荣活络饮。

2. 行气活血

适应病证：气机郁滞，不能行血而致气滞血瘀之头痛、肢体痛、胸胁痛、肌肤麻木不仁、肢体瘫痪，或精神情志异常、震颤等。可见于脑血管病、焦虑症、抑郁症、反应性精神病、帕金森病等。

常用方剂：桃仁红花煎、血府逐瘀汤、通窍活血汤、少腹逐瘀汤、膈下逐瘀汤、活络效灵丹、桃红四物汤。

3. 益气活血

适应病证：气虚而行血无力，导致血行不畅者。临床表现为肢体瘫痪、肌肉痿废无力、乏力少气、精神倦怠、头痛、耳鸣、肢体麻木等。可见于脑血管病、重症肌无力、缺血缺氧性脑病、多发性神经病等。

常用方剂：人参养荣汤、补阳还五汤、八珍汤。

4. 温经活血

适应病证：血液得寒则凝，得温则行，苦寒犯经脉，或阳虚失温，均可致血行不畅，多以疼痛（头痛、肢体痛、胸痛、胁痛、脘腹痛）为主症。还可见之于瘫痪、肌肉痿废不用、麻木等，伴有畏寒肢冷、面色㿠白等寒象。可见于多发性神经病、急慢性脊髓炎、多发性硬化、脊髓肿瘤、脑肿瘤、臂丛神经痛、三叉神经痛、脑梗死、脑出血、肌萎缩侧索硬化、脊髓空洞症等。

常用方剂：生化汤、散结定痛汤、失笑散、温经汤、当归四逆汤、少腹逐瘀汤、大活络汤、活络效灵丹。

5. 清热化瘀

适应病证：火热邪气伤犯血分，煎熬血分之津，阴血亏虚而循行迟滞，或灼伤经络而致的病证。临床表现为神昏、谵语、面赤、躁狂，或心烦不眠、易怒，或有肢体灼痛等，可见于感染中毒性脑病、流行性乙型脑炎、化脓性脑膜炎、颅脑外伤、高血压脑病、蛛网膜下腔出血等。

常用方剂：解毒活血汤、五味消毒饮、银花解毒汤、犀地清络饮（方中犀角现用适量水牛角代替）、凉血地黄汤、黄连解毒汤、犀角地黄汤（方中犀角现用适量水牛角代替）。

（五）理气法

《素问·举痛论》有“百病皆生于气”之说。气机失常，可变生百病，故在脑病中，气病多以气滞、气郁、气结、气闭、气脱为多见。主要原因是情志不畅，肝郁气滞；或久病伤气，中气不足；或后天之本亏虚，脾失健运；亦有气虚不能推动血行，造成血瘀之证。

1. 疏肝理气

适应病证：用于肝气郁结引起的气滞病证。气机郁滞，尤其是肝气郁滞证所致的头痛、肋痛、或情绪抑郁、哭笑无常、失眠。常见于紧张性头痛、偏头痛、焦虑症、抑郁症、睡眠障碍等。

常用方剂：肝气郁结、胁肋疼痛、寒热往来可用柴胡疏肝散；肝郁血虚而致头痛、口燥咽干、神疲食少可用逍遥散；肝气上逆出现胸膈痞塞不通，甚至闭厥可用五磨饮子。

2. 温阳理气

适应病证：阳气不足，不能温煦，致使气机不畅，导致气机郁滞。临床表现为头部或面部冷痛、胸痛、肢体冷痛、肌肤不温，也可有精神萎靡、嗜睡、畏寒肢冷等，可见于紧张性头痛、三叉神经痛、抑郁症、脊髓空洞症、帕金森叠加综合征等。

常用方剂：枳实薤白桂枝汤、瓜蒌薤白白酒汤、乌头汤、桂枝人参汤、四逆汤、薏苡附子汤、厚朴温中汤等。

3. 益气降逆

适应病证：多用于胃虚痰阻气逆之证。临床表现为胃脘痞闷或胀满，按之不痛，频频嗳气，或见纳差、呃逆、恶心、呕吐。可见于各种原因造成的急、慢性胃炎，以及脑系疾病中的脑血管病、运动神经元病及多发性硬化等疾病。

常用方剂：旋覆代赭汤、丁香柿蒂散。

（六）安神法

有因精、血、津液失养而致神衰者，也会因火热、痰浊、瘀血、虫毒等上扰而昏乱者。安神法是通过重镇安神或滋养安神治疗神志不安疾患的方法，以达到调整阴阳平衡、协调脏腑关系的作用。按照神志不安的虚实之别，又分为重镇安神和滋养安神两种方法。

1. 重镇安神

适应病证：用于心神过度亢奋所致的肢体抽搐、躁狂、严重失眠、心悸、多梦等。可见于癫痫、惊厥、抑郁症、睡眠障碍及器质性精神障碍等。

常用方剂：抱龙丸、朱砂安神丸、镇惊丸、安神定志丸、磁朱丸。

2. 滋养安神

适应病证：用于忧思太过，心肝阴血不足，心神失养或心阴不足所致的心悸失眠、烦躁不安等症。常见于焦虑症、抑郁症等精神疾患。

常用方剂：百合地黄汤、甘麦大枣汤、归脾汤、黄连阿胶汤。

（七）开窍法

开窍法是开闭通窍以苏醒神志为主的一种治法。主要治疗神经系统疾病的神昏窍闭证。具体运用时又分为凉开与温开两种。开窍法多适用于邪实神昏的闭证，但临证还应结合病情适当选用清热、通便、凉肝、息风、化痰、辟秽等法。开窍法为急救治标之法，但易耗伤正气，中病即止，不可久服。

1. 清热开窍

适应病证：清热开窍法又称凉开法，用于温邪热毒内陷心包或痰热闭阻心窍所致的高热、神昏、惊厥、谵语、烦躁等症。可见于全身感染引起的脑病、急性脑血管病、中毒性脑病。

常用方剂：热邪内陷心包，痰热闭阻心窍可用安宫牛黄丸；神昏而见痉厥者用紫雪丹；秽浊之毒尤甚又见痰盛气粗者可用至宝丹。

2. 温通开窍

适应病证：温通开窍法又称温开法，是温通气机，开窍、辟秽、化痰的治法。主要适用于中风阴闭、痰厥、气厥等所致的突然昏倒，不省人事、牙关紧闭、痰鸣气促、面色苍白、手足不温等症。

常用方剂：寒痰阻窍，蒙蔽尤甚可用苏合香丸；秽恶痰浊壅闭太甚可用玉枢丹；突然昏厥、不省人事，牙关紧闭、痰涎壅闭可用通关散吹鼻取嚏以通关开窍。

（八）补益法

1. 益气养血

适应病证："上气不足，脑为之不满……"因清阳之气不能上荣于脑，可见头晕眼花，神疲乏力，短气嗜卧，视物模糊，肢体麻木，月经量少，食少，腹胀，便溏，面色萎黄，失眠，心悸，怔忡等。

常用方剂：十全大补汤、人参养荣汤、补中益气汤、八珍汤。

2. 补肾填精

适应病证：肾精亏而不能生髓充脑，可见脑转耳鸣，胫酸眩晕，目无所见，懈怠安卧；若气精不足，或气血大坏，可见精神委顿，面色㿠白，神思恍惚，甚则精神失守等。

常用方剂：益肾填精汤、大补元煎。

3. 温补肾阳

适应病证：肾阳不足，尤以老人阳衰，肾阳不充而髓海空虚，症见神情恍惚，肢体痿软无力，腰不可屈伸、肢冷形寒，面色㿠白或黧黑，或阳痿早泄，妇女宫寒不孕，小便遗溺等症。

常用方剂：补髓丸、右归丸。

第六章　脑病的预防与调护

中医对脑的作用及认识，早在两千年前即被记载。《素问·脉要精微论》云："头者，精明之府。"张志聪在《黄帝内经素问集注》注曰"诸阳之神，上会于头，诸髓之精，上聚于脑，故头为精髓神明之府。"说明脑是精神荟萃之地。《灵枢·海论》也有记载："髓海有余，则轻劲多力，自过其度，髓海不足，则脑转，耳鸣，胫痠，眩冒，目无所见，怠惰嗜卧。"清代医家王清任在《医林改错》中指出："灵机记性在脑者，因饮食生气血，长肌肉，精汁之清者，化而为髓，由脊骨上行入脑，名曰脑髓……两耳通脑，所听之声归于脑，脑气虚，脑髓小，脑气与耳窍之气不接，故耳虚聋；耳窍通脑之道路中，若有阻滞，故耳实聋，两目即脑汁所生，两目系如线，长于脑，所见之物归于脑，瞳人白色，是脑汁下注，名曰脑汁入目。鼻通于脑，所闻香臭归于脑，脑受风热，脑汁从鼻流出，涕浊气臭，名曰脑漏……小儿无记性者，脑髓未满；老年无记性者，脑髓渐空。"概括了脑的作用和功能，并从解剖生理学的角度，阐述了人之记忆、视、听、嗅、言感官功能均与脑密切相关，同时也从解剖学的角度证实了"脑为髓之海"理论的正确，为后世"填精补髓""活血化瘀"等治疗脑病奠定了理论基础。历代医家在脑病治疗的同时非常重视脑病预防与调护，充分体现了中医脑病诊治中的"治未病"思想。

中医治未病中的预防调护理论最早见于《黄帝内经》，《素问·四气调神大论》曰："圣人不治已病治未病，不治已乱治未乱，此之谓也。夫病已成而后药之，乱已成而后治之，譬犹渴而穿井，斗而铸锥，不亦晚乎？"此后历代医家如张仲景、孙思邈、朱丹溪、叶天士等均有论及和阐述。如张仲景在《金匮要略》中曰："夫治未病者，见肝之病，知肝传脾，当先实脾，四季脾旺不受邪也"等。通常而言，治未病有三种含义：一是未病先防。强调摄生以预防疾病的发生，防病于未然；二是既病防变。即既病之后防止其传变，应尽早进行诊断和治疗，及时控制疾病的进展；三是愈后防复。病情治愈后应积极采取措施防止其复发。临床时必须详察遵循。以中风病为例，该病具有发病率高、病死率高、致残率高和复发率高的特点，随着人口的老龄化加速，中风发病率也在迅速增加，已成为全球第二位、中国第一位的致死性疾病，因此应用中医治未病思想来指导中风病防治显得极为重要。在中风未发时应采取措施控制疾病的危险因素，尽量减少或延迟中风病的发生，体现未病先防的理念，在中风发病后，应积极采取预防治疗，防止各种变症或坏症如呃逆、厥逆、吐血／呕血、抽搐、戴阳证等五大变证的出现，由于中风病有较高的复发率，因此病情治愈后应做好二级预防，防止病情复发。《素问·上古天真论》曰："虚邪贼风，避之有时，恬淡虚无，真气从之，精神内守，病安从来？是以志闲而少欲，心安而不惧，行劳而不倦，气从以顺，各从其欲，皆得所愿。故美其食，任其服，乐其俗，高下不相慕，其民故曰朴。是以嗜欲不能劳其目，淫邪不能惑其心，愚智贤不肖，不惧于物，故合于道。所以能年皆度百岁而动作不衰者，以其德全不危也。"是对中医治未病学术思想最好的诠释。《黄帝内经》所载的上述预防调护理论，与临床实际相符，对脑病的预防调护起到指导作用。同时亦强调平素宜遵守"饮食有节，起居有常，不妄作劳"，方能"度百岁乃去"。本章主要从精神、饮食、起居等方面对如何做好脑病的预防与调护作一概括性介绍。

一、精神调摄

修德怡神，调情摄志。强调自我调摄，使心神处于健康的积极状态，属于中医养生学中极为重要的内容之一。中医学认为人是"形与神俱"的复合体，这使得它的研究不仅针对"形体"还注重"精神"，将"精神"与"形体"并重。在《黄帝内经》中可见不少涉及"精神"对生命影响重要性的论述，《素问·上古天真论》中提到"上古之人，其知道者，法于阴阳，和于术数，饮食有节，起居有常，不妄作劳，故能形与神俱，而尽终其天年，度百岁乃去。所以能年皆度百岁，而动作不衰者，以其德全不危也。"《素问·上古天真论》亦云："恬淡虚无，真气从之，精神内守，病安从来？"《素问·至真要大论》谓："清静则生化治，动则苛疾起。"这些论述皆充分说明情绪平和稳定、心神保持宁静则气机通畅、营卫通利、脏腑经络功能正常，正气充盛，能有效抵御外邪的入侵；即使邪已入肌表，正气也能迅速鼓邪外出；更不会有因气滞而产生的痰饮、瘀血等有形之邪阻碍气血的运行。经云："七情病位在脑。"七情内伤，易伤脑神，导致多种脑病的产生。如《灵枢·本神》说："怵惕思虑者则伤神，神伤则恐惧流淫而不止。因悲哀动中者，竭绝而失生。喜乐者，神惮散而不藏。愁忧者，气闭塞而不行。盛怒者，迷惑而不治。恐惧者，神荡惮而不收。"《素问·调经论》也说：

“血气不和,百病乃变化而生。”临床上诸多脑病,如脑血管病、眩晕、头痛、精神疾病、癫痫、睡眠障碍等,均与精神因素有直接的关系。因此,在脑病的防治中应十分重视精神调摄。通常情绪稳定,精神爽朗,心情舒畅,则气机顺达,气血和调,脑清神聪。若情志失调,疏泄失常,或清窍闭塞,或血溢于脑,脑失所主,神物为两,变生他疾。因此,脑病的治未病应当高度重视精神因素的作用及其调摄。

二、饮食调养

饮食可以养人,也可以治病。饮食调养应谨和四气五味,饮食有节,合理搭配。食物有四气五味之分,不同性味的食物有不同的功效。中医重视食物性味与人体健康的关系。《黄帝内经》提出:“毒药攻邪,五谷为养,五果为助,五畜为益,五菜为充,气味合而服之,以补精益气。”饮食五味,贵在适宜,过必伤正。提倡健康人群宜合理搭配全面膳食。不同的人群需根据其自身的体质来选择,以期达到通过食物的性味来调和自身阴阳的偏颇;对于脾胃虚弱之人,如饮食不节,损伤脾胃之气,生化乏源,气血不充,导致脑神衰惫;由于神气产生的物质基础如精、气、血、津、液均源于饮食,故饮食不节,无论摄取饮食的过量、过少、不洁或偏嗜,均可导致脑病的产生。临床上如脑血管病、痴呆、癫痫、头痛、睡眠障碍、周期性瘫痪等,均与不良饮食习惯有关。因此,饮食节制对健康人群非常重要。对于病患之人,机体阴阳已失衡,选择食物则需更为谨慎。若在病中选择相宜性味之物,则有助于疾病的恢复,若进食不当,则可影响人体健康,加重疾病。《素问·热论》:“病热少愈,食肉则复,多食则遗,此其禁也。”其意是指热病初愈,但余热仍未尽去而伏藏于内;疾病痊愈之初,脾胃虚弱,胃气未尽恢复,患者往往饮食不节而伤及脾胃,饮食积滞不化而生热,食热与残余热邪相搏,两热相合而致残热复燃。《素问·五脏生成论》云“多食甘,则骨痛而发落”,《素问·奇病论》曰“数食甘美而多肥也,肥者令人内热,甘者令人中满”,这些论述均提示过食肥甘厚味易生内热,且高糖高脂之品易助长湿邪生痰,痰热互结,上扰神明,则会引发或加重脑病。

三、规律作息

作息规律,劳逸适度。遵循昼夜变化,中医强调天人相应的整体观念,重视人与自然的关系,认为长期睡眠紊乱和疾病的发生密切相关。《灵枢·顺气一日分为四时》中说:“夫百病者,多以旦慧、昼安、夕加、夜甚。”由于昼夜变化阴阳消长不同，人的身体状况也随之不同。《素问·宣明五气》曰：“久视伤血，久卧伤气，久坐伤肉，久立伤骨，久行伤筋。”说明日常劳作，过犹不及。过度往往就是造成疾病的因素。日常生活应避免过度劳累，应根据自身的健康状况把握合适的度，达到“形劳而不倦”。《素问·生气通天论》载：“故阳气者，一日而主外，平旦人气生，日中而阳气隆，日西而阳气已虚，气门乃闭。是故暮而收拒，无扰筋骨，无见雾露，反此三时，形乃困薄。”提示阳气是推动人体所有生命活动的动力，人体运行应该与自然界阳气的昼夜变化相一致，随着自然界阳气的消长节律而动，以顺应天时。它把一天分为四个阶段，在这四个阶段中，人体的阳气随之而有出、入、盛、衰的变化。早晨和上午，人体阳气旺盛，所以精神应该振奋向外，朝气蓬勃；夜晚机体阳气收敛，则应该安静、休息，所谓“日出而作，日落而息”。拥有一个健康的内部节律，规律作息，有助于健康。如果作息不规律，神气就会浮躁，“起居如惊，神气乃浮”，“起居无节”，“半百而衰”，长期生活不规律，可导致疾病的发生。大量的研究证实，作息不规律，经常熬夜是脑血管病发病的独立危险因素。

四、因时制宜

中医认为因时制宜有二层含义，一层含义认为人是自然界的产物，与自然界是一个整体，天人相应，四季交替、气候变化必然对人体的生理功能产生一定的影响，从而发生相应的病理改变，因此，针对不同四时气候，确定相应的治疗原则，这是因时制宜的基本含义，此外，疾病会随时间变化出现不同的病理变化，表现为不同的病情特点，故而采取不同的治疗方法，这种依据疾病病程或病期不同而采取的不同治则，也是因时制宜的另一层含义。

中医根据“春夏养阳，秋冬养阴”，“因时养生”的法则，顺应四时节律而采取“春养生、夏养长、秋养收、冬养藏”的养生方法，对养生有重要的指导意义。

《素问·四气调神大论》强调，“春三月，此谓发陈，天地俱生，万物以荣。夜卧早起，广步于庭，被发缓形，以使志生，生而勿杀，予而勿夺，赏而勿罚，此春气之应，养生之道也。逆之则伤肝，夏为寒变，奉长者少”。春季阴消阳长，人体阳气与自然界相应，向上向外流发，各种生理功能逐渐活跃，新陈代谢日趋旺盛。人的活动量日渐增加，血液循环因而相应增强，人体的皮肤腠理由致密开始变得疏松，机体要适应由寒转暖的变化，如果调适不当，是很容易生病的。《黄帝内经》指出：“虚邪贼风，避之有时。”因为春天是风气主令，风邪既可单独作为致病因素，也常与其他邪气共同作用，因此，风病的病种较多，而且病变复杂。故人体需要因时制宜，对于能使人致病的风邪要能够及时地躲避它。

《素问·四气调神大论》说："夏三月，此谓蕃秀，天地气交，万物华实。夜卧早起，无厌于日；使志无怒，使华英成秀；使气得泄，若所爱在外，此夏气之应，养长之道也，逆之则伤心，秋为痎疟，奉收者少。"夏季，天气炎热，万物生长旺盛，人体气血趋向体表，形成阳气在外，阴气内伏的生理状态。人的新陈代谢也旺盛，汗易外泄易耗气伤津，要注意保护人体阳气，防止因避暑而过分贪凉，从而伤害体内的阳气，即《黄帝内经》里所指的"春夏养阳"。同时，夏天的气候暑热兼湿，人们常常会感到消化不良，食欲不振，四肢乏力。此时，人们宜静心养神，保持一个淡泊宁静的心境，饮食以清淡为主。

《素问·四气调神大论》说："秋三月，此谓容平，天气以急，地气以明。早卧早起，与鸡俱兴；使志安宁，以缓秋刑；收敛神气，使秋气平；无外其志，使肺气清，此秋气之应，养收之道也。逆之则伤肺，冬为飧泄，奉藏者少。"秋季的气候是处于"阳消阴长"的过渡阶段，秋季气候由热转寒，是阳气渐收，阴气渐长，由阳盛转变为阴盛的关键时期，人体的阴阳代谢也开始了阳消阴长的过渡。因此，秋季养生，凡精神情志、饮食起居、运动锻炼，皆以"养收"为原则。要加强御寒锻炼，增强心肺功能，提高机体适应自然气候变化的抗寒能力，有利于预防感染性疾病的发生。

《素问·四气调神大论》说："冬三月，此谓闭藏，水冰地坼，无扰乎阳。早卧晚起，必待日光；使志若伏若匿，若有私意，若已有得；去寒就温，无泄皮肤，使气亟夺，此冬气之应，养藏之道也，逆之则伤肾，春为痿厥，奉生者少。"冬令时节，自然界阳气衰微，万物收藏。人体的阴阳消长也处于相对缓慢的水平，成形胜于化气。因此，冬季养生要养藏固精、补肾敛阴。情志活动应顺乎自然，静谧内收，使心境恬愉安宁。作息上宜早睡晚起，不应过于操持烦劳，以避免阳气虚泄于外。这一时期，人体阳气偏虚，阴寒偏盛，阳精内藏，脾胃运化功能较为强健，是一年中最有利于进补的季节。故冬季饮食养生的原则是：适量进食高热量的饮食；增加温热性食物的摄取；多补充含蛋氨酸、无机盐、维生素的食物。

在中风的防治中，应密切关注其病机变化及其演变规律，采取不同的防治对策。一般而言，中风虽多见于冬春季节，但四季均可以发生，其病机会因时而变。中风之发生，关键在于肝肾亏虚，脏腑功能失调，复加多种诱因而致，病机虽有多种，但无外虚、火、风、痰、气、血六端，在一定条件下，此六端互相影响、相互作用突然导致肝阳上亢、肝火上扰、气血逆乱，侵犯脑窍而发病。根据中风发病时期的不同，致病邪气的相异，脑髓受损的轻重而又分为中经络、中脏腑。中经络主要责之于风、痰、瘀邪，中脏腑主要因之于风、痰、火邪，中风早期以邪实为主，多归究火、风、痰、气、瘀之邪，中风后期则以本虚为要，多责之于虚(气虚、血虚)、瘀之邪。由于本病具有高发病率、高致残率、高致死率、高复发率的特点，因此中风防治意义重大。对未罹患此病者，应注意养生，预防为主，以免病来；患病之后，应注意调摄以防病情加重或产生其他变证；病愈之后，应调整气血阴阳脏腑功能，达到阴平阳秘状态，防止复发。

五、运动养生

在《黄帝内经》中就有“和于术数”的养生方法，倡导人们运用导引、吐纳等形式健身防病。《素问·六微旨大论》云：“成败倚伏生乎动，动而不已，则变作矣。帝曰：有期乎？岐伯曰；不生不化，静之期也。帝曰：不生不化乎？岐伯曰：出入废则神机化灭，升降息则气立孤危。故非出入，则无以生长壮老已；非升降，则无以生长化收藏。”这段对话清楚地论述了动和静的辩证关系，并指出了升降出入是宇宙万物自身变化的普遍规律，动静结合是运动养生的基本原则，强调静以养神，动以养形，动静结合，形神共养。如太极拳、五禽戏、易筋经等，可活动腰肢关节，壮腰健肾，疏肝健脾，补益心肺，从而达到强身保健的目的。

另外，脑为神之所主，即脑支配一切生命活动的外在表现；脑为神之所在，即为元神之府，“主持五神，以调节脏腑阴阳、四肢百骸之用”（《锦囊秘录》），故五脏六腑、四肢百骸、肌肉筋骨皆受脑所统帅。《灵枢·经脉》记载：“胃足阳明之脉……循发际，至额颅。”又说：“足阳明之别……上络头项，合诸经之气，下络喉嗌”“大肠手阳明之脉……左之右，右之左，上挟鼻孔。”《灵枢·动输》记载：“胃气上注于肺……上走空窍，循眼系，入络脑。”从上述记载可知，胃肠与脑在经脉循行上密切相关，表明脑病的发生发展与胃肠功能有一定的关联，因此，关于脑病的预防调护更需要注重胃肠功能的调护。

总之，脑病的预防和调护历史可谓源远流长，《黄帝内经》中就有许多的论述，后经历代医家不断完善。随着基础理论的不断丰富，合理的预防和调护措施对脑病防治有着积极的指导作用。而现代医学治疗疾病的基本原则主要是健康教育、饮食和运动治疗等。这与预防和调护理论所倡导的“法于阴阳，和于术数，饮食有节，起居有常，不妄作劳，故能形与神俱，而尽终其天年”的养生原则不谋而合。所以，医患双方应充分意识到中医脑病预防和调护的必要性。在精神调摄、饮食调养和规律作息等方面通过中医理论的指导，发挥中医优势，从而达到未病先防、既病防变和愈后防复的目的，最终提高生活质量。

下篇　各　　论

第一章　中　　风

中风是以猝然昏仆，不省人事，半身不遂，口舌歪斜，言语不利为主症的病证。病轻者可无昏仆而仅见半身不遂及口舌歪斜等症状。多因气血逆乱、脑脉痹阻或血溢于脑所致。由于本病发生突然，起病急骤，“如矢石之中的，若暴风之疾速”，有“急骤的风证”之意，临床变化多端而速疾，与大自然中风邪善行数变之特点相似，故古代医家取类比象而名之为“中风”；又因其发病突然，亦称之为“卒中”。中风是神经系统疾病中的常见病、多发病，目前已成为危害我国中老年人群生命健康的主要疾病，其发病率、致残率、死亡率、复发率均高，是导致人类死亡的三大疾病之一。《中国脑卒中防治报告(2023)》指出，我国 40 岁及以上人群脑卒中现患人数达 1 242 万，且发病人群呈年轻化。我国平均每 10 秒就有 1 人初发或复发脑卒中，每 28 秒就有 1 人因脑卒中离世，已成为中国居民排名第一位的死亡原因。我国脑血管病的地理分布显示，中风的发病率具有北方高于南方，西部高于东部的特点。有明显的季节性，寒冷季节发病率高，尤其是出血性中风的季节性更为明显。根据国内的流行病学资料，中风的发病率和死亡率男性显著高于女性，并且在 35 岁以后呈急剧上升趋势，随着社会的进步和人民生活水平的提高，以及人口的老龄化进程加速，中风的发病年龄有提前趋势，但高发年龄逐渐向后推迟。还有研究表明，中风的分布与社会经济地位、职业及种族等有关。中风致残率高，约有 3/4 的患者遗留有严重的残疾，丧失劳动能力，给社会及家庭带来沉重的负担。

【典型病案举隅】

患者，男，68 岁，农民。

【主诉】

突发右上下肢无力，言语不利 72 小时。

【四诊采集】

（一）望诊

1. 意识程度、精神状况及瞳孔变化。是否有意识障碍、精神萎靡及瞳孔不等大或散大或变小。

2. 右上下肢自主活动程度。是否可以抬离床面或仅在床上活动或不动。

3. 如能行走，应观察患者行走时的步态及姿势。

4. 观察患者面部表情及面部皮肤色泽、有无口舌歪斜、是否流涎、有无手足肿胀。

5. 舌象。

（二）闻诊

1. 患者应答的语音语调及流畅性是否异常。

2. 患者有无呼吸及身体异味。

（三）问诊

1. 右上下肢无力在发病时的程度，发病前有无饮酒、剧烈运动、情绪波动等诱发因素，发病后至目前有无进展加重。

2. 病程中有无头痛、呕吐、意识障碍、二便失禁、饮水呛咳。

3. 是否同时伴有气短乏力，口角流涎，自汗出，心悸便溏，嗅觉障碍、便秘、排尿障碍、睡眠异常、头痛头晕及偏身感觉异常等。

4. 是否出现肢体抽搐。

5. 做过哪些实验室和影像学检查。

6. 接受过哪些治疗，效果如何。

7. 有无"高血压""糖尿病""血脂异常""心脏病"等病史及家族史。

（四）切诊

1. 检查患者肌力、肌张力、病理征及脑膜刺激征。

2. 脉象。

【病情述要】

患者72小时前，于日常生活中突然出现右上下肢无力，不能行走、右手不能持物，但用力后可勉强抬离床面，伴有言语不利、流涎。当地医院予以川芎嗪注射液静脉输注及阿司匹林口服，未见改善。之后上述症状逐渐加重，现右上下肢已不能自行抬离床面，仅可在床面水平移动。病程中患者意识清醒，无头痛、呕吐、肢体异麻及抽搐等，伴有头昏、心慌、自汗。有“高血压”病史10年，服硝苯地平控制尚可，“糖尿病”病史5年，服二甲双胍控制不佳。

刻下症：右侧半身不遂，言语謇涩，流涎，面色㿠白，气短乏力，口角流涎，汗出心悸，右手肿胀，舌质黯淡，边有齿痕，舌苔白腻，脉沉细。

急诊颅脑CT检查：左侧基底节区低密度灶。颅脑MRI：左侧基底节区T_1低信号、T_2高信号，DWI呈高信号，提示：左侧基底节区新发梗死灶。

【诊断治疗】

诊断：中风（气虚血瘀证）。

治法：益气活血通络。

处方：脑络通（协定处方）。

药物：炙黄芪30g、赤芍12g、川芎12g、当归12g、地龙10g、葛根20g、熟大黄6g、石菖蒲8g。

7剂，水煎，早晚口服，每日1剂。

二诊：服上方7剂后，诸症均有不同程度减轻，可在他人扶持下行走，右手亦可勉强持物，但右手肿胀明显。守上方加桂枝6g、陈皮10g、细辛3g、制附片10g以温阳通脉，继服10剂。

三诊：继服10剂后右上下肢无力明显好转，言语欠流利，右手肿胀消失。嘱继续服用脑络通颗粒剂1个月。

3个月后门诊随访，患者病情稳定，言语流利，右上下肢活动正常，日常生活自理。

【临证分析】

1. 中风诊断要点有哪些？

(1)具有猝然昏仆，不省人事，半身不遂，偏身麻木，口舌歪斜，言语謇涩等临床表现。轻症仅见眩晕，偏身麻木，口舌歪斜，半身不遂等。

(2)多突然起病，好发于40岁以上年龄。

(3)发病之前多有头晕、头痛、肢体一侧麻木等先兆症状。

(4)常有眩晕、头痛、心悸等病史，病发多有情志失调、饮食不当或劳累等诱因。

(5)颅脑CT、MRI检查有助诊断

2. 该患者诊断为中风的依据是什么？

(1)老年男性，日常生活中突然起病，病程72小时。

(2) 以突发右上下肢无力为主要表现，伴有言语不利、头昏、心慌、自汗，意识清醒，无头痛、呕吐、肢体异麻及抽搐。

(3) 有高血压及糖尿病病史。

(4) 颅脑影像学有相应改变。

3. 临床诊断时，中风需要与哪些病证相鉴别?

(1) 中风与口僻：口僻又称吊线风，表现为口眼歪斜，多伴有耳后疼痛，口角流涎，无半身不遂或神志障碍等表现，多因正气不足，风邪入中脉络，气血痹阻所致，不同年龄均可罹患。中风主要表现为口舌歪斜，多伴有肢体瘫痪或偏身麻木，病由气血逆乱，血随气逆，上扰脑窍而致脑髓神机受损，且以中老年人为多。

(2) 中风与厥证：厥证也有突然昏仆、不省人事之表现，一般而言，厥证神昏时间短暂，发作时常伴有四肢逆冷，一般移时苏醒，醒后无半身不遂、口舌歪斜、言语不利等表现。

(3) 中风与痉证：痉证以四肢抽搐、项背强直，甚至角弓反张为主症，病发亦可伴神昏，但无半身不遂、口舌歪斜、言语不利等症状。需与中风闭证相鉴别。但痉证之神昏多出现在抽搐之后，而中风患者多在起病时即有神昏，而后可以出现抽搐。痉证抽搐时间长，中风抽搐时间短。

(4) 中风与痿证：痿证可以有肢体瘫痪，活动无力等类似中风之表现；中风亦有见肢体肌肉萎缩者，多见于后遗症期，由半身不遂而废用所致。但痿证以手足无力、筋脉弛缓、肌肉萎缩、筋惕肉瞤为主症，起病缓慢，无突然昏倒、不省人事、口舌歪斜、言语不利；而中风的肢体瘫痪多起病急骤，且以偏瘫不遂为主，且常有不同程度的神昏。

(5) 中风与痫证：痫证发作时起病急骤，突然昏仆，与中风相似。但痫证为阵发性神志异常的疾病，卒发仆地时常口中作声，如猪羊啼叫，四肢频抽而口吐白沫；中风则仆地无声，一般无四肢抽搐及口吐涎沫的表现。痫证为发作性疾病，其神昏多为时短暂，移时可自行苏醒，醒后一如常人，中风患者，其神昏症状严重，持续时间长，难以自行苏醒，需及时治疗方可逐渐清醒。中风多伴有半身不遂、口舌歪斜等症，亦与痫证不同。

4. 西医学哪些疾病属于中风范畴，临床需做哪些相关检查?

根据临床表现，西医学中的急性脑卒中属于中风范畴，可参照本章进行辨证论治。脑卒中可分为两类：缺血性脑卒中和出血性脑卒中。颅脑 CT、MRI 等检查可协助诊断。

缺血性脑卒中又称脑梗死，系由各种原因所致的局部脑组织血液供应障碍，导致脑组织缺血缺氧性坏死，出现相应的神经功能缺损表现。脑梗死按发病机制的不同可分为脑血栓形成、脑栓塞、腔隙性脑梗死和分水岭梗死等不同类型。其中脑血栓形成是脑梗死最常见的类型，约占全部脑梗死的 60%，多见于中老年患者，多有脑血管病的相关危险因素史，发病前可有短暂性脑缺血发作（TIA），安静休息时或睡眠中发病，迅速出现局灶性神经功能缺损症状和体征，病情可在数小时或数日内逐渐加重达高峰，多数患者意识清楚，部分患者可有头痛、呕吐、昏迷等全脑症状，颅脑 CT 早期虽正常，但对排除脑出血至关重要，多数病例 24 小时后逐渐显示低密度灶。脑栓塞多在活动中急骤起病，数秒钟或数分钟内症状达到高峰，常有心脏病史，特别是伴有心房纤颤、心脏瓣膜病、心肌梗死或心脏以外的其他栓子来源时应考虑脑栓塞。

出血性脑卒中是指引起脑实质内或脑室内或蛛网膜下腔自发性出血的疾病，常见的病因包括高血压、颅内动脉瘤、脑血管畸形破裂、颅内肿瘤出血、颅内动脉炎等以及血液病、败血症等其他系统疾病。可分为脑出血和蛛网膜下腔出血两种类型，是严重的脑血管疾病。脑出血发病急，数分钟或数小时内出现神经系统局灶定位症状和体征，常有头痛、呕吐等颅内压增高症状及不同程度的意识障碍，血压增高明显。但大面积脑梗死和脑出血，轻型脑出血与一般脑血栓形成症状相似，可行颅脑 CT 鉴别。颅内血管破裂，血液流入蛛网膜下腔，称之为蛛网膜下腔出血（SAH），一般分为外伤性和自发性两种情况，自发性又分为原发性和继发性两种类型。原发性蛛网膜下腔出血为脑底或者脑表面血管破裂，血液流入蛛网膜下腔，而继发性蛛网膜下腔出血是指脑内血肿穿破脑组织，血液流入蛛网膜下腔所致。临床以原发性蛛网膜下腔出血常见。原发性蛛网膜下腔出血主要原因为动脉瘤破裂和动静脉血管畸形，颅脑 CT 是诊断 SAH 的首选检查方法，CT 显示蛛网膜下腔内高密度影可以确诊 SAH。脑血管造影（DSA）是诊断颅内动脉瘤最有价值的方法，阳性率达 95%，可以清楚显示动脉瘤的位置、大小、与载瘤动脉的关系、有无血管痉挛等，血管畸形和烟雾病也能清楚显示。条件具备、病情许可时应尽早行全脑 DSA 检查以确定出血原因、预判病情变化及预后、确定治疗手段和方法。但由于血管造影可加重神经功能损害，导致脑缺血、动脉瘤再次破裂出血等，因此造影时机宜避开脑血管痉挛和再出血的高峰期，即出血 3 天内或 3、4 周后进行为宜。CT 血管成像（CTA）和 MR 血管成像（MRA）是无创性的脑血管显影方法，但敏感性、准确性不如 DSA。主要用于动脉瘤患者的随访以及急性期不能耐受 DSA 检查的患者。

某些硬膜下血肿、颅内肿瘤、脑脓肿等发病也较快，出现偏瘫等症状及体征，需与本病鉴别。可行颅脑 CT 或 MRI 检查有助于鉴别。

5. 解析中风的病因病机。

本病多是在内伤积损的基础上，复因劳逸失度、情志不遂、饮酒饱食或外邪侵袭等触发，引起脏腑阴阳失调，血随气逆，肝阳暴张，内风旋动，夹痰夹火，横窜经脉，蒙蔽神窍，从而发生猝然昏仆、半身不遂诸症。

（1）病因

1）内伤积损：素体阴亏血虚，阳盛火旺，风火易炽，或年老体衰，肝肾阴虚，肝阳偏亢，复因将息失宜，致使阴虚阳亢，气血上逆，上蒙神窍，或久病气血亏损，脑脉失养。气虚则运血无力，血流不畅，而致脑脉瘀滞不通；阴血亏虚则阴不制阳，内风动越，挟痰浊、瘀血上扰清窍，突发本病。正如《景岳全书·杂证谟·非风》："非风一证，即时人所谓中风证也。此证多见卒倒。卒倒多由昏愦，本皆内伤积损颓败而然，原非外感风寒所致。"非风系指猝然昏倒，神识昏愦之证，即中风。以其因内伤积损所致，而非外感风邪，故名非风。

2）劳欲过度：《素问·生气通天论》说："阳气者，烦劳则张。"烦劳过度，耗气伤阴，易使阳气暴张，引动风阳上旋，气血上逆，壅阻清窍；纵欲过度，房事不节，亦能引动心火，耗伤肾水，水不制火，阴虚而火旺，或阴不制阳则阳亢风动。引动风阳，内风旋动，则气火俱浮，或兼挟痰浊、瘀血上壅清窍脉络。

3）饮食不节：《丹溪心法·论中风》所言："湿土生痰，痰生热，热生风也。"脾失健运，过食肥甘厚腻，或饮酒过度，致使脾胃受伤，脾失运化，痰浊内生，郁久化热，痰热互结，壅滞经脉，上蒙清窍；或素体肝旺，气机郁结，克伐脾土，痰浊内生；或肝郁化火，炼津成痰，痰郁互结，挟风阳之邪，窜扰经脉，发为本病。饮食不节，脾失健运，气血生化无源，气血精微衰少，脑脉失养，再加之情志过极、劳倦过度等诱因，使气血逆乱，脑之神明不用，而发为中风。

4）情志所伤：情志过极七情所伤，肝失条达，气机郁滞，血行不畅，瘀结脑脉；暴怒伤肝，则肝阳暴张，或心火暴盛，风火相煽，血随气逆，上冲犯脑。凡此种种，均易引起气血逆乱，上扰脑窍而发为中风。尤以暴怒引发本病者最为多见。五志过极，心火暴甚，可引动内风而发卒中，其中以郁怒伤肝为多。平素忧郁恼怒，情志不畅，肝气不舒，气郁化火，则肝阳暴亢，引动心火，气血上冲于脑，神窍闭阻，遂致猝倒无知。或长期烦劳过度，精神紧张，虚火内燔，阴精暗耗，日久导致肝肾阴虚，阳亢风动。素体阳盛，心肝火旺者，亦有遇怫郁而阳亢化风，以致突然发病者。

5）气虚邪中：气血不足，脉络空虚，尤其在气候突变之际，风邪乘虚入中，气血痹阻，或痰湿素盛，形盛气衰，外风引动内风，痰湿闭阻经络，而致㖞僻不遂。本病一年四季均可发生，但与季节气候变化有关。入冬骤然变冷，寒邪入侵，可影响血脉循行。正如《素问·调经论》说："寒独留，则血凝泣，凝则脉不通……" 其次早春骤然转暖之时，正值厥阴风木主令，内应于肝，风阳暗动，也可导致本病发生。

⑵病机：中风的形成虽有上述各种原因，但其基本病机由于患者脏腑功能及阴阳失调，体内阳气亢逆从而导致内风产生，而内风与肝风内动关系最为密切，气血素虚或痰浊、瘀血内生，加之劳倦内伤、忧思恼怒、饮酒饱食、用力过度、气候骤变等诱因，而致瘀血阻滞、痰热内蕴，或阳化风动、血随气逆，导致脑脉痹阻或血溢脉外，引起昏仆不遂，发为中风。总属阴阳失调，气血逆乱。病位在脑，与心、肝、肾、脾关系密切。而其基本病机为气血逆乱，上犯于脑，脑之神明失用。脑具有主宰精神、意识思维活动的功能。人的精神活动，主要由脑所支配。如《素问·脉要精微论》云："头者，精明之府。" 中风引起的猝然昏倒、神志不清等临床表现乃是由于各种原因导致气血逆乱于脑所致。故《素问·玉机真藏论》云："春脉如弦……其气来实而强，此谓太过。太过则令人善忘，忽忽眩冒而巅疾也。"《灵枢·五乱》亦云："气乱于头，则为厥逆，头重眩仆。" 可见《黄帝内经》认为中风病变部位主要在头部。

李时珍在《本草纲目》中亦指出脑为"元神之府"。"精明""元神"均指主宰精神意识思维活动功能而言，因此可以认为神明为心脑所主。病理基础则为肝肾阴虚。因肝肾之阴下虚，则肝阳易于上亢，复加饮食起居不当，情志刺激或感受外邪，气血上冲于脑，神窍闭阻，故猝然昏仆，不省人事。病理因素主要为风、火、痰、气、瘀，其形成与脏腑功能失调有关。如肝肾阴虚，阳亢化火生风，或五志化火动风。脾失健运，痰浊内生，或火热炼液为痰。暴怒血菀于上，或气虚无力推动，皆可致瘀血停滞。四者之间可互相影响或兼见同病，如风火相煽，痰瘀互结等。严重时风阳痰火与气血阻于脑窍，横窜经络，出现昏仆、失语、㖞僻不遂。

中风病理性质多属本虚标实，上盛下虚。肝肾阴虚，气血衰少为致病之本，风、火、痰、气、瘀为发病之标，两者可互为因果。发病之初，邪气鸱张，风阳痰火炽盛，气血上菀，故以标实为主；如病情剧变，在病邪的猛烈攻击下，正气急速溃败，可以正虚为主，甚则出现正气虚脱。后期因正气未复而邪气独留，可留后遗症。

由于病位浅深、病情轻重的不同，又有中经络和中脏腑之别。轻者中经络，重者中脏腑。若肝风夹痰，横窜经络，血脉瘀阻，气血不能濡养机体，则见中经络之证，表现为半身不遂，口舌歪斜，不伴神志障碍；若风阳痰火蒙蔽神窍，气血逆乱，上冲于脑，则见中脏腑重证，络损血溢，瘀阻脑络，而致猝然昏倒，不省人事。因邪正虚实的不同，而有闭脱之分及由闭转脱的演变。闭证之中腑者，因肝阳暴亢或痰热腑实，风痰上扰，见㖞僻不遂，神志欠清，大便不通；中脏者，风阳痰火内闭神窍，脑络瘀阻，则见昏仆，不省人事，肢体拘急等闭证。因于痰火瘀热者，为阳闭；因于痰浊瘀阻者为阴闭。若风阳痰火炽盛，进一步耗灼阴精，阴虚及阳，阴竭阳亡，阴阳离决，则出现脱证，表现为口开目合，手撒肢冷，气息微弱等虚脱症状。由此可见，中风的发生，病机虽然复杂，但归纳起来不外虚（阴虚、血虚）、火（肝火、心火）、风（肝风、外风）、痰（风痰、湿痰）、气（气逆、气滞）、血（血瘀）六端。此六端多在一定条件下相互影响，相互作用。

恢复期因气血失调，血脉不畅而后遗经络形证。中脏腑者病情危重，但经积极抢救治疗，往往可使患者脱离危险，神志渐趋清醒，但因肝肾阴虚，气血亏损未复，风、火、痰、瘀之邪留滞经络，气血运行不畅，而仍留有半身不遂，口歪或不语等后遗症，一般较难恢复。

6. 该患者辨证为气虚血瘀证的依据是什么？

依据：患者脏腑功能减退，气虚无力推动血行，气不能行，血不能荣，气血瘀滞，脉络痹阻，发为中风。气虚清阳不升，不能温养头面，则面色㿠白；元气亏虚，脏腑功能减退，劳则耗气，则气短乏力；气虚毛窍疏松，外卫不固，不能摄津，则自汗出、口角流涎；气虚衰，心中空虚惕惕而动，则心悸；气虚津液输布失常，水湿浸淫肌表，则手足肿胀；舌质黯淡，舌苔白腻，边有齿痕，脉沉细，均为气虚血瘀之象。

7. 分析该患者初诊的处方用药及二诊时为何加用桂枝、陈皮、细辛、制附片。

患者初诊选用的脑络通是安徽中医药大学第一附属医院脑病中心杨文明教授治疗中风气虚血瘀证常用协定处方。杨文明教授认为中风一证气虚为本，血瘀为标，无论在急性期还是恢复期均表现为本虚标实，治疗中风应扶正祛邪，攻补兼施；特别强调固本培元，益气活血，通络开窍。处方重用大剂量黄芪为君，取其大补脾胃之元气，扶正固本，培元生气，使气旺以促血行，气血并调；臣以川芎、赤芍、当归，活血祛瘀，理气开郁，祛瘀而不伤正，并助诸药之力；佐以地龙善搜剔攻坚、逐瘀通络，葛根通经活络，熟大黄通腑解毒活血，石菖蒲开窍醒神。全方可使气旺血行以治本,祛瘀通络以治标,标本兼顾;且补气而不壅滞,活血又不伤正。共奏补气活血,通络开窍之效。二诊时虽病情好转,但右手肿胀明显,此乃元气衰弱,水湿浸淫肌表所致,守益气活血通络之方,加桂枝、陈皮、细辛、制附片以温阳化湿通脉,标本兼治,方可收效。

8. 该患者存在血虚、肢冷、腰膝酸软等症时,用药时该如何加减?

血虚甚,加白芍、鸡血藤、大枣以补血;肢冷,阳失温煦,加桂枝、附子、细辛温经通脉;腰膝酸软,加熟地、桑寄生、杜仲、怀牛膝以壮筋骨,强腰膝。

9. 如该患者未能及时治疗,病情延误,病机可能会如何转化?

本病病理性质多属本虚标实。肝肾阴虚,气血衰少为致病之本,风、火、痰、气、瘀为发病之标,两者可互为因果。发病之初,邪气鸱张,风阳痰火炽盛,气血上菀,故以标实为主;如病情剧变,在病邪的猛烈攻击下,正气急速溃败,可以正虚为主,甚则出现正气虚脱。后期因正气未复而邪气独留,可留后遗症。

【知识拓展】

中风是中医学对急性脑血管病的统称,它以猝然昏仆、不省人事、口舌歪斜、言语不利、偏身不遂为主要症状的一类脑部血液循环障碍性疾病。本病相当于西医学的脑卒中,脑卒中可分为两大类,即缺血性脑卒中和出血性脑卒中,缺血性脑卒中分为可逆性缺血性神经功能缺失、进展性卒中、完全性卒中。出血性脑卒中分为脑实质出血、脑室出血和蛛网膜下腔出血。其中脑实质出血包括基底节区出血、丘脑出血、脑叶出血、脑干出血、小脑出血等。

缺血性脑卒中治疗原则为挽救生命、降低致残率、预防复发、提高生活质量。急性期的治疗原则为尽早改善脑缺血区的血液循环、促进神经功能恢复。一般治疗措施包括维持生命功能和防治并发症。治疗和管理措施包括:脑卒中单元、溶栓治疗、抗血小板聚集治疗、细胞保护治疗、血管内治疗、外科手术治疗和康复治疗等。急性缺血性卒中患者发病4.5小时内,静脉应用重组组织型纤溶酶原激活剂溶栓治疗;发病6小时内的缺血性中风患者,如不能使用重组组织型纤溶酶原激活剂可考虑静脉给予尿激酶。非心源性缺血性中风,大部分患者需要给予抗血小板药物,急性期予阿司匹林、氯吡格雷联合应用。对于既往或(和)发病时有房颤的缺血性中风患者,可使用华法林、低分子肝素、达比加群、利伐沙班等药物进行抗凝治疗。

出血性卒中治疗包括脱水降颅压、手术治疗等,动脉瘤破裂造成的蛛网膜下腔出血患者可以采用脱水降颅压、止血、抗脑血管痉挛、动脉瘤夹闭手术、动脉瘤介入等治疗，脑血管畸形患者需要行手术切除或者介入治疗或伽马刀治疗。

缺血性中风与出血性中风治疗方法虽有不同，但无论是缺血性中风或出血性中风，在患者生命体征稳定的情况下，都应积极进行康复治疗。

中医治疗的精髓是辨证论治，针对不同患者、不同病理阶段、不同并发症，予以辨证施治，加减变化、灵活组方，通常能取得较好的临床疗效。中风的中医药治疗历代积累了丰富的经验，无论单味中药还是复方制剂对中风均有良好的治疗效果。近年来许多研究者重点对单味中药进行了有效成分的分析研究，取得了一定的成果。与此同时复方制剂在治疗中风方面针对中风病的多环节、多机制、多靶点具有优势，发挥了较好的临床效应。而中西医治疗中风各有所长，治疗应中西医并举，发挥各自的优势，使其治疗达到互补、协同。中医药治疗脑卒中，从不断追求临床疗效的提高逐步深入到作用机制的解码研究，已证实中医药具有多环节、多靶点治疗中风，发挥多作用途径的特点，符合脑卒中病理生理复杂的发展过程。

新安医家诊治中风方面具有独特的优势，其中“固本培元”治法是其特色治法，明代新安医家汪机提出“营卫一气说”“参芪双补说”，开创了新安医学“固本培元”理论的基础，其后不断得到发展。新安医学“固本培元”治法强调培补人体元气，着力调动自身正气的愈病能力。汪机认为中风病因以气虚为主，气不生血。《石山医案·身麻》中记载：“一妇或时遍身麻木，则懵不省人事，良久乃苏。医做风治，用乌药顺气散，有用小续命汤，病益甚。邀余诊之，脉皆浮濡缓弱。曰：此气虚也。麻者，气忢行迟，不能接续也。如人久坐膝屈，气道不利，故伸足起立而麻木是也。心之所以养者血，所藏者神。气运不利，血亦罕来，由心失所养而昏懵也。遂用参、芪各二钱，归身、茯苓、门冬各一钱，黄芩、陈皮各七分，甘草五分，煎服而愈。”汪机指出，中风身麻、不省人事乃由气虚所致，而气虚又会导致“气运不利，血亦罕来”。所以其在治法上倡导补气，提出用参芪双补。这是汪机用参芪的独到之处。因此，汪机在中风的治法上提倡治以补气为主，兼以补血养阴。《孙文垣医案》中，新安医家孙一奎根据“治痰先顺气，治风先活血”治疗原则，在治疗“潘见所公半身不遂”的案例中，依次选用“乌药顺气散；二陈汤加全蝎、僵蚕、天麻、黄芩、石菖蒲、红花、秦艽；归芍六君子汤加红花、钩藤、天麻、竹沥、姜汁；天麻丸兼服全鹿丸”。新安医家汪昂认为“真气先虚”，首创治风三法。《医方集解》曰：“治风有解表、攻里、行中道三法，内外证俱有者，先解表而后攻里是也。若愈风解表而风药太多，三化攻里而全用承气，则非中证所宜也。”“气能生血，故用白术、茯苓、甘草补气以壮中枢，脾运湿除，则乎足健矣。”此方体现了行补气固本培元之法。

【临证精要】

一、辨证要点

1. 辨中经络、中脏腑 中经络者系中风之轻证，病在经络。虽有半身不遂、口舌歪斜、语言不利，但一般无神志改变；中脏腑系中风之重症，病在脏腑，有神志改变，如昏不知人，或神志不清，伴见肢体不用，根据发病情况，又有闭证和脱证之别。

2. 辨闭证、脱证 闭证为邪实内闭，属实证，因邪气内闭清窍所致，症见神志昏迷、牙关紧闭、口噤不开、两手握固、大小便闭，肢体强痉等。此外，还有阴竭阳亡之分，并可相互关联。闭证常见于骤起，脱证则由闭证恶变转化而成。并可见内闭外脱之候。脱证为阳气暴脱，属虚证，乃为五脏真阳散脱，阴阳即将离决之候，可见神志昏愦无知、目合口开、四肢松懈瘫软、手撒肢冷汗多、二便自遗、鼻息低微，脉细微等。

3. 辨阳闭、阴闭 有热象者，称为“阳闭”，阳闭有瘀热痰火之象，如面赤身热、气粗鼻鼾、口臭、躁动不宁、喉中痰鸣、声如拽锯、便秘溲黄、舌苔黄腻、舌绛干，甚则舌体卷缩，脉弦滑而数。无热象者，称为“阴闭”，阴闭有寒湿痰浊之征，如静卧不烦、面白唇紫、痰涎壅盛、四肢不温、舌苔白腻、脉沉滑或缓等。

4. 辨病期 根据病程长短，分为三期。急性期为发病后二周以内，中脏腑可至发病后一个月；恢复期指发病二周后或一个月至半年内；后遗症期指发病半年以上。

二、治疗原则

中经络以平肝息风，化痰祛瘀通络为主。中脏腑闭证，治当息风清火，豁痰开窍，通腑泄热；脱证急宜救阴回阳固脱；对内闭外脱之证，则须醒神开窍与扶正固脱兼用。恢复期及后遗症期，多为虚实兼夹，当扶正祛邪，标本兼顾，平肝息风，化痰祛瘀与滋养肝肾，益气养血并用。

三、他型证治

中风急性期治疗重在祛邪，佐以扶正，以醒神开窍、化痰通腑、平肝息风、化痰通络为主要治法。

1．中脏腑

（1）痰热内闭证

症状：神志昏迷，半身不遂，口舌歪斜，言语謇涩或不语，鼻鼾痰鸣，或肢体拘急，或躁扰不宁，或身热，或口臭，或抽搐，或呕血，舌质红、舌苔黄腻，脉弦滑数。

病机分析：患者肝阳素旺，横逆犯脾，脾运失司，内生痰浊，痰郁化热，风夹痰热上犯于脑，气血逆乱，清窍闭塞，神机失用，发为中风。肝阳暴张，阳升风动，气血上逆，挟痰火上蒙清窍，则意识障碍、鼻鼾痰鸣；痰湿夹内生之风，走窜经络，脉络不畅，则半身不遂、口舌歪斜、言语謇涩或不语、肢体拘急；热盛，迫血妄行，则呕血；风火痰热之邪，内闭经络，则躁扰不宁，或身热，或口臭，或抽搐，舌质红、舌苔黄腻，脉弦滑数。

治法：清热化痰，醒神开窍。

常用方药：急用至宝丹或安宫牛黄丸醒神开窍、清热涤痰，并用羚羊角汤清肝降火，滋阴潜阳，或羚角钩藤汤平肝息风、清热止痉。至宝丹以开窍化浊为主，用于痰热内闭，昏厥惊痫之证，为中风阳闭醒神开窍的首选药物；安宫牛黄丸重在清心解毒，用于高热昏谵、烦扰惊厥之证，对阳闭热象较甚者尤为适宜。急救苏醒或意识改善后可用羚羊角汤或羚角钩藤汤投之。

1）羚羊角汤（《医醇賸义》）。羚羊角粉（冲）（水牛角代）、生石决明（先煎）、夏枯草、菊花、龟板（先煎）、生地黄、白芍、牡丹皮、柴胡、薄荷、蝉蜕、红枣。

方药解析：羚羊角清肝息风；配以菊花、夏枯草、蝉蜕凉肝息风，清肝泻火；薄荷、柴胡疏解肝经郁热；牡丹皮清热凉血，活血散瘀。白芍、龟板、生地黄、石决明潜阳育阴。红枣养血安神，顾护中焦。

2）羚角钩藤汤（《重订通俗伤寒论》）。羚羊角粉（冲）（水牛角代）、桑叶、川贝、生地黄、钩藤、菊花、茯神、白芍、甘草、竹茹。

方药解析：羚羊角、钩藤清肝息风；生地黄、菊花、茯神、白芍、竹茹、桑叶、川贝、甘草则凉血柔肝，养阴增液，舒筋缓急，清热化痰。

加减：若痰热阻于气道，喉间痰鸣，可服竹沥水、猴枣散以豁痰镇惊；肝火旺盛，面红目赤，脉弦劲有力，宜加龙胆草、山栀子、代赭石、磁石；腑实热结，腹胀便秘，苔黄厚，加生大黄、元明粉、枳实；痰热伤津，舌质干红，苔黄糙者，加沙参、麦冬、石斛、生地黄。

(2)痰蒙清窍证

症状：意识障碍，半身不遂，口舌歪斜，言语謇涩或不语，痰鸣漉漉，面白唇黯，肢体瘫软，手足不温，静卧不烦，二便自遗，舌质紫黯，苔白腻，脉沉滑缓。

病机分析：患者嗜酒肥甘，饥饱失宜，脾失健运，聚湿生痰，湿痰内蕴，夹内生之风，蒙闭清窍，脑髓血脉受损，神气伏匿不出，发为中风。痰湿偏盛，风挟痰湿，上蒙清窍，内闭经络，则意识障碍；痰湿夹内生之风，走窜经络，脉络不畅，则半身不遂、口舌歪斜、言语謇涩或不语；痰湿属阴，故静卧不烦；痰湿阻滞阳气，不得温煦，则手足不温、面白唇黯；痰鸣漉漉、舌质紫黯、苔白腻、脉沉滑缓，均为痰浊之象。

治法：燥湿化痰，醒神开窍。

常用方药：涤痰汤(《奇效良方》)。胆南星、半夏、枳实、茯苓、橘红、人参、石菖蒲、竹茹、甘草。

方药解析：胆南星、半夏、橘红利气燥湿而祛痰；石菖蒲开窍通心，枳实破痰利膈，竹茹清燥开郁，使痰消火降；人参、茯苓、甘草补心益脾而泻火；诸药共凑燥湿化痰，醒神开窍功效。

加减：兼有动风者，加天麻、钩藤以平息内风；有化热之象者，加黄芩、黄连；见戴阳证者，属病情恶化，宜急进参附汤、白通加猪胆汁汤救治。

(3)元气败脱证

症状：昏愦不知，目合口开，四肢松懈瘫软，肢冷汗多，二便自遗，舌体卷缩，舌质紫黯，苔白腻，脉微欲绝。

病机分析：痰热内闭日久，耗伤正气，元气败脱。阳浮于上，阴竭于下，阴阳有离绝之势，正气虚脱，心神颓败，则昏愦不知、目合口开、二便自遗、舌卷缩；阴精欲绝，阳气暴脱，则汗多不止、四肢厥冷、脉微欲绝。

治法：益气回阳固脱。

常用方药：参附汤(《妇人良方大全》)。人参、附子。

方药解析：人参、附子补气回阳。

加减：若阴不恋阳，阳浮于外，津液不能内守，汗泄过多者，可加龙骨、牡蛎敛汗回阳；若阴精耗伤，舌干，脉微者，加玉竹、黄精以救阴护津。

2. 中经络

(1) 风火上扰证

症状：半身不遂，口舌歪斜，言语謇涩或不语，偏身麻木，眩晕头痛，面红耳赤，口苦咽干，心烦易怒，尿赤便干，舌质红绛，舌苔黄腻而干，脉弦数。

病机分析：患者肝郁化火，阳亢风动，风火相煽，气血逆乱，直冲犯脑，发为中风。情志不畅，肝气不舒，气郁化火，肝阳上亢，则眩晕头痛；阳升则面红耳赤；火扰心神，灼伤津液，胆汁外溢，则心烦易怒、口苦咽干、尿赤便干；舌红少苔，脉细数或弦细，则是肝郁化火之象。

治法：清热平肝，潜阳息风。

常用方药：天麻钩藤饮（《杂病证治新义》）。天麻、钩藤（后下）、石决明（先煎）、山栀、黄芩、川牛膝、杜仲、益母草、桑寄生、首乌藤、朱茯神。

方药解析：天麻、钩藤平肝息风，石决明咸寒质重，平肝潜阳，兼能除热明目，加强天麻、钩藤平肝息风之力；川牛膝引血下行，并能活血利水，杜仲、寄生补益肝肾以治本；山栀、黄芩清肝降火，以折其亢阳；益母草合川牛膝活血利水，有助平降肝阳；首乌藤、朱茯神宁心安神。

加减：有胸闷，恶心，苔腻者，加陈胆南星、郁金化痰清心；头痛较重，加羚羊角、夏枯草以清肝息风；腿足重滞，重用桑寄生、杜仲增强补益肝肾之效。

(2) 风痰阻络证

症状：半身不遂，口舌歪斜，言语謇涩或不语，偏身麻木，头晕目眩，痰多而黏，舌质黯淡，舌苔薄白或白腻，脉弦滑。

病机分析：患者肝风夹痰瘀上扰清窍，气血逆乱，脑脉痹阻，经络不畅，发为中风，出现半身不遂，口舌歪斜，言语謇涩或不语，偏身麻木。痰浊蒙蔽清阳，则眩晕；痰浊中阻，浊阴不降，气机不利，故痰多而黏；舌质黯淡，舌苔薄白或白腻，脉弦滑，是为风痰阻络之象。

治法：息风化痰通络。

常用方药：

1) 化痰通络汤（经验方）。法半夏、橘红、枳壳、川芎、红花、远志、石菖蒲、茯神、党参、丹参、炙甘草。

方药解析：法半夏、橘红、茯神、枳壳化痰祛湿，丹参、川芎、红花活血行瘀；石菖蒲、远志交通心肾，党参、炙甘草补气健脾以增强运化之力，有助于祛除痰湿之邪，枳壳理气宽中，达到治痰先治气，气顺痰自消之效。诸药合用，标本兼治，痰浊化，瘀血散，脉络通则诸症除。

2）半夏白术天麻汤（《医学心悟》）合桃红四物汤（《医宗金鉴》）。半夏、天麻、白术、茯苓、陈皮、甘草、生姜、大枣、桃仁、红花、当归、川芎、白芍、熟地。

方药解析：半夏燥湿化痰、降逆止呕，天麻平肝息风潜阳，两者合用，为治风痰眩晕头痛之要药，此所谓“足太阴痰厥头痛，非半夏不能疗；眼黑头眩，风虚内作，非天麻不能除”。白术、茯苓健脾祛湿、治痰之源，陈皮理气化痰，使气顺痰自消。桃仁、红花活血化瘀，当归、川芎、白芍、熟地补血、活血。煎加姜、枣调和脾胃，生姜兼制半夏之毒，甘草调和诸药。

加减：语言不清者，再加石菖蒲、远志祛痰宣窍；舌紫有瘀斑，脉细涩者，可加三七、赤芍、水蛭等活血化瘀。

（3）痰热腑实证

症状：半身不遂，口舌歪斜，言语謇涩或不语，偏身麻木，腹胀便干便秘，头痛目眩，咳痰量多，舌质黯红，苔黄腻，脉弦滑或偏瘫侧弦滑而大。

病机分析：患者痰热上扰清窍，阻滞中焦，气机升降失常，腑气不通，发为中风，出现半身不遂，口舌歪斜，言语謇涩或不语等。实热内结，胃肠气滞，腑气不通，则腹胀便干便秘；痰热上蒙清窍，清阳不升，则头痛目眩；痰浊中阻，浊阴不降，气机不利，则咳痰量多；舌质黯红，苔黄腻，脉弦滑或偏瘫侧弦滑而大，均为痰热腑实风痰上扰之象。

治法：化痰通腑。

常用方药：

1）星蒌承气汤（《临床中医内科学》）。胆南星、全瓜蒌、大黄、芒硝。

方药解析：胆南星清热化痰，息风定惊；全瓜蒌清热涤痰，宽胸散结，润燥滑肠；大黄泻热通肠，凉血解毒，逐瘀通经；芒硝泻热通便，润燥软坚，清火消肿。

2）大承气汤（《伤寒论》）。大黄后下、芒硝冲服、枳实、厚朴。

方药解析：大黄苦寒通降，泄热通便，荡涤胃肠实热积滞；芒硝咸寒润降，泻热通便，软坚润燥；厚朴下气除满；枳实行气消痞。

加减：头痛，眩晕严重者，加钩藤、菊花、珍珠母平肝降逆；烦躁不安，口干，舌红，加生地黄、北沙参、首乌藤养阴安神。

（4）阴虚风动证

症状：半身不遂，口舌歪斜，言语謇涩或不语，偏身麻木，眩晕耳鸣，手足心热，咽干口燥，舌质红而体瘦，少苔或无苔，脉弦细数。

病机分析：患者肝肾阴虚，风阳内动，风痰瘀阻经络，发为中风。肾精不足，不能上充于脑，则眩晕；肾开窍于耳，肾虚则耳鸣；肾阴不足，失于滋润，虚火内扰，则手足心热，咽干口燥；舌质红而体瘦，少苔或无苔，脉弦细数，为阴虚之象。

治法：滋阴息风。

常用方药：

镇肝熄风汤（《医学衷中参西录》）。生龙骨（先煎）、生牡蛎（先煎）、代赭石（先煎）、龟板（先煎）、怀牛膝、白芍、玄参、天冬、川楝子、生麦芽、茵陈、甘草。

方药解析：方中白芍、玄参、天冬滋阴柔肝息风；生龙骨、生牡蛎、龟板、代赭石镇肝降逆；怀牛膝归肝肾经，入血分，性善下行，故重用以引血下行，并有补益肝肾之效；茵陈、川楝子、生麦芽以清泄肝热，疏肝理气。玄参、天冬滋阴清热，合龟板、白芍滋水以涵木，滋阴以柔肝；肝为刚脏，性喜条达而恶抑郁，故又以茵陈、川楝子、生麦芽清泄肝热，疏肝理气。甘草调和诸药，合生麦芽能和胃安中。

加减：痰热较重，苔黄腻，泛恶，加胆南星、竹沥、川贝母清热化痰；阴虚阳亢，肝火偏旺，心中烦热，加栀子、黄芩清热除烦；血虚明显者，加当归、阿胶以补血。

3. 常见变证的治疗 临床常见的中风变证有中风痫病、中风失眠、中风多寐、中风郁病、中风痴呆、中风呃逆、中风泄泻、中风二便失禁、中风淋证、中风发热、中风咳嗽、中风压疮、中风手胀、中风股肿等。中风急性期重症患者常伴有顽固性呃逆、呕血等变证，需及时救治。

（1）顽固性呃逆

1）如呃声沉闷有力，舌苔白润，脉迟缓或弦紧为特点，予丁香柿蒂散（丁香、柿蒂、人参、茯苓、陈皮、半夏、高良姜、甘草、生姜）以温中益气、降逆止呃。

2）如呃声短促不连续，神昏烦躁，舌质红或红绛，苔黄燥或少苔，脉细数者，予人参粳米汤（西洋参、粳米）以益气养阴，和胃降逆。

3）如呃声洪亮有力，口臭烦躁，甚至神昏谵语，便秘尿赤，腹胀，舌红苔黄燥起芒刺，脉滑数或弦滑而大者，予大承气汤（生大黄、芒硝、厚朴、枳实）以通腑泄热，和胃降逆。

4）如烦热症状减轻，但仍呃声频频，予平逆止呃汤（刀豆、青皮、枳壳、旋覆花、半夏、枇杷叶、莱菔子、鲜姜等）以和胃理气降逆。

5）口服中药疗效欠佳者，可选双侧足三里进行穴位注射（甲氧氯普胺、山莨菪碱、氯丙嗪等）。

(2)呕血：呕血，神识迷蒙，面红目赤，烦躁不安，便干尿赤，舌质红苔薄黄，或少苔、无苔，脉弦数者，予犀角地黄汤(水牛角、生地黄、赤芍、牡丹皮，配用三七粉、生大黄粉等鼻饲)以凉血止血，如出现高热不退，可予紫雪散以清热凉血。

4. 恢复期 中风急性期经抢救治疗，若患者神志渐清，痰火渐平，饮食稍进，渐入恢复期，但后遗症有半身不遂、口舌歪斜、言语謇涩或失音等。此时仍须积极治疗并加强护理。药物治疗根据病情可采用标本兼顾或先标后本等治法。治标宜搜风化痰，通络行瘀；肝阳偏亢者，可采用平肝潜阳法。治本宜补益气血，滋养肝肾或阴阳并补。

(1)风痰瘀阻证

症状：口舌歪斜，舌强语謇或失语，半身不遂，肢体麻木，苔滑腻，舌黯紫，脉弦滑。治法：搜风化痰，行瘀通络。

常用方药：解语丹(《永类钤方》)。白附子、石菖蒲、远志、天麻、全蝎、羌活、僵蚕、木香、胆南星。

方药解析：白附子、天麻、全蝎、僵蚕、羌活、胆南星息风化痰，石菖蒲、远志化痰宣窍，木香疏畅气机。

加减：痰热偏盛者，加全瓜蒌、竹茹、川贝母清化痰热；兼有肝阳上亢，头晕头痛，面赤，苔黄舌红，脉弦劲有力，加钩藤、石决明、夏枯草平肝息风潜阳；咽干口燥，加天花粉、天冬养阴润燥。

(2)气虚络瘀证

症状：肢体偏枯不用，舌强语謇或失语，面色萎黄，舌质淡紫或有瘀斑，苔薄白，脉细涩或细弱。

治法：益气养血，化瘀通络。

常用方药：脑络通(协定处方)。炙黄芪、赤芍、川芎、当归、地龙、葛根、熟大黄、石菖蒲。

方药解析：重用炙黄芪，取其大补脾胃之元气，固本培元生气，气旺则血行；川芎、赤芍、当归，活血祛瘀，理气开郁；地龙善搜剔攻坚、逐瘀通络，葛根通经活络、熟大黄通腑解毒活血，石菖蒲开窍醒神。全方补气而不壅滞，活血又不伤正，共奏补气活血通络之效。

加减：气虚甚，加党参，或重用炙黄芪 60~120g 以大补元气；血瘀甚者，加全蝎、土鳖虫、水蛭等虫类药息风逐瘀通络；兼挟痰浊者，加全瓜蒌、半夏、陈皮以化痰。

(3)肝肾亏虚证

症状：半身不遂，患肢僵硬，拘挛变形，舌强不语，或偏瘫，肢体肌肉萎缩，舌红脉细，或舌淡红，脉沉细。

治法：滋养肝肾。

常用方药：左归丸(《景岳全书》)合地黄饮子(《圣济总录》)。熟地黄、山药、枸杞子、山茱萸、牛膝、菟丝子、鹿胶、龟胶、巴戟天、石斛、肉苁蓉、附子、五味子、肉桂、茯苓、麦冬、菖蒲、远志。

方药解析：熟地黄，滋肾益精，以填真阴；龟胶与鹿胶峻补精髓，其中龟胶偏于补肝肾之阴，鹿胶偏于益精养血补肾阳，两胶并用，益稍补髓；山茱萸养肝滋肾，涩精敛汗；枸杞子补肾养精，清肝明目；巴戟天、肉苁蓉、菟丝子助阳益阴，补肾固精；山药补脾益阴，滋肾固精；牛膝益肝肾，强腰膝，健筋骨；麦冬、石斛、五味子以助滋阴敛液；菖蒲、远志、茯苓交通心肾，宣窍化痰；诸药配伍，有滋阴补肾，养精益髓之效。

加减：若腰酸腿软较甚，加杜仲、桑寄生补肾壮腰；肾阳虚者，加淫羊藿温补肾阳；兼有痰浊者，加半夏、陈皮、郁金化痰开窍。

四、中成药治疗

1. 脑心通胶囊 由黄芪、赤芍、丹参、当归、川芎、桃仁、红花、醋乳香、醋没药、鸡血藤、牛膝、桂枝、桑枝、地龙、全蝎、水蛭组成。益气活血，化瘀通络。用于气虚血瘀、脉络阻滞所致中风。

2. 银杏酮酯分散片 主要为银杏叶提取物银杏酮酯。活血化瘀。用于血瘀所致中风。

3. 华佗再造丸 主要成分为川芎、吴茱萸、冰片等。活血化瘀，化痰通络，行气止痛。用于痰瘀阻络之中风。

4. 安宫牛黄丸 由牛黄、水牛角、麝香、珍珠、朱砂、雄黄、黄连、黄芩、栀子、郁金、冰片组成。清热解毒，镇惊开窍。用于中风昏迷。

五、其他疗法

(一) 针灸治疗

包括体针、头皮针、项针、耳针、眼针、舌针、手针、穴位注射和艾灸等治疗方法。

1. 体针疗法 适用于中风各期和各种症状。肢体瘫痪者，常取肩髃、臂臑、曲池、手三里、合谷、肩髎、天井、外关、髀关、伏兔、梁丘、足三里、解溪、内庭、环跳、风市、阳陵泉、悬钟、丘墟、秩边、殷门、委中、承山、申脉等穴位，用毫针补法。闭证者，取督脉和十二井穴为主，平肝息风，开窍启闭，用毫针泻法或点刺出血。脱证者，取任脉经穴为主，用大艾炷灸之。口舌歪斜为主者，取地仓、颊车、哑门、合谷及通里、廉泉、承浆、风池。语言障碍为主者，取曲鬓、悬厘、颔厌、率谷等穴。视力障碍、视野缺损者，取头临泣、目窗、玉枕。胸腹腰背疼痛者，取正营、承灵。足部疼痛，取百会、前顶。痴呆和精神症状者，取百会、前顶、四神聪、神庭。小便失禁者，取百会透后顶。腕、指关节不能活动者，取百会、双侧太冲用泻法，取曲池、合谷、外关、中脘、中泉用补法。踝、趾关节畸形者，足外翻补照海、泻申脉，足内翻泻照海、补申脉。

2. 头皮针疗法 适用于中风各期和各种症状。肢体瘫痪者，取顶中线、顶颞前斜线，上肢取中 1/3，下肢取上 1/3。肢体麻木，取顶中线、顶颞后斜线，头面部取下 1/3，上肢取中 1/3，下肢取上 1/3。口舌歪斜，取顶颞前斜线下 1/3。语言不利，取额中线、颞前线及顶颞前斜线下 1/3。头痛，取额中线、颞前线及颞后线。中风后眩晕，取颞后线、枕下旁线。视觉障碍，取枕上旁线。共济失调，取枕下旁线。伴小便失禁，取顶中线。

3. 眼针疗法 适宜于中风各期。偏瘫者，取上焦区、下焦区。口舌歪斜者，取双上焦区。上肢不能举者，取上焦区。并发呃逆者，取中焦区。并发小便失禁者，取下焦区、肝区、肾区。合并高血压者，取双侧肝区。合并冠心病者，取上焦区、心区。

4. 穴位注射疗法 适宜于中风后恢复期及后遗症期肢体偏瘫。常取合谷、曲池、内关、外关、肩髃、足三里、上巨虚、太冲、解溪、昆仑、阳陵泉、三阴交等穴，一般在局部消毒后，用注射器刺入穴位，提插得气后，选择丹参注射液、香丹注射液、川芎嗪注射液、当归注射液、维生素 B_1 注射液、维生素 B_{12} 注射液、腺苷钴胺等其中一种药物注入穴位，每个穴位的注入药量为 0.5ml，穴位注射选穴每次以 1~2 个穴位为宜，最多不超过 4 个穴位，并宜选用肌肉丰满的部位进行穴位注射。

5. 艾灸疗法 适宜于中风各期。一般用艾炷置于穴位上点燃，或用艾条点燃后熏灸穴位。中风艾灸穴位：百会、风池、肩井、关元、曲池、足三里、悬钟。上肢瘫痪加肩髃、外关、合谷，下肢瘫痪加伏兔、阳陵泉，舌謇不语加廉泉，口舌歪斜加地仓、下关、颊车。

6. 舌针疗法

主穴(舌针)：心穴(位于舌面尖部，顶尖后 5 分，单穴)、肝穴(位于舌面后

1/3 处，边缘向内 5 分，2 穴）、脾穴（位于舌面中央处旁左右分开 4 分，2 穴）、肾穴（位于舌面中央后 3 分，外开 4 分，2 穴）、聚泉（位于舌面中央处）、金津、玉液。

配穴：根据辨证与循经进行配穴，肝阳暴亢型配肩髃、臑会、曲池、外关、合谷、髀关、足三里、三阴交、太冲；风痰阻络型配风池、肩髃、臑俞、曲池、外关、髀关、足三里、丰隆、解溪；痰热腑实型配大椎、肩髃、曲池、支沟、合谷、风市、梁丘、丰隆、太冲；气虚血瘀型配肩内陵、手三里、孔最、太渊、髀关、血海、足三里、三阴交、太溪；阴虚风动型配肩贞、少海、支正、后溪、髀关、伏兔、阴陵泉、三阴交、太溪、太冲。

（二）推拿治疗

依据辨证论治原则，根据肢体功能缺损程度和状态进行中医按摩循经治疗，可使用不同手法以增加全关节活动度、缓解疼痛、抑制痉挛和被动运动等。避免对痉挛组肌肉群的强刺激，是偏瘫按摩中应注意的问题。按摩手法常用揉法、捏法，亦可配合其他手法如弹拨法、叩击法、擦法等。

（三）熏洗疗法

中风常见肩手综合征、偏瘫痉挛状态、偏瘫侧手部或同时见到偏瘫侧手、足部的肿胀，按之无凹陷，似肿非肿，实胀而非肿。可予中药熏洗方（炙黄芪、生黄芪、杜仲、桑枝、桃仁、怀牛膝、桂枝、郁金、红花、川花椒、当归）局部熏洗患肢，根据病情每日 1~2 次或隔日 1 次。

（四）康复训练

中风康复的可以考虑以下几种方式：①物理疗法，可以做一些按摩、牵引、针灸、理疗等。②运动疗法，活动关节和骨骼，增强肌力训练，同时矫正姿势，促进患者功能康复。③心理康复治疗，对卒中后抑郁患者，在药物治疗的同时，多与患者多进行沟通交流，鼓励患者正确对待疾病，树立战胜疾病的信心。

康复训练内容包括良肢位设定、被动关节活动度维持训练、体位变化适应性训练、平衡反应诱发训练、抑制痉挛训练、语言康复训练、吞咽功能训练等。

1. 手部功能训练 包括双手上举训练和手腕指关节训练，训练时要注意适量以及关节的充分伸展。

2. 卧位训练 锻炼患者翻身和坐起动作，以及卧姿和坐姿的相互变换。

3. 日常活动训练 训练患者日常动作，比如吃饭，穿衣，洗脸和刷牙等日常行为。

4. 关节运动训练 对各关节进行缓慢、平稳、不引起疼痛的被动运动、助力运动或无阻力的主动运动。

5. 行走功能训练 训练到患者能够用双腿支持自己的身体,可以保持站立姿势以及进行一些走动。训练时做好保护,防止患者突然摔倒。

六、护理调摄

朱丹溪提出:“眩晕者,中风之渐也。”元代罗天益在《卫生宝鉴·中风门》指出:“凡大指、次指麻木或不用者,三年中有中风之患。”明代李用粹在《证治汇补·预防中风》中也强调:“平人手指麻木,不时眩晕,乃中风先兆,须预防之。宜慎起居,节饮食,远房帏,调情志。”以上论述均表明,应识别中风先兆,及时处理,以预防中风发生。平时在饮食上宜食清淡易消化之物,忌肥甘厚味、辛辣刺激之品,并禁烟酒,要保持心情舒畅,做到起居有常,饮食有节,避免疲劳,以防止卒中和复中。

加强口腔护理,每日以银花甘草液口腔护理 1~2 次。有义齿的患者,饭后及睡前将义齿取下,刷洗干净后放在清水中浸泡。中脏腑脱证口张者,用生理盐水纱布覆盖口腔。如口噤不开可用开口器以乌梅、南星研末擦舌。有舌后坠者可应用舌钳或口咽通气管,及时清除痰涎,喂服或鼻饲中药时应少量多次频服。恢复期要加强偏瘫肢体的被动活动,进行各种功能锻炼,并配合针灸、推拿、理疗等。偏瘫严重者,防止患肢受压而发生变形。语言不利者,宜加强语言训练。长期卧床者,保护局部皮肤,防止发生压疮。

部分患者出现记忆力减退、反应迟钝、呆滞等,对康复锻炼配合不主动,康复锻炼效果差。应积极向患者及家属讲解疾病的发生发展及转归,使其了解早期进行康复锻炼的重要性和必要性;多与患者沟通交流,制订可行的康复训练计划和分阶段目标,积极指导康复锻炼;鼓励病友间沟通、交流,争取亲友等社会支持。

中风的预防,在于慎起居、节饮食、远房帏、调情志。慎起居,是指生活要有规律,注意劳逸适度,重视进行适宜的体育锻炼。节饮食是指避免过食肥甘厚味、烟酒及辛辣刺激食品。远房帏是指节制性生活。调情志是指经常保持心情舒畅,稳定情绪,避免七情伤害。

重视先兆症的观察,并积极进行治疗是预防中风发生的关键。加强护理是提高临床疗效、减少合并症、降低死亡率和病残率的重要环节。急性期患者宜卧床休息,尤其是中脏腑患者要密切观察病情,重点注意神志、瞳神、气息、脉象等情况，以了解闭、脱的转化。保持呼吸道通畅和肠道的通畅。防止肺部、口腔、皮肤、会阴等部位感染。语言不利者，宜加强语言训练，循序渐进。病情稳定后，可配合推拿及功能训练，并指导患者自我锻炼，促进患肢功能的恢复。

病情急重者，应保持安静、卧床休息，避免长途搬动。进行必要处理时，动作要轻，尽量减少或避免振动。严格控制探视，禁止打扰患者。昏迷患者取卧位或头部侧转，有义齿者须取出，同时松解衣领。保持二便通畅，尿潴留或尿失禁时宜留置导尿，必要时行膀胱冲洗。大便秘结者用麻仁丸口服，或番泻叶开水泡服，或中药大承气汤灌肠。

保持呼吸道通畅，及时清理口腔内的分泌物和呕吐物，取出义齿，头偏向一侧，防止窒息并做好吸痰的准备。痰多而咳嗽困难者勤翻身拍背，应用超声雾化以利于痰液排出，属痰热证者可给予鲜竹沥清热化痰，同时备气管切开包，必要时气管切开。

皮肤护理，床铺要保持清洁、平整、干燥、无碎屑，有大小便失禁、呕吐及汗出较多等情况者应及时擦洗干净，被服随湿随换，尿失禁者可给予留置导尿，保持会阴部清洁干燥。卧床患者每隔 2~4 小时翻身、拍背一次，也可应用气垫床，受压部位及骨骼隆突处给予红花油或栀子酒局部按摩以活血通络，促进气血流通。

饮食护理，饮食宜清淡，吞咽困难或昏迷者，视病情鼻饲。给予低脂、低盐、低糖、高维生素饮食，多食豆制品、银耳、黑木耳、蘑菇、芹菜、洋葱、鱼类、草莓、山楂、核桃等，禁烟酒及肥甘辛辣之品。有饮水呛咳、吞咽困难者，给予流质或半流质小口慢慢喂下，必要时给予鼻饲，防止饮食呛咳，诱发坠积性肺炎。

七、经验荟萃

1. 石学敏始创“醒脑开窍”法治疗中风。在立法、治则和针刺手法上打破了历代针灸医家治疗中风以阳经为主的治疗思想，选用阴经及督脉穴为主，对中风及中风后遗症效果显著。“醒脑开窍”法治疗中风后失语疗效显著，选穴：内关、人中、三阴交、极泉、廉泉、金津、玉液点刺放血。操作方法：先针刺双侧内关，直刺 0.5~1 寸，采用捻转提插相结合的泻法，在施行手法的同时让患者努力发音，约 1 分钟时患者突然发出单音词“啊”“不”，再刺人中，向鼻中隔方向斜刺 0.3~0.5 寸，用重雀啄手法，至眼球湿润或流泪为度；继刺患侧三阴交，沿胫骨内侧缘与皮肤呈 45° 角斜刺，进针 1~1.5 寸，用提插补法；患侧极泉沿经下移 1 寸，避开腋毛，直刺 1~1.5 寸，用提插泻法；患侧委中仰卧直腿抬高取穴，直刺 0.5~1 寸，施提插泻法，针刺以上三穴均以患侧肢体抽动 3 次为度。廉泉刺向舌根 1.5~2 寸，用提插泻法；金津、玉液用三棱针点刺放血，出血 1~2ml。

2. 颜德馨提出用药重在疏通脉道，推陈出新，常以自拟脑梗灵治疗，药由水蛭、通天草、石菖蒲、蒲黄、海藻、葛根等组成。若痰热炽盛，用大黄通腑泄热，尝谓“撤热有釜底抽薪之功，降火有导龙入海之力，入血分能凉血止血，散热醒脑，与芳香开窍有异曲同工之妙”。若肝阳亢盛，则投以滋阴潜阳之剂，如羚羊角粉、山羊角、生石决明、天麻等，以平上冲之逆气，潜其阳，降其气。

3. 任继学提出“破血化瘀，泄热醒神，豁痰开窍法”治疗出血性中风，取得了较好的临床疗效，任继学提出出血性中风的病机为：气血逆乱，脑之元神为瘀、痰、热、风、浊毒，五邪所伤。出血性中风的急性期应以通为主，新暴之病，必宜“猛峻之药急去之”，邪去则通，故治法必以“破血化瘀、泄热醒神、豁痰开窍，”为指导临床急救用药的准绳。

4. 张学文提出“毒瘀交夹”“水瘀交夹”“痰瘀交夹”“气瘀交夹”“颅脑水瘀”等病机理论。指出中风虽然表现有气虚血瘀证、肾精亏虚证、脉络瘀阻证、风痰阻络证、肝阳上亢证等，但临床还存在着以水瘀交结互阻颅内为基本病理特征的“颅脑水瘀证”。临床研究表明，及时诊治颅脑水瘀证，有助于中风早期康复，并对中风的总体康复有着至关重要的作用。临证中发现，中风患者无论是缺血性或是出血性病变，均存在有不同程度的脑水肿。尤其是出血性中风，脑水肿和血液循环障碍是其急性期的主要病理环节。脑出血后即可形成血肿和颅内高压，压迫脑组织，影响血液循环，致使脑缺血、缺氧，酸性代谢产物堆积和脑实质受损，脑血管通透性增加而致脑水肿或脑病发生。“血不利则为水”，血液离经即为瘀血，水津外渗则为水湿，而水瘀互结于颅内，郁闭脑窍是出血性中风的基本病理过程。缺血性中风主要是由于脑动脉血栓形成而致动脉狭窄、闭塞，急性脑供血不足引起局部脑组织坏死，这是由于“元气即虚必不能达于血管，血管无气，必停而为瘀”导致的气虚血瘀证候，此后患者出现的脑水肿，同样符合“血不利则为水”的证候特点。颅脑水瘀证的表现主要有神志失常、半身不遂、偏身麻木、口舌歪斜、言语謇涩、眩晕、呕吐、头痛等。观其舌脉，可见舌质多黯红或发紫，或舌下脉络迂曲，有瘀丝、瘀点或瘀斑，舌苔厚或水滑或腻，口中痰涎较盛，脉多弦硬、滑、涩等。颅脑水瘀证的基本病机在于瘀血水浊互结于脑内，阻塞脑络，致使邪害脑窍，脑神失养，脑窍不通。治疗本证的关键在于祛除瘀血水浊之邪，恢复脑神功能，使脑窍得通，脑神得用。脑窍贵在清灵通利，在颅脑水瘀证治中，纯化瘀则水不去，单利水则瘀不散，唯有化瘀利水同施才是正治，故采用为醒脑通窍、活血利水法治之，在通窍活血汤基础上化裁出脑窍通方，药物组成为丹参 15~30g，川芎 10~12g，赤芍 10~12g，桃仁 10~15g，红花 10~12g，益母草 15~30g，川牛膝 10~30g，茯苓 15~24g，白茅根 15~30g，麝香 0.1~0.2g（冲）。以祛除瘀血水浊之邪，恢复脑神之功能，使脑窍得通，脑神得用。

【诊疗解悟】

1. 临证发微　中风又称脑卒中，分为缺血性脑卒中和出血性脑卒中二大类，临床表现为突发一侧上下肢无力，偏身麻木，口舌歪斜，甚至猝然昏仆、不省人事，常伴有言语不利或语言理解困难、行走不稳、眩晕、头痛等。中风证候表现复杂，涉及因素众多，因此准确辨别中风证候并进行有效治疗具有重要意义。中医药在中风防治中有自身的特色和优势。我院脑病中心以新安医学为指导，聚焦中医药传承创新发展，围绕中风分期分证治疗、中药注射液辨证使用、早期康复治疗和治未病学术思想在中风临床防治中运用等开展工作，形成了一套治疗中风的创新理论和经验。具体如下：

(1) 重视分期分证论治：对脑卒中而言，无论是出血性脑卒中还是缺血性脑卒中，均应按疾病的分期来进行分证治疗。以缺血性脑卒中（脑梗死）为例，目前临床中对于脑梗死的分期多种多样，有依据影像学变化进行分期，如根据磁共振弥散加权成像分为超早期、急性期、亚急性期、稳定期和慢性期者；有根据肌肉痉挛程度分为软瘫期、痉挛期和恢复期者，有依据脑血流变化分为急性期与恢复期者，也有根据发病时间不同分为超早期、急性期、恢复期和后遗症期者，以上分期方法各有见地，不尽相同。在临床上有依据发病时间长短将脑血管病分为急性期、慢性期二期，或分为急性期、恢复期和后遗症期三期，我们认为本病临床应按后者进行三期分类，其中急性期一般在发病的 2 周内（而脑出血急性期不超过 4 周），但一些特殊类型的脑梗死，急性期的时间则相对延长，如大面积脑梗死，或重症脑梗死，其急性期可以后延达 4 周，恢复期多指发病后 2 周至 6 月内，上述两期是抢救治疗的重点所在，中医临床治疗应准确把握这二期患者的病情，结合患者自身所表现出的病症特点，根据中医病因病机理论，辨证分型，制定科学合理的诊疗方案。而后遗症期除继续治疗改善生活质量外，必须围绕二级预防进行干预。脑梗死急性期当以治标为主，本期主要病机为脑窍不通，神识失养，神机失用，主要病理因素为瘀血，同时可伴有痰、热、浊邪，胶结不散。故急性期主要证候常表现为瘀血内阻证、痰瘀互结证、痰热腑实证。治当化瘀通络，开窍醒神为主，并根据患者具体证候不同，或单纯活血化瘀为法，或化痰活血，或清热豁痰通腑治之。瘀血内阻者，可用通窍活血汤加减；痰瘀互结者，可用血府逐瘀汤合涤痰汤加减；痰热腑实者，可用化痰通腑汤。本病急性期瘀血是其发病的关键病理因素并且贯穿于本病始终，无论哪种证型，均有瘀血作祟，因此活血化瘀是本病各期的通用之法，痰热腑实证也不例外，此乃由痰阻血滞，或热邪伤阴，阴虚血凝，或腑气不通，气机不畅，血行瘀滞，故可在清热化痰通腑的同时加用地龙、土鳖虫、丹参、桃仁、红花等活血化瘀。脑梗死急性期除以上三种常见证型外，气虚血瘀证在本期亦不少见，这是由于本病多发于中老年人，经云：年过四十，阴气自半，气阴不足，气虚无力推血，血运不畅，瘀血内生，阴虚脉道无以濡养，滞涩难生，阴虚血凝，血滞行缓，其中气虚最为明显，从而出现气虚血瘀之证。此外，随着脑梗死急性期动静脉溶栓术及介入桥接取栓术在临床的普及应用，无论溶栓还是介入血管内治疗的侵袭性操作技术在将体内“标实”之血栓去除的同时，往往伤及人体正气，出现气虚，表现出气短乏力、面色㿠白，声低懒言等气虚之象，气虚无力推血导致瘀血内阻，故一些学者认为急性期只有实邪，没有虚邪，只有血瘀，没有气虚的观点是不正确的。对急性期气虚血瘀者治疗上应标本兼治，益气活血、通络开窍。恢复期患者在经历了急性期剧烈的正邪交争后，邪气未去，正气大伤，气阴不足，机体失养，此期病情多虚实夹杂，治疗时应标本兼顾，以期提高临床疗效，改善预后。此期阴虚阳亢、气虚血瘀、气虚痰阻、肝肾亏虚 4 种证候最为常见。阴虚阳亢证治宜育阴潜阳，息风通络，可选天麻钩藤饮合镇肝熄风汤加减；气虚血瘀证治宜益气活血，通络开窍，可用脑络通方；气虚痰阻者治宜益气化痰通络，可用益气化痰汤；肝肾亏虚证可用补肝益肾汤治之。

(2)活血化瘀治疗脑出血：脑出血的病机是脏腑功能失调，气血逆乱，血溢脑脉之外而发病。脑络受损，血溢脉外，便成瘀血。瘀血既为脑出血之病理基础，又为脑出血之病理产物。故活血化瘀为脑出血急性期治疗之关键。清代唐容川《血证论》指出，“既是离经之血，虽是清血鲜血，亦是瘀血”，“瘀血不去，则出血不止，新血不生”，“此血在身，不能加于好血，而反阻新血生化之机，故凡血证总以去瘀为要”。因此脑出血是由血管破裂而引起的血管内外的瘀血证。导致脑出血的主要因素是高血压、动脉粥样硬化等。脑出血的发病机制是血管壁的变化，无凝血机制的障碍高血压是导致脑出血的最常见原因，其病理基础是脑内小动脉变性及动脉瘤，在血压骤升时，由于血管壁的脆弱而破裂，形成局部血肿，故其主要发病机制在于血管壁的变化，而与凝血机制障碍无明显联系。脑出血后立即形成血肿，由于局部血肿的压迫，绝大多数破裂的血管很快闭塞，这使得活血化瘀疗法在脑出血急性期得以运用。脑出血的占位效应和脑水肿是脑出血后的重要的病理特征。由于脑出血后形成的局部血肿对周围组织的压迫，从而在血肿周围形成缺血水肿区，造成脑组织缺血、缺氧、水肿等病理改变，缺血区内由于血流的减少，葡萄糖无氧酵解，造成局部酸中毒，氧自由基产生增多，致使脑水肿加重，血肿占位压迫导致微循环障碍；血液成分及活性物质释放的影响；脑血管自动调节障碍；再灌注期的无再流现象，这些机制使脑出血后脑血流下降。上述研究表明，除脑血肿之外，脑出血患者还存在着脑水肿、血肿周围缺血等系列病理改变。脑水肿也是在脑血肿基础上所产生与仲景所谓“血不利则为水”不谋而合。而血肿周围缺血等系列病理改变也是“瘀血”所致，也已得到临床和实验研究的证实。活血化瘀法治疗急性脑出血的临床药物选择可遵循以下原则：在辨证论治的前提下选用一些具有化瘀与止血双向作用的活血化瘀类中药如三七、花蕊石、大黄、血竭、蒲黄、赤芍、茜草等。在病程早期应慎用破血通络峻猛之品，如虫类药虻虫等。待患者病情稳定且无生命危险时可以考虑扩大使用范围。其中大黄具有泻下作用，对痰热腑实型出血最宜；三七有人参样作用，还可保护脑细胞，提高脑细胞耐缺血缺氧能力，而且止血作用快，活血作用迟缓，这二味药在脑出血超早期、急性期使用最适宜；另外川芎活血行气，牛膝引血下行，益母草、泽兰兼能逐饮，配合其他药物用于脑出血急性期及恢复期；当归、鸡血藤等活血兼有养血之功，适用于脑出血恢复期血肿未散而正气已伤、肢体偏废不用的患者；水蛭、三棱、莪术破血作用强大，不利于止血或易引起再出血，故脑出血超早期、急性期不宜单用，配用也不宜大量。中药注射液近年来在临床中得到广泛应用，并取得较好的临床效果。研究表明在常规治疗基础上应用丹参注射液、复方丹参注射液、血栓通注射液、灯盏细辛注射液、舒血宁注射液等治疗急性脑出血患者，与对照组相比疗效显著。与此同时，一些中药复方在临床应用也取得较好的临床效果，如补阳还五汤、逐瘀化痰汤（由红参、水蛭、生南星、生附子、生大黄、三七等组成）、抵当汤等通过不同机制发挥效用，并取得较好的临床效果。

(3) 中药注射液辨证使用：脑梗死临床起病较急，患者往往突然出现半身不遂，口舌歪斜，言语不利，甚至猝然昏仆，不知人事等，治疗上强调时间就是大脑,需分秒必争,越早越好,抓住时机,第一时间治疗。中医药在脑梗死的治疗中具有鲜明的特点和优势,但由于中药饮片煎煮不便等原因导致在脑梗死的早期或超早期临床应用受到了一定限制,近年来,中药注射液的出现改变了中医治病复杂、繁琐、缓慢的形象,中药注射液作为传统中药的一类,克服了用药方式的局限和缺点,使治疗脑梗死的中药更加精确、作用迅速、疗效可靠,故在临床治疗中得到广泛应用,不仅用于急性期抢救,恢复期治疗,还应用于院前急救,成为120救护及医院脑梗死急诊抢救的常备药物。然而伴随着品种繁多、中药成分各不相同的中药注射液在临床中的大量应用,其不良反应也在不断地增多,可出现全身性损害、消化系统损害、心血管系统损害、血液系统损害等。究其原因虽有使用剂量和使用方法不当、联合用药不合理、注射剂配制环境未达要求等多种因素,然而最为关键的是临床医生大多没有遵照中医理论来指导中药注射液进行“辨证”应用,而是依据中药注射液的药理作用来进行“辨病施治”,脱离了中药的原始本性,而将其视为化学药物的一部分。如发热的患者应用清开灵注射液,常常不分是寒证发热还是热证发热,一见发热即用,可能造成药证不符,而导致临床疗效不佳甚至发生不良反应。因此,中医治疗的精华在辨证施治,中成药虽然进行了有效成分的提取,但仍然含有多种有效组分,摆脱不了中药的原始属性,仍具有四气五味的药性,故中药注射液应归属于中药范畴,不能仅依靠现代药理学研究解释其功效主治而脱离中医辨证论治的范畴,临床应用中药注射液时要遵循辨证选药的路径和方法,若不加正确的辨证使用,药证不符或相悖,可造成疗效不显或无效,药物资源浪费,不良反应增加,甚至贻误病情,危及患者生命。目前临床上常用于治疗脑梗死的中药注射液种类较多,主要包含清热醒神类、活血化瘀类、平肝息风类、补益类4种类型,其中清热醒神类药物有清开灵注射液等,活血化瘀类主要有香丹注射液、血塞通注射液、血栓通注射液、脉络宁注射液、丹参注射液、丹红注射液等,平肝息风类主要有天麻注射液、羚羊角注射液,补益类药物主要有黄芪注射液、参附注射液等,在选择中药注射液治疗脑梗死时应根据患者病情寒热虚实的辨证不同来进行。若脑梗死患者除偏瘫的临床症状外,伴有面红身热、口臭气粗、舌质红、苔黄腻、脉数而弦滑等明显热象时,可选用清热醒神类中药注射液,如清开灵注射液、醒脑静注射液等以清热解毒、醒神开窍,对瘀热明显者加用丹参注射液;对于半身不遂,言语不利、面色晦暗、四肢不温、神志模糊、唇舌紫黯、苔白腻、脉沉涩表现为既有瘀血,又有寒象的患者,在选用中药注射液时,应避免选用丹参注射液等寒性中成药,而应选用药性偏于温热的活血化瘀类中药注射液，如血塞通注射液、血栓通注射液等；对于五心烦热，口燥咽干，舌质红而体瘦，苔少，脉弦细涩等阴虚夹有瘀血患者，可选用既可养阴又能化瘀作用的中药注射液，如脉络宁注射液；若患者寒热之象不明显，独显瘀血之象时可选用川芎嗪注射液、丹红注射液等较平性的活血化瘀类中成药，对于兼有认知功能下降者可选用银杏注射液；若患者眩晕头痛、口苦、心烦易怒、舌红、苔薄黄、脉弦等肝阳上亢之象明显时，可选用平肝息风类中药注射液，如天麻(素)注射液等；对于口张目合、手撒尿遗、肢冷汗多等元气衰败的患者，应急用回阳救逆，益气养阴类中药注射液，如选用参附注射液、生脉注射液。我们在临床研究中，对比了辨证与非辨证使用中药注射液的疗效，辨证组分为气虚血瘀证、风痰瘀阻证和热毒瘀阻证三组，除常规治疗外，分别予相应辨证的中药注射液；对照组(非辨证组)予以血塞通冻干粉。结果显示辨证组临床总疗效明显优于单纯使用活血化瘀中药注射液的非辨证组，并有统计学意义；辨证组在血液流变学指标改善上较非辨证组明显，两者差异显著。辨证组经济性优于非辨证组，表明辨证使用中药注射液治疗急性脑梗死是一种安全、有效、经济的方法。特别要注意的是，瘀血是脑梗死发病的关键病理因素，因此无论何种原因导致的脑梗死，治疗上均可采用活血化瘀类中药注射液进行干预，快速明辨患者证候寒热属性，改善患者阴阳失衡，恢复正常神经功能。避免“热者热之、寒者寒之”之虞，同时确定证候的虚实，如气虚所致的血瘀，可加用补气类中药注射液，如黄芪注射液、参芪扶正注射液等。

(4)积极早期康复干预：脑梗死作为我国主要致残疾病之一，约50%患者出现中度至重度残疾，包括感觉、运动、言语、吞咽、认知、心理等方面的损伤，严重影响患者日常生活能力。脑梗死患者由于局部脑组织缺血缺氧坏死，导致相应神经功能缺损出现偏瘫、偏盲、偏身感觉障碍等。由于大脑有较强的重组和可塑能力，可使正常的脑组织代替已受损的脑组织发挥其原有的功能，其中康复训练就是提高大脑的重组和可塑能力的重要手段和方法，适时、适当的康复治疗有助于改善患者神经缺损等症状，减少肺炎、压疮等并发症，提高患者的日常生活自理能力。大量的研究表明，康复干预时机越早、手段越充分，神经功能缺损症状恢复就越明显。早期康复可改善病灶周围血供，促进神经修复。故积极开展急性梗死患者的早期康复非常重要。但目前临床不可忽视的一个现象是脑梗死急性期的往往重治疗轻康复，只关注患者的生命救治，而忽略了患者功能的恢复，常常在急性期后才开展相应的康复治疗，延误了有效的康复时机，研究表明，康复效果与康复开始的时间密切相关，康复开始时间越早，临床疗效越好，康复开始时间的延迟，康复疗效呈递减趋势，而脑功能的恢复在脑梗死起病后的3个月最快。目前国内外关于卒中后康复治疗的指南中推荐的开始时间多有不同，如《中国脑卒中康复治疗指南（2011完全版）》建议康复治疗在生命体征稳定、意识清楚、神经体征不再进展48小时后即可开始；世界卫生组织提出当患者生命体征平稳，神经系统症状不再进展48小时以后即介入康复。2016年中国脑梗死急性期康复专家共识指出脑梗死患者早期康复干预是指当临床症状稳定后24~72小时可给予部分离床康复干预，极早期康复干预是发病24小时内的部分离床康复治疗，如有严重脑水肿、神经功能恶化、颅内压增高、频发癫痫、严重心功能不全则是康复的禁忌证。2017年中国脑梗死中西医结合诊治指南指出脑梗死患者康复治疗的时机为病情稳定48小时后进行。2018版《AHA/ASA急性缺血性卒中早期管理指南》中指出在24小时内不宜早期康复治疗，可在24小时后循序进行。在中医康复介入时间上，研究证实急性期2天内开始介入针刺疗效优于3~14天；7天内介入的疗效优于8~14天；恢复期14天内介入针刺的疗效优于15天~4周，因而推荐尽可能早的针刺介入（发病2天）以提高脑卒中患者的运动功能，减轻神经功能缺损症状，同时积极进行中药辨证论治，选择益气活血、醒脑开窍、清热解毒等中药进行干预，此外也有人认为具体时间应根据患者的全身状况及病情严重性灵活掌握。但基本统一在发病两周内逐步开展康复训练，然而在临床中若错过最佳康复时机，则患者部分后遗症状再难恢复，对患者预后造成影响。近年来，越来越多研究表明，早期康复干预有助于激发脑梗死患者神经功能代偿机制，从而促进机体功能恢复，降低致残率，提高日常生活自理能力，改善患者悲观消极情绪，更主动地配合治疗。对急性脑梗死患者，康复治疗在发病后即应开始，一些病情较重的患者一旦生命体征稳定便可及早进行康复干预，适度康复干预是安全的，一些较高强度的康复干预会影响康复的临床效果，应根据脑梗死的病因分型和发病机制制定个体化的治疗方案，在康复手段和方法方面，除西医强调的肢体关节功能、言语功能、吞咽功能、认知功能、心理因素等方面的训练外，中医有着更多独特的康复治疗手段和方法，包括针灸、中药熏洗、热敷、蜡疗等，根据《千金翼方》:“凡病皆由气血壅滞，不得宣通。针以开导之，灸以温暖之”之言，主张早期辨证使用针灸疗法以助疏通经络，调和阴阳，临床中可选用水沟、内关、百会、三阴交、委中等穴位，结合患者症状特点，临证加减，如肝阳亢甚者加用太冲、太溪；气虚血瘀者加用足三里、气海等。通过针灸疗法激发健侧大脑代偿功能，改善肢体活动能力降低致残率。中药熏洗、外敷是中医的传统外治法，通过药物经皮吸收达到行气活血、消瘀散结的目的，用药可选川芎、红花、老葱、桂枝、伸筋草、郁金、络石藤等。早期科学合理的康复干预有助于充分发挥肢体残余功能，促进神经功能恢复，提高生活质量，改善远期预后，当然在康复治疗、训练的同时应注意检测患者生命体征及病情变化，做好防护性应对措施。

(5) 重视治未病临床实践：脑卒中是临床常见病及多发病，也是我国主要致死和致残性疾病。它不仅影响患者的生活质量，也给家庭和社会带来了沉重的经济负担。研究表明，如果每个人都能得到合理预防，脑卒中发生率将减少 31%、平均寿命将增加 1.3 年、生活质量也较目前明显提高。随着医疗技术的提升，脑梗死的治疗方案逐渐规范，但仍有较高的发病率和复发率，据报道，国内脑梗死复发率高于国外，约达 15%~30%，短期内复发的脑梗死患者更易出现肺部感染、脑心综合征等，增加致残率和死亡率，通过适当的预防策略，可使脑梗死复发率降低约 18%。因此，有效预防脑卒中发生及避免再次卒中至关重要。中医历来重视疾病的预防，中风病也不例外，主要体现在中医治未病的学术思想及实践中。中医治未病的核心内容包括有未病先防、既病防变和瘥后防复三个方面，早在《素问·四气调神大论》中就有“圣人不治已病治未病，不治已乱治未乱”的论述。《素问·刺热》说：“肝热病者左颊先赤，心热病者颜先赤……病虽未发，见赤色者刺之，名曰治未病。”《素问·阴阳应象大论》云：“善治者治皮毛，其次治肌肤……治五脏者，半死半生也。”《难经·七十七难》曰：“见肝之病，则知肝当传之于脾，故先实其脾气，无令得受肝之邪。”《证治汇补》指出，“平人手指麻木，不时眩晕，乃中风先兆，须预防之”，都体现了中医治未病的系统思想。本病防护应注意以下几个方面：①对于未患病者，应积极调节可控的危险因素如高血压、糖尿病、血脂异常及不良生活习惯吸烟、饮酒、缺乏锻炼等，由于颈动脉粥样硬化与脑梗死的发生密切相关，对于具有危险因素的患者可早期通过颈动脉彩超评估血管状态，及早给予抗血小板聚集、调脂、扩张血管等药物来改善脑部血供，预防脑梗死发生；中医学认为个体体质的偏颇可影响对疾病的易感性与疾病发展规律，因此在发病前辨识偏颇的体质，筛选出易患病体质人群，积极采用中医药传统疗法改善失衡体质，控制风险因素，有利于截断或延缓脑梗死的发生。王琦教授的九种体质学说指出痰湿质、气虚质、瘀血质、阴虚质四种体质罹患脑梗死的风险较大，其中痰湿质者多表现为形体肥胖、口黏不爽、胸闷、肢体困乏等，可通过口服健脾化痰，泄浊除湿功效的中药如茯苓、白术、山药、白扁豆等改善痰湿体质，平日应少食肥甘厚腻，控制体重，调控血脂；气虚质者多年老体瘦或形体虚胖，乏力少气，面色萎黄，唇色淡白，倦怠懒言，并有低蛋白血症可能，日常可加强优质蛋白补给，中药调理时应注重补益肺、脾、肾三脏精气，促进营养物质吸收；瘀血质者多形体偏瘦，面色晦暗，唇舌黯紫，肌肤甲错等，体质调理时可通过活血通络之法兼以理气中药助血运行，生活中应避免饮食过咸、生冷，控制血压；阴虚质者多形体瘦长，双颧潮红，咽干口燥，五心烦热，性情急躁，舌红少苔，中药调理选用滋阴清热为治法的同时，注意加用理气健脾中药以防滋腻碍脾，饮食中宜食寒凉而忌辛温燥热之品。新安医家多通过固本培元兼以驱邪的膏方调和机体阴阳平衡，因时制宜，根据不同季节气候特点，选用相应方药，达到人与自然环境的统一。②对于已发病患者应早期识别，掌握脑梗死发生发展的规律与可能的传变过程，及早采取措施包括溶栓、抗血小板聚集、调脂、控制血压、清除自由基、改善微循环，尽早康复介入等防止病情进展变化，并对可能出现的并发症如癫痫、脑水肿、压疮等做好预防性措施。至于脑梗死后遗症期，多数学者认为患者临床症状治疗后改善不明显，而不再采用康复药物等积极治疗，脑梗死的临床分期仅是一个相对的时间概念，对中风患者的神经功能改善而言，不是一个绝对的时间分界，后遗症期患者只要采用合理适当的治疗手段和方法，患者的神经功能仍然可以得到改善，生活质量得到提高，在临床中患者脑梗死二年后经积极治疗，其神经功能仍可有效改善。③对于愈后的患者要采取措施，降低疾病复发的风险，《杂病源流犀烛》中指出："若风病即愈，而根株未能悬拔，隔一二年或数年必再发……常服药物以维持之。庶乎可安。"故稳定患者血压、血糖、血脂在正常范围，给予抗血小板聚集，稳定斑块等积极处理可能避免卒中复发。然而，由于脑梗死病因及发病机制的异质性、复杂性，仅通过西药来预防往往存在相当大的局限性，且抗血小板聚集药和他汀类药物在使用过程中可出现诸多不良反应，因此应给予中医治疗，发挥中医药防治脑血管病的优势，一方面控制可调控的危险因素，另一方面通过中医辨证论治，采用药物、针灸等来改善患者体质和功能。④除上述防治策略，在日常生活中还应注意调摄精神，保持乐观的态度，精神愉悦有利于气机调畅，气血和平，《素问》云"恬淡虚无，真气从之，精神内守，病从安来"；注意劳逸结合，锻炼适度，过度安逸易致气血郁滞，在运动时要因人而异，做到形劳而不倦，运动量应循序渐进，持之以恒，方能收效；调摄饮食，饮食要定时定量，不可过饥过饱，克服饮食偏嗜，并定期检查评估血管内成分、血管状态及颅脑情况，防止疾病复发。

2. 诊治演变 历代医家对中风病因病机的认识，唐宋以前多以外风立论，唐宋以后多以内风立论。目前公认的是中风存在六种常见的病理因素即风、火、痰、瘀、气、虚。风有内风、外风；火有肝火、心火；痰有风痰、湿痰、热痰；瘀为瘀血；气有气滞、气逆；虚有阴虚、气虚，近年来又有学者提出“毒损脑络”学说。研究已揭示上述病理因素间确实存在内在联系并能在一定的条件下相互转化，使中风在不同疾病发展阶段，形成诸多不同的病理变化。

《黄帝内经》虽无中风具体病名，但类似中风病因病机的描述很多，《黄帝内经》对于中风发病的记载集中在暴厥、煎厥、大厥、薄厥、偏枯、不用、不仁等，气血失常是上述症状发病的主要病机。《灵枢·刺节真邪》云：“虚邪偏客于身半，其入深，内居营卫，荣卫稍衰，则真气去，邪气独留，发为偏枯。”《素问·调经论》曰：“血之与气并，走于上，则为大厥。”《素问·风论》曰：“卫气有所凝而不行，故其肉有不仁也。”《灵枢·口问》曰：“夫百病之始生也，皆生于风雨寒暑，阴阳喜怒，饮食居处，大惊卒恐，则血气分离，阴阳破散，经络厥绝，脉道不通，阴阳相逆，卫气稽留，经脉虚空，血气不次，乃失其常。”《素问·玉机真脏论》说：“气虚身中卒至，五脏绝闭，脉道不通。”

东汉张仲景在《金匮要略》中首创中风病名，并强调正气亏虚、风邪入中是本病发生的主因，并以病邪侵入人体经络深浅而分为中经中络、中脏中腑，“浮者血虚，络脉空虚，贼邪不泻，或左或右；邪在于络，肌肤不仁；邪在于经，即重不胜；邪入于腑，即不识人；邪入于脏，舌即难言，口吐涎”。

隋代巢元方《诸病源候论》云：“风半身不遂者，脾胃气弱，血气偏虚，为风邪所乘故也。”明确指出中风是脾胃功能失调、气血生成不足导致的，气虚血亏，正虚邪入。

唐代孙思邈《千金翼方·叙虚损论》云“五劳六极七伤，七气积聚变为病者，甚则令人得大风缓急，湿痹不仁，偏枯筋缩”，表明身体亏虚，外风侵袭，偏枯不仁。

中风病因的探讨，唐宋以前多以“外风”学说为主，多以内虚邪中立论，唐宋以后，尤其是金元时期，突出以“内风”立论。

宋代《太平惠民和剂局方·总论》谓“如其经络空虚而中伤者，为半身不遂，手脚瘫痪，涎潮昏塞，口眼歪斜，肌肤不仁，痹痒挛僻”，指出半身不遂、口舌歪斜等中风症状发生的病因病机是由于经络空虚，腠理空疏，外风引动。

金代刘完素《素问玄机原病式》言“中风瘫痪者，非谓肝木之风实甚，而卒中之也。亦非外中于风尔，由于将息失宜而心火暴甚；肾水虚衰不能制之，则阴虚阳实，而热气怫郁，心神昏冒，筋骨不用，而卒倒无所知也”，“如中风偏枯者，由心火暴甚，而水衰不能制之，则火能克金，金不能克木，则肝木自甚，而兼于火热，则卒暴僵仆”，认为肾水不能制约心火，心火暴甚导致肺金、肝木亢盛导致卒中发作。

元代李东垣《医学发明》记载：“中风者，非外来风邪，乃本气自病也。凡人年逾四旬，气衰之际，或忧喜忿怒伤其气者，多有此疾，壮岁之时无有也；若肥甚者则间有之，亦是形盛气衰而如此耳。治法当和脏腑，通经络，便是治风也。”认为中风是本质是本身气虚所致，以调和脏腑气虚、活血通络为治则。

元代朱丹溪《丹溪治法心要·中风》谓“大率主血虚、有痰，以治痰为先，次养血行血”，“治风之法，初得之即当顺气，及日久即当活血，此万古不易之至理”，指出在治疗痰湿的前提下，还强调气血在本病发病中的作用。

元代王履从中风病因学出发，首创“真中风”与“类中风”，将内风与外风做了本质上的区别。在其著作《医经溯洄集·中风辨》中记载：“殊不知因于风者，真中风也；因于火、因于气、因于湿者，类中风，而非中风也。”指出内风多由肾阴不足，心火炽盛，肝阳偏亢，肝风内动，或气虚、气逆；或血虚、血脉痹阻；或湿痰壅盛，化热生风所致，而非外中风邪所致。但也可由外邪引动而发病。类中风，指风从内生而非外中风邪的中风病症，简称类中。因非外中风邪，故亦称非风。

明代王伦《明医杂著》云“血浊气滞，则凝聚而为痰……所以古人论中风偏枯、麻木、酸痛、不举诸症，以血虚、死血、痰饮为言，是论其致病之根源”，首次提出气血亏虚、血瘀痰阻为中风发病根本原因。

明代张景岳首创中风“非风”学说，《景岳全书·非风》“非风一证，实时人所谓中风证也。此证多见卒倒，卒倒多由昏愦。本皆内伤积损颓败而然，原非外感风寒所致”，“中风之病，虽形证似风，实由内伤所致”，指出中风不是“风自外入”，而是内伤积损所致，另外“中风证悉由内伤，本无外感，既无外感，必不可散，若过用治风等药，则轻者必重，重者必速死”，指出中风病慎用治疗外风方药，否则加重病情或严重导致死亡。

清代王清任首创补阳还五汤用于治疗中风，《医林改错》谓“半身不遂，殊不知非因跌仆得半身不遂，实因气亏得半身”，其病机是由于“元气既虚，必不能达于血管；血管无气，必停留而瘀”。

清末张锡纯、唐容川等汇通派医家认为《黄帝内经》所载“上气不足”的中风则与西医“脑贫血中风”相似，把“胸中大气虚损，不能助血上升”归为本病病因。至此缺血性中风和出血性中风在中医学中被正式提出。

20世纪80年代,王永炎教授结合中风后脑损伤的一系列病理及生化改变,提出中风“毒损脑络”学说。认为中风发病是由于毒邪损伤脑络,络脉拘挛瘀闭,气血渗灌失常,致脑神失养,神机失守,形成神昏闭厥、半身不遂的病理状态。毒之来源,因于脏腑虚损,阴阳失衡,内风丛起,风火上扰,鼓荡气血,气逆血乱,上冲于脑,或风火夹内生瘀血、痰浊上犯于脑,交结阻于脑络等,终致营卫失和而壅滞,则毒邪内生。王永炎教授同时指出中风发病病机演变的动态变化,要注意加强横断面的研究和纵向的动态的分析结合,将临床症状与病机的发展变化相结合。中风动态研究发现血瘀证和痰证在中风患者证候分布中占多数,是中风病的两大主要病理因素;瘀血证和痰证常相兼为患,痰瘀互结是中风的基本病机,并贯穿疾病的始终。在研究证候单因素动态变化中,认为中风病起始时,以风证为主,是发病时最突出的证候;发病后,风证概率逐渐下降,而痰证、火热证等逐渐上升;在后期,气虚及血瘀证为主要证候。也有研究认为,血瘀证贯穿始终,病程对血瘀证的影响不大。在研究组合关系动态变化中,发现中风起始以风为主导的证候组合,如风火、风痰、风瘀等组合等占主要多数;到疾病中期,以虚为主导的证候组合逐渐占增多,如气虚痰湿气虚血瘀等组合为主;至后遗症期,往往气虚不明显,而主要以痰湿血瘀为组合。

【医论撷要】

《灵枢·刺节真邪》:“虚邪偏客于身半,其入深,内居营卫,营卫稍衰,则真气去,邪气独留,发为偏枯。”《素问·至真要大论》:“血实宜决之。”

《金匮要略·中风历节病脉证并治》:“邪在于络,肌肤不仁;邪在于经,即重不胜;邪入于腑,即不识人;邪入于脏,舌即难言,口吐涎。”

《扁鹊心书·中风》:“此病皆因房事、六欲、七情所伤。真气虚,为风邪所乘,客于五脏之俞,则为中风偏枯等证。若中脾胃之俞,则右手足不用;中心肝之俞,则左手足不用。大抵能任用,但少力麻痹者为轻,能举而不能用者稍轻,全不能举动者最重。邪气入脏则废九窍,甚者卒中而死。入腑则坏四肢,或有可愈者。”

《东垣十书·溯洄集》:“中风者,非外来风邪,乃本气病也,凡人年逾四旬,气衰之际,或因忧喜忿怒伤其气者,多有此疾。”

《医经溯洄集·中风辨》:“三子之论,河间主乎火,东垣主乎气,彦修主乎湿……以予观之,昔人、三子之论,皆不可偏废。但三子以相类中风之病,视为中风而立论，故使后人狐疑而不能决。殊不知因于风者，真中风也！因于火、因于气、因于湿者，类中风而非中风也！”

《针灸大成·续增治法中风论》：“且夫中风者，有五不治也。开口、闭眼、撒屎、遗尿、喉中雷鸣，皆恶候也。且中风者，为百病之长，至其变化，各不同焉。或中于脏，或中于腑，或痰或气，或怒或喜，逐其隙而害成也。中于脏者，则令人不省人事，痰涎壅，喉中雷鸣，四肢瘫痪，不知疼痛，语言謇涩，故难治也。中于腑者，则令人半身不遂，口眼㖞斜，知痒痛，能言语，形色不变，故易治也。”

《景岳全书·非风》：“非风一证，即时人所谓中风证也。此证多见卒倒，卒倒多由昏愦，本皆内伤积损颓败而然，原非外感风寒所致。”

《证治心传·中风肿胀辨》：“经云：风气善行而数变，又为百病之长也。亦随人身之盛衰为转移，假如西北地土凛烈，人体刚劲，外风骤入，卒然倒仆，昏不知人，口眼㖞斜，频吐涎沫，有真中、类中之分别，中脏、中腑、中经、中血脉之殊证，有闭、脱之异。药用开固之法，如用小续命汤开其卫气，以参附、附汤固其荣气，他如侯氏黑散、风引汤，皆填窍以息风之治也。”

《证治汇补·中风》：“平人手指麻木，不时眩晕，乃中风先兆，须预防之，宜慎起居，节饮食，远房帏，调情志。”

《医学真传·中风》：“方书俱以中风弁首，谓风为百病之长，善行数变。其中方治最多，有真中风、类中风之区别，而熟知其不然也。风者，厥阴之本气也，在天为风，在地为木，在脏为肝。人身肝血内虚，木不条达。外不充于经络，内不荣于脏腑，则血虚生风，而有中络、中经、中腑、中脏之不同，实皆中风病也。”

《医学心悟·类中风》：“类中风者，谓火中、虚中、湿中、寒中、暑中、气中、食中、恶中也，共有八种。与真中相类而实不同也。然类中有与真中相兼者，须细察其形证而辨之。凡真中之证，必连经络多见歪斜偏废之候，与类中之专气致病者，自是不同。然而风乘火势，邪乘虚入。寒风相搏，暑风相炫，饮食招风，种种变证，所在多有，务在详辨精细，果其为真中也，则用前祛风法，果其为类中也，则照本门施治，果其为真中、类中相兼也，则以两门医法合治之，斯无弊耳。”

《冷庐医话·中风》：“中风最宜辨闭脱二证。闭证口噤目张，两手握固，痰气壅塞，语言謇涩，宜用开窍通络、清火豁痰之剂，如稀涎散、至宝丹之类。脱证口张目合，手撒遗尿，身僵神昏，宜用大补之剂，如参附汤、地黄饮子之类。然闭证亦有目合遗尿、身僵神昏者，惟当察其口噤、手拳、面赤、气粗、脉大以为别。脱证亦有痰鸣不语者，惟当辨其脉虚大以为别。至于闭证气塞，亦有六脉俱绝者，不得以无脉而遂谓是脱证也。”

【参考文献】

[1] 周仲瑛. 中医内科学 [M]. 北京: 中国中医药出版社, 2017.
[2] 王永炎, 张伯礼. 中医脑病学 [M]. 北京: 人民卫生出版社, 2007.

第二章 眩 晕

“眩”指眼睛迷乱、发黑、看不清楚，“晕”指头晕、头脑不清、感觉自身或外界景物旋转不定，是一种对空间的错觉，两者常并见，临床多统称为“眩晕”，即以头晕眼花为主要临床表现的病证。其轻者闭目即止，重者如坐车船，旋转不定，或伴有恶心、呕吐、汗出、面色苍白，甚则昏仆等表现。关于“眩晕”的记载，最早在殷墟时期出土的甲骨文中就有“疾亡旋”“旋有疾王”的记载，《黄帝内经》中称之为“眩冒”，《素问·至真要大论》中有“诸风掉眩，皆属于肝”的论述。有研究显示在65~79岁的人群中，眩晕是造成残疾负担的最主要因素，眩晕导致男性残疾的发生率约为10.5%，女性约为9.0%；另有研究显示65%的患者具有外周前庭功能障碍的表现，外周前庭功能障碍中最常见的疾病是良性阵发性位置性眩晕（benign paroxysmal positional vertigo，BPPV）。

本病多见于中年人，也可见于年轻人，发病率随着年龄的增长而增加。本病可反复发作，影响学习和工作，甚至发展成厥证、中风、脱证，危及患者生命。眩晕作为一种常见的临床病证，可见于多种疾病，如内耳性眩晕、颈椎病、脑血管病、血压异常、血糖异常等，临床可参考本章进行辨证论治。

【典型案例举隅】

患者，男，66岁，退休，公司会计。

【主诉】

反复发作性头晕2年余，再发加重1周。

【四诊采集】

(一) 望诊

1. 望神 包括神志、目光、反应。

2. 望色 面部及裸露皮肤的颜色和光泽。

3. 望形 患者形体和动态等。

4. 望五官 初步了解五官病变。

5. 望舌 舌形、舌态、舌质、舌苔、舌下脉络。

(二) 闻诊

1. 语声、气息的高低、缓急。
2. 是否有特殊的口腔异味、身体异味等。

(三) 问诊

1. 疾病发生的时间、诱因。
2. 发作的程度。
3. 持续时间的长短,休息后是否会缓解。
4. 体位变换是否会加重。
5. 有无耳鸣、听力减退,有无恶心、呕吐。
6. 做过哪些实验室和影像学检查。
7. 接受过哪些治疗,效果如何。
8. 有无家族史。
9. 既往病史、手术史、输血史、过敏史等。

(四) 切诊

1. 检查患者肌力、肌张力、病理征等。
2. 脉象。

【病情述要】

患者2年前在无明显诱因下出现头晕,情绪变化时加重,无视物旋转、恶心呕吐,无偏瘫失语。症状持续1~2分钟,经休息后自行缓解,但头位、体位变动可以诱发或加重,伴头部胀痛、耳鸣,双眼干涩,腰膝酸软。此后头晕反复发作,1年前入住我科,时测血压180/97mmHg,颈椎MRI及颅脑MRI未见明显异常,治疗上予以降压、改善循环等处理,血压正常后出院。出院后不规律服用降压药,症状反复发作。1周前头晕再发且症状较前加重。近1周来自服"氨氯地平",血压波动在145~150/90~95mmHg。

刻下症:头晕,情绪变化时加重,头部胀痛,耳鸣,双眼干涩,腰膝酸软,大便秘结,舌质红,苔黄,脉弦。

【诊断治疗】

诊断：眩晕(肝肾阴虚，肝阳上亢证)。

治法：平肝潜阳，滋补肝肾。

处方：天麻钩藤饮加味。

药物：天麻 10g、钩藤 12g(后下)、石决明 20g(先煎)、栀子 10g、黄芩 10g、川牛膝 10g、杜仲 12g、益母草 12g、桑寄生 12g、首乌藤 10g、朱茯神 10g、火麻仁 10g、郁李仁 10g、厚朴 10g。

7 剂，水煎，早晚口服，每日 1 剂。

二诊：服上方后，头晕缓解，血压下降至 140/90mmHg，腰膝酸软、大便秘结、眼部干涩较前好转。原方去火麻仁、郁李仁，加菊花 10g、枸杞子 10g 平肝潜阳，补益肝肾。继服 14 剂。

三诊：继服上药后，头晕未再发作，血压 130/85mmHg，腰膝酸软好转，大便正常，眼部干涩消失。

【临证分析】

1. 眩晕诊断要点有哪些？

(1) 头晕目眩，视物旋转，轻者闭目即止，重者如坐车船，甚者仆倒。

(2) 可伴有恶心呕吐，眼球震颤，耳鸣耳聋，汗出，面色苍白。

(3) 多急性起病，反复发作，逐渐加重，也可见慢性起病者。

2. 该患者诊断为眩晕的依据：

(1) 患者主诉：反复发作性头晕 2 年余，再发加重 1 周。

(2) 临床特点：头晕症状持续 1~2 分钟，经休息后自行缓解，但头位、体位变动可以诱发或加重，伴头部发作性胀痛，耳鸣，双眼干涩，腰膝酸软。

(3) 患者血压升高，无视物旋转、恶心呕吐，无偏瘫失语及耳鸣，颅脑 MRI 未见明显异常。

3. 临床诊断时，该病需要与哪些病证相鉴别？

(1) 眩晕与厥证的鉴别：眩晕是患者自觉眼花，如坐车船，发作严重者，有晕旋欲仆等表现，与厥证相似。厥证是指突然昏倒，不省人事，面色苍白，四肢厥冷，一般患者在短时间内逐渐苏醒，苏醒后无半身不遂、口舌歪斜、言语不利的一种病证，但亦有一厥不复而死亡者。

(2) 眩晕与痫证的鉴别：眩晕发作严重见跌仆者与痫证之昏仆相似，而且痫证发作前的眩晕、胸闷等先兆症状及缓解期的神疲乏力、眩晕等症也与眩晕病相似。痫证是一种发作性神志异常的疾病，常表现为猝然昏仆，两目上视，四肢抽搐，口吐涎沫，或口中如作猪羊叫声，移时苏醒，醒后如常人。

(3) 眩晕与中风的鉴别：中风之中脏腑阶段的昏仆与眩晕之甚者昏仆相似，中风之中经络阶段所见的眩晕与眩晕病亦相似。中风是以猝然昏仆，不省人事，伴口舌歪斜，半身麻木不遂，语言不利，或无昏仆仅以口歪、半身不遂为主症的一种疾病。两者鉴别要点是眩晕之晕旋仆倒较轻，中风昏仆较甚，不省人事，伴口舌歪斜，半身不遂，偏身麻木，语言不利等后遗症，眩晕者无此后遗征象。

(4) 眩晕与头痛的鉴别：眩晕和头痛均属患者的自觉症状，病位皆在脑。临床可单独出现，亦可同时并见。头痛以头部疼痛为主要特征，因外感而病者，偏于实证者较多，眩晕因内伤而病，偏于虚证者较多，临床不难鉴别。

4. 眩晕主要相当于西医哪些疾病，临床需做哪些相关检查？

根据本病的临床表现，西医学中的良性阵发性位置性眩晕、后循环缺血、原发性高血压、低血压、低血糖、贫血、梅尼埃病、脑外伤综合征等，临床以眩晕为主要症状的疾病，均可参照本章进行辨证施治。

临床诊治过程中需做以下相关检查：血常规、血糖、血压监测、心电图、颈椎 X 线片、TCD、颈动脉超声，颅脑 CT、MRI、MRA 等检查有助于明确诊断。

5. 分析眩晕的病因病机。

(1) 病因

1) 外感

①风邪袭脑：风为百变之长，正气虚弱，不能卫外，风邪犯上，合寒、热、湿邪，上扰清窍，发为眩晕。

②暑热上蒙：夏季暑湿当令，机体不耐熏蒸，暑热上蒙，脑窍失利或汗随热出，耗气伤阴而致眩晕。

2) 内伤

①年高体亏：中年之后，脾胃渐损，肝肾亏虚，或气血阴阳不足，不能充脑；或肾阴素亏，肝失所养，以致阴虚阳亢，发为眩晕。

②情志内伤：素体阳盛，恼怒过度，阳升风动，发为眩晕；或因长期忧郁过度，气郁化火，使肝阴暗耗，阳亢风动，上扰清空，发为眩晕。

③饮食不节：饮食不节，恣食厚味，损伤脾胃；或嗜酒肥甘，饥饱劳倦，脾胃健运失司，聚湿生痰，痰湿中阻，清阳不升，浊阴不降，引起眩晕。

④劳倦过度：劳倦过度，耗伤气血，经脉不通，或损伤脾胃，水谷精华不能

上承，清窍失养，发为眩晕。

⑤病后体虚：大病久病或失血之后，气血两虚，清阳不升，脑失所养，发生眩晕。

⑥跌仆、外伤：头部外伤，气滞血瘀，痹阻清窍，气血不能上荣，脑失所养，发为眩晕。

(2)病机

1)外感：正气虚弱，卫气不固，六淫之邪乘虚而入，风热寒湿诸邪上扰，致经络阻滞，脑窍不利，可发为眩晕。

2)内伤：眩晕的病位在脑窍，病变脏腑以肝为主，涉及脾、肾。肝为风木之脏，内寄相火，体阴而用阳，主升、主动、主疏泄。

若情志过极，可化火上逆，上扰脑窍；或肝肾阴虚，水不涵木，阳亢于上，发为眩晕。脾为气血生化之源，若脾胃虚弱，气血不足，清窍失养；或脾失健运，水谷不化，湿浊聚痰；或肺气不足，宣肃失司，津液聚痰；或肝气郁结，气郁湿聚，痰阻经络，眩晕乃作。或先天禀赋不足，房事过度，劳倦过度，皆可致肾精不足，髓海失充，发为眩晕。或跌仆外伤，瘀血内停，阻滞经络，气血不能上荣，脑失所养，或新血不生，血虚精伤，脑失所养，发为眩晕。

病理因素以风、火、痰、瘀为主。风火源于肝肾，脾为生痰之源，三者互相联系，故可见风火相煽，风痰蒙蔽或痰热上蒙，或风火痰浊阻于清窍，临床错杂兼见。

病理性质有虚实两端，多为上实下虚证。因痰浊中阻，瘀血阻络所致者属实；气血亏虚，髓海空虚，肝肾不足所致者属虚。虚实之间可相互兼夹或转化。早期及发作期标实表现为主，病久或缓解期，本虚证候突出。

6. 该患者辨证为肝肾阴虚，肝阳上亢证的依据是什么？

依据：患者头晕，情绪变化时加重，伴头痛，耳鸣，双眼干涩，腰膝酸软，大便干结，舌质红，苔黄，脉弦。既往测血压 180/97mmHg，从患者临床表现及舌脉来分析，符合以肝肾亏虚为本，肝阳上亢为标的病机。患者情绪变化时头晕加重，情绪异常，引动肝风，肝阳上亢，扰动脑窍；肝肾阴虚，肝开窍于目，目失所养，则双眼干涩；腰为肾之府，肾虚则腰痛；肝肾阴虚，肠道失于濡润，则大便干结。辨证施治后血压下降至 130/85mmHg。

7. 分析该患者初诊的处方用药及二诊时为何加用枸杞子、菊花。

方中天麻、钩藤平肝息风，为君药。石决明咸寒质重，平肝潜阳并能除热明目，与君药合用，加强平肝息风之力；川牛膝引血下行，并能活血利水，共为臣药。杜仲、桑寄生补益肝肾以治本；栀子、黄芩清肝降火，以折其肝阳；益母草合川牛膝活血利水，有利于平降肝阳；首乌藤、朱茯神宁心安神；火麻仁、郁李仁、厚朴润肠通便、消积行气，为佐使药。

眩晕为标实本虚，虚实夹杂的病证。本虚为肝肾亏虚，本虚不治，则风、火、痰、瘀可因虚而生。因其年老体衰，脏腑气血失调，病理变化复杂，务必慎用耗伤气血阴阳等攻伐之品，欲过分求速反易招致诸多变证，故治疗只宜缓缓图之，患者初诊服药 7 剂后症状改善，说明辨证思路准确，故加用枸杞子、菊花加强滋补肝肾、平肝潜阳之功，以期治病求本。

8. 该患者在治疗过程中出现头胀痛、急躁易怒明显者或眼部干涩、腰膝酸软甚者，用药时该如何加减？

患者出现头胀痛、急躁易怒明显者乃肝火偏盛所致，可加夏枯草、龙胆草等清泻肝火；眼部干涩、腰膝酸软甚者由肝肾亏虚所致，可加龟甲、熟地黄补益肝肾。

9. 如果该患者未能及时治疗，病情延误，病机可能会如何转化？

依据该患者目前临床症状，主要以肝肾亏虚，阴不潜阳，风阳内动为主，积极治疗，肝风得息，阴血得复，症状尚可减轻。如若任由病情迁延，风、火、痰、瘀因虚而生，相互转化，相兼为患，进一步耗伤阴血，最后导致阴阳气血亏虚，五脏功能受损，可演变为中风，可致厥、致脱，可导致耳聋、失明等。

【知识拓展】

BPPV、后循环缺血、脑外伤综合征、高血压、低血压、低血糖、梅尼埃病、贫血等均可表现为眩晕。其中，BPPV 是一种常见的眩晕症，是由于各种原因耳石脱落进入半规管，当头位变化时引起的耳石颗粒及内淋巴液流向位于半规管前部的嵴帽，刺激半规管的毛细胞引发短暂的水平眼震，并伴随眩晕、呕吐等症状。

有研究表明：在神经科和耳科联合门诊中，前庭周围性疾病引起的眩晕占 64.7%，其中 BPPV 占 36.5%。高血压、偏头痛和高脂血症是 BPPV 的独立好发因素。代谢性疾病，如：维生素 D 缺乏症、糖尿病、痛风、骨质疏松等均是好发因素，年龄也是影响因素。骨质疏松由于钙代谢异常，可能导致耳石成分异常，使得耳石易于自椭圆囊斑脱落。糖尿病、动脉硬化等可能导致小血管病变，影响外周前庭功能。

因耳石学说被广泛接受，近些年来复位法备受关注，治疗原理是：用外力快速移动患者的头部，引导脱落的耳石回到原来的位置，以达到治疗目的。复位可分手法复位和机械（治疗椅）复位。手法复位由治疗师手动操作，机械复位依靠器械（治疗椅）辅助完成。顽固性 BPPV 的发病机制可能与缺乏运动、微循环不畅导致内耳缺血等原因有关，也可能与耳科手术、头颅外伤或精神-心理因素有关。治疗上宜采用综合治疗：手法复位、体位训练、改善内耳微循环多种手段，促进康复。

【临证精要】

一、辨证要点

1. 辨“眩”与“晕” “眩”指眼花或者眼前发黑，“晕”指头晕甚或感觉自身或外界景物旋转不定。

2. 辨证候虚实 病程短，呈发作性，形体壮实，因肝阳或痰浊所致属于实证；反复发作或持续不解，遇劳即发或加重，并见全身虚弱症者，因血虚或肾精不足等所致，属于虚证。

3. 辨外感内伤 外感多新病，病程短，症状轻，风寒湿邪所犯者，可见外感症状，如恶寒、鼻塞、流涕等；内伤多久病，病程长，症状顽固。情志郁怒引起伴面红、目赤、口苦者，属肝阳上亢；饮食不节引起眩晕、头重如蒙、时吐痰涎、苔白腻者，病性属痰浊；眩晕伴有遗精、耳鸣、足痛、腰脊酸软者，病性属肾虚；眩晕伴面唇黯紫、舌有瘀点瘀斑，病性属血瘀；如面色㿠白、神疲气短、劳累后眩晕加剧、舌质胖嫩者，病性属气血两虚。

4. 辨脏腑病位 眩晕病在脑窍，病变涉及肝、脾、肾三脏，肝阳上亢者伴面红、目赤，易怒、烦躁，口苦，其脉弦；脾胃虚弱者则劳累即发，动则加剧，兼见纳呆，舌淡，脉濡缓；脾失健运，痰浊中阻者伴头重如蒙，倦怠，肢体困着，时吐痰涎等症，舌淡，苔腻，脉濡滑；肾精不足者见腰膝酸软，滑泄，耳鸣，齿摇，足痛等。跌仆、外伤者，部位在脑，气滞血瘀，阻滞经络，久病者可见“瘀舌五象”，即：瘀点、瘀斑、瘀条、瘀络、瘀舌等。

5. 辨病情轻重 眩晕的发作有轻重缓急之不同。轻者闭目即止，重者如坐舟车，伴恶心呕吐，汗出，甚则眩仆。更甚者眩晕不止、呕吐频频，冷汗淋漓，四肢逆冷。眩晕乃中风之渐，需动态辨证。

二、治疗原则

眩晕的治疗原则是补虚泻实，调整阴阳。虚者当滋补肝肾、补益气血、填精生髓。实证当平肝潜阳、清肝泻火、化痰行瘀。兼外感者则表散之,兼气郁者则疏理之。治疗眩晕,还要考虑原发病的问题,如因吐血、妇女血崩、漏下等失血而致的眩晕,则重点治疗失血。

由于眩晕多系本虚标实之证,治疗上需标本兼顾,急则治标,标证缓解之后,即须考虑治本。如肝阳上亢,虚风内动之眩晕欲仆者,以平肝息风为主。遇阳气欲脱,阴液枯竭则应回阳救逆,救阴敛阳,以急救为先。

眩晕反复发作,日久不愈,应详细检查,明确是否存在高血压、低血压、贫血等疾患;中老年患者,眩晕伴胸前憋闷、心前区不适者应明确有无心血管疾病;眩晕呈阵发性发作者,伴视物不清、耳鸣、耳聋、恶心、呕吐、眼球震颤者,应考虑内耳性眩晕。

三、他型证治

(一) 外感眩晕

1. 风寒眩晕证

症状:头晕目眩,发热恶寒,鼻塞流涕,无汗,口不渴,咳嗽,痰白清稀,头痛,肢体酸楚,舌苔薄白,脉浮紧。

病机分析:头为诸阳之会,风寒侵袭,循经上犯巅顶,可见眩晕;风寒束表,卫阳被遏,故发热恶寒;肺气不利,故鼻塞流涕、咳嗽;舌淡苔白,脉浮紧,为风寒外袭之证。

治法:疏风散寒,清利脑窍

常用方药:川芎茶调散(《太平惠民和剂局方》)。川芎、荆芥、白芷、羌活、防风、甘草、薄荷、细辛。

方药解析:本方川芎为血中气药,行血中之气,上行头目,羌活、荆芥、白芷、细辛温能散寒,辛能疏风;防风辛散上部风邪;薄荷质轻上行,清利头目;甘草调和诸药。以清茶调下,取茶叶清上降下之性。

如寒邪偏盛,可加桂枝、麻黄,增强辛温散寒之功;如颈项强,可加葛根解肌发表。

2. 风热眩晕证

症状:头目眩晕,发热恶风,头痛鼻塞,咳嗽,咳痰色黄,面红目赤,咽痛口干,尿赤便秘,舌苔薄黄,脉浮数。

病机分析:风为阳邪,夹热上扰,脑窍不利,故头晕目眩;风热中于阳络,郁于肌表,故发热恶风;风热上受,窍道失利,故鼻塞咽痛;热邪为病,故口干尿赤便秘；舌红苔薄黄，脉浮数，系外感风热之象。

治法：疏散风热，清利脑窍。

常用方药：桑菊饮（《温病条辨》）。桑叶、菊花、杏仁、连翘、桔梗、薄荷、生甘草、芦根。

方药解析：方中桑叶、菊花甘凉，疏散风热，质轻走上，清利脑窍，且桑叶善走肺络，清肺卫之热而止咳嗽，共为君药；薄荷辛散，助桑叶增疏散风热之力，杏仁、桔梗宣肺止咳，三者为臣药；连翘辛寒而苦，质轻透表，芦根甘寒，清热生津止渴，甘草调和诸药，且与桔梗相伍，并利咽喉，为佐使药。

热甚加生石膏、知母以清热泻火；口渴甚者加天花粉、石斛以生津止渴；便秘加大黄以泄热通腑。

3. 风湿眩晕证

症状：头目眩晕，头重如裹，肢体困重，身倦无力，胸闷纳呆，舌苔黏腻，脉濡。

病机分析：风湿合邪，上犯于脑，脑窍不利，故见眩晕；湿为阴邪，其性黏滞重浊，头重如裹，肢体困重，胸闷纳呆，舌苔黏腻，脉濡，均为湿盛之象。

治法：祛风胜湿，通阳利脑。

常用方药：羌活胜湿汤（《脾胃论》）。羌活、独活、藁本、防风、川芎、蔓荆子、甘草。

方药解析：本方羌活、独活散一身之风湿；防风、藁本发汗祛肌表风湿，湿去则清阳得畅，升降有度，眩晕自止；佐以川芎活血祛风，合蔓荆子升散在上之风湿而止眩晕；甘草为使调和诸药。

如恶心，呕吐，可加半夏、陈皮、竹茹以降逆止呕；胸闷不舒加厚朴、藿香、桔梗以行气化湿；小便短少加薏苡仁、淡竹叶以淡渗利湿。

4. 暑热上蒙证

症状：头晕目眩，或头痛，身热面赤，心烦口渴，胸闷恶心，汗闭不出，舌红苔黄，脉洪数无力。

病机分析：暑为阳邪，其性炎上，蒙于脑窍，头晕目眩；暑气袭人，内热炽盛，故身热面赤，心烦口渴；暑易夹湿，气机受阻，故胸闷恶心；舌红苔黄为暑热内盛之象；脉洪数无力，为暑热耗气伤阴之证。

治法：解暑清脑，益气生津。

常用方药：竹叶石膏汤（《伤寒论》）。竹叶、生石膏、制半夏、麦冬、人参、甘草、粳米。

方药解析：本方竹叶、生石膏清暑热而泻胃火共为君药；臣以人参、麦冬益气养阴生津；佐以半夏降逆止呕，使以甘草、粳米调养胃气。诸药合用清热生津和胃，补虚而不恋邪。方中可加入鲜荷叶升清阳，散暑湿。

如口渴较甚，可加入鲜石斛、天花粉以增强养阴生津之功。

（二）内伤眩晕

1. 痰浊上蒙证

症状：眩晕，头重如蒙，胸闷恶心，呕吐痰涎，食少多寐，倦怠无力，舌淡，苔白腻，脉弦滑。

病机分析：脾胃虚弱，运化失司，痰湿积聚，上蒙清窍，发为头晕；痰浊中阻，气机不利，故胸闷恶心；呕吐痰涎为痰浊内盛之象；脾气虚弱，脾阳不振，故少食多寐。

治法：燥湿祛痰，健脾和胃。

常用方药：半夏白术天麻汤（《医学心悟》）。半夏、白术、天麻、橘红、茯苓、甘草、生姜、大枣。

方药解析：常用半夏、橘红燥湿化痰，为治风痰眩晕的要药；茯苓、白术健脾除湿，治生痰之本；天麻平肝息风；甘草、生姜、大枣健脾和胃。

头晕头胀，多寐，苔腻，加藿香、佩兰、石菖蒲醒脾化湿开窍；呕吐频繁加赭石、竹茹和胃降逆止呕；脘闷、纳呆、腹胀，加厚朴、白蔻仁、砂仁理气化湿健脾；耳鸣加葱白、郁金、石菖蒲通阳开窍；痰浊郁而化热，眩晕，头目胀痛，心烦口苦，苔黄腻，脉弦滑，可用黄连温胆汤清化痰热。

2. 少阳邪郁证

症状：眩晕，口苦咽干，心烦喜呕，或兼寒热往来，胸胁苦满，默默不欲饮食，舌淡，苔薄黄，脉弦数。

病机分析：表邪不解，郁于少阳，胆火循经上扰，故时时作眩，口苦咽干；正邪分争则寒热往来；少阳经脉布于两胁，邪郁少阳，经气不利，故胸胁苦满；少阳胆气失于疏泄，胃气上逆则吐不欲食；脉弦亦为少阳胆经之病脉。

治法：和解少阳，疏风清利。

常用方药：小柴胡汤（《伤寒论》）。柴胡、黄芩、姜半夏、人参、炙甘草、生姜、大枣。

方药解析：方中柴胡和解少阳，使半表半里之邪得以外宣；黄芩清泄胆热，使半表半里之邪得从内撤；胆胃不合，胃气上逆，故用半夏、生姜和胃降逆，佐人参、甘草、大枣益气健脾，使正旺而邪无向里之机，与柴胡相伍，更可助少阳生发之气，生姜、大枣又能调和营卫以解寒热。诸药合用，共成和解少阳，补中扶正，和胃降逆之功。

发热者，去党参，加桂枝，以取微汗而解肌；咳嗽者，去党参、生姜、大枣，加紫菀、款冬花；痰多者，加全瓜蒌、浙贝母。

3. 瘀血阻窍证

症状：眩晕，头痛，面色黧黑，兼见健忘，失眠，心悸，精神不振，耳鸣耳聋，舌瘀点或瘀斑，脉弦涩或细涩。

病机分析：瘀血阻络，气血不畅，脑失所养，故见眩晕，健忘，耳鸣耳聋；脑络不通，故头痛；瘀阻血络，血不能运，故面色黧黑；心血瘀阻，心神失养，故心悸失眠；舌瘀点或瘀斑，脉弦涩或细涩，属瘀血内阻之象。

治法：活血化瘀，通窍活络。

常用方药：通窍活血汤(《医林改错》)。赤芍、川芎、桃仁、红花、麝香、葱白、大枣、鲜姜、黄酒。

方药解析：赤芍、川芎、桃仁、红花活血化瘀通络，川芎入血分，理血中之气，麝香芳香走窜，使药入病所，开窍散结止痛，葱白、鲜姜散结通阳，大枣益气养血，黄酒引药直达病所。

气虚，神疲乏力，少气自汗，可重用黄芪以补气固表，益气行血；畏寒肢冷，感寒加重者，可加附子、桂枝温经活血；瘀血阻滞日久，可酌加虫类药，如全蝎、蜈蚣、地龙等祛风通络。

4. 髓海空虚证

症状：眩晕、耳鸣、腰膝酸软，遗精滑泄，神疲健忘，少寐多梦。偏于阴虚者，五心烦热，颧红咽干，舌嫩红少苔，脉弦细数；偏于阳虚者，形寒肢冷，面色晄白或黧黑，舌质胖嫩，脉沉细。

病机分析：精髓不足，无以充脑，故眩晕神疲；肾主骨，肾虚故腰膝酸软；肾开窍于耳，故耳鸣耳聋；精关不固，故遗精早泄；肾虚则心肾不交，水火不济，少寐多梦，健忘；肾精不足，阴不维阳，虚热内生，故五心烦热，颧红咽干，舌红少苔，脉细数；精虚无以化气，日久肾阳亦衰，故形寒肢冷，面色晄白或黧黑，舌质胖嫩，脉沉细。

治法：填精补髓充脑。偏于阴虚者滋阴，偏于阳虚者温阳。

常用方药：偏于阴虚，左归丸(《景岳全书》)。熟地黄、山药、山萸肉、枸杞子、菟丝子、鹿角胶、川牛膝、龟板胶。

方药解析：本方重用熟地黄以填阴精之源；辅以枸杞子、山萸肉增强滋阴填精之力；鹿龟二胶，为血肉有情之品，鹿角胶补阳，龟板胶滋阴，共奏填精补髓充脑之功；菟丝子配牛膝强腰壮骨，山药滋益脾胃。

若虚热较甚者，可加黄柏、知母、地骨皮滋阴清热。

常用方药：偏于阳虚者，右归丸（《景岳全书》）。熟地黄、山药、山萸肉、杜仲、枸杞子、菟丝子、附子、肉桂、鹿角胶、当归。

方药解析：本方附子、肉桂加血肉有情之品鹿角胶，温补肾中元阳，填精补髓；熟地黄、山药、山萸肉、枸杞子、杜仲俱为滋阴填精之品，菟丝子补益肝肾，强腰膝，当归补血益精，然方中附子、肉桂刚燥，不宜久服，可改用巴戟天、淫羊藿等温润之品，以期助阳而不伤阴。

若遗精频频，可加芡实、桑螵蛸、覆盆子以固肾涩精；若眩晕较甚，可加用龙骨、牡蛎、磁石以潜镇浮阳。

5. 气血亏虚证

症状：头晕目眩，动则加剧，遇劳则发，面色苍白，爪甲不荣，神疲懒言，心悸怔忡，面色㿠白，唇甲无华，纳差食少，便溏，舌质淡，苔薄白，脉细弱。

病机分析：气血亏虚，脑失所养，发为眩晕；劳则耗气，故动则加剧；神疲乏力为气虚之象；血不养心则心悸失眠；气血两虚不能上荣面舌，充盈脉络，故面色苍白，爪甲不荣。

治法：补养气血，健运脾胃。

常用方药：归脾汤（《济生方》）。黄芪、人参、白术、当归、龙眼肉、茯神、远志、酸枣仁、木香、炙甘草、生姜、大枣。

方药解析：黄芪、人参、白术、大枣、当归健脾益气生血，以助气血生化之源；龙眼肉、茯神、远志、酸枣仁养心安神，交通心肾；木香理气醒脾，防补益气血滋腻碍胃；生姜温中健脾止呕；炙甘草补益心脾之气，调和诸药。

气虚卫阳不固，自汗时出，易于感冒，重用黄芪，加防风、浮小麦益气固表敛汗；脾虚湿盛，泄泻或便溏者，可加薏苡仁、泽泻、炒扁豆健脾利水；气损及阳，畏寒肢冷，腹中冷痛，加桂枝、干姜温中散寒；血虚较甚，面色苍白无华，加熟地黄、阿胶、紫河车养血补血，并重用参芪以补气生血；中气不足，清阳不升，气短乏力，便溏下坠，脉象无力，可用补中益气汤。

6. 肾精不足证

症状：眩晕久发不已，视力减退，两目干涩，少寐健忘，心烦口干，耳鸣，神疲乏力，腰酸膝软，遗精，舌红苔薄，脉弦细。

病机分析：肾精不足，髓海空虚，脑失所养，故眩晕，耳鸣，健忘；肾精不能养肝，肝阴不足，故视力减退，两目干涩；肾精不足，故腰酸膝软，遗精；阴虚内热，心神不安，故心烦口干，少寐。

治法：补肾填精。

常用方药：左归丸（《景岳全书》）。熟地黄、山茱萸、山药、枸杞子、菟丝子、鹿角胶、川牛膝、龟板胶。

方药解析：熟地黄、山茱萸、山药滋阴补肾；枸杞子、菟丝子补益肝肾，鹿角胶助肾气，三者生精补髓；牛膝强肾益精；龟甲胶滋阴降火，补肾壮骨。

阴虚火旺，潮热盗汗，加鳖甲、知母、青蒿滋阴清热；心肾不交，失眠、健忘，加阿胶、酸枣仁、柏子仁养心安神；肾阳虚明显，四肢不温、形寒怕冷可用右归丸温补肾阳，填精补髓。

四、中成药治疗

1. 天麻钩藤颗粒 由天麻、钩藤、石决明、栀子、黄芩、川牛膝、杜仲、益母草、桑寄生、首乌藤、茯苓组成。可平肝息风，清热活血，补益肝肾，适用于眩晕肝阳上亢、风阳内动证。

2. 六味地黄丸 由熟地黄、山萸肉、山药、泽泻、牡丹皮、茯苓组成，能填精滋阴补肾，适用于眩晕肾阴不足、虚风内动证。

3. 脑立清丸 由磁石、赭石、珍珠母、清半夏、酒曲、牛膝、薄荷脑、冰片、猪胆粉组成，可以平肝潜阳，醒脑安神，适用于肝阳上亢兼有热象者。

4. 牛黄降压丸 由人工牛黄、羚羊角、珍珠、水牛角浓缩粉、白芍、党参、黄芪、决明子、川芎、黄芩提取物、郁金、冰片、甘松、薄荷组成，具有清心化痰，平肝安神，适用于心肝火旺、痰火壅盛者。

5. 强力天麻杜仲丸 由天麻、盐杜仲、制草乌、附子、独活、藁本、玄参、当归、地黄、川牛膝、槲寄生、羌活组成，具有祛风活血，舒筋止痛功效，适用于眩晕肝肾不足、肝阳上亢者。

6. 全天麻胶囊 主要成分为天麻，能平肝息风，适用于眩晕肝阳上亢、风阳内动证。

7. 半夏天麻丸 由法半夏、天麻、黄芪、人参、苍术、白术、茯苓、陈皮、泽泻、六神曲、麦芽、黄柏组成，可健脾祛湿，化痰息风，适用于脾虚湿盛、痰浊上扰之眩晕。

8. 归脾丸 由党参、白术、黄芪、炙甘草、茯苓、远志、酸枣仁、龙眼肉、当归、木香、大枣组成，能益气健脾，养血安神，适用于心脾两虚之眩晕。

五、其他疗法

1. 针灸 针灸治疗本病有确切的临床疗效,本病多为本虚标实之证,治疗主张补虚泻实,调节脏腑。治疗方法也由传统的毫针转向多种针法综合应用。临床治疗多以头针为主,配合体针、腹针、梅花针叩刺、刺络放血、灸疗等多种治疗方法。肝阳上亢者,予以平肝潜阳,化痰定眩,选穴以督脉、足少阳经及手足厥阴经穴为主。虚证宜益气养血,补肾益精,选穴以督脉、足少阳经及相应背腧穴为主。

2. 推拿 以舒筋活血,解痉止痛,整复错位为原则。手法有按揉法、拿捏法、拔伸法、提拿及拿揉法、指拨法、牵抖法、拍打法等。通过按揉、擦法操作、被动运动和拿捏相关穴位,可达舒筋通络、活血祛瘀和解痉止痛的作用;颈部拔伸配合提拿及拿揉、指拨,共奏松解粘连、滑利关节和理筋整复之功;拍打法可消除手法引起的局部不适反应;行斜扳颈椎法,可解除颈部肌肉痉挛,增大椎间隙,改善神经根与周围组织的关系。

六、护理调摄

1. 眩晕多与饮食不节、劳倦过度、情志失调等因素有关,故保持心情舒畅,饮食有节,注意劳逸结合,避免过度劳累,有助于预防本病。

2. 患者应保证充足睡眠,饮食以清淡易消化为宜,忌烟酒、油腻、辛辣之品。眩晕发作时应卧床休息,重症患者要密切注意血压、呼吸、神志、脉搏等情况,以便及时处理。

3. 适当锻炼,增强体质,太极拳、气功、慢跑、散步对预防眩晕的发生较佳。

七、经验荟萃

1. 张怀亮认为眩晕发病多与风、火、痰、虚相关,责之于肝、脾、肾。治疗眩晕在以法制方的原则下,常配伍对药化裁处方。如蔓荆子与谷精草:两者轻浮升散,偏于疏散风热、清利头目。《本草纲目》曰:“谷精草体轻性浮,能上行阳明分野。凡治目中诸病,加而用之,甚良。”且均入肝经,主治肝经风热上攻所致的眩晕胀痛、目赤肿痛等症。桑叶与菊花:二药均入肝经,善于疏散风热,平抑肝阳,清肝明目。菊花,辛甘苦,微寒,“能益金水二藏也……用治诸风头目,其旨深微。”桑叶,甘苦寒,疏散风热之力较强,苦寒入肝,清泄肝热之功较著，甘能益阴生津。天麻与钩藤，两者相得益彰，可清热平肝息风，祛风通络，息风止痉。龙骨与牡蛎，龙骨益阴之中能潜上越之浮阳，牡蛎益阴之中能摄下陷之沉阳。凡阴虚阳亢，肝阳上扰之眩晕可用之。白芍与枸杞子，补肝之体阴，制肝之用阳，主治肝阴、肝血不足之头晕目眩。磁石与石决明，磁石偏走肾经，石决明入肝经，二药合用，共奏滋肾平肝、镇惊潜阳之功。全蝎与蜈蚣皆有息风镇痉，散结通络之功效。半夏与陈皮可用于风痰阻遏清阳之眩晕。茯苓与白术，可用于脾虚不运，痰浊阻滞之眩晕。在辨证治疗眩晕的同时，每加用仙鹤草一味以止眩。《植物名图考》载其"治风痰腰痛"，仙鹤草有补虚息风祛痰敛火诸功，可成为治疗眩晕的要药。

2. 张继东提出高血压眩晕分为肝火旺盛、肝热血瘀、阴虚阳亢、痰湿壅盛、肾精不足等五类。在治疗高血压眩晕时常用清肝热、镇肝风、疏肝郁等治疗方法。认为更年期的患者往往肾精亏虚，天癸将竭，相火较旺，容易肝郁。治疗予以补肾精、清相火、疏肝解郁之法，方选二仙汤加减，巧效较好。在临床中遇到眩晕伴有头重如裹，舌苔白厚而腻的高血压患者，常常从痰论治，运用白术、半夏、茯苓等健脾、利水、祛痰之品，能获得较好疗效。针对肾中精气不足导致眩晕的机理，张继东多给予熟地黄、枸杞子、山萸肉等补益肾精，益髓健脑，则眩晕得除，血压得降。针对肥胖体质、善于饮酒、嗜食肥甘厚腻之品或从事的工作易精神紧张的患者，结合体质进行辨证治疗，配合养生提高疗效。

3. 杨文明根据经典文献及结合个人多年的临证经验提出眩晕病因病机归纳起来不外风、火、痰、虚、瘀及外邪六端，而总以虚为本。并创新性地提出眩晕病五大辨证要点：首辨眩与晕，即辨真性眩晕和假性眩晕，详审眩晕的主症特点，发病时间，发作时严重程度，病变新久，加重因素，关注次症如耳鸣，头目胀痛，恶心呕吐，恶寒发热，精神萎靡，腰膝酸软等；次别虚与实：虚性眩晕多日久不愈，精神萎靡，多于劳累后易发，动则加剧，神疲懒言，唇甲不华，面色㿠白，心悸少寐，精神萎靡，腰膝酸软，少寐健忘，遗精耳鸣，舌淡苔白或苔少，脉细弱或沉细。实性眩晕多新发且起病突然，急躁易怒，遇烦劳郁怒而加重，肢体麻木，面唇紫黯，肌肤甲错，或时吐痰涎，舌红苔黄、黯淡或紫黯，脉弦涩或滑；三分内与外：眩晕辨证可分外感眩晕和内伤眩晕，外感眩晕包括风热眩晕、风寒眩晕，内伤眩晕包括痰湿中阻证、瘀血阻窍证、肝阳上亢证、气血亏虚证、肾精不足证；四析风与火：既要关注肝阳化风症状，如眩晕欲仆，步履不稳，头胀头痛，急躁易怒，手足麻木，面赤，舌红苔腻，脉弦细，也要关注肝火症状，如眩晕耳鸣，头痛且胀，恼怒加重，面时潮红，少寐多梦，口苦，舌红或绛，苔黄干燥，脉数有力（洪数，滑数，弦数）；五鉴痰与瘀：既要重视有形之痰，更要注重无形之痰识别，无形之痰可表现为头重昏蒙，胸闷乏力，纳呆，舌苔多滑腻，脉象多滑、弦或沉迟。同时辨证眩晕时应重视瘀血这一重要病机，临证可见肢体麻木，面唇紫黯，肌肤甲错，女性可有痛经、月经量少，色紫黯或夹有血块。舌象的变化是瘀血存在的“晴雨表”，瘀之度可体现在舌质上，根据瘀血程度不同可分为“五象”，即瘀点、瘀斑、瘀条、瘀络、瘀体 5 种，根据瘀血程度的不同选择针对性强的活血化瘀药。此外区分瘀血的原因如气滞致瘀、血虚致瘀、血寒致瘀、血热致瘀是临床辨证施治的重要依据。对于眩晕病的论治思路也提出重要观点：内容包括辨病与辨证相结合；主症与次症相结合；治标与治本相结合；内治与外治相结合；专科与多科相结合。对眩晕病的审证求因、辨证论治具有重要参考价值。

【诊疗解悟】

1. 临证发微

（1）杨文明提出眩晕的治疗四大原则：快速止晕，从肝论治，宜用风药，活血化瘀。首先是快速止晕，主要是止晕、止吐快速处理，缓解症状，减轻患者痛苦，常用药物有全天麻胶囊、天麻素胶囊等，可运用中药川芎嗪注射液、天麻素注射液穴位注射快速止晕；其次是从肝论治，临证时根据病机的不同选用平肝、柔肝、养肝、疏肝、清肝诸法，重视疏肝解郁在眩晕中的应用；然后是宜用风药，疏散外风时常用葛根、连翘、桂枝、荆芥、防风等，取其疏风散邪，平息内风常用天麻、钩藤、生龙骨、生牡蛎、珍珠母之类以息风镇痉，内外风同治时常选天麻、川芎等。主张积极运用虫类药息风如蜈蚣、地龙、全蝎、僵蚕等，特别是僵蚕，既能息内风止痉，又能祛除外风散邪。对眩晕症状，动则加重者，重用镇肝息风类药物如代赭石、珍珠母、生龙骨、生牡蛎等药；重视活血化瘀类药物的运用，眩晕患者均存在程度不同的瘀血，临床须确定造成瘀血的原因，如气滞、寒凝、痰浊等进行遣方用药，准确辨证，观察舌象，根据瘀血程度的不同，分别选择和血（如当归）、活血（如红花、川芎）、破血（如水蛭）之法。

（2）临床上应排除急恶性疾病，如高血压危象、糖尿病酮症酸中毒、脑部肿瘤等，查明病因对因治疗，如针对后循环缺血，给予改善脑循环、活化脑细胞治疗；耳石症给予耳石复位处理；前庭神经元炎给予疏风解毒等辨证论治。病情缓者可以给予口服药物，病情急者可以给予静脉用药。临床针对不同的证型予以中药、针灸、推拿、牵引、手法复位、穴位注射等中西医结合方案防治眩晕，对眩晕有良好的疗效。

(3)眩晕发病早期以实证表现为主,风、火、痰、瘀不同致病因素,引起痰瘀阻遏、痰火气逆、上犯清窍,后期易出现气血亏虚、肝肾不足致脑髓不充致病。治疗当补虚泻实、调整阴阳。

(4)临床研究发现,眩晕发病与焦虑有密切的联系,焦虑可致眩晕的发生,而眩晕患者也常伴有不同程度的焦虑障碍,两者常相互影响。眩晕的中医证候与焦虑程度相关,证型相关性大小依次为肝阳上亢证、肾精不足证、气血亏虚证、痰湿中阻证。长期的焦虑可引起人体气血阴阳失调,脏腑功能失常,导致眩晕发生。对眩晕的防治应当究其病因,去其标实,防生急变。平肝息风,健脾除痰,调肾中阴阳,标去本调,眩晕自停。针对难治性眩晕,临床治疗配合使用疏肝解郁中药治疗,效果良好。

2. 诊治演变 眩晕部分患者可演化为中风,眩晕以虚实夹杂为主,其中肝肾阴亏者,若肝阳上亢,化风夹瘀夹火,窜走经络,则出现眩晕头胀,面赤头痛,肢麻震颤,甚至跌仆,不省人事,伴半身不遂,口舌歪斜,言语不利,发为中风。一旦演变为中风,需按照中风去辨证论治,中风与西医中急性脑卒中类似,分为缺血性脑卒中和出血性脑卒中。急性期当以祛邪为主,急则治标,予以平肝息风、清热化痰通腑、化瘀通络等治疗。中脏腑者当以醒神开窍为原则,闭证予以清热化痰开窍,脱证予以回阳固脱。恢复期及后遗症期,予以育阴息风、益气活血。缺血性脑卒中宜早诊断、早治疗、预防复发,早期对症治疗,后期针对病因治疗。出血性脑卒中发病时当密切监测神志、体温、血压、呼吸、脉搏等生命体征,防治并发症,降低死亡率、病残率。研究发现部分儿童首发眩晕症状的,成年后可发展为偏头痛。

【医论撷要】

《临证指南医案·眩晕门》:"经云诸风掉眩,皆属于肝,头为诸阳之首,耳目口鼻皆系清空之窍,所患眩晕者,非外来之邪,乃肝胆之风阳上冒耳,甚则有昏厥跌仆之虞。"《临证指南医案·肝风》:"故肝为风木之脏,因有相火内寄,体阴用阳,其性刚,主动主升,全赖肾水以涵之,血液以濡之。"

《古今医统·眩晕宜审三虚》:"肥人眩运,气虚有痰;瘦人眩运,血虚有火;伤寒吐下后,必是阳虚。"

《诸病源候论·风眩候》:"血气与脉并上属于脑,循脉引于目系,目系急,故令眩也。"

《证治汇补·气郁眩晕》:“七情所感,遂使脏气不平,郁而生涎结而为饮,随气上逆,令人眩晕。”

《素问玄机原病式·至真要大论》:“所谓风气甚而头目眩运者,由风木旺,必是金衰不能制木,而木复生火,风火皆属阳,多为兼化,阳主乎动,两动相搏,则为之旋转。”

《证治准绳·杂病》:“脑者,地气之所生,故藏于阴,目之瞳子,亦肾水至阴所主,所以二者皆喜静谧而恶动扰,静谧则清明内持,动扰则掉扰散乱,是故脑转目眩者,皆由火也。”

《丹溪心法·头眩》:“头眩,痰挟气虚并火,治痰为主,挟补气药及降火药。无痰不作眩,痰因火动,又有湿痰者,有火痰者。”

《医学心悟·眩晕》:“眩晕以虚为主,肝风内动,血虚脑失濡养,精髓亏虚。”

《金匮翼·鸡峰》:“夫风眩之病,起于心气不足,胸中蓄热实,故有头风面热之所为也。痰热相感而动风,风心相乱则瞀,故谓之风眩闷瞀。大人曰癫,小儿则为痫。一说头风目眩者,由血气虚,风邪入脑而牵引目系故也。五六腑之精气,皆上注于目,血气与脉并上为目系,属于脑后,出于项中。血脉若虚,则为风邪所伤,入脑则转而目系急,故成眩也。”

《儒门事亲·指风痹痿厥近世差玄说》:“故善行而数变者,皆是厥阴肝之用也。夫肝木所以自甚而至此者,非独风为然,盖肺金为心火所制,不能胜木故也。”

【参考文献】

[1] 冷辉, 张琦, 孙海波. 良性阵发性位置性眩晕临床特征分析 [J]. 中国耳鼻咽喉头颈外科, 2018, 25 (7): 353-357.

[2] 张天琪. 化湿通窍方辨证治疗良性阵发性位置性眩晕残留症状的临床观察 [D]. 北京: 北京中医药大学, 2018.

[3] 蒋健. 郁证发微 (十七)——郁证眩晕论 [J]. 上海中医药杂志, 2016, 50 (12): 4-9.

[4] 中华医学会神经病学分会, 中华神经科杂志编辑委员会. 眩晕诊治专家共识 [J]. 中华神经科杂志, 2010, 43 (5): 369-374.

[5] 头晕诊断流程建议专家组. 头晕的诊断流程建议 [J]. 中华内科杂志, 2009, 48 (5): 435-437.

[6] 叶天士. 临证指南医案 [M]. 北京: 人民卫生出版社, 2015.

［7］贾淑培, 杨文明. 眩晕证治临床心得 [J]. 中国中医药信息杂志, 2018, 25 (6): 122-124.
［8］吴勉华, 石岩. 中医内科学 [M]. 北京: 中国中医药出版社, 2021.
［9］江海林, 杨文明. 中成药治疗眩晕现状 [J]. 北京中医药, 2018, 37 (9): 828-830.
［10］崔圣玮, 张帅帅, 席虎, 等. 耳尖放血联合耳穴贴压对后循环缺血性眩晕的疗效观察 [J]. 江西中医药大学学报, 2022, 34 (2): 62-64, 69.

第三章　头　　痛

头痛，又称“脑风”“首风”“头风”等，是因外感或内伤诸因，以致气血不和，清浊相干，表现为以自觉全头或某一局部疼痛为主症的疾患。头痛既可单独出现，也可并见于多种急、慢性疾病中。本章所论头痛，主要是指外感或内伤导致以头痛为主要症状者。此病多发于中青年，女性多于男性。中华医学会疼痛学分会发布的“中国头痛流行病学调查”结果显示，在我国 18~65 岁人群中，原发性头痛发病率为 23.8%，即近 1/4 的中国人遭受头痛困扰。其中，紧张型头痛和偏头痛最为常见，发病率分别为 10.77% 和 9.3%。

【典型病案举隅】

患者，女，42 岁，家庭主妇。

【主诉】

反复前额及左侧颞部跳痛 5 年余，再发加重半个月。

【四诊采集】

（一）望诊

1. 是否伴有同侧流泪、结膜充血。
2. 是否同时伴有肢体活动不利。
3. 观察患者面部表情是否痛苦。
4. 舌象。

（二）闻诊

患者是否有痛苦呻吟。

（三）问诊

1. 头痛的部位是在前额、额颞、巅顶、枕项，还是在两侧或全头部。
2. 头痛的性质为剧痛、隐痛、胀痛、刺痛、灼痛、昏痛，还是跳痛。

3. 是否有起居不慎、感受外邪史；是否有饮食、劳倦、房事不节、久病体虚史；是否有外伤史。

4. 是否同时伴有嗅觉障碍、头晕等症状。

5. 是否同时伴有恶心、呕吐及畏光畏声。

6. 接受过哪些治疗，效果如何。

7. 做过哪些实验室和影像学检查。

8. 其亲属是否有类似头痛病史。

(四) 切诊

1. 检查患者有无病理征及脑膜刺激征。

2. 肌力、肌张力是否正常。

3. 脉象。

【病情述要】

患者5年前淋雨后出现前额及左侧颞部冷痛，后每当受寒、淋雨即发作，发作次数逐渐频繁，每次持续短则数分钟，长则2~3天，近半个月发作2次，服用止痛药物后疼痛减轻，本次受凉后头痛再发，疼痛剧烈，疼痛前有视物模糊，曾就诊于当地医院，行颅脑CT、MRI，均未见明显异常，给予止痛药物治疗后效果不明显，为求进一步诊治来我院。

刻下症：头痛剧烈，恶寒重，遇寒加重，得温痛减，咽痛，舌质淡，苔薄白，脉浮紧。

【诊断治疗】

诊断：头痛(风寒上扰证)。

治法：疏风散寒，通络止痛。

处方：川芎茶调散。

药物：川芎12g、白芷10g、羌活10g、细辛3g、防风10g、荆芥10g、薄荷10g、炙甘草6g。

水煎，每日1剂，早、晚口服。

二诊：服用上药7剂后头痛减轻，可以耐受，受寒后仍感头痛，上方继服7剂。

三诊：患者头痛消失，未再发作。随访半年，无复发。

【临证分析】

1. 头痛的诊断要点有哪些？

(1) 以头痛为主症，或前额、额颞、巅顶、顶枕部或全头部疼痛，头痛性质多为跳痛、刺痛、胀痛、昏痛、隐痛等。有突然发作者；有痛无休止者；也有反复发作，久治不愈，时痛时止者。头痛每次发作可持续数分钟，数小时，数天或数周不等；

(2) 因外感、内伤等因素，突然发病或反复发作等病史；

(3) 查血常规，监测血压，必要时行脑脊液检查；完善脑电图、经颅多普勒超声（TCD）、颅脑 CT 和 MRI 等检查，有助于明确是否有器质性疾病，以协助诊断。

2. 该患者诊断为头痛的依据是什么？

(1) 淋雨后出现前额及左侧颞部冷痛。

(2) 每遇寒、淋雨即复发。

(3) 排除引起头痛的其他病因。

3. 临床诊断时，该病需要与哪些疾病相鉴别？

(1) 头痛与眩晕的鉴别：头痛与眩晕可单独出现，也可同时出现。头痛之病因有外感与内伤，眩晕则以内伤为主。头痛以疼痛为主，眩晕则以昏眩为主。

(2) 头痛与真头痛的鉴别：真头痛呈突发性剧烈头痛，常表现为持续痛而阵发加重，呕吐不已、如喷射样，甚至肢厥、抽搐等。

4. 头痛主要相当于西医哪些疾病，临床需做哪些相关检查？

根据本病的临床表现，西医学中的偏头痛、紧张型头痛、丛集性头痛、高血压性头痛以及感染、外伤等引起的以头痛为主要临床表现均属本病范畴，可参考本病辨证论治。

临床诊治过程中需做以下相关检查：血常规、监测血压等常规检查，必要时行脑脊液检查。应完善脑电图、TCD、颅脑 CT 或 MRI 等检查以明确头痛的原因，汉密尔顿抑郁 / 焦虑量表（HAMD/HAMA）可选择用于头痛伴有抑郁、焦虑状态的评估。

5. 分析头痛病因病机。

(1) 病因

1) 感受外邪：起居不慎，受风、寒、湿、热之邪，邪气上犯清空，清阳之气受阻,气血凝滞,而发为头痛。因风为百病之长,故六淫之中,以风邪为主要病因,多夹寒、湿、热邪而发病。

2)情志失调:忧郁恼怒,情志不遂,肝失条达,气郁阳亢,或肝郁化火,阳亢火生,上扰清窍,可发为头痛。若肝火郁久,耗伤阴血,肝肾亏虚,精血不承,亦可引发头痛。

3)先天不足或房事失节:禀赋不足,房劳过度使肾精久亏。肾主骨生髓,髓上通于脑,脑髓有赖于肾精的不断化生。若肾精久亏,脑髓空虚,则会发生头痛。若阴损及阳,肾阳虚弱,清阳不升,亦可发为头痛,此类头痛临床较为少见。

4)饮食劳倦及体虚久病:脾胃为后天之本,气血生化之源。若脾胃虚弱,气血化源不足,或病后正气受损,营血亏虚,不能上荣于脑髓脉络,可致头痛的发生。若因饮食不节,嗜酒太过,或过食辛辣肥甘,脾失健运,痰湿内生,困遏清阳,上蒙清窍而为痰浊头痛。

5)头部外伤或久病入络:跌仆闪挫,头部外伤,或久病入络,气血滞涩,阻于脑络,不通则痛,发为头痛。

(2)病机:头痛可分为外感和内伤两大类。外感头痛多为外邪上扰清窍,阻滞经络,络脉不通。头为诸阳之会,手足三阳经皆上循头面,所谓“伤于风者,上先受之”,“高巅之上,惟风可到”,外感头痛以风邪为主,且多兼夹他邪,如寒、湿、热等。若风邪夹寒邪,凝滞血脉,络道不通,不通则痛。若风邪夹热,风热炎上,清窍被扰,而发头痛。若风夹湿邪,阻遏阳气,蒙蔽清窍,可致头痛。

脑为髓海,依赖于肝肾精血和脾胃精微物质的充养,故内伤头痛之病机多与肝、脾、肾三脏的功能失调有关。肝主疏泄,性喜条达。头痛因于肝者,或因肝失疏泄,气郁化火,阳亢火升,上扰清窍而致;或因肝肾阴虚,肝阳偏亢而致。肾主骨生髓,脑为髓海。头痛因于肾者,多因房劳过度,或禀赋不足,使肾精久亏,无以生髓,髓海空虚,发为头痛。脾为后天之本,气血生化之源,脑窍有赖于精微物质的滋养。头痛因于脾者,或因脾虚化源不足,气血亏虚,清阳不升,清窍失养而致头痛;或因脾失健运,痰浊内生,阻塞气机,浊阴不降,清窍被蒙而致头痛。若因头部外伤,或久病入络,气血凝滞,脉络不通,亦可发为瘀血头痛。

外感头痛之病性属表属实,病因是以风邪为主的六淫邪气,一般病程较短,预后较好。内伤头痛大多起病较缓,病程较长,病性较为复杂,一般来说,气血亏虚、肾精不足之头痛属虚证,肝阳、痰浊、瘀血所致之头痛属实证。虚实在一定条件下可以相互转化。例如痰浊中阻日久,脾胃受损,气血生化不足,营血亏虚，不荣脑窍，可转为气血亏虚之头痛。肝阳上亢日久，阳热伤阴，肾阴虚亏，可转为肾精亏虚之头痛，或阴虚阳亢，虚实夹杂之头痛。各种头痛迁延不愈，病久入络，又可转变为瘀血之头痛。

6. 该患者辨证为风寒上扰证的依据是什么？

依据：患者淋雨后出现前额及左侧颞部冷痛，后每遇寒、淋雨即复发，得温则痛减，舌质淡，苔薄白，脉浮紧。结合患者临床表现及舌脉来分析，符合风寒上扰的病机。

【知识拓展】

头痛分类十分复杂，各国及不同学者分类各异。2018 年，国际头痛学会（International Headache Society，IHS）发布了《国际头痛分类第三版》。其对于头痛的分类如下：

1. 原发性头痛

（1）偏头痛。

（2）紧张型头痛。

（3）从集性头痛和其他三叉自主神经性头痛（trigeminal autonomic cephalalgias，TACS）。

（4）其他原发性头痛。

2. 继发性头痛

（1）头和 / 或颈部外伤所致的头痛。

（2）头或颈部血管疾患所致的头痛。

（3）非血管性颅内疾患所致的头痛。

（4）物质使用及其戒断所致的头痛。

（5）感染所致的头痛。

（6）内环境稳态失衡所致的头痛。

（7）头、眼、耳、鼻、鼻旁、牙齿、口腔或其他头面部结构疾患所致的头痛或面痛。

（8）精神疾患所致的头痛。

3. 脑神经痛、中枢性和原发性面痛以及其他头痛

（1）脑神经痛和中枢性疾患所致的面痛。

（2）其他类头痛、脑神经痛、中枢性或原发性面痛。

IHS 紧张型头痛诊断标准如下：

1. 偶发性发作性紧张型头痛（infrequent episodic tension-type headache）诊断标准：

(1)符合(2)~(4)特征的至少10次发作，平均每月发作<1天，每年发作<12天。

(2)头痛持续30分钟至7天。

(3)至少有下列中的2项头痛特征：①双侧头痛；②性质为压迫感或紧箍样（非搏动样）；③轻或中度头痛；④日常活动（如步行或上楼梯）不会加重头痛。

(4)符合下列2项：①无恶心和呕吐；②畏光、畏声中不超过一项。

(5)不能归因于其他疾病。

根据触诊颅周肌肉是否有压痛可分为与颅周肌肉紧张有关的偶发性发作性紧张型头痛、与颅周肌肉紧张无关的偶发性发作性紧张型头痛两类。

2. 频发性发作性紧张型头痛（frequent episodic tension-type headache）诊断标准：

(1)符合(2)~(4)特征的至少10次发作，平均每月发作≥1天而<15天，至少3个月以上，每年发作≥12天而<180天。

(2)头痛持续30分钟至7天。

(3)至少有下列中的2项头痛特征：①双侧头痛；②性质为压迫感或紧箍样（非搏动样）；③轻或中度头痛；④日常活动（如步行或上楼梯）不会加重头痛。

(4)符合下列2项：①无恶心和呕吐；②畏光、畏声中不超过一项。

(5)不能归因于其他疾病。

根据触诊颅周肌肉是否有压痛可分为与颅周肌肉紧张有关的频发性发作性紧张型头痛、与颅周肌肉紧张无关的频发性发作性紧张型头痛两类。

3. 慢性紧张型头痛（chronic tension-type headache）诊断标准：

(1)符合(2)~(4)特征的至少10次发作，平均每月发作≥15天，3个月以上；每年发作≥180天。

(2)头痛持续数小时或数天或持续不断。

(3)至少有下列中的2项头痛特征：①双侧头痛；②性质为压迫感或紧箍样（非搏动样）；③轻或中度头痛；④日常活动（如步行或上楼梯）不会加重头痛。

(4)符合下列2项：①畏光、畏声、轻度恶心中不超过一项；②无中、重度恶心和呕吐。

(5)不能归因于其他疾病。

根据触诊颅周肌肉是否有压痛可分为与颅周肌肉紧张有关的慢性紧张型头痛、与颅周肌肉紧张无关的慢性紧张型头痛两类。

【临证精要】

一、辨证要点

(1)辨外感与内伤：外感头痛因感受外邪致病，属实证，起病较急，一般疼痛较剧，多表现为掣痛，跳痛，灼胀痛、重痛，痛无休止。内伤头痛以虚证或虚实夹杂证为多见，如起病缓慢，疼痛多表现为隐痛、空痛、昏痛，痛势悠悠，遇劳加重，时作时止，多属虚证；如因肝阳、痰浊、瘀血所致者属实，表现为头昏胀痛，或昏蒙重痛，或刺痛、钝痛，痛点固定，常伴有肝阳、痰浊，瘀血的相应证候。

(2)辨经络与脏腑：头为诸阳之会，手足三阳经均循头面，厥阴经亦上会于巅顶，由于受邪之脏腑经络不同，头痛之部位亦不同。大抵太阳头痛，在头后部，下连于项；阳明头痛，在前额部及眉棱骨处；少阳头痛，在头之两侧，并连及于耳；厥阴头痛则在巅顶部位，或连目系。

二、治疗原则

外感头痛属实证，以风邪为主，故治疗主以疏风，兼以散寒、清热、祛湿。内伤头痛多属虚证或虚实夹杂证，虚者以滋阴养血，益肾填精为主；实证当平肝，化痰、行瘀；虚实夹杂者，酌情兼顾并治。

三、他型证治

1. 风热头痛

症状：头痛如灼，甚则如裂，发热恶风，面红目赤，口渴欲饮，鼻流浊涕，便秘溲黄，舌红苔黄，脉浮数。

病机分析：风热俱为阳邪，其性属火，火性炎上，风热上扰，壅塞经脉，清窍不利，故头痛如灼如裂，面红目赤；风热伤表，故兼有发热恶风；热盛伤津则口渴欲饮，风热上于肺窍，则鼻流浊涕；便秘溲黄，舌红苔黄，脉浮数均为风热邪盛之象。

治法：疏风清热。

常用方药：芎芷石膏汤(《医宗金鉴》)。生石膏，菊花，川芎，白芷，羌活，藁本。

方药解析：方中生石膏辛甘大寒，清肺胃郁热，又解肌透表，菊花辛甘苦凉，透表泄热，清利头目，二药共为君；川芎辛温疏风止痛，白芷辛香温散，祛风止痛共用为臣；羌活、藁本，辛温香燥，散风胜湿止痛；若热盛者加黄芩、连翘，二者性苦寒凉，清热解表透邪。诸药共用辛甘苦寒，疏散风热，清热解毒，通络止痛。

2. 风湿头痛

症状：头痛如裹，肢体困重，胸闷纳呆，小便不利，大便如溏，苔白腻，脉濡滑。

病机分析：风湿上感，上犯巅顶，清窍为湿邪阻遏，则头痛如裹；脾司运化而主四肢，湿浊中阻，脾阳为湿邪所困则肢体困重，纳呆；湿邪内蕴，不能分清泌浊，故小便不利，大便溏，苔白腻，脉濡滑为湿邪内阻之象。

治法：祛风胜湿

常用方药：羌活胜湿汤(《脾胃论》)。羌活，独活，防风，川芎，蔓荆子，藁本，炙甘草。

方药解析：该方治湿气在表，头痛头重证。因湿邪在表，当用辛温发散，故用羌活、独活、防风、藁本、川芎、蔓荆子等辛散之品以解表，可使湿从汗解或以风胜湿使湿邪消散；甘草助诸药辛甘发散为阳，气甘而缓，散中有补。所以本方是用风药胜湿，解除表邪，使气化调和，阳气得升，里湿也能自然下降。

3. 肝阳头痛

症状：头痛而眩，甚或两侧跳痛，常波及巅顶，心烦易怒，睡眠不宁，舌质红，苔黄，脉弦数。

病机分析："诸风掉眩，皆属于肝。"情志恼怒，肝失条达，怒则气上，引动肝阳循经上扰清窍巅顶，故头痛而眩；肝火扰乱心神，则心烦易怒，睡眠不宁；舌质红苔黄，脉弦劲有力，均为肝阳上亢之象。

治法：平肝潜阳

常用方药：天麻钩藤饮(《中医内科杂病证治新义》)。天麻，钩藤，石决明，黄芩，山栀子，川牛膝，杜仲，桑寄生，茯神，首乌藤，益母草。

方药解析：本方重在平肝潜阳息风，对肝阳上亢之头痛，甚至对肝风内动所致眩晕，中风先兆之头痛均可有效。方用天麻、钩藤、石决明以平肝潜阳；黄芩、山栀子以清肝火；益母草、川牛膝活血利水，杜仲、桑寄生补肝肾；首乌藤、茯神养心安神。共奏平肝潜阳之功。

4. 肾虚头痛

症状：头痛而空，每兼眩晕，腰膝酸软，神疲乏力，遗精，带下，耳鸣少寐，舌红少苔，脉沉细无力。

病机分析：脑为髓海，其主在肾，肾虚髓海空虚则头痛而空，眩晕耳鸣；腰为肾之府，肾虚精关不固而遗精，女子见带脉不束而带下；舌象脉象为肾阴不足，心肾不交之象。

治法：补肾养阴

常用方药：大补元煎（《景岳全书》）。熟地黄，山药，山茱萸，枸杞子，当归，人参，杜仲，炙甘草。

方药解析：本方重在滋补肾阴，以熟地黄、山茱萸、山药、枸杞子滋补肝肾之阴；人参、当归气血平补，杜仲健腰补肾，炙甘草调和诸药。待病情好转，可用杞菊地黄丸或六味地黄丸补肾阴、潜肝阳以巩固疗效。

5. 血虚头痛

症状：头痛目花，时时昏晕，痛势隐隐，午后或遇劳则甚，神疲乏力，心悸怔忡，食欲不振，面色少华或萎黄，舌质淡，苔薄白，脉细弱。

病机分析：脑为髓海，髓为精之所生，精血同源，久病体衰或失血过多，血虚气弱，不能上荣于脑，故头痛隐隐，目花，眩晕；劳则气耗，故劳累后头痛更甚；中气不足，谷气失于输布，则神疲乏力，食欲不振；阴血亏虚，不能养心安神，则心悸、怔忡；血虚失荣，故面色少华，甚则萎黄；舌淡苔薄白，脉细弱均是气血亏虚之象。

治法：滋阴养血

常用方药：加味四物汤（《金匮翼》）。当归，白芍，生地黄，黄芩，菊花，川芎，蔓荆子，炙甘草。

方药解析：方中当归、生地黄、白芍养阴补血；川芎、菊花、蔓荆子清利头目以止痛；黄芩清热燥湿，甘草和中。若兼气虚者，宜加党参、白术、黄芪等益气养血。若血不养心，心神不宁者，配炒酸枣仁、柏子仁、桂圆肉、远志等养心安神。若血不养肝而致肝血不足，阴不敛阳，肝阳上扰，往往头痛并见耳鸣、腰膝酸软及五心烦热等症，宜在原方中去川芎、加石决明、牡蛎、女贞子、钩藤等滋阴潜阳之品。

6. 痰浊头痛

症状：头痛时作，昏蒙沉重，胸脘满闷，呕吐痰涎，舌质淡，苔白腻，脉滑或弦滑。

病机分析：痰浊上蒙清窍，经络阻塞，清阳之气不得舒展，故头痛昏蒙，时有目眩；痰阻胸膈，肺、脾气机不利，则胸脘痞闷；痰浊上逆，胃失和降，故泛恶心，甚则呕吐痰涎；纳呆为脾失健运之象；舌苔白腻，脉滑为痰浊内停之象。

治法：化湿祛痰

常用方药：半夏白术天麻汤（《医学心悟》）。法半夏，生白术，天麻，橘红，茯苓，甘草，生姜，大枣。

方药解析：该方具有健脾化痰，降逆止呕，平肝息风之功。以半夏、生白术、茯苓、橘红健脾化痰，降逆止呕，令痰浊减则疼痛轻；天麻平肝息风，为治头痛、眩晕之要药；甘草调药和中，生姜、大枣调和脾胃。若痰郁化热显著者可加竹茹、枳实、黄芩清热燥湿。

7. 瘀血头痛

症状：头痛屡发，经久不愈，痛有定处，固定不移，痛如锥刺，舌质紫或有瘀斑，苔薄白，脉细或细涩。

病机分析：久痛入络，气血运行不畅，血瘀气滞，或头部撞伤，脑髓震荡，瘀血内停，阻塞脉络，故见头痛经久不愈，痛有定处，疼痛如刺；舌质紫，脉细涩，为瘀血内阻之象。

治法：活血化瘀通络

常用方药：通窍活血汤（《医林改错》）。川芎，赤芍，桃仁，红花，人工麝香，生姜，葱白，大枣，黄酒。

方药解析：方以麝香、生姜、葱白温通窍络；桃仁、红花、川芎、赤芍活血化瘀。大枣调脾和胃，黄酒引药直达病所。

8. 肝火上炎

症状：头一侧胀痛，颞部尤甚，或连及眼齿，怒则发病或加重，面红目赤，烦躁易怒，口干口苦，舌红苔黄，脉弦数。

病机分析：情志不畅，肝失条达，气郁化火，风火上窜，上扰清空，故头痛且胀；怒则郁结更甚，火势益旺，故加重；肝开窍于目，肝经风火循经上炎，则目赤面红、口干口苦；舌红苔黄，脉弦数为内有火热之象。

治法：清肝泻火息风

常用方药：清上蠲通汤（《寿世保元》）。当归、川芎、白芷、羌活、防风、苍术、麦冬、独活、细辛、甘草、蔓荆子、菊花、黄芩。

方药解析：方中黄芩清上部之郁热；菊花、蔓荆子平肝祛风止痛；当归、川芎理头部之血滞，使之通则不痛；苍术祛风化湿，麦冬引气下行，使上部郁热得清；羌活、独活、防风、白芷、细辛祛风胜湿止痛；甘草调和诸药，缓急止痛。诸药合用，共奏祛风清热，通络止痛之效。

四、中成药治疗

1. 川芎茶调散 由川芎、白芷、羌活、细辛、防风、荆芥、薄荷、甘草组成，能疏风止痛，适用于外感风寒证。

2. 正天丸 由钩藤、白芍、川芎、当归、地黄、白芷、防风、羌活、桃仁、红花、细辛、独活、麻黄、附片、鸡血藤组成，可疏风活血，养血平肝，通络止痛，适用于外感风邪、瘀血阻络、血虚失养、肝阳上亢证。

3. 天麻胶囊 由当归、地黄、独活、杜仲、萆薢、附子、牛膝、羌活、天麻、玄参组成，具有祛风除湿，舒筋通络，活血止痛功效，适用于湿阻经络证。

4. 头痛宁胶囊 由土茯苓、天麻、制何首乌、当归、防风、全蝎组成，能息风涤痰，逐瘀止痛，适用于痰瘀阻络证。

5. 天舒胶囊 由川芎、天麻组成，可活血平肝，通络止痛，适用于瘀血阻络或肝阳上亢证。

五、其他疗法

(一) 单验方

1. 甘菊花 6g，开水泡茶，用于肝阳（火）头痛。当归 10g，川芎 6g，水煎服。用于血虚头痛。

2. 全蝎、地龙、甘草各等份，研粉，每服 3g，每日 2 次，用绿茶冲服，用于顽固性头痛偏于肝风入络者。

3. 全蝎 21 个，地龙 6 条，蝼蛄 3 个，五倍子 15g，生南星 30g，生半夏 30g，白附子 30g，木香 9g，上药共研细末，加 1/2 面粉，用酒调制成饼，外敷太阳穴处。用于风邪头痛，久治不愈者。

4. 白芷 3g，藁本 3g，细辛 0.5g，辛夷 3g。研细末塞鼻。用于外感头痛。

5. 丹参、葛根各 30g，地龙、川芎、赤芍、川牛膝各 15g，全蝎 10g，炙甘草 6g。每日 1 剂，浓煎分 2 次服。外敷方为生南星、白芷、延胡索、羌活等份为末，以口罩大小的口袋分装。当头痛时，在痛处将盛药小口袋外敷，并可外加红外线照射渗透。适用于血管性头痛。

6. 当归、川牛膝、川芎各 20g，生地黄、桃仁、红花、桔梗各 15g，甘草、枳壳、柴胡各 10g。水煎服,每日 1 剂。适用于脑外伤性头痛。

(二) 针灸

针灸治疗本病取得了很好的临床疗效,本病多为外感内伤、本虚标实之证,治疗主张补虚泻实,调整阴阳。针刺头部穴位不仅可以激发头部经气,调整头部阴阳,且因经脉直接或间接通向头部,使其还可调整全身气血和阴阳,改善全身症状。临床治疗多以头针为主,综合体针、刺络放血、灸疗等多种治疗方法。阳明头痛取穴头维、印堂、阳白、阿是穴、合谷、内庭;少阳头痛取穴太阳、丝竹空、率谷、风池、阿是穴、外关、侠溪;太阳头痛取穴天柱、后顶、风池、阿是穴、后溪、申脉;厥阴头痛取穴百会、四神聪、阿是穴、太冲、中冲。常用方法有耳针、皮肤针、穴位注射。

六、转归与预后

外感头痛,一般病程短,治疗易,预后较好;内伤头痛,一般病程较长,反复不愈,治疗较难,预后较差。有些头痛,因风火上扰,或阳亢化风,可并发中风、目盲或眩晕等病。

七、护理与调摄

日常生活起居要有规律,劳逸结合,调畅情志,避免恼怒、紧张;注意气候冷热变化,以防感受六淫诸邪。既病之后,外感头痛避免吹风,注意保暖;内伤头痛肝阳偏亢者,更需保持情绪稳定,饮食宜清淡,忌酒忌辛辣动火之品。痰浊头痛,忌肥甘厚味。气血亏虚和肾虚头痛,宜适当休息,不宜过劳,并进食血肉有情之品以加强营养。

八、预防与康复

1. 预防 目前头痛的治疗效果并不十分令人满意,因而治疗头痛,应坚持预防为主,防治并重的原则。应合理膳食、生活规律、戒烟限酒、坚持体育锻炼、保持心情舒畅、参加社会活动。饮食清淡,少吃或不吃生冷、辛辣油腻、过咸的食品,多食紫菜、海带、木耳、蘑菇、豆类及豆制品等含镁、钙、钾的食物。适宜的锻炼对于预防头痛发作极为重要,尤其是脑力劳动者,避免过度劳倦,消除紧张,减少强光、噪声及异味刺激,及时预防眩晕、中风、痫证等疾患。

2. 康复 头痛患者多可采取综合性康复措施,康复治疗对缓解头痛及预防头痛再发有积极的作用。常用的方法包括针灸、推拿、中频脉冲治疗、超激光理疗、磁疗、神灯治疗、超短波治疗、踩背、牵引、拔火罐、气功、导引等。

九、经验荟萃

1. 王永炎认为头痛病位在脑。首先，脑在机体中位置最高，凡五脏精华之血，六腑清阳之气，皆上注于脑，为机体所有脏腑组织器官中气血流通最丰富的地方，因而亦可说脑为气血之“天池”。其次，脑又为诸阳之会、清阳之府，手足三阳经均上会于脑。总结这些特点可以看出，脑在生理上以髓为载体，遍布络脉，交织成密集的络脉之网络，以支持较多的气血供应。无论是外感六淫，还是内生五邪，在致病过程中，都有可能损伤头部的络脉，影响气血流通而引起头痛。因而头痛从络脉、病络进行辨证施治，最能切中病机，抓住要害。王永炎重视从络论治，提出无论外伤头痛还是内伤头痛，均可从络论治。外感头痛邪气轻浅者，由于病程短，较易治疗，但对于反复发作的外感头痛，邪气多由络脉传入经脉，夹杂他邪，结于络道，不易速除。此时应适当重用治络通络药物，往往能收到满意的效果。内伤头痛因病程长，邪气沉滞，众邪胶结络道，导致络脉迂曲、窄碍，甚则闭塞，临证干预时应大胆及时使用通络药物。

2. 杨文明指出偏头痛已成为人类第三大常见疾病，占全球头痛患者的10%左右。治疗应注意①把握病机，准确辨证：对偏头痛的辨治应根据患者临床核心症状，把握其关键病机，方可进行精准辨证，有效论治。如肝阳头痛者，症状多见单侧或双侧颞部胀痛，头晕目眩，口苦口干，心烦易怒，情绪波动时常可加重病情；痰浊头痛者，多见头部胀重，并伴头晕昏蒙，心悸胸闷，纳呆腹胀，呕吐便溏等；瘀血头痛者，症见头部刺痛，固定不移，或肢体麻木，唇色紫黯，舌质黯，舌面可见瘀斑或瘀条，舌下络脉迂曲扩张，脉细涩，女性患者可见月经量少色黑，或夹血块；肾虚头痛者，症见头痛且空，眩晕耳鸣，时轻时重，视物模糊，腰膝酸软，失眠健忘，舌淡红、少苔，脉沉细。在偏头痛辨治时宜中西医合参，西医辨病与中医辨证相结合，在此基础上方能达到精准治疗的目的。②从肝论治，调畅情志：中医学并无“偏头痛”之病名，根据该病的临床表现，可将其归为“首风”“脑风”等范畴。杨文明认为：偏头痛虽然病位在头面部，但病本当责之肝。《素问·太阴阳明论》曰：“伤于风者，上先受之。”风性升发最易上犯高巅，导致经脉不通而引起头面痛，故风是引起偏头痛的主要因素。《素问·阴阳应象大论》曰：“风气通于肝。”肝为风木之脏，内寓相火，体阴用阳，性喜条达，主疏泄，肝之功能失调则可动风。若七情内伤，抑郁不舒，则肝气郁结，日久化火生风；若恼怒太过，引动肝火，则风火上逆；若房劳太过，肾精耗伤,肾水不足,水不涵木,肝阳上亢,亦可致风。风动扰乱清窍,则引起头痛,即《临证指南医案·头痛》所言“头为诸阳之会……厥阴风火,乃能逆上作痛。故头痛一证,皆由清阳不升,火风乘虚上入所致”。《谦斋医学讲稿·痛证的治疗》曰:“内伤头痛可分为虚实二大类,虚证以肝阳为常见,实证以肝火为常见。”明确指出头痛之证是以肝为中心。杨文明认为:偏头痛的发生与肝的关系极为密切,临证时当以调肝为第一要务,视患者病机不同,调肝之法随证之虚实不同而变。对偏头痛患者,除心理疏导、暗示疗法外,肝实者宜疏肝、清肝、泄肝、平肝,肝阴虚、血虚者宜养肝、柔肝、补肝、护肝。③重视瘀血,善用虫药:偏头痛患者头痛部位固定,多为刺痛,常反复发作,病情迁延,多出现瘀血征象。杨文明在本病的诊治中重视瘀血这一致病因素,根据临床实践和理论研究,提出了“瘀血五象”的舌象变化,即瘀点、瘀斑、瘀条、瘀络、瘀舌五象,根据偏头痛瘀血程度的不同,选用不同的活血化瘀药进行论治。早期患者瘀血较轻,舌象多表现为瘀点、瘀斑,多选用丹参、当归、桃仁、红花、姜黄、蒲黄、三棱、莪术等;随着病情进展,患者瘀血加重,查其舌多显示瘀条、瘀络、瘀舌,常选用虫类药如全蝎、蜈蚣、僵蚕、地龙、水蛭、土鳖虫等破血逐瘀。④合理饮食,忌食肥甘:偏头痛与饮食关系密切,约60%患者偏头痛发作与饮食有关;定时进食,戒烟禁酒,避免饮用咖啡和茶等,可降低偏头痛发作的频率。除药物治疗外,对偏头痛患者尤应注重饮食调护,临床常见患者饮食不慎,进食甜食、辛辣刺激等食物诱发或加重偏头痛;或嗜酒无度,壅滞肠道,酿生湿热,传及肝胆,化痰成瘀,致偏头痛反复发作,日久难愈。在药物治疗的同时,嘱患者日常生活中应尽量避免摄入肥甘、刺激之品,并保持良好的生活习惯,起居有节,不妄劳作,减少饮食因素而致的病情反复或加重。

【诊疗解悟】

1. 临证发微 头痛分为原发性头痛和继发性头痛,是临床常见病、多发病,临时缓解症状较容易,但根治却很难。这就给广大的医务工作者,以及千千万万的患者带来了极大的困惑。随着新药的不断上市,这一治疗困境仍然没能很好地解决。面对这样的困境,我们应如何破局呢?《灵枢·九针十二原》曰:“或言久疾之不可取者,非其说也。夫善用针者,取其疾也,犹拔刺也,犹雪污也,犹解结也,犹决闭也。疾虽久,犹可毕也。言不可治者,未得其术也。”如此看来,头痛治疗的难题还是有方法解决的。解开这个难题的关键,就在于从我们的古典医籍中去寻找答案。

从《黄帝内经》到《伤寒杂病论》，再到现在的中医药教育体系，一直都在强调，中医的优势是辨证论治，中医的难点也是辨证论治。我们的教科书指出头痛有外感内伤之别：外感属实，风邪为主，根据夹寒、夹热、夹湿而随证治之；内伤有虚有实，肾虚、气虚、血虚属虚，又有肝胆、痰浊、瘀血属实或虚实夹杂病，治法虽有祛邪与补虚之不同，但总以缓急止痛为原则。经方医学推崇六经辨证："伤寒六经为万病立法，统病机而执万病之牛耳，则万病无所遁形。"无论何种证型的头痛都不出六经辨治之范畴。临床上用六经经方治疗头痛，"有是证，用是方"，只要认准经方的方证，做到方证相对，面对各种头痛都能应付自如，而且效如桴鼓。治疗慢性头痛，久发不愈，应适当配用通络之品；久病必瘀，故可在辨证的基础上加活血化瘀药。

真头痛被中医列入死症之一，为器质性头痛。是以剧烈头痛，恶心呕吐，或伴意识障碍等为主要临床表现。《灵枢·厥病》曰："真头痛，头痛甚，脑尽痛，手足寒至节，死不治。"《辨证录·头痛门》也说："人有头痛连脑，双目赤红，如破如裂者，所谓真正头痛也。此病一时暴发，法在不救，盖邪入脑髓而不得出也。"真头痛包括现代医学的颅内占位、蛛网膜下腔出血及颅内感染等危重疾病，推崇使用中西医结合方法治疗。如动脉瘤破裂导致的蛛网膜下腔出血，需要及时进行介入手术，然后再结合中医治疗，这种中西医结合方法治疗更有效、更安全。

总之，头痛病情复杂多变，必须分清标本主次，结合整体状况辨证施治，切忌头痛医头，脚痛医脚。一定要认清证候，辨证精准，方证对应，方可取得好的效果。

2. 诊治演变 头痛是常见的临床症状，一般指头颅上半部（眉弓、耳郭上部和枕外隆突连线以上）的疼痛。产生头痛的主要机制包括：①颅内外动脉的扩张，多见于颅内感染、代谢性疾病、中毒性疾病等；②颅内痛觉敏感组织被牵拉或移位（引性头痛），多见于颅内肿瘤、颅内血肿、脑积水和低颅压等；③颅内外感觉敏感组织炎症（如脑膜刺激性头痛）；④颅外肌肉的收缩（紧张型头痛）；⑤传导痛觉的脑神经和颈神经直接受损或炎症，如三叉神经痛、枕神经痛等；⑥眼、耳、鼻、牙齿病变疼痛的扩散（牵涉性头痛）等；⑦高级神经活动障碍见于神经症和重症精神病。在发生上述头痛过程中有致痛的神经介质参与，如P物质、神经激肽A、5-羟色胺（5-HT）、组胺、降钙素基因相关肽（CGRP）、血管活性肠肽（VIP）和前列腺素（PGE）等。目前关于头痛的西医治疗手段是针对其临床症状的控制和神经递质的调控，但始终不能抑制本病的持续进展，而且随着患者长期服用西药，会相应地出现疗效减退，之后再进一步增加药物的剂量及种类，使得药物副作用和依赖性会随之加重。其严重的副作用及依赖性，给头痛的药物治疗前景带来了极大困难。中医药治疗头痛有丰富的临床经验，头痛的中医药治疗在辨证论治、成方应用、中成药治疗、针刺治疗等各个方面发挥了显著作用。我们应该进一步统一中医诊断、辨证分型及疗效评定标准，筛选治疗本病确有疗效的方药，改革剂型，对常用方剂，进行数据分析，指导临床决策。相对于西药而言，中医中药给头痛患者带来了希望之光。

【医论撷要】

(1)《素问·风论》："新沐中风，则为首风"，"风气循风府而上，则为脑风。"

(2)《丹溪心法·头痛》："头痛多主于痰，痛甚者火多，有可吐者，可下者。""头痛须用川芎，如不愈各加引经药"。太阳川芎，阳明白芷，少阳柴胡，太阴苍术，少阴细辛，厥阴吴茱萸。"

(3)《医宗必读·头痛》："头痛自有多因，而古方每用风药何也？高巅之上，惟风可到，味之薄者，阴中之阳，自地升天者也，在风寒湿者，固为正用；即虚与热者，亦假引经。"

(4)《医林绳墨·头痛》："浅而近者，名曰头痛；深而远者，名曰头风。头痛卒然而至，易于解散也；头风作止不常，愈后触感复发也。"

(5)《赤水玄珠·头痛门》："夫此病未有不因于痰火者，盖痰生热，热生风故也。核块疙瘩皆有形可征，痰火上升，壅于气道，兼于风化，则自然有声，轻则或如蝉之鸣，重则或如雷之响，故以声如雷而为名也；或以其发如雷之迅速也。设如前论，尽作风热治之，恐认标而忘其本也。"辨证属风热者，宜用清震汤、荆防败毒散等方；属痰热者，用祛痰丸。前人根据病势、病情，又有大雷头风、小雷头风之分，又有雷头风内障之名。"

(6)《辨证录·头痛门》："人有头疼不十分重，遇劳、遇寒、遇热皆发，倘加色欲，则头岑岑而欲卧矣。此乃少年之时，不慎酒色，又加气恼而得之者也。人皆以头痛之药治之而不愈者何也？盖此病得之肾劳，无肾水以润肝，则肝木之气燥，木中龙雷之火，时时冲击一身，而上升于巅顶，故头痛而且晕也。治法宜大补其肾中之水，而少益以补火之品，使水足以制火，而火可归源，自然下引而入于肾宫。火有水养，则龙雷之火安然居肾，不再上升而为头痛也。"

(7)《医宗金鉴·头痛眩晕总括》："头痛痰热风湿气，或兼气血虚而疼，在右属气多痰热，左属血少更属风，因风眩晕头风痛，热晕烦渴火上攻，气郁不伸痰呕吐,湿则重痛虚动增。”

(8)《临证指南医案·头风》:“有偏正之分。偏者主乎少阳。而风淫火郁为多。”以桑叶、牡丹皮、山栀子、荷叶边,轻清凉泄,使少阳郁遏之邪,亦可倏然而解;倘久则伤及肝阴,参入咸凉柔镇可也。又有“气虚血虚,痰厥肾厥,阴伤阳浮,火亢邪风之不同。”

(9)《诸病源候论·膈痰风厥头痛候》:“膈痰者,谓痰水在于胸膈之上,又犯大寒,使阳气不行,令痰水结聚不散,而阴气逆上,上与风痰相结,上冲于头,即令头痛。或数岁不已,久连脑痛,故云膈痰风厥头痛。若手足寒冷至节即死。”

(10)《医林改错·头痛》:“查患头痛者,无表症,无里症,无气虚、痰饮等症,忽犯忽好,百方下放,用此方一剂而愈。”

【参考文献】

[1] 吴勉华, 石华. 中医内科学 [M]. 北京: 中国中医药出版社, 2021.

[2] 王永炎, 张伯礼. 中医脑病学 [M]. 北京: 人民卫生出版社, 2007.

[3] 吴江. 神经病学 [M]. 北京: 人民卫生出版社, 2010.

[4] 肖许珍, 杨文明. 杨文明运用疏风豁痰、化瘀通络法治疗偏头痛经验 [J]. 中医杂志, 2021, 62 (23): 2042-2045.

[5] 肖许珍, 江海林, 裴培, 等. 针刺治疗急性期无先兆偏头痛的临床疗效 [J]. 中西医结合心脑血管病杂志, 2021, 19 (8): 1285-1289.

[6] 汪美霞, 杨文明, 刘芝修. 耳穴埋豆治疗血管神经性头痛临床观察 [J]. 中医药临床杂志, 2013, 25 (11): 1004-1005.

第四章　厥　　证

厥证是以突然昏仆，不省人事，或伴四肢逆冷、颜面苍白、汗出为主要临床表现的一种病证。轻者可在较短时间内清醒，醒后不留任何后遗症；病重者，昏厥时间较长，严重者甚至一厥不复而导致死亡。本病多由阴阳失调、气机逆乱所引起，常伴发于多种疾病的发病过程中，但也有单独发病者。研究显示15%的儿童及青少年18岁前至少有过1次晕厥经历，60岁以上的人群中晕厥发病率达30%以上。

厥证属危急重证，可发于任何年龄，当及时救治为要。厥证的预后主要取决于正气的强弱、病情的轻重，以及抢救治疗是否及时、得当。发病之后，若呼吸比较平稳，脉象有根，表示正气尚强，预后良好。反之，若气息微弱，昏愦不语，手足清冷，脉象沉伏微细欲绝，多属危候，预后不良。

【典型病案举隅】

患者，男，58岁，工人。

【主诉】

反复发作性咳嗽后晕厥3年，再发并加重3天。

【四诊采集】

(一) 望诊

1. 患者神志、动作反应、目光、面色、表情、呼吸、发育是否异常。

2. 舌象。

(二) 闻诊

1. 患者应答语音语调及流畅性有无异常。

2. 患者口腔及身体有无异常气味。

(三) 问诊

1. 晕厥发作的原因、诱发因素、缓解因素、缓急程度。
2. 晕厥发作持续的时间。
3. 除意识丧失外，是否有四肢抽搐、喉中痰鸣、二便失禁。
4. 是否有情绪变化。
5. 做过哪些实验室和影像学检查。
6. 接受过哪些治疗，效果如何。
7. 有无家族史。

(四) 切诊

脉象。

【病情述要】

患者述3年来，常因受凉后出现咳嗽，痰少，质黏难咳。偶因阵发性剧咳出现呼吸急促，喉中痰声辘辘，随即昏厥，不省人事，伴口唇青紫，四肢冰冷。每予按压人中穴，拍背，约5分钟后苏醒，醒后如常人。每年发生5~10次。近3天来，因受凉后咳嗽，咳剧则出现昏厥，每日1次，伴咳痰黏稠、胸闷气粗等症。颅脑MRI、动态心电图、动态脑电图均无异常。

刻下症：形体肥胖，语声低沉，咳嗽、咳痰，痰黏质稠，伴胸闷气粗，昏仆倒地，大便不畅，舌淡胖，苔微黄腻，脉滑数。

【诊断治疗】

诊断：厥证(痰气交阻证)。

治法：燥湿豁痰，行气开郁。

处方：导痰汤。

药物：半夏9g、胆南星6g、枳实9g、橘红12g、茯苓9g、生姜6g、甘草6g。

7剂，水煎，早晚口服，每日1剂。

二诊：服上药后咳嗽减轻，咯痰易出，大便通畅，未再出现昏厥。效不更方，上方再投7剂。

三诊：咳嗽缓解，昏厥未发作。继服2周巩固疗效，嘱患者服六君子丸以健脾化湿，杜绝生痰之源，每次6g，每日2次，连用2月。

调护：加强身体锻炼，增强体质，适当减轻体重。饮食宜清淡，忌肥甘厚味，戒烟酒。

随访 1 年，病情无反复。

【临证分析】

1. 该患者诊断为厥证的依据是什么？

(1)反复发作性咳嗽后晕厥 3 年，再发并加重 3 天。

(2)每年发生 5~10 次，每次约 5 分钟，近 3 天每日均发生。

(3)晕厥前均有咳嗽、咳痰、胸闷、气粗等。

(4)颅脑 MRI、动态心电图、动态脑电图检查均无异常。

2. 临床诊断时，该病需要与哪些疾病相鉴别？

厥证与中风中脏腑的鉴别：中风病中脏腑以中老年人为多见，以突然昏仆、口舌歪斜、半身不遂为主症，神昏时间较长，苏醒后遗有半身不遂、口舌歪斜及言语謇涩等后遗症。厥证可发生在任何年龄，昏倒时间较短，醒后一般无后遗症。但需注意血厥之实证严重者可发展为中风。

厥证与痫证的鉴别：痫证以青少年多见，可有家族史。发作时亦可出现突然昏仆，不省人事，一般发作时间较短，常伴有喉中痰鸣、抽搐、口吐白沫、两目上视、小便失禁等。常反复发作，每次症状均相类似，苏醒缓解后可如常人。厥证之昏倒，仅表现为四肢厥冷，无吼叫、吐沫、抽搐等症。脑电图检查可资鉴别。

3. 厥证主要相当于西医哪些疾病，临床需做哪些相关检查？

根据本病的临床表现，西医学中各种原因所致晕厥，如低血糖、虚脱、分离障碍、脑血管病、心脏病等，凡具有厥证临床特征的疾病，均可参照本章辨证论治。

临床诊治过程中需做以下相关检查：颅脑 CT、颅脑 MRI、心电图、脑电图等辅助检查，有助于厥证病因的诊断。

4. 分析厥证的病因病机。

(1)病因

1)情志内伤：七情情志刺激，忧愁思虑，悲恐恼怒，大惊大喜，或所愿不得，而致气机逆乱或阻遏，阴阳之气不相顺接而发生厥证。以恼怒致厥为多，若所愿不遂，肝气郁结，或因大怒而气血并走于上，以致阴阳不相顺接而发为厥证。或平素体弱胆怯，突受惊恐，如见死尸，或见鲜血喷涌，或闻巨响，亦可使气血逆乱而致厥。

2)外邪侵袭：外感六淫或秽浊邪气，邪毒内犯，郁闭气机，使气机逆乱，阴阳之气不相顺接，发为厥证。以中寒、中暑多见，常与气候环境有关。

3）饮食劳倦：暴饮暴食，饮食不节，积滞内停，气机升降受阻，上下痞隔，则可骤发为厥。体质素虚者，复加过度饥饿，或过度疲劳，或睡眠不足，或房劳过度，导致气血暂时不足，脑髓失养，亦可导致厥证的发生。

4）亡血失津：如因邪毒炽盛，伤津耗液，或因失治误治而致汗吐下太过，气随津耗，或因创伤出血、产后血崩或吐衄便血等，以致气随血脱，均可发生厥证。

5）剧痛：跌打创伤，或烫伤烧伤，或中寒冷冻，皆可因剧痛伤气导致气机逆乱而发生厥证。

6）痰饮：形盛气虚之人，嗜酒肥甘，损伤脾胃，脾失运化，痰饮内生，痰浊阻滞气机，日积月累，痰愈多则气愈阻，气愈滞则痰更盛，如痰浊一时上壅，气机升降受阻，则可发为厥证。

⑵病机

1）发病：起病急骤，以一过性昏厥为特征，多在短时间内苏醒，亦有病重者，一厥不复而亡。

2）病位：厥证病位主要在于心、肝，涉及脑（清窍），与肺脾肾密切相关。

3）病性：根据体质和病机转化之不同，病性有寒热虚实之别。厥证虽因病因而有气厥、血厥、痰厥、暑厥、寒厥、秽厥、食厥、酒厥、色厥等不同，但其病性概而言之，不外乎虚、实、寒、热几个方面。凡气盛有余，骤遇恼怒惊骇，气机上冲逆乱，血随气逆，或夹痰浊壅滞于上，气机壅塞不得畅行，或阻滞不得升降，或扰乱不循常道，以致清窍闭塞，不知人事，为厥之实证；元气素虚之人，陡遇恐吓，清阳不升，气陷于下，或大量失血，气随血脱，血不上达，气血一时不相顺接，以致神明失养，不知人事，为厥之虚证。气为阳，血为阴，气血与阴阳相随，互为资生，互为依存，气血的病变也互相影响。素有肝阳偏亢，遇暴怒伤肝，肝阳上亢，肝气上逆，血随气升，气血逆乱于上，发为血厥实证；大量失血，血脱则气无以附，气血不能上达清窍，神明失养，昏不知人，则发为血厥虚证。在血者，或瘀滞于脉，或闭阻于心，或殃及他脏。邪之所害，虽有所偏，但气为血帅，血为气母，故邪气闭阻，气血不能正常布达，脏腑失养。为虚者，正气耗脱，或阴亏为甚，或阳脱为重，然阴阳互根，故阴阳耗伤必然同时存在，但以阳气耗脱，不能达于四肢周身为病机要点。正气耗脱必致气血不畅，邪气闭阻，亦可耗损气阴，所以本病实为虚实兼夹，以虚为主之候。

4）病势：厥之轻者，若救治及时，气机复畅，阴阳顺调，则移时苏醒；若失治误治，损伤阴阳，亦可转化为邪实正虚，甚至邪闭气脱，一厥不醒。厥证属实者，易闭厥同现；厥证属虚者易出现厥脱证候。

5）病机转化：厥证的病机转化取决于厥证病因和人体正气盛衰、气机调节功能等。一般新证初发者或厥证轻者，若救治及时，气机复畅，阴阳调顺，则移时苏醒。若失治误治，伤阴损阳，耗伤正气，亦可转化为虚证而出现厥脱危候。部分实热厥证，由于邪毒炽盛，痰热交阻心窍，可突然出现阳气暴脱之危候，待用回阳固脱法救治后，阳气恢复，又可出现实热闭厥的证候。厥证之病机转化可因阴阳气血相失，阴阳离决，发展为一厥不复之死证。亦可出现阴阳气血失常，或为气机上逆，或为中气下陷，或气血痰浊内闭，虽气机逆乱而阴阳尚未离绝，此类厥证之生死，取决于正气来复与否及治疗措施是否及时、得当。若正气来复，治疗得当，则气复返而生，反之，气不复返而死，此外各种证候之间亦可相互转化。如气厥和血厥之实证，常转化为气滞血瘀之证；失血之血厥虚证，严重者转化为气随血脱之脱证等。

5. 该患者辨证为痰厥，痰气交阻，上蒙清窍的依据是什么？

患者3年来，常因剧烈咳嗽出现昏厥，不省人事，伴唇紫肢冷，约5分钟后苏醒，符合厥证的诊断。患者形体肥胖，痰湿素盛，外感六淫，引动痰邪，痰随气升，上蒙清窍，故剧烈咳嗽后出现昏厥；痰阻气道，痰气相搏，故发作时见呼吸急促，喉中痰声辘辘；痰浊阻滞，气机不利，故见胸闷、胁胀痛；痰浊久蕴，有郁而化热之象，故痰黏难出，大便不畅，苔微黄腻，脉滑数。病位主要在于心、肝，涉及脑（清窍），与肺密切相关，病性属实。心主神明，心病则神明失用，而致昏厥。肝郁则全身气机皆郁，肝郁肺痹，痰随气升，上闭清窍则昏不知人。

6. 分析该患者三诊时为何用六君子丸。

六君子丸是在四君子汤基础上加入陈皮和半夏由汤改丸而成，其功能除治疗四君子汤适应的脾胃气虚外还兼治痰湿。脾为生痰之源，患者服用六君子丸是以健脾化湿，杜绝生痰之源。

7. 该患者在治疗过程中出现头晕胀痛、急躁易怒、耳鸣耳聋、失眠多梦症状，用药时该如何加减？

患者出现头晕胀痛、急躁易怒、耳鸣耳聋、失眠多梦乃肝火偏盛所致，可加龙胆草、夏枯草、黄芩、山栀子等清泻肝火。

8. 厥证的预后和转归如何？

厥证各类证候之间可相互转化或虚实转化。气厥和血厥之实证，常可转化为气滞血瘀之证。失血致厥，常可转化为气随血脱之证，气血痰瘀等郁闭至极虽可致厥,但亦可转化为内闭外脱之证。邪气内闭,气血逆乱尚未离绝者,若治疗及时得当,正气来复,则气复返而生。若气血逆乱甚,升降出入失常,进而阴阳离决,则可发为一厥不复之死证。

厥证患者的预后与抢救治疗及时得当与否及邪气盛衰、患者正气强弱等密切相关。发病后,患者呼吸平稳,脉象有根,正气尚强,预后良好。若气息微弱,呼吸难续,此乃肺气已绝;或昏愦不语,厥而无脉,或见怪脉者,显示心气已绝;或手冷过肘,足冷过膝,口唇指甲青紫者,显示病情危重,预后不佳。

9. 厥证与脱证的关系如何?

厥证和脱证临床常并见,故治疗上常厥脱并治。厥证出现四肢厥冷,神情淡漠或烦躁,为脱之轻证。脱为厥之变证,厥轻脱重。两者在临床上互相转化,较难截然分开,故以厥脱并而论治为宜。全国厥脱证协作组明确提出:厥脱证非古代的单纯的厥证或脱证,是指邪毒内陷或内伤脏气或亡津失血等原因所致的气血运行不畅,正气耗脱的一类病证。以脉微欲绝、神志淡漠或烦躁不安、四肢厥冷为主症。相当于西医学的各种原因引起的休克。并对厥脱证的诊断标准及治疗策略提出了较详细的方案,为厥脱证的诊治奠定了基础。由于厥证种类繁多,病情复杂,且病势较急,常厥脱互现,临床上应把握病势,知常达变。

【知识拓展】

厥证是内外急症的一种,它可见于西医的晕厥、低血糖、脑血管病、分离障碍、心脏病等疾病。是由阴阳失调,气机逆乱而致,以突然昏倒,不知人事或伴有四肢厥冷为主要症状。本证发作后常在短时间内逐渐苏醒,醒后无半身不遂、言语謇涩、口舌歪斜等后遗症。《素问·厥论》曰:"厥或令人腹满,或令人暴不知人,或至半日远至一日乃知人者。"

厥逆之论,源于《黄帝内经》,但《伤寒论》所述之厥与《黄帝内经》所论之厥证有所不同。《黄帝内经》之厥主要有两大类:一是猝然昏倒,如昏厥、煎厥、薄厥、尸厥等。二是作为一种症状,如寒厥手足冷,热厥手足热。《伤寒论》之厥,通言四肢厥冷为厥。其特征为手足逆冷,重则手冷过肘,足冷过膝,它不是单独的疾病,而是出现在多种疾病过程中的一种证候。但其病机总系阴阳之气失去相对的平衡,不能相互贯通所致。正如《伤寒论》所述:"凡厥者,阴阳气不相顺接,便为厥。厥者,手足逆冷者是也。"

此证名目繁多,众说纷纭,仅据历代医籍中的有关资料记载"厥证"的名称很多，有以病因命名者，如食厥、酒厥、痰厥、蛔厥、色厥、风厥、水厥、冷厥、气厥、血厥、暑厥、怒厥、惊厥、跌厥；有以病性命名者，如阴厥、阳厥、虚厥、实厥；有以病之暴急危重而命名者，如暴厥、卒厥、卒中暴厥、大厥、薄厥、煎厥、尸厥；有以病状命名者，如寒厥、热厥、清厥、痿厥、躁厥、痫厥、晕厥、手足厥冷、瘙厥、痹厥、踝厥、心厥、肝厥、脾厥、肺厥、肾厥等；有以经络命名者，如巨阳厥、阳明厥、少阳厥、太阴厥、少阴厥、厥阴厥等等。多是依八纲、脏腑、病因等归类。

【临证精要】

一、辨证要点

1. 辨虚实 虚实是厥证辨证之关键，虚者多表现为气血亏虚，实者多表现为气滞、血瘀、痰阻。实证者突然昏仆，面红气粗，声高息促，口噤握拳，或夹痰涎壅盛，舌红苔黄腻，脉洪大有力。虚证者表现为眩晕昏厥，面色苍白，声低息微，口开手撒，或汗出肢冷，舌胖或淡，脉细弱无力。

2. 分气血 厥证以气厥、血厥多见，其中尤以气厥实证及血厥实证两者易于混淆，应注意区别。厥证之共同特点为手足肢冷，但有寒热气血之别。气厥实者，乃肝气升发太过所致，体质壮实之人，肝气上逆，由惊恐而发，表现为突然昏仆，呼吸气粗，口噤握拳，头晕头痛，舌红苔黄，脉沉而弦；血厥实者，乃肝阳上亢，阳气暴张，血随气升，气血并走于上，表现为突然昏仆，牙关紧闭，四肢厥冷，面赤唇紫，或鼻衄，舌质黯红，脉弦有力。

3. 辨病因 厥证的发生，常有明显的病因。实证者如气厥、血厥实证，多形体壮实，发作多与精神刺激密切相关。气厥虚证，多体质虚弱，发病前有过度疲劳、睡眠不足、饥饿受寒等诱因；血厥虚证，则与失血有关，常继发于大出血之后。

二、治疗原则

1. 厥证发作时急宜回厥醒神。实证者，开窍、化痰、辟秽而醒神。开窍法适用于邪实窍闭之厥证，以辛香走窜的药物为主，具有通关开窍的作用。主要是通过开泄痰浊闭阻，温通辟秽化浊，宣窍通利气机而达到苏醒神志的目的。在使用剂型上应选择丸、散、气雾、含化以及注射之类药物，宜吞服、鼻饲、注射。先用搐鼻散取嚏，针刺人中，继用苏合香丸或玉枢丹灌服。虚证者，益气、回阳、救逆而醒神。亟宜调补，不能妄用辛香走窜之品。通过补益元气，回阳以救逆。对于失血、失津过急过多者,还应配合止血、输血、适当补液,以挽其危。本法系急救治标之法,苏醒后应按病情辨证治疗。

2. 细查病因,综合救治。厥证系多种原因引起的内科急症,审明病因对治疗至关重要。救治原则应以综合救治,迅速醒神回厥为要。

3. 厥证缓解后调治气血,经上述应急处理神志清醒后,还应辨证论治,调治气血,解除病因,以图根本。

三、他型证治

(一) 气厥

1. 实证

症状:由情志异常、精神刺激而发作,突然昏倒,不省人事,或四肢厥冷,呼吸气粗,口噤握拳,舌苔薄白,脉伏或沉弦。

病机分析:情志刺激过甚,致肝气暴乱。气机上逆,壅塞心胸,升降失常,阻闭清窍,则突然昏倒,不省人事,气机逆乱,阳气不达四末,则四肢厥冷;肝主筋,气逆致气血不能荣筋,则口噤不开,两拳握固;气机逆乱,肺失宣降,则呼吸气粗;气机逆乱未化火者苔薄白,若已化火,亦可见舌红苔黄;脉沉弦或沉伏为气逆不顺之征。

治法:开窍顺气解郁

常用方药:通关散合五磨饮子(《医方考》):猪牙皂、细辛、沉香、乌药、槟榔、枳实、木香、鹅不食草。

方药解析:前方辛香通窍,后方开郁畅中,降气调肝。通关散中猪牙皂辛温走窜,通上下关窍,细辛辛温发散,鹅不食草亦可通窍,合用以通诸窍。五磨饮子用沉香、乌药降气调肝,木香、槟榔、枳实行气破滞。

若肝阳偏亢,头晕而痛,面赤躁扰者,可加钩藤、石决明、磁石等平肝潜阳;若兼有痰热,症见喉中痰鸣,痰壅气塞者,可加胆南星、贝母、橘红、竹沥等涤痰清热;若醒后哭笑无常,睡眠不宁者,可加茯神、远志、酸枣仁等安神宁志。

由于本证的发作常由明显的情志精神因素诱发,且部分患者有类似既往病史,因此平时可服用柴胡疏肝散、逍遥散、越鞠丸之类,理气解郁,调和肝脾。

2. 虚证

症状:发病前多有明显的情绪紧张、恐惧、疼痛或站立过久等诱发因素,发作时眩晕昏仆,面色苍白,呼吸微弱,汗出肢冷,舌淡,脉沉细微。本证临床较为多见，尤以体弱的年轻女性易于发生。

病机分析：元气素虚，清阳不升，神明失养。元气素虚之人，骤遇惊恐，恐则气下，清阳不升，或因饥饿劳倦，一时气机不相顺接，则眩晕昏仆，面色苍白；肺主气，司呼吸，气虚气陷，则呼吸微弱；气虚不摄津而汗出，气虚阳气不运而肢冷；舌质淡、脉沉弱皆为气虚之征。

治法：补气，回阳，醒神

常用方药：本证为元气亏虚，气陷欲脱，无形之气当急固，是以首服参附汤或芪附汤升阳固气，或生脉注射液、参麦注射液、参附注射液补益正气，摄津醒神。再以四味回阳饮补气固阳。

方药解析：生脉注射液、参附注射液、四味回阳饮。前二方为注射剂，适用于急救。从功效上看，三方均能补益正气，但生脉注射液重在益气生津，而参附注射液及四味回阳饮（《景岳全书》）均能益气固阳。

四味回阳饮方中人参大补元气为君；臣以干姜、附子回阳救逆；甘草补中和药为佐使之用。全方药少效专力宏，志在补气回阳，救急固脱。

自汗出者，加黄芪、白术、防风益气固表；汗出不止者，加煅龙骨、煅牡蛎、五味子以固涩敛汗；心悸不宁者，可加丹参、制远志、酸枣仁养血安神；食欲不振者，加白术、茯苓、陈皮健脾和胃。

（二）血厥

1. 实证

症状：平素易发生眩晕，多因急躁恼怒而发，或如厕努责排便而发病。突然昏倒，不省人事，牙关紧闭，面赤唇紫，舌黯红，脉弦有力。

病机分析：怒而气上，血随气升，壅塞清窍。暴怒伤肝，怒而气上，或怒则气逆，血随气升，气血并走于上，清窍壅塞，故突然昏仆，不省人事；肝气暴张，筋肉强直，则牙关紧闭气血上冲头面，则面赤唇紫；舌黯红、脉弦而有力为气血上壅，肝气有余之象。

治法：平肝潜阳，理气通瘀

常用方剂：羚角钩藤汤（《通俗伤寒论》）或通瘀煎（《景岳全书》）

方药解析：前方以平肝潜阳息风为主，适用于肝阳上亢之肝厥、头痛、眩晕。后方活血顺气、适用于气滞血瘀，经脉不利之血逆、血厥等症。

羚角钩藤汤：羚羊角、霜桑叶、川贝、生地、钩藤、菊花、茯神、生白芍、生甘草、鲜竹茹。

方中羚羊角咸寒，入肝经，善于凉肝息风；钩藤甘寒，入肝经，清热平肝，息风解痉。二药合用，相得益彰，清热凉肝，息风止痉之功益著，共为君药。配伍桑叶、菊花清热平肝，以加强凉肝息风之效，用为臣药。风火相煽，最易耗阴劫液，故用鲜地黄凉血滋阴，白芍养阴泄热，柔肝舒筋，二药与甘草相伍，酸甘化阴，养阴增液，舒筋缓急，以加强息风解痉之力；邪热每多炼液为痰，故又以川贝母、鲜竹茹以清热化痰；热扰心神，以茯神木宁心安神，以上俱为佐药。甘草兼调和诸药，为使。

通瘀煎：当归尾、红花、山楂、青皮、乌药、木香、香附、泽泻。

方中当归尾活血通络为主药，配红花、山楂加强活血化瘀之力，气行则血行，故配青皮、乌药、木香、香附理气开郁，佐以泽泻利水，引血下行，诸药合用，使气血调畅，升降有序，诸症自除。

若急躁易怒，肝热甚者，加菊花、丹皮、龙胆草；若兼见阴虚不足，眩晕头痛者，加枸杞子、珍珠母。

2. 虚证

症状：常因失血过多，突然昏厥，面色苍白，口唇无华，四肢震颤，自汗肢冷，目陷口张，呼吸微弱，舌质淡，脉芤或细数无力。

病机分析：证机属失血过多，气随血脱，神明失养。因大失血或大汗吐下之后，营血俱损，脑海失养，故突然昏厥；血不上荣于面，则面色苍白，口唇无华；血不养筋，则四肢震颤；血亏而目陷，气乏而口张，呼吸亦随之微弱，气随血脱，卫表不固，则自汗肤冷；舌淡、脉芤或细数无力皆为血脱之征。

治法：补气养血

常用方药：急用独参汤（《十药神书》）灌服，或用人参注射液、生脉注射液静脉应用，继用人参养营汤以补气养血。前方益气固脱，后方补益气血。

人参养营汤（《太平惠民和剂局方》）：人参、黄芪、当归、白芍、熟地黄、五味子、白术、茯苓、远志、肉桂、陈皮、炙甘草。

方药解析：方中芍药同甘草，以和营卫；熟地黄、当归、白术、人参以补至阴；远志入心，以畅心气；陈皮行气，茯苓补心气，五味子敛阴入行脉中，黄芪补气，肉桂温肾阳。全方共成以补气血。

若自汗肤冷，呼吸微弱者，加附子、干姜温阳；若口干少津者，加麦冬、玉竹、沙参养阴；心悸少寐者，加龙眼肉、酸枣仁养心安神。

（三）食厥

症状：暴饮暴食后又骤逢恼怒之事，突发昏厥，气息窒塞，脘腹胀满，舌苔厚腻，脉象滑实。

病机分析：由于暴饮暴食后复逢恼怒，食滞中脘，胃气不降，气机阻塞，气逆于上，闭塞清窍，则突然昏厥，气机不行，上者不上，下者不下，气息窒塞，脘腹胀满。舌苔厚腻，脉象滑实，皆为食滞之征。

治法：消导和中

常用方药：昏厥发生在食后不久，应急用物催吐或用盐汤探吐以祛实邪。继用保和丸（《丹溪心法》）。山楂、神曲、莱菔子、制半夏、陈皮、茯苓、连翘。

方药解析：方中山楂、神曲、莱菔子消食化滞；连翘苦而微寒，散结消积；制半夏、陈皮、茯苓健脾化湿。若腹胀而大便不通者，可配用小承气汤导滞通腑；食积化热者，可加蒲公英清热泻火。

（四）酒厥

症状：纵饮酗酒，昏厥仆倒，轻者犹能知人，重者昏厥如泥，或躁扰不宁，哭笑无常，或痰涎如涌，或气喘发热。脉滑数。

病机分析：酒性剽悍滑疾，若纵欲不节，则其气上冲于头发为酒厥。轻者犹能知人，重者昏仆倒地；酒能助湿生热，则可伴见痰涎如涌，或气喘发热，舌红，苔黄腻，脉滑数等症状。

治法：解酒醒神

常用方药：急用鹅毛等物探吐，或用盐汤探吐，继用葛花解酲汤（《兰室秘藏》）。葛花、木香、砂仁、茯苓、猪苓、人参、白术、白豆蔻、青皮、陈皮、神曲、干姜、泽泻。

方药解析：葛花解酒醒厥为君药，茯苓、猪苓、泽泻淡渗利湿，使酒从下解，共为臣药，酒能助湿，湿性黏滞，易阻遏气机，故佐以砂仁、白豆蔻、陈皮，木香、青皮调气和中；神曲消食和胃；湿易困脾，再配干姜、人参、白术补气健脾。诸药相配，解酒醒厥，畅中渗下。

中脘痞满，舌苔厚腻，口气臭秽者，去白术，加山楂、鸡内金、麦芽以消食导滞。探吐后口干口渴者，可去白豆蔻、陈皮，加沙参、玉竹、石斛、生地黄、麦冬养胃生津，尚可加栀子助葛花醒酒。

四、中成药治疗

1. 柴胡舒肝丸 由陈皮、柴胡、川芎、香附、枳壳、芍药、甘草组成，可疏肝理气，调和肝脾，适用于气厥实证反复发作者。

2. 归脾丸 由党参、白术、黄芪、茯苓、远志、酸枣仁、龙眼肉、当归、木香、大枣、甘草组成，能健脾和中，益气养血，适用于气厥虚证反复发作者。

3. 八珍颗粒 由人参、白术、白茯苓、当归、川芎、白芍、熟地黄、甘草组成，具有气血双补，适用于血厥虚证者。

五、其他疗法

1. 针灸

主穴：水沟、中冲、涌泉、足三里

配穴：虚证配气海、关元、百会；实证配合谷、太冲

操作：主穴用毫针刺，虚证用补法，实证用泻法；配穴中气海、关元、百会俱用灸法；合谷、太冲用泻法。

2. 耳针 选神门、肾上腺、心、皮质下，针刺，强刺激，每次留针15~30分钟。

六、护理调摄

1. 加强锻炼，注意营养，增强体质。

2. 加强思想修养，陶冶情操，避免不良的精神和环境刺激。

3. 对已发厥证者，要加强护理，密切观察病情的发展变化，采取相应措施救治。

4. 患者苏醒后，要消除其紧张情绪，针对不同的病因予以不同的饮食调养。

5. 所有厥证患者，均应严禁烟酒及辛辣香燥之品，以免助热生痰，加重病情。

6. 注重心理护理，使患者情绪松弛，给予适当的鼓励、劝告和指导，积极面对疾病，主动配合治疗。

七、经验荟萃

1. 颜德馨治疗厥证时，急当重振，拨乱反正，必须具备两手，“战不嫌狠，抚不嫌稳”。在临床中，善用附子救逆，认为附子大辛大热，通行十二经脉，专主振奋阳气、祛逐阴寒，应用于心血管疾病，破阴凝，布阳和，能力转危局。临床观察辅以丹参、川芎、葛根、三七、血竭、水蛭等化瘀药物，疏通血脉，改善循环功能，可加强促苏醒、抗休克的作用。厥回之后，附子使用则比较审慎，常有监制之品并行，并总结出六法：调之以甘，与甘草、白蜜同用；阴以济阳，配熟地黄、龟甲；阴阳兼顾，与生脉散同用；镇潜抑阳，配龙骨、牡蛎、磁石；温阳泻火，

伍知母、黄柏、大黄；阳中配阴，伍玄参、麦冬。通过不同配伍，不但抑制了附子的燥性，扩大了施用范围，还可取得理想的协同效果。

2. 颜亦鲁总结厥证的治疗经验可归纳为以下几点：①重视各类厥证的个性与共性。厥证有气厥、血厥、痰厥、蛔厥、食厥、暑厥等不同，但总因气机逆乱、升降乖戾而引起，情志不遂多为诱因，且各类厥证亦有内在联系，常相兼而发。②启上与导下并重。厥证临证中多启上与导下并重，启上药多用石菖蒲、抱茯神等。导下多用消食导滞、通腑泻下之品，使邪有出路，从下窍而走，常药用六神曲、檀香、炒麦芽运脾和胃助消化，生大黄清热通腑以祛邪。③注重善后，固本清源。其认为厥证未发时，仍应根据其发病原因及个人体质的不同，服用健脾化痰、益气生津、理气和中等剂，以调养善后，达到固本清源的目的，防止复发。

3. 谢远明指出部分血厥为“瘀血阻滞兼痰饮内伏”，使用血府逐瘀汤加浙贝母化痰通络，蜈蚣、全蝎息风止痉，黄芪益气活血。活血理血，并针对昏不知人的具体病症，随证加用化痰、息风、理气等品。

【诊疗解悟】

1. 临证发微 厥证之名，首见于《黄帝内经》，《素问》列“厥论”专篇。此外，在《黄帝内经》的其他30余篇中。厥之名称达30余种，临床表现相当复杂。厥证之病因，既有体质、精神等内在发病基础，又有外中邪毒之气的诱发因素。厥证之病位在肝，可涉及五脏六腑，有虚、实、寒、热之别。厥证以气血逆乱为主要病机，各型之厥，特点不同，但也有其内在的联系，这种联系主要是由生理上的关联和病因病机的共性所决定。例如气厥与血厥，因气为血之帅，血为气之母而互相影响；又如痰厥与气厥由于痰随气动而互相联系。至于情志过极以致气血逆乱而发厥，则与气厥、血厥、痰厥均有密切关系。因此临床上既要注意厥证不同类型的特点，又要把握厥证的共性，全面兼顾，方能提高疗效。厥证是内科常见危急重症，由于厥证常易并发脱证，故有时也厥脱并称。厥病之治疗西医目前主要为明确病因，对症治疗；中医急性发作时首要回厥醒神，缓解后宜调治气血，解除病因，以图根本。急性发作时，应采取中西医结合，中成药、针灸等综合应急措施，及时救治。中西医结合治疗厥证，往往相得益彰，充分发挥两者各自的优势。此外，中医在厥证治疗中优势明显，针对其病机及转归在立法上不但重视回阳救逆、益气养阴扶正，还重视行气活血、清热解毒；针对厥证内闭外脱证（休克晚期）的病理，往往开闭与固脱并重。近十多年来,中医不断加强对本证的研究与探索,治疗本证的药物剂型,已从传统的口服丸、散、片、汤剂型发展为多种剂型,尤其是注射剂型,给药途径也从单一口服发展为多途径的给药,从而提高了中医治疗厥脱证的疗效。回阳救逆的参附注射液,以及益气养阴的生脉注射液和参麦注射液等,可根据临床情况,于急需时采用。厥证的病机转化取决于致厥病因和人体正气盛衰、气机调节功能等。若阴阳气血相失,进而阴阳离决,则为一厥不复之死证;若邪气内闭,气血逆乱尚未离决者,治疗及时得当,气机复畅,阴阳调顺,则可气复返而生。

2. 诊治演变 厥证大体可分为以下3类,一是以暴死为厥,即突然昏仆,不省人事;二是指手足逆冷;第三种厥的含义较为复杂,因厥之病机在于气血逆乱,故《黄帝内经》有时把气血逆乱或浊气上逆的病变称为厥、厥逆或厥气。《素问·厥论》叙述以巨阳(即太阳)、阳明、少阳、少阴、厥阴、太阴等六经之厥,即为六经经气失其常而逆乱的表现。在以上3类厥证中,前两类沿用至今,而第3类厥证的含义,与今日所指相去甚远,现已不用。在厥证的辨证论治方面,汉代张仲景阐述寒厥、热厥的理论和治法,对后世影响很大。《伤寒论》和《金匮要略》论厥,以四肢逆冷为主要表现,而且以外感发厥为主。其中寒厥证的论述与《黄帝内经》大致相同。而对热厥的论述存在差异,《素问·热论》认为热厥为手足热,而《伤寒论》之热厥为手足冷,认为"热深厥亦深,热微厥亦微",热邪阻遏于里,不能外达四肢,故手足逆冷。自仲景后,对热厥之认识,历代医家或本《黄帝内经》,或宗仲景,展开了学术争鸣。而仲景更大的贡献在于补充了寒厥和热厥的治法,提出寒厥用四逆汤、当归四逆汤、通脉四逆汤加猪胆汁汤等,热厥用白虎汤等,并提出热厥可用下法。金元医家张子和、朱丹溪等,补充了痰厥、酒厥之证,丰富了厥证的辨证论治。现今,临床在治疗厥证的同时,不断增强患者及家属对本病的认识,加强宣传本病的护理及调摄,同时详细告知患者注意远离诱发本病的因素,做好后期的康复治疗。

【医论撷要】

《素问·大奇论》:"暴厥者,不知与人言。"

《素问·阴阳离合论》:"厥,尽也,阴气自此而尽,顾名曰阴之绝阴。"

《素问·五脏生成论》:"凝于足者为厥","咳嗽上气,厥在胸中","有积气在腹中,有厥气"。

《素问·厥论》:“寒厥之为寒也,必从五指而上于膝。”“阳气衰于下则为寒厥,阴气衰于下则为热厥……厥或令人腹满,或令人暴不知人,或至半日远至一日乃知人者……帝曰:愿闻六经之厥状病能也。岐伯曰:巨阳之厥,则肿首头重,足不能行,发为眴仆……厥阴之厥,则少腹肿痛、腹胀、泾溲不利,好卧屈膝,阴缩肿,胫内热。”

《灵枢·五乱》:“乱于臂胫,则为四厥;乱于头,则为厥逆,头重眩仆。”

《伤寒论·辨厥阴病脉证并治》:“凡厥者,阴阳气不相顺接,便为厥。厥者,手足逆冷者是也。”

《中藏经·阳厥》:“骤风暴热,云物飞扬,晨晦暮晴,夜炎昼冷,应寒不寒,当雨不雨。水竭土坏,时岁大旱,草木枯悴,江河乏涸,此天地之阳厥也。”

《中藏经·疗诸病药方》所载破棺丹:“治阴厥,面目俱青,心下硬,四肢冷,脉细欲绝。”

《中藏经·论脾脏虚实寒热生死逆顺脉证之法》:“脾正热,则面黄目赤,季胁痛满也,寒则吐涎沫而不食,四肢痛,滑泄不已,手足厥。”

《中藏经·脉病外内证决论》:“病热人,四肢厥,脉弱,不欲见人,食不入,利下不止者死。食入,四肢温,脉大,语狂,无睡者生。”

《脉经·病可灸证》:“下利,手足厥,无脉,灸之不温,反微喘者,死。”

《脉经·热病阴阳交并少阴厥逆阴阳竭尽生死证》:“少阴病,下利止,厥逆无脉,干烦,服汤药,其脉暴出者死,微细者生。”

《脉经·平人迎神门气口前后脉》:“左手关上脉阴阳俱虚者,足厥阴与少阳经俱虚也,病如恍惚,尸厥不知人,妄见,少气不能言,时时自惊。”

《脉经·平三关病候并治宜》:“尺脉微,厥逆,小腹中拘急,有寒气。”

《脉经·小肠手太阳经病证第四》:“气盛则厥逆,上冲肠胃,动肝肺,散于肓,结于厌。”

《肘后备急方·救卒死尸蹶方》:“尸蹶之病,卒死脉犹动,听其耳中如微语声,股间暖是也。”

《肘后备急方·救卒中恶死方》:“凡卒死、中恶及尸蹶,皆天地及人身自然阴阳之气,忽有乖离否隔,上下不通,偏竭所致,故虽涉死境,犹可治而生,缘气未都竭也。”

《肘后备急方·治卒霍乱诸急方》:“治吐泻不止,或取转,多四肢发厥,虚风,不省人事,服此,四肢渐暖,神识便省。”

《诸病源候论·尸厥候》:"尸厥者,阴气逆也。此由阳脉卒下坠,阴脉卒上升,阴阳离居,荣卫不通,真气厥乱……诊其寸口脉,沉大而滑,沉即为实,滑即为气,实气相搏……虽卒厥不知人,气复则自愈也……候其左手关上脉,阴阳俱虚者,足厥阴、足少阳俱虚也……"

《千金要方·风懿》:"风寒之气客于中,滞而不能发,故喑不能言及喉痹失音,皆风邪所为也,入脏皆能杀人,故附之于治风之末。凡尸厥而死脉动如故,此阳脉下坠,阴脉上争,气闭故也。"

《千金要方·肝脏》:"左手关上脉阴阳俱虚者,足厥阴与少阳经俱虚也,病如恍惚,尸厥不知人,妄见,少气不能言,时时自惊,名曰肝胆俱虚也。"

《素问玄机原病式·六气为病 . 寒类》:"然阴厥者,元病脉候,皆为阴证,身凉不渴,脉迟细而微,未尝见于阳证也。其阳厥者,元病脉证,皆为阳证,热极而反厥,时复反温,虽厥而亦烦渴谵妄,身热而脉数也。若阳厥极深,而至于身冷,反见阴脉微欲绝者,此为热极而欲死也。"

《丹溪心法·厥》:"厥,逆也,手足因气血逆而冷也。"

《景岳全书·厥逆》:"厥者尽也,逆者乱也,即气血败乱之谓也。""气厥之证有二,以气虚气实皆能厥也。气虚卒倒者,必其形气索然,色清白,身微冷,脉微弱,此气脱证也……气实而厥者,其形气愤然,勃然,脉沉弦而滑,胸膈喘满,此气逆证也。"

《石室秘录·厥症》:"人有忽然厥,口不能言,眼闭手撒,喉中作酣声,痰气甚盛,有一日即死者,有二三日而死者,此厥多犯神明,然亦因素有痰气而发也。"

《血证论·厥冷》:"脾肾阳虚,不能达于四末"而发病;其症状为"外见假寒,身如冷水,目昏神黯,脉伏不见。或冷一阵,反而发热,或厥数日,反发热数日。其厥多热少者,是阳极似阴。热之至也,厥少热深者。"

【参考文献】

[1] 吴勉华, 石华. 中医内科学 [M]. 北京: 中国中医药出版社, 2021.
[2] 王永炎, 张伯礼. 中医脑病学 [M]. 北京: 人民卫生出版社, 2007.
[3] 郝文杰, 杨文明, 魏涛华, 等. 中医脑病"肝-肾-脑"轴理论构建及临床应用 [J]. 中国中西医结合杂志, 2023, 43 (4): 495-498.

[4] 杨文明, 李庆利. 活血化瘀法在急性脑出血治疗中的地位与作用 [J]. 中医药临床杂志, 2010, 22 (11): 944-947.
[5] 杨玉龙, 杨文明. 杨文明分期论治中风后脑水肿经验 [J]. 中医杂志, 2023, 64 (8): 769-773.

第五章　闭　　证

闭证是指由邪热、痰浊、风阳、瘀血等病邪亢盛，阻闭清窍，扰乱神明，而致脑窍失养，心神蒙蔽，出现神志昏迷，甚至牙关紧闭，两手握固，痰涎壅盛等临床表现的危急重症，多急性起病。从狭义来说，闭证一般指中风的闭证；从广义来说，闭证指一切邪盛内闭之证，与脱证相对应。发病与患者高血压、糖尿病、冠心病等基础疾病均有关，临床致残率、致死率高，常见于多种疾病的病情危重阶段，需及时救治。

【典型病案举隅】

患者，男，45 岁，销售员。

【主诉】

突发神志不清 1 周。

【四诊采集】

(一) 望诊

1. 神志是否清楚。
2. 双侧瞳孔大小是否等大等圆、反射是否灵敏。
3. 是否伴口角或肢体抽搐。
4. 面部表情是否僵硬、牙关是否紧闭、口舌是否歪斜、口角是否流涎。
5. 舌象。

(二) 闻诊

1. 患者能否应答、语音清晰程度。
2. 患者口腔、身体有无异味。

(三) 问诊

1. 有无明确病因或可疑诱因。

2. 发病之前是否有头晕、头痛、肢体麻木等先兆症状。

3. 发作的时间及具体表现，进展如何。

4. 做过哪些实验室和影像学检查。

5. 接受过哪些治疗，效果如何。

6. 有无高血压、动脉瘤、心脏病等病史。

7. 有无吸烟、饮酒、熬夜等不良生活习惯，以及工作压力程度是否过大。

（四）切诊

1. 检查患者四肢肌力、肌张力及病理征等。

2. 检查患者有无阵挛、脑膜刺激征等。

3. 脉象。

【病情述要】

患者1周前饮酒后突然出现神志不清，猝然倒地。后急诊120紧急送至医院，查颅脑CT示：脑桥高密度影，提示脑桥出血。请神经外科急会诊示：无手术指征，建议内科保守治疗。后转入我科，现患者处于昏迷状态，牙关紧闭，肢体强痉，两手握固。查体：中度昏迷，呼之不应，Glasgow昏迷评分4分，右侧额纹消失、眼裂增大、鼻唇沟变浅、口角下垂并歪向左侧，双侧瞳孔针尖样缩小，对光反应迟钝，四肢强直，角弓反张，肌力检查合作不能，四肢肌张力呈折刀样增高，腱反射（+++），双侧巴宾斯基征阳性，脑膜刺激征阴性，无髌阵挛、踝阵挛。既往有“高血压”病史3年，最高达180/110mmHg，未服药。

刻下症：神志不清，呼之不应，四肢强痉，两手握固，二便闭结，面赤身热，痰涎壅盛，舌质红，苔黄腻，脉弦滑数。

【诊断治疗】

诊断：闭证（痰火闭窍证）。

治法：息风清火，豁痰开窍。

处方：羚角钩藤汤加减。

药物：羚羊角（水牛角代）（先煎）4.5g、桑叶6g、川贝母15g、生地黄15g、钩藤（后下）9g、菊花12g、茯苓9g、茯神15g、白芍12g、竹茹15g、生甘草6g。

7剂，水煎，早晚鼻饲，每日1剂。同时予以脱水降颅压、调控血压、防治并发症等治疗。

二诊：服用上方7剂后，患者神志模糊，Glasgow昏迷评分8分，痰量减少，并发症控制尚可。继续鼻饲上方7剂。

三诊：患者神志逐渐转清，生命体征平稳，但出现入睡困难，予以上方加酸枣仁30g，7剂，水煎，每日1剂，早晚鼻饲。服后患者病情稳定，睡眠尚可。

原方继服，巩固疗效。半年后门诊随访，患者日常生活可自理。

【临证分析】

1. 闭证诊断要点有哪些？

(1) 具有突然昏迷，牙关紧闭，口噤不开，两手握固，肢体强痉等特征性的临床表现。

(2) 多急性起病，好发于40岁以上。

(3) 发病之前多有头晕、头痛、肢体麻木等先兆症状，常见有情志失调、饮食不当或劳累等诱因。

(4) 阳闭有瘀热痰火之象，如身热面赤、气粗鼻鼾、痰声如拽锯、便秘溲黄、舌苔黄腻、舌绛干，甚则舌体蜷缩，脉弦滑而数。

(5) 阴闭有寒湿痰浊之征，如面白唇紫、痰涎壅盛、四肢不温、舌苔白腻、脉沉滑等。

2. 该患者诊断为闭证的依据是什么？

(1) 中年男性，急性起病，病程1周。

(2) 突发神志不清，牙关紧闭，口噤不开，四肢强痉，两手握固，舌质红，苔黄腻，脉弦滑数。

(3) 有高血压病史3年，血压控制不佳。

(4) 颅脑CT示：脑桥出现高密度影，提示脑桥出血。

3. 临床诊断时，该病需要与哪些病证相鉴别？

(1) 闭证与脱证的鉴别：脱证与闭证均为危急重证，均可出现神识昏迷。闭证属实，因邪气内闭清窍所致，症见神志昏迷、牙关紧闭、口噤不开、两手握固、肢体强痉等；脱证属虚，乃为五脏真阳散脱，阴阳即将离决之候，临床可见神志昏愦无知、目合口开、四肢松懈瘫软、手撒肢冷汗多、二便自遗、鼻息低微等；闭证常见于骤起，脱证则由闭证恶变转化而成，并可见内闭外脱之证。

(2) 闭证与痉证的鉴别：闭证有时可出现肢体强痉，与痉证之项背强直、四肢抽搐、口噤和角弓反张颇为相似；但闭证的主要病机是邪气亢盛，闭阻清窍，而痉证则为阴阳失调，阳动而阴不属所致；闭证以神志昏迷，牙关紧闭，两手握固为主要表现，肢体强痉并非必有的症状；痉证是以项背强急，四肢抽搐，甚至角弓反张为主要表现,肢体强痉为必有症状;痉证神志一般清楚,只有在热甚发痉的严重阶段才见神昏谵语。

⑶闭证与中风的鉴别:中风是以猝然昏倒,不省人事,伴口舌歪斜,半身不遂,语言不利,或不经昏仆而仅以半身不遂为主症的一种疾病;而闭证则是外感、内伤病过程中,病邪亢盛,闭塞清窍,而出现的一种危急证候;中风中脏腑阶段,出现突然昏倒,不省人事,牙关紧闭,口噤不开,两手握固,大小便闭,肢体强痉等症时,则属闭证范畴,故中风之闭,是闭证的一种;与其他疾病过程中所出现的闭证所不同的是,中风之闭必伴有肢体强痉,半身不遂,且经救治复苏后,多有半身不遂等后遗症存在,而其他疾病之闭,一般无后遗症。

⑷闭证与厥证的鉴别:闭证与厥证均有神志昏迷,但闭证是由于病邪亢盛,闭阻清窍所致,常伴牙关紧闭、两手握固等症;而厥证系因气机逆乱,升降失常,阴阳之气不相顺接所致,以突然昏倒,不省人事,四肢厥冷,片刻自行苏醒而无后遗症为其临床表现;厥证有手足厥冷之特点,闭证一般没有;厥证有虚有实,而闭证一般属实;从昏迷的情况来看,闭证一般持续时间较长,厥证一般较为短暂;闭证、厥证如病情特别严重,正气耗竭,均可导致脱证发生。

4. 闭证主要相当于西医哪些疾病,临床需做哪些相关检查?

闭证属中医脑病急重症范畴,有阴闭与阳闭之分,各种疾病出现闭证症状者均可归属于本病范畴,亦可发生于某些疾病的危重阶段。西医学的急性脑血管病、急性细菌或病毒感染性疾病、颅脑占位性病变、肺性脑病、肝性脑病、中毒及其他代谢性脑病出现意识障碍者,均可参照闭证进行辨证论治。

临床可做脑脊液、眼底及颅脑CT、MRI、数字减影血管造影(DSA)、血液生化等检查。对于脑血管病者,颅脑CT、MRI或DSA有助于明确诊断;对于颅脑感染性疾病,脑脊液检查有助于诊断;代谢性脑病时血液生化、脏器B超及CT等检查有助于诊断。

5. 分析闭证的病因病机。

⑴病因

1)邪热内陷,清窍堵闭:温热疫毒,暑热内扰,传变入里,由卫气传及营血,内陷心包;或禀赋虚弱,或失治误治,使邪热内陷,逆传心包,进而邪热上冲,导致脑窍堵闭,出现高热、神昏、谵语、舌强、肢厥等症。

2)湿热痰浊,蒙蔽清窍:湿热郁蒸,三焦闭阻,酿成痰浊,蒙蔽心窍,进而阻蔽脑窍,而出现神识昏蒙,或时清时昏等症;或素体脾胃虚弱,痰浊内盛者,饮食不节,湿聚不化成痰,痰湿交阻,湿邪蒙蔽神窍;或痰郁化热,痰热互结,上蒙清窍，以致神昏；或痰浊壅肺，阻塞气逆，或肺虚不能吸清呼浊，清气不足，而浊气有余，浊邪害清，痰蒙清窍，则可发生烦躁、嗜睡、喘促、昏迷等症。

3) 热结胃肠，腑热上冲：伤寒邪结阳明，腑气闭阻不通；湿病热邪内结胃肠，浊气上逆，胃热蒸脑，可致高热、神昏、谵语等症。

4) 秽浊郁闭，浊阴上犯：突感秽浊之气，郁闭气机，浊邪害清，清窍闭塞，可致昏不知人，口噤妄言等症；或久病脾肾阳气虚衰，水液代谢失司，水湿浊阴内生，上犯蒙蔽清窍，致嗜睡昏迷、恶心呕吐等证候。

5) 肝风内动，痰火上蒙：素体肝肾阴虚，水不涵木，肝阳偏亢，复因五志过极，情志所伤，肝阳暴张，阳升风动，气血并走于上，风阳上犯清窍，或夹痰火上蒙清窍，可致突然昏仆，不省人事，而成闭证。

6) 气结血瘀，壅塞清窍：肝气郁结，气逆上冲，闭阻脑窍，致神昏仆倒，牙关紧闭等证；或脑生肿物，或头部外伤，或瘀血阻滞脑络，致清窍堵闭，出现头痛、头晕、口舌歪斜、半身不遂，甚或神识昏迷，语言不利等症。

(2) 病机：本病发病多急骤，病位在脑，与五脏密切相关，病理性质以实为主，总体为风阳上扰、痰热瘀毒内闭清窍。闭证可分为中脏和中腑：中脏者，风阳痰火内闭神窍，脑络瘀阻，则见昏仆、不省人事、肢体拘急等症状；中腑者，肝阳暴亢或痰热腑实，风痰上扰，则见身体不遂、神志欠清、大便不通等症状。又可分为阳闭和阴闭：因痰火瘀热者，症见身热面赤、气粗鼻鼾、痰声如拽锯、便秘溲黄、舌苔黄腻、舌绛干，甚则舌体蜷缩、脉弦滑而数等为阳闭；因寒湿痰浊者，症见面白唇紫、痰涎壅盛、四肢不温、舌苔白腻、脉沉滑等为阴闭。闭证起病急，病势病情较重，来势汹涌，进展迅速，发病即可见邪热内陷、痰热蒙蔽、肝风内动等阳闭证；也可见浊阴上逆、脑络瘀阻之阴闭证。若风阳痰火炽盛，进一步耗灼阴精，阴虚及阳，阴竭阳亡，阴阳离决，则出现脱证。如未及时救治，或失治误治，邪毒壅滞，进一步耗伤人体正气，可致毒盛正虚；或有本虚之人，则正气越虚，终可致阴阳不相维系之脱证危候。

6. 该患者辨证为痰火闭窍证的依据是什么?

患者久食肥甘厚腻，体型偏胖，加上饮酒过度，致使脾失健运，聚湿生痰，痰湿生热，热极生风，终致风火痰热内盛，窜犯络脉，夹杂瘀血，上阻清窍，导致上述症状的发生。患者本身肝阳偏亢，水不涵木，属风阳内动之体，加之脾虚痰湿内生，痰湿生热，热盛引动肝阳，动风生血，上犯脑部，气血上逆，神窍闭阻，神机失用，致神志失清，猝然倒地，昏不知人；邪热亢盛，风火相煽，则见牙关紧闭，四肢强痉，两手握固；邪热内闭，烧灼津液，炼液为痰，痰火壅盛，致痰涎壅盛；舌质红，苔黄腻，脉弦滑数，皆是痰火之象。

7. 该患者在治疗过程中出现抽搐，用药时该如何加减？

患者为肝阳上亢，痰火壅盛，气血上逆，神窍闭阻而发病，若病程中出现抽搐，则为热盛风动筋挛，可加用全蝎、蜈蚣息风止痉。

8. 如果该患者未能及时治疗，病情延误，病机可能会如何转化？

闭证病情严重，其预后与所患原发病病种、感邪轻重、神昏程度、正气盛衰，以及治疗是否及时、得当有关。一般来说，感邪较轻、神昏程度轻浅，正气未衰，尚未出现脏腑虚惫证候者，如能及时加以救治，则预后较好；反之，若感邪极重，昏迷程度深，全身情况较差，或未能及时进行治疗者，导致脏腑功能进一步恶化，往往预后不佳。若神昏日久，抽搐不断，点头状呼吸，二便难通，则为邪闭日深，病情转重之候。闭证若因失治、误治或者正不胜邪，可转为脱证，如见突然四肢厥冷，冷汗淋漓，脉微欲绝，则是由闭证转为脱证，病情危重。脱证经过治疗，正气渐复，症状逐渐消失，也可有好转之机，故在闭证转化的过程中，往往出现“闭”“脱”两证互见。

【知识拓展】

闭证临床上常见于急性脑血管病，包括脑梗死、脑出血和蛛网膜下腔出血等。缺血性脑卒中约占各种脑卒中病例的 80%，全国每年新发脑血管病约 200 万人，每年死于脑血管病约 150 万人。发病率男女之比为 1.3 : 1~1.7 : 1。本病的发病率、患病率及死亡率随年龄增长而增加，45 岁以后明显增加，65 岁以上人群增加最显著。存活者约 3/4 不同程度地丧失劳动能力，重度致残者占 40%。本病的发病与环境因素、饮食习惯和气候等因素有关，在我国脑血管病的发病率总体分布为西北高于东南。

脑部神经细胞对缺血、缺氧高度不耐受，急性期迅速有效的干预是改善缺血性脑卒中患者预后的关键环节。尿激酶、链激酶是较早被尝试用于缺血性脑卒中急性期治疗的药物。尿激酶由人尿液中提取，链激酶由链球菌分泌，它们均对纤维蛋白缺乏特异性，除了能活化纤溶酶原形成纤溶酶以外，还能降解凝血因子及纤维蛋白原，因此用于溶栓治疗时有较高的出血风险。1995 年，美国国立神经病和脑卒中研究所采用对纤维蛋白有较高特异性的重组组织型纤溶酶原激活物（rt-PA）进行静脉溶栓，至此，3 小时内 rt-PA 静脉溶栓成为一种切实有效的缺血性脑卒中治疗手段。随后的欧洲协作急性脑卒中研究 -3（ECASS-Ⅲ）将时间窗延长到了 4.5 小时，但时间窗以外的静脉溶栓仍面临严重的脑出血风险。rt-PA 的半衰期仅 3~5 分钟，需要持续静脉滴注给药，且对于大血管急性闭塞导致的脑卒中，rt-PA 静脉溶栓后血管再通率不超过 25%。因此寻找治疗时间窗更宽、使用方法更为简便（例如静脉推注）、血管再通率更高的药物成为追求的目标。新的溶栓药物替奈普酶为基因重组产品，而去氨普酶来自于吸血蝙蝠唾液，与 rt-PA 相比均具有更高的纤维蛋白特异性及更长的半衰期；然而上述药物疗效是否优于 rt-PA 均有待更多临床研究证实。

血管内治疗技术包括动脉内溶栓及支架取栓，后者又演化出血栓抽吸技术、Solumbra 技术（即导管抽吸联合支架取栓）等，以期进一步提高再通率，降低远端栓塞风险，减轻对脑血管的机械损伤。相对于静脉溶栓，取栓治疗使得血管再通率得到显著提高，甚至可高达 90% 以上。对于在溶栓时间窗内的脑部大血管急性闭塞患者，桥接治疗（即首先静脉溶栓，随后进行血管内治疗）仍然是金标准，但是否应该越过静脉溶栓而直接进行血管内治疗，目前尚存争议。有研究提示，对于前循环大血管闭塞的缺血性脑卒中来说，在溶栓时间窗内桥接治疗并不优于直接行血管内治疗，但目前尚无更多临床研究证实这一结论。

【临证精要】

一、辨证要点

(1) 首辨阴阳，辨阳闭和阴闭。阳闭多为瘀热痰火之邪，闭阻清窍所致，其临床表现除意识不清之外，还可见身热面赤、气粗鼻鼾、痰声如拽锯、躁扰不宁、便秘溲黄，舌红绛干，苔黄腻，脉弦滑数实等；阴闭多由寒湿痰浊，蒙窍阻络所致，其临床表现除意识障碍外，可见面白唇黯、静卧不烦、痰涎壅盛、四肢不温，苔白腻，脉沉滑等症。

(2) 次辨病理性质。本病以实为主，临床以突然昏倒、不省人事、半身不遂、肢体强痉、口舌歪斜为主要症状，同时可见因风火、痰热、瘀浊等标实引起的证候表现。

二、治疗原则

闭证的治疗，当以醒神开窍为要点，临床应在分清外感、内伤的基础上，及早确定闭证的病机性质及程度，采取针对性的措施。阳闭者，治宜凉开；阴闭者，治宜温开。除开窍应急治标外，同时应根据不同证候的病机，采用不同的治法以治本。

三、他型证治

1. 痰热腑实证

症状：素有头痛眩晕，心烦易怒，突然发病，半身不遂，口舌歪斜，舌强语謇或不语，神识不清，肢体强痉，痰多而黏，伴腹胀，便秘，舌质黯红，或有瘀点瘀斑，苔黄腻，脉弦滑或弦涩。

病机分析：痰热阻滞，阳明气血不能通顺下达，气壅痰郁化热，逆而上行，扰于清窍，导致突然发病，半身不遂，口舌歪斜，舌强语謇或不语，神识不清，肢体强痉，痰多而黏，伴腹胀，便秘；痰热壅阻，气血不畅，血脉瘀滞，则见舌质黯红，或有瘀点瘀斑，苔黄腻，脉弦滑或弦涩之象。

治法：通腑泄热，息风化痰。

常用方药：桃仁承气汤（《伤寒论》）。桃仁、甘草、芒硝、大黄、桂枝。

方药解析：本方功能通腑泄热，顺降气血，治疗腑热内结，腹胀便秘等症，可用于中风急性期痰热腑实之证。桃仁、大黄通腑泄热，凉血化瘀；芒硝泄热软坚，助大黄泄热逐瘀；桂枝温通经脉，辛散血结；甘草调和诸药。

若头痛，眩晕严重者，加钩藤、菊花、珍珠母；烦躁不安，彻夜不眠，口干，舌红，加生地黄、沙参、首乌藤。

2. 痰浊瘀闭证

症状：除闭证的一般症状外，还有面白唇黯，静卧不烦，四肢不温，痰涎壅盛，苔白腻，脉沉滑缓。

病机分析：痰浊偏盛，风挟痰湿，上蒙清窍，内闭经络，故突然昏仆，不省人事，口噤不开，两手握固，肢体强痉等；痰湿属阴，故静卧不烦；痰湿阻滞阳气，不能温煦，故四肢不温；痰涎壅盛，苔白腻，脉沉滑缓等均为痰湿内盛之象。

治法：化痰息风，宣郁开窍。

常用方药：涤痰汤（《奇效良方》）。茯苓、人参、甘草、橘红、胆南星、半夏、竹茹、枳实、石菖蒲、生姜、大枣。

方药解析：本方化痰开窍，用于痰蒙心窍，神志呆滞不清者。人参、茯苓、甘草、生姜、大枣补心益脾而泻火；半夏、橘红、竹茹理气燥湿化痰；枳实、石菖蒲、胆南星豁痰开窍。

若兼有动风者，加天麻、钩藤；有化热之象者，加黄芩、黄连；见戴阳证者，属病情恶化，宜急进参附汤、白通加猪胆汁汤救治。

四、中成药治疗

1. 清开灵注射液 由水牛角、黄芩、珍珠母、栀子、板蓝根、金银花等组成，具有清热解毒、化痰通络、醒神开窍等功效，可用于痰热腑实证、痰火瘀闭证。

2. 醒脑静注射液 由麝香、郁金、冰片、栀子组成，有清热解毒、凉血活血、开窍醒脑的作用，用于痰热腑实证、痰火瘀闭证、痰浊瘀闭证。

五、其他疗法

1. 单验方

(1) 猴枣散(验方)：猴枣、天竺黄、川贝母、羚羊角(水牛角代)、青礞石、沉香、麝香。用于痰热腑实证、痰火闭窍证。

(2) 竹沥达痰丸(《沈氏尊生书》)：竹沥、生姜、大黄、黄芩、陈皮、半夏、青礞石、硝石、甘草、沉香。用于痰热腑实证、痰火瘀闭证之闭证。

(3) 鲜竹沥30g，少佐姜汁半匙。用于痰热腑实证、痰火瘀闭证、痰浊瘀闭证。

2. 外治法 牙关紧闭者，可用冰片、生南星(研末)、乌梅肉擦牙以开噤。

3. 探吐法 以淡盐汤徐灌之，并用棉签探吐。用于痰浊瘀闭证。

4. 针灸 研究证实针灸不仅对闭证后遗症期有疗效，急性期也可随证选穴、配穴治疗。

六、护理调摄

1. 密切观察病情变化，注意面色、呼吸、神志、瞳孔、汗出及生命体征等变化。

2. 加强口腔护理，及时清除痰涎。长期卧床者，定时翻身拍背排痰，保护局部皮肤，防止坠积性肺炎、压疮等的发生。

3. 饮食上宜食低盐、清淡、易消化之物，忌食肥甘滋腻、动风、辛辣刺激之品，喂服或鼻饲中药时应少量多次频服。

4. 心理护理 清醒后要注意情绪调节，消除烦躁抑郁，使患者保持心情舒畅，以调和阴阳气血，提高疗效。

七、经验荟萃

1. 韩明向认为中风以闭证较为多见，脱证较少，但是闭证与脱证之间，其证亦可互见，并可互相转化。闭证治疗不及时，或被误治，或正不胜邪，皆可出现脱证之候。脱证经过治疗，正气渐复，症状逐渐消失，亦可出现良好转机。一般情况下，闭证以开闭祛邪，攻风逐痰，涌吐活络，开关清火之法，以治标为主；脱证以固脱扶正，补气回阳，敛气固脱，滋燥培元之法，以治本为主；闭脱互见者，要权衡主次，标本兼顾，闭脱二证证候同时出现，则必先扶正固脱，待病情好转，然后再考虑除邪之法，主次、标本关系权衡准确，方能施治无误。

2. 徐经世指出中风要以脉为辨证依据，“脉乃血派，气血之先，血之隧道，气息应焉”。认为闭、脱二证临床难以截然分开，有以脱为主，兼见闭证，有的却相反。当虚实闭脱扑朔迷离时，必须要透过现象看本质，重视脉象在本病中的作用和地位。

3. 杨文明认为瘀、毒、水、痰是中风后脑水肿的主要病理因素，根据其不同发病时期、不同脑水肿程度，将其分为三期。早期、轻度脑水肿阶段，多以瘀、毒为主，治宜活血化瘀、解毒通络，方用通窍活血汤合黄连解毒汤加减；极期、中度脑水肿阶段，多以瘀、毒、水为要，治宜化瘀解毒、通络利水，方用自拟化瘀解毒利水方；晚期、重度脑水肿阶段，多以瘀、毒、水、痰并见，治宜豁痰化瘀、通腑解毒，方用自拟加味星蒌承气汤。临证善用虫类药化瘀通络利水；强调整体观念，上病下取，二便分消；同时重视患者意识状态的动态观察和辨识，在病情未加重或恶化之前及时采取措施以截断病势。

【诊疗解悟】

1. 临证发微

(1) 正确使用通下之法：中腑因瘀热内阻，腑气不通，邪热上扰，神机失用，应及时使用通腑泄热之法，有助于邪从下泄。阳闭证，风阳痰火炽盛，内闭神机，有时因邪热搏结，亦可出现腹满，便秘，小溲不通，苔黄腻，脉弦实有力，亦应配以通下之法，使大便畅通，痰热下泄，则神识可清，危象可解。但正虚明显，元气欲脱者忌用。

(2) 出血性脑卒中可配凉血化瘀法：其出血的机理多有瘀热搏结，络伤血溢，临床有时可见面唇青紫，舌绛或紫黯，可配合凉血化瘀止血法，以犀角地黄汤为基础方治疗，以行瘀热，有助止血，但应注意活血而不破血、动血。

(3) 闭证宜“开闭”：闭证急性期基本病机为瘀血阻滞气机，营卫之气不相续接，气闭于内，内生郁热，闭于气分则阳明腑实，热入营血则神明受乱。气机受阻，营卫不和，脏腑功能失调，脾弱失运，内生痰湿，痰湿闭塞肺气、心神，即出现热闭心窍、阳明闭实、痰闭肺气、痰闭心神等症状。瘀闭气机后相继出现其余诸证候。前人有“中风宜开闭”之言，“开闭法”是治疗急性期的关键环节。同时，对于病情危重者则应采取中西医结合治疗，依据血肿的位置大小及继发脑损害的差别采取不同的治疗方案。

(4) 注重脱水降颅压：急性期颅内高压与脑出血高病死率、高致残率密切相关，严重影响患者预后。颅内血肿、快速出现的脑水肿导致颅内高压，损伤脑组织，严重者形成脑疝，导致患者死亡。目前，临床上治疗颅内高压的药物主要有甘露醇、甘油果糖及人血白蛋白、利尿剂等。甘露醇为高渗性脱水剂，可清除氧自由基、抑制神经细胞膜的氧化，具有起效快、作用持久的特点。但是该药使用时间过长易导致疗效减弱、电解质紊乱、肾功能损害以及反跳作用，早期使用不当可加重脑出血。研究表明半剂量(125ml/ 次)甘露醇或改用其他降低颅内压药物，可以提高安全性。相对于甘露醇，甘油果糖药性较平缓，对肾脏毒性较小，适用于轻症患者，以及肾功能不全者。对于出血量较多，病情较重者，可以采用甘露醇(125ml/ 次)联合甘油果糖的方案。对老年患者以及伴有肾功能不全者，若禁用甘露醇，可以采用甘油果糖联合利尿剂的方案，治疗过程中，均应严密监测电解质，以免出现电解质紊乱。对于病情较重或营养不良出现低蛋白血症患者，可静脉滴注人血白蛋白，一方面补充白蛋白，另一方面又起到脱水降颅压的效果。

(5) 建立卒中单元：卒中单元的治疗模式将循证医学工作作为脑血管病指南的基础，其优势是能把药物治疗与肢体康复、心理康复、语言训练、健康教育和生活护理指导结合起来，建立起一种整体的综合治疗模式。它与普通病房的不同之处在于有一组经过特殊康复治疗相关培训的专业治疗人员，为患者制订个体化的康复目标，共同参与常规的医疗活动。因此可以认为卒中单元是一种整合医疗或组织化医疗的特殊类型。卒中单元把患者的功能预后以及患者和家属的满意度作为重要的临床目标，而不像传统的理念仅强调神经功能的恢复和影像学的改善。卒中单元的模式呈现多样化，包括急性卒中单元、康复卒中单元、综合性卒中单元、监护卒中单元和半监护卒中单元等。近年来，卒中单元的管理模式逐渐延续到出院后的家庭、社区和社会收容机构，形成了扩展卒中单元服务或早期出院支持服务，以及移动卒中单元。

2. 诊治演变 闭证的主要症状是突然昏仆，不省人事，牙关紧闭，口噤不开，两手握固，大小便闭，肢体强痉。根据病性的虚实，分为闭证和脱证，临床以闭证多见；是中风病病情险恶的危重阶段，也通常是救治的关键时期。在临床实践中，闭证不但在中风病中出现，在其他疾病进程中也可出现。

从古至今治疗闭证有几个趋势：①方剂使用频次上，均以至宝丹、小续命汤、安宫牛黄丸等凉肝息风化痰、清心醒脑开窍、化痰解毒、助阳祛风为主的方剂使用为多；古代医家较多著作中的闭证医案方中包含芳香开窍醒神、行气温中、燥湿化痰、清热解毒安神的三生饮、通关散、苏合香丸、牛黄丸、二陈汤加味、摄生饮等方剂，而现代期刊论文闭证医案中有了自制方和中西药合用情况的出现。②方中药物使用频次上，均常用燥湿化痰开窍、平肝潜阳息风、清热凉血安神、养阴生津、化瘀止血类药物；由古代医家偏重化痰开窍、益气养阴，而转变为现代的偏重泻下攻积、清热泻火。③方剂药味数上，从古至今在闭证治疗中方剂的药味数有所增加，并有了配合使用西药的情况。④常用药物剂量上，从古至今在闭证治疗中常用药物的剂量较前都有所增加。

【医论撷要】

《素问·生气通天论》："阳气者，烦劳则张，精绝，辟积于夏，使人煎厥，目盲不可视，耳闭不可以听"；"大怒则形气绝，而血菀于上，使人薄厥。"

《灵枢·热病》："身无痛者，四肢不收，智乱不甚，其言微知，可治，甚则不能言，不可治也。"

《素问·调经论》："岐伯曰：有者为实，无者为虚，故气并则无血，血并则无气，今血与气相失，故为虚焉。络之与孙脉俱输于经，血与气并，则为实焉。血之与气并走于上，则为大厥。厥则暴死，气复反则生，不反则死。"

《金匮要略·中风历节病脉证并治》："邪入于络，肌肤不仁；邪入于经，即重不胜；邪入于腑，即不识人；邪入于脏，舌即难言，口吐涎。"

《备急千金要方·论杂风状》："中风大法有四：一曰偏枯，二曰风痱，三曰风懿，四曰风痹。夫诸急卒病多是风……风懿者，奄忽不知人，咽中塞，窒窒然，舌强不能言，病在脏腑。"

《素问病机气宜保命集·中风论》："凡风中腑者，先以加减续命汤随证发其表。若忽中脏者，则大便多秘涩，宜以三化汤通其滞。"

《医宗必读·真中风》："中脏者，其病在里，多滞九窍，故唇缓，二便闭，不能言"；"最要分别闭与脱，二证明白，如牙关紧闭，两手握固，即是闭证……若口开心绝，手撒脾绝，眼合肝绝，遗尿肾绝，声如鼾肺绝，即是脱证。"

《诸病源候论·风病诸候》："风癔候，风邪之气，若先中于阴，并发于五脏者，其状奄忽不知人，喉中噫噫然有声，舌强不能言……汗不出，体直者，七日死。"

《医学纲目·中风》:"中风,世俗之称也。其症卒然仆倒,口眼㖞斜,半身不遂,或舌强不言,唇吻不收是也。然名各有不同,其卒然仆倒者,经称为击仆,世又称为卒中,乃初中风时如此也。"

《证治准绳·中风》:"中风要分阴阳:阴中颜青脸白,痰厥喘塞,昏乱眩晕,㖞斜不遂,或手足厥冷不知人,多汗。阳中脸赤如醉怒,牙关紧急,上视,强直掉眩。"

【参考文献】

[1] 周仲瑛. 中医内科学 [M]. 北京: 中国中医药出版社, 2007.

[2] 邹忆怀. 王永炎教授应用化痰通腑法治疗急性期中风病的经验探讨 [J]. 北京中医药大学学报, 1997, 22 (4): 68.

[3] 马舒贝, 吉训明, 罗玉敏. 脑出血的研究进展和治疗现状 [J]. 中国脑血管病杂志, 2015, 12 (5): 272-274.

[4] 韩家密, 黄良文, 袁淮涛. 治气思想在出血性中风全病程中重要地位探讨 [J]. 中国中医基础医学杂志, 2016, 22 (7): 899-900.

[5] 杨玉龙, 杨文明. 杨文明分期论治中风后脑水肿经验 [J]. 中医杂志, 2023, 64 (8): 769-773.

第六章　脱　　证

脱证是由多种病因导致脏气亏虚，邪毒侵扰，气血受损，阴阳互不维系，以神志淡漠，甚至昏迷、大汗淋漓、目合口开、二便自遗为主要表现的急危病证。脱证的发生，可有脑部的一系列病理变化，进而影响到耳、目诸窍。本病任何年龄均可发病，以老年人更为多见。临床多急性发病，若治疗不及时，则预后不佳，甚至危及生命。

【典型病案举隅】

患者，女，65 岁，退休工人。

【主诉】

突发神志不清 24 小时。

【四诊采集】

(一) 望诊

1. 意识是否清醒，反应是否灵敏、迟钝或无反应。
2. 观察二便的颜色、质地和数量。
3. 观察患者肢体、眼球运动是否正常。
4. 是否同时伴有大汗淋漓、肢体抽搐。
5. 观察患者面部表情及面部皮肤色泽。
6. 舌象。

(二) 闻诊

1. 患者应答语音语调的高低及流畅性是否异常。
2. 患者口腔、身体有无异味。

(三) 问诊

1. 询问患者发病前是否有外界因素刺激。

2. 疾病发生的时间、发病时的情况以及症状变化过程。

3. 是否同时伴有手撒尿遗，或尿少尿闭。

4. 既往有无类似症状发作。

5. 接受过哪些治疗，效果如何。

6. 是否做过颅脑 CT、MRI 及其他检查。

7. 有无心脏病、高血压等病史。

8. 有无相关疾病家族史。

(四) 切诊

1. 检查患者肌力、肌张力、病理征及脑膜刺激征。

2. 脉象。

【病情述要】

患者于 24 小时前与人争吵后突发神志不清，肢体活动不能，伴小便失禁，冷汗湿衣，四肢厥冷。后经家人紧急联系 120 送至当地县医院，行颅脑 CT 检查排除脑出血，心电图示房颤伴快速心室率，当地医院考虑急性心源性脑栓塞，予以静脉溶栓等处理，病情未见好转，遂转至我院，查体：血压 85/50mmHg，GCS：5 分，重度昏迷，双瞳对光反射迟钝，双眼左侧凝视，右侧上肢落鞭征阳性，右下肢外旋位，四肢肌张力减低，腱反射(+)，右侧巴宾斯基征阳性，脑膜刺激征阴性。既往有“房颤”病史 3 年，未进行正规抗凝治疗。急诊颅脑 MRI 和 MRA 示：左侧大脑半球 T_1 低信号、T_2 高信号，DWI 呈高信号，提示：新发大面积脑梗死；左侧大脑中动脉 M1 段闭塞。

刻下症：神志不清，面色苍白，小便自遗，冷汗湿衣，四肢厥冷，声短息微，舌质淡润，脉短绌、细微欲绝。

【诊断治疗】

诊断：脱证(阳脱证)。

治法：益气回阳固脱。

处方：参附龙牡救逆汤加减。

药物：人参 15g、附子 15g、煅龙骨 30g(先煎)、煅牡蛎 30g(先煎)、山茱萸 18g、当归 12g、薤白 6g、全瓜蒌 12g、红花 6g、降香 4g、炙甘草 6g。

水煎，每日 1 剂，早中晚鼻饲。同时进行脱水降颅压、抗栓、稳定血压、降脂等治疗。

二诊：服上方3剂后，患者神志模糊，血压已稳定，汗止，四肢转温，诸症均有不同程度减轻，上方继续鼻饲。

三诊：7剂药物服完后，患者神志逐渐转清，但胃脘痞满，上方加枳实8g、厚朴6g、焦山楂15g。7剂，水煎，每日1剂，早晚鼻饲。服后胃脘痞满消失。继续在抗栓、降脂等西医基础治疗之上，予以脑络通颗粒（协定方）口服，并配合针灸、推拿及康复治疗。

半年后随访，患者遗留右上下肢轻瘫，生活可自理，饮食睡眠可。

【临证分析】

1. 脱证诊断要点有哪些？

(1) 大汗淋漓，四肢厥冷，口开目合，手撒，面色苍白或灰暗，或口唇青紫。

(2) 神志淡漠，或神志昏迷；烦躁不安，或似寐非寐，呼之不应；呼吸短促，或气息微弱，或喘咳欲脱；二便自遗，或少尿无尿；舌卷囊缩。

(3) 脉细微欲绝，或散大无根，或不能触及。

(4) 有外感病，或内伤久病，或汗、吐、下过度，及大失血、精大泄等病因或诱因。

2. 该患者诊断为脱证的依据是什么？

(1) 老年女性，起病急骤，病程24小时，血压不稳。

(2) 神志不清，面色苍白，小便自遗，冷汗湿衣，四肢厥冷，声短息微，舌质淡润，脉短绌、细微欲绝。

(3) 既往有“房颤”病史3年，未正规抗凝治疗。

(4) 颅脑MRI和MRA：左侧大脑半球T_1低信号、T_2高信号，DWI呈高信号，提示新发大面积脑梗死；左侧大脑中动脉M1段闭塞。

3. 临床诊断时，该病需要与哪些病证相鉴别？

(1) 脱证与神昏的鉴别：脱证与神昏均有神志不清的表现。神昏更常见于慢性疾病过程中渐次出现，多见于内科杂病危重阶段。发病前可有头昏，恶心，呕吐，心慌，气急，偏瘫，尿少，尿闭，浮肿等症状。而脱证多急性起病，严重者可出现昏迷。

(2) 脱证与厥证的鉴别：脱证与厥证均可出现昏迷。厥证以突然昏仆，不省人事，四肢厥冷，面色苍白，但短期内可逐渐苏醒为特征。多为饮食、情志、劳倦、失血等病因导致气机逆乱，血运失常，阴阳之气不相顺接所致，实证居多。脱证多表现为大汗淋漓，目合口开，二便失禁，脉微或伏，四肢厥冷，严重者出现昏迷，脱证一旦昏迷，则时间较长。脱证与厥证之虚证有相似之处，脱证在早期一般多有四肢厥冷、神情淡漠或烦躁等表现，故可认为厥为脱之轻证，脱为厥之变证，两者在临床上可以相互转化，临床常以厥脱并论。

(3)脱证与痫证的鉴别：脱证与痫证在病变过程中都可能出现神识昏迷。但痫证是一种发作性神志异常的疾病，以突然昏仆，不省人事，两目上视，四肢抽搐，口吐涎沫，或口中作猪羊叫声，移时苏醒，醒后如常为其典型特征。其形成与情志失调，突受惊恐，脏腑受损，风阳痰浊上蒙清窍等有关。脱证则为病情突变，元气耗竭，气血亏虚，阴阳相离，而致病情垂危的一种症状。从病史来看，痫证常具有反复发作的特点，脱证则见于多种外感、内伤杂病的严重阶段；从临床表现来看，痫证常具有典型发作的特点，醒后一如常人；脱证则表现为汗出淋漓，四肢厥冷，口开目合，手撒尿遗，脉微欲绝等证候。

(4)脱证与中风的鉴别：脱证与中风既有联系，又有区别，两者在概念上有所不同。中风发病年龄多在 40 岁以上，急性起病，临床表现为突然昏仆，半身不遂，口舌歪斜，言语不利。脱证是指多种疾病过程中，正气耗竭，阴阳相离，病情垂危的一种证候。中风中脏腑阶段，如出现突然昏仆，不省人事，目合口开，鼻鼾息微，手撒肢冷，汗多，二便自遗，肢瘫舌痿，脉微欲绝等症时，则属脱证范畴。故中风之脱，仅为脱证之一，与其他疾病过程中所出现的脱证不同的是，中风之脱必伴有肢体软瘫，且经救治病情好转后，多遗有半身不遂等后遗症，而其他疾病之脱证一般无后遗症出现。

4. 脱证主要相当于西医哪些疾病，临床需做哪些相关检查？

脱证多继发于其他疾病，是疾病的严重阶段。根据本病的临床表现，西医学中的各类休克及急性脑血管病的严重阶段、低血糖昏迷、虚脱等疾病出现脱证主要临床特征时，归属于本病范畴，均可参照本章辨证论治。

临床诊治过程中需做以下相关检查：颅脑 CT、MRI 等影像学检查，有助于因脑血管病引起的脱证的诊断。血清酶学检查、心电图及心脏彩超检查对心源性休克的诊断具有重要意义。此外对于各类休克，还需完善血常规、尿常规、肾功能、动静脉压检测、血气分析、血清电解质测定及病原学检查等。

5. 分析脱证的病因病机。

(1)病因

1)外感邪毒：由于外感六淫之邪，邪毒猖獗，正虚邪盛，气阴并耗；热毒过盛，除耗竭阴液外，亦可由阴损及阳，阴伤之极，阳无所依，导致阴竭阳亡，阴阳俱脱之证；或热邪闭结于内，正气衰败，而见神志昏沉，舌蹇肢厥，以及汗出淋漓，四肢厥冷，呼吸短促，脉细微欲绝等内闭外脱证候。

2）情志失常：因精神紧张、情志不畅等情志因素太过或思虑烦劳过度，极度惊恐等致气血亏损，真气耗散而出现脱证。

3）误用汗、吐、下法：阴虚之人，病伤寒温热，误用刚燥汗下药过量，缠绵日久，以致真阴虚极于下，无根之火升腾上越，形成所谓“真阴下竭，虚阳上脱”；或汗下太过，津液骤损，气随液耗，以致津气俱脱，而见汗多气短，体倦神疲，脉散大无力，舌红少苔等症。

4）年老体衰：久病正衰，脏腑亏虚，或先天不足，后天失调，或长期患有虚劳等慢性疾病者，气血逐渐衰竭，五脏虚极，失血、失精、失津液，伤阳耗气，终致上引下竭，阴阳离决而致脱。

⑵病机：脱证病位在脑，涉及五脏。脱证之发病，多为脏气亏虚，感受邪毒，或失血亡津，创伤剧痛，导致气血逆乱，阴阳气血耗脱亡散，发为本证。本病的病理性质总属本虚标实。元气不足，营卫失和，邪毒内侵，伤津耗液，损精亏血，脱气亡阳，以致五脏败伤，阴枯于下，阳尽于上，气机散乱，脏器升降出入无权。其虚可因本虚日久，渐及致脱，也可因其正气一时不能敌邪，正气不继而暴发一时之虚而脱。此证之发多凶险，其特点为发病急，变化快，迅即逆转，是各科之急危重证。

病机转化：血能载气，血脱患者，气亦随血脱而大量丧失，往往导致气的涣散不收，漂浮无根的气脱病变；气能摄血，气脱时可因气不能统摄血液于脉中，血溢脉外而导致血脱。阴阳互根，虽然阴脱和阳脱在病机和临床征象等方面有所不同，但由于机体的阴和阳存在着互根互用的关系，故阴脱则阳无所依而散越；阳脱则阴无以化生而耗竭。故阴脱可以迅速导致阳脱，阳脱也可出现阴脱，最终导致阴阳俱脱。

6. 该患者辨证为阳脱证的依据是什么？

本证为阳气突然衰竭所致，亦可由气脱、阴脱发展转化而来。本例老年患者，由于情志内伤，气血逆乱，阴阳离决，脑部骤然失去阳气之充养，故见神志不清，目合口开等症；阳气外脱，阴不内守，故见冷汗湿衣；元气衰竭，故见声短息微；阳气虚衰，失于温煦，故见面色苍白，四肢厥冷；正气欲脱，五脏败绝，故见小便自遗；舌质淡润，脉微欲绝均属阳气暴脱之象。

7. 分析该患者初诊的处方用药及三诊时为何加用枳实、厚朴、焦山楂？

方中人参甘、微苦、平，归脾肺心经，具有大补元气，复脉固脱，补脾益肺，安神生津之效，为救脱之首选药物；附子回阳救逆，与人参相伍，则益气回阳固脱之力增强；煅龙骨、煅牡蛎敛汗固脱；山茱萸固脱止汗，当归补血和营，薤白通阳散寒，全瓜蒌涤痰宽胸，红花与降香活血理气共为佐药；炙甘草调和诸药。

三诊时，患者神志逐渐转清，四肢转温，出现胃脘痞满，加用枳实、厚朴及焦山楂健脾消食，下气宽中。

8. 该患者在治疗过程中若出现汗脱不止、心悸胸闷、四肢逆冷，用药时该如何加减？

若汗脱不止，加五味子、黄芪益气敛汗；心悸胸闷，加磁石纳气镇惊；四肢逆冷，重用附子，加桂枝、肉桂温运阳气。

9. 如果该患者未能及时治疗，病情延误，病机可能会如何转化？

脱证多发病急骤，病情危重，临床应密切观察病情变化，如能及早发现，辨证准确，针对病情采用不同的治疗方药，尚有挽救生命的希望。如果该患者未能及时治疗，病情延误，如病邪较盛，正气虚极，气血阴阳俱虚，脏腑功能严重受损，阴枯阳竭，精气消亡，阴阳离决而死亡。

【知识拓展】

西医学中的休克属于中医的脱证范畴。休克是机体由于各种严重致病因素，如感染性、低血容量性、心源性、过敏性、神经源性等，引起有效循环血容量急剧减少，并直接或间接导致以重要器官的广泛细胞受损为特征的一种危急综合征。休克以重要脏器组织中的微循环灌流不足，代谢紊乱和全身各系统的功能障碍为主要特点。临床上常根据病因将休克分为低血容量性休克、感染性休克、心源性休克、神经源性休克、过敏性休克五类。休克不同时期，表现各异。休克早期患者神志清醒，但烦躁不安，面部皮肤苍白，唇甲发绀，出冷汗，心跳加快，脉搏尚有力，血压不稳定，可偏高、正常或偏低，尿少等。休克中期，随着症状的加重，患者意识模糊，表情淡漠，反应迟钝，收缩压降至80mmHg以下，脉压小于20mmHg，口渴，尿量减少至每小时20ml以下。重度休克时，呼吸急促，甚至昏迷，收缩压可降至60mmHg以下甚至测不出，无尿。休克晚期可发生弥散性血管内凝血（disseminated intravascular coagulation，DIC）和广泛的内脏器质性损害，引起多器官功能衰竭。

休克治疗在针对病因治疗的同时，需补充有效循环血量，纠正微循环障碍，满足组织、细胞的氧供应。及时纠正酸中毒及电解质紊乱，保护心、脑、肝、肾等重要器官功能。随着对休克病理生理学认识的不断深入，休克复苏经历了缩血管升压到扩血管药物及其联合应用，早期充分性扩容到晚期限制性液体复苏以及体液选择等演变，休克救治成功率较前大大提高。近年来，减阻剂对血液流变学和流体力学的作用引起广泛关注，有研究者将聚乙二醇、聚氧乙烯及芦荟多糖等减阻剂用于休克的复苏，发现减阻剂能明显改善出血性休克动物血液流变学和动力学，抑制红细胞聚集，改善微循环灌注，增加心输出量和存活率，具有潜在的应用前景。

休克患者很易发生 DIC，而 DIC 的早期又容易被忽略。因此预防 DIC 的发生十分必要。及早应用活血化瘀药物，可有效防止高凝状态进一步发展。在中医辨证论治的基础上发挥中医药特色和优势，中西医有机地结合，找出高效、稳定的治疗方药，为中医急症探索新的治疗途径。

【临证精要】

一、辨证要点

1. 辨气血阴阳　脱证发病急骤，病情危重，辨证首辨气、血、阴、阳。脱证分为气脱、血脱、阴脱、阳脱、阴阳俱脱五种。气脱，即气耗或气虚，气不内守，临床可见大汗淋漓，精神萎靡，目合口开，神志淡漠，面色苍白，声低息微，四肢微冷，舌淡苔白润，脉细微等症状。血脱为大量失血或血随气脱，临床多见精神萎靡不振、眩晕或晕厥、面色无华、冷汗淋漓、四末不温，或有抽搐，或见口干，脉芤或微细。阴脱即亡阴，津液损伤，真阴耗竭，临床表现以烦躁不安，或昏迷谵妄，甚或抽搐，呼吸短促难续，汗多肢温，尿少色黄，面色潮红，唇干齿燥，舌质干红，脉虚大或细数无力为特征。阳脱即亡阳，为阳气衰竭，或阳随气脱所致，临床表现以大汗淋漓，汗出如珠，四肢厥冷，精神恍惚，神志淡漠，甚或神志昏迷，面色苍白，口开目合，呼吸微弱，手撒尿遗，舌淡润，脉微欲绝等为特征。亡阴证的特点是虚热之象，亡阳证的特点是有虚寒之征，一寒一热，表现不同。若阴阳俱脱，可见神志恍惚或昏不知人，目合口张，气促息微，四肢逆冷，身出冷汗，二便失禁或无尿，舌卷囊缩，舌干红少津，脉微欲绝等症。

2. 辨病因诱因　对脱证应辨其原发疾病是外感还是内伤。了解原发病，有利于辨别脱证的性质，确立治法方药；了解脱证的诱因，以利审因论治。

3. 辨所伤脏腑　脱证病位在脑，与五脏密切相关。明确其所伤脏腑，有利于辨证用药，如神昏直视，目定如呆，色如烟熏，口开不合，为神不守舍，心阳衰败；喘息不休，气短息微，为肺气欲绝；手撒为脾气衰败；目合不开，汗出如珠,或冷汗淋漓,四肢厥冷,二便自遗,为肝肾衰竭。

4. 察征兆变化　无论脱证发生前后,都必须动态观察汗出、面色、神志、气息、体温、血压、脉象、尿量等情况的变化。一旦见脱证发生,在辨证的同时,应尽快采取急救措施,以免贻误病情。

二、治疗原则

脱证的治疗应以"散者收之""虚者补之"为原则,以固脱为先。根据气血阴阳的不同分而治之。如气脱者宜益气救逆固脱;血脱者宜益气养血固脱;阴脱者宜益气养阴固脱;阳脱者宜益气回阳固脱;阴阳俱脱者宜益气回阳,养阴固脱。

三、他型证治

1. 气脱证

症状:突然大汗淋漓,精神萎靡,目合口开,神志淡漠,面色苍白,声低息微,倦怠乏力,四肢微冷,二便自遗,舌淡苔白润,脉细微。

病机分析:素体虚弱,元气不足,久病不愈,复误汗、误下,而正气溃散;或热邪羁留,消烁津液,气随液脱;亦可因吐、衄、暴崩,出血过多,气随血脱所致。由于正气耗散,无以固摄,津液外泄,故大汗淋漓;元气虚衰,五脏气竭,故精神萎靡;元气下陷而不升,脑失元气之充养,故目合口开,神志淡漠,面色苍白。肺气竭则声低息微,倦怠乏力,肾气竭则二便自遗。舌淡苔白润,脉细微皆属正气亡脱之象。

治法:益气救逆固脱。

常用方药:独参汤(《十药神书》)。人参30g。

方药解析:人参甘、微苦、平,归脾肺心经,大补元气,复脉固脱,补脾益肺,安神生津,为救脱之首选药物,用量宜大。

若汗多不止者加黄芪、五味子益气敛汗,加山萸肉滋阴固脱,取阴生阳长之意;若喘脱,加五味子、山茱萸以收敛纳气;若四肢厥冷,加炮附子、肉桂温运阳气;若见面色黧黑、恶心、呕吐、浮肿、舌淡胖、苔滑、脉沉细微者,合济生肾气丸以温肾泄浊,并用生大黄(后下)、丹参、黄芪、生龙骨(先煎)、生牡蛎(先煎)煎水保留灌肠。

2. 血脱证

症状:猝然大出血,神情淡漠或烦躁,面色苍白,口唇无华,目陷口张,自汗不止，呼吸微弱，四肢清冷，甚则突然昏厥，不省人事，舌质淡白而干燥，脉微、细数欲绝。

病机分析：本证主要见于吐血、衄血、便血、血崩等出血性疾患，既可由突然大量出血引起，也可由慢性出血久而不愈，或虚劳病后期，脾肾亏虚，精血亏少，虚极所致。由于失血过多，血虚不能上充于脑部，故见面色苍白，口唇无华，目陷口张，甚则突然昏厥，不省人事；气随血去，正气不固，故见呼吸微弱，自汗不止，四肢清冷；舌质淡白而干燥，脉微、细数欲绝均为气血亡失之象。

治法：益气养血固脱。

常用方药：圣愈汤（《兰室秘藏》）。生地黄、熟地黄、川芎、人参、炙黄芪、当归。

方药解析：方中当归、炙黄芪取当归补血汤之意；人参益气摄血固脱，取血脱者益之于气之意；熟地黄、当归、川芎养血调血，配参、芪益气养血，生地黄凉血止血。

若出血不止者，可加仙鹤草、藕节、白及、三七、侧柏叶、地榆等止血；若汗出不止，四肢厥冷，可加用制附子、干姜以回阳救逆；若出现口唇青紫，两目黯黑，舌下络脉迂曲增宽，为瘀血阻络之象，可加丹参、泽兰、地龙、全蝎以活血通络；若心悸不宁者，加酸枣仁、远志以养血宁心安神。

3. 阴脱证

症状：神情恍惚或烦躁不安，面色潮红，心烦潮热，口干欲饮，肌肉干瘪，或昏迷谵妄，呼吸短促，便秘少尿，汗出如油，舌质干红，脉虚数或细数无力。

病机分析：本证由多种急、慢性虚损疾患，汗、吐、下过度，或出血过多，或温热病过程中耗伤阴液过度所致。由于阴液耗竭，故见肌肉干瘪，口干欲饮，便秘少尿；阴不敛阳，阳气外越，则面色潮红，心烦潮热；阴液耗竭，故神情恍惚或烦躁不安，或昏迷谵妄；气随液耗，固摄不能，故见汗出如油；阴脱气耗，故呼吸短促；舌质干红，脉虚数或细数无力均属阴液亡脱之象。

治法：益气养阴固脱。

常用方药：生脉散（《医学启源》）。人参、麦冬、五味子。

方药解析：方中人参甘温，大补元气，益气固脱，养阴生津；麦冬甘寒，养阴清热生津；五味子酸温，敛汗生津，益阴敛液，收摄耗散之气，可使阴液得复，元气得固。

虚阳上浮而见潮热、心悸，加生牡蛎、鳖甲以滋阴潜阳；口干咽燥加石斛、天花粉、玄参、生地黄养阴生津；便秘加火麻仁、玄参、生地黄增液润肠；阴脱并阳衰之证酌加山茱萸、黄精、煅龙骨、煅牡蛎以增强益阴敛阳之功；肢冷尿少者加炮附子、肉桂以温肾化气利水。

4. 阴阳俱脱证

症状：面色苍白，神志恍惚，或昏不知人，目合口开，气息微弱，或喘咳欲脱，呼吸不规则，手撒，四肢厥冷，冷汗淋漓，二便失禁，或尿少，或无尿，舌萎囊缩，或口唇青紫，舌干少津，脉微细欲绝。

病机分析：外感热病或慢性虚损性疾病过程中，气血阴津大量耗损，阴液枯涸，进而阴损及阳，阴竭阳脱。由于阴津阳气衰竭，不能上充于脑，故见神志恍惚，甚或昏不知人，目合口开；阴液亡脱，故见舌萎囊缩，少尿或无尿，舌干少津等症；阳气亡脱，故见四肢厥冷，面色苍白，冷汗淋漓；阴竭阳脱，五脏功能垂危，故见气息微弱，或喘咳欲脱，呼吸不规则，手撒遗尿，或二便失禁等症；阳气虚衰，气不运血，血运失常，故见口唇青紫；脉微欲绝为阴阳俱脱之象。

治法：益气回阳，养阴固脱。

常用方药：生脉散（《医学启源》）合参附龙牡汤（《世医得效方》）。人参、麦冬、五味子、熟附子、煅龙骨、煅牡蛎。

方药解析：方中人参峻补元气，益气固脱；麦冬养阴生津；五味子敛阴止汗，兼以收敛耗散之阳气；熟附子以回阳救逆，与人参相伍使益气回阳固脱之力增强；煅龙骨、煅牡蛎敛汗固脱兼以安神定惊。

若肢冷甚者加干姜以增强回阳之力；阴虚明显，舌光红而干者加西洋参、生地黄养阴生津。

四、中成药治疗

1. 四逆汤　由炙甘草、干姜、附子组成，具有温中散寒、回阳救逆功效，可用于阳脱者。

2. 参附注射液　由红参、附子组成，有回阳救逆、益气固脱的作用，主要用于阳脱证。

3. 生脉注射液　由红参、麦冬、五味子组成，具有益气养阴、复脉固脱功用，适用于气脱证、阴脱证。

五、其他治疗

1. 针灸　在临床中，针灸治疗脱证疗效显著。针灸治疗脱证常选毫针刺关元、内关等穴，具有回阳固脱、清神醒脑、调理阴阳的功效，使清阳上升，浊阴下降,气血运行流畅。此外,可加电针刺激,或耳针轻刺激。

2. 康复训练 针对不同的症状采取不同的康复项目。脱证昏迷患者,虽然不能自主运动,但是可以做电刺激治疗、肌肉被动运动和高压氧治疗;卧床时间长的患者可以进行运动疗法、有氧训练、心肺康复、手摇车训练等治疗,有些患者还能进行语言训练、精细动作训练。总之,康复训练越早越好,帮助患者尽早摆脱辅助机器,恢复自主吞咽和呼吸功能,早日康复。

3. 药物贴敷疗法及外治法 外敷方:以葱白数枚切碎,安放脐上,再以熨斗熨之,用于大吐大泻所致之阳脱证。外治方:外烧铁器,淬醋熏鼻,或烧苏合香丸嗅气,具有开窍醒神作用,用于产后血晕未苏所致之内闭外脱证。

六、护理调摄

1. 饮食 神志昏迷患者,应暂时禁食,可作鼻饲食物或药物,病情好转后,选择营养丰富、易消化的流质或半流质食物。

2. 并发症护理 绝对的卧床休息,采用头低脚高位,头偏向一侧,保持呼吸道通畅。脱证患者应有专人护理,熟练掌握如吸痰、给氧、导尿、鼻饲等有关护理急救技术。密切观察病情变化,定时监测患者体温、脉搏、血压,注意神志、面色、呼吸、汗出、瞳孔等,及时发现病情变化。

3. 临证护理 四肢厥冷者应加盖衣被及放置热水袋,注意保暖,防止受凉;二便失禁者,应保持患者身体清洁,及时更换衣裤、床单,勤翻身,防止压疮发生。

4. 心理护理 患者元气已弱,劝慰患者安定情绪,保持心情愉悦,积极面对疾病,主动配合治疗。

七、经验荟萃

1. 于凯成认为脱证乃久患心疾,损及心阳及心阴,或外之邪毒内犯,耗损心之气阴,上引下竭,阴阳互不维系,五络俱竭而表现出虚衰危候。病机复杂,虚实夹杂,以虚为主。在治疗上,辨证运用益气养阴、回阳固脱、育阴潜阳法,代表方剂如生脉散、参附汤、三甲复脉汤等。

2. 仝小林指出本病的核心病机为元气败脱,神不守舍。无形之气的耗散较有形之物的耗散更为隐匿,在诊治过程中更应当见微知著,重视各种形式的"神耗阴伤",及时进行干预。脱证发作时患者往往有大汗淋漓、意识模糊等症状,这些都是体内真阴、真阳耗散的表现。中医治疗当先固其元,敛其神。仝小林将山茱萸视为救脱第一要药，擅长使用大剂量山茱萸固脱，谓之曰："敛气可以固脱，敛神可以回志，敛汗可救气阴，敛尿可治失禁。"在治疗心肾阳衰、水气凌心的脱证时常使用大剂量山茱萸敛气固脱，配人参、附子以回阳救逆。此时患者病情危重，山茱萸用量可以超过60g，以达到极强的收敛固脱作用，并煎浓汤，让患者少量多次服用。

【诊疗解悟】

1. 临证发微

（1）明确病因：脱证多急性发病，病情危重，多因外感邪毒、情志失常、误用汗吐下法、年老体衰等因素引起耗气伤阴，亡津失血以致气血逆乱，阴阳离决。外感六淫之邪，正虚邪盛，气阴并耗；或热毒过盛，耗竭阴液；或热邪闭结于内，正气衰败，由闭而脱；情志太过或思虑烦劳过度、极度惊恐等致气血亏损，真气耗散而出现脱证；阴虚之人，病伤寒温热，误用汗吐下法，导致津液骤损，气随液耗，以致津气俱脱；久病正衰，脏腑亏虚，气血逐渐衰竭，五脏虚极，失血、失精、失津液，伤阳耗气，终致阴阳俱脱。

（2）及时救治：明辨脱证病变的部位及性质，脱证的特点是相互转化，辨证既要明辨病位是在上焦心肺还是下焦肝肾，又要审其病变性质。救脱应以敛汗为先务，无论脱阴脱阳均有汗出，汗泄太过，元气每有随汗外脱之势，故敛汗实为救脱的关键。救脱用药以参为主，人参峻补元气，养阴生津，益气固脱，为扶危定倾之佳品，是救脱的首选药物，用量宜大。根据疾病的性质，所用之参应适当的选择。久病脱阳无热者，宜用高丽参；热病脱阴，津液耗竭明显者，宜用西洋参。

（3）中西医结合：脱证的治疗必须采取中西医结合急救处理。西医治疗主要是尽早去除原发病因，恢复有效循环血量，纠正有害的血流动力学改变以维持正常的组织灌注。由脑血管疾病引起的脱证，应及时固脱治疗，同时又要有效降颅压，或及时有效清除血肿，保护脑和重要器官功能。因脏器自身衰竭而出现的脱证情况，临床要先问明患者既往是否有脏器功能不全，要细心捕捉心肺功能的变化、血压状态、末梢微循环情况，是否有呕血便血。在中医固脱的同时，要注意纠正心肺功能，升高血压和改善组织灌注。此外辨证应用中药注射液，如气脱者，可使用参麦注射液；阴脱者，可使用生脉注射液；阳脱者，可使用参附注射液。

（4）对症处理：脱证病情危重，随时可能出现生命危险，治疗时除针对病因治疗之外,还应该注重对症处理。对于脱证患者,首先稳定生命体征,保证重要器官的微循环灌注和改善细胞代谢,同时注意并发症的防治。应立即吸氧,监测生命体征,必要时气管插管,改善患者的意识状况。对于存在低血压的患者,应建立静脉通道,应用血管活性药物收缩血管,提升患者血压;对于存在乳酸中毒,或体内电解质失衡的患者,应积极纠正身体内环境的平衡;对于存在意识障碍的患者,可合理使用促醒药物。

2. 诊治演变 脱证多急性发病,病情危重,其发生的根本在气、血、阴、阳不足,故辨证首辨气、血、阴、阳。耗气伤阴、亡津失血以致气血逆乱、阴阳离决是脱证发生的内在因素,邪毒内陷是病情加剧的重要因素。本病多虚实夹杂,以气血阴阳亏虚为本,热毒、痰浊、瘀血为标,且虚实可相互转化。久病体虚,正气亏损,不能抗邪,则致热毒久留,阻滞气机,气血运行不畅,引起瘀血,瘀血又常兼见痰浊,而实证日久,又可促使正气进一步亏耗。病程日久,阴损及阳,阳损及阴,而成阴阳俱虚证候。脱证病机复杂多样,需以整体观念动态把握,辨证施治,争取最佳治疗时机。

在西医扩容、升压、解除病因等手段下,中医中药参与休克的治疗,对提高成功率、降低病死率有明显的作用。脱证病机多本虚标实,对于脱证的救治当急救其标,回阳固脱,才能获得治本之时机。治疗上应审证求因,以固脱为主,根据不同病因辨证论治,采取相应诊疗措施。例如同属休克,有的当清热固脱,有的宜温补固脱。研究结果表明,中药注射液在脱证的治疗中发挥重要作用。《神农本草经》载:"人参主补五脏,安精神。"人参大补元气,补益肺脾心肾脏气,临床多用于元气虚脱,肺脾气虚等疾病,其作用机制可能与其能兴奋大脑皮质,增加心肌收缩力有关。参附注射液具有强心作用,能增加心肌收缩力,扩张冠状动脉,保护缺血心肌,有利于休克的治疗。此外,针灸康复治疗的介入,亦能回阳固脱,调整气血阴阳,有助病情向愈,故临床上常配合针刺人中、内关等穴治疗脱证。

中西医结合治疗在休克诊治方面取得很大进展。休克病因多样,病机复杂,单一的西医药治疗有很多局限性,中医药强调整体观念和辨证施治,具有多靶点、多途径、多环节的优势,与西医优势互补,从而发挥更大的治疗效能。轻度休克或有休克趋势的患者,应用中药可使之逐步恢复,如中毒性休克患者在血压偏低,有末梢循环不良表现时,及时应用升压汤或参附汤,效果良好。对严重休克,病情危重,西药升压反应较差的患者,采用中西医结合治疗可提高疗效。

脱证经积极救治可痊愈，不留后遗症状，但若救治不当，则多死亡，所以积极、迅速、有效的抢救是成功的关键。

【医论撷要】

《素问·热论》："五脏六腑皆受病，荣卫不行，五脏不通则死矣……阳明者……三日其气乃尽，故死矣。"

《灵枢·决气》："精脱者，耳聋；气脱者，目不明；津脱者，腠理开，汗大泄；液脱者，骨属屈伸不利，色夭，脑髓消，胫酸，耳数鸣；血脱者，色白，夭然不泽，其脉空虚，此其候也。"

《伤寒论·辨霍乱病脉证并治》："吐利汗出，发热恶寒，四肢拘急，手足厥冷者，四逆汤主之。""既吐且利，小便复利，而大汗出，下利清谷，内寒外热，脉微欲绝者，四逆汤主之。"

《景岳全书·厥逆》："血脱者，如大崩大吐或产，血尽脱，则气亦随之而脱，故致卒仆暴死。""气并为血虚，血并为气虚，此阴阳之偏败也，今其气血并走于上，则阴虚于下，而神气无根，是即阴阳相离之候，故致厥脱。"

《简明医彀·厥证》："急病或重病患者，突然大汗不止，或汗出如油，声短息微，精神疲惫不支，脉微细欲绝，或脉大无力，舌卷少津，为阴阳将脱之危象。"

《张氏医通·脱》："上下俱脱者，良由上盛下虚，精华外脱，其必食肥甘，好酒色，而体肥痰盛，往往类中之虞……颠仆遗尿，喘鸣大汗者，此上下俱脱也。"

《医学心悟·论补法》："如极虚之人，垂危之病，非大剂汤液，不能挽回，余常用参附煎膏，日服数两，而救阳微将脱之证；又常用参麦煎膏，服至数两，而救津液将枯之证。亦有无力服参，而以芪、术代之者。"

《临证指南医案·脱》："夫脱有阴阳殊……如中风眩晕呕吐喘衄汗，多亡阳之类，是阴脱也。"

《医学源流·病不可轻汗论》："天时暑燥，卫气开而易泄……复发散之剂，必至大汗不止，而亡阳矣。"

《类证治裁·厥证》："由吐泻后真阴大伤，厥气上逆，阴阳失交。"

《类证治裁·脱证》："生命以阴阳为枢纽。阴在内，阳之守，阳在外，阴之使。阴阳互根，相抱不脱……夫元海根微，精关直泄，上引下竭，阴阳脱离，命立顷矣。""上脱，下脱，上下俱脱……总有阴阳枢纽不固。如上脱者喘促不续，汗多亡阳……即脱阳也，下脱者血崩不止，大下亡阴……即脱阴也。上下俱脱者……绝汗出，遗尿失禁，即阴阳俱脱也。"

《医学衷中参西录·治阴虚劳热方》:“凡人元气之脱,皆脱在肝。故人虚极者,其肝风必先动,肝风动,即元气欲脱之兆也……盖萸肉之性,不独补肝也,凡人身之阴阳气血将散者,皆能敛之。故救脱之药,当以萸肉为第一。”

【参考文献】

[1] 王永炎, 张伯礼. 中医脑病学 [M]. 北京: 人民卫生出版社, 2007.

[2] 张伯礼. 中医内科学 [M]. 北京: 人民卫生出版社, 2002.

[3] 阎孝诚. 实用中医脑病学 [M]. 北京: 学苑出版社, 1993: 324-331.

[4] 郑大为, 栾杰男, 张建, 等. 于凯成教授治疗心源性休克经验 [J]. 中国中医急症, 2007, (2): 187.

[5] 苟筱雯, 王佳. 诸汗尿多　神耗阴伤　皆属于散——仝小林教授“散者收之”治疗经验 [J]. 吉林中医药, 2018, 38 (9): 1014-1017.

第七章　癫　　病

癫病又称“风癫”“癫疾”“失心风”，是指因情志内伤、脏腑功能失调、阴阳失衡，致气郁痰扰，脑神失用，以精神抑郁、表情淡漠、沉默呆钝、语无伦次、静而少动为主要临床表现的一种病证。本病多为慢性起病，可在某些因素诱发下发病，病程迁延难愈，易复发。本病多发于青壮年，女性多于男性，春夏季更易发病。

【典型病案举隅】

患者，女，32 岁，幼儿园教师。

【主诉】

精神抑郁、呆滞少语 6 年，再发 1 个月。

【四诊采集】

(一) 望诊

1. 观察患者神情特点，是否表情淡漠或神情呆滞。

2. 观察患者姿态，是否喜静少动。

3. 舌象。

(二) 闻诊

1. 患者应答的逻辑性与流畅性是否正常。

2. 是否存在喃喃独语、叹息不止或不语。

3. 患者有无口腔及身体异味。

(三) 问诊

1. 是否受过精神刺激，精神症状出现的时间、具体表现及演变过程。

2. 是否伴有头重且胀、周身不适、胸胁胀满、幻视、幻听、不思饮食及睡眠障碍等症状。

3. 做过哪些实验室、影像学检查及神经心理学量表检测。

4. 接受过哪些治疗,效果如何,有无不良反应。

5. 有无家族遗传病史。

(四) 切诊

脉象。

【病情述要】

患者6年前因感情生活受挫,出现精神抑郁,神情呆滞,喃喃自语,哭笑无常,遂至当地精神卫生中心进行诊治,诊断为精神分裂症。先后予以“阿米替林、氟哌啶醇、氯氮平”等药物治疗。2个月后上述症状基本控制,未再规律服药。4年前患者再次受到精神刺激,症状复发,药物调整为“喹硫平 75mg tid”后病情渐平稳,患者又再次停药。1个月前患者遇情感打击后,上述症状再次发作,且多疑多虑,喜怒无常,继服“喹硫平”疗效不佳。颅脑MRI检查未见异常。患者病程中睡眠差,多梦,食欲减退,体重下降。

刻下症:精神恍惚,沉默寡言,表情淡漠,多疑多虑,思维混乱,静而多喜,不思饮食,夜寐欠安,舌红苔腻而白,脉弦滑。

【诊断治疗】

诊断:癫病(痰气郁结证)。

治法:理气解郁,化痰醒神。

处方:顺气导痰汤加减。

药物:半夏9g、胆南星12g、陈皮12g、枳实12g、木香8g、沉香4g、茯苓10g、香附12g、生姜10g、乌药8g、甘草6g。

水煎,早晚口服,每日1剂。

二诊:服上方14剂后,诸症均有不同程度改善,神情自然,言语举止接近常人,但仍有情绪不稳,多疑善虑,夜眠不安,大便干燥,舌红苔腻,脉滑数,守上方加黄芩12g、礞石12g(先煎),水煎口服,14剂。

三诊:情绪较前稳定,举止行为如常,沟通顺畅,睡眠安稳,大便顺畅,舌苔薄白,脉沉滑。继用上方巩固疗效。

3个月后随访,病情稳定,患者如常。停药观察8个月,癫病未发。

【临证分析】

1. 癫病诊断要点有哪些?

(1)神情抑郁,表情淡漠,静而少动,沉默呆钝,语无伦次,喃喃自语。

(2)常伴时时太息,多疑多虑,秽洁不分,心悸易惊,善悲欲哭,不思饮食,夜寐不安,时有幻觉。

(3)多发生于青少年或更年期女性,慢性起病,逐渐加重。常有癫病的家族史,发病与情志有关。

(4)颅脑CT、MRI及其他辅助检查无明显异常。

2. 该患者诊断为癫病的依据是什么?

(1)青年发病,起病缓慢,反复发作,病程迁延。

(2)以精神抑郁,表情淡漠,神志呆钝,自语声微,静而少动,多疑多虑为主要临床表现,有情志刺激诱发因素。

(3)颅脑MRI检查未见异常。

3. 临床诊断时,该病需要与哪些病证相鉴别?

(1)癫病与狂病:两者均为神志异常的精神疾病。然狂证属阳,以实证、热证居多,多表现为精神亢奋,妄而多怒,躁狂暴乱,气力倍常,喧扰不宁,登高好歌,弃衣而舞等兴奋性精神失常行为,多为急性起病;癫证属阴,以虚证为主,多表现为静而多郁,沉静少言,语无伦次,神志呆滞,哭笑无常,声低气怯等抑郁性精神失常行为,多为慢性起病。

(2)癫病与郁病:两者均为情志异常的疾病,且多为七情所伤,情志不遂所致。但郁病以精神抑郁、情绪不宁、胁肋胀痛,或喜怒无常,或喉中如有异物梗噎等症为主要临床表现,患者神志尚清,有自制能力。癫证亦有语少声微,多疑多虑等症,但多神明逆乱,神志呆钝,缺乏自我控制力。

(3)癫病与痴呆:癫病与痴呆的临床表现有相同之处。癫病属于精神失常的疾患,多为情志内伤,脏腑功能失调所致,主要病机为痰气郁结,蒙蔽心窍,以表情淡漠,神志呆钝、自语声微、静而多喜为特征,多见于青壮年。然痴呆除情志过极所致外,尚有年迈体虚、禀赋不足等病因,基本病机为髓减脑消,神机失用,以神志呆滞,愚笨迟钝为主要特征,多见于中老年人。

4. 癫病主要相当于西医哪些疾病,临床需做哪些相关检查?

根据本病的临床表现,西医学中精神分裂症(单纯型、紧张型)、躁狂、抑郁症及强迫症等疾病具有癫病主要临床特征时,均属本病范畴,可参照本章辨证论治。

临床诊治过程中需做以下相关检查：颅脑CT、MRI等，以排除脑器质性疾病引起的精神症状；血常规、肝肾功能、电解质、甲状腺功能等实验室检查，以及胸部CT、心脏彩超、肝胆胰脾彩超、脑电图等检查，以排查躯体疾病所致的精神障碍。临床可采用统一简明精神病量表及阴性症状量表评估癫病患者病情程度。

5. 分析癫病的病因病机。

(1)病因

1)七情内伤：本病的发病多因七情内伤所致，多因恼怒惊恐，胆气难平，肝失疏泄，心胆失调，心神被扰而发病；或因意志不遂，肝郁不舒，肝气乘脾，脾失健运，气郁痰结，蒙蔽清窍而发病；或因思虑过多，耗伤心脾，心阴心血暗耗，脾虚不能生化气血，脑髓失气血之温养，心脑俱虚，神明失守而发病。

2)先天不足：孕育不足，禀赋异常，胎中失养，或其母在孕间受大惊，可致胎儿脏气不平，生后遇有七情过极，则情志失畅，脏腑失调，阴阳失衡，气机逆乱，神机失常而发病。

3)饮食失节：嗜食肥甘膏酒，脾胃受损，运化失司，以致聚湿成痰，痰气交结，上蒙脑窍或格塞心窍；或痰郁化火，扰乱心神；或痰邪与瘀血互结，壅于脑络且痹阻心窍，均可致神机失用。

(2)病机：本病病机多端，其基本病机为痰气郁结，阻蔽神机。由痰、气、瘀诸邪内阻，清窍被蒙，或精、气、血生化不足，心神亏耗，脑失所养而致。

本病病位主要在心、脑，与肝、脾功能失调关系密切，久则及肾。病理性质多属本虚标实、虚实夹杂之候，发病初期和疾病中期以气滞、火邪、痰浊、血瘀等邪实为主。疾病晚期则精、气、血俱虚，以心、脾、肾的虚性证候为主。

癫病在病机上易于转化。一是气滞、痰浊、血瘀可互相转化，相兼为病，且以气滞为先。肝气郁结，失于疏泄，不能布散津液，凝而为痰，痰邪又会阻遏气机，加重肝气郁结；癫病日久，气滞无力行血，易致血瘀，痰瘀互结，又可阻滞气机。二是癫病的气、痰、瘀病理因素郁极化火，灼津聚痰，痰火上扰清窍，可转变为狂病。三是虚实之间的相互转化。实证的气滞、痰阻、瘀滞日久，可致气血亏虚，损伤心脾；或致心阴亏耗，心神失养；或损及肝肾，阴精不足，肾虚髓减，脑髓不充，均可转化为癫病之虚证。虚证日久，气血不足，脏腑功能失调，易聚湿为痰、留血为瘀、气滞为郁，产生诸多实邪，表现为虚中夹实之证。

6. 该患者辨证为痰气郁结证的依据是什么?

依据:患者情志过极,郁而伤肝,肝失疏泄,气机郁结,肝木克脾土,脾失运化,聚湿为痰,痰气郁结,蒙闭心窍,阻蔽神机。心神被蒙则见精神抑郁,表情淡漠,语无伦次,神志呆钝;神机错乱则见多疑多虑,喜怒无常;气机郁滞则见静而少动,语少声微;脾失运化,痰湿困阻脾胃,则不思饮食;心窍蒙闭,神不安宁,故夜寐不安。结合患者舌苔脉象分析,则应辨证为痰气郁结证。

7. 分析该患者初诊的处方用药及二诊时为何加用黄芩、礞石。

患者初诊方选顺气导痰汤加减,由半夏、胆南星、陈皮、枳实、茯苓、甘草、木香、香附、乌药、沉香、生姜组成。方中半夏、陈皮、胆南星合用,苦温燥湿,利气化痰;茯苓健脾化痰;枳实、香附、木香、沉香、乌药配伍以行气开郁;生姜、甘草调和众药。诸药配伍,共奏理气化痰,解郁开窍之功。

癫病多为虚实夹杂的病证,病机变化多端。该患者主要因情志过极,肝脾失调,痰气郁结于清窍而发病,治应理气豁痰开郁,患者在服药后诸症改善。然病程较长,痰气交结日久,郁而化热,故出现大便干燥,舌红苔腻,脉滑数等热象。热扰心神,扰乱神机,故患者仍有情绪不稳,多疑善虑,夜寐不安等症。因此在二诊时加用黄芩、礞石以泻火清热,豁痰开窍。

8. 若该患者在治疗过程中出现淡漠少语,目瞪若呆,面色少华,自汗便溏等症状,用药时该如何加减?

患者出现淡漠少语,目瞪若呆,面色少华,自汗便溏等症状,乃气虚痰结所致,可加黄芪、竹茹、柴胡等药物益气化痰解郁。

9. 如果该患者未能及时治疗,病情延误,病机可能会如何转化?

本病多为缓慢起病,早期症状较为隐匿,不易诊断,多表现为精神抑郁、沉默少语,生活懒散,多疑多虑,不喜交往,此时痰邪不盛,气郁日浅,病情尚轻,如及时救治,疗效较好。如该患者未能及时治疗,则病情进一步发展,出现神志呆滞,淡漠不知,哭笑无常,不避亲疏,不知饥饱,甚则妄见,妄闻,不知秽洁,此时痰邪已盛,气郁痰结日深,病情较重。病情更甚者,气血不足,阴阳失衡,脏腑功能障碍,出现一系列虚性证候,则迁延难愈。

【知识拓展】

西医学中以阴性症状为主要表现的精神分裂症(单纯型、紧张型)属于中医的癫病范畴,目前我国精神分裂症在 18 岁以上人群中患病率约为 5‰,仅有约 25% 的患者能在患病后一次治愈。该病多起病于成年早期,其慢性化的病程特点以及对患者生理功能的损害，给患者、患者家庭及社会带来沉重负担。因此，提高精神分裂症的治疗效果，对患者本人及其家庭、社会具有重大意义。近一个世纪，西医对精神分裂症做出大量研究，在精神疾病类型的划分、药物的研制等方面做出了巨大贡献，但目前对于精神分裂症的病因依然不明确，治疗手段也不够完善。其采用的药物可能导致代谢紊乱和免疫功能下降等副作用，且疗效不稳定。

西医治疗精神分裂症药物主要有典型抗精神病药物和非典型抗精神病药物。典型抗精神病药物通过阻滞中脑 - 边缘 - 皮质多巴胺通路中的 D_2 受体，以达到抗精神病的作用，其对幻觉、妄想、行为紊乱、兴奋、激越等精神分裂症阳性症状效果显著，但是对其阴性症状治疗效果不明显，并且该类药物引起的副作用较多，治疗后易复发，代表药物为氯丙嗪和氟哌啶醇等。非典型抗精神病药物对五羟色胺（$5\text{-}HT_{2A}$）受体和多巴胺（D_2）受体有双重阻断作用。对患者的阳性、阴性症状均有疗效，副作用相对较小，特别是锥体外系反应较少，其主要代表药物为氯氮平、利培酮、奥氮平等。在应用抗精神病药物的基础上，联合心理行为治疗及重复经颅磁刺激治疗均能使患者获益。对于难治性精神分裂症还可选用电休克治疗或精神外科治疗。无抽搐电休克及立体定向多靶点射频毁损术等新技术的出现，使治疗的安全性大幅度提高，不良反应减少，患者及家属对电休克或精神外科治疗更易于接受。

精神分裂症可能和丘脑神经递质的改变、中脑边缘系统的多巴胺含量变化、额前叶多巴胺活性下降、免疫、遗传等因素有关系。而中药具有调节人体内多巴胺代谢的作用，可减轻多巴胺代谢活跃造成的损伤，清除损伤神经元的有害因素，促进神经元的修复，使其功能趋于正常，从而减轻精神症状。中医药治疗的介入，能减少西医抗精神病药物的用量，并减轻西药治疗过程中出现的不良反应。现临床上常采取自拟方剂、中药制剂、传统名方、针灸和穴位埋线等中医药干预手段，联合西药对该病进行干预。中西医结合治疗该病取得了较好的临床疗效。因此，在本病治疗时应积极探索，充分发挥中药的优势。

【临证精要】

一、辨证要点

癫病首先要辨清标本虚实。癫病多为虚实夹杂，初病以实证为主，兼有正虚,久病则虚性证候多见,兼有邪实。无论气郁、痰阻、血瘀为实,还是脾气心血亏耗为虚,都能导致神机逆乱,因而辨证时需分清虚实。

癫病属实者,临床主要以情绪不稳,喜怒无常,多疑善虑,语无伦次为特征,合并有气郁、痰浊、瘀血等实邪引起的相应证候。癫病属虚者,常见淡漠不知,沉默懒言,肢体困乏,面色失荣,便溏溲清等症,临床常见肝郁脾虚、心脾两虚等证型。

二、治疗原则

本病的初期,本虚之象尚不明显,常见痰气郁结、痰瘀互结之标实证,治疗当以理气解郁、豁痰开窍、祛瘀化痰为原则;病程较长,其气血不足,心脾两虚等本虚之象逐渐突出,治疗当以益气养血,补益心脾,调补阴阳为原则。若见虚实夹杂,治当标本兼顾,攻补兼施。重视药物治疗的同时,还应减少不良的精神刺激,加强对患者的心理治疗,重视对患者精神层面的护理。

三、他型证治

1. 气滞血瘀证

症状:精神抑郁,情绪不稳,哭笑无常,举止离奇,多疑多虑,妄见妄闻,面色晦暗,口唇青紫,胸胁胀闷,刺痛难移,肌肤甲错,舌紫黯,或有瘀斑,脉弦涩或结代。

病机分析:情志内伤,肝气郁滞,气滞则血行不畅,血留为瘀,瘀阻脑络,蒙闭心窍,神机逆乱。清窍被蒙,心神错乱则见精神抑郁,情绪不稳,哭笑无常,举止离奇,多疑多虑,妄见妄闻;气滞血瘀,气血运行不利,肌肤失养,则见肌肤甲错;血液不能上荣于面,则见面色晦暗、口唇青紫;瘀阻脉络,阻碍气机、血行,则见胸胁胀闷,刺痛难移。

治法:活血化瘀,理气疏肝。

常用方药:血府逐瘀汤(《医林改错》)。桃仁、红花、牛膝、赤芍、川芎、桔梗、枳壳、柴胡、生地黄、当归、甘草。

方药解析:方中桃仁与红花活血行滞祛瘀,共为君药;牛膝、赤芍、川芎助君药行气活血化瘀;桔梗与枳壳配伍,可升降上焦之气,宽胸行气,以行气助活血;柴胡疏肝解郁,与桔梗、枳壳同用,解郁行滞,调达气机;生地黄、当归养血治血,清热益阴;甘草调和诸药。诸药合用,使气行郁解,活血祛瘀。

若气机郁滞较重,以郁怒为主,当加香附、青皮、合欢花以疏肝理气解郁;

若兼有热证者，应加用黄芩、知母以清热泻火；若胸胁瘀痛，胁下有痞块，可加丹参、三棱、莪术、全蝎等以破血消瘀，通络止痛，消癥化滞；妇女血瘀经闭、痛经者，可加益母草、泽兰等以活血调经止痛。

2. 心脾两虚证

症状：神思恍惚，反应迟钝，语无伦次，心悸易惊，善悲欲哭，面色萎黄，肢体困乏，失眠多梦，不思饮食，舌淡，苔薄白，脉细弱。

病机分析：癫病日久，心脾耗伤，脾失健运，气血生化乏源，心神失养，则见神思恍惚，反应迟钝，语无伦次，善悲欲哭，心悸易惊；脾虚气弱，运化失职，则见肢体困乏，不思饮食；面色萎黄，失眠多梦，舌淡，苔薄白，脉细弱均为心脾两虚、气血不足之象。

治法：益气补血，健脾养心。

常用方药：归脾汤（《济生方》）。人参、黄芪、甘草、白术、茯神、当归、龙眼肉、酸枣仁、远志、木香、生姜、大枣。

方药解析：方中以人参、黄芪、甘草、白术甘温补脾益气，使气旺而血生；茯神、当归、龙眼肉补血养心安神；酸枣仁、远志定志安神；木香理气醒脾，与白术、黄芪益气健脾药配伍，可行补而不滞，滋而不腻之功；用生姜、大枣调和脾胃，以资化源。

若气虚明显，气短乏力，神疲便溏，则重用白术、黄芪等补气药；若脾虚湿盛，腹泻或便溏，腹胀纳呆，舌淡舌胖，边有齿痕，可加薏苡仁、炒扁豆、山药等健脾渗湿药；躁扰失眠多梦者加柏子仁、首乌藤等养心安神药；若心失血养，神不守舍，烦躁不宁，无故悲泣，加淮小麦养心安神、甘缓和中；心悸甚，惊惕不安者，加龙骨、牡蛎重镇安神；若病久及肾，出现思维迟缓，耳鸣健忘，腰膝酸软，口涎外溢等肾虚证候，应加菟丝子、枸杞子、肉桂等。

四、中成药治疗

1. 逍遥丸 柴胡、当归、白芍、炒白术、茯苓、炙甘草、薄荷、生姜。疏肝解郁，健脾养血。适用于癫病肝郁血虚脾弱证。

2. 归脾丸 党参、白术、黄芪、茯苓、远志、酸枣仁、龙眼肉、当归、木香、大枣、甘草、生姜。益气健脾，养血安神。适用于癫病心脾两虚证。

3. 血府逐瘀胶囊 桃仁、红花、赤芍、川芎、枳壳、柴胡、桔梗、当归、地黄、牛膝、甘草。活血化瘀，行气止痛。适用于癫病气滞血瘀证。

五、其他疗法

1. 针灸 针灸治疗本病临床疗效明确，最早在《黄帝内经》中就有关于针刺治疗癫病的记载，《黄帝内经》记载治疗癫病应取足太阴脾、足阳明胃和手阳明大肠三经穴位，以调理中焦气机。《针灸甲乙经》中将《黄帝内经》所提的治疗原则进一步具体到神庭、兑端、百会、玉枕、天冲、大杼、尺泽、阳溪、上星、风池等主治穴位，并叙述了取穴的先后顺序。唐宋年间关于癫病的治疗穴位部位及操作方法更加完善，提出了“十三鬼穴”。明清时期，癫病的针灸治疗发展至完善的辨证取穴及多经验穴配伍。

现临床常用针灸方法以十三鬼穴（人中、少商、隐白、大陵、申脉、风府、颊车、承浆、间使、上星、会阴、曲池、舌下少阴）开窍醒神、清泻心包与阳明之火、镇心涤痰，再配合辨证配穴进行治疗，以达理气解郁、豁痰开窍、行气活血化瘀及补益心脾之效。

2. 心理康复 癫病为神志异常的精神疾病，除药物治疗外，还应配合心理康复治疗。首先合理应用药物控制患者的精神症状，使其恢复自知力。在此基础上，进行心理干预有助于患者恢复原有的智能与体力水平，重建稳定的人际关系，从而达到全面的社会康复。主要的心理康复措施如下。

(1)行为治疗：基于正确的理论，训练患者的各种社会技能，如合理应对不良的情绪与应激事件，正确处理人际关系，适当与人交流等，提高个体的社会适应能力。

(2)家庭干预：提高患者和家人对疾病的认识，在感情上理解患者，共同解决疾病带来的问题，对患者的进步进行积极的鼓励，减轻患者的心理压力，对可能诱发患者精神症状的应激源进行干预，为患者创造一个良好的家庭环境。

(3)社区服务：为患者制定个体化的治疗方案，并由个案管理者督促与协调方案所需的各种服务措施在社区内完成。其目的是提高患者在社区中的适应与生存能力，促进患者身心的全面康复。

六、护理调摄

1. 重视心理干预 作为医护人员，首先要理解和接受患者，与患者建立和谐的医患关系，对患者进行心理干预，使患者早日恢复心理健康，降低癫病复发的几率，使患者能顺利回归社会。

2. 加强护理 注意患者的精神护理，防止患者受到不良的精神刺激。规范患者日常起居时间，注意劳逸适度，鼓励患者主动进行洗漱、穿着和文娱活动。对重症患者要采取防护措施，以防其自伤或伤人。饮食上应对拒食的患者进行劝解，必要时予以鼻饲以保证营养，还应注意避免盲目进补黄芪、西洋参、鹿茸、羊肉、狗肉等药物或食物，忌辛辣刺激之品和烟、酒、茶等。

3. 妇幼保健 注意母孕期间的精神卫生，避免情志过极。对有阳性家族史者应对其后代进行积极的排查和随访，做到早发现，早治疗，及时的治疗可明显改善预后。

七、经验荟萃

1. 张志远认为癫狂即精神分裂症，是一种以感知觉、思维、情感和行为等多方面的障碍为临床特征的精神疾患。他认为癫狂的发生主要与肝、脾两脏密切相关，肝气郁结、脾失健运则易出现痰郁气结，蒙蔽清窍，或脾失健运使气血生化无源，心神失养。此外，若情志失调，五志化火，痰随火升而上扰清窍，亦可扰乱神明，故治疗应紧紧围绕气血痰火这个主题，以泻火、祛痰、降气、活血、解郁为治疗原则。张志远治疗癫狂常重用大黄、龙骨和茯神三味药。大黄苦寒，可泻火下瘀，而癫狂中的狂证多与火亢和血瘀相关，故张志远善用大黄清热泻火、通利肠道、泻下攻积之功以治之，常以大黄为君，用量一般在15~30g，最多达60g。龙骨性平味涩，可镇静潜阳、收敛固脱，其含有较丰富钙盐，通过提高血浆钙离子的浓度，可起到安定、抑制中枢神经系统的作用，张志远主要利用其扶正安神、平肝潜阳，收敛固脱之功，以调理精神失常、狂躁不安，每剂龙骨用量亦大，常用到40~80g，并佐入滑润、通利之品以缓冲其固涩之性。茯神具有开心益智、安神定志之效，其水煎液具有协同戊巴比妥钠的中枢抑制作用，因此张志远临床治疗癫狂亦常取茯神安神、镇静、催眠之效，并强调剂量要突破30g方可获得良效。

2. 欧阳群认为癫病因七情内伤、饮食失节、先天禀赋不足而致脏腑功能失调和阴阳失于平秘，进而产生气滞、痰火、血瘀而蒙蔽心窍。心为神明之脏，主宰精神、意识、思维及情志活动，心窍被蒙则神志失常。针灸对本病疗效良好。配穴分为3组，以神庭、本神（双）、头维（双）等前额部与神相关的穴位，来治疗精神异常；再配以百会、后顶、哑门、大椎、筋缩等阳经交汇的督脉穴位，以滋补肝肾，涤痰开窍；最后选鸠尾、三阴交（双）、涌泉（双）等阴经之穴以及足跟中心点等经验穴，以求安神定志之效。针刺可使用粗针，大力捻转，以达醒神开窍、畅达气机之效。该病还应注重调摄护理，避免情志过激，以防复发。

【诊疗解悟】

1. 临证发微 癫病的发病率因现代人们面对的压力日益增加而呈现增长的趋势，且癫病多在青壮年中发病，对家庭及社会的危害巨大。早期诊断、早期干预对改善患者的预后意义非凡。但现多认为该疾病的原发病因为七情内伤，患者本人及其家人通常寄望于通过单纯的情志调节来改善病情，结果多徒劳无功，延误病情。因此在诊治该疾病时一定要正确把握其根本病因为禀赋异常、脑神虚损，七情内伤仅为诱发因素。先天禀赋充足者，体质强盛，阴平阳秘，诸神调和，虽亦会被七情所伤，但多只有短时的情志失调，并不会扰及心神。而先天禀赋不足者脏气不平，若后天一遇情志刺激，则易脏腑功能失常，阴阳失调，神机失用，从而发病。故在面对该疾病时，要正确认识其病因，促使患者及时就诊，明确诊断。

病有新久，诊治有别。对癫病患者进行诊治时，首先要准确把握患者疾病所处的阶段。新病多为痰气郁结之证，始因肝气郁结，木克脾土，气血运化失司，水湿凝聚为痰，痰气阻于心脑而发病。故在早期治疗本病时，需把握祛痰理气的治则。若气畅痰消，则转归良好；若失治误治，则气郁、痰浊日久均可化热，由阴转阳，痰火扰神而转为狂病。痰之阴邪亦可渐损阳气，转为虚实夹杂之气虚痰结证候，该证候多见于癫病的中期，此时邪未去而正已伤，治当益气涤痰、攻补兼施，经耐心调理，疾病仍可渐愈。如仍不能及时治疗或错用吐泻之法，则正气进一步耗伤，脏腑功能失调，病情迁延难复。癫病后期，久病必虚，脾失健运，气血生化乏源，脾意失调，心神失养，易致心脾两虚，治疗上应养心健脾、益气安神。另一方面癫病日久还会累及脏腑及气血的正常运化，使痰、瘀等病理产物不能排出，久郁成毒，损及脑络，此时痰瘀互结、瘀热蕴毒，病情错综复杂，诊治时应全面辨证，在扶正的同时也应采用豁痰活血，清化瘀毒等法。

痰邪贯穿癫病的始终，应用化痰药物时应注意以下几点：一是结合临床实际，具体辨证，灵活选用不同种类的化痰药。可选用半夏、胆南星、陈皮以理气化痰；竹茹以清化热痰；石菖蒲、郁金祛痰开窍、安神定志；大黄、桃仁以化血分之痰。二是擅用矿物类化痰药。礞石、龙骨、牡蛎等矿物类药多能清化顽痰、平肝镇惊、镇静安神，代赭石更是善镇逆气，降痰涎，止呕吐，通燥结，用之得当，能见奇效。三是在应用祛痰的同时佐以理气药。“气行则血行”“气行则痰行”，治痰必先顺气，配以理气药，行气开郁，调达气机，使得气行血行，气血调畅，以助化痰祛瘀药发挥效益。

除去痰邪，癫病还应从瘀而治。元代医家危亦林认为癫病乃血迷心包所致，这给予后世医家以启发。明代医家李梴用逍遥散加用桃仁、红花等活血化瘀的药物治疗癫病。清代名家王清任基于气血理论，首次明确提出了气虚血瘀理论，其认为治疗癫病当以活血化瘀为要旨，拟癫狂梦醒汤，方中重用桃仁、赤芍以活血化瘀，并配以疏肝理气解郁、降气消痰之品，使血行、气活、痰消，该方对癫狂日久、气滞痰凝、痰瘀胶结的癫病疗效甚佳。

西医学主要应用抗精神病药物来治疗癫病，其针对性强，起效较快，还可对不配合治疗的患者进行静脉用药，但其也有着副作用多、难以治愈、停药难等种种缺陷。而中医药治疗在对抗抗精神病药副作用、减少抗精神病药物服用剂量、改善患者服药依从性、减少复发率、提高患者生活质量方面有着独特的优越性。在临床中应中西医结合，一方面要针对患者病情选用合适种类的抗精神病药物，另一方面还要在辨证论治的基础上采取行之有效的中医中药治疗，充分发挥两者各自的优势。

2. 诊治演变 癫病所表现出的神情抑郁、表情淡漠、静而少动、沉默痴呆、语无伦次、淡漠少语、常有所怯等症状群常常对应为西医中精神分裂症的阴性症状群。精神分裂症的阴性症状主要体现在情感反应、社会功能和认知功能3个方面能力的减退以及缺失，是导致精神分裂症患者精神残疾的主要因素，具体表现可以归纳为快感缺乏、意志减退、情感迟钝、社交退缩、言语贫乏等5个主要方面。在临床中遇到有上述表现的精神分裂症阴性症状患者，可以参照癫病进行诊治，但临床中患者症状复杂多变，若遇到具有特殊症候群的精神分裂症阴性症状患者也可参考其他神志疾病进行诊治。如精神症状较轻的精神分裂症阴性症状患者合并出现咽中如有异物、可随情志波动时轻时重、不碍饮食及呼吸的感觉，可参照梅核气辨证施治；如患者在情感内向、低落、淡漠的基础上，一遇精神刺激则出现阵发性的情志烦乱、意识朦胧甚至半身不遂症状者，可参考脏躁诊治；如长期情志不遂的青年女性在急性热病病史后出现精神恍惚、饮食失调、欲卧不能卧，欲行不能行，且合并口苦、尿赤、脉微数症状，可以按百合病论治。癫病患者也常伴有胁痛、心悸、不寐、多寐，需警惕这些变证及合病对癫病患者预后的影响，及时调治。

【医论撷要】

《素问·奇病论》："人生而有病巅疾者……此得之在母腹中时，其母有所大惊，气上而不下……故令子发为巅疾。"

《素问·宣明五气论》:“邪入于阳则狂……博阳则癫疾。”

《灵枢·癫狂》:“癫疾始生……取手太阳、阳明、太阴,血变而止。”

《难经·第二十难》:“重阴者癫,重阳者狂。”

《金匮要略·五脏风寒积聚病脉证并治》:“邪哭使魂魄不安者,血气少也。血气少者属于心,心气虚者,其人则畏,合目欲眠,梦远行而精神离散,魂魄妄行,阴气衰者为颠,阳气衰者为狂。”

《太平圣惠方·治风癫诸方》:“夫风癫者由血气虚,风邪入于阴经故也。人有血气少则心气虚,而精神离散,魂魄妄行,因为风邪所伤,入于阴经,则为癫疾。”

《证治要诀·杂病》:“癫之为病者,盖痰迷为癫,气结为痰,故也。”

《医学入门·癫狂》:“癫者,异常也。平日能言,癫则沉默,平日不宁,癫则呻吟,甚则僵仆直视,心常不乐,此阴虚血少,心火不宁,大调中汤主之;不时倒晕者,滋阴宁神汤;言语失伦者,定志丸;悲哭呻吟者,烧蚕蜕、故纸,酒调二钱,蓖麻仁煎汤,常服可以断根。”

《临证指南医案·癫痫》:“癫之实者,以滚痰丸,开痰壅闭,清心丸泄火郁勃;虚者当养神而通志,归脾枕中之类主之。”

《类证治裁·癫狂论治》:“治癫先逐其痰,控涎丹,次复其神,琥珀散,养其阴,滋阴安神汤。”

《证治汇补·癫狂》:“若抚掌大笑,言出不伦,左顾右盼,如见神鬼,片时正性复明,深为赧悔,少顷态状如故者,此膈上顽痰,汛滥洋溢,塞其道路,心为之碍,痰少降则正性复明,痰复升则又举发,名之曰癫。法当利肺安心,安神滚痰丸主之。”

《医林改错·癫狂梦醒汤》:“癫狂梦醒汤癫狂一症,哭笑不休,詈骂歌唱,不避亲疏,许多恶态,乃气血凝滞脑气,与脏腑气不接,如同作梦一样。”

【参考文献】

[1] 周仲瑛. 中医内科学 [M]. 北京: 中国中医药出版社, 2004.

[2] 王永炎, 张伯礼. 中医脑病学 [M]. 北京: 人民卫生出版社, 2007.

[3] 汪瀚. 杨文明从痰火瘀毒辨治癫狂经验 [J]. 安徽中医药大学学报, 2019, 38 (6): 31-33.

[4] 潘琳琳, 王淞, 孙君艺, 等. 国医大师张志远治疗癫狂经验拾萃 [J]. 辽宁中医杂志, 2019, 46 (6): 1150-1153.

第八章　痫　　病

痫病又称“癫痫”，俗称“羊痫风”“羊角风”，是一种由风、火、痰、瘀等病理因素引起的反复发作性神志异常的病证，临床以突然意识丧失，甚则仆倒，不省人事，伴有强直抽搐，口吐涎沫，两目上视或口中怪叫，移时苏醒如常人。发作前常有眩晕、胸闷等先兆，发作后有肌肉酸痛、疲倦乏力等症状。该病具有发病率高、病程长、反复发作特点，发病机制复杂，属于难治性疾病。相关流行病学资料显示，目前全世界约有 5 000 万癫痫患者，其中 90% 在发展中国家。癫痫多发于婴幼儿和老年人，也可继发于损伤应激和外科术后。我国有 900 余万癫痫患者，且每年以 50 万增长速度递增。性别分布主要以男性为主，农村地区癫痫患病率较城市高。

【典型病案举隅】

患者，男，25 岁，学生。

【主诉】

发作性意识丧失、四肢抽搐 7 年，再发加重 1 个月。

【四诊采集】

（一）望诊

1. 发作形式　发作时是否有意识障碍，部分性发作还是全面性发作，四肢抽搐的顺序。

2. 伴随症状　有无口吐白沫、牙关紧闭等。

3. 观察行为举止是否异常，反应是否迟钝。

4. 观察面色苍白还是青紫，两目是否上视。

5. 舌象。

(二) 闻诊

1. 发作时有无喉中痰鸣、口中怪叫。

2. 说话的语音是否高亢,鼻息是否粗大。

3. 有无口腔异味。

(三) 问诊

病史采集主要来源于目击者,具体内容包括如下:

1. 发作时情况。首次发作的具体时间、年龄、季节,以及发作的具体环境和诱发因素,比如天气状况、所处环境、是否受到异常刺激等。

2. 发作前是否有先兆,发作后状态如何。

3. 发作的具体表现,包括临床症状、发作程度、持续时间、发作次数、间歇期时间和有无诱因等。

4. 做过哪些实验室和影像学检查。

5. 治疗情况,包括第一次诊断内容、治疗方法、疗效如何,目前治疗使用的药物、用药剂量等。

6. 有无类似疾病家族史。

7. 既往史。儿童、青少年特别注意有无产伤、缺氧、窒息等病史。

(四) 切诊

1. 患者肌力和肌张力、病理征等。

2. 脉象。

3. 触皮肤润燥。

【病情述要】

患者 7 年前在情绪激动时出现头晕,双目发愣,持续数秒后突然意识丧失,四肢抽搐,从上肢开始,后至双下肢,伴喉间痰鸣,口吐白沫,无二便失禁,抽搐持续约 5 分钟,症状逐渐缓解,意识缓慢恢复,醒后一如常人,但全身无力伴有肌肉酸痛。此后 10~15 天发作一次,每次发作均持续 10 分钟左右,白天、夜晚均可发作。在当地医院行颅脑 MRI 检查未见异常,脑电图示:右侧顶、枕、颞叶棘慢波。确诊为癫痫,口服拉莫三嗪,控制欠佳,仍时有发作。近 1 个月来,癫痫发作次数增多,共发作 4 次,每次持续约 10 分钟,抽搐程度加剧,1 天前最后一次发作,遂来我院进一步求治。

刻下症:发作间歇期,神倦乏力,胸闷痰多,心情不悦,脘痞纳少,舌质红,苔白腻,脉弦滑数。颅脑 MRI 示:未见异常。脑电图示:右侧顶、枕、颞叶可见棘慢波。

【诊断治疗】

诊断：痫病（风痰闭阻证）。

治法：化痰息风、开窍定痫。

处方：定痫丸加减。

药物：黄连 3g、丹参 15g、麦冬 10g、陈皮 10g、法半夏 10g、石菖蒲 20g、炙远志 10g、茯苓 12g、茯神 12g、天麻 20g、川贝母 10g、胆南星 6g、僵蚕 20g、全蝎 5g、木香 5g、砂仁 10g、甘草 6g。

7 剂，水煎，早晚口服，每日 1 剂。

二诊：服上方后癫痫未发作，无口苦，脘痞消失，饮食正常，舌淡红，苔薄白腻，脉细弦。原方有效，守上方去木香、砂仁、黄连。

15 剂，水煎，早晚口服，每日 1 剂。

三诊：半个月后复诊，于就诊前 3 天发作 1 次，仅表现为突然仆倒，意识不清，约 2 分钟后苏醒，自汗，动则尤甚，二便正常，舌淡红，苔白腻，脉弦滑。守上方加炙黄芪 40 g，煅龙骨（先煎）30g，煅牡蛎（先煎）30g。

15 剂，水煎，早晚口服，每日 1 剂。

四诊：半个月后复诊，患者癫痫未发作，自汗好转，二便正常，舌淡红，苔薄白，脉细滑。守上方再进 15 剂，诸症消失。

半年后随访，癫痫未发作。

【临证分析】

1. 痫病诊断要点有哪些？

(1) 突然昏倒，不省人事，两目凝视，全身强直，四肢抽搐，口吐涎沫，或有异常叫声，醒后如常人；或仅有突然呆木无知，两眼瞪视，呼之不应，或头部下垂，面色苍白，短时间即醒，恢复如常；也可见多种形式，如口、眼、手等局部抽搐或麻木而无突然昏倒，或凝视，或语言障碍，或无意识动作等。

(2) 反复发作，发无定时，发作时间短暂，多数在数秒至数分钟即止，醒后对发作时情况全然不知。

(3) 发作前可有眩晕、胸闷等先兆症状，发作后常伴疲乏无力。

(4) 多有家族史，或产伤史，或脑部外伤史，每因惊恐、劳累、熬夜、情志过极等诱发。

(5) 脑电图异常有助于本病确诊。

2. 该患者诊断为痫病的依据是什么?

(1) 该患者为青年男性,急性起病。

(2) 发病表现为发作性、重复性、刻板性、短暂性。发作时突然昏倒,不省人事,四肢抽搐,口吐涎沫,数分钟即止。发作突然,醒后如常人,醒后对发作时情况不知。发作后疲乏无力,肌肉酸痛。

(3) 脑电图示:右侧顶、枕、颞叶可见棘慢波,颅脑 MRI 排除器质性病变。

3. 临床诊断时,该病需要与哪些病证相鉴别?

痫病与中风的鉴别:痫病典型发作与中风都有突然昏仆,不省人事等症状,但痫病有反复发作史,发作时口吐涎沫,两目上视,四肢抽搐,或伴有口中怪叫,醒时如常人,无半身不遂等后遗症状。中风倒地无声,昏迷时间长,伴有口舌歪斜、语言不利等症状,多发于 40 岁以上。

痫病与晕厥的鉴别:晕厥发作常无先兆。晕厥引起的阵挛是呈角弓反张型的全身痉挛,且多发生于意识丧失 10 秒以上时,而癫痫引起的惊厥呈阵挛性,持续时间较长,发生于意识丧失之前。晕厥发作时少见咬破舌头或二便失禁,而癫痫大发作时较多见。晕厥恢复较快,无明显后遗症,而癫痫大发作后恢复较慢,常有嗜睡、头痛及精神错乱等发作后症状。

4. 痫病主要相当于西医哪些疾病,临床需要做哪些相关检查?

根据本病的临床表现,原发性癫痫和继发性癫痫,包括全面性发作、部分性发作中的各种类型,均可参照本章辨证论治。脑电图是诊断痫病的主要检查方法,对发作类型的确定有重要价值。脑电图可在发作期记录到棘慢波或者同步化棘波等阳性表现。继发性痫病要根据病史、体格检查和脑电图检查等进一步明确。怀疑占位性病变时,颅脑 CT、MRI 检查有助诊断。

5. 分析痫病的病因病机。

(1) 病因

1) 情志失调:主要责之于惊恐。《素问·举痛论》说“恐则气下”,“惊则气乱”。突受大惊大恐,气机失调,脏腑受损,肝肾阴虚,肝阳上亢,化火生风,风火夹痰上蒙清窍,神机失控。脾胃受损,精微不布,内生痰浊,遇触引发,或随气逆,或随火炎,或随风动,蒙蔽神窍,引发此病。

2) 禀赋不足:《素问·奇病论》曰:“人生而有病癫疾者……病名为胎病,得此之在母腹中,其母有所大惊,气上而不下。”明确提出了先天因素所致发病。妊娠母体受恐,气机逆乱,精伤肾亏,胎儿发育异常,出生后易发此病。另妊娠期间母体多病，服药不当，伤及胎儿，成为发病的潜在因素。

3）饮食不节：《丹溪心法·痫》指出“无非痰涎壅盛，迷蒙孔窍”而成，过食肥甘厚腻，损伤脾胃，脾失健运，聚湿生痰，痰浊壅盛；或肝郁气滞，气郁化火，火邪炼津成痰，痰随气火上行，蒙蔽心神，发为痫病。

4）脑络瘀阻：周学海《读医随笔·证治类》指出：“癫痫之病，其伤在血……杂然凝滞于血脉，血脉通心，故发昏闷，而又有抽掣叫呼者，皆心肝气为血困之象。”综上，痫病病位在脑，与心、肝、脾等脏腑密切相关，本病的主要病机为气、火、风、痰、瘀上蒙清窍，阻塞经络，致神机失控而发病。

⑵病机：痫病与五脏均有关联，主要责之于心肝。主要病机特点为顽痰闭阻心窍，肝经风火内动。

痫之为病，病理因素总以痰为主，每由风火触动，痰瘀内阻，蒙蔽清窍而发病。以心脑神机失用为本，风火痰瘀致病为标。其中痰浊内阻，脏气不平，阴阳偏胜，神机受累，元神失控是病机的关键所在。

病机转化决定于正气的盛衰及痰邪深浅，发病初期，痰瘀阻窍，肝郁化火生风，风痰痹阻或痰火炽盛等以实证为主；日久不愈，损伤正气，表现虚实夹杂。

6. 该患者辨证为风痰闭阻证的依据是什么？

发作间歇期，患者现有头昏胸闷，神倦乏力，痰多，心情不悦，脘痞纳少，舌质红，苔白腻，脉弦滑数。从患者发病情况、临床表现和舌苔脉象分析，符合风痰闭阻证的诊断。痰浊内伏，上蒙清窍，阻滞经络，平素头昏乏力。肝在体合筋，肝气失和，肝风夹痰，随气上逆，两目上视，喉中痰鸣，口吐白沫。痰凝经络，肝风引动，则四肢抽搐。结合舌苔、脉象可诊断。

7. 分析该患者初诊的处方用药及三诊时为何添加炙黄芪、煅龙骨、煅牡蛎。

方中川贝母、胆南星药性苦凉以清热化痰，胆南星兼有解痉之功；法半夏、陈皮、茯苓温燥化痰，理气和中；全蝎、僵蚕、天麻平肝息风而止痉；配伍石菖蒲、远志、茯神祛痰开窍，宁心安神；麦冬养阴润燥，防止伤阴；痫病病程缠绵，日久必有瘀，予以丹参活血化瘀，使瘀祛生新。首诊患者口苦，兼有热象，佐以黄连加强清热之功，脘痞纳少，佐以木香健脾行气、砂仁化湿行气；二诊脘痞消失，饮食正常，去木香、砂仁，无口苦，无热象，去黄连；三诊患者自汗明显，当属“表虚不固”，加用炙黄芪、煅龙骨、煅牡蛎益气固表，收敛止汗。

8. 该患者在治疗过程中出现神疲乏力，心悸气短，面色苍白，体瘦纳呆，大便溏薄，用药该如何加减？

患者因反复发痫，耗伤气血，心脾两伤，心神失养，出现上述症状，用药上宜添加补益气血，健脾宁心之药，如党参、当归、白术、黄芪、龙眼肉、酸枣仁、远志、五味子等。

9. 如果该患者未能及时治疗，病情延误，病机可能会如何转化？

痫病的转归与预后取决于患者的体质强弱、正气盛衰与感邪轻重。本病有反复发作的特点，病程一般较长，80% 的患者经过规范的药物治疗包括中西医结合治疗预后良好，但痫病由于表型不同或证型不同，预后也不相同，20%~30% 的患者长期用药仍难控制，而成为难治性癫痫，极难控制。因此，体质强、正气尚足的患者，如治疗恰当，再予以调理，可控制发作，预后较好；体质较弱，正气不足，痰浊沉痼者，往往迁延日久，缠绵难愈，预后较差。若反复频繁发作，少数年幼患者智力发育受到影响，出现智力减退，甚至成为痴呆。或因发作期痰涎壅盛、痰阻气道，易造成痰阻窒息等危症，必须及时进行抢救。

【知识拓展】

癫痫是一组由已知或未知病因所引起，脑部神经元高度同步化且常具自限性的异常放电所导致的综合征。以发作性、短暂性、重复性、刻板性的中枢神经系统功能失常为特征。由于异常放电神经元的位置不同，放电和扩散的范围不等，患者发作可表现为感觉、运动、意识、精神、行为、自主神经功能障碍或兼而有之。每次发作称为痫性发作，持续存在的癫痫易感性所导致的反复发作称为癫痫。在癫痫中，由特定症状和体征组成的，特定的癫痫现象称为癫痫综合征。具有特发性、症状性、隐源性和状态关联性四大特点。特发性表现在癫痫有某些特定的遗传倾向，在某一特定年龄段起病，具特征性临床表现及脑电图改变，有较明确的诊断标准。临床表现主要包括部分发作型、全面发作型和癫痫持续状态。

不同类型的癫痫具有不同的临床发作特征，但所有癫痫发作都有共同的特征：①发作性：突然发生，迅速恢复，间歇期正常；②短暂性：每次发作持续数秒、数分或数十分钟；③重复性：不定期有多次发作；④刻板性：每种类型或每个患者的每次发作表现几乎一致。癫痫诊断需遵循三步原则：首先明确发作性症状是否为癫痫发作；其次是哪种类型的癫痫或癫痫综合征；最后明确发作的病因是什么。脑电图是诊断癫痫最重要的辅助检查方法，能明确癫痫的诊断、分型和确定特殊综合征。常规脑电图能检测到约 50% 患者的痫样放电，采用过度换气、闪光刺激、睡眠或剥夺睡眠等诱发技术均能提高检出率。24 小时长程脑电图监测和视频脑电图可提高记录到痫样放电的可能性，有助于鉴别晕厥、短暂性脑缺血发作、猝倒和癔症等类似痫性发作疾病。但部分癫痫患者脑电图检查始终正常，而有少数正常人中偶尔检出痫样放电，因此不能单纯依据脑电图的改变来确定是否为癫痫。脑磁图是临床癫痫病学中一项具有重要价值的无创性检查手段。脑磁图在发现皮质癫痫方面较脑电图更为敏感。

在临床中最容易诱发癫痫的脑区是颞叶，颞叶支配的功能有视觉、听觉、嗅觉、语言、情感、记忆、自主神经功能等，由此决定了颞叶癫痫表现形式的多样性，特征表现有明显的发作先兆，发作期特征表现有强直阵挛发作、肢体扭转、肌张力障碍、手足自动症、言语障碍和自主神经症状等。癫痫持续状态(status epilepticus，SE)是癫痫学及神经重症医学中最常见的危急重症之一。除意外死亡，大多数癫痫患者的死亡都发生在此期。2015 年，国际抗癫痫协会更新了 SE 的定义，SE 源于癫痫发作自行终止机制的失败或异常持续发作的机制启动(t1)，可以导致长期不良后果(t2)，包括神经元死亡、神经元损伤和神经元网络的改变。这一概念性的 SE 定义具有两个可操作性的时间点，t1 提示启动治疗的时间点，t2 提示可能发生不良预后的时间点，具体取决于发作类型和持续时间点。当足量的苯二氮䓬类药物序贯另一种可接受的抗惊厥药物治疗后，仍无法终止临床发作或脑电发作即为难治性癫痫持续状态(refractory status epilepticus，RSE)。经过麻醉药物治疗 24h 后，包括麻醉减量或撤除过程中，癫痫发作仍无法终止或复发则称为超级难治性癫痫持续状态(super-RSE，S-RSE)。

由于病因复杂，具体发病机制尚不明确，目前控制癫痫发作，改善患者的生活质量是癫痫药物治疗的主要目的。最佳治疗是尽量减少发作频率和保持药物不良反应在可以承受的范围内，能基本维持正常生活而不降低生活质量是治疗求其次的目标。目前癫痫的西医治疗主要包括药物治疗、手术治疗、基因治疗、心理治疗、饮食治疗等。药物治疗中抗癫痫药主要包括传统型抗癫痫药(苯妥英钠、丙戊酸钠、卡马西平等)和新型抗癫痫药(拉莫三嗪、托吡酯、加巴喷丁、左乙拉西坦、奥卡西平)，掌握新型抗癫痫药的适应证对不同类型癫痫的药物选择极其重要。30% 癫痫患者药物治疗无效，可通过外科手术方法达到控制症状的目的。目前外科治疗的方式包括癫痫灶切除术、癫痫放电传播途径的切断功能性手术、毁损及刺激手术。但由于是有创疗法，且易引起新的癫痫产生，故需充分掌握手术适应证，排除可能带来风险。随着新一代基因测序技术的发展，基因治疗多受关注，细胞移植可能是治疗颞叶癫痫新方法，但目前缺乏动物及临床研究，需要进一步探索。单味中药和中药复方治疗癫痫，可以通过辨证论治，充分发挥中药配伍的协同作用，有效改善癫痫的发作情况，提高癫痫患者的生活质量。从系统评价结果可以看出，中医药治疗癫痫在提高总有效率、改善症状积分及脑电图等方面，具有明显优势；尤其在减少痫性发作频率，提高总有效率方面可能具有特异性疗效。近年来中医临床治疗癫痫的药物达 216 味，使用频次靠前的 30 味中药主要为平肝息风药、化痰药、活血化瘀药、补益药、开窍药和安神药六大类，其中以化痰类与平肝息风类药物为主。现代药理学研究表明，平肝息风药具有明显的镇静、抗惊厥作用。钩藤，临床上用于治疗惊厥、癫痫等神经系统性疾病，其主要活性成分钩藤碱属于生物碱类成分，通过调控神经营养因子信号通路、免疫应答、神经递质受体及氧化应激来发挥抗癫痫的作用。常用中药的性味与归经研究结果显示：常用药物的药性以温、平为主，常用中药主要归肝经、心经和脾经。通过中药治疗，减轻抗癫痫西药的不良反应，改善癫痫患者的焦虑和抑郁等症状，起到减毒增效之功。

【临证精要】

一、辨证要点

(1) 确定病性：来势急骤，神昏猝倒，不省人事，口噤牙紧，颈项强直，四肢抽搐者，病性属风；发作时口吐涎沫，气粗痰鸣，呆木无知，发作后或有情志错乱，幻听，错觉，或有梦游者，病性属痰；有猝倒啼叫，面赤身热，口流血沫，平素或发作后有大便秘结，口臭苔黄者，病性属热；发作时面色潮红、紫红、继则青紫，口唇紫绀，或有颅脑外伤、产伤等病史者，病性属瘀。

(2) 辨病情轻重：判断本病之轻重决定于两个方面，一是病发持续时间之长短，一般持续时间长则病重，持续时间短则病轻；二是发作间隔时间之久暂，即间隔时间短暂则病重，间隔时间长久则病轻。其临床表现的轻重与痰浊之浅深和正气之盛衰密切相关。

二、治疗原则

宜分标本虚实。频繁发作，以治标为主，着重清泻肝火，豁痰息风，开窍定痫；平时病缓，则补虚以治其本，宜益气养血，健脾化痰，滋补肝肾，宁心安神。

三、他型证治

1. 痰火扰神证

症状：发作时昏仆抽搐，吐涎或有吼叫，平时急躁易怒，心烦失眠，咳痰不爽，口苦咽干，便秘溲黄，病发后，症情加重，彻夜难眠，目赤，舌红，苔黄腻，脉弦滑而数。

病机分析：患者五志化火，痰随火升，或外感六淫、饮食失调，精微不布，痰浊内生，痰随气逆，痰热上扰清窍，神明昏乱，故突发昏仆抽搐；邪犯少阳，胆火内郁，枢机不利，则口苦咽干；肝火上炎，见目赤；热伤津液，见便秘溲黄；舌红，苔黄腻，脉弦滑而数为痰火交阻之象。

治法：清热泻火，化痰开窍。

常用方药：龙胆泻肝汤（《医方集解》）合涤痰汤（《奇效良方》）。龙胆草、黄芩、栀子、泽泻、木通、车前子、当归、生地黄、柴胡、胆南星、半夏、枳实、茯苓、橘红、石菖蒲、人参、竹茹、生姜、大枣、甘草。

方药解析：龙胆草大苦大寒，上泻肝胆实火，下清下焦湿热；石菖蒲开窍醒神、宁神益志；黄芩、栀子具有苦寒泻火之功；泽泻、木通、车前子清热利湿，使湿热从水道排出；橘红、胆南星、半夏利气燥湿而祛痰；枳实破痰利膈；竹茹清燥开郁，使痰消火降；生地黄、当归滋阴养血；柴胡引诸药入肝胆；人参、茯苓、甘草补心益脾而泻火；生姜既能化痰，又善解胆南星、半夏之毒。

若肝火动风之势者，加天麻、石决明、钩藤、地龙、全蝎，以平肝息风。若大便秘结者，可加大黄。痰黏甚者，加竹沥水。

2. 瘀阻脑络证

症状：平素头晕头痛，痛有定处，常伴单侧肢体抽搐，或一侧面部抽动，颜面口唇青紫。多继发于颅脑外伤、产伤、颅内感染性疾患后遗症等。或先天脑发育不全，舌质黯红或有瘀斑，舌苔薄白，脉涩，或弦。

病机分析：患者由于跌仆撞伤，或出生难产，易形成瘀血，脑为精明之府，瘀血内停，血流不畅，筋脉失养，血虚生风而发抽搐。舌质黯红或有瘀斑，舌苔薄白，脉涩，为瘀血内停、瘀阻脑络之象。

治法：活血化瘀，息风通络。

常用方药：通窍活血汤（《医林改错》）。赤芍、川芎、桃仁、红枣、红花、老葱、鲜姜、麝香。

方药解析：麝香为君，芳香走窜，通行十二经，开通诸窍，和血通络；桃仁、红花、赤芍、川芎活血消瘀，通利血脉，推陈致新；老葱、鲜姜通阳；大枣缓和芳香辛窜药物之性。

若痰涎偏盛者，加半夏、胆南星、竹茹；大便秘结者加酒大黄；若体质壮实，可酌加蜈蚣、全蝎、僵蚕则息风通络作用更强；兼见颈项强直加葛根；头部刺痛，难以缓解，可麝香、老葱加量通络止痛。

3. 心脾两虚证

症状：反复发痫，神疲乏力，心悸气短，失眠多梦，面色苍白，体瘦纳呆，大便溏薄，舌质淡，苔白腻，脉沉细而弱。

病机分析：痫病反复发作，日久不愈，损伤正气，首伤心脾，心气不足，心脾两虚，则见神疲乏力，心悸气短；心神失养，故失眠多梦；心主行血，脾主统血，心脾气血两虚，故面色苍白；脾失健运，纳呆，大便溏薄；舌质淡，苔白腻，脉沉细而弱为心脾气血两虚之象。

治法：补益气血，健脾宁心。

常用方药：六君子汤（《医学正传》）合归脾汤（《济生方》）。人参、白术、茯苓、甘草、陈皮、半夏、黄芪、当归、远志、酸枣仁、木香、龙眼肉、生姜、大枣。

方药解析：人参、黄芪、白术、甘草补脾益气以生血，使气旺而血生；茯苓、酸枣仁、远志宁心安神；陈皮理气健脾，燥湿化痰；半夏降逆止呕，消痞散结；当归、龙眼肉甘温补血养心；木香辛香而散，理气醒脾，与大量益气健脾药配伍，复中焦运化之功，又能防大量益气补血药滋腻碍胃，使补而不滞，滋而不腻；姜、枣调和脾胃，以资化源。

痰浊盛而恶心呕吐痰涎者，加胆南星、竹茹、瓜蒌、石菖蒲、旋覆花化痰降浊；便溏者，加炒薏苡仁、炒扁豆、炮姜等健脾止泻；夜游者，加生龙骨、生牡蛎、生铁落等镇心安神。

4. 心肾亏虚证

症状：痫病频发，神思恍惚，头晕目眩，两目干涩，面色晦暗，耳轮焦枯不泽，健忘失眠，腰膝酸软，大便干燥，舌质淡红，脉沉细而数。

病机分析：痫病反复发作，首伤心脾，继则损伤肝肾。脑为髓之海，心为五脏六腑之大主，心神失养，则神思恍惚；气血亏虚，不能濡养，则头晕目眩，两目干涩；肾精亏虚，则耳轮焦枯不泽，腰膝酸软；舌质淡红，脉沉细而数为心肾亏虚之象。

治法：补益心肾，潜阳安神。

常用方药：左归丸（《景岳全书》）合天王补心丹（《校注妇人良方》）。熟地黄、山药、枸杞子、山萸肉、川牛膝、菟丝子、鹿角胶、龟板胶、酸枣仁、柏子仁、当归、天冬、麦冬、生地黄、人参、丹参、玄参、五味子、远志、桔梗、茯苓、朱砂。

方药解析:熟地黄滋肾益精;山药补脾益阴;山萸肉养肝滋肾,涩精敛汗;菟丝子、川牛膝益肝肾,强腰膝,健筋骨;枸杞子补肾益精;鹿角胶、龟板血肉有情之品,峻补精髓;生地黄滋阴养血,壮水以制虚火;天冬、麦冬滋阴清热;酸枣仁、柏子仁养心安神;当归补血润燥;玄参滋阴降火;茯苓、远志养心安神;人参补气以生血,并能安神益智;五味子之酸以敛心气,安心神;丹参清心活血,合补血药使补而不滞,则心血易生;朱砂镇心安神;桔梗载药上行以使药力缓留于上部心经。

神思恍惚,持续时间长者,加阿胶补益心血;心中烦热者,加焦山栀子、莲子心清心除烦;大便干燥者,加天花粉、当归、火麻仁养阴润肠通便。

四、中成药治疗

1. 天麻素胶囊 主要成分为天麻素。具有平肝息风功效,适用于痫病肝风内动证。

2. 血府逐瘀胶囊 由桃仁、红花、赤芍、川芎、枳壳、柴胡、桔梗、当归、地黄、牛膝、甘草组成。具有活血祛瘀,行气止痛作用,适用于痫病瘀阻脑络证。

3. 醒脑静注射液 由人工麝香、栀子、郁金、冰片组成。能清热解毒,凉血活血,开窍醒脑,适用于气血逆乱,脑脉瘀阻证。

五、其他疗法

1. 针灸 大量临床试验证实针药结合治疗癫痫疗效明确。针灸治疗癫痫的机制研究已在多方面取得一定进展,其研究方向基本涵盖了有关癫痫发病机制的各个方面,主要包括抑制凋亡、抑制炎性反应、减轻氧化应激、调控离子通道、抑制苔藓纤维出芽、调节肠道菌群等作用途径。针灸治疗癫痫由来已久,且疗效确切,《太平圣惠方》曰:“神聪四穴……狂乱疯痫,针入三分。”针灸治疗癫痫的方法主要包括头针、耳针、体针、微针和穴位埋线等,取穴多以督脉为主,其次为膀胱经、胆经、任脉和心经腧穴。

2. 穴位埋线 是经络理论与现代医学手段结合的一种复合型治疗方法,是针刺的发展和延伸,比针刺具有更长久和有效的刺激,可以将冲动由躯干神经传入,再由迷走神经分支传出,对大脑皮层的异常放电具有抑制作用,从而延缓癫痫发作潜伏期。通常是将针具和羊肠线埋入穴位内刺激经络、平衡阴阳、调和气血、调整脏腑，达到治疗疾病的目的。穴位埋线主穴：印堂、大椎、百会、内关、合谷、太冲、腰奇。根据中医整体辨证分型加减：痰火扰神型加通里、丰隆、行间；血虚风动型加血海、三阴交；风痰闭窍型加风府、丰隆、足三里；瘀阻脑络型加尺泽、曲泽、风池；心脾两虚型加心俞、脾俞。

3. 心理疗法 精神过度紧张或焦虑可诱发癫痫，对癫痫患者进行心理咨询、安慰、精神放松等心理疗法可缓解紧张或焦虑情绪，可有效改善患者的负面情绪，提高患者的整体心理健康，从而减少癫痫的发作。在与患者进行交谈过程中要保持尊重，在患者叙述自身经历时，要多给予鼓励及理解，引导患者回忆其类似经历，共同讨论克服方法。叮嘱家属多对其进行陪伴，避免跌倒等不良事件的发生，告知其陪伴与鼓励，对患者病情所起到的效果，组织患者及家属定期到医院参加健康讲座，提高家属及患者对癫痫疾病的认知，必要时在患者休息的床铺上加装挡板等保护措施。

4. 生酮饮食（ketogenic-diet，KD） 是一种有效的治疗耐药性癫痫的方法，目前生酮饮食的类型包括经典 KD、改良的阿特金斯饮食、中链脂肪酸饮食、低血糖指数饮食。KD 产生的酮体通过增加神经系统的能量储备稳定突触功能，防止神经元的过度兴奋，进而提高大脑癫痫发作阈值。已有大量临床试验结果证实其控制癫痫发作的有效性，特别是儿童顽固性癫痫的主要治疗方法，研究发现，59.4% 的顽固性癫痫患儿经 KD 治疗后癫痫发作频率减少>50%。

5. 免疫治疗 近年来部分研究常将发作频率的减少>50% 作为免疫治疗有效的界定条件。免疫治疗药物通常分为一线治疗和二线治疗。一线治疗包括大剂量静脉注射甲泼尼龙、静脉注射免疫球蛋白（IVIg）或血浆置换（PE）。二线治疗为利妥昔单抗、环磷酰胺、霉酚酸酯、硫唑嘌呤等，用于一线治疗效果不好的患者或作为维持疗法以防复发。甲泼尼龙或 IVIg 通常作为不同抗体相关 AE 患者的初始方案，若疗效不佳可考虑使用二线免疫抑制剂。目前评估维持免疫疗法持续时间的研究有限，使用期限没有明确的共识，但若患者没有任何复发，治疗 2 年后可考虑停止免疫治疗。相较于癫痫控制的显著改善，免疫治疗的不良反应相对较低，长期维持免疫治疗是合理的，可以优化癫痫发作的控制。

六、护理调摄

1. 饮食 痫病患者应少食辛辣、肥甘、酒酱等燥热之品，忌过辣、过甜、过咸、生冷之食，以清淡易消化食物为宜，同时要注意合理的饮食结构，以控制痫病的发生。

2. 预防并发症 痫病发作时应立即将其置于安全舒适之处，解开其衣领，头偏向一侧，及时清理口鼻腔内涎沫，保持气道通畅以防窒息。

3. 心理护理 痫病患者因反复发作而心理负担沉重，情绪低落，对治疗失去信心，因而心理疏导尤为重要，要积极鼓励和指导，做好患者的心理护理。

七、经验荟萃

1. 郑绍周认为本病的发生既有先天禀赋之因，又有后天失养之责，病位主要责之于心、肝、脾、肾，认为痰浊是形成痫证的主要病理因素。痰邪致病主要有风痰易结、痰火郁结、痰瘀互结和痰为阴邪，易伤阳气的致病特点，以豁痰息风、清心开窍为治疗大法，自拟定痫散加减，药物组成包括天然麝香、天然牛黄、胆南星、白芥子、石菖蒲、泽泻、半夏、全蝎、僵蚕、蜈蚣、硼砂、珍珠粉、水牛角粉、党参、白术、葛根、赤芍。

2. 熊继柏指出痫病首先需分清标本虚实，发作期多以邪实为主，当鉴别风、火、痰、瘀等病理因素所致的不同表现；缓解期多有脏腑虚损、气血不足之象，虚证当辨心脾两虚、肝肾阴虚、心肾两虚之别。现人多嗜食肥甘厚腻之物，使得脾伤而痰浊内生；又有痰阻气机，气郁化火，火灼津成痰，痰火扰神，神机失用，故发痫病，因此临床施治总以"化痰开窍"为基本原则，并结合患者其他临床表现，灵活化裁。如对肝火旺盛者，应加黄芩、牡丹皮、栀子清泻肝火；气机不畅，腑气不通，大便干结者，应通腑泻浊，使邪有所出。

3. 周仲瑛强调癫痫主要责之于风、火、痰、瘀、虚等病理因素，其中尤以风痰作祟最为关键，"风痰内闭、神机失用"是癫痫的核心病机。即使是癫痫休止期，虽然症状不显著，但是"风痰内闭"的宿根仍然存在。癫痫之所以反复发作，皆因积痰内伏、经风火触动、痰瘀互结、上蒙清窍而致。周仲瑛常采用复法制方，除祛风化痰基本治法外，常与息风止痉、化痰祛瘀、清心平肝、滋养肝肾等法并用。临证依据病机证素主次，或病机兼夹、复合情况，配伍使用平肝潜阳、息风清火、凉血散瘀、补益心肾、健脾养心等法，同时重视虫类药物的使用。

【诊疗解悟】

1. 临证发微 痫病是中医常见的一种反复发作性疾病。痫之为病以痰为主，每由风火触动。以心脑神机失用为本，风、火、痰、瘀致病为标。痰瘀内阻、蒙蔽清窍而发病。主要责之于心、肝，顽痰闭阻心窍，肝经风火内动。其中痰浊内阻，脏气不平，阴阳偏胜，神机受累，元神失控是病机的关键所在。而痫病之痰，具有随风气而聚散和胶固难化两大特点，因而痫病久发难愈，反复不止，正是由于胶固于心胸的“顽痰”所致。癫痫的治疗宜分标本虚实，轻重缓急。临床治疗痫病首先要先辨清发作期与休止期，再根据阴阳虚实，结合脏腑病机辨证分型。临床上常将痫病发作期分为阳痫和阴痫，认为阳痫多见于阳盛之人，多因肝风夹痰，蒙蔽清窍，气血逆乱，急以开窍醒神，继以泻热涤痰息风为主；阴痫多见于虚寒之体，或是痫久不愈而成，寒痰湿浊、上蒙蔽清窍，而致元神失控所致，发作期为实证或实中夹虚，治以开窍醒神，豁痰息风；休止期多为虚中夹实，治以健脾化痰、养心安神。

痫病的病机转化取决于正气的盛衰和痰邪的深浅，正邪斗争贯穿痫病发作始终，若邪正相争，力量相当，邪气略胜一筹，虽有全面的发作，持续时间亦短，发作症状轻，可表现为自限性的全面性癫痫样发作；若邪气深藏于体内，邪气尚微，正虚难以抗邪，邪气易伏，伏者静止，发作常不觉知，仅有局灶性发作，总属自限性的局灶性发作；若邪正剧烈相争，突出表现为持续性、全面性发作，临床往往出现全面性强直、阵挛、肌阵挛发作，发作期时间相对较长，若邪气不去，痫性发作频率高，发作间期短暂，可致难治性癫痫持续发作；若邪正强弱不等、此消彼长，正气尚存，正可胜邪，虽邪正斗争激烈，定位相对局限，可见小范围发作，往往处于部分性或边缘性状态，表现为持续性的局限性发作；痰邪伏藏日久，驱邪伤正太过，邪正相争日久往往致双方受损，缓解期临床可见一派虚象，诸如心悸惊恐、恶心呕吐、腰部酸困、四肢不温、纳差，乃痰邪困阻中焦，水谷精微不化，阳气不升，痰邪随经络遍及全身。如及心包络，痰浊蒙蔽心包络，心神受其蔽扰，故见神识昏梦，似清似寐、时清时寐；如阻于中焦，痰蕴脾胃伴中焦气机不畅，出现脘痞纳差，食后腹胀，痰气互结，时有恶心呕吐；久病入络及肾，肾精亏耗，髓海空虚，气血运行不畅，脑络瘀阻，故出现痴呆昏蒙，记忆减退，形寒肢冷，腰膝冷痛。

痫病的发作期，多数表现为实证，此阶段多数痰邪壅盛，每因风火触动，痰聚气逆闭阻清窍，清阳不升，气机不畅发为痫证，痰去气顺，发作休止。痰邪本盛，伏藏于形体，肝主疏泄，引领气机的升降出入和运行，邪气壅盛，痰浊阻滞，经脉不畅故发为厥。此期痰浊蕴脾，痰湿中阻，气机逆乱，痰邪流窜上蒙心窍，主不受邪，包络代之。故在局灶性感觉发作中，往往所见上腹不适、恶心欲吐，汗出，神志昏蒙，健忘、幻错相兼，似清似寐，时清时寐；局灶性运动发作中的自动症出现喃喃自语、叫喊、歌唱、手足无措、意识障碍、不识往事。此皆于心脾主之，病性属虚，辨证为痰浊困扰心脾证。故此期多从心肝脾论治。痫病缓解期，由于痫病反复发作及长期服用抗癫痫药物，久之中焦脾胃受损，脾虚运化无力致痰湿内生，无形之痰随气机逆乱流注全身，痰浊之邪蒙蔽上扰，痰气相交，瘀阻脑络，脑为元神之府，脑络不通，故可见精神抑郁、表情淡漠，记忆力、注意力下降；久病入络，多虚多瘀，患者素体已虚，气血运行不畅，津停为痰，血停为瘀，加之顽痰伏藏络脉，瘀积压迫，精血难以上奉于头，脑络闭塞濡养失司，一旦闭阻，脑神失养，神机不运。在缓解期，辨病位于中焦脾及元神之脑，病性多属虚证，辨证为痰瘀阻络。

2. 诊治演变 中医论治癫痫大致分为四个阶段。一是战国秦汉时期：我国最古的医学方书《五十二病方》中的“婴儿病痫方”专条及运用雷丸药浴治疗，到《黄帝内经》的针刺治疗。二是隋唐宋金元时期：不仅唐代《备急千金要方》中始称“癫痫”，且其临床表现、分类和治疗措施均已相对完善。三是明清时期：不仅理法方药鉴别亦趋齐备，且在西学东渐背景下，首次出现中西医结合治疗癫痫的方法——“以西药治其标，以中药治其本”并以西药臭剥与臭素安母纽谟、抱水过鲁拉儿结合自创的痫风三方合用治疗癫痫（张锡纯《医学衷中参西录》）。四是近代以来，在发掘、整理、继承古代的基础上强调与现代医学的结合和高质量的临床研究，使中医论治癫痫日益规范和标准。新诊断方案的主要目的是一个可对每位患者进行详细描述的诊断实体，这种方案将诊断分为 5 步：对发作现象进行标准化的术语描述→根据发作现象的标准化描述按国际抗癫痫联盟（ILAE）制定的发作类型进行分类→根据分类和伴随症状在 ILAE 统一制定的癫痫综合征中寻找是否是特殊的癫痫综合征→进一步寻找患者可能的病因→按世界卫生组织制定的《国际损伤、失能和残障》分类标准评定患者残损程度。首次将患者的伤残程度作为癫痫诊断的重要内容，表明 ILAE 更加关注患者的生活质量及对社会活动的影响，预示人类抗癫痫的目标将发生质的改变。

历代医家从痰、瘀、风、虚四端进行具体辨证，但多数医家认为癫痫的发生与“痰”密切相关。《三因极一病证方论·癫痫叙论》指出，“夫癫痫病，皆由惊动，使脏气不平，郁而生痰，闭塞诸经”；《医学入门·痫》谓“痫有阴阳只是痰”，道明了痰是癫痫发作的关键病因，痰迷心窍而致痫。“无痰不作痫”，痫证以“痰”为重要致病因素，故证候多变，“百病多由痰作祟，怪病多痰”。《幼科释谜·痫痉》亦指出:"然诸痫证,莫不有痰。"究癫痫之根,多归于痰。周仲瑛教授认为"风痰内闭,神机失用"是癫痫的核心病机,癫痫反复发作归于痰积经风火触动,上蒙清窍所致。脾居中焦,为后天之本,主运化水湿,若中焦失职,则痰从中生。脑为元神之府,痰气上扰元神,故见神识蒙闭、逆乱,动作、言语失常,发为癫痫。此外,也有医家从瘀论治痫病。杨士瀛《仁斋直指小儿方论》认为痫证多虚多瘀,可从瘀治之,方用当归大黄汤。鲁伯嗣《婴童百问》认为:"血滞心窍、斜风在心、积惊成痫。"王清任在《医林改错》中提出"抽风不是风,乃属气虚血瘀和久病入络为瘀血",用黄芪赤风汤合龙马自来丹"通气活血"治疗。张锡纯《医学衷中参西录》记载"痫风兼脑充血者,脑髓神经失其所司,而有非常之变动,其脑部若充血过甚者,恒至排挤脑髓神经,使失其常司也;先治其脑部充血为急务",治疗上使用了"红花、当归、乳香、没药"消除脑中瘀血。近代名家胡希恕认为,"脑系常有瘀血证",如《伤寒论》237 条"阳明证,其人喜忘者,必蓄血,所以然者,本有久瘀血,故令喜忘",且"血自下,下着愈"。此类脑病用祛瘀法可取得佳效。诸多医家也有认为患者体虚、脏腑虚弱是导致疾病发生的根本。《太平圣惠方·中风论》云"风入阳经则狂,入阴经则癫";《普济方》曰"风之为病,皆由腠理疏弱,营卫虚怯,经络不顺并窍闭是谓风痫之至也",均强调了机体卫表不顾,易被风邪所伤而致癫痫。脾胃虚弱是癫痫发生的根本病机,能通过如下几个方面导致癫痫发作:一是气血不足,不能润脑髓而致神明之府失养;二是脾胃虚弱使气血在体内运行不顺畅,导致气血瘀阻;三是脾胃失司则使气血阴阳升降失常,清浊倒置,脑髓得不到清阳濡养而被阴浊蒙闭,从而导致癫痫发生;四是脾胃虚弱导致水湿不化,滋生痰湿,上扰清窍而使元神失控。气血亏虚既是造成痫病的根本,又反过来加重痰和瘀,虚风内动引起内风导致癫痫发作。

【医论撷要】

《三因极一病证方论·癫痫叙论》:"夫癫痫病,皆由惊动,使脏气不平郁而生涎,闭塞诸经,厥而乃成。或在母腹中受惊,或少小感风寒暑湿,或饮食不节,逆于脏气。"

《五十二病方·小儿癫痫》:"痫者,身热而数惊,颈脊强而腹大。"

《素问·大奇论》:"人生而有病巅疾者,病名为何?安所得之?岐伯曰:此得之在母腹中时,其母有所大惊,气上而不下,精气并居故令子发为巅疾也。"

《备急千金要方·惊痫第三》:"凡小儿之痫有三种,有风痫,有惊痫,有食痫。”

《诸病源候论·小儿杂病诸候》:“或愠壮连滞,或摇头弄舌,或睡里惊掣,数啮齿。如此,是欲发痫之征也。”

《儒门事亲·卷一》:“尝治惊风痫病,屡用汗、吐、下三法,随治随愈。”

《证治准绳·杂病》:“癫病,俗谓之失心疯……精神恍惚,言语错乱,喜怒不常,有狂之意,不如狂之甚。”

《读医随笔·证治类》:“癫痫之病,其伤在血……杂然凝滞于血脉,血脉通心,故发昏闷,而又有抽掣叫呼者,皆心肝气为血困之象。”

【参考文献】

[1] 吴勉华, 王新月. 中医内科学 [M]. 3 版. 北京: 中国中医药出版社, 2013.

[2] 路岩莉, 晋黎, 孙丹. 熄风胶囊治疗小儿良性癫痫 19 例临床观察 [J]. 中医杂志, 2013, (2): 121-123.

[3] 赵立新, 张春丽, 赵建新. 王国三治疗癫痫经验 [J]. 中华中医药杂志, 2011, (6): 1324-1326.

[4] 孔祥军, 徐进广, 李庆辉, 等. 柴桂温胆定志汤治疗癫痫 35 例临床观察 [J]. 湖南中医药大学学报, 2011, (8): 40-41, 43.

[5] 刘仁静, 曲勇, 盖仲辉. 活血安痫丸治疗脑梗死后癫痫临床研究 [J]. 中国中医急症, 2011, (7): 1064-1065.

[6] 王冰. 血府逐瘀汤治疗脑外伤致难治性癫痫临床观察 [J]. 中国中医急症, 2012, (1): 115.

[7] 陈汉江, 张喜莲, 刘璇, 等. 浅析调肝八法在儿童癫痫治疗中的应用 [J]. 中华中医药杂志, 2014, (1): 155-158.

[8] 戎萍, 张喜莲, 马融, 等. “从肾论治” 小儿癫痫的临床研究 [J]. 天津中医药大学学报, 2012, (3): 140-143.

第九章 狂 病

狂病又称“武痴”，是指以精神亢奋，躁动不安，多动易怒，哭笑无常，骂詈歌唱，毁物伤人等为临床特征的一种疾病。病变主要累及脑、心、肝、脾、胃，日久伤肾，病因以气、痰、火、瘀四者为主，以气郁为先。《黄帝内经》最早对本病有较深入的论述，《素问·至真要大论》曰：“诸躁狂越，皆属于火。”《素问·病能论》云：“有病狂怒者，此病安生？岐伯曰：生于阳也。帝曰：阳何以使人狂？岐伯曰：阳气者，因暴折而难决，故善怒也。”《素问·阳明脉解》指出：“病甚则弃衣而走，登高而歌，或至不食数日，逾垣上屋。”对本病病因病机、临床表现、治法、方剂均作了详细描述。《灵枢·癫狂》设专篇论癫狂病的表现与鉴别诊断，尤在针灸治疗上为详，首创“于背腧以手按之立快”点穴法治狂病。《难经》不但总结了“重阳者狂”，并对癫病与狂病的不同表现加以鉴别。至金元，多是癫、狂、痫并提，混而不清，明代王肯堂始将其详辨，恢复了《黄帝内经》论癫狂痫之区别。

流行病学研究表明，每年每10万人中约有15个男性和10个女性罹患本病，人群患病率约为0.46%，终生患病风险约为0.7%，其通常发病于青春期晚期或成年早期，并常持续一生。本病关键在于早发现、早诊断、早治疗、摄情志、避刺激，若失治或复发，则病情加重，致形神俱坏，难以逆转。

【典型病案举隅】

患者，男，54岁，农民。

【主诉】

精神、行为异常7个月。

【四诊采集】

（一）望诊

1. 面部表情、皮肤色泽、目光等。

2. 是否同时伴有肢体活动不灵。

3. 活动 / 安静时的姿态。

4. 舌象。

（二）闻诊

1. 语音语调，言语流畅性、内容条理性，理解能力。

2. 有无呼吸及身体异味。

（三）问诊

1. 精神、行为异常出现的时间和具体表现、如何进展。

2. 发病前有何诱发因素。

3. 是否伴有意识障碍、二便障碍、睡眠异常、头晕头痛、发热、幻觉等症状。

4. 是否出现心理认知功能方面的异常。

5. 是否有加重或缓解因素。

6. 做过哪些实验室和影像学检查。

7. 接受过哪些治疗，效果如何。

8. 有无家族史。

9. 既往病史、个人生活史、外伤史、药物史、中毒史、吸毒史、疫区接触史等。

（四）切诊

1. 检查患者肌力、肌张力、病理征等。

2. 脉象。

【病情述要】

患者于入院前 7 个月与邻居争吵后渐出现精神异常，躁动不安，反复徘徊，哭笑无常，辱骂家人，扬手踯足，毁物伤人，可见不存在人或事物，曾就诊当地医院行颅脑 CT 检查未见异常，予以药物治疗（具体不详）后病情时有反复，于入院前 3 个月在某医院精神专科就诊，行颅脑 MRI、脑电图等检查未见异常，简明精神病量表评分 53 分，临床诊断为“精神分裂症”，先后服用氯氮平、利培酮、地西泮等药物治疗，不能完全控制症状，患者家属为求进一步诊治来我院就诊，病程中无发热、头痛、肢体瘫痪等，饮食尚可，睡眠少，小便黄，大便偏干。

刻下症：哭笑无常，躁动不安，辱骂家人，扬手踯足，气力超常，时而高谈阔论，视幻觉，夜间寐少，唇干口燥，渴欲多饮，常喜冷饮，时吐黏痰，腹满胀闷，面赤目红，小便黄，大便偏干，舌质绛，苔黄腻，脉滑数。

【诊断治疗】

诊断：狂病（痰火扰神）。

治法：清心泻火，涤痰醒神。

处方：生铁落饮加减（《医学心悟》）。

药物：生铁落（包煎）30g、天冬 15g、麦冬 15g、浙贝母 15g、胆南星 15g、丹参 15g、玄参 10g、葛根 30g、鸡血藤 30g、石菖蒲 10g、茯苓神各 15g、蜜远志 10g、地龙 10g、僵蚕 10g、黄连 6g、黄柏 6g、枳实 10g。水煎，早晚口服，每日1剂。

二诊：服上方 14 剂后，患者狂躁不安、腹满胀闷症状均改善，思维稍显清晰，余症均减，舌质红，苔黄，脉滑数，守上方加生地黄 10g，牡丹皮 10g。

三诊：服上方 20 剂后，患者口渴大减，睡眠不宁，多梦，舌质红，苔偏黄，脉细数，上方去黄连、黄柏，加五味子 5g，酸枣仁 15g，20 剂，水煎，早晚口服。

四诊：服上药后，精神已转正常，视幻觉消失，睡眠正常，腹满胀闷消失。继服上药，巩固疗效。

半年后门诊随访，生活自理，恢复正常工作。

【临证分析】

1. 狂病诊断要点有哪些？

(1) 多见于中青年，急性或亚急性起病，渐进加重。

(2) 以情绪高涨或易激惹为主要特征，症状持续至少 1 周，影响其日常活动。

(3) 早期以情绪高涨为主，多见兴奋话多，夜不寐，喜动恶静等；中晚期时，出现刚暴易怒、登高而歌、呼号骂詈不避亲疏等症状。

(4) 排除器质性精神障碍。

2. 该患者诊断为狂病的依据是什么？

(1) 中年起病，存在情志诱因，反复发作，7 个月病程。

⑵以情绪高涨、行为易激惹为临床主要特征，表现为哭笑无常，躁动不安，辱骂家人，扬手踯足，气力超常，时而高谈阔论，视幻觉，夜寐少等症状。

⑶严重影响患者的日常生活。

⑷颅脑CT、MRI、脑电图、生化等检查均未见明显异常，简明精神病量表评分结果为不正常。

该患者符合狂病中⑴⑵⑶⑷诊断要点，诊断明确。

3. 临床诊断时，该病需要与哪些病证相鉴别？

⑴狂病与癫病的鉴别：癫病属阴，以多静易喜，沉默独处，说话断续，畏见生人，哭笑无常，语声低弱，抑郁性精神异常为特征；而狂病属阳，以多动多怒为主，表现躁动狂乱，气力超常，詈骂歌笑，声音亢进，亢奋性精神异常为特征，结合本患者病史可鉴别。

⑵狂病与痫病的鉴别：痫病俗称“羊癫风”，临床以突然意识丧失，不省人事，四肢或全身强直抽搐，口吐涎沫，头部下垂，双目向上凝视，呼之不应，醒后乏力等为特征，可有头晕、心慌胸闷等发作前先兆症状；而狂病无意识丧失这一典型表现，主要表现为精神失常，结合患者病史，两者易于鉴别。

⑶狂病与蓄血发狂的鉴别：蓄血发狂一般为瘀热内蓄所致，临床以少腹胀满，硬结疼痛，大便黑亮，脉涩等为特征；而狂病临床以突然哭笑无常，躁动不安，狂乱奔走等为特征，结合患者病史可鉴别。

⑷狂病与脏躁的鉴别：脏躁一般多见于中青年女性，临床可见精神萎靡，情绪不稳，心情烦躁，夜晚少寐，频繁呵欠，大便干结等症状，但患者自知力正常，不易发生自伤自残、伤害他人的行为；而狂病患者已处于丧失正常自知力，处于神志异常状态，多会有自伤及伤人的危险行为，结合患者病史易于鉴别。

⑸狂病与产后精神障碍的鉴别：产后精神障碍多见产后突然出现亢奋行为，话语偏多，内容零散，妄见妄闻，精神恍惚，患得患失等症状，一般经治疗后上述症状大多消失，多不会出现复发；而狂病以多动多怒为主，以躁动狂乱，詈骂歌笑，声音亢进，亢奋性精神异常为特征，且病程易反复，呈阶段性发作，结合患者病史，两者可鉴别。

⑹狂病与温病邪热炽盛的鉴别：温病邪热炽盛为外感温热内传入人体心营，致使气营两燔，临床可见神识混乱，循衣摸床，乱呼乱叫，情绪高涨，面红目赤，睡眠欠安，壮热口渴等，一般邪热清则病愈，预后良好；而狂病有病程反复发作的典型临床特点，结合患者病史，两者可鉴别。

4. 狂病主要相当于西医哪些疾病，临床需做哪些相关检查？

根据狂病的临床表现，具有其临床特征的精神分裂症的兴奋状态、躁狂症或双相情感障碍的躁狂发作等，均属于本病范畴，可参照本章进行辨证论治。

临床诊治过程中需做以下相关检查：颅脑 CT、MRI、fMRI、MRS 等影像学检查，有助于排除脑部器质性疾病引起精神障碍疾患；血常规、凝血常规、肝肾功能、血便寄生虫、脑脊液、血药浓度、脑电图检查等，有助于排除药物、中毒、感染等引起精神障碍；简明精神病评定量表（Brief Psychiatric Rating Scale，BPRS）、简易智力状态检查量表（Mini Mental Status Examination，MMSE）、蒙特利尔认识评估（Montreal Cognitive Assessment，MoCA）、汉密尔顿抑郁 / 焦虑量表（Hamilton Depression Scale，HAMD/Hamilton Anxiety Scale，HAMA）、连续作业测验（Continuous Performance Test，CPT）等，可用于狂病患者精神状态、认知及抑郁、焦虑状态、注意力障碍、脑叶功能失调的评估。

5. 分析狂病的病因病机。

（1）病因

1）阴阳失调：《素问·宣明五气论》指出“邪入阳则狂”，《难经·二十难》提出“重阳者狂，重阴者癫”，《素问·生气通天论》记载“阴不胜其阳，则脉流薄疾，并乃狂”，说明阴阳平衡失调，阴不胜阳，阴阳不能相互维系平衡，阳气亢越于上，神明被扰，导致气血逆乱，发为狂病。

2）七情内伤：多因气郁不解，肝失疏泄，引起心胆失调、气郁痰结、肝胆郁火、气滞血瘀等，进而导致心神扰乱、阻塞心窍、脑髓失养，神机异常而发为狂病。

3）饮食失节：偏嗜食肥甘厚腻之品，易使脾胃运化功能失司，导致机体聚湿成痰，久积生热化火，扰乱心神；痰气相结，易蒙蔽神明；痰瘀相结，易闭阻心窍，痰热、痰气、痰瘀均可致神志失常而发为狂病。

4）禀赋不足：胎儿所传先天之精不足致禀赋异常，脏气不均，体质虚弱，情志刺激，可导致气血逆乱，气机失调，神机失常而发为狂病。

（2）病机：病变所属脏腑，主要在心肝，涉及脾胃，久而伤肾，病理因素以气、痰、火瘀四者为主，四者有因果兼夹的关系，且多以气郁为先。肝气郁结，肝失疏泄，气血运行不畅则易聚液生痰；或肝气不疏，心脾气结，气郁久则生痰，以致痰气相结，导致痰气蒙蔽神明；或气郁久则化火，进而炼液成痰，痰火相结，则扰乱神明。病久气滞，凝滞气机，易兼瘀血。本病初起多属实证，久则虚实夹杂。狂证多因痰火上扰，心神不安，久则火盛伤阴，心肾失调。

6. 该患者辨证为痰火扰神证的依据是什么？

依据：患者情志刺激，心神受累，心属火，肝属木，情志不遂，五志化火导致心火亢盛，肝气郁滞，横克脾土，致使中州不运，水津不布，邪热居于各脏，炼液为痰，则痰浊内生；痰火交织则唇干口燥，渴欲多饮，常喜冷饮，时吐黏痰，满腹胀闷，面赤目红，小便黄，大便偏干；肝失条达，心火亢盛则情绪不稳；邪热上扰则满面通红；热扰心神则夜间寐少；痰火互结，邪热上及，脑神失司，则躁动不安，辱骂家人，扬手踢足，气力超常，时而高谈阔论，出现幻觉。舌质绛，苔黄腻，脉滑数均为痰火内盛之象。

7. 分析该患者初诊的处方用药及二诊、三诊时用药变化。

患者初诊选用的是出自《医学心悟》的生铁落饮，具有清心泻火，涤痰醒神的功用。方中生铁落重镇降逆，石菖蒲、蜜远志、茯神、茯苓清宣神窍以起安神功效；黄连、黄柏清泻心肝之实火；胆南星、浙贝母清涤痰浊；玄参、丹参、二冬、葛根、鸡血藤、地龙、僵蚕等养心血，固心阴，活瘀血，以防火热伤阴之弊；枳实破气消积以达通腑之效；君臣佐使各药相互配伍，共达清心泻火，涤痰醒神之效。

二诊时患者狂躁不安、腹满胀闷均改善，神思稍清晰，余症均减，舌质红绛，苔黄，脉滑数，说明整体中医辨证思路正确，但患者仍表现出显著的火热之象，因此在原方基础上加用生地黄、牡丹皮两味清热药物，加强清热之功，并有养阴功用以防火热伤阴之弊。

三诊时口渴大减，睡眠不宁，多梦，舌质红，苔偏黄，脉细数，说明患者心阴亏损，心神失养，乃为阴伤之兆，黄连、黄柏苦寒伤胃阴，因此上方中去黄连、黄柏，加五味子、酸枣仁，发挥敛汗生津、养心安神之功。

8. 该患者在治疗过程中出现大便燥结，腹满胀痛，口臭，舌苔黄干，脉实者，用药时该如何加减？

患者出现大便燥结，腹满胀痛，口臭，舌苔黄干，脉实者，此乃阳明腑热所呈之象，中药可加用大黄、芒硝、厚朴等通腑泄热。

9. 如果该患者未能及时治疗，病情延误，病机可能会如何转化？

如若任由病情迁延，由起初痰火扰神实证，逐渐转化火、痰、瘀相兼为患，进一步耗伤阴津气血，由实转虚，最后导致阴阳气血衰败，心肝脾肾多脏器功能受损，以致不治或多次复发，则病情往往进一步加重，形神俱坏，难以逆转。

【知识拓展】

精神分裂症属于中医学狂病的范畴。精神分裂症(schizophrenia,SCH)是一种以认知、思维、情感、行为等多方面的障碍,精神活动与现实环境不相协调,反复发作、不易治愈为临床主要特征的慢性致残性精神障碍。精神分裂症由 Bleuler 医生于 1908 年命名,取代先前的早老性痴呆,更新了对本病的认识。研究发现精神分裂症是一组临床症候群,病因不明的临床症状、体征的集合体。流行病学研究发现,精神分裂症人群患病风险为 1%,男女无差异,高发于 18~25 周岁,其在精神疾病中发病并非最高,但精神分裂症患者社会功能严重受损以及漫长病程给患者及其家人带来极大的痛苦,是目前世界社会经济负担最重的几大疾病之一。由于精神分裂症患者缺乏高质量的医疗治疗及生活护理,以及临床医生对该病认识不足,导致临床误诊、漏诊的发生,从而出现高自杀率、高自残率、高患病率,致使精神分裂症患者平均寿命缩短 12~15 年。

精神分裂症主要以认知、思维、情感、行为之间不协调为临床表现,主要有三种临床类型:①以患者幻觉、错觉、妄想等为主要症状的阳性表现,其不存在智力损害,为一种可逆的病理过程;②以患者淡漠情感或者缺乏主动性以及社交回避等为主要症状的阴性表现,可伴有智力障碍,为一种不可逆的病理过程;③以患者注意力、执行能力、记忆力等缺失或者减弱为主要症状的认知损害表现,伴有智力障碍。精神分裂症是一种多因素疾病,其发病可能与遗传和环境因素、社会心理因素、神经递质异常、神经发育异常、自身免疫紊乱等因素相关。现代多项研究证实,精神分裂症是一种典型中效或微效基因变异的复杂遗传性疾病,可能与基因变异导致共享神经环路障碍有关,而且病因由遗传、环境两者共同影响,其中遗传因素对精神分裂症的影响约占 90%。早识别、早诊断、早治疗、早护理是干预精神分裂症发生发展的关键。目前临床的抗精神病药物主要以氯丙嗪、氟哌噻吨、氟哌啶醇、舒必利等作用于中枢多巴胺 D_2 受体为主的典型抗精神病药,和以氯氮平、阿立哌唑等作用于多受体为主的非典型抗精神病药两大类药物为主流。通过药物与心理干预的临床常规治疗并不是对所有患者均能取得疗效,因此,非侵入性脑刺激技术是近年来用于辅助治疗精神科疾病的一类方法,如重复经颅磁刺激(repetitive transcranial magnetic stimulation,rTMS)与经颅直流电刺激(transcranial direct current stimulation,tDCS)。tDCS 具有刺激强度小、效果持久、价格低廉、极少出现不良反应等优点,有力地促进了其在临床研究的应用,而高精度经颅直流电刺激(high-definition transcranial direct current stimulation，HD-tDCS)在传统 tDCS 基础上加以改进升级，提高了空间分辨率，从而能更精确地给予特定部位以刺激，目前仍属于一项新兴的技术，国内外将其运用于精神分裂症患者治疗中均较少见。对于临床难治性精神分裂症仍以电休克治疗为主，联合药物治疗等综合处理。近年来临床工作者将目光聚焦于中医中药治疗，证实其可改善患者整体疗效。精神分裂症是由神经递质功能异常、炎症因子参与、基因遗传为背景等的多种因素共同作用的疾病，现国内研究者提出神经递质异常假说及治疗靶点、基因位点与表观异常学假说及治疗靶点、免疫异常假说及治疗靶点、神经发育异常假说及治疗靶点等病理机制假说及潜在治疗靶点，不同的理论假说提供了不同的治疗方向，以上潜在治疗靶点有望为精神分裂症的治疗开辟出新路径。

中医将包含躁狂发作的双相情感障碍(bipolar affective disorder，BD)归纳为“狂病”范畴，双相情感障碍是精神科的常见疾病，发病率约占精神科临床情感障碍 50%，其特征为反复发作的躁狂和抑郁以及混合发作，可伴有焦虑、药物滥用等，具有高自杀率、高致残率、高复发率、病程缠绵复杂、治疗难度系数大等临床特点。本病一般认为与遗传、社会心理和生物学因素有关，三者相互作用。双生子、家系和分子遗传学研究表明，双相障碍是一种多基因遗传性疾病，一级亲属或直系亲属有 15% 的可能性发展为双相疾病，连续几代人群中可存在遗传早现现象。社会心理因素和遗传可影响生物因素，应激可引起神经递质功能紊乱，引发疾病发作易感性增高进而导致首次发病。研究表明，中脑边缘多巴胺(dopamine，DA)通路活动过度与躁狂有一定联系，耗竭论和多巴胺的 α- 甲基 - 对位酪氨酸可以改善躁狂症状，或使抑郁病情恶化，DA 激动剂可诱发易感患者引起躁狂。脑源性神经营养因子(brain-derived neurotrophic factor，BDNF)水平仅在双相情感障碍急性期发生变化，而缓解期无明显变化，可见 BDNF 可能是 BD 急性期的生物学标志物，且 BDNF 水平与病程进展呈负相关。白介素(Interleukin，IL)水平与双相情感障碍存在相关性，躁狂期双相情感障碍患者的白介素 -6(IL-6)增高，经心境稳定剂治疗后 IL-6 水平明显下降，推测 IL-6 可能是躁狂期双相情感障碍患者的特异性标志物。且有研究表明，IL-6 可能是双相情感障碍疾病进程的重要标志物。炎症介质、氧化应激相关物质、代谢组学因子等生物标志物，在精神疾病领域的应用逐渐受到关注，将有助于精神疾病的早期诊断、病因探索和治疗等，但存在作用机制复杂不清、药物疗效关系不明确等问题，仍需进一步研究探索。目前双相情感障碍躁狂型/混合型仍是以心境稳定剂联合应用非经典的抗精神病药及新型抗抑郁药等其他药物为主,同时辅助心理干预,对于慢性反复性、难治性伴有自杀倾向的双相情感障碍患者,及时应用电抽搐治疗。中医认为其发病原因与自身先天禀赋和外界环境皆有密切关系。从五神脏辨证体系来看,双相情感障碍的核心症状是情绪的两极性,核心病机为阴虚阳乱,临床可分别表现出阴虚阳亢的躁狂发作、阴虚阳郁的抑郁发作和阴虚为主的阴阳相对脆弱平衡的稳定时期,其中阴虚的本质贯穿始终。双相情感障碍的主要病位在肾和心,以养阴调阳法治疗,治疗的原则为"养阴调阳、以平为期、以稳为要",具体的方法还需根据患者所处的状态论治。

此外,重度抑郁症(major depressive disorder,MDD)患者严重期表现为情绪不稳、烦躁不安、静坐不能、彻夜难眠、自杀企图和行为等,类似于中医狂病发病症状。MDD 是人类致残的主要原因之一,每年约 80 万自杀死亡与其相关,目前单胺假说是其最常见的病因之一,认为抑郁状态下突触间隙中的单胺类物质[5-羟色胺(5-hydroxytryptamine,5-HT)、去甲肾上腺素和多巴胺等]浓度降低,因此,治疗 MDD 第一代药物的作用机制是增加单胺水平,经典抗抑郁药是 MAO 抑制剂(MAO inhibitors,MAOI)和三环类抗抑郁药(tricyclic antidepressant,TCA),然后出现了选择性 5-HT 再摄取抑制剂。中医药在治疗 MDD 方面存在独特优势,凭借多途径、多靶点、毒副作用小等优点应用于精神类疾病,尤其中医药联合西药或躯体疗法能显著提高临床效果。近年来,越来越多的研究表明 MDD 患者肠道菌群组分发生改变,大多数"抑郁菌群"的研究显示抑郁患者和健康对照者之间肠道菌群组分存在差异,整个肠道菌群结构发生了变化,而不是单个物种的丰富度改变。肠道菌群失调可诱发多种生理和心理疾病,这些疾病治疗可通过恢复肠道菌群来完成,恢复正常肠道菌群的有效方法有益生菌、健康饮食和粪菌移植,因此,调节肠道菌群稳态也是治疗 MDD 具有前景的有效手段。

【临证精要】

一、辨证要点

1. 辨虚实　狂病早期多见神情外露,皮肤光亮有泽,目光炯亮有神,表情多彩,情绪激昂,妄动多语,表现为狂奔赤身,登高而歌,不避亲疏,毁物伤人等症状,以情绪兴奋、亢进、易激惹表现为主,多为痰火扰神之象,属实;后期若见神情倦怠，皮肤少泽，面容消瘦，双目少神，两颧发红，多为火热伤阴之象，属虚。

2. 明病位病性 本病病位以心肝脑三者为主，可累及肾、脾胃、大肠等，临床表现出各脏腑症状或脏腑相兼症状，结合患者舌苔脉象，进而对本病病性进行判断。病在肝脑者，表现为情绪不稳、喜怒无常、狂乱叫人、冲动伤人，其脉多弦数，病性属肝火上扰脑神；病在心肝脑者，表现为兴奋话多、妄言妄为、情绪高涨、不避亲疏，其脉多弦数，病性属心肝热邪上扰脑神；病在肝肾者，表现为狂病日久，有狂之势，无狂之力，言语有头无尾，面色潮红，头晕目眩，五心烦热等症状，其脉多弦细数，病性属肝肾阴虚，气阴不足，不能上荣于脑。

3. 分病期 狂病演变包括初发期、充分发展期、恢复期三期，结合患者具体临床症状可辨识。初发期多因情志不遂，气机不畅而出现情绪不稳的表现，时常发脾气，时而烦躁易怒，时而头痛头胀，夜寐不安；继之暴饮暴食，渴喜冷饮，亦可出现兴奋话多，妄见妄闻，骂詈狂叫，冲动毁物，面红目赤，大便干燥，小便短赤。充分发展期多发病较急，急躁易怒，兴奋话多，登高而歌，弃衣而走，甚则骂詈狂叫，逾垣上屋，气力倍增，不知饥饱，舌红苔黄厚腻，苔中可见灰黑，脉弦滑数；恢复期多见于狂病日久，久狂不愈，时好时坏，气阴两伤，虽表现狂躁，其势较弱，狂叫声初促而后短，情绪时高时低，焦躁不宁，兼见时而倦怠，虚烦不寐，头目晕眩，喉中干燥，语声嘶哑，舌红苔白或无苔，或舌面光滑如镜，大便秘结，小便短少。

二、治疗原则

本病为阴阳失调而发狂病，故总治疗原则为调整阴阳，以平为期。由于气郁、痰火贯穿狂病始终，故本病实证期以理气开郁，化痰泻火为主；狂病日久渐转为虚实夹杂者，应兼顾虚象，予以交通心肾，滋阴潜阳；狂病恢复期应兼顾健补脾胃，使全身气机条达，以助痰浊运化。

三、他型证治

1. 痰热瘀结证

症状：狂病日久，面色晦暗，躁扰不宁，言语断续，恼怒易发，登高而歌，弃衣奔走，妄闻妄思，骂咧伤人，头部刺痛，心烦少寐，舌紫黯，可有瘀斑，舌下脉络迂曲，苔干薄黄，脉弦细涩。

病机分析：狂病反复，久而不愈，情志不遂，气郁日久，痰结日深，痰滞经络，气血不利，影响机体血液运行，进而导致血瘀形成，瘀阻脑络，表现为头痛；痰瘀闭阻心窍，则表现为面色晦暗，躁扰不宁，言语断续，恼怒易发，登高而歌，弃衣裸奔，妄闻妄思，骂咧伤人，头部刺痛，心烦少寐等；舌紫黯，可有瘀斑，舌下脉络迂曲，苔干薄黄，脉弦细涩等均为痰瘀之象。

治法：豁痰祛瘀，调畅气血。

常用方药：癫狂梦醒汤（《医林改错》）。半夏、胆南星、陈皮、柴胡、香附、青皮、桃仁、牛膝、赤芍、丹参。

方药解析：半夏、胆南星、陈皮、青皮等理气解郁，化痰散结；柴胡、香附疏肝解郁，理气调中；桃仁、牛膝、赤芍、丹参等活血行血，化瘀止痛；各药配伍共奏化痰祛瘀，调畅气血之效。

若有蕴热之象者，加黄连、黄芩、黄柏等清热泻火，以清蕴热；若兼见里寒者，加附子、干姜助阳生火，温经通脉。

2. 火盛阴伤证

症状：癫狂日久，反复发作，势已趋缓，妄言妄为，呼之自制，疲软乏力，烦躁少寐，面焦形瘦，两颧发红，口干便坚，舌瘦红无苔或少苔，脉细数。

病机分析：癫狂久延，时作时止，心肝郁火，或阳明腑热日久，已耗津伤液，阴血受损，以致肾水不能上济于心阳，心火不能下交于肾阴，则阴虚火旺，扰动心神，表现为妄言妄为，呼之自制，疲软乏力，烦躁少寐，面焦形瘦，两颧发红，口干便坚等症状；舌瘦红无苔或少苔，脉细数均为火盛伤阴之象。

治法：育阴潜阳，交通心肾。

常用方药：二阴煎（《景岳全书》）合琥珀养心丹（《证治准绳·类方》）。川黄连、黄芩、生地黄、玄参、阿胶、麦冬、人参、茯神、茯苓、酸枣仁、柏子仁、远志、石菖蒲、龙骨、琥珀。

方药解析：川黄连、黄芩清泻心火，而生地黄、玄参、阿胶、麦冬滋阴养血，共奏泻南补北之功；人参、茯神、茯苓、酸枣仁、柏子仁、远志、石菖蒲以达交通心肾，安神定志之效；龙骨、琥珀镇心安神；各药配伍共奏育阴潜阳，交通心肾之功。

若痰火未平者，证见舌红，苔黄腻，加胆南星、天竺黄清热化痰；若心火亢盛者，证见心悸烦躁，夜寐不安，加朱砂安神丸；头晕头昏者，加天麻息风止痉；盗汗显著者，加青蒿、鳖甲养阴以透热。

3. 瘀血阻窍证

症状：妄见妄闻，夜寐不安，易惊怕事，疑虑不断，言语断续，面容晦暗，头目刺痛，舌质紫黯，或有瘀斑，舌下脉络迂曲，苔薄，脉细涩或弦。

病机分析：各种原因所导致的气血运行不利，瘀血内停，阻塞心脉，心为君主之官，主神明，主血脉，心窍闭阻，则表现为妄见妄闻，夜寐不安，易惊怕事，疑虑不断，言语断续，面容晦暗，头目刺痛等症状；舌质紫黯，或有瘀斑，舌下脉络迂曲，苔薄，脉细涩或弦皆为血瘀内阻之象。

治法：活血通窍。

常用方药：定狂逐瘀汤（《青囊全集》）。丹参、桃仁、红花、酒大黄、赤芍、石菖蒲、柴胡、郁金、香附、陈皮、青皮。

方药解析：丹参、桃仁、红花、酒大黄、赤芍活血化瘀，通络止痛；石菖蒲、郁金化痰解郁，开窍醒神；柴胡、香附、陈皮、青皮等疏肝解郁，行气活血；各药配伍共奏活血通窍之功。

若有痰涎内盛者，加用胆南星、浙贝母等化痰泄浊；若彻夜不眠者，加用琥珀抱龙丸镇静安神，清热化痰。

四、中成药治疗

1. 血府逐瘀胶囊　由桃仁、红花、川芎、枳壳、赤芍、柴胡、当归、桔梗、地黄、牛膝、甘草组成，具有活血逐瘀，行气止痛作用，适用于瘀血阻窍证。

2. 六味地黄丸　由熟地黄、山茱萸、牡丹皮、泽泻、山药、茯苓组成，具有滋阴补肾作用，适用于狂病后期阴虚者。

3. 柴胡舒肝丸　由柴胡、陈皮、青皮、香附、枳壳、白芍、薄荷、大黄、当归、莪术、防风、木香、乌药等组成，具有疏肝理气，消胀止痛作用，适用于狂病肝郁化火伤阴证。

五、其他疗法

1. 针灸　《素问·阴阳应象大论》曰“善针者，从阴引阳，从阳引阴”，从阴引阳的手法，用针刺达到以针引阳之效；病在阳经，从阴引导之，以疏通气血，从而达到调节气血，阴阳平衡，清脑醒神之效，使精神症状得到改善和缓解。本病早期多为标实之证，治疗主张泻实为主，后期多为虚实夹杂之证，治疗主张补泻兼施，调节脏腑。治疗方法也由传统的毫针向多种疗法综合应用，疗效不断提高。“头为诸阳之会”，针刺头部穴位不仅可以激发头部经气，调整头部阴阳,并因十四经脉直接或间接通向头部,使其还可调整全身气血和阴阳,改善全身症状。对于痰火扰神证者,针刺水沟、合谷、阳陵泉、神庭、神门、丰隆、太冲等,以泻法为主;对于痰热瘀阻证者,针刺水沟、少府、三阴交、行间、大陵、丰隆、四关、血海、膈俞等,以泻法为主;对于火盛伤阴证者,针刺神门、三阴交、然谷、内关、照海等,补泻兼施;对于瘀血阻窍证者,针刺百会、风池、四神聪、合谷、四关、三阴交、血海、膈俞等,以补泻兼施。

2. 单验方

(1) 每天早晨空腹冲服芫花粉 1.5g,服用 2 次,间隔半小时,病情减轻后酌情减量服用,适用于痰火扰神证者。

(2) 每次温开水送服芒硝 5g,每天 2 次,出现腹泻后,减量服用,适用于阳明腑实者。

3. 食疗

(1) 桃仁粥:桃仁 10~15g,粳米 30~60g,将桃仁研磨为粉,加水研磨成汁,配合粳米煮成粥,空腹食用,每天 2 次,适用于兼见瘀血的狂病者。

(2) 柚皮醪糟:柚皮、青木香、川芎等适量研末,每次煮红糖、醪糟一小碗,加入 3~6g 研末药粉,每天 2 次,适用于各类狂病者。

六、护理调摄

1. 环境　狂病患者应安置在重点病房,加强护理和安全管理,环境要宽敞明亮,光线柔和,舒适安静,自然轻松,能缓解狂病患者狂躁情绪。

2. 饮食　患者进餐时应与其他患者分开,必要时可给予辅助喂食或者鼻饲进食,务必保证狂病患者每日进食量,保证患者口腔清洁,可进行饭后漱口,每日补充充足的能量、维生素,多吃新鲜蔬菜、水果、多饮水、多食含酪氨酸的食物如瓜子、杏仁、芝麻等。进餐时缓慢进食,防止吸入性肺炎。

3. 安全防护　注意患者活动中的安全问题,需有专人护理,狂病患者情绪激昂、亢奋,易于出现伤人、自伤等突发暴力行为,躁狂状态的患者,应置于单独房间内,将其约束在床,松紧度以两指距离为度,1~2 小时左右放松一次,以防止自伤、伤人等暴烈行为的发生,在看护狂病患者过程中,护理人员需具备大胆、镇静、果断等心理素质。

4. 心理护理　护理人员需对狂病患者具有高度的责任心、同情心,使患者情绪松弛,心情舒畅,保持心态乐观,给予患者适当的鼓励、劝告和指导,积极面对疾病,主动配合治疗,务必避免狂病患者情绪波动。

七、经验荟萃

1. 杨文明提出狂病以禀赋异常为基础，情志内伤为狂病的触发因素，先天特异体质致脏气不平，后天一有触发则气机逆乱、阴阳失调、神机失常而发狂病。痰易阻碍气机形成气滞，气滞则血瘀痰结，痰浊郁结蒙蔽神机，使神明失司阻碍血运而生瘀，痰、瘀是狂病难愈和反复发作的宿根，同时也是狂病发作期的常见致病因素。杨文明从“痰火瘀毒”辨治狂病，发病早期病机以痰瘀互结为主，可见痰瘀化火，治宜化痰瘀、清火热、行气滞；病久则为瘀毒侵犯脑髓，治宜化瘀排毒、补虚扶正。

2. 徐志伟认为狂病多以七情所伤为主，或因思虑不遂，或因悲喜交加，或因恼怒惊恐，皆能损伤心脾肝肾，导致脏腑功能失调或阴阳失于平衡，进而产生气滞、痰结、火郁、血瘀等蒙蔽心窍而引起神机逆乱，其病位在心、脑，与肝脾肾关系密切。《素问·五脏别论》云“魄门亦为五脏使”，清代王士雄《温热经纬》云“腑气通则脏气安”，《素问·病能论》提出病怒狂者，“夺其食即已”，《医学正传》认为狂为痰火实盛，狂宜下。徐志伟重视“腑通则神安”治法，依据大肠与神志的关系，认为通腑泻下即有调气、泻热、降火、涤痰、逐瘀之功，全方位契合狂病病机，为治疗狂病的关键之举。

3. 王松岭强调狂病病位在脑，与心、肝、脾、肾相关，病理因素以气、血、痰、火、瘀为主，总体病机为脏腑功能失调、阴阳失衡，多因情志过激、气机紊乱、内邪丛生所致。对于气、血、痰、火、瘀等实邪阻滞胸膈、内闭清窍所致的心悸烦乱、狂越妄动、打人毁物、失眠易醒、哭笑无常等狂病早期阶段的症状，临床诊治时以虚实为统纲，阴阳为总则，不拘于有无发热，病位在上者皆可应用吐法原则，以三物白散为基础方化裁，使邪外出，诸症自平，以防贼邪相互交织，病情复杂，绵延难愈。

【诊疗解悟】

1. 临证发微 狂病具有认识、情感、意志、动作行为等多方面的心理障碍，以精神活动与环境不协调为主要特征，在病态心理的支配下，患者有自杀或攻击、伤害他人的动作行为。临床治疗目前以西医药物治疗、躯体治疗、心理治疗为主，但鉴于本病绵延复杂、复发性高、永久性大脑损伤、疾病快速恶化及社会功能减退等特点，给患者家属带来了沉重的经济负担、情感压力，给临床医务工作者增加了诊治的难度；随着疾病进展，抗精神药物用量的加大，其机体内分泌紊乱、迟发性运动障碍、过度镇静、诱发癫痫、肝肾功能损害、心脑血管疾病等不良反应几率增加，导致患者无法维持治疗。狂病因脏腑功能失调、阴阳失衡所致，以中医辨证论治体系为载体追本溯源，以“急则治其标，缓则治其本”为治则，中西医药物联合应用可显著提高临床疗效、减少西医药物的不良作用、降低西医药物药效波动性、改善患者社会功能。

狂病早期多以气、火、痰、瘀等邪实为主，“急则治其标”，治以理气解郁、降火豁痰、化瘀通窍之剂，联合小剂量抗精神药物治疗，可有效延缓西医药物加量时间；中期机体正气损伤，贼邪偏盛，易致气机运行受阻，多兼瘀血，治以豁痰化瘀、调畅气机之剂，运用中西医结合治疗方案，其中中药可减少抗精神药物剂量、降低西药不良反应发生率，并且能良好控制临床症状。后期机体气阴亏损严重，以肾阴为重，患者病情复杂，缠绵难愈，社会功能、生活能力损害严重，“因其衰而彰之”治以滋阴养血，充养神明之剂，此时采用中西医并重原则，以减少抗精神药物所致恶性综合征、血液系统改变、猝死等严重不良反应的发生，遇经药物治疗改善不明显者，可联合应用经颅电刺激、电抽搐等躯体疗法。针灸等中医适宜技术在疾病全疗程均可辨证应用，无绝对禁忌。

2. 诊治演变 狂病病机既包括外邪致病因素，又包括内在阴阳失衡与气血、津液失调等因素，证有寒热虚实之分，与心、肝、脾、肾关系密切。元代时期，认为痰邪内生，蒙蔽心神为癫狂病主要病机，主张用镇心安神，开痰散结的方法治疗癫狂。明清时期，形成以“痰”为核心的治疗法则，众医家提出清热化痰、温阳化痰、理气化痰、健脾化痰和祛痰开窍等一系列方法治疗以痰邪为主致病的患者，并在祛痰的基础上兼顾健脾、清热、温阳、理气等诸法，皆取得了良好疗效。清代王清任将活血化瘀治疗理论应用于癫狂病并形成一套完整体系，其创立的癫狂梦醒汤重用活血通滞药物，使癫狂病的活血化瘀疗法被后人所沿用，并广泛应用于现代临床中。临床研究与实践表明，大多数的精神分裂症患者都存在不同程度的瘀血体征，只要辨证正确，应用活血化瘀方剂往往都能取得良好的疗效。现代临床中认为痰、瘀是狂病难愈和反复发作的宿根及发作期的常见致病因素，因此多以祛痰、化瘀并用为基础治法，可取得较好的临床疗效。

【医论撷要】

《诸病源候论·妇人杂病诸候·癫狂候》:“人禀阴阳之气而生，风邪入并于阴则为癫……阴之与阳，更有虚有实，随其虚时，为邪所并则发，故发癫又发狂。”

《儒门事亲》:“肝屡谋,胆屡不决,屈无所伸,怒无所泄,肝木胆火随炎入心,心火炽亢,神不守舍,久逆而成癫狂。”

《世医得效方·癫狂》:“治患癫疾,歌唱无时,逾垣上屋,乃荣血迷于心包所致。”

《景岳全书·癫狂痴呆》:“凡狂病多因于火,此或以谋为失志,或以思虑郁结,屈无所伸,怒无所泄,以致肝胆气逆,木火合邪……此其邪乘于心,则为神魂不守。”

《医林改错》:“癫狂一症,哭笑不休,詈骂歌唱……许多恶态,乃气血凝滞,脑气与脏腑气不接。”

《临证指南医案·癫狂》:“狂由大惊大恐……心窍为之闭塞。癫由积忧积郁……神志为之混淆。”

《丹溪心法·癫狂》:“癫属阴,狂属阳……大率多因痰结于心胸间。”

《景岳全书·癫狂》:“凡狂病多因于火……故当以治火为先,或痰或气,察其微甚而兼治之。”

《素问·阳明脉解》:“四肢者诸阳之本也,阳盛则四肢实,实则能登高也……不欲食故妄走也。”

《素问·通评虚实论》:“癫疾厥狂,久逆之所生也,五脏不平,六腑闭塞之所生。”

《灵枢·本神》:“心怵惕思虑则伤神,神伤则恐惧自失……脾愁忧而不解则伤意,意伤则挽乱,四肢不举……肝悲哀动中则伤魂,魂伤则狂妄不精……肺喜乐无极则伤魄,魄伤则狂,狂者意不存人,皮革焦……肾盛怒而不止则伤志,志伤则喜忘其前言,腰脊不可以俛仰屈伸。”

《灵枢·癫狂》:“狂始生,先自悲也,喜忘、哭怒、善恐者得之忧饥……善骂言、日夜不休。”

《素问·宣明五气》:“邪入于阳则狂,邪入于阴则痹,搏阳则为巅疾,搏阴则为喑,阳入之阴则静,阴出之阳则怒。”

【参考文献】

[1] 任应秋. 病机临证分析 [M]. 北京: 中国中医药出版社, 2020.

［2］王永炎, 张伯礼. 中医脑病学 [M]. 北京: 人民卫生出版社, 2007.
［3］张亚林. 高级精神病学 [M]. 长沙: 中南大学出版社, 2007.
［4］阎孝诚. 实用中医脑病学 [M]. 北京: 中国医药科技出版社, 1993.
［5］戴慎, 薛建国. 中医病证诊疗标准与方剂选用 [M]. 北京: 人民卫生出版社, 2001.
［6］汪瀚, 杨文明. 从痰火瘀毒辨治癫狂经验 [J]. 安徽中医药大学学报, 2019, 38 (6): 31-33.

第十章　健　　忘

健忘又称“喜忘”“善忘”“多忘”，是指因各种原因所致的髓海不足，脑络失养或神明被扰，以记忆力减退，遇事易忘为主要临床表现的一种病证。本病多见于中老年人。目前，健忘的全球患病率为 6.8%~32%，我国的患病率为 15.4%~32%，60 岁及以上的患病率为 15.5%~42%，每年约有 10.2%~33.6% 的健忘患者进展为痴呆。本病若治疗得当，预后一般良好；若治疗不当，可进展为痴呆；若因老年神衰而发病，多难以治愈，应积极采取有效的治疗和防护措施，延缓其进展。

【典型病案举隅】

患者，女，65 岁，农民，小学毕业。

【主诉】

记忆力下降、遇事善忘 5 个月余。

【四诊采集】

(一) 望诊

1. 是否有目光呆滞、表情淡漠、精神不振。
2. 是否同时伴有坐立不安。
3. 观察患者活动时的姿态、皮肤色泽等。
4. 舌象。

(二) 闻诊

1. 患者说话的语音、语调及流畅性，是否出现错语。
2. 患者的口中有无异味。

(三) 问诊

1. 何时开始出现记忆力下降,进展如何。
2. 记忆力下降的具体表现:近期事件记忆差、远期事件记忆差。
3. 是否伴有思维反应迟钝,计算力、理解力及定向力障碍等。
4. 是否有精神方面的异常。
5. 做过哪些实验室和影像学检查。
6. 接受过哪些治疗,效果如何。
7. 有无家族史、头部外伤史、食物药物中毒史,既往有无其他疾病。

(四) 切诊

1. 脉象。
2. 肌力、肌张力及病理征。

【病情述要】

患者于5个月前开始逐渐出现记忆力下降、遇事善忘。主要表现为对近期事件记忆力下降、丢三落四,如出门忘带钥匙、钱包等;远期事件的记忆尚保存。2个月前在外院行颅脑MRI检查未见明显异常,蒙特利尔认知评估(Montreal Cognitive Assessment,MoCA)评分为:22分,简易智力状态检查(Mini-Mental State Examination,MMSE)量表评分:26分,未予以重视及治疗。病程中日常生活能力正常,无计算力障碍、无视空间障碍,否认情绪异常及性格改变。

刻下症:记忆力下降,遇事易忘,心悸不安,少寐多梦,气短神怯,倦怠乏力,面色无华,食少纳呆,口唇色淡,腹胀便溏,舌淡苔薄白,脉细弱。

【诊断治疗】

诊断:健忘(心脾两虚证)。

治法:补血养心,益气健脾。

处方:归脾汤加减。

党参30g、黄芪30g、白术10g、茯苓10g、茯神10g、当归12g、龙眼肉10g、远志10g、酸枣仁20g、木香6g、鸡内金8g、砂仁6g(后下)、炙甘草6g。

14剂,水煎,早晚分服,每日1剂。

二诊:患者诸症均有不同程度减轻,自述感觉良好,但时有闷闷不乐,守上方加柴胡9g、白芍12g,14剂。

三诊:患者情绪较稳定,记忆力有所改善,气短乏力好转,腹胀消失,纳食、大便正常，MoCA 量表评分为：23 分，MMSE 量表评分：26 分，将上方配成中药颗粒剂，继续服用。

1 年后随访，记忆力基本恢复正常，不易忘事，MoCA 量表评分为：25 分，MMSE 量表评分：26 分。

【临证分析】

1. 健忘诊断要点有哪些？

(1) 较长时期内以记忆力减退、遇事善忘，虽经尽力思索但不能追忆为主要表现。

(2) 排除痴呆、中风、不寐、郁证等疾病导致的记忆功能障碍。

(3) 主要诱因可为抑郁、情绪低落或心理失常。

2. 该患者诊断为健忘的依据是什么？

(1) 老年发病，起病隐匿，逐渐加重，不能自行缓解。

(2) 记忆力下降、遇事善忘，有家属及知情者证实。

(3) 颅脑 MRI 检查未见明显异常，MoCA：22 分，MMSE：26 分。

(4) 认知损害程度未达到痴呆诊断标准。

(5) 日常生活能力正常。

3. 临床诊断时，该病需要与哪些病证相鉴别？

(1) 健忘与痴呆的鉴别：健忘和痴呆都是老年人常见病之一，两者常须鉴别。痴呆为记忆减退呈渐进加重，并经神经心理学检查证实，主要表现为呆傻愚笨，近事记忆、远事记忆障碍，外出迷路，不认识人等，严重者可出现失认、失语、失用等，且伴不同程度的人格和情感的改变，随着病情加重，将逐渐丧失生活自理能力；健忘一般无渐进加重，神经心理学检查提示为增龄性记忆减退，多由老年人脑功能衰退而引起，主要以近事遗忘、生活能力正常为主要表现，语言丰富性及幽默与否是区别健忘和痴呆的重要标志之一；健忘久治不愈可发展为痴呆；健忘病情较轻，痴呆则病重难治。

(2) 健忘与不寐的鉴别：不寐可发于任何年龄，以经常不能获得正常睡眠为特征的一类病证，主要表现为睡眠时间、深度的不足。轻者主要表现为入睡困难、寐后易醒、醒后不能再寐或时寐时醒等，重者主要表现为彻夜不寐；不寐中健忘是兼症，多见于长期不寐者，病情较轻；不寐多兼有头痛、眩晕、心悸等，而健忘则少见。

(3) 健忘与郁证的鉴别：郁证多见于中年女性，健忘则男女均见。郁证主要以心情抑郁、情绪不宁，或伴胸部满闷、胁肋胀痛，或易怒欲哭，或咽中异物感为临床表现；健忘在郁证中是兼证，而非主要表现，且病情较轻；而健忘是以善忘为主症。

4. 健忘相当于西医什么疾病，临床需做哪些相关检查？

根据本病的临床表现，健忘相当于西医的轻度认知障碍，因此临证中轻度认知障碍可参照本节辨证论治。此外，西医学中的脑动脉硬化症、脑外伤综合征、脑血管病、帕金森病等出现轻度的记忆下降，也可参照本节辨证论治。

临床诊治过程中需做以下相关检查：颅脑 CT、MRI 等影像学检查，有助于因脑部疾病引起健忘的诊断。神经心理学量表（MMSE、MoCA）以及汉密尔顿抑郁 / 焦虑量表（Hamilton Depression Scale，HAMD/Hamilton Anxiety Scale，HAMA）可选择用于健忘患者认知及抑郁、焦虑状态的评估。

5. 分析健忘的病因病机。

(1) 病因

1) 年老神衰：《素问·阴阳应象大论》曰："年四十而阴气自半也，起居衰矣。" 人至中老年，脏腑功能渐衰，心脾亏虚，气血生化不足而致形神俱衰；肾中之阴衰减，肾精不足，无以充养脑髓，可致髓海逐渐空虚，精明失聪，出现神思凌乱、遇事善忘等症。

2) 禀赋不足：多因先天禀赋不足，肾精本亏，身体羸弱，脏腑虚弱，气血不足，或因不知摄养，房事不节，更致耗伤肾精，肾之精血不足，髓海失养，则脑失精髓充养。

3) 后天失养：《灵枢·五癃津液别》云："五谷之精液，和合而为膏者，内渗入于骨空，补益脑髓。" 后天失养，或因误治、药损致脾胃受伤，水谷精微不能化生气血，脑髓失充，或因常年伏案攻读、思虑积久，劳伤心脾，用脑烦神过度，暗耗精血；或因过劳耗气失血等致精血亏虚，脑神失养，导致健忘。

4) 情志失调：七情所伤，肝气郁结，日久易生热化火，火热上炎，易扰神明，而发为健忘；或因精神紧张、家庭不和、遭遇不幸等情志因素太过或抑郁不遂，损伤心脾，心失所养而致健忘。

5) 痰瘀闭阻：多先由七情内伤，导致气郁或气滞，肝气失于疏泄，横逆犯脾则脾虚失运，或因嗜食肥甘厚味，劳倦伤脾，或情志不舒，肝郁犯脾，可使脾失健运，水谷精微化为痰湿脂浊；或因肝郁化火，熬津炼液成痰，以致痰迷脑窍而多忘。或因气机郁滞，则运气不畅；或因脑部外伤而出血，血留不去而为瘀，瘀血内停，可与痰湿脂浊交阻，滞于脑脉，使气血运行失畅，脑失气血濡养；或痰瘀闭阻脑府，神志被蒙，故神思不敏，而出现遇事喜忘等症。

⑵病机：本病病机较为复杂。主要由于年老神衰、先天禀赋不足、后天失养致精亏髓减，脑失所养；或情志失调、思虑过度而伤及心脾，暗耗阴血；七情内伤而肝气不舒或痰瘀闭阻，气血运行失畅而致脑髓失养、记忆减退。

本病病位在脑，与心、肝、脾、肾有关。以虚或虚实夹杂为主。虚者常为心脾两虚、心肾不交、肾精亏虚；实者责之于肝气郁结、痰浊上蒙、血瘀闭阻。本病病程较长。在病情发展过程中，以正虚为本，邪实为标，且两者多互为因果，相互影响。

本病的病机转化，取决于病程的长短和“正”与“邪”之间的斗争。开始多由素体不足或年老之人，脏腑功能渐衰，脾胃为后天之本，常为衰老之始，脾胃虚损，气血生化不足，上无以奉心脑，下无以滋养肾阴，从而心脾两虚，脾肾两虚，而致脑髓失养。若兼有情志失调，或饮食劳倦失宜，则损及肝脾，气血运行失畅，津液输布失常，而生痰浊瘀血，气郁日久亦可化火，上扰神明，而成健忘，终致虚实兼杂之候。

6. 该患者辨证为心脾两虚证的依据是什么？

依据：患者，女，65岁，记忆力下降，遇事易忘，心悸不安，少寐多梦，气短神怯，倦怠乏力，面色无华，食少纳呆，口唇色淡，腹胀便溏，舌淡苔薄白，脉细弱。从患者临床表现及舌脉来分析，符合心脾两虚的病机。心藏神，脾主意与思，若思虑劳倦太过，暗耗精血，脾虚生化之源不足，复因病后失调或失血过多，血虚不能上奉于心，心失所养，致心脾两虚、神不守舍而致健忘、不寐；心之气血不足，故见气短神疲、面色无华、口唇色淡；脾虚则运化失调，则腹胀、食少、乏力、便溏；舌淡苔薄白，脉细弱亦为心脾两虚、气血不足之象。

7. 分析该患者初诊的处方用药。

方中黄芪甘温，补脾益气；龙眼肉甘平，既补脾气，又养心血，两者共为君药。党参、白术皆为补脾益气之要药，与黄芪相伍，其补脾益气之功益著；当归补血养心，酸枣仁、茯神宁心安神，二药与龙眼肉相伍，补心血，安神志之力更强，均为臣药。佐以茯苓养心安神、远志宁神益智；更佐理气醒脾之木香、砂仁，与诸补气养血药相伍，可使其补而不滞；鸡内金消食，炙甘草补益心脾之气，并调和诸药用为佐使。诸药配合，心脾得补，气血得养，诸病自除。

8. 该患者在治疗过程中出现症状有所偏颇时，用药该如何加减？

若气虚甚者可重用黄芪、白术，加肉桂，取“少火生气”之意；血虚甚者加熟地黄、白芍以养血滋阴；不寐较重，可加生龙骨、生牡蛎以重镇安神；若脾虚明显，可加山药、大枣以补益脾胃。

9. 如果该患者未能及时治疗，病情延误，病机可能会如何转化？

该患者目前临床症状，常见于本病的早期轻证，主要以心脾两虚、气血虚弱为主，这一阶段痰浊、瘀血尚不明显，如果积极治疗，心血得养，脾气得健，气血得复，症状则可减轻。如若任由病情迁延，气血两虚将进一步加重，损及肾精；痰、瘀等邪因虚而生，虚实夹杂，相互转化，进一步耗伤阴血，脑髓失养，可发展为痴呆。最后导致气血阴阳衰败，脑、心、脾、肾虚损，以致不治。

【知识拓展】

西医学中轻度认知障碍（mild cognitive impairment，MCI）属于中医的健忘范畴，是正常脑老化与痴呆之间的一个临床状态，患者包含流行病学调查中除认知功能正常人群和痴呆患者之外的具有广泛内涵、程度不同的人群。目前国内外缺乏统一定义、诊断标准，仅有对 MCI 患病率的小样本量研究报告。现普遍认为 MCI 是指记忆力或其他认知功能进行性减退，未达到痴呆诊断标准，不影响日常生活能力。国外学者研究显示美洲 64 岁以上白种老年人的非痴呆型认知障碍患病率达到 16.18%，北欧芬兰 60~76 岁老年人 MCI 患病率仅为 6.5%。在国内，不同地区进行的 MCI 患病率调查研究结果各不相同。国内学者研究发现北京地区 60 岁及以上老年人 MCI 患病率为 11.6%；石家庄地区 60 岁及以上老年人 MCI 患病率为 8.08%；上海地区 65 岁及以上老年人 MCI 患病率为 9.7%。有研究表明：影响发病率的最重要危险因素是年龄。同时，该病与受教育文化程度的高低有明显的相关性，受教育程度较高人群 MCI 发病率较低，提示教育可能为保护性因素。另外高血压、糖尿病、血脂异常、吸烟以及酗酒等与 MCI 的发病呈密切相关，表明血管因素可能是 MCI 的重要原因。近年来的分子生物学研究关注 MCI 及痴呆患者的载脂蛋白 E4（APOE4）基因，其用于预测认知损害的风险及诊断价值越来越受到重视。每年 10.2%~33.6% 的 MCI 患者进展为痴呆，且 2/3 的阿尔茨海默病（Alzheimer’s disease，AD）患者由 MCI 转化而来。因此，早期识别和诊断 MCI 并有效干预对减少痴呆的发病有着重要的意义。

根据认知损害的领域特点和数量的不同临床上可将 MCI 分为 4 个亚型：①单认知域遗忘型轻度认知障碍（aMCI-SD），是指仅表现为记忆损害的 MCI，这类亚型进展成 AD 的可能性很大；②认知域遗忘型轻度认知障碍（aMCI-MD），是指多个认知领域都出现障碍的 MCI，除了记忆障碍，还可能出现语言、注意力、视空间觉等其他的一个或多个认知功能障碍，有部分进展为AD的可能，也有部分可发展为血管性痴呆（VD）；③单认知域非遗忘型轻度认知障碍（naMCI-SD），是指单一的非记忆障碍MCI，可能是单纯语言或其他某个方面的认知功能障碍，有发展成原发性进行性失语的可能；④多认知域非遗忘型轻度认知障碍（naMCI-MD），是指多个领域的非记忆认知障碍，此类患者记忆功能保持正常，但除记忆之外其他多个认知领域轻度障碍，进展成额颞叶痴呆或路易体痴呆的风险很高。

目前尚无药物被美国食品药品监督管理局（Food and Drug Administration，FDA）批准用于治疗MCI，但已有增强脑功能和脑保护的药物在MCI中的作用的研究。增强脑功能药物，如胆碱酯酶抑制剂，作用机制可能是抵消大脑的潜在病理改变可以逆转由此产生的认知功能损害。脑保护剂如抗氧化剂和ω-3脂肪酸可能增加神经递质的生成，从而改善脑血流缓慢的状态或阻止其病理过程。有些药物可能同时具有以上2种功能，如B族维生素、人参、银杏和乙酰左旋肉碱，然而截止到目前尚未有可靠证据证明这些药物的确有效。相反，以前曾认为有脑保护作用的他汀类药物，被FDA报道可增加认知障碍风险。值得注意的是，有时候过早应用抗胆碱药反而会引起认知障碍。

中医学的整体观念与辨证论治方法具有浓厚的系统分析特色，在运用中医药方法治疗MCI上具有独特的优势，治疗方法亦多种多样，且疗效满意。现代药理研究证实了许多中药在改善记忆力、抗衰老等方面有良好的作用。各项中药药理学及临床研究普遍认为补肾药、健脾药有增强记忆力和运算力的作用。药理学实验也已经证实，补肾药中何首乌、淫羊藿等可以通过改变DNA甲基化水平提高基因的稳定性，维持正常基因表达，从而延缓衰老基因表达；山茱萸的有效部位及成分能多靶点干预认知损害，尤其是具有促进内源性神经营养因子及其受体表达增多的作用，能促进神经元存活与再生。芳香化湿豁痰药中石菖蒲、郁金、远志等对中枢神经系统有兴奋作用，可以改善脑循环、改善学习和记忆功能。故中医药治疗MCI具有一定的临床意义。

【临证精要】

一、辨证要点

1. 辨病因 健忘的病因很多，应该仔细辨别。主要病因：年老神衰，神机失聪；禀赋不足，脑髓失养；后天失养，脑髓不充；七情内伤，肝失条达；痰瘀闭阻，气血运行不畅，脑髓失养。

2. 辨病位 临床若见健忘失眠，心悸多梦，头晕，面色少泽或萎黄，唇舌色淡者，病位在心；若见健忘纳呆，气短懒言，倦怠神疲，头晕目眩，面白无华，大便溏薄者，病位在脾；若见健忘眩晕，发脱齿槁，腰膝酸软，耳鸣耳聋者，病位在肾。

3. 辨虚实 健忘以虚居多。因年老久病之人，思虑劳倦过度而见善忘失眠、体倦乏力、腰酸乏力、食少心悸者，多属虚证；因痰浊上蒙、瘀血内阻而见神思不敏、肢倦身重、语言迟缓者，多属实证。

4. 辨主次 若仅见记忆力衰退、以近事遗忘为主、生活能力尚好属主证；若以不寐、郁证为主证而并见健忘，则属次证。

二、治疗原则

本病病势较缓，病程且长，针对其早期的基本病机，在疾病初期宜采用健脾宁心、益气养血治法，随着病情发展，当以补肾活血为主。总之重在调护心脾、补肾益精。本病贵在早防早治，针对肝郁、痰浊、瘀血之患，当辨证予以疏肝解郁、涤痰化浊、行气活血之法。但须注意祛邪而不伤正。对老年体弱、有脑组织器质性病变者，应以保持病情稳定，防止恶化为首务，在此基础上再求进一步提高疗效。健忘虚多实少，故以"虚则补之，实则泻之"为治疗原则。气血亏虚者可采用补气养血之法；肾精亏虚者可采用填精益髓之法；若见痰瘀内阻者，可采用化痰泄浊、活血化瘀之法。

三、他型证治

1. 心肾不交证

症状：遇事喜忘，心悸不安，头晕目眩，耳鸣，腰膝酸软，手足心热，潮热盗汗，多梦遗精，舌红少苔，脉细数。

病机分析：患者因劳神过度，心血暗耗，心阳独亢，或因情志太过，气郁化火，心火久动，不能下交于肾，则肾水不能上济于心；或因久病、房事不节，伤及肾阴，肾水不足无以上交于心，而成心肾不交之候。心火独亢于上则遇事喜忘，心悸不安；肾水不足于下则头晕目眩，耳鸣，腰膝酸软，手足心热，潮热盗汗，多梦遗精；舌脉亦为心肾不交，火旺水亏之象。

治法：交通心肾，养精益髓。

常用方药：心肾两交汤（《辨证录》）。熟地黄、山茱萸、人参、当归、麦冬、酸枣仁、白芥子、肉桂、黄连。

方药解析：熟地黄、山茱萸补肾益精；人参、当归益气养血；麦冬、酸枣仁宁心安神；白芥子祛扰心之痰；肉桂温肾，黄连清心，助心肾交泰，水火既济。

若心阴虚较甚，加玄参、天冬、五味子以滋阴宁心；若见怔忡，可酌加龙眼肉、柏子仁养心安神；若盗汗严重，可加五味子、浮小麦固表敛汗；若肾阴虚较甚，加生地黄、龟甲滋养肾阴。

2. 肾精亏虚证

症状：记忆减退，言语善误，神情呆滞，反应迟钝，形体疲惫，头晕目眩，气短倦怠，腰膝酸软，发脱齿摇，面色不华，小便短数，舌淡苔白，脉细弱。

病机分析：因用脑过度，或先天禀赋不足，或年老体衰，或久病之人，精血耗损，无以充养肾精；或房劳太过，伤及精血，使脑髓失养，神明失聪而致健忘、言语善误，精神呆钝，神情呆滞，反应迟钝，形体疲惫，眩晕倦怠，面色无华；肾主骨，齿为骨之余，腰为肾之府，司气化，主小便，精亏肾虚则腰膝酸软、发脱齿摇、小便短数。舌淡苔白、脉细弱，亦为肾精不足之象。

治法：补肾填精，滋阴补髓。

常用方药：河车大造丸（《诸证辨疑》）。紫河车（鹿角胶代）、怀牛膝、肉苁蓉、天冬、黄柏、五味子、锁阳、当归、生地黄、熟地黄、枸杞子、杜仲。

方药解析：紫河车为血肉有情之品峻补阴阳以生气血精髓；熟地黄、生地黄、当归滋阴养血，天冬、枸杞子清肺滋阴；杜仲、锁阳、怀牛膝、肉苁蓉温补肾阳，强壮筋骨，五味子滋肾摄精，黄柏清泻相火。诸药合用共奏补肾填精之效。

若耳鸣耳聋，加灵磁石以镇摄养精；若阴虚火旺，加知母以滋阴降火；若大便秘结，加火麻仁、郁李仁润肠通便；若精气亏虚，形体羸瘦，足痿无力，可酌加蛤蚧、巴戟天、菟丝子、补骨脂、益智仁以大补肾精。

3. 肝气郁结证

症状：健忘头痛，头晕目眩，急躁易怒，胸闷胁痛，疼痛每因情志喜怒而增减，舌苔薄白，脉弦。

病机分析：七情内伤，或平素阴血不足，气郁不舒。肝主条达，肝气不舒而转运失常，心肾两相间隔，而致健忘；肝经气机不畅，则胸闷胁痛；肝郁化火，上扰清窍则头痛、头眩，内扰心神则急躁易怒；情志因素为其主因，故而上述诸症又多因情志喜怒而增减。舌苔薄白，脉弦亦为肝气郁结之象。

治法：疏肝解郁，理气安神。

常用方药：柴胡疏肝散（《证治准绳》）。柴胡、陈皮、白芍、枳壳、川芎、香附、炙甘草。

方药解析：柴胡疏肝解郁，配香附、陈皮、枳壳以理气；川芎活血；芍药、炙甘草缓急止痛。诸药相合，祛邪而不伤正，而成疏肝解郁之良方。

若急躁易怒者，去川芎，加生石决明、生赭石平肝潜阳；若日久化火者而见心烦、口苦、苔黄、脉数者，酌加牡丹皮、栀子、黄芩以清肝泻火；食欲不振者加麦芽、谷芽以消食和中；若气郁化火伤及肝阴，而见口干、目涩、舌红少津、脉弦细者，可酌加沙参、牡丹皮、石斛等清热养阴。

4. 痰浊上蒙证

症状：健忘嗜卧，语言迟缓，肢倦身重，眩晕头痛，不寐多梦，胸闷不舒，呕恶，咳吐痰涎，苔白腻，脉弦滑。

病机分析：多因情志不舒，肝气郁结，横逆犯脾，或因好思善虑，积久伤脾，致脾失健运，痰湿内生，或因肝郁化火，炼液成痰，痰浊蒙闭心窍，心神被扰，上犯脑窍，而成健忘，语言迟缓，眩晕头痛，不寐多梦；痰浊中阻，气机不畅，而见肢倦身重，胸闷不舒；脾胃升降失常、肺失宣降，则见呕恶，咳吐痰涎。苔白腻、脉弦滑亦为痰浊内盛之象。

治法：健脾理气，化痰醒窍。

常用方药：导痰汤（《校注妇人良方》）。半夏、橘红、胆南星、枳实、茯苓、炙甘草、生姜。

方药解析：半夏、胆南星燥湿化痰；橘红理气消痰；茯苓健脾祛湿；枳实祛痰导滞；生姜和胃健脾，炙甘草补脾而和诸药。众药协同，各司其职，化痰浊以通清窍，而成化痰开窍、清心宁神之效。

若属痰热伤津者，大便秘结，可酌加生大黄、全瓜蒌以泄下通便；若属寒痰者，加细辛散寒通窍；若属湿痰者，加苍术、厚朴以健脾化湿；若属顽痰者，加海浮石、礞石以消痰下气；若眩晕头痛加重者，加天麻、蔓荆子以祛风止眩；若脾气虚甚者，加党参、扁豆以健脾益气；若宿食积滞较甚，可用保和丸消食导滞。

5. 血瘀闭阻证

症状：猝发健忘，记忆减退，遇事善忘，头痛如刺，疼痛拒按，伴言语迟缓，神思欠敏，表现呆钝，面唇黯红，爪甲青紫，舌质紫黯，有瘀点、瘀斑，脉细弦或涩。

病机分析：瘀阻脑络，使脑气不能与脏气相连接，神机失用，则记忆减退，遇事善忘，神思欠敏；瘀阻脉络，经脉挛急或不通，则见头痛如刺，疼痛拒按，面色黯红，爪甲青紫。舌紫瘀斑，脉细弦或涩为血瘀闭阻之象。

治法：活血化瘀，通窍醒神。

常用方药：通窍活血汤（《医林改错》）。桃仁、红花、赤芍、川芎、麝香、老葱、生姜、大枣、黄酒。

方药解析：桃仁、红花、赤芍、川芎活血化瘀；麝香、老葱、生姜、黄酒，开窍醒神、通阳宣窍，大枣缓和芳香辛散药物之性。诸药相合，活血与行气相伍，既能活血化瘀，又能辛温通窍，共奏活血通窍之效。

若瘀血甚，兼见瘀热为主，则加大黄、水蛭以增强祛瘀之力；夜寐不佳，加茯神、首乌藤宁心安神；头痛如刺偏盛者，加三七、姜黄、延胡索活血止痛；健忘伴神情呆滞者，加石菖蒲、郁金通窍醒神；大便色黑有瘀血便时，可加白及、云南白药涩肠止血。

四、中成药治疗

1. 人参归脾丸　由人参、白术、茯苓、甘草、黄芪、当归、木香、远志、龙眼肉、酸枣仁组成，具有益气健脾、补养心血的功效，适用于健忘心脾两虚证。

2. 天王补心丸　由丹参、当归、石菖蒲、党参、茯苓、五味子、麦冬、天冬、地黄、玄参、远志、酸枣仁、桔梗、甘草、朱砂组成，有滋阴养血、补心安神的作用，可用于健忘心肾不交证。

3. 安神补脑液　由鹿茸、制何首乌、淫羊藿、干姜、甘草、大枣组成，有生精补髓、益气养血、强脑安神功效，适用于健忘肾精亏虚证。

4. 健脑胶囊　由柏子仁、酸枣仁、当归、远志、人参、枸杞子、益智仁、肉苁蓉、山药、石菖蒲、五味子、琥珀、龙齿、代赭石、天麻、胆南星、天竺黄、菊花、丹参组成，有补肾益脑、养血安神的功用，可用于健忘心肾亏虚证。

5. 血府逐瘀胶囊　由桃仁、红花、赤芍、川芎、枳壳、柴胡、桔梗、当归、地黄、牛膝、甘草组成，有活血化瘀、行气止痛的功效，适用健忘血瘀闭阻证。

五、其他疗法

1. 针灸　针灸治疗本病有较确切的临床疗效，本病虚多实少，治疗原则为虚则补之，实则泻之。临床治疗本病多以头针为主，综合头皮针、舌针、体针、梅花针叩刺、刺络放血、灸疗等多种治疗方法。头针因有其脏腑经络理论基础，如“头者精明之府”“头者，诸阳之会也”等，故头针是临床用于改善健忘最常使用的针刺方法。头皮针的理论依据是认为大脑皮质的功能与相应的头皮部位有关,通过针刺头皮区域,达到调节大脑皮层功能的作用。中医学认为,心开窍于舌,心气通于舌,在脑心同治的理论基础上,舌针不仅可促进语言功能,还能改善大脑功能,使认知能力得到提高。体针可配合腧穴调整脏腑,补虚泻实,从而改善认知功能。梅花针叩刺、刺络放血都用于实证患者。灸法多用于虚证患者。

2. 康复训练 本病患者可综合运用多种康复训练,包括电疗法、心理疗法、体育康复疗法等。对于健忘患者的电疗法可用超短波或短波疗法、中药离子导入法或电睡眠疗法。陶冶情操、移情易性的心理疗法同样重要,应多鼓励患者进行适当的娱乐活动,如书画、下棋、智力游戏、音乐欣赏、垂钓、养花、跳舞等。此外,可根据自身情况,进行某项体育运动或体态练功,如太极拳,有助于心身康复。

六、护理调摄

1. 饮食 饮食应清淡,多食营养价值较高、富含维生素类、具有补肾益智作用的食品,如蔬菜水果、奶类、豆制品、核桃、黑木耳、银耳、大枣、鱼虾类等,不嗜烟酒。

2. 预防 首先要有良好的生活习惯,保证充足的睡眠,是预防健忘的关键。节制房事,保养肾精,避免肾精过度亏耗,对防治健忘有帮助。避免用脑过度,有助于保持较好的记忆力。情绪上要保持积极乐观,避免情志不调。适当参加体育锻炼及体力劳动,增强心肺功能,如自身按摩、拍击、太极拳等。注意预防并且及时治疗与健忘有关的病证。

3. 日常护理 保持心情舒畅,保持乐观。合理安排作息时间,做到按时就寝,按时起床,保证每天 7 小时左右的睡眠时间,睡前不要饮浓茶和咖啡。居住环境要清洁卫生。日常要做适量的运动,经常活动手、手指,多进行户外活动,如呼吸新鲜空气、多晒太阳、避免过劳。中老年人要多用脑,从而保持大脑的活力,如坚持读报看书,绘画下棋,培养各方面的兴趣爱好。多同外界环境接触,鼓励参加老年大学。

七、经验荟萃

1. 张伯礼临证擅长运用痰瘀学说治疗健忘。认为痰阻日久可致血瘀,血瘀日久可生痰。非常重视健忘痰瘀互结的病机,采用化痰逐瘀,痰瘀并治疗法在临床取得满意疗效。发扬了张仲景“血不利则为水”之旨,总结临床经验,提出“水不行亦可为瘀,痰瘀可互生”之说。瘀可生痰,痰也生瘀,两者相伍,交互为患,仅孰先孰后,孰轻孰重而已。气不畅则血滞而成瘀,瘀血阻滞脉络,津液失于输布,聚而变生痰浊;同时气不行则津液不布,痰、湿、饮、浊皆可变生;痰湿皆为有形之邪,留滞不去,阻遏气机,气滞则血行涩缓,而成瘀滞,故可谓“水不行可为瘀也”。

2. 路志正认为健忘的发生发展与脾胃功能的盛衰密切相关,一定程度上成为主导健忘发病与否的关键因素。脾胃后天之本,气血生化之源,脾胃功能的失调会影响到的气血化生。肾为先天之本,主骨生髓,髓通于脑,脑为元神之府。后天气血化生充足,则先天肾精得养,脑髓得充,神有所养。若脾胃气血化源不足,肾中精气亏虚,不能上奉,神机不明,则记忆不强而导致健忘。同时脾胃为机体气机升降枢纽,脾主运化水液,乃生痰之源,进一步确定了脾胃功能盛衰在健忘发生发展中的重要角色。脾胃之气失于健运,易酿生痰浊,浊气上扰,则神机不展,昏昏健忘。痰气久居,阻滞气机,影响血行,形成瘀血,最终导致痰瘀互结,脑络不畅,清阳之气不能上承。在髓海空虚基础上,更加影响“脑为元神之府”的功能活动。所以健忘的治疗必须本于脾胃为后天之本,只有维持脾胃正常活动,使肾中精气得以充养化生,杜绝生痰之源,髓海充实则脑神得养,神机清明。

【诊疗解悟】

1. 临证发微

(1)明确病机:健忘乃中老年人临床上常见的病证,并随着人口老龄化,其患病率呈逐年上升的趋势。本病多因年老神衰、禀赋不足、后天失养、情志失调、痰瘀闭阻等所致。其基本病机为精亏髓减,脑失所养;或气滞瘀血,痰浊上扰。病位在脑,常与心、脾、肾有关。本病辨证首分虚实,虚证以脑髓空虚、心脾肾虚损、气血亏虚为特征;实证以气滞、血瘀、痰浊上扰为特征。治疗原则以“虚则补之,实则泻之”为纲,虚证则采用补气养血,健脾益心,补肾填精,养脑充髓之法;实证则采用理气、化痰、祛瘀之法。

(2)重视心脾:临床诊疗时重视该病与心脾的关联性。气血是构成人体和维持人体生命活动的最基本物质,神是一切生命活动的主宰者。心主神,人的精神活动需以脾运化水谷精微产生的气血为物质基础,即所谓气血充盛则“精神乃居”。脾为气血生化之源,脾气健运则气血生化有源,人的精神活动有其物质基础。老年人脾胃虚弱，则气血生化乏源，营血亏虚，脑髓、心神失养乃发此病。因此，年事渐高、思虑过度是健忘的重要病因，阴血耗损、心神失养是健忘的主要病机。心主神明、主血脉，脾主意与思、主运化，心脾两虚，血虚气少，神失所养，神官失职则健忘。另外，老年多血瘀、痰湿内停、肾气不足，在补益心脾的基础上应结合活血、豁痰、补肾。

(3) 从痰论治：痰迷心窍是健忘的一个常见病机。由于痰浊蒙蔽心窍，湿浊弥漫，清窍蒙蔽，神明失养而致健忘。《景岳全书》云："痴呆症，平素无痰，而或以郁结，或以不遂，或以思虑，或以惊恐而渐痴呆。"认为气滞痰凝是健忘中认知损害的一个重要病机。清代程钟龄则认为健忘除心肾不交外，亦有"痰因火动，痰客心胞者，此乃神志昏愦"，治法宜清心开窍，用二陈汤加竹沥、姜汁，并朱砂安神丸主之。明代李中梓亦重视痰浊火邪等病理因素对健忘的影响，提出："痰迷心窍，宜导痰汤送寿星丸"。由此可见痰浊在本病发生发展过程中扮演着十分重要的角色。

2. 诊治演变 由于本病病因不同、病机复杂，其转归及预后亦各不相同。青中年患病多因饮食不节，或思虑、房劳过度等引起，证多属心肾不交、心脾两虚，或夹痰浊血瘀。大多经过正规治疗与调摄，病情可明显缓解，甚至可以治愈。而中老年患病多因年迈体虚，疾病迁延，久病失养等引起，证多属肾精亏虚，髓海不足，常呈虚实夹杂，虚多实少之候，其临床治疗较难，若治疗不及时或误诊，极易转为痴呆。

临床上健忘常与失眠、心悸、眩晕等病证相兼，发病以年长者居多，中老年健忘者很有可能转化为痴呆，需要早发现早治疗，防止传变。汉以后医家多从心脾两虚、心肾不交、痰瘀内火以及肝郁论治健忘；南宋医家陈无择、元代朱丹溪、清代陈士铎等医家对健忘的论治最为丰富；现代中医学认为健忘主要病机责之"虚实两端"，其"虚"者主要为心脾、肝血亏虚和脾肾元气不足，"实"者主要责之肝气郁滞和痰瘀阻滞，青年患者多为肝气郁滞兼有心脾不足，中年患者多见脾肾亏虚、元气不足，老年患者多虚实夹杂，其中肾虚痰瘀是关键；治疗上，以补肾化痰活血益智作为基本治法贯穿始终，另外对于中老年健忘患者，注重治未病，着重培补元气防止变证、坏证的出现。同时应重视精神调理、情志调控、智能训练和言语交流等综合治疗训练，有助于疾病的恢复和延缓疾病的发展。

【医论撷要】

《灵枢·经脉》："人始生，先成精，精成而脑髓生。"

《灵枢·天年》:“八十岁肺气衰,魄离,故言善误。”

《本草纲目·辛夷》:“脑为元神之府。”

《本草备要·辛夷》:“吾乡金正希先生尝语余曰:人之记性,皆在脑中,小儿善忘者,脑未满也;老人健忘者,脑渐空也。凡人外见一物,必有一形影留于脑中。”

《医林改错·脑髓说》:“灵机记性在脑者,因饮食生气血、长肌肉,精汁之清者,化而为髓,由脊骨上行入脑,名曰脑髓。盛脑髓者,名曰髓海……所以小儿无记性者,脑髓未满也,高年无记性者,脑髓渐空也……人之记性皆在脑中。”

《普济方·头门》:“头者,诸阳之会,上丹产于泥丸宫,百神所聚。”

《千金翼方·养老大例》:“人五十以上,阳气日衰,损与日至,心力渐退,忘前失后,兴居怠惰。”

《类证治裁·健忘》:“人之神宅于心,心之精依于肾。脑为元神之府,精髓之海,实记忆之所凭也。”

《景岳全书·杂证谟》:“心有瘀血,则令人善忘。”

《医方集解·补养之剂》:“人之精与志,皆藏于肾,肾精不足则志气衰,不能上通于心,故迷惑善忘也。”

《寿世保元·健忘》:“夫健忘者……益主于心脾二经。心之官则思,脾之官亦主思,此由思虑过度,伤心则血耗散,神不守舍;伤脾则胃气衰惫,而疾愈深。”

【参考文献】

[1] 王永炎, 张伯礼. 中医脑病学 [M]. 北京: 人民卫生出版社: 2007.
[2] 张伯礼. 中医内科学 [M]. 北京: 人民卫生出版社: 2002.
[3] 阎孝诚. 实用中医脑病学 [M]. 北京: 学苑出版社: 1993.
[4] 杜武勋, 柴山周乃, 魏聪聪. 张伯礼治疗轻度认知功能障碍和老年痴呆的经验 [J]. 辽宁中医杂志, 2012, 39 (7): 1225-1228.

第十一章　痴　　呆

痴呆又称"呆病"，是一种以记忆等认知功能进行性损害为特征的综合征。轻者可见近事遗忘，反应迟钝，寡言少语，但日常生活能自理；病重者常表现为远事亦忘，时空混淆，不识亲友，言语重复或错乱，或终日不语，神情淡漠或烦躁，日常生活完全需他人帮助。痴呆的发病率和患病率随年龄增长而增加。国外调查显示，痴呆的患病率在60岁以上人群中为1%，而85岁以上人群中高达40%以上。在我国所有痴呆患者中，阿尔茨海默病（Alzheimer's disease，AD）占52.5%；血管性痴呆（vascular dementia，VaD）占25%，其余类型痴呆占22.5%。

本病早期病情较轻者，经及时治疗，部分症状尚可有改善。病情较重者，生活部分不能自理，往往继续发展，直至生活能力完全丧失，终日卧病在床，多因继发感染或多器官功能衰竭而死亡。

【典型病案举隅】

患者，男，66岁，退休教师，大学本科。

【主诉】

进行性记忆力减退5年余。

【四诊采集】

（一）望诊

1. 精神状态、面部表情及面部皮肤色泽是否异常。
2. 行为是否异常。
3. 是否伴有肢体活动不利。
4. 舌象。

（二）闻诊

1. 患者说话的语音及语调。

2. 患者有无口腔及身体异味。

(三) 问诊

1. 记忆力减退出现的时间和具体表现。

2. 是否同时伴有其他认知损害、言语功能障碍、睡眠异常、头晕及头痛等。

3. 是否出现精神行为异常。

4. 是否影响正常生活和工作。

5. 做过哪些实验室和影像学检查。

6. 接受过哪些治疗,效果如何。

7. 有无其他疾病及头部外伤。

8. 患者生活史、婚姻史、家族史等。

(四) 切诊

1. 检查患者肌力、肌张力等。

2. 脉象。

【病情述要】

患者 5 年来记忆力逐年下降,遗忘明显,性格改变,并出现外出迷路,反应迟钝,语言表达欠清,时有词不达意。曾于当地医院查颅脑 MRI 示:轻度脑萎缩,诊断为阿尔茨海默病,予改善认知功能等药物(具体不详)治疗无明显效果。患者病中有头晕头痛,失眠,脱发明显。

刻下症:记忆减退,表情呆钝,词不达意,面色晦暗,腰膝酸软,头晕身重,气短懒言,食少纳呆,脘腹胀满,腹痛喜按,夜尿频多,大便稀溏,舌有瘀点瘀斑,苔白腻,脉沉细弦。

颅脑 MRI:两侧颞叶、海马轻度萎缩。

神经心理学量表:简易精神状态量表(Mini-Mental State Examiniation,MMSE) 20 分,蒙特利尔认知评估量表(Montreal Cognitive Assessment,MoCA) 16 分。

【诊断治疗】

诊断:痴呆(脾肾亏虚、痰瘀互结证)。

治法:健脾益肾,豁痰化瘀。

处方:智脑胶囊加味。

党参 20g、肉苁蓉 15g、黄芪 30g、黄精 12g、石菖蒲 12g、郁金 12g、川芎

12g、地龙 12g、乌药 15g、益智仁 30g，水煎，15 剂，每日 1 剂，早晚口服。

二诊：患者服药 15 剂后，言语表达基本清楚，头晕身重，气短懒言好转，二便改善，情绪稳定。但仍食少纳呆，腹胀腹痛，上方加砂仁（后下）8g，山药 20g，30 剂。

三诊：服药 30 剂后患者记忆力改善，遗忘记事明显减轻，精神轻松，饮食睡眠良好，面色红润，肢冷畏寒明显好转，饮食基本正常，上方改为颗粒剂，继续服用。

半年后随访，患者病情稳定，对答切题，无精神行为异常。复查 MMSE 24 分；MoCA 20 分。

【临证分析】

1. 痴呆诊断要点有哪些？

（1）记忆障碍，包括短期记忆障碍（如间隔 5 分钟后不能复述 3 个词或 3 件物品名称）和长期记忆障碍（如不能回忆本人的经历或一些常识）。

（2）其他认知功能损害，包括失语（如找词困难和命名困难）、失用（如观念运动性失用及运动性失用）、失认（如视觉失认和触觉失认）、执行功能（如抽象思维、推理、判断损害）、视空间障碍（如外出迷路）等一项或一项以上损害。

（3）非认知性神经精神症状：出现暴躁易怒、多疑、不修边幅、激惹欣快、妄想等。

（4）当上述认知域有 2 项或 2 项以上受累并影响了职业和社交活动，或与个人以往相比明显减退。

（5）起病隐匿，发展缓慢，渐进加重，病程一般较长。但也有少数病例为突然起病，呈波动样、阶梯样进展，常有中风、眩晕、脑外伤等病史。

（6）神经心理学检查、日常生活能力量表、颅脑 MRI 或脑脊液检查等有助于痴呆临床诊断。

2. 该患者诊断为痴呆的依据是什么？

痴呆的诊断标准包括：

（1）临床以善忘，智能减退，言语、计算能力失常等为主要表现。记忆力减退为首发症状，最初表现为近期事物遗忘，逐渐发展为远期事物遗忘。

（2）日常生活能力下降或丧失，可伴有精神、情志改变，心神失常。

（3）起病隐匿，发展缓慢，渐进加重，病程一般较长。但也有少数患者为突然起病，或波动样、阶梯样进展。

⑷患者多为老年人，常有中风、头晕、脑外伤等病史，神经心理学检查、日常生活能力量表、颅脑 MRI 或脑脊液检查等有助于痴呆临床诊断。

该患者老年发病，起病隐匿，渐进加重，病程较长。出现记忆、语言等认知损害，性格改变，明显影响了社交活动。颅脑 MRI 检查：轻度脑萎缩。神经心理量表检测：MMSE 20 分，MoCA 16 分。故诊断为痴呆。

3. 临床诊断时，该病需要与哪些疾病相鉴别？

⑴痴呆与郁证的鉴别：郁证患者多由肝失疏泄、脾失健运、心失所养、脏腑阴阳气血失调导致，出现心境不佳、表情淡漠、少言寡语、思维迟缓，可随情绪波动而加重，神经心理学检查提示认知功能正常，抗抑郁药物治疗有效。痴呆一般起病缓慢，进行性发展，或突然起病，阶梯样加重，临床表现以认知功能障碍为主症，一部分患者可伴有抑郁症状，神经心理学检查证实认知功能异常，神经影像学检查有助于鉴别。

⑵痴呆与健忘的鉴别：健忘是指主诉记忆减退、遇事善忘的一种病证，一般无渐进加重，神经心理学检查提示为增龄性记忆减退，无视空间和人格障碍，自知力和社会活动正常。痴呆为记忆减退呈渐进加重，同时伴其他认知功能损害，并经神经心理学检查证实，影像学可见器质性脑改变。但健忘可以是痴呆的早期表现。

⑶痴呆与癫病的鉴别：癫病是以沉闷寡言、情感淡漠、语无伦次，或喃喃自语、静而少动等精神失常为主要表现的一种病证。痴呆则是以记忆减退、时空混淆、计算不能、不能做过去熟悉的工作等智能障碍为主要表现。癫病日久也有继发痴呆者，但癫病在前，痴呆在后。

4. 痴呆主要相当于西医哪些疾病，临床需做哪些相关检查？

阿尔茨海默病、血管性痴呆、路易体痴呆、额颞叶痴呆等疾病以痴呆为主要临床表现时均可参照本章辨证论治。

临床诊治过程中需做以下相关检查：实验室检查可做血常规、尿常规、血生化检查、脑脊液检查等。在影像学检查方面，需做颅脑 CT 或颅脑 MRI，如有条件可做 SPECT 灌注成像和 ^{18}F- 氟脱氧葡萄糖 PET 成像。除此之外，还需做神经心理学量表检查，如 MMSE、MoCA、ADAS-cog 等，对于有精神行为异常的患者，可选择神经精神问卷（Neuropsychiatric Inventory，NPI）、HAMD 等。有明确家族史的患者可行基因检查。

5. 解析痴呆的病因病机。

(1)病因

1)年老肾衰：人至中老年，肾中阴精衰减，开始衰老。肾精不足，可致髓海渐空，元神失养，渐成痴呆；或气化不利，津液失于蒸化而为痰浊，阴血运行不畅而为瘀血。痰瘀互结，上蒙清窍而致痴呆。

2)禀赋不足：先天禀赋不足或遗传因素在痴呆发病过程中起着重要作用。先天遗传，延至成年，因环境因素影响而早发痴呆；或先天禀赋不足，身体羸弱，脏腑虚弱，气血不足，不能充髓养脑，延至晚年，而渐发痴呆。

3)后天失养：后天失养，或误治、药损，致使脾胃受伤，水谷精微不能化生气血，脑髓不充，元神失养，而成痴呆。

4)七情内伤：七情内伤，肝气郁结，日久生热化火，心神被扰，则性情烦乱，忽哭忽笑，变化无常。人至老年，肾水衰少，水不涵木，阴虚而阳亢，或复因烦恼过度，情志相激，肝郁化火上炎；或水不济火，心肾不交，心火独亢，扰乱神明，发为痴呆。火热过盛，酿生浊毒，败坏形体，损伤脑络，使病情波动而加重。

5)久病邪留：年老多病之体，脾肾渐损，以致痰浊内生。蒙蔽清窍，神明不清而发痴呆；产伤、外伤、卒中之后瘀血留滞而成痴呆者，乃久病致瘀，入阻脑络，神机散乱所致。也可因外感邪毒，内侵入脑，损伤脑络，使脑气不得与脏气相连接，神机失用而发痴呆。

(2)病机：痴呆基本病机为髓海渐空，元神失养；或邪扰清窍，神机失用。由阴精、气血亏损，髓海失充，元神失养；或痰、瘀、火、毒内阻，上扰清窍所致。

其病位在脑，与心肝脾肾功能失调密切相关。其中以肾虚为本，肾不藏精，髓海渐空，元神失养，并可出现心血亏虚、肝血不足、脾不统血、精髓无源等多种病理变化，终致肾虚髓减，元神失养，灵机失常而发痴呆。与此同时，痰浊、瘀血、火扰、毒损等病邪留滞脑，脑络不通，导致脑气与脏气不相连接，神机失用，痴呆日重。其中包括肝火上扰、痰浊蒙窍、瘀阻脑络；或痰火炽盛、痰瘀互阻、毒损脑络等不同病理。肾虚髓减贯穿于疾病始终，而痰浊蒙窍又可加重肾虚髓减、气血不足、瘀阻脑络。

本病病理性质有虚实之分，以虚为本，以实为标，临床上多见虚实夹杂之证。本虚为脾肾亏虚，气血不足，髓海不充，导致神志失养。正虚日久，气血匮乏，脏腑功能失调，气血运行不畅，或积湿为痰，或留滞为瘀，加重病情，出现虚中夹实证。标实为痰、瘀、火、毒内阻，上扰清窍。痰瘀日久可损及心脾肝肾气血阴精，致髓海渐空，转化为虚证或虚实夹杂证。若痰热瘀积，日久生毒，损伤脑络可致病情恶化而成毒盛正衰之证。

6. 该患者辨证为脾肾亏虚、痰瘀互结证的依据是什么?

依据:脾为后天之本,气血生化之源,主运化,机体生命活动的持续和气血津液的生化都有赖于脾。年老体弱,脾胃亦虚,脾的运化功能失于健旺,可引起水液在体内的不正常停滞,从而导致湿、痰、饮等病理产物的生成。《素问·至真要大论》云"诸湿肿满,皆属于脾",脾主升清,主运化水液,胃主降浊。若脾胃亏虚,则清阳不升,浊阴不降,水津输布失常,导致生湿生痰,或肾气亏虚,火不生土,脾虚失其健运,气血运行受阻,瘀血内停,痰瘀内结。脾肾亏虚,痰瘀内结,脑髓失充,元神失养,灵机失常,故记忆减退、表情呆钝、词不达意、面色晦暗、头晕身重;脾脏阳气虚衰,运化失健,则食少纳呆、脘腹胀满、气短懒言、腹痛喜按;水寒之气内盛,水湿不化,流注肠中,则便溏;腰为肾之府,肾主骨,肾虚不能温养腰府及骨骼,则腰膝酸软;肾与膀胱相表里,肾气虚衰,膀胱失约,则夜尿频多;舌有瘀点瘀斑,苔白腻,脉沉细弦俱为脾肾亏虚、痰瘀互结证之象。

7. 分析该患者初诊的处方用药及一诊时为何加用乌药和益智仁。

患者辨病为痴呆,辨证为脾肾亏虚、痰瘀互结证。治疗上予以健脾益肾、豁痰化瘀。以智脑胶囊制剂作为基本方加味。方中党参益气健脾、补血生津;肉苁蓉补肾益阳、填精补血;黄芪益气升阳;黄精补益肾精、健脾养阴;石菖蒲行气化湿、开窍豁痰;郁金凉血活血;川芎活血行气;地龙入肾,能行通络之用。全方益气健脾、补肾益精,兼以豁痰化瘀,可助髓通脑,髓充脑健,神识复聪。痴呆的病理性质有虚实之分,以虚为本,以实为标,临床上多见虚实夹杂之证。本虚为脾肾亏虚,气血不足,髓海不充,导致神志失养。该患者即为脾肾亏虚证,故其以治本为主,因其年老多病之体,脾肾渐损,以致痰浊瘀血内生,脏腑气血失调,病理变化复杂,务必慎用耗伤气血阴阳等攻伐之品,欲过分求速反易招致诸多变证,故治疗只宜缓缓图之。

患者脾肾亏虚,夜尿频多,乌药以行散为主,益智仁以温补收摄为要,二药相伍,一散一收,发挥温下元、散寒邪、补脾肾、缩小便之功效。患者初诊服药15剂后症状改善,说明辨证思路准确。

8. 该患者在治疗过程中若出现呃逆不食,口涎外溢等症状,用药时该如何加减?

患者出现呃逆不食,口涎外溢乃脾气虚弱、胃气上逆所致,可加炒白术、半夏、代赭石、炒麦芽等健脾益气,和胃降逆。

9. 如果该患者未能及时治疗，病情延误，病机可能会如何转化？

依据该患者现阶段临床症状，主要以脾肾亏虚、痰瘀互结为主，表现为虚实夹杂。如果积极治疗，使脾肾得补，痰瘀自消，症状尚可改善，病情稳定。若一旦受到情志刺激或再发卒中等因素，痰热瘀积日久生毒，损伤脑络，可致毒盛正衰，证候由虚转实，痰毒、热毒、瘀毒壅盛，腐化秽浊，直至生活能力完全丧失，终日卧病在床，多脏器衰竭，以致不治。

【知识拓展】

1. 阿尔茨海默病 阿尔茨海默病（AD），是发生在老年前期及老年期的一种原发性退行性脑病，表现为认知功能障碍、精神行为异常等。老年人口中，AD的患病率约占总人口的5%，80岁以上的老年人可占15%~20%，随着我国人口老龄化的加剧，AD患病率逐年上升，据统计，我国老年人群AD患病人数已经超过600万，预计到2050年患病人数将超过2 000万，是世界上AD患病人数最多、增长速度最快的地区，给患者、家庭、社会带来沉重负担。AD的发病人群以老年人为主，通常对其生活质量造成严重影响，大多数患者在确诊AD后的10年内死亡。因此提高对AD的认识和治疗有着重要的医学和社会意义。近年来在AD发病机制的药物靶标研究中已经取得了较多进展，目前人们越来越重视AD发病机制的其他环节，尤其是免疫炎症反应及胆固醇代谢相应的药物靶点、神经存活因子及其受体相关的药物靶点。尽管许多新的研究靶点尚不能用于临床治疗，却为AD防治研究提供了全新的思路和方向。另外，由于AD发病因素较多，任何一种单靶点的药物治疗策略都难以恢复脑认知功能，因此，多靶点药物组合治疗有望取得较好的疗效。中医药治疗AD具备多环节、多途径、多靶点的作用特点，在临床应用中疗效较好，进一步研究不但有助于中药治疗AD，对于从中发现针对AD的新药物靶标也有重大意义。同时采用适当的载体材料经过脑靶向策略修饰得到新型载药系统，结合多靶点药物组合治疗，不仅可提高药物在病灶部位的浓集，也可减轻其他毒副作用，为AD的治疗提供了新的手段。

2. 血管性痴呆 血管性痴呆（VaD）是指由不同的病因学导致脑血管病变，继发脑低灌注改变，影响大脑供氧和供能所导致的认知功能障碍综合征，约占老年期痴呆患者的16%。根据所累及的病变血管的不同以及相应病理改变的差异，VaD又可分为不同的临床亚型，是一组在病因学上具有异质性的疾病综合征。

目前诊断 VaD 使用较广的 4 种国际公认的诊断标准是：美国精神病学会精神障碍诊断和统计手册 -5（The Diagnostic and Statistical Manual of Mental Disorders，DSM-Ⅴ）、国际疾病分类第十版（ICD-10）、美国加利福尼亚州阿尔茨海默病诊断与治疗中心（Alzheimer's Disease Diagnostic and Treatment Centers，ADDTC）标准以及美国国立神经系统疾病与卒中研究所和瑞士神经科学研究国际协会（National Institute of Neurological Disorders and Stroke and Association Internationale pour la Recherche et l'Enseignement en Neurosciences，NINDS-AIREN）制定的 NINDS-AIREN 标准。它们的共同特点是都包括了 3 个诊断步骤：先确定有无痴呆，再确定脑血管病是否存在，最后确定痴呆是否与脑血管病相关。但这些诊断标准都有其局限性，且忽视了血管疾病所引起的认知损害的早期识别。故 DSM-Ⅴ引入了血管性认知障碍（vascular cognitive impairment，VCI）的概念。VCI 的诊断需要综合评估以下几方面：认知症状主诉、血管性危险因素评估、体格检查、神经心理测评和颅脑影像学检查等。VCI 可以涵盖所有与血管危险因素（如高血压病、糖尿病和血脂异常等）和脑血管病变（如白质疏松和慢性脑缺血）有关的各种程度的认知障碍，涵盖了血管源性认知损害从轻到重的整个发病过程。

根据认知障碍的严重程度，将 VCI 分为血管性轻度认知障碍（vascular-based mild cognitive impairment，Va MCI）、非痴呆型血管性认知障碍（vascular cognitive impairment no dementia，VCIND）和 VaD。VCIND 是最常见的 VCI 亚型，是具有血管病变依据但没达到痴呆诊断标准的血管性认知障碍。VCIND 根据病变部位可分为皮质型（大血管性、栓塞性和低灌注性）、关键部位型（大血管性、栓塞性、小血管性和低灌注性）和皮质下型（小血管性、低灌注性和不完全梗死性）三种类型。2014 年，国际血管性行为与认知障碍学会（International Society for Vascular Behavioral and Cognitive Disorders，Vas-Cog）将血管性认知障碍（vascular cognitive disorders，VCD）诊断标准进行了更新：①确定存在认知障碍，有两个必备条件，认知障碍主诉和认知缺陷的客观或测试的证据；②确定血管疾病是引起认知缺陷的突出但非绝对唯一的病因。与以前的诊断标准比较，VCD 是一个从正常状态到痴呆的连续过程。诊断分两层：很可能的（probable）和可能的（possible），与诊断神经退行性变所采用的方式一致。

3. 路易体痴呆 路易体痴呆（dementia with Lewy body，DLB）是由日本学者 Okazka 等首先描述的一种以路易小体为病理特征的神经系统变性疾病，其主要临床表现为波动性认知功能障碍、视幻觉及帕金森综合征。在老年神经变性痴呆中，其发病率仅次于阿尔茨海默病，居第二位。Hogan 等的系统评价分析结果显示 DLB 的患病率占老年痴呆患者的 0.3%~24.4%，且随年龄的增长 DLB 的患病率在逐渐增加。由于不是所有的核心特征都会在发病初期显现出来，在临床诊断中很难将 DLB 与其他痴呆尤其是 AD 区别开，是最常见的一种误诊。

1912 年，德国学者 Frederick Lewy 在原发性帕金森病患者大脑黑质细胞胞质中发现一种圆形嗜酸性小体，后被命名为路易小体（Lewy bodies，LB）。LB 主要由 α- 突触核蛋白、泛素、补体蛋白、微丝、微管等组成，分布于脑干、边缘系统及新皮层等。1923 年 Lewy 教授报道了 70 例帕金森病（PD）中 54 例存在精神问题。1961 年，冈崎等首先报道了 2 例具有进行性痴呆、定向力障碍、幻觉伴帕金森综合征的病例，并发现患者大脑新皮质中广泛存在 LB，首次将痴呆和 LB 联系在一起。随着抗泛素染色技术的进展，人们意识到 LB 在脑内广泛存在且皮层 LB 的病理改变是痴呆的病因。

1983 年，日本学者 Yoshimura 使用弥漫性路易体病这个术语来描述痴呆伴广泛皮质 LB 的病例。进一步研究发现，AD 和 PD 患者脑内也存在 LB，学者们将其分别称为 AD 路易体变异型和老年痴呆路易体型。直到 1995 年国际路易体痴呆联盟（Lewy body dementia association，LBDA）才统一了该类疾病的名称，定名为 DLB，并制定了临床和病理诊断标准的共识。

4. 额颞叶痴呆 额颞叶痴呆（frontotemporal dementia，FTD）是与额颞叶萎缩相关的一组以认知损伤、行为异常、语言障碍为主要表现，同时可合并锥体外系和运动神经元病的临床综合征。流行病学发现，FTD 是引起年轻型痴呆（<65 岁）的主要类型。一般发病年龄 45~65 岁，占总发病率的 60% 以上，大于 65 岁发病约 30%，而小于 45 岁不到 10%，从痴呆确诊到死亡平均约 3~4 年时间。FTD 在神经病理、临床表现等方面具有多样性，合并其他疾病发病，在各类型之间及某一类型不同发展阶段的表现相互交叉重叠，临床诊断十分复杂。

FTD 的临床表现复杂多样，根据不同的临床表现，目前主要分为 3 类：行为异常型额颞叶痴呆（behavioral variant frontotemporal dementia，bvFTD）、原发性进行性失语（primary progressive aphasia，PPA）和合并运动障碍综合征。

【临证精要】

一、辨证要点

痴呆的辨证要点当从分轻重、明缓急、辨虚实三个方面兼顾。对于痴呆病情轻者，除记忆损害外，还可见认知功能损害，但生活能自理，其辨证多属于脾肾亏虚、气血不足；病情重者，不仅记忆和认知损害，常伴有精神行为异常，生活上需要他人照顾。痴呆大多起病缓慢，逐渐加重，病程漫长，多与年老脾肾亏虚、髓海渐空有关联；若突然起病，呈阶梯样加重，病程短，多受到脑卒中、外伤、情志等因素影响，引起痰浊相扰、瘀血阻络。痴呆的虚证以脾肾两虚、气虚血亏、髓海空虚为特征，实证以痰浊、瘀血、火热、毒盛为主。除记忆、认知、情感等常见表现外，抓住患者的全身表现和舌苔脉象是辨别虚实的关键。

二、治疗原则

对于痴呆的虚证，其主因脾肾两虚、髓海空虚，需培补先天和后天的脾肾精气，肾为先天之本，肾生精，精生髓，当以补肾益精为主，即“补肾即补髓”。实证为痰浊、瘀血阻滞脑络，重在化痰祛瘀开窍，尤以化痰开窍为重，即“治痰即治呆”。

三、他型证治

1. 早期(启动期)

(1)髓海渐空证

症状：记忆减退，智能损害；脑转耳鸣，胫酸眩冒；两目昏花，齿枯发焦；舌瘦淡红、脉沉细。

病机分析：肾虚精少不能壮骨，肝虚血少不能养精，则动作缓慢、胫酸、齿枯发焦；耳为肾窍，肝肾亏虚，脑髓失充，元神失养，则记忆减退、智能损害、脑转耳鸣、眩冒、两目昏花；舌瘦淡红、脉沉细俱为肝肾亏虚之象。

治法：滋补肝肾，填精益髓。

常用方药：七福饮(《景岳全书》)。熟地黄、当归、人参、白术、远志、炙甘草、鹿角胶、龟板胶、阿胶、山萸肉、肉苁蓉、知母。

方药解析：熟地黄滋阴补肾；当归养血补肝；人参、白术、炙甘草益气健脾；远志开窍化痰；鹿角胶、龟板胶、阿胶、山萸肉、肉苁蓉、知母，以增加滋补肝肾、填精益髓之力。

加减：若心烦、溲赤、舌红少苔、脉细而弦数，可合用六味地黄丸或左归丸。若头晕、耳鸣、目眩或视物不清，加天麻、钩藤、珍珠母、煅牡蛎、菊花、生地黄、枸杞子。

(2)气血不足证

症状：神疲倦怠，少气懒言；淡漠退缩，多梦易惊；善愁健忘，心悸汗出；舌淡苔白，脉细无力。

病机分析：气血亏虚，脑髓不充，元神失养，则善愁健忘；神疲倦怠，少气懒言，汗出为气虚之象；多梦易惊，心悸为血虚之象；舌淡苔白，脉细无力俱为气血不足之象。

治法：益气健脾，养血安神。

常用方药：归脾汤(《正体类要》)。人参、炙黄芪、麸炒白术、当归、茯神、龙眼肉、酸枣仁、远志、木香。

方药解析：人参、炙黄芪、麸炒白术、炙甘草健脾益气；当归、茯神、龙眼肉、酸枣仁养心安神；远志交通心肾；木香理气醒脾。

加减：若脾虚日重，加茯苓、山药；若入睡困难或夜间行为异常，加柏子仁、首乌藤、珍珠粉、煅牡蛎、莲子心。烦躁明显，去炙黄芪。

2. 中期(进展期)

(1)痰浊蒙窍证

症状：痰多体胖，迷惑善忘；夜寐早醒，睡眠倒错；言辞颠倒，表情呆钝；苔黏腻浊，脉弦而滑。

病机分析：痰湿内盛，留于体内，阻滞气机，则体胖；痰浊积于胸中，蒙蔽清窍，迷惑善忘、夜寐早醒、睡眠倒错、言辞颠倒、表情呆钝；苔黏腻浊，脉弦而滑，亦系痰盛之象。

治法：化痰开窍，通阳扶正。

常用方药：洗心汤(《辨证录》)。半夏、陈皮、石菖蒲、甘草、人参、附子、茯神、酸枣仁、神曲。

方药解析：半夏、陈皮健脾化痰；石菖蒲豁痰开窍；人参、甘草培补中气；附子通阳扶正；茯神、酸枣仁宁心安神；神曲以消食健胃。

加减：若有热象，则减附子；若舌红苔黄腻，可加清心滚痰丸；若言语颠倒，歌笑不休，甚至反喜污秽，或喜食炭，可改用转呆丹。

(2)瘀阻脑络证

症状：反应迟钝，行走缓慢；妄思离奇，梦幻游离；偏瘫麻木，言謇足软；舌紫瘀斑，脉细而涩。

病机分析：瘀阻脑络，使脑气不能与脏气相连接，神机失用，则反应迟钝，行走缓慢，妄思离奇，梦幻游离；脑脉瘀阻，则偏瘫麻木，言謇足软；舌紫瘀斑，脉细而涩俱为瘀血之象。

治法：活血化瘀，通窍醒神。

常用方药：通窍活血汤(《医林改错》)。桃仁、红花、赤芍、川芎、葱白、生姜、麝香、黄酒、全蝎、蜈蚣、三七、天麻。

方药解析：桃仁、红花、赤芍、川芎活血化瘀；葱白、生姜宣阳通窍；麝香通窍开闭、活络、散瘀；黄酒辛温通阳；全蝎、蜈蚣之类以助通络化瘀之力；天麻、三七以助化瘀通络之力。

加减：久病气血不足，加当归、生地黄、党参、黄芪；久病血瘀化热，加钩藤、菊花、夏枯草、竹茹。酒精过敏者，去黄酒。

(3)心肝火旺证

症状：急躁易怒，烦躁不安；妄闻妄见，喊叫异动；噩梦难寐，便干尿赤；舌红或绛，脉弦而数。

病机分析：心肝火旺，扰乱神明，则急躁易怒、烦躁不安、妄闻妄见、喊叫异动、噩梦难寐；便干尿赤、舌红或绛、脉弦而数为热毒内盛之象。

治法：清肝泻火，安神定志。

常用方药：天麻钩藤饮(《杂病证治新义》)。天麻、钩藤、石决明、首乌藤、川牛膝、栀子、黄芩、茯神、杜仲、桑寄生、益母草。

方药解析：天麻、钩藤、石决明、首乌藤、川牛膝平肝潜阳；栀子、黄芩、茯神清心解毒；杜仲、桑寄生补益肝肾以治本；益母草合川牛膝活血利水，有利于平降肝阳。

加减：若失眠多梦，去杜仲、桑寄生，加莲子心、丹参、酸枣仁、合欢皮；若妄闻妄见、妄思妄行，去杜仲、桑寄生，加生地黄、山茱萸、牡丹皮、珍珠粉；若苔黄黏腻，加天竺黄、郁金、胆南星；若便秘，加酒大黄、枳实、厚朴；若烦躁不安，加黄连解毒汤或口服安宫牛黄丸。

3. 晚期(恶化期)

虚极毒盛证

症状：迷蒙昏睡，无欲无语；便溺失禁，心身失用；激越攻击，谵语妄言；躯体蜷缩，肢颤痫痉；舌绛，脉数或沉。

病机分析：痰毒、热毒、瘀毒壅盛，腐化秽浊，由虚转实，病情由波动而转为恶化之象，表现为迷蒙昏睡、无欲无语、便溺失禁、心身失用、激越攻击、谵语妄言、躯体蜷缩、肢颤痫痉；舌绛，脉数或沉俱为毒盛之象。

治法：解毒通络，补肾固元。

常用方药：黄连解毒汤（《外台秘要方》）加遗忘双痊丹（《石室秘录》）。黄连、黄芩、黄柏、栀子、远志、石菖蒲、人参、山药、当归、熟地黄、山茱萸、五味子、生酸枣仁、柏子仁。

方药解析：黄连、黄芩、黄柏、栀子等清热解毒；远志、石菖蒲化痰开窍；人参、山药、当归、熟地黄、山茱萸补益精血；五味子、生酸枣仁、柏子仁养心安神。

加减：若痰迷热闭，神惫如寐，加郁金、天竺黄，或合用至宝丹；若脾肾虚极，知动失司，合用还少丹；若火毒内盛，形神失控，合用安宫牛黄丸；若阴虚内热，虚极生风，合紫雪丹或生地黄、天麻、地龙、全蝎、蜈蚣等。

四、中成药治疗

1. 天智颗粒 由天麻、钩藤、石决明、杜仲、桑寄生、地龙、茯神、首乌藤、槐花、栀子、黄芩、川牛膝、益母草组成，具有平肝潜阳、补益肝肾、益智安神作用，适用于痴呆肝阳上亢证。

2. 安脑丸 由人工牛黄、猪胆汁粉、朱砂、冰片、水牛角浓缩粉、珍珠、黄芩、黄连、栀子、雄黄、郁金、石膏、赭石、珍珠母、薄荷脑组成，具有清热解毒，豁痰开窍，镇惊息风作用，适用于痴呆痰郁化热，上扰清窍证。

3. 安神补脑液 由鹿茸、制何首乌、淫羊藿、干姜、甘草、大枣、维生素 B_1 组成，具有健脑安神，生精补髓，益气养血作用，适用于痴呆肾精亏虚，髓海不足证。

五、其他疗法

1. 针灸 针灸治疗 AD 在多个临床研究中均具有肯定的疗效，因本病病机为本虚标实，治疗主张补虚泻实，调节脏腑。取穴以督脉穴为主。治疗方法也由传统的针刺发展成多种疗法综合应用，可提高临床疗效，因督脉为“阳脉之海”，针刺督脉上穴位可激发阳气，醒脑调神。临床上综合电针疗法、头针、穴位注射、针刺配合音乐疗法等多种治疗手段。针灸治疗具有多层面、多途径、多靶点作用的优势，且不良反应极少。

2. 康复训练

⑴认知训练、认知刺激和认知康复：这三种认知干预方式均通过外界干预手段来改善患者认知功能。早中期的AD患者进行任务认知训练、学习疗法、无错误学习等认知训练干预。早期AD患者经认知训练强化后，较普通的认知训练获益更为明显，且效果持续存在。

⑵运动疗法：多种模式的运动训练，如投球运动和回忆投球个数，可降低认知功能障碍持续加重的风险。

3. 重复经颅磁刺激　是一项无痛、无创、操作简单、安全可靠的电生理技术。其可促进额叶下白质的修复，改善记忆功能。

六、护理调摄

饮食宜清淡、常喝绿茶、快步行走等具有延缓或预防痴呆的作用。对于痴呆的轻度认知损害阶段，应积极治疗并跟踪随访，可延缓其发展为痴呆。对于轻症患者，应进行耐心细致的智能训练，使之渐渐恢复掌握一定的生活和工作技能；对于重症住院患者，应防止因大小便自遗及长期卧床引起压疮、感染等，做好口腔护理，防止患者自伤或他伤，防跌倒，甚至外出走失等。

七、经验荟萃

1. 陈可冀指出老年痴呆主要以虚为主，虚实夹杂，病因在于年迈体虚，髓减脑消，脉络空虚，诸窍失聪，或痰湿内生，瘀血内停，郁久化热酿毒，病位在脑，与脾肾、心、肝相关。临证中，陈可冀从虚、瘀、痰、毒辨证论治，重在以填精益髓、健脾补肾为本，兼以通络开窍、解郁醒神、化痰祛瘀为标，标本兼顾，特别强调治疗必须结合老年人的特点，细观察、勤分析、慎下药、常总结。在选用豁痰、化瘀、解毒等峻烈药物时，要兼顾患者年老体衰的特质，慎酌用量，做到祛邪不伤正。

2. 张伯礼首创分期论治，在治疗上重视对不同病因的痴呆进行分类施治，针对老年性痴呆肾精亏虚，髓海渐空的病机特点，强调补本虚，治肾为要。他认为血管性痴呆因痰、瘀作为病理基础贯穿病程始终，因此在分期辨证基础上强调泻标实，痰瘀并治。同时根据老年期痴呆的临床症候群形成的病机关键因症制宜，在对老年期痴呆认知功能的减退方面注重运中焦，升清降浊，在对老年期痴呆行为与精神障碍方面注重安神志，燮心理肝治法的运用。

3. 杨文明认为治疗老年性痴呆的根本在于固本培元。元气源于先天，以肾中精气为基础,通过脾胃化生之精微物质不断充养,维持机体生命的根本。由于脾肾亏虚、元气不足是老年性痴呆的核心病机,因此健脾益肾、固本培元则是老年性痴呆的基本治则治法。临证虽以补脾肾、益元气为本,但是在固本的同时加入化痰、开窍之品,如郁金、菖蒲、远志、陈皮等,非但不影响补益之效,且能发挥以通为补,以通为用之功效。由此可见,固本培元治法均以元气虚损为老年性痴呆论治之根。杨文明循新安医家固本培元学术思想结合长期临床诊疗经验,创制了具有健脾益肾、固本培元作用的中药复方制剂智脑胶囊治疗老年性痴呆,取得了较好的临床疗效。

【诊疗解悟】

1. 临证发微 痴呆病位在脑,但与肾、脾、心、肝等脏有关。“脑为髓之海”,“肾主智,肾虚则智不足”,肾虚是痴呆病的核心病机,故治疗痴呆应重视补肾。补肾是痴呆最基本的治疗原则,应贯穿于疾病的全程。痴呆一直是历代医家医籍著述所收录和论治的重点,在中医学发展的历史长河中,新安医家对痴呆的病因、病机、病位、论治等方面做出了重要的贡献。脾肾亏虚、元气不足是老年性痴呆的核心病机,因此固本培元法在老年性痴呆治疗中的实质就是健脾益肾。临证施治时强调固护元气,虚则补之,组方灵活取用,如缘由后天不足之脾气虚者,孙一奎证用益黄散,同时佐以白术、木香等健脾益气。脾虚血少,阴虚发热者,吴澄妙用理脾益营汤,配伍莲肉、扁豆等益气补营。由此可见,固本培元治法均以元气虚损为老年性痴呆论治之根。

由于本病证候演变具有一定的规律性,治疗的一般原则是分期辨证施治。早期病情初始,常以补肾为主;中期痰瘀火并现,应化痰、祛瘀、泻火交替或并行;晚期因痰、瘀、火而化生毒浊,毒浊内盛而元气极虚,常在清热解毒基础上,补肾固元,以增加协同效应。临证时应根据肾阴阳之偏衰选择补肾药。肾阳虚者常用仙茅、淫羊藿、鹿茸、巴戟天、补骨脂、狗脊、益智仁等补肾温阳药;肾阴虚者常用熟地黄、枸杞子、菟丝子、女贞子、黄精、鹿角胶、龟板、沙苑子等益肾填髓药。因补益之品易滋生痰浊,故临床应用补肾药应注意缓补而非峻补,使补而不腻,补中寓通。

痴呆病程长且病情缠绵不愈,“怪病多痰,久病多瘀”,痰瘀贯穿本病始终,在本病的发病机制中具有重要的作用。痰瘀既是病理产物,又是导致痴呆发生的致病因素,故中医治疗痴呆应重视化痰活血法。对于痰浊蒙蔽清窍者,临床常选用半夏、陈皮、浙贝母、胆南星、天竺黄、竹沥等化痰药;对于瘀血内阻脑脉者,常用赤芍、丹参、川芎、桃仁、红花、三七、地龙、土鳖虫等活血通络药。临床实践中常根据标本虚实轻重将化痰活血法与补虚法联合应用。此外,“巅顶之上,唯风药可到也。”本病病位在脑,临床上多加用风药治疗本病,常用药物有羌活、防风、白芷、苍耳子、柴胡、升麻等,既可疏通经脉,升发清阳之气贯注于脑,以壮髓海;又可使阳升气旺,以助化痰逐瘀。

睡眠障碍逐渐成为AD重点关注问题,患者以不寐、寐而易醒、时寐时醒为主要见症,病机总属“阳盛阴衰,阴阳失交”,即阴虚不能纳阳,阳盛不得入阴。虚证以心肾亏虚为主,实证以痰瘀互结为主。临床上,应把握AD与睡眠障碍的“双向关系”、AD睡眠障碍临床的特点,配合中医药以整体提高AD睡眠障碍患者生存质量。治疗上,以补虚泻实、调整脏腑阴阳为原则,常用生地、百合、柴胡、白芍、黄连、酸枣仁、合欢皮、首乌藤、远志、茯苓、益智仁、肉苁蓉、山药、杜仲、丹参等。针灸推拿疗法亦可以改善AD患者睡眠障碍,一方面通过对患者辨证施治,调整阴阳,改善患者的睡眠质量和认知功能,另一方面可以帮助患者局部放松肌肉,有助于改善患者入睡困难、易醒等症状。

2. 诊治演变

(1)概念演变:古代文献中的痴呆包括双重含义:①慢性获得性智能障碍综合征,即现代医学中的痴呆;②由于大脑受到器质性的损害或是由于脑发育不完全从而造成认识活动的持续障碍以及整个心理活动的障碍,即现代医学中的智力低下。而慢性获得性智能障碍综合征则囊括现代医学中的血管性痴呆和阿尔茨海默病。其中,阿尔茨海默病又称为老年性痴呆。

(2)病机演变:既往认为痴呆的病性以虚为主,现多认为虚实夹杂。对痴呆病邪的认识经历了从瘀血、热邪→痰浊→毒邪。从瘀、热论治痴呆始于汉代《伤寒杂病论》。《伤寒论·辨太阳病脉证并治》云“太阳病不解,热结膀胱,其人如狂”,《伤寒论·辨阳明病脉证并治》指出,“阳明证,其人喜忘者,必有蓄血。所以然者,本有久瘀血,故令喜忘”。此外,依据《素问·至真要大论》“诸躁狂越,皆属于火”以及《景岳全书·癫狂痴呆》“凡狂病多因于火”的说法,常用清热泻火法治疗中度和重度痴呆。《医林改错》进一步推广了活血化瘀治痴呆,提出用癫狂梦醒汤治疗“气血凝滞脑气,与脏腑气不接”。与火热和瘀血不同,痰浊是后世才发展的概念。元代危亦林《世医得效方·健忘》在论及加味茯苓汤时谈到“痰迷心包”会导致“健忘失事、言语如痴”,提出痰浊与痴呆的关系。痰浊致病理论经朱丹溪的论述而影响深远。清代陈士铎《辨证录》“痰积于胸中,盘踞心外,使神明不清,而成呆病”,其所著《石室秘录》强调“痰势最盛，呆气最深”以及“治呆无奇法，治痰即治呆”。至此，痰浊成为与痴呆的呆笨、反应迟钝等关键症状对应的主要病机，化痰也成为治疗痴呆的主要方法。

络脉有常有变，常则通，变则病，病则必有“病络”产生，“病络”生则“络病”成，此时产生一种状态，可以是疾病状态，也可是亚健康状态。“毒损脑络”所导致的证候特征是毒瘀遏阻脑络，因其日久必虚，故常以毒、瘀、虚为基本证候因素，其中络虚是“毒损脑络”产生的始动因素，络脉闭阻为“毒损脑络”形成的病理基础。脑之络脉作为全身络脉的一部分，五脏六腑之气，由经络上注于头，以充实脑髓，营养脑神。督脉通髓达脑，是脏腑精微上输于脑的重要通路，与脑有着广泛的生理病理联系。督脉与脑脉气相连，督脉之气升则清阳之气上充脑窍，督脉之气降则神随气行，支配全身。如毒损脑络，痰、瘀、虚、毒交阻脑络，则督脉瘀滞，脏腑精微不能上输以养脑益髓，清阳之气不能上升以供神明之用，导致髓海空虚、神明失养、呆病遂生。

(3)先后天的演变：痴呆为本虚标实之证，病变部位主要为脑部，其发病原因与人体心、肝、脾、肾等脏腑都有所关联，而关键因素还在于肾虚。人体中肾属于先天之本，在人类生、长、壮、老、已发展变化中占首要位置。肾虚与痴呆发生有重要关系。肾藏精，精生髓，而髓又上浮在脑部，脑为人体之髓海，所以肾虚便会导致人体髓海不足，脑部营养缺失，进而发展成为痴呆。正如《医方集解》所说：“肾精不足，则志气衰，不能上通于心，故迷惑善忘也。”由此可见肾虚与痴呆发生之间必然有密切关联。痴呆的基本病理变化是脑髓空虚。《灵枢经·海论》云：“髓海有余，则轻劲多力，自过其度；髓海不足，则脑转耳鸣，胫酸眩冒，目无所见，倦怠安卧。”清代王清任指出：“小儿无记性者，脑髓未满；年高无记性者，脑髓渐空也。”《类证治裁》记载：“脑为元神之府，精髓之海，实记性所凭也。”由此可见脑髓是人精神活动的物质基础和源泉所在，脑髓空虚则心智失养，记忆力减退，渐发为痴呆。肾为先天之本，肾藏精、生髓。“脑为髓之海”，脑髓是由肾精所化生，如唐容川云：“事物之所以不忘，赖此记性，记在何处，则在肾经。益肾生精，化为髓，而藏于脑中。”可见脑髓赖肾精所化生及五脏六腑之精的濡养。人至老年，肾精渐亏，复因饮食、劳逸、情志失调，致内伤积损，精气亏虚，脑髓渐失所养，而发为痴呆。

脾运化水谷，生气血，长肌肉，化而为髓，由脊骨上行入脑，成为脑髓。脾主升清，能升清阳上达于脑髓而荣脑，故脾健则元神功能正常。脾藏意，意指意识、回忆等，即脾与学习、记忆、思维等精神活动密切相关；脾主思，而七情皆由思而后生，即脾与情志活动关系密切。脑主司精神、意识、思维和情感活动。因此，脾与脑存在密切的相关性。脾为气血化生之源。脾气健运，气血充盈，人方能意识清楚，思维敏捷。脾居中焦，为人体气化之枢。脾胃协调，则气机升降有序，神志活动才能正常进行。《类经》卷二十八："脾藏意，神志未定，意能通之，故为谏议之官。虑周万事，皆由乎意，故智周出焉。"智慧乃神志的综合体现，其产生及活动与五脏关系密切，而脾在其中起了尤为重要的作用。

脾居中州，旁统四脏。五脏功能正常的发挥，均以脾主运化、主生血统血、主升清功能正常为前提条件。如沈金鳌在《杂病源流犀烛·脾病源流》中指出："盖脾统四脏，脾有病，必波及之；四脏有病，亦必待养于脾，故脾气充，四脏皆赖煦育；脾气绝，四脏不能自生。"这都为四脏以脾为中心奠定了基础。又因五脏皆藏神，"五脏中皆有脾气"（《景岳全书·卷十七》），即提出以脾为基础，与其他四脏相合论痴呆，将会为痴呆的治疗开拓新思路。

(4)不同阶段论治：早期治疗以补虚为主，重在培补肾精，兼补益脾气。早期为病情初始阶段，常见髓海渐空、脾肾两虚、气血亏虚等证。培补先天之肾精，兼顾后天之脾气在痴呆早期尤为重要。此期可见脑转耳鸣，发脱齿摇，懈怠安卧，或食少纳呆，夜尿频多，腹胀便溏，或多虑易惊，神疲倦怠，善愁健忘等。治以补肾健脾，养元安神之还少丹。

中期治疗以祛邪为主，重在化痰、祛瘀、泻火。中期为病情波动阶段，痰浊蒙窍、瘀阻脑络、心肝火旺并现或交叉，治疗当以化痰、祛瘀、泻火交替或并行。此期可见体胖痰多，秽洁不分，或反应迟钝，梦幻游离，或急躁易怒，谵语妄言，噩梦难寐等症。治以化痰开窍，活血化瘀，清肝泻火之洗心汤、天麻钩藤饮之法，同时加用活血化瘀之法。

晚期治疗重在解毒通络，补肾固元。晚期为病情恶化阶段，呈现虚极和毒盛状态，病程较长，因痰、瘀、火日久而化生毒浊而致，虚极毒盛，形神衰败。虚极毒盛症见迷蒙昏睡，激越攻击，谵语妄言，便溺失禁，躯体蜷缩，肢颤痫痉。治以解毒通络，补肾固元之黄连解毒汤加减，直折火毒，同时加用补肾益精，大补元气之品。

【医论撷要】

《素问·五常政大论》："根于中者，命曰神机，神去则机息。"

《灵枢·海论》："髓海不足，则脑转耳鸣，胫酸眩冒，目无所见，懈怠安卧。"

《伤寒论·辨阳明病脉证并治法》："阳明证，其人喜忘者，必有蓄血。所以然者，本久有瘀血，故令喜忘。”

《景岳全书·癫狂痴呆》：“痴呆证，凡平素无痰，而或以郁结，或以思虑，或以疑贰，或以惊恐，而渐致痴呆，言辞颠倒，举动不经，或多汗，或善愁，其证则千奇万怪，无所不至，脉必或弦或数，或大或小，变易不常，此其逆气在心或肝胆二经，气有不清而然。”

《辨证录·呆病门》：“大约其始也，起于肝气之郁；其终也，由于胃气之衰。肝郁则木克土，而痰不能化，胃衰则土不制水而痰不能消，于是痰积于胸中，盘踞于心外，使神明不清，而成呆病矣。”

《石室秘录·呆病》：“呆病如痴，而默默不言也，如饥而悠悠如失也……实亦胸腹之中，无非痰气。故治呆无奇法，治痰即治呆也。”

《医林改错·脑髓说》：“灵机记性不在心在脑……灵机记性在脑者，因饮食生气血，长肌肉，精汁之清者，化而为髓，由脊骨上行入脑，名曰脑髓。”又云：“小儿无记性者，脑髓未满；高年无记性者，脑髓渐空。”

《寿世保元·健忘》：“夫健忘者……盖主于心脾二经。心之官则思，脾之官亦主思，此由思虑过度，伤心则血耗散，神不守舍。伤脾则胃气衰惫，而疾愈深。”

《千金翼方·卷第十二》：“人年五十以上，阳气日衰，损与日至，心力渐退，忘前失后，兴居怠惰，计授皆不称心。”

《医方集解·补养之剂》：“人之精志皆藏于肾，肾精不足则志气衰，不能上通于心，故迷惑善忘也。”

【参考文献】

［1］李敏，张萍，李思铭，等. 陈可冀院士治疗老年痴呆的临床经验 [J]. 中西医结合心脑血管病杂志, 2015, 13 (2): 254-256.

［2］崔远武，江丰，马妍，等. 张伯礼教授治疗老年期痴呆经验 [J]. 中华中医药杂志, 2015, 30 (8): 2783-2786.

［3］孔令越. 颜德馨教授以气血为纲辨证治疗血管性痴呆经验 [J]. 四川中医, 2005, 23 (8): 4-5.

［4］陈娜，杨文明，魏涛华，等. 固本培元法治疗老年性痴呆探析 [J]. 中华中医药学刊, 2023, 41 (3): 186-189.

第十二章　梅　核　气

梅核气指咽喉中有异常感觉，如梅核塞于咽喉，咯之不出，咽之不下，不痛不痒，时发时止，随情志波动时轻时重，不碍饮食及呼吸为特征的咽喉疾病。古代文献中梅核气被描述为“咽中如梗”“咽中如有异物”“咽中如有炙肉”“咽喉不利”等。本病以性格内向、多疑敏感者多见，好发于妇人，30~50岁居多，因与情志因素关系密切，本病易复发。

【典型病案举隅】

患者，女，42岁，教师。

【主诉】

自觉咽中有异物3个月，加重1周。

【四诊采集】

（一）望诊

1. 观察有无表情淡漠，目光暗淡无彩。

2. 观察是否有坐立不安等状态。

3. 观察前颈部及咽喉部有无明显红肿、溃破、结节等。

4. 舌象。

（二）闻诊

1. 有无叹息声及说话声音语调异常。

2. 有无口腔及身体异味。

（三）问诊

1. 有无进食哽咽感或吞咽障碍。

2. 咽部异物感发生的时间、程度、伴随症状及症状出现的先后顺序、加重的诱因。

3. 平素性格内向还是外向，工作及生活压力情况。

4. 做过哪些实验室和影像学检查。

5. 接受过哪些治疗，效果如何。

6. 既往史、过敏史、个人史、家族史等。

（四）切诊

1. 咽部反射情况。

2. 触诊颈部有无结节。

3. 检查肌力及肌张力。

4. 脉象。

【病情述要】

患者3个月前与同事发生激烈争吵后自觉咽中不适，如有异物梗阻，咯之不出，咽之不下，无疼痛，伴不思饮食，沉默寡言，月经紊乱，睡眠差。情绪波动后上述症状加重，患者自疑为“食管肿瘤”，思想包袱重，严重影响日常生活。就诊于多家医院，先后行喉镜、钡餐摄片、纤维胃镜检查，均未见异常，诊断为“神经症”，予以“帕罗西汀、氟哌噻吨美利曲辛、谷维素、安神胶囊”等药物治疗后咽中异物感无明显改善，近1周来咽部异物梗阻感加重，前来我院就诊。患者平时性格内向，工作压力大。

刻下症：咽部不适，如有异物梗阻，咯之不出，咽之不下，善叹息，少言寡语，胃脘痞满，不思饮食，便溏，少寐多梦，月经周期紊乱（时而推迟，时而提前，无规律），舌淡体胖，苔白腻，脉弦滑。

【诊断治疗】

诊断：梅核气（气滞痰凝证）。

治法：疏肝解郁，行气化痰。

处方：半夏厚朴汤加味。

半夏12g、厚朴9g、茯苓12g、生姜15g、紫苏叶6g、泽泻9g、白术12g、柴胡12g、郁金10g、酸枣仁20g。水煎，早晚口服，每日1剂。同时加强心理疏导，解除思想顾虑。

二诊：服上方14剂后，自述感觉良好，咽中异物感明显改善，胃脘不适较前好转，夜寐欠安。上方加香附9g、百合30g、茯神10g。水煎，每日1剂，早晚分服。嘱患者放松心情，适当户外锻炼。

三诊：服上方 14 剂后，咽中异物感基本消失，纳可，夜寐安，月经如期而至，与家人及同事关系改善。嘱服逍遥丸巩固疗效。

半年后随访，诸症未发。

【临证分析】

1. 梅核气诊断要点有哪些？

(1) 自觉咽中异物感、咽之不下、咯之不出。

(2) 常由情志因素诱发或加重，可反复发作，多发于女性，尤其是中、青年女性。

(3) 排除咽喉部器质性病变。

2. 该患者诊断为梅核气的证据是什么？

(1) 患者女性，咽喉部异物感 3 个月，加重 1 周。

(2) 因情志因素诱发，又因情绪波动症状加重。

(3) 咽喉部检查无器质性病变。

(4) 平素性格内向。

3. 临床诊断时，该病需与哪些病症相鉴别？

(1) 梅核气与喉痹（慢性咽炎）的鉴别：梅核气多见于中青年女性，自觉咽中有异物梗塞，但无咽痛及吞咽困难，其症状与情绪波动有密切关系，而喉痹则常见于男性，除咽喉部异物感外，还有咽干、咽痛、咽痒等不适感，常因感冒、长期抽烟、过食辛辣而发病，由此不难鉴别。

(2) 梅核气与噎膈的鉴别：两者均见咽中梗塞不舒的症状。梅核气为气逆痰阻于咽喉，为无形之气，无吞咽困难及饮食不下的症状。而噎膈系有形之物瘀阻于食管，吞咽困难，由此鉴别。

4. 梅核气主要相当于西医哪些疾病？应做哪些检查？

根据本病的临床表现，具有咯之不出，咽之不下，咽异物感为主要临床特征的疾病，如西医学中的咽异感症、咽喉神经官能症、癔球症等，均属本病范畴，可参照本章辨证论治。因咽喉部异物样梗阻感觉，不少患者以怀疑食管肿瘤就诊。因此，为排除某些占位性病变，详细的查体及影像学检查是非常必要的。首先应进行详细查体，如患者口咽、鼻咽及咽喉有无黏膜充血、肿胀，有无淋巴组织增生及新生物占位等；触诊颈部有无肿大的甲状腺以及淋巴结等；另外，还需结合纤维喉镜、纤维食管镜、胸部 CT 片、颈椎 X 线片、甲状腺及颈部 B 超等检查，以及时明确诊断，防止误诊误治。

5. 分析梅核气的病因病机。

(1)病因

1)情志变化,肝气郁结:肝主疏泄,性喜条达恶抑郁。若情志内伤,肝失条达,肝气郁结,脏腑气机失调,或肝气上逆,或虚火上炎,上逆之气壅塞咽喉,发为本病。

2)肝郁乘脾,气滞痰凝:脾为后天之本,主运化食物及水液,肝病及脾,或饮食不节,多食生冷,伤及脾阳,脾失健运,津液不能输布,积聚成痰,痰气互结于咽喉而成本病。

3)阴虚肝郁,冲气上逆:年老体衰,或平素多思多虑,耗伤精血,肝藏血,冲脉为血海,肝脉与冲脉相连,精血亏损不能濡养肝脉,肝气上逆,阻滞咽喉而成本病。

4)气滞血瘀,血阻脉络:情志内伤,心志不舒,气机不畅,气不行血,血瘀脉络,阻滞于咽喉,发为本病。

5)肾阳不足,火不归原:肾主水,肾气肾阳推动、温煦水液运化,妇人绝经后肾气肾阳不足,水液不得温化,与气凝结于咽喉,而发生本病。

(2)病机:本病常发生于情志内伤之后,多见于女性。具体部位在咽喉,但主要责于肝、脾,涉及肾脏。尤其女性患者发病与肝脏关系密切,本病始发于肝脏,肝病及脾,久病则伤及肾脏。七情内伤、饮食不节、年老肾虚均可致肝、脾、肾三脏功能失常。肝之疏泄失常,则气失条达,可使气滞血瘀或气郁化火;脾之功能失调,健运失司,水湿聚而为痰;肾阳虚衰,不能温运脾土,以致气、痰阻结于咽喉,发为本病。

本病发病之初多以实证为主,气滞痰凝,痰气交阻;中期多实证夹杂气虚或阴虚,而后期则以虚证为主。如情志内伤,肝气郁结,气郁化火,久之耗伤阴液,出现阴虚火旺的病理变化,或肝病及脾,脾失健运,湿邪内生,痰湿内阻,与气交结于咽喉,发为本病。若误治失治,肝郁化火,火邪上扰神明,更易出现心烦易怒,加重病情。久治不愈,由气及血,阴损及阳,病情迁延难愈。

6. 该病诊断为气滞痰凝证的依据是什么?

依据:患者咽中不适,如有异物梗阻,咯之不出,咽之不下,善太息,常随情志波动而加重,胃脘痞满,不思饮食,便溏,少寐多梦,月经周期紊乱,舌淡体胖,苔白腻,脉弦滑。根据临床表现及舌苔脉象分析,符合肝郁脾虚、气滞痰凝的病机。肝经经脉上循于咽喉,肝气郁结,经络之气不舒,结于咽喉;肝失条达则善叹息;木郁乘土,肝病及脾,脾失健运,津液不得正常输布,积聚成痰,脾虚失于健运，则纳差，胃脘部痞满不舒，便溏；女子以肝为先天，肝失调达则月经周期紊乱；舌脉象亦符合本证之象。

7. 分析该患者初诊及复诊时的处方用药。

初诊时方用半夏厚朴汤加味，半夏、厚朴均为苦辛温燥之品，前者辛温入肺胃，功擅化痰散结，降逆和胃，后者苦辛性温，长于行气开郁，下气除满，两者相配，痰气并治，共为君药。茯苓甘淡渗湿健脾，以助半夏化痰；苏叶芳香行气，协厚朴开郁散结，其质轻入肺，宣肺上行以达病所，同为臣药。生姜辛温，散郁结，降逆气，消痰涎，助半夏化痰散结，和胃止呕，并制半夏之毒。加泽泻、白术健脾渗湿，柴胡、郁金行气解郁，酸枣仁宁心安神。诸药相合，辛可行气散结，苦能燥湿降逆，共成散结行滞，降逆化痰之功，使郁气得舒、痰涎得化，则气郁痰结之梅核气自消。

二诊时咽异物感不明显，尚存夜寐欠安，在初诊主方基础上加香附、百合、茯神解郁宁心安神。

8. 理气药在治疗梅核气的过程中起着怎样的作用？试举例常用的理气药。

梅核气发病基本病机是气郁痰结于咽喉，其中“治气”是其基本治法，理气、行气、降气等气机调理的治则是梅核气治疗的关键，治疗本病的绝大多数方中都使用了调畅气机的药物，如陈皮、香附、紫苏梗、枳壳、青皮、川楝子等，而这些药物多配以补气药佐治。凡是影响人体脏腑功能活动，导致体内的“气”运行失常的因素，都可能诱发本病，临床应注意辨别具体哪一脏腑气机失调，从脏从气而治。

9. 分析该病的转归与预后。

该病大多与情志因素相关，如调护得当，可很快痊愈，如若情志因素不去，或失治误治，病情迁延难愈，日久致郁；或和脏躁相兼，病证更加复杂缠绵；或患者精神过度紧张，忧思难解，加重病情。在治疗本病时，应耐心做好患者心理疏导，同时教育患者正确看待疾病，克服心理压力或性格弱点，有利于疾病恢复。否则可发展为焦虑、抑郁等。

【知识拓展】

现代医学中的咽异感症相当于梅核气的范畴。咽异感部位在咽喉和胸骨上窝之间，临床上，咽异感症常泛指除疼痛以外的各种咽部异常感觉，如异物感、蚁行感、紧迫感等，但并无真正的吞咽障碍或吞咽困难，其中最常见的是异物感，如柳絮、毛发粘于咽喉，或如痰液、梅核堵塞，吐之不出，吞之不下，更有甚者，可伴随胸闷气短、焦躁不安，怀疑自己得了不治之症，整日处于惶恐之中，加重病情。本病症状往往随情绪起伏波动，患者常企图通过咳嗽等动作来缓解咽部不适感，往往无效。长期得不到有效治疗的患者，常伴有焦虑、恐惧、失眠、易激惹等症状，对患者生活和工作带来很大困扰，严重影响其生活质量。

患者以中年妇女较多见，30~50 岁居多，这可能与女性相对更易出现较大的情绪波动有关。咽部神经分布极为丰富，有时器质性疾病与精神因素同在，构成复杂的病因。通常认为，广义的咽异感症由以下几类疾病引起：咽喉部疾病（如各种咽炎、慢性扁桃体炎、鼻咽异物、喉部肿瘤等）、消化道疾病（如慢性胃炎、胃溃疡、胆囊结石、消化系统肿瘤等）、心血管系统疾病（如冠心病、心包积液等）、呼吸系统疾病（如慢性支气管炎、肿瘤等）、全身性疾病（如更年期综合征、自主神经功能失调、贫血等）、各种精神类疾病（如抑郁症、恐癌症等）、其他疾病（如颈部肿物、颈椎病、甲状腺疾病等）。临床上应通过详细的体格检查和影像学检查后排除器质性疾病，以免漏诊误诊。

本病应进行详细的影像学检查。所有怀疑咽异感症的患者均应行咽部常规检查，必要时行鼻咽、喉咽部内镜检查。另外，根据部位和伴随症状选择性行相关检查。如异物感伴有咽痒、咽干、咳痰等症状，应行支气管镜、胸部 CT 平扫、过敏原检测等；如异物感存在于食管，伴恶心、反酸、嗳气等症状，应行钡餐、胃镜、^{14}C 呼气试验等检查；如以胸闷心慌为主要症状，则应完善心血管系统如心脏彩超、动态心电图等检查；以精神症状为主，症状时好时坏，排除器质性病变者，应及时行精神类量表（如 HAMA、HAMD、生活事件量表等）评估。除此之外，还应重视体格检查，尤其对甲状腺及淋巴结的触诊，检查有无甲状腺及淋巴结肿大，帮助判断病因。

对有明确病因所致的咽异感症治疗应采取病因治疗为主，包括药物治疗、手术治疗、物理疗法和心理疗法。若因慢性咽喉炎引起的咽异物感，药物可选用清咽利喉的中成药，注意忌服辛辣，戒烟酒。若以异物或肿瘤占位为病因，则应及时行手术治疗。物理疗法包括激光治疗和超短波治疗、等离子消融术等。研究表明，心理因素可影响咽异感症的进展和预后，有焦虑抑郁倾向的患者，患本病的概率明显较正常人群高。心理疗法尤其对无器质性病变的患者应进行详细全面的检查后，对患者进行耐心的解释，疏解开导，或暗示治疗，让患者认识到本病不是难治之症，更不是癌症，患者对医生诊疗满意和信任，有利于病情的好转和康复。

【临证精要】

一、辨证要点

梅核气应首辨虚实，一般根据病情的轻重及病程的长短来分辨虚实，因情志内伤，肝郁气滞，气逆上冲，与痰互结于咽喉而发病者多为新证实证。病情迁延日久难愈者，在气滞痰凝证候的基础上，出现阴虚火旺或痰瘀互结之证，多属虚证或虚实夹杂。其次应辨病位，本病病位虽在咽喉，但责之根本在肝、脾、肾三脏，应注意辨别。病位在肝者，多伴有胸胁胀满不舒、易怒、口苦、月经不调等表现；病位在脾者，多伴有胃脘痞满、纳少、便溏、困倦等表现；在肾者，可出现腰膝酸软、耳鸣耳聋、形体消瘦等症状。

二、治疗原则

梅核气的发病以情志内伤，气与痰结于咽喉为主要发病机制，故本病治疗时应以疏肝解郁、行气化痰为基本治疗原则，理气应贯穿本病治疗全过程，但要注意理气同时不伤气，酌配以补气药物。另外，本病病位在咽喉，"治上焦如羽，非轻不举"，故所用方药应以"轻"者为主，若需配伍重镇降逆之品，应注意用量宜小。

三、他型证治

1. 肝气郁结证

症状：精神抑郁，平素性格内向，咽喉如有异物阻塞，吐之不出，咽之不下，每遇情志不舒时症状加重，伴胸胁胀满，善叹息，舌质淡，苔薄白，脉弦数。

病机分析：郁怒伤肝，肝失疏泄，脏腑气机失调，上冲阻塞于咽喉，故出现咽喉部梗塞感，吐之不出，咽之不下；肝失条达，气郁不畅，故胸胁胀满，时欲叹息，得叹则舒；若肝气上逆，郁而化火，则可出现口苦咽干、目赤等表现；舌质淡，苔薄白，脉弦数，均为肝气郁结之象。

治法：疏肝解郁，理气降逆。

常用方药：柴胡疏肝散(《医学统旨》)。柴胡、白芍、枳壳、川芎、陈皮、香附、炙甘草。

方药解析：柴胡味苦，微寒，入肝、胆经，疏肝理气，解郁散结，为君药。香附、枳壳、陈皮加强疏肝理气，又能调畅气机，共为臣药；川芎、白芍养血疏肝；炙甘草调和诸药。

若肝气犯胃而见嗳气、脘闷不舒者，可加半夏、旋覆花；若肝气乘脾见腹痛、腹泻者可加苍术、茯苓。

2. 阴虚火旺证

症状：咽喉干燥，如有异物梗塞在喉，吐之不出，咽之不下，情绪波动时症状加重，伴头晕目眩，面红目赤，耳鸣耳聋，腰膝酸软，心烦难寐，舌红，苔少，脉弦而数。

病机分析：肝郁日久化火，耗伤阴液，虚火上炎，灼津为痰，阻塞咽喉，故见咽喉异物感，吐之不出，咽之不下；咽喉失于濡润，故咽喉干燥；肝肾阴虚，可见面红目赤，心烦难寐，耳鸣耳聋，腰膝酸软；舌红，苔少，脉弦而数，是阴虚火旺之象。

治法：疏肝解郁，养阴利咽。

常用方药：丹栀逍遥散（《内科摘要》）合养阴清肺汤（《重楼玉钥》）。柴胡、茯苓、生姜、牡丹皮、生山栀子、当归、白芍、生地黄、玄参、麦冬、川贝母、薄荷、炙甘草。

方药解析：柴胡、生山栀子疏肝解郁；当归、白芍养血柔肝，牡丹皮、玄参、生地黄、麦冬滋阴清热润肺，薄荷、川贝利咽，茯苓健脾宁心、生姜降逆和中，炙甘草调和诸药。

若虚火较甚见低热、手足心热者，加地骨皮、知母。

3. 气滞血瘀证

症状：精神郁郁寡欢，咽中如有异物梗塞，或咽喉紧缩感，或咽喉、胸胁刺痛感，伴咽干舌燥、月经不调，量少色紫黯有瘀块。舌质紫黯，或有瘀点、瘀斑，脉细涩。

病机分析：情志内伤，致肝郁气结，气不行血，血行瘀滞于咽喉，或本病失治误治，病程较长，由气及血，瘀血阻塞咽喉，故咽中如有物，咯吐不出，咽之不下，瘀血留阻咽喉及胸胁，故可见咽痛、胸胁刺痛。舌质紫黯有瘀点、脉涩，均为气滞血瘀之象。

治法：活血化瘀，疏肝理气。

常用方药：血府逐瘀汤（《医林改错》）。桃仁、红花、当归、牛膝、川芎、生地黄、柴胡、枳壳、赤芍、桔梗、甘草。

方药解析：桃仁、红花、川芎、赤芍活血祛瘀；当归、生地养血化瘀；柴胡、枳壳疏肝理气；牛膝入血分，引瘀血下行；桔梗开肺气，引药上行，甘草调和诸药。

若久病伴气血不足加熟地黄、党参；瘀血日久，阴血亏虚明显者，可加熟地黄、阿胶、鳖甲。

4. 肾阳不足证

症状：精神萎靡，畏寒肢冷，咽中异物感，吐之不出，咽之不下，每遇情志不舒时症状加重，伴耳鸣耳聋，腰膝酸软，神疲乏力，小便清长，舌质淡，苔白，脉沉迟。

病机分析：先天肾阳不足，不能温化水液，凝而为痰；阳虚寒凝，结于咽喉，故咽中如有异物，吐之不出，咽之不下；肾虚精亏，故神疲乏力，腰膝酸软，精神萎靡；肾主尿液生成，肾气不足，蒸化失常，温化失司，故小便清长；舌质淡，苔白，脉沉迟，皆为肾阳不足之象。

治法：温补肾阳，化气行水。

常用方药：金匮肾气丸（《金匮要略》）。熟地、山药、山茱萸、茯苓、牡丹皮、泽泻、桂枝、附子。

方药解析：熟地、山药具有益精填髓的功效，山茱萸补肝肾，茯苓、泽泻健脾渗湿化痰，桂枝温阳化气，附子补火助阳除湿，涤化凝唾，牛膝补肝肾、强腰膝。

若久病阳损及阴，可致肾阴亏虚，可加左归丸。

四、中成药治疗

1. 逍遥丸 由柴胡、当归、白芍、炒白术、茯苓、炙甘草、薄荷、生姜组成。疏肝健脾，养血调经。适用于肝郁脾虚之证。

2. 柴胡舒肝丸 由茯苓、豆蔻、酒白芍、麸炒枳壳、甘草、陈皮、桔梗、姜厚朴、炒山楂、防风、六神曲、柴胡、黄芩、薄荷、紫苏梗、木香、姜半夏、青皮、乌药、香附、豆蔻、当归、槟榔、大黄、三棱、莪术组成。疏肝理气。适用于肝气不舒之证。

3. 丹栀逍遥丸 由牡丹皮、栀子、柴胡、白芍、当归、白术、茯苓、薄荷、炙甘草组成。疏肝解郁，清热调经。适用于肝郁化火之证。

五、其他疗法

1. 针刺疗法 梅核气病位在咽喉，责之根本在肝、脾、肾三脏。咽喉属人体经络交会处，若经脉受阻，则可出现气滞痰凝之证。针刺治疗梅核气可取肝俞穴、脾俞穴、肾俞穴进行针刺。也可根据不同证型选取不同针刺穴位，如肝气郁结证选取膻中、天突、足三里等穴；气滞痰凝者选取肝俞、丰隆、足三里等穴位；阴虚火旺证则可选取三阴交、太溪、太冲、行间等穴位；肾阳不足证可选取肾俞、涌泉、太溪、关元等。

2. 耳穴埋豆 用王不留行籽贴在耳穴相应的反应点上，以疏通经络，调节脏腑气血功能。根据不同证型选取耳郭相对应的穴位，局部用75%乙醇常规消毒后，左手固定耳郭，右手贴王不留行籽耳贴，患者感局部胀痛麻木即可，每隔1日换药1次，每日按压穴位3次，每次15分钟，注意嘱患者按压力度不要太大，防止感染。

3. 穴位贴敷 此为中医学外治法。它以中医经络学说为理论依据，将中药研末后用水、蜂蜜、黄酒、凡士林等调制成膏或中药汤剂直接熬成膏状贴敷于穴位处，通过对穴位的刺激与调节发挥作用，从而达到治疗疾病的目的。治疗本病时穴位可取太冲、膻中、足三里，药用川芎、香附、半夏、细辛、薄荷研末，凡士林调成膏贴穴，日1次，1次4~6小时，5日为1疗程。

4. 中药含漱或热敷

(1)取沙参、麦冬、陈皮、桔梗各5g煎水趁热含于口中，一天数次。

(2)适量米醋加水后煮沸，用热毛巾蘸取后敷于前颈喉部，一天数次，取温通经络散结之效。

5. 单验方

(1)佛手30g，玫瑰花30g，陈皮12g，水煎早晚分服，可用于气滞痰凝之梅核气。

(2)柴胡12g，半夏12g，厚朴12g，茯苓15g，白术12g，陈皮12g，水煎早晚分服，可用于肝郁脾虚之梅核气。

6. 食疗方

(1)月季玫瑰花茶：月季花瓣、玫瑰花瓣各5~10g，沸水冲服。

(2)橘皮柚子茶：将新鲜橘皮、柚子皮洗净切成小块，加入适量蜂蜜，温开水冲服。

(3)玫瑰百合粥：干玫瑰花10g，百合50g，煎汤取汁，加入适量粳米熬粥，早或晚温服。

7. 太极拳、八段锦

(1)太极拳，国家非物质文化遗产，是一种饱含东方包容理念的运动形式。

其针对意、气、形、神进行锻炼，通过舒筋、活血、通络，能调理内脏功能、消除紧张情绪，对个体的身心健康具有非常好的促进作用。

(2)八段锦，起源于北宋，至今已有八百多年历史，此功法分为八段，故称"八段锦"。其动作舒展优美，具有柔和缓慢、动静相兼、神与形合的功法特点。八段锦简单易学，节省时间，祛病健身效果显著。

六、护理调摄

1. 饮食 本病应注意进食不能过饱过快，不可暴饮暴食，尽量以易消化和清淡饮食为主，忌食辛辣刺激，应戒烟酒。情绪不愉快、不思进食时可少食多餐。

2. 预防 本病的发生与情志因素关系密切，故保持心情舒畅，树立正确人生观，坦然面对挫折和困难，及时排除不健康情绪，是预防本病的重要措施，多走进大自然，加强体育锻炼，增强个人体质，对本病的预防亦有积极的意义。

3. 调护 本病患者大多敏感多疑，性格内向，医护人员与患者交流沟通时应注意语调措辞，避免造成不必要的猜疑和错觉。应第一时间向患者及其家人解释病情，增强其治疗的信心，指导患者学会自我排解不良情绪，教育患者正确对待疾病。家人应多理解患者处境，若能及时发现问题并耐心开导，往往能收到事半功倍的疗效。

七、经验荟萃

1. 徐经世认为仲景之半夏厚朴汤方中诸药多辛散，若病偏于寒者，用之极妙，若病已趋热化，用之则误。若症兼见咽干、口苦、舌红、苔黄之象，则多有郁久化热之势，可用黄连温胆汤加减。虽不用半夏厚朴汤，但未出其降逆化痰之旨，应视其寒热而灵活施治。可见临床上应注意结合舌苔脉象综合辨证施方。

2. 李振华指出该病主要责之于肝和脾胃，并涉及肺、肾，痰气互结是病机关键，治疗以健脾疏肝，理气化痰为主，强调治病求本和辨证施治，注重顾护脾胃和阴津。咽喉为肺胃之门户，如肺胃蓄热，火热炎上，气血结于咽喉，可出现咽干或隐痛。情志不舒，胃部胀满，胸闷气短，肝脉弦大，皆系肝气不疏、脾胃不和之象。李振华自拟理气消梅汤(方为白术、茯苓、半夏、陈皮、甘草、木香、砂仁、枳壳、乌药、香附、厚朴、桔梗、牛蒡子、山豆根、射干、小茴香)。治法定为疏肝和胃、清利咽喉。

3. 郑日新创制的养阴润喉茶为安徽省中医院院内制剂，有养阴润肺、生津利咽之效，用于耳鼻咽喉科疾病属“阴虚肺燥证”的治疗。梅核气患者日久化火伤阴致虚火之证，用养阴润喉茶治疗虚火之慢性咽炎，取其养阴润燥之功，其主要成分为麦冬、天冬、黄芩、北沙参、桔梗、牡丹皮、胖大海、甘草等。

【诊疗解悟】

1. 临证发微 梅核气经典证型为气滞痰凝证，情志不舒，气郁生痰，痰与气交阻，上逆于咽喉，发为梅核气，治疗时当以疏肝解郁、行气化痰为治疗原则。值得注意的是，在临床上，症状往往错综复杂，不可先入为主，应根据体征、舌脉仔细分析审因求证。另外，本病好发于女性，叶天士《临证指南医案》指出“女子以肝为先天”，故妇人梅核气多伴随肝郁之证，如精神抑郁、胸胁胀满、乳房胀痛、善叹息等症状，对此可加用柴胡、川芎、香附、陈皮、娑罗子等疏肝理气之品。柴胡辛行苦泄，性善调达肝气，疏肝解郁，为治疗肝失疏泄，气机郁阻之良药，但其性升散，古人有“柴胡劫肝阴”之说，故阴虚阳亢、肝风内动、阴虚火旺者忌用或慎用。

梅核气虽多为轻症，但此病发病率较高，疾病早期病情较轻往往得不到充分重视而错过最佳诊治时机，若迁延难愈，严重者可影响工作和生活。此病单纯通过西药治疗往往效果不甚理想，且病程长时患者配合度低，药物副作用较大。中医学可通过内治、外治等方法对本病进行辨证论治个体化治疗。通过采用中药汤剂或中成药制剂内服，同时配合针刺、穴位贴敷等中医理疗方法可达到很好的治疗效果。

负面情绪常使病情加重，形成恶性循环。在病因治疗的同时给予患者心理疏导可达到良好的治疗效果。心理疗法又称精神疗法，对本病的治疗起着至关重要的作用。与药物及物理疗法不同，心理疗法是医生在与患者交往接触过程中，通过言语或行为来影响患者心理活动的一种方法，从而达到减轻或消除身心疾病、改善精神状态的目的。现代医学通过专业心理治疗如释疑、暗示、顺意、催眠等使患者打消疑虑、放松心情。还应重视对患者家人的疏导，使之充分了解本病，帮助患者营造轻松愉悦的周围环境。

2. 诊治演变 先秦两汉时期梅核气相关记载主要是症状的阐述以及病因、相关脏腑、治方的论述，“喉中介介如梗状”虽描述的病证与梅核气相异，然后世有医家以此来定义梅核气者；“妇人咽中如有炙脔”是后世医家描述梅核气的主要论述之一;《伤寒杂病论》以半夏厚朴汤治疗妇人咽中如有炙脔,是治疗梅核气的代表方。该期为梅核气理论的形成奠定了基础。魏晋隋唐时期以论述梅核气的相关症状为主。医家多继承张仲景“咽中如有炙脔”之说,《脉经》通过“大肠实”症状论述,认为肝气郁结、肺失宣降之气机升降失常是“喉咽中如核状”的根本原因;《诸病源候论》则在气郁的基础上,将“咽中如有炙肉脔”的病因进一步明确为气郁痰凝,为后世以痰气互结论述梅核气病因提供了理论依据;《备急千金要方》则以“胸满,心下坚,咽中帖帖”之症述之,妇人多思常忧则情志不畅,影响气机,气机失常则水液无力运行,聚而成痰成饮,与气搏结则胸满心下坚;《辅行诀》从药物性味出发,以五脏苦欲补泻理论为基础,提出以旋覆花治疗心神失养、气血不足、火郁上焦之咽中介介如塞之证,为治疗因火郁导致的咽中如有异物的病证提供了方向。该时期在梅核气理论体系的发展中起到了承前启后的作用。宋金元时期是医学理论发展的重要时期,宋代官修医书有“咽中如有物妨闷”篇,医家也总结了自身论治梅核气的理论体系,陈言认为导致疾病发生的三类病因中,内因是引起梅核气发生的主要原因,因此提出七气致病的观点,将半夏厚朴汤调整剂量后更名为大七气汤。王硕则在此基础上将该方更名为四七汤,治疗七气郁结,喉中痰结,吞吐不得之证,后世医家关于梅核气的论述及治疗多有基于此论者。宋金元时期梅核气理论体系进入了新的发展阶段。明代梅核气病名出现,病因以气郁、湿热、积寒、凝痰为主,病机总以气机失常为主,治疗以理气为根本大法。徐春甫从环境气候入手,认为湿热是导致梅核气的主要原因。王肯堂更是在此基础上创制清咽屑,仅有米粒大小,增加与咽喉部的接触时间,这一时期梅核气治方剂型多样,服法创新,丰富了梅核气的理论体系。清代是医学理论的全面发展时期,医家从气郁、水湿、痰结的角度对《金匮要略》“妇人咽中如有炙脔”等关于梅核气的古代文献研究进行论述,以理气化痰为主要治法,为梅核气的治疗提供理论借鉴。临床各科在这一时期也取得了较大进展,专科医籍大量产生,并将梅核气纳入自身理论体系中,《外科证治全书》以针药并用的方式治疗梅核气;《重楼玉钥续编》则将梅核气、“喉中如有物妨闷”与“喉中如有炙脔,食噎即塞”分别论述。梅核气也可与诸血证联系起来,唐宗海认为梅核气兼血证者多以郁火,气上冲逆为病机,王清任创制的会厌逐瘀汤本用以治疗痘毒煎灼血液导致血瘀于咽,饮水即呛之证,然其用药以活血化瘀、疏肝理气为主要功效,后世医家以之加减治疗血瘀所致之梅核气,血瘀也成为了梅核气的致病因素之一。

【医论撷要】

《金匮要略·妇人杂病脉证并治》:“妇人咽中如有炙脔,半夏厚朴汤主之。”

《灵枢·邪气脏腑病形》:“胆病者,善太息……恐人将捕之,嗌中吤吤然,数唾。”

《诸病源候论·妇人杂病诸候》:“咽中如有炙肉脔者,此是胸膈痰结,与气相搏,逆上咽喉之间,结聚,状如炙脔也。”

《证治汇补》:“梅核气者,痰气窒塞于咽喉之间,咯之不出,状如梅核,此因湿热内郁,痰气凝结。”

《医宗金鉴·订正金匮要略注》:“此病得于七情郁气,凝涎而生……此证男子亦有,不独妇人也。”

《丹溪心法·痰》:“痰结核在咽喉中,燥不能出入,用化痰药,加咸药软坚之味,栝蒌仁、杏仁、海石、桔梗、连翘,少佐朴硝,以姜汁蜜和丸,噙服之。”

《仁斋直指方·梅核气》:“七情气郁,结成痰涎,随气积聚,坚大如块,在心腹间,或塞咽喉如梅核,粉絮样,咯不出,咽不下,每发欲绝,逆害饮食……四七汤主之。”

《古今医鉴·卷九·梅核气》:“导痰开郁,清热顺气,如陈皮、半夏、香附、川芎、山栀、黄芩、枳壳、苏子之类是也。”

《太平圣惠方·治咽喉中如有物妨闷诸方》:“治咽喉中如有物,噎塞不通,吞不能入,吐不能出,宜服木香散方。”

《针灸甲乙经·手足脉动咽痛》:“喉痹咽如梗,三间主之。”

【参考文献】

[1] 周仲瑛. 中医内科学 [M]. 北京: 中国中医药出版社, 2007.
[2] 王永炎, 张伯礼. 中医脑病学 [M]. 北京: 人民卫生出版社, 2007.
[3] 零兴勤, 何中扬. 难治性咽异感症相关病因分析 [J]. 广西医学, 2010, 32 (6): 692.
[4] 陈晓鸥, 吴霄杨. 梅核气的变异与治疗初探 [J]. 天津中医药, 2017, 34 (7): 465.

第十三章　脏　　躁

脏躁，临床上多表现为“象如神灵所作”之证候，多指妇女精神忧郁，烦躁不宁，无故悲泣，哭笑无常，喜怒无定，呵欠频作，不能自控者。本病归属于情志疾病，多因七情内伤、脏腑功能失调致精神失常。此病病名最早见于《金匮要略·妇人杂病脉证并治》，后世均采纳此概念。脏躁相当于现代医学的躯体化障碍、更年期综合征、分离障碍(旧称“癔症或癔病”)等。本病中青年女性多发，如能积极诊治，预后尚可。

【典型病案举隅】

患者，女，44岁，丧偶，农民。

【主诉】

精神恍惚伴头晕、心慌、入睡困难2年，加重1个月。

【四诊采集】

(一) 望诊

1. 观察患者神志、目光、反应等。
2. 观察患者面部及裸露皮肤的颜色和光泽。
3. 观察患者形体和动态，是否有易激惹、汗多等表现。
4. 观察舌质和舌苔。

(二) 闻诊

1. 患者语言气息的高低、强弱、缓急。
2. 患者周身有无特殊气味。

(三) 问诊

1. 疾病发生的时间、地点，有无明显原因或诱因、病情发展的主要经过。
2. 精神恍惚发生时间，特点如何，有无加重。

3. 是否有其他精神方面的异常,具体表现如何。

4. 重要兼证(头晕、心悸、失眠)出现的时间、特点及进展过程。

5. 饮食、二便等生活习惯的改变。

6. 做过哪些检查。

7. 诊治经过,效果如何。

8. 月经周期、经期等有无变化,生育史如何。

9. 既往病史、手术史、输血史、过敏史及家族史。

(四) 切诊

1. 检查患者肌力和肌张力。

2. 脉象。

【病情述要】

患者 2 年前因丈夫车祸突然离世,精神恍惚,情绪一直低落,时常独自流泪,喃喃自语,见人语止,常自觉头晕、心慌,睡眠差,夜间入睡困难,易醒,开始时患者本人及家属均未予重视。上述症状持续半年未有好转,逐渐加重,遂至当地医院就诊,行血常规、肝肾功能、电解质检查正常,颅脑磁共振、心脏彩超未见异常,给予治疗(具体药物不详),病情无好转。近 1 个月以来家属发现患者精神恍惚、心神不宁、注意力不能集中,时有悲伤欲哭,伴坐立不安、多疑易惊,偶有情绪激动,骂人毁物,时有头晕,心慌,夜不能寐,生活自理能力较前明显下降。

刻下症:精神恍惚,心神不宁,多疑易惊,悲伤欲哭、难以自制,心悸不寐,骂詈喊叫,舌淡,苔白,脉细。

【诊断治疗】

诊断:脏躁(心神失养证)。

治法:养心安神,甘润和中。

处方:甘麦大枣汤加味。

药物:甘草 10g、小麦 20g、大枣 10g、酸枣仁 20g、郁金 10g、香附 10g。

7 剂,水煎取汁,早晚口服,每日 1 剂。另辅以心理疏导。

二诊:服药后诸症均有不同程度减轻,精神较前好转,情绪较前平稳,心悸发作次数减少,程度减轻,夜眠尚安,偶有半夜惊醒,小便尚调,大便难解,约 2~3 天一次。药证相应,上方主体不变,加用玄参 15g、麦冬 10g、火麻仁 10g,

14剂。

三诊：诸症息平，精神佳，面色红黄隐隐，积极主动与他人交流，注意力集中，记忆力良好，体重较前上升，无情绪失控，头晕、心悸、失眠基本消失，大便通畅，一日一次。上方去郁金、火麻仁，继服巩固疗效。

半年后随访，诸症均未再发作，患者正常生活。

【临证分析】

1. 脏躁诊断要点有哪些？

(1)本病是以“喜悲伤欲哭，象如神灵所作，数欠伸”等精神情志异常为主的病证，与患者的体质因素关系密切，易发于阴液不足之体，临床以虚证多见。

(2)采用现代医学检查排除器质性病变。

(3)多有反复发作病史或家族史，发病前有明显的精神刺激因素或情志失调病史，其症状、体征可随情绪变化而变化。

(4)多发于中青年女性。

2. 该患者诊断为脏躁的依据是什么？

(1)患者中年女性，发病之前有明显的精神刺激因素。

(2)精神恍惚，心神不宁、多疑易惊，悲伤欲哭、难以自制，心悸不寐，骂詈喊叫。

(3)各种检查排除器质性病变。

(4)上述症状反复发作。

3. 临床诊断时，该病需要与哪些病证相鉴别？

(1)脏躁与癫证：脏躁的情绪低落、精神恍惚、悲伤欲哭、表情淡漠等症状与癫证的部分临床表现相似，但前者多发于中青年妇女，有受到精神刺激的病史，呈间歇性发作，不发作时可如常人，相比较而言，神志方面病证较轻，而后者则多发于青壮年，男女发病率无明显差别，病程迁延，心神失常的症状(如神志错乱、沉默呆滞、语无伦次等)极少能自行缓解，多为神志重症。

(2)脏躁与郁证：两者皆有神志失常的临床表现，但前者以心神不宁、精神抑郁等神志病证为主要表现，且不发时如常人，而后者以持续心情抑郁、情绪不宁、胸闷叹息、胸胁胀痛为主要临床表现，或有易怒喜哭，咽中如有物梗阻，吞之不下、咯之不出的特殊症状。

(3)脏躁与百合病：两者都有情志不舒、思虑过度所致情志郁结的病因病机，且均为虚多实少，又都有心神受扰，他脏受累的情况，但百合病主要病机为心肺阴虚，多有明显的热象证候，而脏躁则以心脾为主，无明显热象。

(4)脏躁与癔症：两者在病因(多由精神因素诱发)、发病方式(呈发作性，有不能自主感)、多发人群(女性)及症状上(精神和躯体症状)都有明显相似性；区别在于癔症以躯体症状为主要临床表现，表现形式较为多样，脏躁则还有大量情志方面的表现，且虽有情感爆发，但总体表现呈消极低落的情感，癔症则并不以情感低落为主要表现，主要表现为暗示性强、依赖性强、自我中心，具有一定的“表演性”，再有，脏躁患者的意识是清醒的，而癔症患者则可能出现意识的朦胧状态。

4. 脏躁主要相当于西医哪种疾病，临床需做哪些相关检查？

依据脏躁的相关临床表现，主要与西医学中的躯体化障碍相类似，可参照本病辨证论治。

临床诊治过程中需做以下相关检查：仔细的体格检查、神经心理学量表(MMSE、MoCA)、汉密尔顿抑郁/焦虑量表检测以及有关神经系统、心血管系统、内分泌系统等相关系统的理化检查，排除有关器质性病变，有助于本病诊断的成立。甲亢的患者有类似该病的表现，但通过临床体检及化验检查可以发现一些甲亢特有体征，如眼球突出，双手细震颤，甲状腺轻度肿大，血 T3、T4 增高，TSH 降低等可资鉴别。

5. 分析脏躁的病因病机。

(1)病因

1)体虚劳倦：素体虚弱，或过度劳累，脏腑功能失调，气血亏损，脏阴不足，精气虚衰，导致心神失养，肺魄不宁，脾气虚弱，故喜悲善哭，忧愁思虑，神不守舍。

2)饮食不节：平素嗜食肥甘厚味，或暴饮暴食，或食饮不洁，伤及脾胃运化功能，聚湿生痰，蒙蔽清窍，导致神志失常，或久之蕴而化火，熬津耗血，不能濡养脏腑，导致病发。

3)情志内伤：突然、强烈或长期持久的情志刺激，超越常度，可致人体气机紊乱、脏腑阴阳气血失调。如怒伤肝，可见情绪焦躁；喜伤心，可见心神不安，甚至语无伦次；思伤脾，思则气结，愁眉不展，长吁短叹，垂头丧气；忧悲伤肺，常常悲痛欲绝，难以自制；惊恐伤肾，可见神情紧张，多疑易惊。而五志化火，则煎津成痰，痰火扰心，可致心神不宁，伤及阴血，脏阴不足，不能濡养脏腑，亦可发为本病。

4)血虚不足：女子以血为本，在特殊时期，如经期、孕期、产后、围绝经期，阴血亏虚尤甚，气火偏旺，相互交杂，神不得宁，发为本病。

(2)病机

脏躁的主要病机为脏阴不足、阴阳失调、气机紊乱、心神不安,临床表现出一派干燥躁动之象。本病的主要证候皆属于精神情志的改变,《黄帝内经》中云:“头者,精明之府”,“心者,君主之官也,神明出焉”,“神有余则笑,神不足则悲”,“心气虚则悲,实则笑不休”,脑与心,一个精明之府,一个神明之地,而精化气、气生神,精旺则神足,精亏则神衰,可见,脑为神之体,心为神之用,故本病病位主要在脑、心。精神病变包括有神魂魄意志五种方面,分属于心肝肺脾肾五脏,故本病除脑、心外又与其余四脏有关。

本病有虚有实或虚实夹杂。虚者多因忧思劳倦,心脾受损,或素体虚弱,气血不足,肝肾阴亏,终致五脏失于濡养,心神失养,肺魄失宁,神魂不附;实者常是情志不畅,素多抑郁之人,肝气郁结,最易五志化火,耗伤阴血,魂魄不藏,导致气机逆乱,郁火内扰心神而不宁;而素体肝肾不足,心肾不交,导致阴虚阳亢,水火不济,又多表现为虚实夹杂之证。

脏躁在临床上多表现为本虚标实之证,以脏阴不足为本,干燥躁动为标,其病机多是阴血亏损,痰火内灼,内燥渐甚,脏腑失濡,气机失常,以致肝郁气滞化火,脾虚津停生痰,火、痰内扰神明,最终导致躁动频发。

另外,本病多发于妇人,与女性生理特点亦密切相关。女子以血为本,因经孕产乳,阴血内耗,五脏失于滋养,五志之火内动,神不得宁。

6. 该患者辨证为心神失养证的依据是什么?

依据:患者精神恍惚,心神不宁、多疑易惊,悲伤欲哭、难以自制,心悸不寐,骂詈喊叫,舌淡、苔白、脉细。从患者主要临床表现以及舌脉征象综合分析,切实符合心神失养之病机。《黄帝内经》指出“心气虚则悲”,“神不足则悲”。该患者素体虚弱,又伤于情志不遂,肝气郁结,心脾受损,终致心之阴血不足,阴阳失衡,因神无所主而见精神恍惚、心神不宁、多疑易惊、悲伤欲哭,心悸不寐,余症、舌脉均是心神失养之象。

7. 分析该患者初诊的处方用药及二诊时为何加用玄参、麦冬、火麻仁。

初诊中处方以甘麦大枣汤为基本方,甘平质润,小麦养心气而安心神,大枣补虚润燥,甘草缓肝健脾,达到养心安神之效。甘麦大枣汤以甘药为主,因为“肝苦急,急食甘以缓之”。其治,侧重在心,又兼治肝脾。《金匮要略心典》指出:“小麦为肝之谷,而营养心气,甘草、大枣甘润生阴,所以滋脏气而止其躁也。”另患者病程日久,心悸不寐,悲伤欲哭,骂詈喊叫,加酸枣仁、郁金、香附以养心补肝,疏肝解郁。因患者病情迁延不愈,全方药物剂量偏大,共奏益气解郁、调理心肝脾之功，进而达到安神定志之效。

患者初诊服药7剂后症状改善，说明辨证思路无误，二诊时患者症状均有改善，偶有半夜惊醒，小便尚调，大便难解，根据其病情变化，方药主体不变，酌情加用玄参、麦冬、麻子仁以养阴润肠通便。三诊时患者病情基本得到控制，明显好转，再次减药减量，直至完全康复。

8. 该患者在治疗过程中如出现心烦易怒、哭笑无常症状，用药时该如何加减？

患者出现心烦易怒、哭笑无常多为心肝火旺，兼有伏痰，痰火蒙蔽清窍所致，此时可酌加清心平肝、化痰开窍之品，如黄芩、黄连、石菖蒲、远志等。

9. 如该患者未能及时治疗，病情延误，病机可能会如何转化？

依据该患者就诊时所表现的临床症状、体征，可知其主要病机为心肝脾受损，阴阳失衡，终致心神失养，神无所主。此时患者以虚证为主，并未有明显的痰、火、瘀等邪气作祟，病机尚不复杂，积极治疗后，营阴得补，阴阳复衡，神有所倚，心有所定，病情自然好转。如若不能及时治疗，延误病情，待痰、火、瘀等实邪因虚而生，虚实夹杂，相兼为患，进一步耗伤阴血阳气，必将导致五脏虚损，精神错乱，如癫如狂，乃至不治。

【知识拓展】

西医学中的躯体化障碍、更年期综合征、分离障碍(旧称“癔症或癔病”)可归属于中医脏躁范畴。

躯体化障碍是一种以持久地担心或相信各种躯体症状的优势观念为特征的一组神经症。患者因这些症状反复就医，各种医学检查阴性和医生的解释均不能打消其疑虑。即使有时患者确实存在某种躯体障碍，但其严重程度并不足以解释患者的痛苦与焦虑。对患者来说，即使症状与应激性生活事件或心理冲突密切相关，也拒绝探讨心理病因的可能。此病多伴有社会、人际或家庭行为方面的严重障碍。随着现代社会各种压力的不断增大，男女老少的患病率均逐年递增，几乎每个人都或多或少存在着“焦虑”“抑郁”的临床表现，给日常生活、工作、学习带来极大的负面影响，“似病非病”，给患者社会和家庭带来沉重负担。本病主要表现为心因性障碍，主要病因是人格因素和心理社会因素；临床上常呈现出精神和躯体两方面的多种症状，却无相应的器质性病变基础；具有一定的人格特质基础(本病患者多具有易受暗示、感情用事、富于幻想和喜好表现自己等性格特点)但非人格障碍,一般意识清楚,与现实接触良好,人格完整,无严重的行为紊乱,只是时常自感难以控制本可以控制的意识或行为;疾病本身是可逆的,压力大时加重,反之减轻或消失。研究认为本病系由精神因素和遗传因素共同作用所致,具有易感体质者易出现情绪反应,较轻的外部刺激就可能诱发本病。发病时除精神症状外经常可并见头晕眼花、心慌气短、恶心呕吐、腹胀便秘、出汗、肢体震颤、遗精阳痿、月经不调等诸多症状。本病的治疗目前主要采取综合疗法:心理疏导、西药治疗、中药及针灸治疗等。因为本病属于心因性疾病,所以治疗上应以精神治疗为主,辅以药物及其他物理治疗。如果患者病情尚轻浅,则应该在医师的指导下循序渐进地进行心理辅导,消除病因,促进康复。如保持心情愉悦,培养稳定的心态,锻炼坚毅顽强的性格,正确处理好人际关系等。如果病程日久,病情复杂,则应配合药物等治疗手段,中药治疗多选择镇静安神、疏肝解郁之品,一来可以提高西药疗效,二来可以相对减少西药用量以减轻其不良反应,三来可整体调节患者身体状况,辨证论治不同类型患者,做到个体化治疗;另外针灸等中医传统手段对本病也有效,可酌情运用。中医和西医是两个不同体系,各有其优势,应相互取长补短,中医要辨好证,合理治疗;西医也要辨病用药治疗,把握好药物的适应证。

更年期综合征是指在绝经前后(45~55 岁),因卵巢功能衰退引起性激素波动或减少,导致血管舒缩和自主神经功能紊乱及精神神经异常,出现以月经失调、潮热、出汗、失眠、情绪异常、骨关节肌肉疼痛等为主要表现的一组症候群,又称为"围绝经期综合征",中医称为"绝经前后诸证""经断前后诸证"。更年期主要发生在绝经前后期,与雌激素水平降低、卵巢功能弱化等因素有直接关系,常伴有神经、心理等方面的症状表现。更年期是人体衰老尤其是生殖功能逐渐消弱的一个特殊生理阶段,一般男女均会出现,女性症状更为明显。更年期综合征的病理基础为肝肾等脏器功能失调,与心失所养、心肝火旺,以及肾精不足、脾气亏虚等因素有关。病在五脏之肾,肾精不足,精气亏损,促使冲任失调,冲脉任脉气血不足,机体处于阴阳失衡的病理状态。更年期综合征病因病机复杂,病机为本虚标实,体现为气火痰瘀等方面。女性肾精亏损不足,肝血逐渐亏虚,五脏六腑得不到有效濡养,阴阳消长平衡状态打破,脏腑功能弱化,从而引发气机郁结,火热内生,痰湿阻滞与经络瘀结等病变。湿浊阻滞与痰饮等病理因素间互为因果,且相互影响,尤其是痰饮滞留体内,会引起各种新的病理变化,导致疾病加重,致使久病不愈。中医辨证治疗更年期综合征的方法多样，疗效确切，尤其是与西医药结合，或物理疗法与中药方剂的联合应用，临床疗效显著提高，长期用药弊端得以有效改善，内分泌与神经功能，脏腑气血与阴阳平衡得以有效调节，辅以综合护理、人文关怀、心理疏导等效果更加理想。

分离障碍，旧称“癔症或癔病”，是一组以意识、记忆、身份、情感、感知、躯体表现、运动控制和行为的解离、破坏、中断为主要症状的精神障碍，可潜在地破坏心理功能的各个方面。正常人能够区分自己的身份、记忆和感知觉等，而处于分离状态的个体则无法将其身份、记忆及感知觉等信息进行有效整合，但这种状态不同于妄想。创伤经历是分离障碍的风险因素。精神动力学的观点认为，分离状态是当个体面对不可抵抗的创伤、高压或痛苦时，表现出的一种特殊的应对机制或防御机制。目前治疗推荐综合性治疗，结合心理疗法和物理疗法，合理地选用药物治疗、康复治疗等方案，根据患者的主要临床表型确定适宜的治疗方案，从而获得最佳的治疗效果。

【临证精要】

一、辨证要点

1. 首辨病位　依据中医学的五神藏学说（心藏神、肝藏魂、脾藏意、肺藏魄、肾藏志），脏躁病机除脏阴不足外，五脏之气血阴阳功能失调均可导致本病的发生。心躁，心悸、健忘、失眠、多梦、悲忧善哭、喜怒无常、象如神灵所作；肝躁，情志抑郁易怒、胸闷善太息、悲忧善哭、喜怒无常、象如神灵所作；脾躁，腹胀纳少、大便溏薄、悲忧善哭、喜怒无常、象如神灵所作；肺躁，咳嗽或干咳、气喘声低乏力、悲忧善哭、喜怒无常、象如神灵所作；肾躁，腰膝酸软疲乏、尺脉弱、悲伤善哭、喜怒无常、象如神灵所作。

2. 次辨虚实　脏躁虽以七情内伤为发病诱因，但其病理基础还在于素体阴血亏虚、五脏失养，且具有易发此病的人格特征，故就其病证本身而言当属虚证。但又是因情志为患，内扰脏气，气机郁结，易生痰、火、瘀，又表现出本病标实的一面，从而在临床上多见虚实夹杂的证候。一般情况下，如患者情志忧郁，喜哭善悲，欠伸频频，神惫色不荣者多属虚；情志烦躁，哭笑无常，欠伸时作，神色不衰者多为实。虚者重在调养心脾，滋肾益血；实者重在柔肝养心，调和气血。以常见兼症而言，虚证多伴气短懒言，头昏眠少，饮食欠佳等；实证多见心悸不寐，胸闷太息，烦热等。如头昏耳鸣，烦躁难眠，潮热自汗，口干不饮，腰酸膝软，常为下虚上实之虚实夹杂证。

二、治疗原则

脏躁本质虽是脏阴不足导致心神不安，但初期多由于气滞、痰湿、内火、瘀血等致病因素引发一系列临床证候，故在辨证分型论治的基础上，疾病初期以邪实为主，中期多虚实夹杂，后期以正虚为主。按照中医标本缓急原则，初期应以攻邪气为先，中期应扶正祛邪兼顾，后期应以扶正气为主。另外，本病不论病因病机如何，神志病变贯穿始终，故应全程酌加安神定志之品。

三、他型证治

1. 肝脾不和证

症状：神志不宁，郁郁不欢，忽喜忽悲，哭笑无常，时作呵欠，可伴有惊悸失眠，或头痛目眩，噩梦频作，胸闷太息，胁肋胀痛，口苦咽干，神疲力弱，脘胀纳差，大便干结不调等，舌质淡红，苔薄白燥，脉弦细。

病机分析：肝藏血，血舍魂。魂乃神之变，为神所派生，由肝所主。肝主疏泄，调畅气机与情志，情志不遂则伤肝，肝伤则气血不畅，致魂不守舍，引起一系列性情和行为异常。脾藏营，营舍意。脾为气血化生之源，脾虚气血化生不足，神失所养，意无所藏。《灵枢·本神》言："肝悲哀动中则伤魂，魂伤则狂妄不精，不精则不正。脾愁忧不解则伤意，意伤则乱。"若肝气郁结，肝失条达，或阴血暗耗，或生化之源不足，肝体失养，皆可使肝气横逆，头痛目眩、胸闷太息、胁肋胀痛、噩梦频作、口苦咽干等证随之而起。神疲力弱、脘胀纳差、大便干结不调是脾虚运化无力之故。舌质淡红，苔薄白燥，脉弦细均为肝脾不和之象。

治法：疏肝和脾，甘润缓急。

常用方药：逍遥散（《太平惠民和剂局方》）。柴胡、当归、白芍、白术、茯苓、炙甘草、薄荷、生姜。

方药解析：方中既有柴胡疏肝解郁，又有当归、白芍养血柔肝。尤其当归之芳香可以行气，味甘可以缓急，更是肝郁血虚之要药。白术、茯苓健脾去湿，使运化有权，气血有源。炙甘草益气补中，缓肝之急，虽为佐使之品，却有襄赞之功。生姜烧过，温胃和中之力益专，薄荷少许，助柴胡疏肝郁而生之热。如此配伍既补肝体，又助肝用，气血兼顾，肝脾并治，立法全面，用药周到。

加减：如发热盛者，加入地骨皮、知母；如手足颤抖者，加入防风、荆芥；如咳嗽者，加入五味子、紫菀；如胸膈痞闷者，加入枳实、青皮；如咳痰者，加入半夏、贝母；如胸中作热者，加入黄连、栀子；如周身痛者，加入羌活、防风、川芎以利关节；如怒火伤肝者，加入龙胆草、黄连、栀子；如经闭不通者，加入桃仁、红花。

2. 肝肾不足证

症状：精神恍惚，无故悲哀或哭笑无常，频作呵欠，夜寐多梦，或伴有头晕，耳鸣，健忘，心烦易怒，胸脘胁痛，吞酸吐苦，咽干口燥，腰酸膝软，午后潮热，手足心热等症状，舌质红而少津，苔薄黄或薄白或少苔，脉细数或弦数。

病机分析：肝体阴而用阳，其性喜条达而恶抑郁。患者素性急躁，易生肝火，内耗肝阴，若再伤于情志不畅，或津血损耗，久则及肾，则脏阴亏虚而阳热亢动，扰乱心神，神明失主，出现精神恍惚，无故悲伤或哭笑，频作呵欠，夜寐多梦。阴虚阳亢，上扰清窍，肝肾之阴不能上贯，脑髓失养，可见头晕、耳鸣、健忘。肝失所养，疏泄失常，气郁停滞，进而横逆犯心胃，致心烦易怒、胸脘胁痛、吞酸吐苦。阴虚液耗，津不上承，故咽干口燥。久病耗伤肾阴、肾精，不能收敛阳气，故见腰酸膝软、午后潮热、手足心热。舌质红而少津，苔薄黄或薄白或少苔，脉细数或弦数均为肝肾不足、阴虚阳亢之象。

治法：滋养肝肾，润燥安神。

常用方药：六味地黄丸（《小儿药证直诀》）合一贯煎（《续名医类案》）。熟地黄、山萸肉、山药、泽泻、牡丹皮、茯苓、生地黄、沙参、当归、枸杞子、麦冬、川楝子。

方药解析：方中熟地黄、生地黄，补益肝肾，滋阴养血，填精益髓，山萸肉补养肝肾，并能涩精，山药补益脾阴，亦能固精，沙参、麦冬、当归、枸杞子益阴养血柔肝，育阴而涵阳，泽泻利湿泄浊，并防熟地黄之滋腻恋邪，牡丹皮清泄相火，并制山萸肉之温涩，茯苓淡渗脾湿，并助山药之健运，川楝子疏肝泄热，理气止痛，遂肝木条达之性，药性苦寒，与大量甘寒滋阴养血药配伍，则无苦燥伤阴之弊。诸药合用，肝脾肾三阴并补，以补肾阴为主，肝体得濡，肝气得畅，诸症可除。

加减：如大便秘结者，加入知母、瓜蒌仁；如虚热多汗者，加入地骨皮、银柴胡；如胁胀痛甚者，加入延胡索、山栀子；如右胁刺痛者，加入白芍、郁金、三七；如胃脘胀满、纳呆者，加入鸡内金、砂仁、神曲、炒二芽；如咳嗽咳痰者，加入五味子、紫菀、川贝母、桑白皮；如烦热口渴者，加入知母、石膏、淡竹叶。

3. 心肾不交证

症状：神情烦躁，心绪不宁，悲伤欲哭，时作呵欠，可伴有眩晕，耳鸣，健忘，心悸失眠，多梦惊恐，五心烦热，腰膝酸软，遗精带下，自汗盗汗，舌质偏红，苔薄少津，脉细数。

病机分析：心在上焦，属火；肾在下焦，属水。本证多由肾阴亏损，阴精不能上承，因而心火偏亢，失于下降，可见神情烦躁，心绪不宁，悲伤欲哭，时作呵欠。阴不敛阳、水不济火，肾水不能上济，则见眩晕、耳鸣、健忘。心营虚则神不能静，致心悸失眠。肾阴亏损，心阳偏亢，阴不敛阳，故多梦惊恐、五心烦热、腰膝酸软、遗精带下。汗为心液，阴虚阳浮，逼液外泄，则见自汗盗汗。舌质偏红，苔薄少津，脉细数均为心肾不交之象。

治法：滋润脏阴，宁心益肾。

常用方药：黄连阿胶汤（《伤寒论》）合朱砂安神丸（《内外伤辨惑论》）。黄连、阿胶、鸡子黄、黄芩、芍药、朱砂、炙甘草、生地黄、当归。

方药解析：方中黄连泻心火，阿胶益肾水，黄芩佐黄连，则清火力大，芍药佐阿胶，则益水力强，鸡子黄滋肾阴养心血而安神，朱砂体阳而性阴，寒能胜热，以制浮越之火，重镇安神，当归养血，生地黄滋阴，补其耗伤的阴血，甘草调和诸药。数药合用，既泻偏盛之火，又补不足之阴血，标本兼顾，则肾水可旺，阴血上承，心火可清，心肾交通，水火既济，诸证悉平。

加减：如衄血便血者，加入玄参、生地黄、牡丹皮、侧柏叶；如湿热内蕴者，加入栀子、车前草、泽泻；如阴虚盗汗剧者，加入煅龙骨、煅牡蛎、浮小麦；如肝火上炎者，加入菊花、桑叶、黄芩、钩藤；如热扰精室、遗精频作者，加入金樱子、莲须、沙苑子。

4. 心脾两虚证

症状：精神不振，怔忡惊悸，心烦不寐，恍惚多梦，坐卧不宁，无故悲伤，喜怒不节，频频呵欠，如神灵附体，面色萎黄，神疲多汗，纳差食少，吐血下血，妇女月经不调，赤白带下，舌质淡，苔薄黄，脉沉细。

病机分析：心藏神而主血，脾主思而统血。此类患者多因所愿不遂，思虑过度，劳伤心脾，气血亏虚所致，可见精神不振，怔忡惊悸，心烦不寐，恍惚多梦，坐卧不宁，无故悲伤，喜怒不节，频频呵欠，如神灵附体。思虑过度，心脾气血暗耗，可见面色萎黄。脾气亏虚则神疲多汗、纳差食少。气虚不能摄血，则见吐血下血，妇女月经不调、赤白带下。舌质淡，苔薄白，脉沉细均为心脾两虚之象。上述诸症虽属心脾两虚，却是以脾虚为核心，气血亏虚为基础。

治法：健脾养心，安神定志。

常用方药：归脾汤(《正体类要》)。白术、人参、黄芪、当归、炙甘草、茯神、远志、酸枣仁、木香、龙眼肉、生姜、大枣。

方药解析：方中以参、芪、术、草大队甘温之品补脾益气以生血，使气旺而血生，当归、龙眼肉甘温补血养心，茯苓、茯神、酸枣仁、远志宁心安神，木香辛香而散，理气醒脾，与大量益气健脾药配伍，复中焦运化之功，又能防大量益气补血药滋腻碍胃，使补而不滞，滋而不腻，再加姜、枣调和脾胃，以资化源。全方共奏益气补血，健脾养心之功，为治疗思虑过度，劳伤心脾，气血两虚之良方。

加减：如有痰者，加入竹沥、天竺黄；如肢体酸疼明显者，加入牛膝、续断、秦艽；如火盛阴虚血枯者，加入天冬、麦冬、泽兰、龟板、白芍；如气滞血瘀明显者，加入香附、桃仁、红花、益母草；如阴虚有热者，加入黄柏、地骨皮；如大便干者，加入火麻仁；如腹痛者，加入延胡索、没药。

5. 心肝血虚证

症状：精神恍惚，悲伤欲哭，胆怯善疑，心悸不安，虚烦失眠，或伴头晕目眩，耳鸣健忘，视物昏花，咽干口燥，肢体麻木，筋惕肉瞤，舌质淡红，苔少或无苔，脉弦细。

病机分析：肝藏血，血舍魂，心藏神，血养心。若久病体虚，或情志不遂，阴血暗耗，以致心肝血虚，神魂不安而见精神恍惚，悲伤欲哭，胆怯善疑等症。肝血不足，心失所养，加之阴虚生内热，虚热内扰，故见心悸不安、虚烦失眠。血虚无以荣润于头面，可见头晕目眩、耳鸣健忘、视物昏花、咽干口燥。肝在体为筋，血虚不能濡养筋脉，故见肢体麻木、筋惕肉瞤。舌质淡红，苔少或无苔，脉弦细均为心肝血虚之象。

治法：宁心益肝，养血安神。

常用方药：酸枣仁汤(《金匮要略》)。酸枣仁、川芎、知母、甘草、茯苓。

方药解析：方中酸枣仁甘酸质润，入心肝经，养血补肝，宁心安神。茯苓宁心安神，知母苦寒质润，滋阴润燥，清热除烦。二药可助酸枣仁安神除烦之功。川芎辛散，调肝血而疏肝气，与酸枣仁相伍，辛散与酸收并用，补血与行血结合，具有养血调肝之妙。甘草和中缓急，调和诸药。诸药相伍，标本兼治，养中兼清，补中有行，妙不可言。

加减：如心火内扰较甚者、心烦多梦者，加入生地黄、白芍、黄连；如心悸惊惕、胆怯善疑明显者，加入龙齿、珍珠母；如心肝血虚较甚者，加入当归、丹参、龙眼肉；如自汗、盗汗者，加入浮小麦、牡蛎。

6. 心肺气虚证

症状:精神恍惚,悲伤欲哭,心悸怔忡,坐卧不宁,胸闷气短,神疲乏力,声低懒言,动则加重,吐痰清稀,舌质淡有齿痕,苔薄白,脉细弱。

病机分析:本证既可因肺气虚导致心气不足,又可因心气虚损导致肺气亏虚。患者多禀赋不足,年高体弱,劳倦太过,生气之源匮乏,加之悲伤过度,悲则气消,肺气不足。心主血而藏神,《黄帝内经》中言:“静则神藏,躁则消亡。”肺藏气,气舍魄。魄是神的活动形式之一,藏于气,由肺所主,肺气不足,魄无所依,故出现“象如神灵所作”之症,肺在声为哭,在志为忧,肺虚则致“喜悲伤欲哭”。心气不足,鼓动无力,气机不畅,则见心悸怔忡。心虚则胆怯,故见坐卧不宁。肺气亏虚,宣降失职,呼吸功能减弱,则见胸闷气短。气虚全身功能减弱,劳则耗气,故见神疲乏力、声低懒言,动则加重。津液输布无力而停聚为痰,故见吐痰清稀。舌质淡有齿痕,苔薄白,脉细弱均为心肺气虚之象。

治法:益气养阴,强心补肺。

常用方药:养心汤(《仁斋直指方论》)合补肺汤(《永类钤方》)。黄芪、茯苓、茯神、半夏、当归、川芎,远志、肉桂、柏子仁、酸枣仁、五味子、人参,甘草、熟地、紫菀、桑白皮。

方药解析:人参、黄芪以补心气,川芎、当归以养心血,茯苓、茯神、远志、柏子仁、酸枣仁以泄心热而宁心神,五味子收神气之散越,半夏去扰心之痰涎,甘草补土以培心火,肉桂引药以入心经,紫菀、桑白皮、麦冬滋养肺脏,粳米、大枣补中益气,全方润以滋之,温以补之,酸以敛之,香以舒之,则心肺得养。

加减:如咳嗽、咳痰明显者,加入川贝母、远志、半夏;如脾虚及肺者,加入茯苓、炙甘草、白术;如潮热盗汗、五心烦热者,加入百合、天冬、玄参;如久咳不止、痰中带血者,加入仙鹤草、地榆炭、茜草、三七粉等;如盗汗者,加入糯稻根、麻黄根、浮小麦;如痰鸣气喘者,加入紫苏子、前胡、厚朴。

7. 痰火扰心证

症状:精神恍惚,悲忧善哭,或哭笑无常,语无伦次,性情急躁,心烦口苦,坐卧不宁,头痛失眠,面红目赤,气粗,咳痰黄稠,或见喉中痰鸣,恶心涎多,小便黄,大便干,舌质红,苔黄腻或黄燥而垢多,脉弦滑数。

病机分析:情志不遂,郁久化热,五志化火,燔灼于里,灼津成痰,痰火上扰心窍。心主神明,心神为痰火所扰,主神明功能失常,故见各种神志失常证候。痰火扰心,心神昏乱,故性情急躁、心烦口苦、坐卧不宁、头痛失眠。痰火内盛,故见面红目赤、气粗、小便黄、大便干。邪热灼津成痰,故咳痰黄稠、恶心涎多。

痰浊凝滞喉中,可见喉中痰鸣。舌质红,苔黄腻或黄燥而垢多,脉弦滑数均为痰火扰心之象。

治法:清热化痰,宁心安神。

常用方药:黄连温胆汤(《六因条辨》)。黄连、半夏、竹茹、枳实、陈皮、茯苓、甘草、生姜。

方药解析:方中黄连苦寒泻火,清心除烦、解毒燥湿,半夏燥湿化痰、消痞散结,竹茹甘寒,涤痰、开郁、清热、止呃、除烦。古人云:肝随脾升,胆随胃降。方中加枳实以泻之,并助黄连、半夏清热化痰,茯苓利水渗湿,并健脾以绝生痰之源,陈皮健脾燥湿、理气化痰,生姜温脾和胃,助黄连、半夏、竹茹温散行痰,甘草调和诸药。全方配伍严谨,用药精当,共奏清热涤痰、宁心安神之功。

加减:如痰涎壅盛者,加入远志、石菖蒲;如痰热较重者,加入瓜蒌、川贝母、天竺黄;如心烦懊恼者,加入栀子、黄芩;如神情郁滞者,加入郁金、香附、白蒺藜;如眩晕者,加入天麻、菊花、钩藤;如呕吐者,加入苏叶、代赭石;如心悸失眠者,加入远志、生牡蛎、酸枣仁;如骂人毁物者,加入朱砂、珍珠母、琥珀。

8. 瘀血阻滞证

症状:精神恍惚,悲忧善哭,心悸不宁,失眠健忘,胸中憋闷,或狂躁不安,入暮潮热,疼痛日久不愈,痛如针刺,且有定处,或有瘀斑、瘀点,或呃逆干呕,甚则水入即呛。妇女多随月经周期而发作。舌质紫黯或见瘀斑,苔白,脉弦涩或弦紧。

病机分析:情志不畅,气机郁滞,疏泄不利,久病及血,瘀血阻滞,心神不宁,而见神志异常诸症。瘀热困扰心胸,则见心悸不宁、失眠健忘、胸中憋闷。郁滞日久,肝失条达,故狂躁不安。瘀久化热,则内热瞀闷,入暮潮热。血瘀于内,气机阻滞,清阳郁遏不升,则疼痛日久不愈,痛如针刺,且有定处,或有瘀斑、瘀点。瘀血犯胃,胃气上逆,故见呃逆干呕,甚则水入即呛。舌质紫黯或见瘀斑,苔白,脉弦涩或弦紧均为瘀血阻滞之象。

治法:活血化瘀,宁心安神。

常用方药:血府逐瘀汤(《医林改错》)。桃仁、红花、赤芍、川芎、牛膝、生地黄、当归、桔梗、枳壳、柴胡、甘草。

方药解析:方中桃仁破血行滞而润燥,红花活血祛瘀以止痛。赤芍、川芎助桃仁、红花活血祛瘀,牛膝活血通经、祛瘀止痛、引血下行,生地黄、当归养血益阴、清热活血,桔梗、枳壳一升一降,宽胸行气,柴胡疏肝解郁、升达清阳,与桔梗、枳壳同用,尤善理气行滞,使气行则血行,桔梗兼能载药上行,甘草调和诸药。合而用之，使血活瘀化气行，则诸症可愈。

加减：如阳郁明显者，加入桂枝、瓜蒌、丹参；如疼痛明显者，加入蒲黄、五灵脂；如哭笑不安者，加入龙骨、牡蛎；如神志不清者，加入石菖蒲、郁金；如瘀痛入络者，加入全蝎、地龙；如气滞明显者，加入川楝子、香附、青皮；如痛经者，加入香附、益母草。

四、中成药治疗

1. 定心丸 由党参、茯苓、地黄、麦冬、柏子仁、石菖蒲、甘草、远志、酸枣仁、黄芩、当归、五味子、琥珀、朱砂、虫白蜡组成。益气养血，宁心安神。可用于脏躁心神失养证。

2. 大补阴丸 由熟地黄、知母、黄柏、龟板、猪脊髓、蜂蜜组成。滋阴培本，降火清源。可用于脏躁肝肾不足证。

3. 归脾丸 由党参、白术(炒)、黄芪(炙)、茯苓、远志(制)、酸枣仁(炒)、龙眼肉、当归、木香、大枣(去核)、甘草(炙)组成。益气健脾，养血安神。可用于脏躁心脾两虚证。

4. 枣仁安神颗粒 由酸枣仁(炒)、丹参、五味子(醋炙)组成。补心养肝，安神益智。可用于脏躁心肝血虚证。

5. 补肺丸 由熟地黄、党参、黄芪(蜜炙)、桑白皮(蜜炙)、紫菀、五味子、蜂蜜组成。补肺益气，止咳平喘。可用于脏躁心肺气虚证。

6. 礞石滚痰丸 由金礞石(煅)、沉香、黄芩、熟大黄组成。降火逐痰，清心宁神。可用于脏躁痰火扰心证。

7. 血府逐瘀片 由柴胡、当归、地黄、赤芍、红花、桃仁(炒)、枳壳(麸炒)、甘草、川芎、牛膝、桔梗组成。活血祛瘀，行气安神。可用于脏躁瘀血阻滞证。

五、其他疗法

1. 针灸 脏躁在临床上有虚有实，或虚实夹杂，故在以滋养脏阴、调整阴阳、疏调气血、宁心安神为治则的基础上，应辨证论治，针法有补有泻，或平补平泻，不可一概而论。另外，脏躁以五脏之疾为主，临床多表现为神志异常，故应在辨证论治基础上侧重循经取穴(如肝肾不足者，取足厥阴肝经及足少阴肾经)，再加上头部穴位。本病“干燥躁动”之证候明显，故一般不宜选用灸法。

2. 耳穴埋豆 用中药王不留行籽以胶布固定在耳内经严格辨证所选穴位，嘱患者每日按压 3 到 4 次，2 至 3 天换一次王不留行籽，两耳交替施治。

3. 食疗

(1) 甘草大枣粥：适量甘草洗净切碎，与大枣、粳米同煮成粥，加入白糖，日服2次。

(2) 百合莲子红枣粥：适量百合，莲子去皮心，与大枣、粳米同煮，加入白糖，日服2次。

(3) 百合鸡子黄汤：适量百合，先用清水煮，加鸡蛋黄搅匀再煮，加入白糖，日服2次。

4. 心理疗法 脏躁主要表现为精神情志的改变，其发病多与患者的性格、生活、工作、社会环境等条件相关，诱因又往往是受到精神刺激，故而心理治疗对本病显得尤为重要。在有条件的地区和医院，应让患者定期到心理专科进行治疗。一般而言，每一个医生都应在使用药物治疗的同时，给患者心理疏导。

(1) 耐心细致地了解患者的病史、生活、家庭状况、工作环境、职业性质、发病原因及其自身的性格特点，在每一次接诊中都应做好病情的解释和思想工作，鼓励患者树立乐观积极的生活态度，减轻他们的悲惧与忧愁，增强患者自身的调适能力。

(2) 积极与患者的家属和周围人群沟通，指导他们配合医生做好患者的调护工作，尽量减少精神刺激与压力。

(3) 可有计划、有针对性地进行语言、药物或物理刺激方面的暗示疗法。

六、护理调摄

1. 本病之发生与素体虚弱、阴液不足有关，故平素宜服滋阴润燥之品，忌服辛苦酸辣刺激之品，以免灼伤阴液。

2. 生活作息要规律，注意摄生，避免情绪过激，保证充足的睡眠时间，心情要开朗愉悦。

3. 对有该病既往病史的患者，应针对其体质、病情进行预防性调治（阴虚者，育阴以潜阳；血虚者，滋血以柔润；气郁者，理气以怡情；津枯者，增液以降火），以防止复发。

4. 本病除药物治疗外，更注重心理护理及生活护理，医护人员需与家属交流，耐心、细心指导，以起到预防复发和巩固疗效的双重作用。

七、经验荟萃

1. 方和谦认为脏躁病因病机主要是“年四十而阴气自半也”，阴之不足表现为肝血、心血及肝肾之阴的不足。妇人以肝为先天，以血为用。在经历了经孕产乳的洗礼，又经受了工作的压力，人事的纷争，家庭的矛盾，给女性造成了一定程度的精血暗耗和亏虚。《灵枢·五音五味》言："今妇人之生，有余于气，不足于血，以其数脱血也。"认为脏躁早期的病位主要在心、肝、肾，病机属肝郁血虚或肝郁阴虚。但由于肝与脾胃的特殊关系，本病也经常涉及到脾胃。治疗本病时以养血疏肝为基本大法。以经验方和肝汤配合酸枣仁汤加减。和肝汤是其长期临床实践中归纳创拟而成，是在逍遥散的基础上加入党参、香附、紫苏梗、大枣四味中药。此方既保留了逍遥散疏肝解郁、健脾和营之性，又加重了益气健脾、疏达理气之功，使其和中有补、补而不滞，取得了更加显著的临床疗效。和肝汤是柔补通调之剂，既养血又解郁，故可达和调气血、养心安神之目的。而张仲景名方酸枣仁汤已为现代实验研究证明，不仅具有镇静催眠作用，并且具有抗焦虑效应。除用于治疗失眠症外，还用于以情绪或意识障碍为主要表现的神经精神疾病。临床根据病情不同需辨证用药。

2. 邓铁涛认为甘麦大枣汤除补心脾之外还兼治肝，甘麦大枣汤为汉代《金匮要略》方，能治疗"妇人脏躁，喜悲伤欲哭，象如神灵所作，数欠伸"。脏躁证用甘麦大枣汤治疗，效如桴鼓。临床上虽然主证不一，均以甘麦大枣汤为主进行治疗，或兼治肝，或兼补气固表，或兼和胃除痰。所谓变法亦不离谨守病机，辨证论治。即抓住心脾之虚象，病证特殊而又与神志方面有关者，分清有关脏腑的主次与其他方药合用。这一类疾病不仅是功能紊乱问题，而是脏腑本身先有所不足，外加损害，致脏腑受损不易恢复，所以治疗时，运用甘麦大枣汤为主，能治疗多种疾病。可见本方的作用不止局限于养心安神，甘缓和中。但在治疗中必须根据脏象学说五脏相关的理论，抓住心、脾、肝三脏以及他脏之间矛盾的主次用药，务达补益心脾以振元气调阴阳之目的。

【诊疗解悟】

1. 临证发微 《医宗金鉴》认为脏躁之"脏"指的是"心脏"。该观点来源于《黄帝内经》。《素问》云："心者，君主之官也，神明出焉"。又云："悲则心系急，心病者宜食麦。"可知《素问》以小麦为心之谷，服小麦可养心气。现代研究表明，除心外，对于脏躁之"脏"的认识还有以下 3 种：①脏躁之"脏"以肺脏为主，脏躁主要归因于肺，如陈士铎在《辨证录》中所言："夫脏燥者，肺燥也。《内经》曰：悲属肺，肺之志为悲。又曰：精气并于肺则悲。是悲泣者，肺主之也。肺经虚则肺气干燥，无所滋润，哀伤欲哭之象生。自悲出涕者，明是肺气之匮乏也。”此外，还有一种认识可称为“肝虚并肺”，此种认识虽然将脏躁的情志异常也归于肺，但认为其起病的原因在肝，具体如《金匮玉函经二注》所言：“《黄帝内经》以肺之声为哭，又曰并于肺则悲，此证因肝虚肺并，伤其魂而然也。盖肝阳脏也，肺阴脏也，阳舒而阴惨。肝木发生之气，不胜肃杀之邪，扰乱于下，故发为脏躁。”②脏躁之“脏”泛指五脏，如陈修园《金匮要略浅注》所云：“脏属阴，阴虚而火乘之，则为燥。不必拘于何脏，而既已成燥，则病证皆同。”③病变部位在子宫，如唐容川《中西医汇通经义》所言：“结束为子宫下口，可收可缩，又名子脏。仲景所称妇人脏燥”。而《沈氏女科辑要》也认为，脏躁证乃“子宫血虚，受风化热者是也”。对于以上的论点可归为三类来认识：第一类是将脏躁的病位归于肺与心，两者都是围绕脏腑的病理变化来论述的，如果患者出现了悲伤不已，依据“心气虚则悲”或“肺在志为悲”，可推测患者的心脏或肺脏出现了问题。第二类则是抛弃了脏腑功能，直接从邪气的性质来说明，也就是陈修园所说的“不必拘于何脏”。第三类则认为妇人脏躁的部位在子宫。

脏躁之“躁”在古汉语中常用含义有六：①性情急，不冷静；②浮躁，不专一；③动；④疾，中医指脉盛急速；⑤骄狂；⑥狡猾，狡诈。“躁”对于脏躁之“躁”，后世医家多释为症状，作烦躁、躁扰不宁解。如《医宗金鉴》云：“脏，心脏也，心静则神藏。若为七情所伤，则心不得静，而神躁扰不宁也。故喜悲伤欲哭，是神不能主情也。象如神灵所凭，是心不能神明也，即今之失志、癫狂病也。”心绪躁扰不宁可出现喜悲伤欲哭等脏躁表现。《金匮要略方论本义》指出：“妇人脏躁者，必喜悲伤，无所感触，悲哭无常，象如神灵所作，不知非神灵也，仍血虚而津亡，脏空而发躁之证也。”仍认为与情志不宁有关；《实用中医内科学》认为，脏躁是由情志内伤所致，以忧郁伤神、心神惑乱为主要病机，以精神忧郁、烦躁不宁、悲忧善哭、喜怒无常为主要临床表现的一种疾病。《中医妇科学》也将脏躁定义为：“妇女精神抑郁，心中烦乱，无故喜悲伤欲哭，或哭笑无常，呵欠频作者。”历代脏躁医案分析发现，除了悲伤、哭泣外，尚有烦躁、哭笑无常、失眠、抑郁、胸闷、心慌、精神恍惚等表现。由此可知，脏躁是以情绪抑郁为主的一系列症候群。

脏躁类似于西医的躯体化障碍，其现代治疗手段多为内科药物治疗，使用的药物基本以抗焦虑抑郁药为主。此种治疗方法有患者不能接受的诸多缺陷，主要表现为：第一，在未开始使用药物前患者常对该类药物的抵触，导致治疗无法进行，或是认为自己没有“精神病”，不需使用精神类药品，或是仔细查阅药物说明书，把说明书所述可能发生的副作用皆想象成一定会发生在自己身上的副作用；第二，虽在治疗伊始愿意使用该类药，但如在短时间内无法看到治疗效果，则病情明显“加重”，依从性大大降低，进而中断治疗；第三，在依从性较高的情况下，该类药物副作用渐渐出现，最终因为副作用而无法继续治疗。

近些年来中药在治疗脏躁方面发挥着重要的作用，与西药相比有诸多优势。如：①总体药物价格比抗焦虑抑郁药物便宜，经济上百姓更愿意接受，依从性也就随之增高；②安全性高，毒副作用较西药少，患者愿意长期使用该药治疗，不会因担心“一证未平，一证又起”中断治疗；③治疗的“延长效果”强于西药，中医强调“润物细无声”，可以长久地维持良好疗效，不用担心因停药或减药导致戒断效应。

脏躁的预后要看诊疗的及时性、准确性及依从性，如能在疾病之始就果断干预，主动配合医生诊治，则预后佳，如讳疾忌医，使用药物或手段不正确，则预后差。在临床上，想要达到理想的治疗效果，需要中西医结合治疗，使用西药对症让患者看到“立竿见影”的疗效，使用中药在对症的同时对因处理，从根本上解决疾病，随着疗程的增加，逐渐减少并停止使用西药，解决患者“副作用大”的后顾之忧。

2. 诊治演变 最初认为脏躁主要是因为心神失养所致，随着对本病的病因病机认识的深入，除心神失养外，还可从脏阴不足、子脏失调等引发本病。

《黄帝内经》中已有关于脏躁症状的描述，“神有余则笑，神不足则悲”，“心气虚则悲，实则笑不休”，而脏躁病名的提出及诊治的论述则出现在张仲景的《金匮要略》中，《金匮要略·妇人杂病脉证并治》说：“妇人脏躁，悲伤欲哭，象如神灵所作，数欠伸，甘麦大枣汤主之。”后世医家多沿袭了此病名及主要论点（主要临床表现、病机以及方药等），但在本病病机及论治方面则推演较多，可谓百花齐放，各领风骚。《金匮要略广注·妇人杂病脉证治》曰：“妇人脏躁，指肺脏而言。肺藏魄，主忧，在声为哭。喜悲伤欲哭，象如神灵所作，此肺虚伤魄也。数欠伸者，肺主气，气乏则欠（呵欠也），体疲则伸也。”从肺的生理功能和特点认识脏躁，并强调“并不病他脏而独病肺脏也”。陈士铎在《辨证录·自笑门》载：“夫脏燥者，肺燥也。《黄帝内经》曰：悲属肺，肺之志为悲。”主张脏躁为肺燥说。《类证治裁·燥症论治》以方测证，分析脏躁之脏与肺之关系，其曰：“又妇人脏燥，肺脏也。悲伤欲泣，仲景甘麦大枣汤以生肺津。凡诸燥症，多火灼真阴，血液衰少，故其脉皆细微而涩也。”并应用通治滋燥饮与生血润肤饮治疗。《医宗金鉴》云"数欠伸，呵欠也，呵欠频频，肝之病也"，提出了脏躁与肝的关系。清代顾靖远撰《顾松园医镜·治妇人杂病五方》曰："甘麦大枣汤治妇人脏燥，概治五脏阴血为言。"其中悲伤欲哭，象如神灵所作，与肺相关，盖因肺在声为哭，且悲为肺志；邪狂不正与肝相关，盖因悲哀动中，则肝乱魂伤，若魂魄不宁，则属心神失养；数欠伸者与肺、肾相关，盖因呵欠即张口伸腰也，经言"肺病肾病皆为欠伸"。《蒲园医案》中记载："子脏血虚，受风化热，虚热相搏，扰乱神明"，《妇人针灸古法秘要》亦言："多愁善感之妇女，精神兴奋而强度失望，或滥用烟酒等，子宫枯燥，易怒易悲，哭笑无常，并非故意，实不得已耳"，将脏躁归结为子脏失调所致。

现代中医认为本病在临床上多表现为本虚标实之证，以脏阴不足为本，干燥躁动为标，其病机多是阴血亏损，痰火内灼，内燥渐甚，气机失常，火、痰、瘀内扰神明，终致躁动频发。而本病多发于妇人，盖因女子以血为本，因经带胎产阴血内耗，虚火内动，神不得宁。

【医论撷要】

《金匮要略·妇人杂病脉证并治》："妇人脏躁，喜悲伤欲哭，象如神灵所作，数欠伸，甘麦大枣汤主之。"

《妇人良方大全·妊娠脏躁悲伤方论》："许学士云：乡里有一妇人，数欠，无故悲泣不止。或谓之有祟，祈禳请祷备至，终不应。余忽忆有一证云：妇人脏躁，悲伤欲哭，象如神灵，数欠者，大枣汤。余急令治，药尽剂而愈。古人识病制方，种种妙绝，如此试而后知。"

《证治准绳·女科》："妊娠四五个月，脏躁悲伤，遇昼则惨凄泪下，数欠，象若神灵，如有所凭。医与巫皆无益，与仲景大枣汤，一投而愈……妊妇无故自悲，用大枣汤二剂而愈。后复患，又用前汤佐以四君子加山栀而安。一妊妇悲哀烦躁，其夫询之，云：我无故但自欲悲耳……妇人脏躁悲伤欲哭，象如神灵所作，数欠伸，甘麦大枣汤主之。"

《医宗金鉴·订正金匮要略注》："脏，心脏也，心静则神藏。若为七情所伤，则心不得静，而神躁扰不宁也。故喜悲伤欲哭，是神不能主情也，象如神灵所凭，是心不能神明也。"

《金匮要略心典·妇人杂病脉证并治》："脏躁……子宫血虚，受风化热者是也，血虚脏躁，则内火扰而神不宁，悲伤欲哭有如神灵，而实为虚病，前五脏风寒积聚篇，所谓邪哭使魂魄不安者，血气少而属于心也，数欠伸者……肾为欠、为嚔，又肾病者，善伸、数欠、颜黑，盖五志生火，动必关心，脏阴既伤，穷必及肾也，小麦为肝之谷，而善养心气，甘草、大枣甘润生阴，所以滋脏气而止其燥也。”

《女科要旨·杂病》：“妇人脏躁，脏属阴，阴虚而火乘之则为躁……其悲伤欲哭，象如神灵所作，现出心病，又见其数欠善伸，现出肾病……五志生火，动必关心，阴脏既伤，穷必及肾也，以甘麦大枣汤主之，此为妇人脏躁而出其方治也。”

《续名医类案·卷二十四》：“乡先生郑虎卿内人黄氏，妊娠四五个月，遇昼则惨戚悲伤，泪下数次，如有所凭，医治无益。良甫时年十四，正在儒中习业，见说此证，而虎卿惶惶无计……名曰脏躁悲伤，非大枣汤不愈，虎卿方看之甚喜，对证治药，一投而愈。”

【参考文献】

[1] 汤丽娟. 脏躁与癔症类比探析 [J]. 长春中医药大学学报, 2013, 29 (1): 7-9.
[2] 陈淑萍. 脏躁辨证论治再识 [J]. 光明中医, 2013, 28 (12): 2489-2490.
[3] 张瑞彬. 脏躁的临床辨治体会 [J]. 河北中医, 2011, 33 (3): 377-378.
[4] 王永炎, 张伯礼. 中医脑病学 [M]. 北京: 人民卫生出版社, 2007.

第十四章　百　合　病

百合病是因情志不遂，或热病之后心肺阴虚，百脉受累导致的以精神恍惚、饮食失调、欲卧不能卧，欲行不能行，以及口苦、尿赤、脉微数为主症的疾病，百合病首次记载于《金匮要略》。本病属于情志病，情志病的发病呈逐年增高趋势，数据显示，全世界现有抑郁症、焦虑症等情感障碍性疾病患者近5亿。本病青年女性常见，受情志影响较大，病程长短不定，愈期难以预测，在药物治疗的同时，应加强心理治疗，与患者多沟通交流，鼓励患者参加社会活动，增强患者康复信念，如能得到正确及时的治疗和护理，预后一般较好。

【典型病案举隅】

患者，女，22岁，收银员。

【主诉】

精神恍惚不安，心烦干咳，口苦咽干半年。

【四诊采集】

（一）望诊

1. 观察患者精神状况。
2. 观察患者形体、面容、目神状况。
3. 舌象。

（二）闻诊

1. 语声的高低、清浊。
2. 是否伴有叹息。

（三）问诊

1. 精神恍惚的主要临床表现。
2. 心烦、咳嗽情况如何。

3. 睡眠情况如何，是否彻夜不寐，是否烦躁不安，是否潮热盗汗。
4. 大小便情况如何。
5. 生活工作情况如何。
6. 是否出现精神方面及认知功能方面的异常。
7. 做过哪些实验室和影像学检查。
8. 接受过哪些治疗，效果如何。
9. 月经情况如何。
10. 有无家族相关病史。

（四）切诊

脉象。

【病情述要】

患者自述半年以来，因工作不顺，感到精神恍惚，注意力难以集中，做事无兴趣，烦躁不安，干咳无痰，夜间盗汗，失眠健忘，口苦咽干，小便黄，工作时兴致不高，上述症状加重，严重影响日常工作和生活，曾在当地医院就诊，颅脑CT、MRI及胸部CT未见明显异常，甲状腺功能正常，诊断为神经症，已服用西药（具体不详）治疗2个月，治疗效果不佳，上述症状日趋加重。病程中无发热，无认知功能减退。

刻下症：精神恍惚，默默不语，欲卧不能，欲行不能，心烦不安，干咳无痰，口苦咽干，夜间盗汗，虚烦失眠，手足心热，小便色黄，舌红少苔，脉细数。

【诊断治疗】

诊断：百合病（心肺阴虚证）。

治法：清心润肺，养心安神。

处方：百合地黄汤加味。

药物：百合30g、生地黄15g、知母10g、竹叶10g、酸枣仁10g、合欢皮10g、首乌藤10g。

7剂，水煎取汁，早晚口服，每日1剂。

二诊：服上方后，诸症均有不同程度减轻，守上方加香附12g，陈皮12g。水煎服，每日1剂。

三诊：继服14剂后患者诸症消失，恢复生活规律，已正常参加工作，嘱患者以百合泡茶饮用，调理善后。

半年后随访,患者症状未发。

【临证分析】

1. 百合病诊断要点有哪些?

(1) 患者常伴有长期的情志不畅,或近期有急性热病病史。

(2) 主要表现为精神恍惚,沉默寡言,欲卧不能卧,欲行不能行,如寒无寒,如热无热,食欲减退等莫可名状的自觉症状,同时伴有口苦、尿黄、脉细数等症状。

(3) 多发生于青年女性,常伴有生活、事业不顺等因素。

(4) 颅脑 CT、胸部 CT、颅脑 MRI 等影像学检查未见异常;检测 T_3、T_4、TSH 等甲状腺功能指标正常。

2. 该患者诊断为百合病的依据是什么?

(1) 患者青年女性,因工作不顺等因素,导致情志不遂,郁而化火,灼伤阴液,导致心肺阴虚,百脉受累。

(2) 主要表现为精神恍惚、欲卧不能卧,欲行不能行,心烦不安,干咳无痰,口苦咽干,夜间盗汗,失眠健忘,手足心热,小便色黄,舌红少苔,脉细数等典型症状。

(3) 相关影像学和实验室检查排除器质性疾病。

3. 临床诊断时,该病需要与哪些病证相鉴别?

(1) 百合病与郁证的鉴别:郁证发生的主要病机是由于情志不畅,气机郁滞,与百合病心肺阴虚截然不同。郁证临床表现为郁郁寡欢,精神不振,不思饮食,神呆不寐,胁痛胀满,嗳气频频,症状较为确定,与百合病症状的莫可名状不同,临证可仔细区分,两者不难鉴别。

(2) 百合病与不寐的鉴别:不寐是指经常不能得到正常的睡眠,或入睡困难,或易早醒,或睡眠时间缩短,与百合病的"欲卧不能卧"等精神恍惚不安不同,再结合病史分析,两者不难鉴别。

(3) 百合病与脏躁的鉴别:脏躁的主要病机是心神惑乱,症状上虽与百合病莫可名状症状相似,但脏躁主要表现为表情忧郁,神志恍惚,悲伤欲哭,喜怒无常,无百合病之口苦、小便赤等症状,两者不难鉴别。

4. 百合病主要相当于西医哪些疾病,临床需做哪些相关检查?

根据本病的临床表现,西医学中抑郁症、分离障碍和某些急性传染病后期出现类似百合病表现者,均可参照本章辨证论治。

临床诊治过程中需做以下相关检查：颅脑 CT、MRI 等影像学检查，有助于与脑部器质性疾病相鉴别。检测 T_3、T_4 等指标，有助于甲状腺疾病的诊断。临床可采用汉密尔顿抑郁量表（HAMD）、汉密尔顿焦虑量表（HAMA）用于本病患者抑郁及焦虑状态的评估。

5. 分析百合病的病因病机。

⑴病因

1）热病日久，津液耗伤：热病之后，百脉未合，余热未尽，耗伤心肺阴液，百脉受累，发为百合病。

2）情志不遂：情志不遂，郁而化火，耗伤阴液，心肺阴虚，百脉受累，而致百合病。

⑵病机：百合病多由热病之后百脉未合，余热未尽；或情志不遂，郁而化火，耗伤阴液，心肺阴虚，百脉受累所致。其病位在心肺，累及百脉。

本病基本病机为热邪太盛，或汗、下、吐法用之失当，以致病去，而阴虚未复；或热邪毒气，伤气伤血；或病后余热未尽，熏灼心肺，心主血脉藏神，肺主气，朝百脉而司治节，心肺阴虚、气血失调，脑气失聪，神明无主，故百脉失养，发为本病；或患者情志不遂，忧思不断，抑郁寡欢；或遇事不顺，心中懊侬，不能自释，以致阴血暗耗，虚热内生，神气失于依附，以致神志恍惚，言语失常。

本病的病理性质虚实夹杂，虚多实少，多为心肺阴虚，滋生内热，百脉不合。多属正虚邪恋，病势较缓，病程迁延。

6. 该患者辨证为心肺阴虚证的依据是什么？

依据：患者精神恍惚，默默不语，欲卧不能，欲行不能，心烦不安，干咳无痰，夜间盗汗、虚烦失眠、手足心热，口苦咽干，小便色黄，舌红少苔，脉细数。从患者临证表现及舌脉来分析，符合心肺阴虚的病机。心肺阴虚，阴虚内热，扰乱心神，故精神恍惚，沉默寡言，欲卧不能卧，欲行不能行，如有神灵；阴虚生内热，故如寒无寒，如热无热，夜间盗汗、虚烦失眠、手足心热，口苦咽干，小便赤，舌红少苔，脉细数均为阴虚之象。四诊合参，患者辨证为心肺阴虚证。

7. 本证为何使用百合地黄汤治疗？临证如何加减运用？

患者辨病为百合病，辨证为心肺阴虚证。以清心润肺，养心安神为治法，予以百合地黄汤加味。方中重用百合养阴润肺、清心安神，生地黄养阴清热，知母清热除烦、生津止渴，竹叶清热利尿，酸枣仁、合欢皮、首乌藤养心安神，共奏清心润肺,养心安神之功效。

加减:若症见口渴,加用天花粉 15g、生牡蛎 20g(先煎)以清热生津,潜阳固阴;症见发热、尿赤,加滑石 10g(包煎)、白茅根 30g、鲜芦根 15g,以加强清热利尿;胃气上逆者加代赭石 15g(先煎),以和胃降逆;虚烦不寐者加鸡子黄 1 枚,清而补之。

8. 患者诊疗过程中为何重用百合?三诊后为何以百合泡茶饮用?

百合病百脉受累,症状多样,病机复杂,多属于正虚邪恋,既不任攻伐,又虚不受补,临证多以甘润、甘平、甘淡为治疗大法,故治疗中采用具有养阴润肺,清心安神功效的百合作为主药,通观《金匮要略》百合病全部论述中,张仲景主治本病的七首方剂中,百合地黄汤、百合知母汤、滑石代赭汤、百合鸡子汤、百合洗方、瓜蒌牡蛎散、百合滑石散,有六首均以百合为主药,百合味甘,性寒,归心、肺经。本病首诊和二诊方中重用百合,主要起到养阴润肺,清心安神之功效。患者三诊时,症状已基本痊愈,以百合泡茶饮用,巩固疗效。

9. 本病的转归与预后如何?

百合病是精神情志疾病,以心肺阴虚最为常见,可兼有痰热内扰,或心肺气虚,神气不充而致病者。阴虚生内热,炼液为痰;痰热久留不去,亦伤心肺之阴,故百合病在临床上多虚实夹杂。百合病病情变化大,病程可长可短,故其愈期难以预测,若本病及时得到治疗和护理,预后一般较好。

【知识拓展】

西医学中的抑郁症、焦虑症、焦虑抑郁共病以及其他一些急性传染病如新冠感染发热后期可出现类似百合病的临床表现。

抑郁症是一种以情绪低落,思维缓慢,语言、动作减少为主要临床表现,由生理、心理、社会等各种因素共同作用而导致的疾病。随着现代社会的发展,竞争压力不断增加,抑郁症的发病率有逐年增高的趋势。该病危害性较大,自杀率高,且 75%~85% 的抑郁症患者治愈后可出现复发。因其病因不清、致病因素复杂、发病机制不详,一直是神经科学领域的一个难题,下面列举了一些被广泛认同的假说:去甲肾上腺素(norepinephrine,NE)及其受体学说,5- 羟色胺(5-hydroxytryptamine,5-HT)及其受体学说,下丘脑 - 垂体 - 肾上腺素轴亢进学说,下丘脑 - 垂体 - 甲状腺轴功能减退学说。目前临床上一线的抗抑郁药主要包括选择性 5- 羟色胺再摄取抑制剂(如氟西汀、帕罗西汀、舍曲林、氟伏沙明、西酞普兰和艾司西酞普兰)、5- 羟色胺和去甲肾上腺素再摄取抑制剂(如文拉法辛和度洛西汀)、去甲肾上腺素和特异性 5- 羟色胺能抗抑郁药(如米氮平)等。中医防治抑郁症具有一定的优势与潜力,如阈下抑郁人群不宜使用西药治疗,但可以进行中药、针灸等干预,逆转其向临床疾病方向发展的趋势,治疗抑郁症的方剂很多,使用频率较高的有逍遥散、酸枣仁汤、甘麦大枣汤、柴胡疏肝散、小柴胡汤、归脾汤、百合地黄汤、温胆汤等。针灸多采用头皮针、耳针、针刺及三者相结合的方法治疗抑郁症,疗效良好。

焦虑症是一种以不明原因的提心吊胆、紧张不安、显著的自主神经功能紊乱症状、肌肉紧张、运动性不安等为主要表现的疾病。其终生发病率为 4.0%~6.5%,45~55 岁为高发年龄段,且女性患病率为男性的 2 倍以上,且其患病率呈逐年增高趋势,并有慢性致残的风险,甚至会威胁到生命。西医对焦虑症的治疗主要为采用 5- 羟色胺和去甲肾上腺素再摄取抑制剂(serotonin-norepinephrine reuptake inhibitors,SNRIs)、苯二氮䓬类药物和选择性 5- 羟色胺再摄取抑制剂(selective serotonin reuptake inhibitors,SSRIs)等药物的药物疗法和认知行为疗法、森田疗法、松弛疗法等心理疗法。西药治疗虽然能在一定程度上缓解不适症状,但其副作用和戒断症状会在一定程度上影响患者治疗的依从性。此外,焦虑症引发的许多躯体症状导致许多患者被误诊或过度治疗,大约五分之一的美国儿童患有焦虑症。中医对该病认识具有理论独特,疗效明显,副作用小的优势。中医主要采用辨证论治、针灸推拿以及中医情志疗法、五行音乐疗法、太极拳和八段锦等辅助疗法。对于心肾不交型多采用黄连阿胶汤进行治疗;对于肝郁化火型多采用丹栀逍遥散治疗;对于痰火上扰型多采用温胆汤治疗;对于心脾两虚型多采用归脾汤和九味镇心颗粒治疗;对于心胆气虚型多采用温胆宁心颗粒治疗;对于阴虚内热型多采用酸枣仁汤治疗。

焦虑抑郁障碍共病是指患者同时存在焦虑障碍和抑郁障碍,且病患症状符合各自障碍的诊断标准。半数以上的抑郁障碍患者有可能会伴发不同程度的焦虑障碍,不仅影响着患者的躯体健康、心理健康,严重紊乱内分泌系统,而且还会降低患者生命质量。相较于单纯抑郁障碍而言,抑郁障碍共病焦虑障碍者优柔寡断、犹豫不决,甚至还会存在过激行为以及严重的社交功能障碍、认知功能障碍。共病者具有更加严重的焦虑障碍、抑郁障碍,存在明显的认知损害,病情较为严重,多主诉躯体不适、焦虑不安,尤其是激惹情况下,心态稳定性欠佳，更容易自杀，影响社会安全。患者多表现为躯体性焦虑、精神性焦虑。临床给予诊疗时，除了常规抗抑郁药物治疗之外，还要高度重视患者焦虑症状的治疗。由于抑郁障碍共病焦虑障碍具有较长的病程，频繁复发，且发病机制十分复杂，就治疗技术方面而言，为了帮助临床正确、合理用药，应当深入了解患者惯用的应对方式、防御机制，并以此为依据，对患者实施更加准确、科学、合理的心理治疗。研究显示焦虑抑郁障碍共病阴虚火旺证型比例最高，其后依次为肝郁脾虚型、痰热扰神型、肝气郁滞型、心脾两虚型、气滞血瘀型。涉及的主要脏腑是肝，其次是脾、心、肾；病性主要以阴虚、气郁、气滞为主，其次为痰热、气虚、瘀血。

《温热经纬》将百合病归入疫病范畴，王孟英认为此病可由“温暑湿热”各种致病因素引起，其病乃“时疫新愈，余热未清”所致，并指出：“此病仲景以百合主治，即以百合名其病。其实余热逗留肺经之证，凡温暑湿热诸病后皆有之，不必疫也。”新型冠状病毒感染后期多余邪留恋，阴伤气耗，更有夹湿夹痰夹瘀之证，其症状复杂多变，亦可出现精神失调、纳呆、乏力、口苦、尿赤等百合病症状，其邪气侵犯脾胃，则见纳呆乏力；邪气行于心肝，则精神失调；邪气窜于肝胆则见口苦，流于膀胱则尿赤。新冠肺炎康复期患者以气虚证、气阴两虚证为主，气虚则以肺脾气虚多见，“肺朝百脉，助心行血”，肺气亏虚可致心脉瘀阻，从而气虚血瘀，血不养心，则心神涣散，沉默寡言。气阴两虚当以心肺脾之气阴亏损为主，心阴不足则心烦失眠；肺阴亏虚则咳嗽、咽干；胃阴亏损，则饮食失常，纳差厌食。“肝主筋，脾主肉”，脾气亏虚加之肝气郁结，气血生化乏源，即可见肌肉瘦削，乏力纳差，行动失常。综上可知，新型冠状病毒感染后期之辨治可与百合病互参。

【临证精要】

一、辨证要点

百合病多见于热病之后，余热未尽；或情志不遂，郁而化火所形成。导致心肺阴虚，出现上述症状。由于本病临床表现复杂，症状百出，临证时难以辨识，故辨证时首先要辨清虚实，虚证多因热病后期，耗伤阴津，常表现为心肺阴虚之象；实证多因气郁而生，或合并痰湿，或化火或生瘀。其次辨脏腑，本病病位在心肺，累及百脉。

二、治疗原则

百合病百脉受累，症状多样，病机复杂，多属于正虚邪恋，既不任攻伐，又虚不受补，临证多以甘润、甘平、甘淡为治疗大法，治疗中多采用百合作为主药，以百合地黄汤为主方，根据辨证情况，随证加减应用。

三、他型证治

1. 痰热内扰证

症状：神志恍惚，复不能食，欲卧不能，欲行不能，饮食失常，头痛而胀，心中懊侬，面红，舌尖红，苔薄黄腻，脉滑数。

病机分析：患者病后阴伤而余热未尽，耗伤阴液，炼液为痰，痰热扰于心肺，故心神不安，神志恍惚，复不能食，欲卧不能，欲行不能，饮食失常，头痛而胀；面红，舌尖红，苔薄黄腻，脉滑数皆属痰热内蕴之象。

治法：清热化痰，养阴润肺。

常用方药：温胆汤(《三因极一病证方论》)。陈皮、半夏、茯苓、枳实、竹茹、甘草。

方药解析：陈皮理气化痰，半夏燥湿化痰，共为君药；茯苓健脾利湿，宁心安神，枳实理气化痰；竹茹清热化痰，除烦止呕；以甘草为使调和诸药。诸药合用，共奏清热化痰之效。

若痰多而黄者，加浙贝母、全瓜蒌、天竺黄，以清热化痰，解郁清心；热盛者，加山栀子、知母，以清热泻火除烦；尿赤者，加滑石、竹叶、生甘草，以清热除烦，生津利尿。

2. 心肺气虚证

症状：精神、行动、饮食皆不能自主，自汗，头昏，短气，乏力，少寐或多寐而睡不解乏，舌淡边有齿印，脉细弱。

病机分析：患者心肺气虚，神气不充，治节不行，故恍惚迷乱，语言、行动、饮食、坐卧皆失常态；肺主皮毛，肺虚则皮毛不固，则自汗出，心肺气虚，则气短、乏力，脉弱、舌淡皆为气虚之象。

治法：益气安神。

常用方药：甘麦大枣汤(《金匮要略》)。甘草、小麦、大枣。(养心汤合补肺汤)。

方药解析：甘草甘润缓急；小麦味甘微寒，补益心气；大枣益脾养血。诸药合用,共奏益气安神之效。

若兼有气阴不足者,可合并生脉散加减应用,若躁扰失眠者,加酸枣仁、柏子仁、茯神等养心安神;表现喘促气逆者,可合五磨饮子开郁散结,理气降逆。

四、中成药治疗

百合固金丸 由白芍、百合、川贝母、当归、地黄、甘草、桔梗、麦冬、熟地黄、玄参组成。养阴润肺,化痰止咳,适用于百合病肺肾阴虚型。

五、其他疗法

1. 针灸 普通针刺对于百合病的治疗有确切疗效。针刺手法以补法为主,每日针 1 次,每次留针 30 分钟,每隔 10 分钟行针 1 次。百合病常用穴位为百会、内关、神门、太冲、印堂、四神聪、三阴交、足三里、心俞、合谷及神庭。毫针针刺上述穴位,共奏疏肝解郁、化痰降浊、开窍醒神、疏通经络之功。

2. 食疗方 症状较轻者,可食用百合粥,百合 30g,大米 100g,冰糖 30g,大米洗净,放入砂锅中,注入清水 1 000ml,先用大火烧开,再用小火慢熬至粥将成时,加入百合粉和冰糖,再熬 10 分钟即可。

六、护理调摄

1. 饮食 养成良好的饮食习惯,切忌暴饮暴食,忌辛辣刺激之品,忌烟忌酒,少喝浓茶、咖啡等饮品。

2. 休息与锻炼 休息环境应安静,保证充足的休息时间和睡眠时间,避免大脑过度疲劳,同时加强体育锻炼,增强体质。

3. 心理护理 使患者情绪松弛,给予适当的鼓励、劝告和指导,积极面对疾病,主动配合治疗,使患者树立正确的人生观,鼓励患者在遇到意外事件的精神刺激时要正确对待,避免产生负面情绪,对待疾病要有乐观的态度,努力摆脱对疾病的焦虑和恐惧。

七、经验荟萃

1. 姜德友认为百合病由外感热病后期余邪未尽,余热内扰,复由阴血不足,心神失养所致;或由七情内伤,五志化火,灼伤心阴,神不守舍等引起。皆以心神病变为核心,故可出现一些无可凭定之征。另外,百合病日久,亦可阴虚及阳,或误用、过用苦寒之品,出现阳虚之证。提倡在临床治疗百合病时,必须辨证求因,审因论治。认为仲景所论之百合病是指心肺阴虚,以心阴虚为主的病变,故见两组临床证候,一为阴虚内热证,二为神志不宁证。其理由有三:其一,《灵枢·邪客》指出:"心者,五脏六腑之大主也,精神之所舍也。"《黄帝内经》把心列为"君主之官"及"五脏六腑之大主",为全身之尊,认为其为"生之本,神之变"。在生理上,心"主明则下安";在病理上,心"主不明则十二官危";在病因上,凡"情志所伤,虽五脏各有所属,然求其所由,无不从心而发"。人的精神活动,如思维、意识、情感等,包括中医学中"神"的组成部分:神、魂、魄、意、志、思、虑、智、怒、喜、悲、忧、恐等,虽为五脏不同所主,但又总统于心。其二,百合病正治法的代表方剂百合地黄汤的组方,正如程门雪在《金匮篇解》中所言:"百合清养肺阴,即见心之病,知心传肺,当先实肺之意。"此对内伤神志病的诊治有普遍意义。其三,百合一药,既可润肺,又能清心,地黄汁不独清心养营,且有滋养肾阴,补肾水以制心火之用,故可益心阴,清血热。诸如知母养阴清热,《日华子诸家本草》认为知母"润心肺,补虚乏安心止惊悸"。鸡子黄为纯阴之品,是用阴以和阳,亦有养阴清热润燥,安五脏、宁心神之功。

2. 张志远指出现今医学界对百合病的病因病机主要有以下几个观点:一是病后体虚之说,如孙思邈于《备急千金要方》中所述:"百合病者,皆因伤寒、虚劳、大病已后,不平复,变成斯证。"认为本病的形成是由于病后身体虚弱,百脉不耐病邪侵扰的结果。二是情志所伤,遭遇外界精神刺激而致病。吴谦编修的《医宗金鉴》中对此有确切论述:"伤寒大病之后,余热未解,百脉未解,百脉未和,或平素多思不解,情志不遂;或偶触惊疑,卒临景遇,因而神形俱病,故有如是之现证也。"三是误治所成之说,如《重订伤寒蕴要方脉药性汇全》载:"大抵伤寒汗、吐、下之后,元气虚劳,多变此证。"张志远认为,虽然学界对此病的病因众说纷纭,各有见地,可不论因何起病,治疗时的要点是抓住该病的症状与病机,辨对证、用对药,可解患者之苦才是关键。并指出本病的病机乃元气困乏,气血运行不畅而蕴生内热,津亏血燥,热气伏于脉中遗留不去,淫于胸中,流于脾胃,阻于肝胆,以致脏腑经络失养,进而影响心的功能活动,导致阴阳失调,心神失守,最终表现为娴静寡言,或行坐不安,神志恍惚,精神不定,如有神灵,口苦,舌赤、尿黄,脉数等一系列症状,故在治疗百合病时,宜益气滋阴、养心清热,而百合地黄汤作为仲景创制的专门针对百合病的方剂,应该得到重视，灵活加减使用。

【诊疗解悟】

1. 临证发微　百合病患者就诊时常表现为精神恍惚、饮食失调、行动失常、心神不宁、寝食难安、口苦、尿赤等多种主观症状。多见于青年女性，此类患者多因长期情志不畅所致，或热病日久，心肺阴虚，津液耗伤所致。从现代医学观点看，百合病类似于焦虑症、抑郁症或某些热病后期虚弱症。病史采集时要仔细甄别，围绕患者主诉，全面四诊采集，重点注意观察患者的精神状况，问诊时既要关注此类患者主要临床表现，同时要关注患者的情志心理等因素，关注疾病的同时，注意关注患者的生活状态，是否伴有生活事业不顺等社会家庭因素。辨证时注意采集症状与体征，患者是否存在心肺阴虚，百脉受累的症候群。

特别是患者是否存在精神恍惚，默默不语，欲卧不能，欲行不能，食欲减退，夜间盗汗，虚烦失眠，手足心热，口苦咽干，小便色黄等临床症状，要考虑百合病。确诊前还需要完善相关影像学和实验室检查排除器质性疾病。同时与郁证、不寐、脏躁等疾病相鉴别，郁证发生的主要病机是由于情志不畅，气机郁滞，与百合病心肺阴虚截然不同；不寐是主要表现为入睡困难，或易早醒，或睡眠时间缩短，与百合病的“欲卧不能卧”等精神恍惚不安不同；脏躁的主要病机是心神惑乱，症状上虽与百合病莫可名状症状相似，但有本质的不同。鉴别后方可诊断百合病。确诊百合病后，可借助 HAMD 和 HAMA 评估本病患者病情的严重程度，帮助医者对患者的病情进一步评估。百合病的病理性质虚实夹杂，虚多实少，多为心肺阴虚，滋生内热，百脉不合，多属正虚邪恋，病势较缓，病程迁延，由于症状百出，患者常伴多种不适主诉，临床表现复杂，临床上难以辨识，辨证时应抓住特征，掌握本病精神恍惚、不能自主、饮食失调、欲卧不能卧，欲行不能行的特点，结合口苦、尿黄、脉细数等典型特征。在此基础上，再辨清虚实，虚证多因热病后期，耗伤阴液，常表现为心肺阴虚之征象；实证多由气郁而生，合并痰湿，或化火或生瘀。

由于百合病百脉受累，症状多样，病机复杂，治疗上必须辨证求因，审因论治，紧扣百合病阴虚内热的病机，多以甘润、甘平、甘淡为治疗大法，纵观《金匮要略》，共载 9 条论述百合病原文，其中 7 首涉及方剂，百合地黄汤、百合知母汤、滑石代赭汤、百合鸡子汤、百合洗方、瓜蒌牡蛎散、百合滑石散，有六首均以百合为主药。百合味甘，性微寒，养肺阴清气分热，治疗中多采用百合作为主药，根据辨证虚实情况，随证加减应用。治疗上注意及时施治，防止变生他证，谨守心肺阴虚病机，不宜使用汗、吐、下法，导致阴虚加重，虚热更甚，甚至出现虚烦不安、哕逆等胃气不和诸症。最后本病需要重视心理护理，嘱咐患者情绪放松，给予适当的鼓励、劝告和指导，以帮助患者及时调整身体，早日康复。

百合病症状可出现在热病各个阶段，百合病证治之法适用于热病的辨治。《黄帝内经》曰："凡伤于寒，则为病热。热气遗留不去，伏于脉中，则昏昏默默，凡行卧、饮食、寒热、皆有一种虚烦不耐之象矣。"《温热经纬》曰："百合病者，皆缘时疫新愈，其三焦腠理荣卫之交，余热未清，正气困乏，不能流畅。如人在云雾之中，倏清倏浑。如日月被蚀之后，或明或暗，故有种种不可名言之状。而其口苦、小便赤、脉微数，乃余热的证也。"一些急性传染病如新冠感染发热后期可表现百合病类似症状，病机为热病之后，热留脉中，损耗阴血，且有伤阳致瘀之势，余热犯胃，胃气不和，其治疗当着重于中焦阳明胃腑。虽然现代温病囊括了传染与感染类疾病，但其与伤寒具有本质上的一致性，但是伤寒还涉及到热病的恢复调理。由此认为，百合病可属温病范畴，但其根于伤寒，故不应忽视张仲景创此病之本意即百合病辨治法则在热病恢复调理中的重要作用。

2. 诊治演变

(1) 百合病病名首见于汉代张仲景《金匮要略·百合狐惑阴阳毒病脉证治》，对于百合病的病名，既往争议较多，有学者认为，本病由于百脉皆病故称为百合病，有学者认为，治疗该病以百合为主药，故以百合命名，有学者从症状的角度认为，百合病字意为不同的症状集中在一起，故百合病可理解为百症之合。现主要认为是多由热病之后百脉未合，余热未尽；或情志不遂，郁而化火，耗伤阴液，心肺阴虚，百脉受累所致，故名百合病，其病位在心肺，累及百脉。

(2) 百合病临床表现多样，容易误治，本病属阴虚之候，若误用汗、吐、下法，可导致阴虚加重，虚热更甚，甚至出现虚烦不安、哕逆等胃气不和诸症。若误治，汗后可用百合知母汤以清润，吐后用百合鸡子黄汤以清补，下后用滑石代赭汤以清涩。

(3) 百合病若不及时治疗，病程缠绵不愈，病情可能发生以下变化：变渴，百合病经久不愈，阴虚与津伤加剧，出现口渴的变证，"百合病一月不解，变成渴者，百合洗方主之"。"百合病渴不差者，瓜蒌牡蛎散主之"。治疗上可以使用百合地黄汤联合百合洗方外用治疗，或者治以瓜蒌牡蛎散。变热，百合病初期并无发热，但阴虚内热日久，阴不敛阳，虚热可外达肌表，出现发热，甚或伴小便不畅的症状，"百合病变发热者，一作发寒热。百合滑石散主之"。百合病虽病位在心肺,但日久热累及肾与膀胱,出现百合病变热的症状,治疗上可选用百合滑石散,方中百合清肺中虚热,滑石利膀胱通小便,使里热从小便而去。

(4)百合病可与多种疾病合病。与不寐合病时,治疗可在百合地黄汤的基础上加用养血宁心安神的中药,如酸枣仁、阿胶、远志等;与脏躁合病时,以百合地黄汤合甘麦大枣汤治之;与梅核气合病时,以百合地黄汤合半夏厚朴汤治疗。

(5)随着医学模式向生物-心理-社会医学模式的转变,越来越重视综合治疗在百合病中的应用,百合病的治疗不单纯只是以百合为主药的汤剂应用,而逐渐形成了心理、中药、针灸、西药一体化的综合治疗,尤其是心理治疗在百合病中的应用,有助于本病的早日康复。

【医论撷要】

《金匮要略·百合狐惑阴阳毒病脉证治》:"百合病者,百脉一宗,悉致其病也。意欲食复不能食,常默然,欲卧不能卧,欲行不能行,饮食或有美时,或有不用闻食臭时,如寒无寒,如热无热,口苦,小便赤,诸药不能治,得药则剧吐利,如有神灵者,而身形如和,其脉微数。每溺时头痛者,六十日乃愈;若溺时头不痛,淅然者,四十日愈;若溺快然,但头眩者,二十日愈。其证或未病而预见,或病四五日而出,或病二十日,或一月微见者,各随证治之。"

《金匮要略·百合狐惑阴阳毒病脉证治》:"百合病发汗后者,百合知母汤主之。""百合病下之后者,滑石代赭汤主之。""百合病吐之后者,百合鸡子汤主之。""百合病不经吐、下、发汗,病形如初者,百合地黄汤主之。""百合病一月不解,变成渴者,百合洗方主之。""百合病渴不差者,栝蒌牡蛎散主之。""百合病变发热者,百合滑石散主之。""百合病见于阴者,以阳法救之;见于阳者,以阴法救之。见阳攻阴,复发其汗,此为逆;见阴攻阳,乃复下之,此亦为逆。"

《诸病源候论·伤寒百合病》:"百合病者,谓无经络,百脉一宗,悉致病也。多因伤寒虚劳,大病之后不平复,变成斯疾也。"

《医宗金鉴·订正仲景全书》:"百合病,如寒无寒,如热无热,本不发热,今变发热者,其内热可知也,故以百合滑石散主之,使其微利,热从小便而除矣。"

《医宗金鉴·订正仲景全书》:"今由百脉一宗,悉致其病观之,当是心、肺二经之病也……观篇中有如神灵者,岂非以心藏神、肺藏魄,人生神魄失守,斯有恍惚错妄之情乎?又曰:凡伤于寒则为病热,热气遗留不去,伏于脉中,则昏昏默默,凡行卧、饮食、寒热,皆有一种虚烦不耐之象矣。"

《医学心悟·伤寒兼症》:"行住坐卧,若有神灵,其人默默然意趣不乐,谓之百合病。用百合知母汤主之。”

《太平圣惠方·治伤寒百合病诸方》:“夫百合之病者。为经络百脉一宗。悉致病也。皆因伤寒大病之后。不平复。而变为斯病也。其或有其六有当淋沥。”

《金匮要略心典·百合狐惑阴阳毒病证治第三》:“百脉一宗者,分之则为百脉,合之则为一宗。”

《医效秘传·伤寒诸证论》:“伤寒病后,失于调理,余邪未尽,阴阳错攻,当汗反下,当下反汗,以致为逆,邪不能解,故为百脉一宗。”

【参考文献】

[1] 何任. 金匮要略校注 [M]. 北京: 人民卫生出版社, 1990.
[2] 姜德友, 陈永坤. 百合病源流考 [J]. 河南中医, 2006, 26 (2): 13-15.
[3] 周婧, 刘巨海, 潘琳琳, 等. 张志远治疗百合病经验 [J]. 河南中医, 2018, 38 (5): 680-683.

第十五章　郁　　证

郁证是一类以心情低落、情绪不宁、胸部满闷、胁肋胀痛、易哭善怒、或咽中如有异物、失眠等为主要表现的常见病证，多因情志不舒，气机郁滞所致，临床男性、女性均可发生，以女性多见。中国精神卫生调查显示，我国成人抑郁障碍终生患病率为6.8%，其中抑郁症为3.4%，目前我国患抑郁症人数9 500万，每年大约有28万人自杀，其中40%患有抑郁症。本病发病率高、复发率高，病程缓慢难愈，往往不伴有器质性病变，早期积极的诊治有助于提高治愈率。

【典型病案举隅】

患者，女，55岁，退休职工。

【主诉】

心情低落伴做事兴趣下降5年，加重1个月。

【四诊采集】

(一) 望诊

1. 观察患者体型及动作姿势、行走步态是否自然轻快。
2. 观察面色及面部表情是否平和自然，有无蹙眉或紧张感。
3. 与患者交流时观察其精神状态、目光有无神采。
4. 舌象。

(二) 闻诊

1. 听患者说话的语音语调洪亮或低沉。
2. 听患者表达的内容是否被动消极。

(三) 问诊

1. 最严重的时候是否有轻生和厌世想法以及行为。

2. 最早在何时及有无诱因下出现心情低落。

3. 是否伴随睡眠障碍、心慌胸闷、头晕头痛等症状。

4. 是否出现精神方面及认知功能方面的异常。

5. 做过哪些实验室和影像学检查。

6. 接受过哪些治疗,效果如何。

7. 有无家族史。

(四) 切诊

脉象。

【病情述要】

患者 5 年前退休后,因家中琐事繁多出现心情低落、做事兴趣下降,常感疲累乏力,偶有心慌。曾就诊于外院行颅脑 MRI 检查未见异常,汉密尔顿抑郁量表评分为 14 分,诊断为“抑郁症”,一直未予以正规治疗。1 个月前与家人争吵后心情低落明显,不欲与人交流,无轻生念头。病程中有头晕,少气懒言,入睡困难,夜间睡眠时间约 2~3 小时,甚则彻夜不眠,食欲不振,二便尚调。

刻下症:情绪低落,不欲交流,头晕神疲,倦怠乏力,少气懒言,面色少华,食欲不振,入睡困难,舌质淡,苔薄白,脉细缓。

【诊断治疗】

诊断:郁证(心脾两虚证)。

治法:养心健脾,补益气血。

处方:归脾汤加减。

药物:党参 15g、白术 10g、茯苓 10g、炙黄芪 30g、酸枣仁 15g、木香 9g、当归 10g、远志 10g、佛手 12g、合欢花 10g、香附 10g、炙甘草 9g。

7 剂,水煎,早晚口服,每日 1 剂。

二诊:服上方 7 剂后,心情低落感较前减轻,有与人交流愿望,仍有入睡困难及夜间易醒。守上方加百合 20g、磁石 30g(先煎),百合清心除烦,安神定志,合磁石镇惊安神,二药相配,清镇并用,神得以安,继服 14 剂。

三诊:服 14 剂后情绪较稳定,可与家人敞开心扉交流,前方继服,巩固疗效。

半年后随访,患者症状基本消失,情绪正常,可做日常家务劳动及参加集体活动。

【临证分析】

1. 郁证的诊断要点有哪些?

(1) 常有外因诱发,病程长,受到精神刺激易反复。

(2) 可见于各个年龄层,女性发病多于男性。

(3) 以情感低落、兴趣减退为特点,可伴有思维迟缓、言语动作减少。

2. 该患者诊断为郁证的依据是什么?

(1) 中年女性,以心情低落伴做事兴趣下降为主诉。

(2) 以忧郁不畅、情绪不宁为临床主要症状。

(3) 情志内伤史,病情反复与各种原因导致的情绪变化相关。

(4) 颅脑 MRI 检查未见异常。

3. 临床诊断时,该病需要与哪些疾病相鉴别?

(1) 郁病与阴虚喉痹相鉴别:郁证中有梅核气症状者多见于青中年女性,以情志抑郁起病,自觉咽中有异物梗阻,但无咽喉疼痛及吞咽困难,咽中异物感随情志变化而增减,心情抑郁时梗阻异物感加重。而阴虚喉痹以青中年男性发病为多,与感冒、长期嗜食辛辣、嗜好烟酒相关,自觉咽中有异物感,但与情绪变化无关。感受外邪或劳累为加重原因。常伴有咽干、咽痒或有咳吐黏稠白痰等症状,两者的发病性别,疾病的影响因素不同,可以鉴别。

(2) 郁病与噎膈相鉴别:郁证中有咽中异物感等梅核气症状者,需与噎膈鉴别。梅核气有咽部异物感,但无进食阻塞感,吞咽功能正常。噎膈则以吞咽困难为主,其梗阻感与进食相关,多位于胸骨后方,不在咽部,且吞咽困难程度日益加重,重者可水米不进,高发于中老年男性,行食管的相关检查可以做出诊断。

4. 郁证主要相当于西医哪些疾病,临床需做哪些相关检查?

根据本病的临床表现,西医学中的抑郁症、双相情感障碍、更年期综合征等具有郁证主要临床特征的疾病,均可参照本章辨证论治。

临床诊治过程中需做以下相关检查:颅脑 CT、MRI 等影像学检查,有助于排除其他器质性疾病引起郁证的诊断。神经心理学量表如汉密尔顿抑郁/焦虑量表可选择用于进行患者抑郁、焦虑状态的评估。

5. 分析郁证的病因病机。

(1) 病因

1) 忧愁思虑,脾失健运:情绪低落,思虑过度,精神紧张,情志不调致肝气郁结,横逆犯脾等均可导致脾失健运。脾不运化水谷,食积不消则形成食郁。不能运化水湿,水湿内停,则形成湿郁。水湿内聚,凝结为痰形成痰郁。痰、湿、食瘀滞日久形成火郁,灼伤脾阴。各实邪上扰脑神,产生或抑郁愤懑、或烦躁易怒等情志症状,脾虚日久,气血生化乏源,脑神失养则形成情绪低落、精力减退等症状。

2)情志过极,心失所养:家庭不和,工作烦扰,思绪纷繁等情志因素损伤心气、心阴、心血等一系列病变。若损伤心气、心失所养,则心气不足表现为心悸胆怯,气短,自汗。耗伤心阴则致心阴亏虚,心火亢盛,则心烦低热,面色潮红,脉细数。心血不足,则心神不宁,多思善虑,头晕神疲、倦怠易惊,心失所养,心神失守可扰及脑神,以致精神惑乱则见悲伤哭泣,哭笑无常。

3)忧思郁怒,肝气郁结:忧思郁怒可以使肝失疏泄,气机不畅,气失疏泄则肝气郁结,而成气郁,气行则血行,气滞则血瘀,气郁日久影响及血,使血液运行不畅而形成血郁。若素体阳盛,嗜烟酒及辛辣食物,或误诊误治,过用热药形成肝经郁热,或因气郁日久化火皆可形成火郁,郁火耗伤阴血则致肝阴不足,肝阳上亢,脉络失养;津随气行,气机不畅,失于疏泄,则水湿内停,或肝郁犯脾,也可致水湿内停,形成湿郁;水湿凝聚成痰形成痰郁;肝火与水湿搏结,化为湿热蕴结肝胆,则形成肝胆湿热之证,气血痰湿火皆可上扰脑神产生情志变化。

4)忧虑恐惧,肾精亏虚:肾在志为恐,惊则气乱,恐则气下。素体肾精不足,长期紧张担忧,忧虑不解,或经历惊吓恐吓,致使肾气受损;或他脏病变日久,久病及肾,亦可导致肾精亏虚。肾主骨生髓,上充于脑,而脑髓为脑神存在的物质基础,故肾气亏虚则脑神失养,出现情绪低落,悲观失望,兴趣索然,意志减退等脑神功能低下之症状。而肝肾同源,肾气亏虚则水不涵木,肝失所养则疏泄功能低下,气机不畅致肝气郁结。从而形成因虚致实之肾虚肝郁证候,多以情绪低落、悲观失望与烦躁易怒并见。

(2)病机:郁证病位在脑,涉及五脏,而以心、肝、脾、肾为主。七情所伤,肝失疏泄而为气郁;气郁日久,血液运行不畅则形成血郁;若素体阳盛,或气郁日久化火,则形成火郁;气机失于疏泄,津液停聚体内,或肝郁犯脾,水湿内停,则形成湿郁;水湿凝聚成痰,则形成痰郁;脾失健运,食积不化则形成食郁。气郁、血郁、湿郁、痰郁、火郁、食郁等六郁在郁证的发生发展过程中相互影响,互为因果。

本病分实证和虚证。以实证起病者,多为气滞、血瘀、湿停、痰结、食积。

初起多为肝失条达，如久病不愈，或失治误治，迁延难愈，肝病及脾，或肝火灼伤心气、心阴、心血，耗损肾阴、肾精，可损伤心、脾、肾而由实转虚。而以虚证起病者，初起以脾气亏虚，心气、心血不足，肾精亏虚为主，继则因脾失健运，水湿停留而成痰湿，食积难消则成食积；而心气不足，动血无力，则生瘀血；肾精亏虚，水不涵木，导致肝失所养，疏泄功能低下，气机不畅，则致肝气郁结。因此，郁证的病机转化可因实致虚，也可因虚致实，最终形成虚实夹杂，迁延难愈之重证。

6. 该患者辨证为心脾两虚证的依据是什么？

患者思虑过度，劳伤心脾，导致心脾气血不足，不能濡养心神，心神失养，出现少寐多梦；脾气亏虚，出现倦怠乏力、少气懒言、食欲不振等症；气血生化乏源，终致气血亏虚，心神失养，而见郁闷寡欢、情志不舒、心情低沉、兴趣索然、少气懒言、倦怠乏力等一派神气不足的表现。心藏神而主血，脾主思而统血。如过度思虑或者劳心过度，则导致心血耗伤，又可引起脾之运化功能失常，进而气血生化无源，最终导致心脾两虚。

7. 该患者在治疗过程中出现兼证，用药时该如何加减？

患者初诊使用归脾汤加减，方中黄芪益气，当归补血养心，为君药；党参、白术补脾益气，助黄芪益气生血，为臣药；茯苓、酸枣仁、远志宁心安神，木香辛香而散，理气醒脾，与大量益气健脾药配伍，补而不滞，滋而不腻，佛手、香附疏肝理气，配合欢花安神助眠，共为佐药；炙甘草补气调中，固护脾胃，以资化源。全方共奏益气补血，健脾安神之功。二诊时患者情绪低落改善，夜眠欠佳，加用百合清心除烦，安神定志，磁石镇惊安神，以得安神助眠之用。若肩颈不适，头晕耳鸣者加葛根、泽泻；食欲不振者，加山药、大腹皮、山楂，以健脾行气消食；心烦，易怒者，合栀子豉汤，以清热除烦。

8. 如果该患者未能及时治疗，病情延误，病机可能会如何转化？

郁证初起，病变以气滞为主，常兼血瘀、化火、痰结、食滞等，多属实证。病久则易由实转虚，随其影响的脏腑及损耗气血阴阳的不同，而形成心、脾、肝、肾亏虚的不同病变。

【知识拓展】

抑郁症属于情感障碍类疾病的一种，主要表现为情绪低落、思维迟钝、意志活动减退、食欲减退和睡眠障碍等。传统抗抑郁药主要是基于单胺递质假说而开发的以单胺类神经递质或其受体为靶标的药物，主要可分为 8 类：单胺氧化酶抑制剂、三环类抗抑郁药、选择性 5-HT 再摄取抑制剂、5-HT 再摄取抑制剂、NE/DA 再摄取抑制剂、NE 和特异性 5-HT 抗抑郁药、NE 再摄取抑制剂、5-HT 和 NE 再摄取抑制剂。但传统抗抑郁药存在起效慢、有效率低、复发率高、不良反应较多等问题。为了解决这些问题，近年来，研发了许多新的单胺类抗抑郁药物，同时一些新的抑郁症治疗靶标逐渐成为研究热点，主要包括：谷氨酸系统、下丘脑 - 垂体 - 肾上腺轴、阿片受体、神经炎症假说、γ- 氨基丁酸受体、神经营养假说等。

中药在抑郁治疗方面应用颇多，疗效显著，具有调节多靶点、多环节优势，可增效减毒，降低某些化学药物的毒副作用。近年来，研发中药抗抑郁的基础及其机制研究也在日益增多，中枢单胺类神经递质如去甲肾上腺素、5- 羟色胺、多巴胺等在抑郁症中起着关键作用。越来越多的研究也证实，中药抗抑郁的机制可能与单胺类神经递质有关。另外也有研究证明，抗抑郁中药的慢性治疗可上调脑源性神经营养因子及其受体肌球蛋白受体激酶 B 的表达，促进海马神经元生成并阻止其萎缩，提示抗抑郁药对特殊脑区神经元起保护作用，并通过神经保护作用达到治疗抑郁症的目的。

【临证精要】

一、辨证要点

1. 辨脏腑 郁证病位主要在脑，涉及肝、肾、心、脾诸脏，不同证型各有侧重。治疗时应辨明脏腑，调理脏腑阴阳气血以安神、养神，方收全效。如见情绪不稳，动则遇事闷闷不乐，默默不语，或烦躁易怒，易激惹或常喜叹息，或常喜欠伸，则主要涉及肝；多思善虑，常愁眉苦脸，郁郁不乐，甚至不思饮食，神疲乏力，则主要涉及脾；心悸胆怯，惶惶不可终日，或者心中烦乱，坐卧不宁，夜不成寐，食不知味，稍有紧张，则坐立不安，则主要涉及心；郁证日久，久病及肾，或素体肾精不足，产生肾精亏虚证候者，情绪低落，悲观失望，兴趣索然，意志减退，神思恍惚，反应迟钝，行为迟滞等脑神功能低下之症状，则主要涉及肾。

2. 分六郁 郁证有气郁、血郁、湿郁、痰郁、食郁、火郁之分，所以须分辨六郁之不同，以分而治之。气郁者忧郁愤懑，情绪不宁，喜太息，胸胁胀满疼痛，痛处不定，或者女子月事不调；火郁者，性情急躁易怒，胸胁胀满，口苦而干，或目赤、耳鸣，或嘈杂吞酸，大便秘结，失眠多梦；血郁者，则见情志抑郁，性情急躁，头痛或胸胁疼痛，疼痛固定不移，或身体某部位有发冷或热感；湿郁者,症见情绪郁闷,胸中满闷,胃纳不佳,脘腹胀满,腰背酸楚,四肢乏力;而痰郁者,则见精神抑郁,胸部闷塞,食欲下降,脘痞嗳气,或有咽中不适如有异物梗阻,吞之不下,吐之不出;食郁者见情志抑郁,不思饮食,脘腹胀满,嗳腐吞酸,肠鸣矢气,食谷不化,大便臭秽。以上种种,常兼夹而现,致使症状纷纭,错综复杂。故需把握主症,辨证准确,方能用药精准,获桴鼓之效。

二、治疗原则

理气开郁、攻补兼施、怡情易性是治疗郁证的基本原则。对于郁证的实证,首先要理气开郁,并根据是否有血瘀、化火、痰结、湿滞、食积等而分别采用活血、降火、化痰、祛湿、消食等法。对于郁证虚证,需要根据所损及的脏腑及气血阴阳亏虚的不同而补之,可采用养心安神、补肾益脑、调理脾胃、滋养肝肾等法。虚实兼杂者,则需视虚实的偏重而虚实兼顾,如肝郁脾虚者健脾疏肝,肾虚肝郁者益肾疏肝、补益肾元。

三、他型证治

1. 肝气郁结证

症状:情绪不宁,郁闷烦躁,胸部满闷,胸胁胀痛,脘闷嗳气,不思饮食,大便不调,舌红,苔薄腻,脉弦。

病机分析:肝主疏泄,性喜条达,经脉布胸胁。肝气郁结,气机不调,疏泄失常,而见郁闷烦躁,胸部满闷,心绪不安等症。肝气郁结,横逆犯于中焦,则见脘闷嗳气,不思饮食,大便失调。

治法:疏肝解郁,理气畅中。

常用方药:柴胡疏肝散(《医学统旨》)。柴胡、香附、枳壳、陈皮、川芎、白芍、炙甘草。

方药解析:方中柴胡、香附、枳壳、陈皮疏肝解郁,理气畅中。川芎、白芍、甘草活血定痛,柔肝缓急。

若胁肋胀满疼痛较重者,可加郁金、香橼、佛手疏肝理气;肝气横逆犯胃,胃失和降,见嗳气频作,胸脘不舒者,可加旋覆花、代赭石、法半夏、紫苏梗和胃降逆;肝气横乘脾胃而见纳呆、腹胀者,可加焦三仙、砂仁、茯苓健运脾胃;兼有血瘀,见胸胁刺痛,舌质有瘀点、瘀斑者,可加当归、丹参。

2. 气郁化火证

症状:性情急躁,胸胁胀满,口苦吞酸,胃部嘈杂,头痛耳鸣,目赤目胀,大便秘结，舌质红，苔黄，脉弦数。

病机分析：肝气郁结而致胸胁胀满疼痛，肝郁日久化火，故性情易波动，躁动易怒，口苦口干，舌红，苔黄，脉数；肝火上炎而头痛，目赤，耳鸣；肝火犯胃，则嘈杂吞酸。

治法：疏肝解郁，清肝泻火。

常用方药：丹栀逍遥散（《内科摘要》）。当归、白芍、柴胡、白术、茯苓、炙甘草、牡丹皮、栀子。

方药解析：方中当归、白芍养血柔肝，其中白芍柔肝缓急，当归养血柔肝，为解肝郁之要药；柴胡疏肝理气；白术、茯苓健脾，炙甘草益气补中，缓肝之急。加入牡丹皮泻血中伏火，栀子泻三焦之火。

若热势较重，口苦、大便秘结者，可加龙胆草、生大黄泻热通腑；肝火犯胃而见胁肋疼痛、口苦、嘈杂吞酸、嗳气、呕吐者，可加黄连、吴茱萸清肝泻火，降逆止呕；肝火上炎而见头痛、目赤、耳鸣者，加菊花、钩藤、刺蒺藜清热平肝；热盛伤阴，而见舌红少苔、脉细数者，可去原方中当归、白术之温燥，加生地黄、麦冬、山药滋阴健脾。

3. 血行郁滞证

症状：情绪低落，性情抑郁，健忘寐差，或胸胁疼痛，感觉异常，时冷时热，舌质紫黯，或有瘀点、瘀斑，脉弦或涩。

病机分析：情志不舒，气机郁滞不畅，故见精神抑郁，性情急躁；气病及血，瘀滞不通，则见头痛、胸痛；血行瘀滞，心神失于濡养而见失眠、健忘；瘀血阻滞于身体某部位，使局部组织失于温煦濡养而发冷，而瘀久化热则自觉局部发热感。舌质紫黯，或有瘀点、瘀斑，脉弦或涩，均为血行瘀滞的征象。顽固性郁证多可有此证表现，盖久病入络，久病必瘀，即古人所谓“久病入络”。故郁证病程长，病久者常兼血瘀。本证因气及血，气滞而致血行失畅，而非瘀结胁下，故用药不可过于峻猛，应活血而不宜破血。

治法：活血化瘀，理气解郁。

常用方药：通窍活血汤（《医林改错》）合四逆散（《伤寒论》）：桃仁、红花、生地黄、川芎、赤芍、葱白、麝香、柴胡、枳壳、白芍、甘草。

方药解析：方中麝香芳香通窍，配以桃仁、川芎、红花等活血行瘀，共奏通窍活血之功；葱白通利血脉以助祛瘀；柴胡疏肝解郁，配伍枳壳行气解郁；生地黄、赤芍凉血祛瘀，化久郁之热，而生地黄与当归相伍又养血，使祛瘀不伤正，甘草调和诸药。诸药共用，共奏活血通窍，行气解郁之功。

若胀痛明显者，加香附、青皮、郁金；纳差脘胀者，加焦麦芽、焦山楂、焦神曲、陈皮；如有寒象，加乌药、木香；兼有热象者，加牡丹皮、栀子。

4. 肝郁脾虚证

症状：抑郁低落，胸闷胁胀，多思善忧，食欲下降，疲劳易倦，女子可见月经不调，大便溏结不调；或有咽中异物不适感，吞吐不出，舌苔薄白，脉弦细，或弦滑。

病机分析：肝气郁结，疏泄失常则气机不畅，而见情绪不宁，郁闷烦躁，胸闷胁痛，月经不调等症。肝气郁结，横逆犯脾，脾气亏虚则见消瘦，易疲劳，脘闷嗳气，不思饮食，大便失调。由于肝郁脾虚，聚湿生痰，或者气滞津停，凝聚成痰，气滞痰郁交阻于胸膈之上，故产生胸部闷塞，胁肋胀满及咽中不适如有异物梗阻，吞之不下，吐之不出等症。本证即《金匮要略·妇人杂病脉证并治》所言“妇人咽中如有炙脔，半夏厚朴汤主之”之证。

治法：疏肝健脾，化痰散结。

常用方药：逍遥散（《太平惠民和剂局方》）合半夏厚朴汤（《金匮要略》）。柴胡、当归、白芍、白术、法半夏、厚朴、茯苓、生姜、紫苏叶、炙甘草。

方药解析：方中当归、白芍养血柔肝，柴胡疏肝理气，共为君药。白术、茯苓健脾，半夏化痰散结，降逆和胃；厚朴下气除满；生姜辛温散结，和胃止呕；共为臣药。紫苏叶芳香行气，理气疏肝，炙甘草益气补中，缓肝之急，共为佐使药。诸药共可行气散结，降逆化痰。

若湿郁气滞而兼有胸脘痞闷、嗳气、苔腻者，加香附、佛手、苍术理气除湿；胀痛明显者，加木香、青皮、枳壳；食滞较重者，加焦麦芽、焦山楂、焦神曲、砂仁。

5. 肝胆湿热证

症状：情绪低落或激动激惹，入睡困难，多梦易醒，胁肋满闷，口苦口干，纳呆腹胀，小便短赤，舌红苔黄腻，脉弦滑数。

病机分析：肝郁日久化火，肝火与水湿搏结，化为湿热，蕴结肝胆，则形成肝胆湿热之证。湿热相蒸，蕴于肝胆，肝胆疏泄失常，则心神不宁，故急躁易怒，失眠多梦；湿热蕴结肝胆，故胁肋满闷，舌红苔黄腻，脉弦滑数；胆气上溢则口苦；湿热郁阻，脾胃升降失司，故纳呆呕恶腹胀，大便不调。

治法：清肝利胆，宁心安神。

常用方药：龙胆泻肝汤（《医方集解》）。龙胆草、黄芩、栀子、泽泻、当归、生地黄、柴胡、车前子、木通、生甘草。

方药解析：方中龙胆草为君，清泻肝胆实火，清利肝胆湿热。黄芩、栀子为臣，泻火解毒，燥湿清热，加强君药清热利湿之力，并可清热泻火，宁心安神。车前子、泽泻为佐，导湿热下行，从水道而去，使邪有出路，则湿热无留。生地黄养血，当归补血，防苦寒渗利之品伤阴，补肝火太旺灼伤之阴血，共为佐药。柴胡疏畅肝胆之气，并能引诸药归于肝经。甘草一可缓苦寒之品伤其胃，二可调和诸药。

若肝胆实火较盛，烦躁不安者，可去车前子，加黄连以助泻火宁心之力；若湿盛热轻者，可去黄芩、生地黄，加滑石、薏苡仁以增利湿之功；如湿热日久伤阴，见低热，手足心热者，可加银柴胡、白薇以清虚热；月经不调者，可加泽兰、益母草，利湿活血调经。

6. 忧郁伤神证

症状：恍惚不安，多疑善虑，悲伤善哭，喜怒不定，或肢体挥舞，叫嚣喊骂，或伴有面部肢体痉挛，舌质淡，苔薄白，脉弦细。

病机分析：忧思难解，肝气郁结，心气耗伤，营血不足，心神失养，故见精神不宁，心神易惊；心神受扰，则悲喜无常，肢体舞动，骂詈喊叫。此证多见于女性，多由情志诱发。

治法：甘润缓急，养心安神。

常用方药：甘麦大枣汤（《金匮要略》）。炙甘草、小麦、大枣。

方药解析：方中甘草甘润缓急，辅以小麦养心宁神；大枣补益脾气，缓肝急并治心虚，共奏甘缓滋补、柔肝缓急、宁心安神之功。

若心悸失眠，舌红少苔等心阴虚症状明显者，加百合、柏子仁、炒酸枣仁、茯神、制何首乌以养心安神；血虚生风而见手足蠕动或抽搐者，加当归、生地黄、珍珠母、钩藤以养血息风；大便干结属血少津亏者，加黑芝麻、生何首乌以润肠通便；喘促气逆者，加用五磨饮子开郁散结，理气降逆。

四、中成药治疗

1. 人参归脾丸 由人参、白术、茯苓、炙甘草、黄芪、当归、木香、远志、龙眼肉、酸枣仁组成。具有益气补血，健脾宁心之功。适用于心脾两虚，气血不足证。

2. 安神补心丸 由丹参、五味子、石菖蒲、合欢皮、菟丝子、墨旱莲、首乌藤、地黄、珍珠母、女贞子组成。可养心安神。适用于阴血不足证。

3. 龙胆泻肝丸 由龙胆、柴胡、黄芩、栀子、泽泻、木通、车前子、当归、生地黄、炙甘草组成。具有清肝胆,利湿热之功。适用于肝胆湿热证。

4. 加味逍遥丸 由柴胡、当归、白芍、白术、茯苓、甘草、牡丹皮、栀子、薄荷组成。可疏肝清热,健脾养血。适用于肝郁血虚,肝脾不和证。

五、其他疗法

1. 针灸 郁证多与情志不舒、思虑过度、饮食不节等因素有关。所以郁证的治法原则为调神解郁,疏利气机。临床以取督脉、手足厥阴、手少阴经穴为主。

2. 耳穴 耳穴疗法是指通过按摩、压豆以刺激耳部穴位以防治疾病的一种操作。耳部与经络脏腑有非常广泛的密切关系,心主神志、肝主疏泄、肾主藏精通于脑,故按压耳部相应的心、肝、肾等穴位,对此类患者有一定程度的治疗作用。

六、护理调摄

1. 真诚沟通 注意患者日常生活中的安全起居,以真诚和善的态度对待患者,不随意泄露患者病情并尊重其隐私,取得患者信赖从而与患者建立良好的医患关系,倾听内心感受从而及时掌握患者的心理变化,及时向家属交代病情变化。

2. 疏导鼓励 给予适当的鼓励、劝告和指导,积极面对疾病,配合治疗;或者将患者思维从疾病转移或分散至其他方面,以缓解或消除这些精神意念的不良反馈,促使心理康复;另外也可以通过暗示诱导治愈,如结合催眠治疗进行暗示诱导等。

七、经验荟萃

1. 李振华认为郁证的病机在于肝,其病因在于精神受到刺激,肝失疏泄条达,郁而化火,肝火过盛则耗伤肾阴,肾阴虚不能正常抑制心火,水火不济。肝火、心火旺盛出现神经失控,思维混乱。肝失疏泄条达,肝气横逆又可损伤脾胃,水湿运化失常,湿遇火而成痰,痰随肝气上逆蒙蔽清窍,则思维更加混乱不能自主。故李振华认为肝火论郁证是临床上不可忽视的一个很好的病机切入点。

2. 张学文认为郁证以肝气郁滞证最为常见,往往由于气滞不能推动血液畅行而发生瘀阻所致,其临床表现为情绪低落、头疼、头晕、头胀、耳鸣。其病机多由肝气郁滞，痰气交加，气郁化火，痰火扰心，痰浊蒙蔽心神脑窍。治疗本病急性期应综合运用疏肝、理气、化痰、解郁、息风、化瘀、通窍之法，慢性缓解期和久治不愈者佐以疏肝解郁、滋补肝肾、健脾养血等方法。

3. 冯志荣强调郁证从病因来讲各种应激源是其发病的重要外因，但其发病与否关键在于个人脏腑气血的盛衰。因为当刺激作用于人体，如果脏腑精血充足，气血条畅，那么面对外界刺激，气血就不容易瘀滞，个人的心理承受调节能力强，不易患病。如刺激对气血的影响超过的肝脏疏泄功能所能调节的最大限度，则出现肝气郁结，这是郁证发病的核心。

【诊疗解悟】

1. 临证发微

(1) 中医药治疗优势：本病相当于西医学中的抑郁症、双相情感障碍、更年期综合征等疾病，由于郁证的特殊性，临床上部分患者不愿意接受西医抗抑郁药物。正是由于此类患者的特殊性，其对中医的接受程度远远高于西医，有利于发挥中医药的作用。中药在治疗郁证应用颇多，且经多年临床实践证明，中药抗抑郁作用毋庸置疑，无论是单味中药还是中药复方，抑或是中药提取物都有显著的治疗效果。目前临床抗抑郁化学药普遍存在价格高、易产生耐药性、不良反应严重、停药后易复发等问题。与之相比，中药中多种化学成分相互协同促进，可有效避免单一成分药效的副作用。

(2) 中医药治疗特色：①辨证论治：临床诊治时，根据抑郁的症状，以中医临床辨证论治为基本原则，对于实证应采用活血、降火、化痰、祛湿、消食等法，对于郁证虚证可采用养心安神、补肾益脑、调理脾胃、滋养肝肾等法。②经验方：高荣林辨治女性抑郁障碍独具特色，认为女性抑郁障碍以血虚为本，肝气郁结为标，总结出经验方白金解郁汤，提出应根据女性生理期的特点辨期治疗。如青春期抑郁者，经病加乌贼骨、茜草，肝火加丹皮、栀子；妊娠期抑郁者，合甘麦大枣汤；妊娠后抑郁者，血虚证合酸枣仁汤、心脾两虚证合归脾汤、血瘀证合生化汤等；更年期抑郁者，心肾不交证合交泰丸、肾阴虚证合二至丸、百合地黄汤，肝肾不足证加枸杞子、菊花等。临床应用以白金解郁汤为基础，随证灵活加减，因人制宜。郭连澍认为心肾阴虚是中风后郁证产生的主要病机，中风病至机体脏气紊乱，气血阴阳逆乱，损及心肾，致虚火内生而扰乱神明，终至郁证产生，因此清心火养肾阴，以敛被扰之神明是郁证的治则，总结出丹栀通竹方用于治疗中风后郁证。方中牡丹皮为君药，入心，可散血脉中之热结，可凉血和血、除烦热；栀子味苦，入心、肝两经，专治心烦懊憹，烦不得眠，心神颠倒之症；通草、淡竹叶可共奏利小便除心烦；百合及生地黄乃滋阴清热之良品；浮小麦可补心气；龙骨牡蛎乃固涩之品，可收敛外失之阴精，收纳浮越之阳气，以调和阴阳。诸方合用可以清心火，疏肝气，养肾阴，敛心神。③单味药物：随着中医药治疗抑郁症的研究不断深入，其独特优势和低毒副性备受医药学界和患者的关注。目前中药抗抑郁的主要有效成分包括黄酮类、萜类、苯丙素类、醌类和生物碱类等多种化学成分，可见于甘草、合欢花、白芍、赤芍、巴戟天、百合、天麻、柴胡、香附等，上述化学成分通过调节单胺类神经递质类生化异常和脑组织蛋白含量、机体内环境及能量代谢功能等多方面作用，发挥延缓病程、提高西药疗效并降低副作用等作用，使中药治疗得到越来越多的关注和认可。此外，中医心理疗法、针灸、穴位贴敷等措施也可用于抑郁治疗。

(3) 中西医结合治疗方案：抑郁症前期和初期，往往临床症状并未完全显露，此时患者尚未达到西药用药指征，如果仅依靠西药进行抗抑郁治疗，会给患者带来经济和精神上的负担，但如不进行抗抑郁治疗，抑郁症状就有可能恶化。此时依据“有是证用是药”的中医辨证论治原则，积极调理脏腑功能，补虚祛邪，往往可将抑郁症控制在萌发状态之中。治疗中期，症状急剧恶化或病情较严重的抑郁症患者，必须给予足量足疗程中西药抗抑郁治疗。此时，中药主要是针对患者的症状以及西药的不良反应的辅助用药。在临床中西医结合治疗中，发现使用中药治疗的抑郁症患者，西药的起效时间明显缩短，对西药的耐受性增强，抑郁症状显著改善，缩短了抗抑郁药物治疗时间。从这一角度来讲，中西医结合用药的疗效要优于单用中药或西药。治疗后期，临床症状趋于稳定的患者，此时加大中药治疗的力度，可较好地改善其残留症状，促进抗抑郁药物减量、缩短疗程，并可通过整体调理有效防止抑郁症复发。

(4) 中药作用潜在机制：目前研究结果显示，抑郁症发病机制主要与体内单胺类神经递质及其受体、炎症反应、下丘脑 - 垂体 - 肾上腺轴激素、神经营养因子的相互促进作用密切相关。中医药在治疗抑郁症等精神类疾病方面历史悠久、经验丰富，其用药强调身心合一的整体观，作用更加持久、缓和、稳定，更适用于抑郁症的长期药物调节。现在研究指出，中药甘草、柴胡、白芍、香附及舒肝解郁胶囊等均可通过调节单胺类神经递质或其受体浓度，发挥抗抑郁作用。川芎、丹参及中药复方补肾疏肝方等可改善下丘脑 - 垂体 - 肾上腺轴功能，而天麻、开心散等药物可通过调节神经营养因子，改变突触可塑性，从而改善抑郁症状。此外，也有研究表明中药可以通过调节肠道菌群、减轻氧化应激水平、抑制炎症等多途径综合发挥抗抑郁作用。

2. 诊治演变 在起病初期，郁证既可表现为虚证或实证，但虚实之间往往可以互相影响、互相转化而成虚实夹杂之证。如实证久病失治、迁延难愈，损伤心脾肾则由实转虚；而虚证日久，气血不足推动无力则成气滞血瘀。郁证治疗原则为理气开郁、攻补兼施，起病初期以气滞为主，故理气开郁，当兼有食积、血瘀、痰火等，相应予以加减治疗。郁证如有外界因素及情志刺激后病情常有波动，易使病情延长。如短时间病程，通常都可以治愈。但若病情迁延日久，反复不愈，需要警惕自伤、伤人、自杀等事件的发生。

《灵枢·本神》记载，“愁忧者，气闭塞而不行”，“肝气虚则恐，实则怒……心气虚则悲，实则笑不休”。可见情志活动与五脏气血关系密切，强调了情志治病的重要性。至唐代《千金要方·胆腑脉论第一》中指出：“胆者，中清之腑也，号将军，决曹吏……能怒能喜，能刚能柔。”强调了胆的疏泄在情志病治疗中的重要性，可使用温胆汤化痰和胃，利胆解郁之用。宋代陈无择提出七情所伤关键在人体气机郁滞，并开始将七情作为郁证发生的重要内因之一。金元四大家朱丹溪首次提出“六郁”，分气、血、痰、火、湿、食诸郁，并尤为重视气郁及火郁，方推越鞠丸行气解郁。清代张璐主张“治法总不离乎逍遥、归脾、左金、降气、乌沉、七气等方，但当参究新久虚实选用，加减出入可也。”所谓参究新久虚实选用，即郁初起在气分，宜先用越鞠、四七，郁久耗伤正气，当用逍遥、归脾之类。

郁证日久，阻碍气血运行，形成痰瘀。痰瘀既为病理产物，又是致病因素，痹阻脏腑经络，与外来或内生之毒相合，终致结节转化为癌瘤，荼毒五脏。因此，郁证患者后期可伴有结节，如乳腺、肺部结节，严重者形成癌瘤。临床治疗结节或癌瘤时应以解郁通络为基本治则，在整体观和辨证论治理论指导下，解郁以调神理气为先，根据邪气之性质及浅深，结合调和五脏、化痰消瘀、辛润通络、解毒散结等法以治之。

【医论撷要】

《素问·六元正纪大论》：“木郁达之，火郁发之，土郁夺之，金郁泄之，水郁折之。”

《丹溪心法·六郁》：“气血冲和，万病不生，一有怫郁，诸病生焉，故人身诸病多生于郁”“越鞠丸，解诸郁，又名芎术丸。苍术、香附、川芎、神曲、栀子(各等份)。上为末，水丸如绿豆大。”

《太平惠民和剂局方·卷四》:“喜怒悲思忧恐惊之气,结成痰涎,状如破絮,或如梅核,在咽喉之间,咯不出,咽不下,此七气所为也。”

《素问玄机原病式·六气为病》:“郁,怫郁也。结滞壅塞,而气不通畅”,“热甚则腠理闭塞而郁结也,如火炼物,热极相合,而不能相离。故热郁则闭塞而不通畅也。”

《儒门事亲·卷三》:“此皆抑郁不伸而受其邪也,岂待司天克运,然后为之郁哉且积之成也,或因暴怒、喜、悲、思、恐之气,或伤酸、苦、甘、辛、咸之食,或停温、凉、热、寒之饮,或受风、暑、燥、寒、火、湿之邪。”

《景岳全书·杂证谟》:“凡五气之郁则诸病皆有,此因病而郁也。至若情志之郁,则总由乎心,此因郁而病也。”

《医贯·卷之二》:“东方先生木,木者,生生之气,即火气,空中之火,附于木中,木郁,则火亦郁于木中矣,不特此也,火郁则土自郁,土郁则金亦郁,金郁则水亦郁,五郁相因,自然之理也。”

《类证治裁·卷之三》:“怀抱不舒、遭遇不遂,以及怨旷积想在心,莫能排解,种种郁悒,各推其原以治之。”

《辨证录·五郁门》:“倘有困卧终日,痴痴不语,人以为呆病之将成也。谁知是思想结于心,中气郁而不舒乎。”

【参考文献】

[1] 周仲瑛. 中医内科学 [M]. 北京: 中国中医药出版社, 2004.

[2] 杨敏, 康洪钧, 戴晓畅. 抑郁症的发病机制与治疗进展 [J]. 四川生理科学杂志, 2015, 37 (3): 146-150.

[3] 华荣, 孙景波. 国医大师李振华: 疏肝理气, 清心豁痰治抑郁症 [N]. 中国中医药报, 2015-11-09 (004).

[4] 董斌, 张天垚, 马洋. 张学文治疗抑郁症经验举隅 [J]. 山西中医, 2016, 32 (1): 7-9.

[5] 叶灵兰. 名老中医冯志荣治疗抑郁症经验小结 [J]. 内蒙古中医药, 2014, 28 (33): 37.

[6] 王永炎, 张伯礼. 中医脑病学 [M]. 北京: 人民卫生出版社, 2007.

[7] 王刚, 冯媛, 柳进, 等.《中国抑郁障碍防治指南》(2024 年版) 计划书 [J]. 中华精神科杂志, 2023, 56 (6): 407-412.

第十六章　不　　寐

不寐，又称“不得卧”“目不瞑”“少卧”“卧不安”，是以经常不能获得正常睡眠为特征的一类病证，主要表现为睡眠时间、深度不足，轻者入睡困难，或寐而不酣，时寐时醒，或醒后不能再寐，重则彻夜不寐，严重影响患者的正常生活、工作、学习和健康。据统计，在普通人群中失眠的患病率为 10%~50%。如治疗及时，不寐可显著缓解或痊愈。

【典型病案举隅】

患者，男，47 岁，公司职员。

【主诉】

失眠 5 年余，加重 2 个月。

【四诊采集】

(一) 望诊

1. 观察患者精神状况。

2. 观察患者面部皮肤色泽。

3. 舌象。

(二) 闻诊

1. 语声的高低、清浊。

2. 是否伴有呵欠声。

(三) 问诊

1. 失眠的具体表现，是入寐困难，还是寐而易醒，醒后不能再寐，还是彻夜难眠。

2. 是否伴随其他症状，如头痛、头昏、心悸、健忘、神疲乏力、心神不宁、多梦等，以及失眠后第二天精神状态如何，是否影响正常工作、学习和生活。

3. 失眠的持续时间。
4. 失眠前是否有诱发因素，如环境因素、工作压力等。
5. 做过哪些实验室检查和影像学检查。
6. 接受过哪些治疗，效果如何。
7. 既往是否有其他疾病。

(四) 切诊

脉象。

【病情述要】

患者5年前在工作劳累后出现入睡困难，易早醒，醒后再次入睡困难，平均每晚睡眠时长约4~5小时。2个月前与家属争吵后上述情况加重，就诊于外院，行颅脑MRI检查未见明显异常，未进行正规治疗。每夜最多能睡3小时左右，噩梦纷纭，时时惊醒，口干而苦，食欲日减。

刻下症：不寐多梦，重则彻夜不眠，急躁易怒，头晕头胀，口干而苦，便秘溲赤，舌红苔黄，脉弦数。

【诊断治疗】

诊断：不寐(肝火扰心证)。

治法：清肝泻火，镇心安神。

处方：龙胆泻肝汤加减。

药物：龙胆草6g、黄芩9g、栀子9g、泽泻12g、车前子9g(包煎)、当归12g、生地黄9g、柴胡6g、木通6g、生龙骨30g(先煎)、生牡蛎30g(先煎)、磁石30g(先煎)。

14剂，水煎，早晚口服，每日1剂

二诊：服上方14剂后，夜寐转佳，每夜睡眠时长4小时余，头昏头胀渐减，烦躁焦虑亦减，口干而苦、便秘溲赤等肝火上炎征象亦减，但梦稍多，守上方加酸枣仁15g，首乌藤30g，合欢皮6g，茯神30g，14剂。

三诊：继服14剂后，夜眠全安，胃纳佳，精神可。

【临证分析】

1. 不寐诊断要点有哪些？

(1) 临床主要表现为：轻者入睡困难，或寐而不酣，时寐时醒，或醒后不能再寐，重则彻夜不寐。

(2)常伴有头晕头痛、心悸健忘、心烦易怒、神疲乏力等症状。

(3)常有情志不畅、饮食不节、劳倦过度及病后、体虚等病史。

(4)神经系统查体无明显阳性体征及检查无明显的器质性病变。

2. 该患者诊断为不寐的依据是什么？

(1)中年男性，以失眠 5 年余，加重 2 个月为主诉。

(2)本患者主要表现为不寐多梦，重则彻夜不眠，噩梦纷纭，时时惊醒。

(3)伴有急躁易怒，头晕头胀，口干而苦，食欲日减，便秘溲赤。

(4)有工作劳累，情志内伤病史。

(5)颅脑 MRI 检查未见明显异常。

3. 临床诊断时，该病需要与哪些病证相鉴别？

不寐应与一时性失眠、生理性少寐、他病痛苦引起的失眠相区别。

(1)一时性失眠：若因一时性情志影响或生活环境改变引起的暂时性失眠，称为一时性失眠，不属病态。与不寐表现为持续的、严重的睡眠困难有别。

(2)生理性失眠：老年人或某些特殊的人，长期以来少寐早醒，白天无疲乏无力、头昏脑胀等不适，多属正常生理现象，称为生理性少寐。不寐是以失眠为主症，且白天多有疲乏、头昏脑胀等症状，系由睡眠障碍干扰所致，甚至影响工作、生活。

(3)他病痛苦引起的失眠：若因其他疾病痛苦引起失眠者，则应以祛除有关病因为主。而不寐是以失眠为主症，其他症状均继发于失眠，而非躯体疾病或精神疾病。

4. 不寐相当于西医哪些疾病？临床需做哪些相关检查？

西医学的睡眠障碍、其他如围绝经期综合征、焦虑症、抑郁症、肠易激综合征等疾病以不寐为主要临床表现时，均可参照本章辨证论治。

临床诊治过程中需进行以下 3 个方面的检查，包括临床评估、量表测评及客观评估。

(1)临床评估：临床医生需仔细询问病史，包括具体的睡眠情况、用药史及可能存在的物质依赖以及精神心理状态评估。

(2)量表测评：包括自评与他评失眠测评量表，如嗜睡量表(ESS)、失眠严重程度指数(ISI)、匹兹堡睡眠质量指数(PSQI)、抑郁量表(BECK)、状态特质焦虑问卷(STAI)、疲劳严重程度量表、生活质量问卷(SF-36)、睡眠信仰和态度问卷等。

(3)客观评估：对慢性失眠患者鉴别诊断时可进行多导睡眠图(PSG)监测：①测定其平均睡眠潜伏时间延长；②测定实际睡眠时间减少；③测定觉醒时间增多。体动记录仪可以在无PSG监测条件下作为替代手段评估患者夜间睡眠时间和睡眠模式。

5. 分析不寐的病因病机。

(1)病因

1)饮食不节：暴饮暴食，宿食停滞，脾胃受损；过度饮酒，酒食所伤，酿生痰热，壅遏于中，痰热上扰，胃气失和，而不得安寐。此外，浓茶、咖啡、酒精等也是造成不寐的原因。

2)情志失常：喜怒哀乐等情志过极均可导致脏腑功能失调，而发生不寐。或由情志不遂，暴怒伤肝，肝气郁结，肝郁化火，邪火扰动心神，神不安而不寐；或由五志过极，心火内炽，扰动心神而不寐；或由喜笑无度，心神激动，神魂不安而不寐；或由暴受惊恐，导致心虚胆怯，神魂不安，夜不能寐。

3)劳逸失调：劳倦太过则伤脾，过逸少动亦致脾虚气弱，运化不健，气血生化乏源，不能上奉于心，以致心神失养而失眠。或因思虑过度，伤及心脾，心伤则阴血暗耗，神不守舍；脾伤则食少，纳呆，生化乏源不足，营血亏虚，心失所养，而致心神不安。

4)病后体虚：久病血虚，年迈气血衰少，导致心血不足，心失所养，心神不安而不寐；亦可因年迈体虚，阴阳俱衰而致不寐。若素体阴虚，兼因房劳过度，肾阴耗伤，阴衰于下，水火不济，心火独亢，火盛神动，心神失交而神志不宁。

(2)病机：不寐的病因虽多，但其病理变化，总属阳盛阴衰，阴阳失交。一为阴虚不能纳阳，一为阳盛不得入于阴。其病位主要在心，与肝、脾、肾密切相关。因心主神明，神安则寐，神不安则不寐。而阴阳气血之来源，由水谷之精微所化，上奉于心，则心神得养；受藏于肝，则肝体柔和；统摄于脾，则生化不息；调节有度，化而为精，内藏于肾，肾精上承于心，心气下交于肾，则神志安宁。若肝郁化火，或痰热内扰，神不安宅者以实证为主。心脾两虚，气血不足，或由心胆气虚，或由心肾不交，水火不济，心神失养，神不安宁，多属虚证，但久病可表现为虚实兼夹，或为瘀血所致。

6. 该患者诊断为肝火扰心的依据是什么？

依据：不寐多梦，重则彻夜不眠，噩梦纷纭，时时惊醒，急躁易怒，伴有头晕头胀，口干而苦，食欲日减，便秘溲赤，舌红苔黄，脉弦数。

从患者临床症状及舌脉来分析，符合肝郁化火，心神不安病机。肝郁化火上炎，则急躁易怒，伴有头晕头胀，口干而苦；肝郁化火，上扰心神，导致不寐多梦，重则彻夜不眠，噩梦纷纭，时时惊醒；肝火犯胃，则食欲日减；便秘溲赤，舌红苔黄，脉弦数均为肝火扰心征象。

7. 分析该患者初诊的处方用药及二诊时为何加用酸枣仁、首乌藤、合欢皮和茯神。

首诊方中龙胆草、黄芩、栀子清肝泻火；泽泻、车前子、木通清利湿热；当归、生地黄滋阴养血；柴胡疏畅肝胆之气；生龙骨、生牡蛎、磁石镇心安神。服上方 14 剂后，患者夜寐转佳，每夜睡眠时长 4 小时余，头昏头胀渐减，烦躁焦虑亦减，口干而苦、便秘溲赤等肝火上炎征象亦减，但梦稍多，故守上方，加酸枣仁、首乌藤养心益肝，合欢皮、茯神以安神解郁、调理心脾、宁心安神，巩固疗效。

8. 该患者在治疗过程中出现胸闷胁胀，善太息者，用药时该如何加减？

患者出现胸闷胁胀，善太息乃肝气郁结所致，可加香附、郁金、佛手、绿萼梅以疏肝解郁。

9. 如该患者未能及时治疗，病情延误，病机可能会如何转化？

依据该患者目前临床症状，主要是由于肝气郁结、郁而生火，火热上扰心神所致，若积极治疗，可使肝火清除，肝气通畅，神安得寐。若病情迁延，肝脾不和，引起腹胀纳差；气郁日久化火，导致性情急躁、目赤肿痛、两胁疼痛；气机不畅，阻碍津液运行，形成痰湿，痰气郁结，可见梅核气。不寐日久，易致情绪低落，心绪不宁，形成郁证；甚至引动心火，导致心肝火旺，扰乱神明，出现狂躁不安之癫狂证候。

【知识拓展】

关于睡眠障碍，国际睡眠障碍分类第 3 版（ICSD-3）将其分为 7 大类，包括失眠障碍、睡眠相关呼吸障碍、中枢性嗜睡症、昼夜节律睡眠 - 觉醒障碍、睡眠异态、睡眠相关运动障碍、其他睡眠障碍。失眠障碍通常指患者对睡眠时间和 / 或质量不满足并影响日间社会功能的一种主观体验，是最常见的睡眠障碍性疾患。

失眠障碍的主要表现：

（1）睡眠时间不足，总睡眠时间减少，通常少于 6 小时。

(2) 入睡困难，入睡时间超过 30 分钟。

(3) 睡眠质量下降。

(4) 日间功能障碍。

失眠障碍的诊断应符合以下三点要求：

1) 存在以下一种或多种睡眠异常症状：①入睡困难；②睡眠维持障碍；③比期望的起床时间更早醒来；④在适当的时间不肯上床睡觉；⑤难以在没有父母或者照顾者的干预下入睡。

2) 患者主诉至少存在下述 1 种与睡眠相关的日间功能损害：①疲劳或全身不适感；②注意力、注意维持能力或记忆力减退；③社交、家庭、职业或学业等功能损害；④情绪波动或易激惹；⑤日间思睡；⑥行为问题（如多动、冲动或攻击性）；⑦易犯错或易出事故；⑧紧张、头痛、头晕，或与睡眠缺失有关的其他躯体症状；⑨对睡眠过度关注或对睡眠质量不满意。

3) 睡眠异常症状不能完全被不合适的睡眠机会或者不合适的睡眠环境所解释。

失眠根据病程分为短暂性失眠（1 周内）；急性失眠（病程>1 周，<1 个月）；亚急性失眠（病程 ≥1 个月，<6 个月）和慢性失眠（病程 ≥6 个月）。失眠按病因划分为原发性和继发性两种。原发性失眠通常缺少明确病因，或在排除可能引起失眠的病因后仍遗留失眠症状，主要包括心理生理性失眠、特发性失眠和主观性失眠 3 种类型。继发性失眠包括由于躯体疾病、精神障碍、药物滥用等引起的失眠，以及与睡眠呼吸紊乱、睡眠运动障碍等相关的失眠。失眠的治疗主要包括药物治疗和非药物治疗。治疗失眠症的药物包括第一代巴比妥类、第二代苯二氮䓬类及第三代非苯二氮䓬类药物，其他药物如抗焦虑药物、抗抑郁药物、褪黑素、中药等也有一定的疗效。非药物治疗包括睡眠卫生教育、刺激控制程序以及物理治疗等。

(1) 巴比妥类目前很少用于失眠症的治疗，仍有使用的是司可巴比妥。

(2) 苯二氮䓬类是目前应用最广泛的催眠药，此类药物可缩短入睡时间、减少觉醒时间和次数、增加总睡眠时间，是安全性、耐受性较好的催眠药，缺点是比较容易形成药物依赖、停药反跳和记忆力下降等，但一般短期使用不会出现药物依赖。此类药物根据半衰期长短分为 3 类：①短效类（半衰期<6 小时）：常用的有咪哒唑仑、三唑仑等；②中效类（半衰期 6~24 小时）：常用的有替马西泮、阿普唑仑和艾司唑仑等；③长效类（半衰期 24 小时以上）：常用的有地西泮、氯硝西泮、硝基西泮和氟西泮等。一般半衰期短的药物比半衰期长的显

效快，抑制呼吸作用弱，没有或只有轻微的白天残留作用，但是短效药物容易成瘾，撤药时易发生反跳性失眠。半衰期长的药物比半衰期短的成瘾性和反跳性要小，但显效慢，有呼吸抑制以及白天残留作用。一般主张治疗短期失眠尽量采用短半衰期药物，使用时间不应>12周，停药时应逐渐减量。对于顽固的慢性失眠患者，选用长半衰期药物更为恰当，但要特别注意患者服药次日有无显著的困倦、疲劳、遗忘、精神运动功能减退等症状，以便及时调整剂量。

(3)新型的非苯二氮䓬类药物包括唑吡坦、佐匹克隆、右佐匹克隆和扎来普伦等。此类药物起效快、半衰期短、次晨没有宿醉症状、药物依赖和停药反跳少，目前已成为治疗失眠症的首选药物。

【临证精要】

一、辨证要点

1. 辨虚实 本病辨证首分虚实：虚证多属阴血不足，心失所养，临床特点为体质瘦弱，面色无华，神疲懒言，心悸健忘，多因脾失化源，肝失藏血，肾失藏精，脑海空虚所致。实证为邪热扰心，临床特点为心烦易怒，口苦咽干，便秘溲赤，多因心火亢盛，肝郁化火，痰火瘀滞，气血阻滞所致。

2. 辨病位 次辨脏腑病位：不寐的主要病位在心脑，且与肝、胆、脾、胃、肾密切相关。由于心神失养或不安，神不守舍而不寐。或因肾精亏虚，脑海空虚，神不守舍，亦为不寐。其他脏腑，如肝、胆、脾、胃的阴阳气血失调，也可扰动心脑之神而致不寐。如急躁易怒而不寐，多为肝火内扰；脘闷苔腻而不寐，多为胃腑宿食，痰热内盛；心烦心悸，头晕健忘而不寐，多为阴虚火旺，心肾不交；面色少华，肢倦神疲而不寐，多属脾虚不运，心神失养；心烦不寐，触事易惊，多属心胆气虚等。

二、治疗原则

治疗当以补虚泻实，调整脏腑阴阳为原则。实证泻其有余，如疏肝泻火、清化痰热、消导和中；虚证补其不足，如益气养血、健脾补肝益肾。在此基础上安神定志，如养血安神、镇惊安神，清心安神。

强调安神定志为其基本治法。不寐的病机关键在于心神不安，因而安神定志为治疗本病的基本方法。在应用时须在辨证论治的基础上，选用本法。

注重精神心理疗法。消除顾虑及紧张情绪,保持精神舒畅,是治疗不寐的重要方法之一,可以起到药物所难以达到的疗效,应当引以重视和应用。

三、他型证治

1. 痰热扰心证

症状:心烦不寐,多梦易醒,胸闷脘痞,泛恶嗳气,伴口苦,头重,目眩,舌偏红,苔黄腻,脉滑数。

病机分析:本证多因宿食停滞,积食生痰,因痰生热,痰热上扰则心烦不寐,多梦易醒;因宿食痰湿壅遏于中,则胸闷脘痞;痰浊上蒙清窍,则头重目眩;宿食停滞则气机不畅,胃失和降,故见泛恶嗳气、口苦;舌偏红,苔黄腻,脉滑数,为痰热、宿食内停之征象。

治法:清化痰热,和中安神。

常用方药:黄连温胆汤(《六因条辨》)。黄连、半夏、竹茹、陈皮、茯苓、枳实、炙甘草、大枣。

方药解析:半夏、陈皮、茯苓、枳实健脾化痰,理气和胃;黄连、竹茹清心降火化痰;炙甘草、大枣和胃安中。

若伴有胸闷嗳气,脘腹胀满,大便不爽,苔腻脉滑,加用秫米和胃健脾,交通阴阳,和胃降气;若饮食停滞,胃中不和,嗳腐吞酸,脘腹胀满,加神曲、焦山楂、莱菔子以消导和中。

2. 心脾两虚证

症状:不易入睡,多梦易醒,醒后难以复睡,心悸健忘,伴头晕目眩,肢倦神疲,腹胀便溏,饮食无味,面色少华,舌淡苔薄,脉细无力。

病机分析:多因思虑过度,劳伤心脾,气血亏虚所致。心藏神而主血,脾主思而统血,思虑过度,心脾气血暗耗则致心脾两虚,血不养心,神不守舍,故不易入睡,多梦易醒,心悸健忘;气血不足,不能上达于脑,清阳不升,则头晕目眩;脾虚失运,则饮食无味;血虚不能上荣于面,则面色少华,舌质淡;血少气虚,则肢倦神疲,脉细无力。

治法:补益心脾,养血安神。

常用方药:归脾汤(《正体类要》)。人参、白术、黄芪、当归、龙眼肉、酸枣仁、远志、木香、茯神、生姜、大枣、炙甘草。

方药解析:人参、白术、黄芪、炙甘草补脾益气以生血;当归、龙眼肉补血养心;酸枣仁、远志、茯神宁心安神;木香理气醒脾;引用生姜、大枣,调和脾胃,以资化源。

心血不足较甚者,加熟地黄、白芍、阿胶以滋养心血;不寐较重者,加五味子、首乌藤、合欢皮、柏子仁养心安神,或加生龙骨、生牡蛎、琥珀以镇静安神;兼见脘闷纳呆,苔腻,重用白术,加苍术、半夏、陈皮、厚朴以健脾燥湿,理气化痰;若产后虚烦不寐,或老人夜寐早醒而无虚烦者,多属气血不足,亦可用本方。

3. 心肾不交证

症状:心烦不寐,入睡困难,心悸多梦,伴头晕耳鸣,潮热盗汗,五心烦热,腰膝酸软,咽干少津,男子遗精,女子月经不调,舌红少苔,脉细数。

病机分析:久病或年事已高,肾水亏虚,不能上济于心,心火炽盛,不能下交于肾,则心烦不寐;肾水不能上滋脑窍,则髓海空虚,头晕耳鸣,健忘;肾虚精亏,腰膝失养,则腰膝酸软;心肾阴虚,阴虚火旺,津液耗伤则潮热盗汗,五心烦热;肾精亏虚,虚火扰动精室,则男子遗精;冲任失养,则女子月经不调;舌红少苔,脉细数均为阴虚火旺之象。

治法:滋阴降火,交通心肾。

常用方药:六味地黄丸(《小儿药证直诀》)合交泰丸(《万病回春》)。熟地黄、山萸肉、山药、泽泻、茯苓、牡丹皮、黄连、肉桂。

方药解析:熟地黄、山萸肉、山药滋补肝肾,填精益髓;泽泻、茯苓、牡丹皮健脾渗湿,清泻相火;黄连清心降火;肉桂引火归元,交通心肾。

心阴虚为主者,可用远志、柏子仁、天冬、麦冬以滋阴养血,补心安神;心烦不寐,彻夜不眠者,加朱砂、磁石、龙骨重镇安神。

4. 心胆气虚证

症状:虚烦不寐,易于惊醒,终日惕惕,胆怯心悸,遇事善惊,伴气短自汗,倦怠乏力,小便清长,舌淡,脉弦细。

病机分析:多暴受惊恐,情绪紧张,或体弱心胆素虚,心虚则心神不安,胆虚则善惊易恐,心胆两虚,则多梦易醒,心悸不寐,甚则善惊;气短自汗,倦怠乏力,小便清长均为气虚之象;舌淡,脉弦细为气血不足的表现。

治法:益气镇惊,安神定志。

常用方药:安神定志丸(《医学心悟》)。人参、茯苓、茯神、远志、龙齿、石菖蒲。

方药解析:人参、茯苓益心胆之气;茯神、远志、石菖蒲化痰宁心,镇惊安神;龙齿镇静宁神。

若血虚阳浮，虚烦不寐者，加用酸枣仁、甘草、知母、川芎；心悸甚者，加生龙骨、生牡蛎、朱砂以加强重镇安神作用。

四、中成药治疗

1. 天王补心丹　由人参、茯苓、玄参、丹参、桔梗、远志、当归、五味子、麦冬、天冬、柏子仁、酸枣仁、生地黄、朱砂组成。可滋阴清热，养血安神，适用于心阴不足所致的不寐。

2. 知柏地黄丸　由知母、黄柏、熟地黄、山萸肉、山药、泽泻、牡丹皮、茯苓组成。能滋阴降火。适用于肾阴不足、阴虚火旺所致的不寐。

3. 柏子养心丸　由柏子仁、党参、黄芪、川芎、茯苓、远志、酸枣仁、肉桂、五味子、半夏、甘草、朱砂、当归组成。具有补益心脾，养血安神之效，适用于心脾两虚所致的不寐。

4. 人参归脾丸　由白术、当归、茯苓、黄芪、龙眼肉、木香、人参、酸枣仁、远志、炙甘草组成。能益气补血，健脾养心，适用于心脾气血两虚所致的不寐。

5. 安神补心丸　由丹参、五味子、石菖蒲、合欢皮、菟丝子、墨旱莲、女贞子、首乌藤、地黄、珍珠母组成。可养心安神，适用于心血不足、虚火内扰所致的心悸失眠、头晕耳鸣等。

6. 甜梦胶囊　由黄精、黄芪、桑椹、党参、砂仁、山楂、刺五加、炙淫羊藿、陈皮、山药、泽泻、茯苓、蚕蛾、枸杞子、熟地黄、制马钱子、法半夏组成。具有益气补肾、健脾和胃、养心之效，适用于心脾肾气亏虚所致的头晕耳鸣、失眠健忘等。

7. 安神补脑液　由鹿茸、制何首乌、淫羊藿、干姜、甘草、大枣组成。可生精补髓，益气养血，强脑安神，适用于肾精不足、气血两亏所致的头晕乏力、健忘失眠等。

五、其他疗法

1. 针灸疗法　心脾两虚者，补三阴交、百会、神门、心俞、脾俞、胃俞、膈俞；心肾不交者，补肾俞、太溪，泻心俞、劳宫；心胆气虚者，补百会、风池、神门、大陵、阳陵泉、三阴交、足三里；肝火扰心者，泻四神聪、神门、风池、三阴交、间使、劳宫、行间；痰热扰心者，泻百会、风池、头维、神门、内关、三阴交、足三里、厉兑、丰隆。每日针 1 次，每次留针 30 分钟，每隔 30 分钟行针 1 次。

2. 推拿疗法

⑴推拿头部：坐位，头部垫毛巾。医生站于患者右侧，一手按头后额部，另一手用拇指平推正中和两侧经线，由前发际推到后发际，手法要平稳，不宜快。然后用掌根大小鱼际部揉两侧及枕部，由上而下反复揉摩。头部推拿时，嘱患者思想集中在头部推拿手法的刺激上。推10分钟左右，便入朦胧状或入睡状为好。推后一般即觉头部轻松舒适感。

⑵推拿颈部：患者取坐位，医生站在患者的侧后方，一手扶住患者的头部，另一手在颈部做广泛且深透的拿法。拿时自上而下，重点放松颈部两侧肌肉，此时患者局部应有酸胀感。

⑶轻抹额头：患者取仰卧位，医生两手拇指自印堂至神庭做抹法，其余四指置于头的两侧相对固定。在做抹法时，力量不宜太大，速度宜快，此时患者可有轻度舒适的感觉。

⑷分推前额：医生两手拇指桡侧缘，自前额中线向两侧分推至太阳穴并做点揉，然后两手拇指滑向头维点揉，最后滑至角孙点揉，如此反复操作数次。

⑸点按头顶：两手拇指自前发际向后交替点按头部前后正中线(即督脉)，然后两手同时点按距督脉1cm、3cm、5cm、7cm、9cm处的侧线。每条线点按3~5遍。可选用百会、四神聪等穴重点点揉。同时点揉三阴交、神门和内关。

3. 单验方

⑴炒酸枣仁10~15g，捣碎，水煎后，晚上临睡前服。适用于失眠各证。

⑵炒酸枣仁10g，麦冬6g，远志3g，水煎后，晚上临睡前服。适用于失眠多梦。

⑶鲜冬青叶30g，鲜侧柏叶30g，水煎内服，每晚1剂，连服5天。适用于顽固性失眠。

⑷龙眼肉10g，紫灵芝15g，水煎服。适用于心脾两虚之不寐。

⑸吴茱萸9g，米醋适量。吴茱萸研成细末，米醋调成糊状，敷于两足涌泉穴，盖以纱布，胶布固定，每日1次。适用于心肾不交所致不寐。

4. 食疗方

⑴酸枣仁15g，水煎去渣，加鲜百合50g，煮烂，睡前服。

⑵核桃仁30g，黑芝麻30g，粉碎成泥状，做成丸，每丸3g，每次服1丸，每日两次。

⑶大枣20枚，连须葱白7棵，将枣洗净水泡发后，煮20分钟，将葱白洗

净加入，继续煮10分钟，吃枣喝汤，每日1次，连服数天。

(4) 龙眼肉500g，白糖50g。将龙眼肉和白糖放碗中反复蒸、晾3次，使色泽变黑，将龙眼肉再拌入少许白糖，装瓶备用。每天服2次，每次4~5颗。连服7~8天。适用于心脾亏虚之失眠证。

六、护理调摄

1. 饮食　晚餐要清淡，不宜过饱，忌浓茶、咖啡及吸烟。睡前避免从事紧张和兴奋的活动，养成定时就寝的习惯。

2. 睡眠环境　要注意睡眠环境的安宁，床铺要舒适，卧室光线要柔和，减少噪声，去除各种可能影响睡眠的外在因素。

3. 心理护理　克服过度的紧张、兴奋、焦虑、抑郁、惊恐、愤怒等不良情绪，做到喜怒有节，保持心情舒畅，尽量以放松、顺其自然的心态对待睡眠。

七、经验荟萃

1. 朱良春认为治湿热内蕴，或郁怒后不寐，证见郁郁不舒，虚烦惊悸，口苦呕涎，或触事易惊，梦寐不祥，或短气乏力，自汗肢肿，饮食无味，心虚烦闷，坐卧不安等。此乃湿热内蕴或胆虚痰热不寐为其一；胆寒虚烦，心胆虚怯不寐为其二；气郁生痰，痰气相搏发为不寐为其三。治疗上均以温胆汤加味，前者温胆汤加龙胆草，每收佳效，再加玄明粉6g（冲服），更能提高疗效。次者用温胆汤加钩藤、葛根、紫苏叶、龙骨、牡蛎，散敛升降，临床疗效满意。后者施治，均拟温胆汤加龙骨、生牡蛎。疗效颇为满意。

2. 颜正华提出失眠应以养心、平肝、交通心肾为主要治疗原则，辨证严谨，用药平和，多以养心安神和重镇安神之品配合使用。临床常用药物包括养心安神药中的炒枣仁、首乌藤、远志和重镇安神药中的生牡蛎、生龙骨、珍珠母。常用药对包括炒枣仁和首乌藤、炒枣仁和生牡蛎、炒枣仁和生龙骨、生牡蛎和生龙骨、首乌藤和生牡蛎。这与中医针对心、肝、肾三脏与失眠的认识颇为吻合。临证中，颜正华不仅针对失眠主症治疗，亦根据患者病证情况，灵活配伍利水通淋和补益肝肾药物，以求综合调理，取得很好的治疗效果。

3. 张伯礼提出不寐的治疗大法里，对于“阴液亏虚无以敛阳，阳浮于外”者以滋阴降火，阳中求阴，使阴阳相交；对于“阳盛阴伤，阴不制阳”者以潜降肝火，利胆祛湿，使其阳降而入阴；对于“他邪所伤，阴阳不交通”者以祛痰化湿，活血化瘀为主，又佐以辛开苦降，升清降浊，将痰、湿、瘀、浊等病理产物消之，使其阴阳交通。

4. 杨文明认为不寐临床多以实证为主，辨证多"从火、郁、瘀论治"，以清热泻火、疏肝理气、活血化瘀为主要治法，并主张昼夜分治，调理安神。郁，即肝气郁结，认为肝主疏泄，喜调达，不寐患者多因郁怒不解、忧思气结、精神紧张、七情内伤，导致肝气郁结，五脏的气机不和所致。临床喜用合欢花、玫瑰花、绿萼梅等花类中药疏肝理气、解郁安神，自拟疏肝解郁汤。瘀，即瘀血内阻，强调瘀血多因久病迁延不愈，或情志不畅，气滞致血行不畅，则血液聚集或溢出而为血瘀，瘀血阻滞致心脉受阻，心神失养，阳不入阴，神不守舍，而致不寐。并善用地龙、全蝎等血肉有情之品活血通络，自拟活血安眠汤。同时，提出痰火扰心也是临床常见的不寐证型，多因过食肥甘厚腻，烟酒不拒，致痰火内生，浊邪困阻，久而气机不畅，上扰心神，脏腑阴阳失调，夜间不能眠安，常故临床多运用黄连温胆汤加减。此外，还主张昼夜分治、调理安神。在传统不寐的治疗中，常采用安神之药，但昼夜汤剂不分，然而白天使用安神之品往往导致精神欠佳，以致夜间安神之力不足，睡眠改善不明显，应采取昼夜双方的治疗方式。

【诊疗解悟】

1. 临证发微 不寐以入睡和/或睡眠维持困难导致睡眠质量或数量达不到正常生理需求而影响患者白天社会功能为主要特点，主要以入睡困难，或睡后易醒，醒后难以再次入睡，甚则彻夜难眠为主症，伴有日间困倦、乏力、嗜睡、精神不振等症状。不寐病位在心，涉及肝、胆、脾、胃、肾，病因多为情志失常、饮食不节、劳逸失调和久病体虚等因素，病性特点以火热居多，火热之邪是不寐的重要发病因素，火热为阳邪，其性燔灼趋上，火热与心相通，邪火扰动心神，神不安则不寐。热自外感，火由内生，各种外感内伤之疾均可引发火热之邪。气机怫郁是内生化火的基本条件，也是火热病的基本病机。各种病理因素常易火化，如肝失疏泄，气机郁滞，气郁化火；脾失健运，无以运化痰湿，郁而化热；久病体虚，阴津耗伤，阴虚火旺等。而热病之后，久而伤及阴精，伤耗阴液，阴愈虚，火愈旺，导致失眠的发生。故不寐的病机总属火热之邪上扰心神，阳盛阴衰，阳不入于阴，阴阳失交。脏腑失调，滋生内火，务分虚实，实火多为肝郁化火，心火内盛，痰火交结，引起心神不安所致；虚火多为心肾阴虚，心肾不交，阴血不足，引起心神失宁所致。

其治疗大法应以调整脏腑气血阴阳为纲，以宁心安神，调和营卫为宗，以“补其不足，泻其有余，调其虚实”为原则，使气血调畅，阴平阳秘，脏腑功能恢复正常。实证的治疗当以清肝泻火、清化痰热，佐以宁心安神；虚证治当补益心脾，滋阴清热，交通心肾，益气镇惊，佐以养心安神。实证日久，气血耗伤，亦可转为虚证。虚实夹杂者，治宜攻补兼施。不寐在临证治疗时应注意以下四个方面：

(1) 昼夜分治：不寐的临床表现与阴阳二气昼夜运行异常、阴阳失交关系密切。夜间阳盛阴衰，阳不入阴而致失眠；次日白昼阴盛阳衰，导致神疲乏力等日间残留效应。故针对夜间阳盛阴衰和日间阴盛阳衰分别于夜间和白昼施予不同治法、昼夜分治以调和阴阳。针对夜间阳盛阴衰，阴阳不交之病机，于夜间施以泻阳补阴之法，泻夜间有余之阳，补夜间不足之阴，以达到调和阴阳、安神定志的目的。根据不寐白昼精神不振、嗜睡乏力等阳衰表现，顺应白昼阳气升发之势，使用升阳法，升举清阳、醒神开窍，以缓解头昏、精神不振、嗜睡乏力等日间症状。

(2) 活血和血：久病必瘀，失眠日久，脏腑阴阳气血失调，气血经络不通，血行不畅，则生血瘀。瘀血阻滞心、脑、肝之脉络，气血运行失畅，瘀血内停，阻滞心脉，心神失养，阳不入阴，神不守舍，而致不寐。血瘀既是失眠的病理产物，又是造成失眠长期不愈的重要原因。症见入睡困难，易于惊醒，噩梦纷纭，或彻夜不寐，久治不愈，伴有烦躁不安，头沉头昏，健忘，更见面部黧黑，肌肤甲错，口干欲饮，月经不调，舌质紫黯或有瘀斑，脉细涩或弦细数。临证时以活血化瘀为治疗大法，运用血府逐瘀汤临证加减，以祛除病理产物血瘀，使气血和调，不寐得愈。

(3) 疏肝解郁：肝主疏泄，藏血，心主血，藏神，若肝气调达，心血运行流畅，则心神安宁，夜寐得安。若肝失条达，肝气郁滞，肝经郁结，肝阴亏虚，肝火旺，则会扰乱心神，引起失眠。因此，失眠的发病机制与心、肝、肾、胆、脾等多种脏器功能失调有关系，但是与肝气不通、肝气郁结有直接的关系。故治疗失眠需以疏肝理气、解郁安神为基本治疗原则。

(4) 护理调摄：不寐患者要养成规律的饮食、作息习惯，做到“饮食有节，起居有常”。饮食宜清淡，少食肥甘厚味，忌辛辣刺激性食物，如浓茶、咖啡及吸烟，晚餐不宜过饱。应注意精神调摄，做到喜怒有节，保持精神舒畅。建立有规律的作息制度，从事适当的体力活动和体育健身活动，增强体质。另外，要注意睡眠环境的安宁，卧室光线要柔和，减少噪声，去除各种可能影响睡眠的外在因素。

不寐治疗时，应根据患者不同情况，采用适宜的方法进行治疗，治疗的最终目的则是使心神免受邪气之扰或补充脏腑气血之不足，最终使心神得安，营卫运行正常，阳能入阴，不寐得以治愈。

2. 诊治演变 不寐如不及时治疗，可动态演变出以下主要证候：①肝脾不和，如腹胀、大便干稀不调等，可用痛泻要方加减以补脾柔肝，祛湿止泻；②痰气郁结，如咽中有物梗塞，吞之不下，吐之不出等，可用半夏厚朴汤加减以行气散结，降逆化痰；③气郁化火，如急躁易怒、口苦耳鸣等，可用龙胆泻肝汤加减以泻肝火，清肝热。甚至发生各种变证：①郁证：表现为精神抑郁，情绪不宁，胸闷满闷，胁肋胀痛，痛无定处，脘闷嗳气，不思饮食，苔薄白，脉弦，可用柴胡疏肝散加减以疏肝解郁，理气畅中。②癫证：表现为精神抑郁，表情淡漠，沉默痴呆，时时太息，喃喃自语，言语无序，不思饮食，喜怒无常，舌苔白腻，脉弦滑，可用顺气导痰汤、逍遥散加减以理气解郁，化痰醒神。③狂证：表现为起病急骤，性情急躁，头痛失眠，两目怒视，狂乱无知，逾垣上屋，不避亲疏，毁物伤人，气力逾常，渴喜冷饮，便秘溲赤，舌质红绛，苔多黄腻，脉弦滑数，可用生铁落饮加减以清心泻火，涤痰醒神。

【医论撷要】

《灵枢·大惑论》:“卫气不得入于阴，常留于阳。留于阳则阳气满，阳气满则阳跷盛；不得入于阴则阴气虚，故目不瞑矣。”

《灵枢·邪客》:“今厥气客于五脏六腑，则卫气独卫其外，行于阳，不得入阴……不得入于阴，阴虚，故不瞑。”

《灵枢·营卫生会》:“老者之气血衰，其肌肉枯，气道涩，五脏之气相搏，其营气衰少而卫气内伐，故昼不精，夜不瞑。”

《景岳全书·不寐》指出：“劳倦、思虑太过者，必致血液耗亡，神魂无主，所以不眠。”

《类证治裁·不寐》:“思虑伤脾，脾血亏损，经年不寐。”

《沈氏尊生书·不寐》:“心胆俱怯，触事易惊，梦多不祥，虚烦不眠。”

《诸病源候论·大病后不得眠候》曰：“大病之后，脏腑尚虚，荣卫不和，故生于冷热。阴气虚，卫气独行于阳，不入于阴，故不得眠。”

《证治要诀·不寐》:“有痰在胆经，神不归舍，亦令不寐。”

《症因脉治·不得卧论》:“肝火不得卧之因，或因恼怒伤肝，肝气怫郁；或尽力谋虑，肝血所伤，则夜卧不宁矣。”

《医学心悟·不得卧》:“有胃不和卧不安者，胃中胀闷疼痛者，此食积也，保和汤主之；有心血空虚卧不安者，皆因思虑太过，神不藏也，归脾汤主之。”

《清代名医医案精华·不寐》记载:“忧思抑郁，最损心脾……心为君主之官，脾乃后天之本，精因神怯以内陷，神因精伤而无依，以故神扰意乱，竟夕不寐。”

《医效秘传·伤寒诸证论》:“夜以阴为主，阴气盛则目闭而安卧，若阴虚为阳所胜，则终夜烦扰而不眠也。”

【参考文献】

[1] 周仲瑛. 中医内科学 [M]. 北京: 中国中医药出版社, 2007.

[2] 邱志济, 朱建平. 朱良春治疗顽固失眠的用药经验和特色——著名老中医学家朱良春临床经验系列之十六 [J]. 辽宁中医杂志, 2001, 28 (4): 205-206.

[3] 吴嘉瑞, 张冰. 国医大师颜正华教授诊疗失眠用药规律及典型医案探析 [J]. 中国医药指南, 2012, 10 (25): 265-267.

[4] 蔡慧姿, 江丰. 张伯礼教授治疗不寐的经验总结 [J]. 天津中医药大学学报, 2019, 12 (38): 521-524.

[5] 胡胜, 杨文明, 钱南南, 等. 基于数据挖掘的杨文明教授治疗慢性失眠用药规律研究 [J]. 中西医结合心脑血管病杂志, 2023, 21 (5): 805-811.

[6] 高颖, 方祝元, 吴伟. 中医内科学 [M]. 北京: 人民卫生出版社, 2015.

[7] 薛博瑜, 吴伟. 中医内科学 [M]. 北京: 人民卫生出版社, 2021.

[8] 严雪, 周文月, 周森林, 等. 中药调节细胞因子水平治疗失眠研究进展 [J]. 成都大学学报 (自然科学版), 2024, 43(2): 120-129.

第十七章　多　　寐

多寐又称“过度睡眠”“多眠”“多卧”“嗜卧”“但欲寐”，是指不分昼夜，时时欲睡，呼之可醒，醒后复睡的病证。轻者困倦易睡，似睡非睡，轻呼即醒，但神志清楚，重则日夜沉睡，反应迟钝。发作性睡病属少见疾病，不同国家及种族患病率不同，中国患病率约为 0.034%。此证多发于儿童及中老年人，其中肥胖之人或妇人常见。

【典型病案举隅】

患者，女，62 岁，高校教师。

【主诉】

发作性时时欲睡，呼之能应，醒后复睡 4 年，加重 1 周。

【四诊采集】

(一) 望诊

1. 观察患者面部表情及面部皮肤色泽。

2. 观察患者体型及动作姿势、行走步态。

3. 观察患者精神状态。

4. 舌象。

(二) 闻诊

1. 患者说话的语音语调及流畅性是否异常。

2. 患者口腔及身体的气味有无异常。

(三) 问诊

1. 是否日夜沉睡、呼之可醒、呼之即醒、醒后复睡。

2. 是否同时伴有多梦、困倦易睡、头痛头晕以及食欲下降、胸闷心悸、胸脘痞满等症状。

3. 做过哪些实验室和影像学检查。

4. 接受过哪些治疗,效果如何。

(四) 切诊

脉象。

【病情述要】

患者4年前无明显诱因下出现发作性睡眠增多,初始轻呼即醒,醒后不久再次复睡,伴有精神疲乏,肢体乏力,自觉下肢沉重,每日睡眠时间可达12小时。先后在多家医院就诊,查体未见明显神经系统阳性体征,脑电图、心电图、颅脑MRI等检查未见异常,多导睡眠图提示"睡眠潜伏期小于10分钟;REM睡眠潜伏期小于20分钟",诊断为"发作性睡病",但未予以特殊治疗。近1周来,症状逐渐加重,出现昼夜困乏,嗜睡多梦,严重影响正常工作,无头晕、头痛,无意识不清等症状。

刻下症:睡多身重,胸脘痞满,精神疲乏,胸闷纳少,口黏不渴,二便调,舌体胖大、质淡、苔白腻,脉濡缓。

【诊断治疗】

诊断:多寐(痰湿困脾证)。

治法:健脾祛湿,化痰开窍。

处方:二陈汤合平胃散加减。

药物:陈皮12g、法半夏10g、茯苓12g、苍术30g、厚朴9g、藿香10g、佩兰10g、白术10g、石菖蒲10g、生甘草6g。

7剂,水煎,早晚口服,每日1剂

二诊:服上方7剂后,精神稍振,纳谷初香,睡眠状态较前稍有好转。前法既见效机,但胸闷未解,守上方加瓜蒌皮12g,川楝子10g,郁金10g。

三诊:继服上方14剂后症状明显减轻,白天清醒时间明显延长,夜梦减少,日常生活可以自理。

上方继服,巩固疗效随访半年,诸症未发,生活如常。

【临证分析】

1. 多寐诊断要点有哪些?

(1)睡眠时长增多,时时欲睡,呼之即醒,醒后复睡。

⑵其轻者精神疲惫，困倦易睡，但神志清楚，或似睡非睡，重则日夜沉睡，呼之可醒。

⑶儿童、中年以上的患者多见，尤以肥胖之人或妇人发病率较高。

⑷神经系统检查无明显的阳性体征。

2. 该患者诊断为多寐的依据是什么？

⑴老年女性，隐匿起病，慢性病程。

⑵以时时欲睡，呼之亦能觉醒，但醒后复睡为主要临床症状。

⑶伴胃脘痞满，精神疲乏，肢体沉重，胸闷纳少，口黏不渴等症状。

⑷神经系统体格检查无明显的阳性体征，颅脑磁共振等检查未见器质性病变。

3. 临床诊断时，该病需要与哪些疾病相鉴别？

多寐与昏迷鉴别：多寐与昏迷均有睡眠增多的症状，多寐患者整日昏睡也可见到，但能呼之即醒，对周围事物有反应，能分辨环境和认识亲人，神志清楚。而昏迷的临床特点是不省人事，神志不清，意识丧失，是临床上一种较为严重的证候。也有少数浅昏迷患者，虽然偶尔呼之能醒，但最多不过稍能睁目示意而已，随即昏睡。多寐预后尚好，昏迷预后较差。

多寐与厥证鉴别：两者均可出现嗜睡，但厥证是由阴阳失调，气机逆乱所致，以突然昏倒，不省人事，伴有四肢厥冷为其临床特征。而多寐则病史较长，虽亦有整日昏昏欲睡者，但呼之能醒。同时厥证严重者可出现四肢厥冷，脉微欲绝，大汗淋漓等阴阳离决之危象，其预后尚差，应急救回阳为治。而多寐不会出现威胁生命的危象，一般预后尚好。

4. 多寐主要相当于西医哪些疾病，临床需做哪些相关检查？

根据本病的临床表现，相当于现代医学的发作性睡病、帕金森病日间嗜睡、间脑综合征、匹克威克综合征（pickwickian syndrome）以及某些精神疾病有多寐为主要表现者，均属本病范畴，可参照本章辨证论治。

临床诊治过程中需做以下相关检查：颅脑 CT、MRI 等影像学检查，有助于鉴别因脑部疾病引起睡眠过多的诊断。应用多导睡眠图装置进行全夜睡眠过程的监测。因为睡眠不安和白天嗜睡的主诉有各种不同的原因，而多导睡眠图对于准确诊断是必不可少的。匹兹堡睡眠质量指数问卷等量表工具，可进行睡眠质量评估，推荐使用体动睡眠检测仪进行 7 天一个周期的睡眠评估，用指脉血氧监测仪监测夜间血氧；神经心理学量表以及汉密尔顿抑郁 / 焦虑量表可选择用于多寐患者抑郁、焦虑状态的评估。

5. 分析多寐的病因病机。

(1)病因

1)脾气不足:思虑劳倦,饮食不节,损伤脾胃,运化无权,化源不足,而致气血亏虚,不能充养脑海与心神,全身虚弱,精神不振,发为多寐。

2)心气虚衰:因劳神过度,或它病失血,使心血耗伤。心主血脉,心血不足使阳气失血所载而不能周行全身,导致脑海失充,精神疲惫,亦为倦怠嗜寐。

3)脾肾阳衰:多见年老久病,肾气衰惫,脾阳不振,肾阳虚弱,阳不胜阴,阴寒内生;亦有因亡血失精,肾阴先亏,阴病及阳,以致阴阳俱虚。脾肾阳衰,不能温养脑神,而致疲乏无力,神志朦胧,昏昏欲睡。

4)肾精亏虚:由于劳伤过度,或房劳太过,或久病迁延不愈,或年高体衰,致使肾精亏损不足,不能上充于脑,髓海空虚,而致头昏嗜寐。

5)肝胆湿热:多因情志抑郁,肝郁化热或湿热侵犯肝胆,致使肝胆湿热内蕴。因热兼湿郁,最易阻塞气机,困遏清阳,使营卫气涩,阴阳失调,肝胆疏泄不利,邪浊内困脑神,以致精神昏愦,嗜寐多卧。

6)瘀血阻窍:多系头部外伤,血脉瘀阻,或惊恐气郁,气机逆乱,气血失调,或痰浊入络,阻塞血络,均可使气血运行不畅,阳气痹阻,脑神不振,而致多寐。

7)暑热伤气:素体脾胃虚弱,正气虚衰,适逢暑热之季,感受其邪,暑邪开泄,灼伤气阴,使元气亏耗,致使脑神失养,嗜寐怠惰。

(2)病机:多寐病位在脑,与心、肝、脾、肾有密切关系。本病的基本病机为阳气不足,真阴耗损,髓海失充。具体分析,有虚实之别,虚者指阳气精血亏虚;实者指湿浊、痰饮、瘀血内盛。病变初期,或以虚为主,或以实为主。病变发展过程中,虚实可以相互转化,或相互夹杂,各种病理因素相互影响。如脾气虚弱,运化失司,水津停聚而成痰浊;瘀血、痰浊内阻,又可进一步耗伤气血,损伤阳气,以致肾阳虚,虚实夹杂;最终致阴阳俱损,髓海空虚,神机失聪而昏睡不醒。

6. 该患者辨证为痰湿困脾证的依据是什么?

依据:患者多寐,精神差,乏力,胸脘痞满,纳呆,口黏不渴,舌体胖大、质淡、苔白腻,脉濡缓。

从患者临床表现及舌脉来分析,符合以痰湿困脾的病机。湿困脾阳,脾阳虚衰,聚湿生痰,壅塞脑络,脑髓失养,则困倦欲睡,身重乏力,精神差;湿邪中阻,损伤脾胃,脾胃虚弱则纳食减少,中满则胸脘痞满;湿痰停滞则口黏不渴,舌胖大,舌苔白腻,脉濡为痰湿困脾之象。

7. 分析该患者初诊的处方用药及二诊时为何加用瓜蒌皮、川楝子、郁金。

方中以半夏、陈皮为主药,以理气燥湿化痰;辅以茯苓、苍术、厚朴、藿香、佩兰、白术健脾渗湿;石菖蒲化痰开窍。诸药合用,湿去脾旺,使以甘草调和诸药。

多寐有虚实之分,其病脾肾阳气虚衰,心气不足,肾虚精亏等为其病本,而湿、痰、暑邪、瘀血、热邪皆为其标,但由于病程较久,症状复杂,往往虚中夹实,实中有虚,故治疗只宜缓缓图之。患者初诊服药 7 剂后症状改善,说明辨证思路准确。因患者胸闷不畅,故加用瓜蒌皮清化热痰、利气宽胸,川楝子、郁金疏肝解郁,以期治病求本。

8. 该患者在治疗过程中若出现口苦口黏,纳谷不香,小便短赤,舌红,苔黄腻,脉弦滑,用药时该如何加减?

患者出现口苦口黏,纳谷不香,小便短赤,舌红,苔黄腻,脉弦滑乃湿热内蕴,治宜清热化湿,上方去白术、厚朴、苍术等温燥祛湿之品,可加用黄连、竹茹、枳实、泽泻等清热祛湿之药。

9. 如果该患者未能及时治疗,病情延误,病机可能会如何转化?

依据该患者目前临床症状,主要以湿困脾阳,脾阳虚衰,聚湿生痰,壅塞脑络,脑髓失养为主,本病一般发展较缓慢,病情逐渐加重,病程较长。由脾肾阳虚、肾精亏虚所致嗜睡者,病情缓慢加重。在病情进展过程中,由阳虚造成的水液代谢障碍,使虚者更虚,实者更实,易形成虚实相互夹杂,本虚标实的重证。久病或年老体弱,脾肾阳虚,阳气不能上充头目,神失所养,精神萎靡,终日昏昏似睡;阳虚不能运化水液,水液停滞,成痰成饮,耗伤阳气,加重阳虚的程度;痰饮、瘀血阻络,阳气受阻又更加重病情。本病一般多较徐缓,渐进加重,且在病情进展过程中,正虚邪实相互影响,互为因果。

【知识拓展】

西医学中的发作性睡病、帕金森病日间过度嗜睡、间脑综合征、匹克威克综合征及某些精神疾病以多寐为主要表现者属于中医“多寐”范畴。发作性睡病是一种好发于青少年时期的慢性睡眠障碍性疾病,临床主要表现为白天反复发作的不可遏制的睡眠、猝倒发作、睡眠瘫痪及入睡前幻觉,其内在机制为缺乏下丘脑分泌素。癫痫是神经系统常见疾病之一,临床表现复杂多样,当两者共患病时,疾病更易混淆并致误诊。帕金森病伴有日间过度嗜睡(excessive daytime sleepiness,EDS)是最常见的睡眠障碍之一,在帕金森病患者中发病率为21%~76%,我国约为13.2%~46.9%,临床上较运动症状更易被忽视,在疾病早期较难发现,潜在发病机制包括免疫激活、线粒体功能障碍、脂质稳态和金属离子失衡等。间脑综合征病变多位于丘脑或下丘脑,出现困倦嗜睡、发作性睡病样表现,是一种以儿童期严重消瘦为特征的疾病。该疾病的罕见性加上非特异性症状,临床诊断过程复杂。匹克威克综合征又称为肺泡换气低下 - 肥胖综合征,患者表现为呼吸困难,不能平卧,脉搏快速,可有发绀、水肿、嗜睡等,多见于成年,罕见于儿童。现代医学上称为阻塞性睡眠呼吸暂停低通气综合征(OSAHS),EDS是OSAHS的一个常见症状,OSAHS患者的EDS及其影响因素是近年研究热点,包括人种、年龄、性别、吸烟史等,其潜在病理生理学机制尚未完全阐明。

发作性睡病西医认为可能与间脑睡眠觉醒调节功能的可逆性障碍、下丘脑、中脑网状结构的功能低下、大脑边缘系 - 下丘脑 - 脑干网状结构的功能失调有关,但病因尚不明确。研究发现,本病与头部外伤、睡眠习惯改变、精神刺激及病毒感染有关,近年来发作性睡病引起的嗜睡的遗传易感性是研究热点。本病早期症状不典型,起病隐匿,临床表现多样化,临床医生应详细询问病史,掌握疾病特点,可行多导睡眠监测及视频脑电图减少误诊。现代医学对于嗜睡症的治疗方面,大多数采用心理疗法。建立良好的心理环境因素,并引导患者多参与社会活动,尽量减少或避免过度的精神刺激,引导其遵循正常生活规律。如若症状异常显著,必要时可以用中枢兴奋型药物来短期控制病情,但长期服用时会出现沮丧、抑郁、抽搐等副作用。因此,这类药物在临床治疗上存在局限性,而中医药治疗如中药、针灸、推拿等方法可取得很好疗效。

中医辨证论治多寐经验丰富,现多从阳衰、脾虚、湿困、瘀阻论治,更有从"心藏神"及营卫论治。《灵枢·寒热》曰"阳气虚则瞋目,阴气盛则瞑目",认为人体的寤寐受卫气的昼夜节律控制,多寐为阴盛阳衰所致。仲景以阳气虚不能行于表为病机,多从少阴病论治嗜睡,《丹溪心法·中湿》中指出"脾胃受湿,沉困无力,怠惰好卧",脾胃虚,则湿入脏腑,嗜睡好卧,由此可知多寐与脾胃密切相关。

【临证精要】

一、辨证要点

1. 辨虚实　多寐虽然总体上有虚实之分，其病脾肾阳气虚衰、心气不足、肾虚精亏等本虚，而湿邪、痰浊、瘀血皆为其标实，但由于病程较久，症状复杂，往往虚中夹实，实中有虚。

2. 分脏腑　多寐病位主要在脑，涉及心、肝、脾、肾诸脏，不同证型各有侧重，故治疗时应分清脏腑。证见嗜寐，且神倦肢怠，饭后尤甚，面色萎黄，纳少便溏者，则主要涉及脾；心悸气短，心慌胸闷，精神萎靡，健忘易惊，自汗或动则汗出，病位在心；食欲不振，脘腹冷痛，消瘦或尿少浮肿，腰部冷痛，四肢不温，大便稀溏，主要涉及脾肾；口苦咽干，烦躁易怒，胸胁满闷，病位在肝胆。

二、治疗原则

本病应以治本为主，以健脾温肾、滋养心神为其治本之法，辅以治标，如肝胆湿热者宜清肝利胆、清热除湿；瘀血阻滞者当予以活血化瘀、通窍醒神。

三、他型证治

1. 瘀血内阻证

症状：头部外伤后，头痛如裂，神智迷糊，时醒时寐，舌质紫黯或有瘀斑、瘀点，脉细涩。

病机分析：头部外伤后瘀血内停，气血瘀滞，脑络瘀阻，神明失养，神志迷糊，时醒时寐；气血瘀滞，经脉不通则头痛如裂；舌质紫黯或有瘀斑、瘀点，脉细涩为瘀血内阻的表象。

治法：活血通络，通窍醒神。

常用方药：通窍活血汤（《医林改错》）。人工麝香、赤芍、川芎、桃仁、红花、丹参、老葱、炙甘草。

方药解析：麝香引经通窍；赤芍、川芎、桃仁、红花、丹参活血化瘀；老葱温通窍络，炙甘草调和诸药。

两侧头痛难忍，加用柴胡、川芎；面色苍白，纳呆则加用党参、白术、茯苓、山楂；胸闷痰多，心悸不安，口苦，舌苔厚腻者加黄连、陈皮、法半夏、茯苓、竹茹。

2. 脾气不足证

症状：嗜寐，神倦肢怠，饭后尤甚，面色萎黄，纳少便溏，脉虚弱，苔薄白。

病机分析：脾虚气弱，运化无权，脾气不足，清阳不升，脑神不振，则神倦肢怠，嗜寐以饭后尤甚；脾失健运，则纳少便溏；面色萎黄，脉虚弱，皆为脾气虚弱，气血不充之象。

治法：健脾益气。

常用方药：香砂六君子汤（《太平惠民和剂局方》）。人参、白术、茯苓、甘草、半夏、陈皮、木香、砂仁。

方药解析：方中以人参、白术、茯苓、甘草可健脾补气；半夏、陈皮化痰和中；木香、砂仁醒脾开胃，诸药相伍，共奏健脾益气，补脑提神之功。因为脾健气血生化有源，滋养心脑，精神振作，嗜寐则愈。

若病情较重，脾气下陷，气短脱肛者，上方去木香、砂仁，加黄芪、升麻，当归、柴胡，以升提中气，充养脑神；若气血俱虚，气短心悸，面白无华者，改服人参养荣汤，以补气养血。

3. 心气虚衰证

症状：嗜寐多卧，睡则多梦，精神萎靡，健忘易惊，心悸气短，自汗或动则汗出，肢体倦怠，形寒恶劳，面白少华，舌质淡红，脉沉细无力。

病机分析：由于心气被伤，神明不振，则嗜寐多卧，精神萎靡，健忘易惊；心气不足，肺气受累，心肺气虚，则心悸气短，动则汗出，心气虚而血运无力，四肢失养则肢体倦怠，形寒恶劳；心虚神浮则健忘梦多；心气不固则自汗。其面白少华，舌质淡红，脉沉细无力，均系心之气血不足之象。

治法：益气养血，补心醒脑。

常用方药：养心汤（《仁斋直指方论》）。黄芪、茯苓、当归、茯神、川芎、半夏曲、柏子仁、酸枣仁、远志、五味子、人参、肉桂、甘草。

方药解析：方中以人参、黄芪、茯苓、甘草补心气；当归、川芎养心血；茯神、远志、柏子仁、生酸枣仁养血提神；五味子敛心气而止汗；半夏曲健脾温胃、燥湿化痰，肉桂振奋心阳鼓舞心血之运行。全方共起益心气，温心阳，醒脑提神之功用。

若怕冷肢厥者，加附子、桂枝温补心肾之阳；若多梦者，加生龙骨、生牡蛎以定志安神。

4. 脾肾阳虚证

症状：整日昏昏欲睡，或时寐时醒，睡眠时间较长，食欲不振，脘腹冷痛，消瘦或尿少浮肿，腰部冷痛，四肢不温，大便稀溏，舌淡黯，苔白润，脉沉微细。

病机分析：多见于久病、老年体弱，或病邪直犯少阴，或虚弱之体，失治误治，损伤阳气，以致脾肾阳气虚弱，阳气不能上达，脑神失于温养，则整日昏昏欲睡，或时寐时醒，睡眠时间较长；肾阳虚衰，水湿不运则畏寒、尿少浮肿，脾肾阳虚则腰部冷痛、食欲不振、四肢不温，大便稀溏、舌淡黯、苔白润，脉沉微细均为阳虚之象。

治法：温补脾肾。

常用方药：右归饮（《景岳全书》）合附子理中丸（《奇效良方》）。熟附片、鹿角胶、肉桂、杜仲、菟丝子、熟地黄、山茱萸、当归、枸杞子、党参、白术、生山药、炙甘草。

方药解析：方中熟附片、肉桂温肾阳，暖下元，鼓动阳气上达，填精补髓；鹿角胶、杜仲、菟丝子补肾阳，益精血；熟地黄、山茱萸、当归、枸杞子滋肾阴，养肝血。诸药配伍，阳得阴助，生化无穷，脑髓阴阳俱补，神志清爽；党参、白术、山药健脾益气，炙甘草调和诸药。诸药配伍，共具温补脾肾，填精补髓之功。

若小便不利，四肢沉重疼痛加重，加用真武汤温阳利水；食少纳呆，咳吐痰涎，舌苔腻者，减熟地黄、鹿角胶的用量，加陈皮、半夏、茯苓、竹茹以健脾祛痰湿；腹痛喜按，鸡鸣泄泻者，加四神丸；若盗汗，午后潮热，身体消瘦者，去熟附片、鹿角胶、肉桂、杜仲、菟丝子等补肾阳药物，加重熟地黄、山药的用量，加知母、生地黄、泽泻以滋阴清虚热。

5. 肝胆湿热证

症状：神思不爽，昏闷如醉，多寐少起，头目昏重，口苦咽干，烦躁易怒，胸胁满闷，痰多，舌苔薄黄或黄腻，脉弦滑。

病机分析：肝胆湿热，阻塞气机，困遏清阳，脑神不振，则神思不爽，昏闷如醉，多寐少起；肝胆疏泄不利，魂不守舍，则烦躁易怒；湿热上扰清阳之窍，则头目昏重；邪热煎熬灼津成痰，壅滞胸胁，则胸胁满闷；胆热上逆则口苦咽干；舌苔薄黄或黄腻，脉弦滑，均为肝胆湿热之象。

治法：清肝利胆，祛痰醒脑。

常用方药：龙胆泻肝汤(《医方集解》)。龙胆草、栀子、黄芩、柴胡、生地黄、车前子、泽泻、当归、木通、甘草。

方药解析：方中以龙胆草泻肝胆实火，除下焦湿热；黄芩、栀子苦寒泻其肝火；柴胡调肝舒气；甘草以缓肝急；木通、泽泻、车前子清热利湿；生地黄、当归补血养肝，诸药配伍，攻邪之剂寓有扶正之品，使邪去正安，神清气爽。

四、中成药治疗

1. 二陈丸 由陈皮、制半夏、茯苓、甘草组成。可燥湿化痰，理气和胃。适用于多寐痰湿困脾证。

2. 人参归脾丸 由人参、白术、茯苓、甘草、炙黄芪、当归、木香、远志、龙眼肉、酸枣仁组成。能益气补血、健脾养心。适用于多寐脾气不足证。

3. 金匮肾气丸 由熟地黄、山药、山萸肉、茯苓、牡丹皮、泽泻、桂枝、附子、车前子组成。具有温补肾阳、化气行水之效。适用于多寐肾阳虚证。

4. 血府逐瘀胶囊 由桃仁、红花、赤芍、川芎、枳壳、柴胡、桔梗、当归、生地黄、牛膝、甘草组成。可活血化瘀，行气止痛。适用于多寐瘀血内阻证。

五、其他疗法

1. 针灸 针灸治疗嗜睡，治疗嗜睡常取百会为主穴，展清阳而充髓海，使脑海得充，而精、气、神充沛。配以经外奇穴增强醒神开窍之功。又取足太阴脾经、足阳明胃经健脾益胃，以达除湿的目的。阴阳跷脉有调整一身阴阳的作用，沟通阴跷脉之照海，补通阳跷脉之申脉，以调整阴阳平衡奏效。临床治疗多以头针为主，综合电针、体针、腹针、梅花针叩刺、刺络放血、灸疗等多种治疗方法。

2. 推拿 对于缓解早期出现的神疲乏倦、食欲下降效果较好。患者取俯卧位，术者用拇指点揉法，或者循经推运松解疗法，对于白天精神不振，困倦嗜睡效佳。治疗后患者自觉头、颈肩背部、有热胀麻舒适感为佳。

3. 康复训练 本病患者一般采取综合康复措施，包括药物治疗、食疗、心理调理、体育锻炼等几方面。对于病程长，治愈后易复发者，要采取综合治疗。一般可将原用有效方剂制成丸剂，或服用中成药，再配合睡眠调整疗法、音乐舒畅疗法，加强体育锻炼，增强体质，有针对性地进行治疗和康复。

六、护理调摄

1. 饮食 调整饮食习惯，饮食清淡，多吃新鲜蔬菜、水果，多饮水、减少糖类摄取量。

2. 预防并发症 注意患者白天猝倒后头部外伤发生，尽量避免驾驶车辆、倒班工作及从事长时间连续工作或进行危险性、高精度的职业。合理安排工作作息时间，尽量保证夜间获得足够的睡眠。

3. 心理护理 因情志变化造成的嗜睡应当缓解患者紧张情绪，使其心态平和，保持积极的生活态度，对治疗有很重要的意义。

七、经验荟萃

1. 杨文明指出多寐病因多样，病情复杂，但其病机总属阴盛阳虚，阴阳失调，营卫运行失常。故在治疗时要善用温阳与调和营卫之法，使阳能制阴，营卫协调，寤寐相和。此处所谓的"温阳"不仅是指补阳气，湿、浊、痰、瘀皆属于阴邪，利用祛湿、化痰、通瘀之法使阴邪祛亦可称为温阳，所以可以灵活运用温阳之法。至于调和营卫之法，当重视桂枝、白芍的作用，具体用药时桂枝用量应倍于白芍，意在振奋阳气以使神清寐平。

2. 裘昌林强调本病常用"温药"，并认为，"温药"包含甘温、苦温、辛温之品，甘温药物能温能补，"饮为阴邪，非温不化"，针对"本虚"之脾阳、肾阳不足，以达到温阳化饮之目的；苦温药物能燥湿，针对脾湿饮盛，可达到燥湿化饮、得温则行之目的；辛温药物能行、能散，以发越阳气、开腠理、通水道，即通过发汗、利水作用的药物，给饮邪以出路，达到行散水湿的目的。同时指出，用温药不可太过，既不可过于刚燥，以免伤正，亦不可专事温补，以防碍邪，在温补之中酌加行、消、开、导之品，行者，行其气也，常用陈皮、砂仁、豆蔻、枳壳、厚朴等，取"气化则湿亦化"之意；消者，消其痰也，常用健脾化痰药物；开者，开其阳也，常用辛味药物，辛味药物均有发阳气、开腠理的作用；导者，导饮邪从大小便出也，善用石菖蒲，临床用量少则 9g，多则用 20g。

【诊疗解悟】

1. 临证发微 本病相当于发作性睡病、帕金森病日间过度嗜睡、匹克威克综合征等，故本病在临床治疗时应首先鉴别病因：①发作性睡病：Hcrt 是由下丘脑外侧穹窿旁区产生，具有兴奋性神经递质特性，能促进人和动物的清醒和活动。发作性睡病Ⅰ型的发病是由于90%以上Hert神经元凋亡，从而出现猝倒发作及白天嗜睡等典型的临床表现。现有证据表明，多基因易感性、环境因素和免疫反应共同参与发病机制。发作性睡病的总体治疗目标为减少白天过度睡眠，控制猝倒发作，改善夜间睡眠。主要治疗方法包括心理治疗和药物治疗，药物治疗主要包括中枢兴奋剂和抗抑郁药物，分别针对改善日间嗜睡和控制猝倒发作症状。② EDS：目前认为可能诱发加重EDS的潜在因素与性别、年龄（老年）、多巴胺能药物、震颤强直比例、日间不动、自主神经系统功能紊乱、PD相关睡眠觉醒周期改变、认知功能障碍、疾病严重程度及病程、焦虑抑郁等有关。治疗上应减少镇静类药物以及多巴胺能药物剂量，改变多巴胺受体激动剂类型，养成良好的睡眠习惯等。③匹克威克综合征：由于腹腔和胸壁脂肪组织堆积，肺通气障碍，导致潴留，出现发绀；同时静脉回流受阻，静脉压升高，右心负荷增加；又由于脂肪组织过量，左心负荷增加，故出现高心输出量性心力衰竭。患者表现为呼吸困难，不能平卧，脉搏快速，可有发绀、水肿、嗜睡等。本病的一线治疗是减肥，伴随的呼吸问题最常见的治疗方法是气道正压（PAP）治疗，病情恶化必要时需进行气管切开术。

其次，应强化本病的中医药治疗，发挥中医药优势。“多寐”病名最早出自清代沈金鳌《杂病源流犀烛》，古人认为多寐以脾虚湿盛为主要病机，以扶阳抑阴为主要治法，首重脾胃，用药多选甘温补脾之品，甘温配辛药以化阳、合苦药以燥湿，重视阴阳平衡与气机升降，补脾气兼顾脾阳脾阴，祛脾湿分别从风湿、湿热、痰湿入手。若体重或浮而多寐，湿盛也，宜平胃散加防风、白术；困倦欲卧，脾气弱，不胜食气也，宜六君子汤加山楂、神曲、麦芽；四肢怠惰而多寐，气弱也，宜人参益气汤；长夏懒怠，四肢无力，坐定即寐，肺脾两经之气本弱，复为炎暑所逼也，宜清暑益气汤；病后多眠，身犹灼热，余邪未清，正气未复也，宜沈氏葳蕤汤；风温阳脉浮滑，阴脉濡弱，发热，咽干口苦，微恶寒，闭目欲眠，少阴伏邪发出，更感太阳客邪也，宜黄芩汤加桂枝、石膏、甚则葳蕤汤加减。

2. 诊治演变　睡眠周期变化受到营卫之气运行的影响，以卫气为要，卫气曰行于阳经，阳经气盛而神动，神动而出于舍则寤；其夜行于阴经，阴经气盛而神静，神静而入于舍则寐。卫气行于阴分时神气收敛则可表现为精神困倦而进入安寐。《灵枢经·大惑论》说：“卫气留于阴，不得行于阳，留于阴则阴气盛，阴气盛则阴跷满，不得入于阳则阳气虚，故目闭也。”卫气不能出阳而久留于阴，则致阴跷脉满，而使人不能觉醒而至多寐。脏腑的正常功能对营卫之气的功能起着重要的调节作用，睡眠的昼夜节律变化也受到脏腑功能活动的制约。心神失调、心阳虚衰、阴浊阻滞等心的病变而引发“嗜睡”。此外,《灵枢·本神》指出:“肝,悲哀动中则伤魂,魂伤则狂妄不精,不精则不正。”情志因素亦可伤及肝脏所藏之魂,出现神志失常症状,这可能与发作性睡病的睡前幻觉症状有关。

李杲提出:“脾胃之虚怠惰嗜卧”之说,如脾虚湿困,清阳失困,神失所养,治以四君子汤或补中益气汤加减。脾胃运化功能失常,影响正常水液代谢过程,产生痰饮等病理产物,痰浊阻遏阳气则嗜睡。现代医家提出本病的主要病机为脾阳亏虚、运化无力、阳气不布、神气不振从而引发“多寐”。若脾肾皆虚,则痰、湿、热邪更盛,可加重本病。如脾肾阳虚,阴寒内生,湿聚成痰,痰蒙清窍,治以桂附理中汤或金匮肾气丸加减。情志抑郁导致肝气不舒,气血阻滞则神识不布,神明内郁,可以引起“多寐”。此外,“风”“痰”可能是导致发作性睡病的重要病因病机。情志诱发,风邪内生,风痰合邪,上扰神明而发病,证见沉默寡言、易疲倦、食欲不振、腹胀等肝郁脾虚之象,治以疏肝解郁、健脾养血,方用逍遥散加减。

【医论撷要】

《素问·诊要经终论》:“秋刺夏分,病不已,令人益嗜卧,又且善梦。”

《灵枢经·大惑论》:“邪气留于上焦,上焦闭而不通,已食若饮汤,卫气留久于阴而不行,故卒然多卧焉。”

《伤寒六书·多眠》:“夫卫气者,昼行于阳,夜行于阴。行阳则寤,行阴则寐。阳气虚,阴气盛,则目瞑,故多眠,乃邪气传于阴而不在阳也。昏昏闭目者,阴自阖也。默默不言者,阴至静也。”

《太平圣惠方·治胆热多睡诸方》:“夫胆热多睡者,由荣卫气涩,阴阳不和,胸膈多痰,脏腑壅滞,致使精神昏浊,昼夜耽眠,此皆积热不除,肝胆气实,故令多睡也。治胆热。心胸烦壅。多睡。头目昏重。宜服羚羊角散方。”

《圣济总录·胆门》:“胆热多睡者,胆腑清净,决断所自出,今肝胆俱实,营卫壅塞,则清净者浊而扰,故精神昏愦,常欲寝卧也。”

《脾胃论·脾胃胜衰论》:“如脉缓,病怠惰嗜卧,四肢不收,或大便泄泻,此湿胜,从平胃散。”

《医碥·杂症》:“大抵精明之人卧少,昏浊之人卧多,饱食终日无所用心,静而不扰,则多卧。”

《医学传心录·多睡者脾胃倦而神昏》:“脾胃倦,则怠惰嗜卧,神思短,则懒怯多眠，六君子汤主之。”

【参考文献】

[1] 周仲瑛. 中医内科学 [M]. 北京: 中国中医药出版社, 2004.

[2] 王永炎. 中医脑病学 [M]. 北京: 人民卫生出版社, 2007.

[3] 刘艳骄, 高荣林. 中医睡眠医学 [M]. 北京: 人民卫生出版社, 2007.

第十八章　痿　　证

痿证，又称“痿病”，以筋脉弛缓、肢体软弱无力、不能随意运动或伴有肌肉萎缩为主症的病证，多由外感温毒，湿热浸淫所引起。临床表现多呈慢性进行性发展。外邪致病，虽起病较急，若及时救治，预后尚佳；内伤致病，渐至于大肉脱削，百节缓纵不收，病势缠绵难愈，容易形成痼疾。

《黄帝内经》对本病论述颇详，阐述了痿证的病因病机、病证分类及治疗原则。《素问·痿论》指出本病的主要病机是“肺热叶焦”，肺燥不能输精于五脏，因而五体失养，肢体痿软。还将痿证分为皮、脉、筋、骨、肉五痿，以示病情的浅深轻重以及与五脏的关系。在发病原因上，《素问·痿论》指出了“热伤五脏”“思想无穷”“焦虑太过”“有渐于湿”及远行劳倦、房劳太过等，《素问·生气通天论》又指出：“因于湿，首如裹，湿热不攘，大筋软短，小筋弛长，软短为拘，弛长为痿。”认为湿热也是痿证成因之一。在治疗上，《素问·痿论》提出“治痿独取阳明”的基本原则，其理论依据是：“阳明者，五脏六腑之海，主润宗筋，宗筋主束骨而利机关也。”冲、任、督、带脉皆络合于阳明，故“阳明虚则宗筋纵，带脉不引，故足痿不用也”。“独取阳明”成为指导临床治疗痿证的重要原则。

隋唐至北宋时期，将痿列入风门，较少进行专题讨论。直到金元，张子和《儒门事亲·风痹痿厥近世差互说》把风、痹、厥与痿证进行了鉴别，强调“痿病无寒”，认为痿证的病机是“由肾水不能胜心火，心火上灼肺金。肺金受火制，六叶皆焦，皮毛虚弱，急而薄著，则生痿”。其临床表现为“四末之疾，动而或劲者为风，不仁或痛者为痹，弱而不用者为痿，逆而寒热者为厥，此其状未尝同也”。朱丹溪承张子和之说，力纠“风痿混同”之弊，在治法方面主张“泻南方则肺金清而东方不实……补北方则心火降而西方不虚”，提出了“泻南方，补北方”的治疗原则，在具体辨证方面又有湿热、湿痰、气虚、瘀血之别，对后世影响颇深。

明清以后对痿证的辨证论治日趋完善。《景岳全书·痿论》指出，痿证实际上并非尽是阴虚火旺，认为“元气败伤则精虚不能灌溉，血虚不能营养者，亦不少矣，若概从火论，则恐真阳衰败，及土衰水涸者有不能堪，故当酌寒热之浅深，审虚实之缓急，以施治疗，庶得治痿之全。”

【典型病案举隅】

患者，女，42 岁，农民。

【主诉】

四肢无力、麻木半个月。

【四诊采集】

（一）望诊

1. 四肢是否存在肌萎缩。
2. 观察患者是否存在皮肤潮红、出汗增多、手足肿胀等。
3. 观察患者是否存在口舌歪斜、眼睑下垂、瞳孔散大等。
4. 舌象。

（二）闻诊

1. 患者说话的语音语调、清晰度及流畅性是否异常。
2. 患者是否有气喘。
3. 患者有无呼吸及身体异味。

（三）问诊

1. 发病前 1~4 周是否有呼吸道或胃肠道感染症状或疫苗接种史。
2. 首发症状为何，发病的时间和具体表现。
3. 肌无力从远端还是近端开始，是否对称逐步进展顺序如何。
4. 是否存在感觉异常，具体范围和表现。
5. 是否同时伴有心律失常、体位性低血压及尿便障碍等。
6. 病程中症状是否有波动。
7. 做过哪些实验室和影像学检查。
8. 接受过哪些治疗，效果如何。
9. 有无家族史。

（四）切诊

1. 检查患者的肌力、肌张力及病理征。
2. 脉象。

【病情述要】

患者半个月前出现双下肢无力、活动不利、行走不稳，伴双下肢麻木，呈袜套样分布。此后，上述症状逐渐加重，由下肢远端开始逐渐向上发展，后累及双上肢，出现四肢无力、麻木。就诊于当地医院，脑脊液检查呈蛋白 - 细胞分离现象，肌电图检查提示四肢远端神经传导潜伏期延长、传导速度减慢，诊断为吉兰 - 巴雷综合征，予以抗感染、营养支持、激素冲击等治疗，病程中无眼睑下垂，无视物成双，无声音嘶哑，无饮水呛咳，无口舌歪斜，无呼吸困难。追询病史，患者发病前 1 周受凉后出现恶寒发热，最高体温 38.5℃，持续 2 天，服感冒药（具体不详）治疗后体温正常。专科查体：双上肢肌力Ⅲ级，双下肢肌力Ⅲ$^{-}$级，四肢肌张力减低，双侧膝反射（+），踝反射消失。

刻下症：四肢无力，双手持物不能，行走不稳，四肢麻木，声音嘶哑，面色潮红，汗出明显，心烦口渴，时有咳嗽，咽干不利，小便黄赤，大便干结，舌质红，苔黄，脉细数。

【诊断治疗】

诊断：痿证（肺热津伤证）。

治法：清热润燥，养阴生津。

处方：清燥救肺汤加减。

药物：桑叶 10g、石膏 30g（先煎）、枇杷叶 8g、麦冬 12g、杏仁 9g、火麻仁 10g、芦根 20g、白芍 15g、牡丹皮 10g、枳壳 10g。

7 剂，水煎，早晚口服，每日 1 剂。

二诊：服上方后排便通畅，余热未退，稍有咳嗽。前方去通便之火麻仁，加北沙参 15g、天花粉 10g、贝母 10g、桔梗 12g 以清热生津、润肺止咳，14 剂。

三诊：服用上药后，患者四肢无力、麻木有所好转，余热退，大便通畅，舌淡红稍减，苔薄白，脉细。前方加地骨皮 15g、淮小麦 30g 以清虚热、养心神，另加生地黄 15g 养阴生津。14 剂，水煎，早晚口服，每日 1 剂。

继服 14 剂后，诸症好转，热已退，能下地行走。

【临证分析】

1. 痿证的诊断要点有哪些？

（1）肢体痿弱无力，甚则不能持物或行走，或者仅为上眼睑下垂。

(2)患肢肌肉萎缩,肢体瘦削。

(3)本病之发,部分见于温热病中,或热病和它病之后。

2. 该患者诊断为痿证的依据是什么?

(1)患者中年女性,急性起病。

(2)患者发病前有感冒病史。

(3)主要表现为肢体筋脉弛缓不收、四肢软弱无力、麻木。

(4)脑脊液检查呈蛋白-细胞分离现象,肌电图检查提示四肢远端神经传导潜伏期延长、传导速度减慢。

3. 临床诊断时,该病需要与哪些病证相鉴别?

(1)痿证与偏枯相鉴别:偏枯亦称半身不遂,是中风症状,病见一侧上下肢偏废不用,常伴有语言謇涩、口舌歪斜,久则患肢肌肉枯瘦,其瘫痪是由于中风而致,两者临床不难鉴别。

(2)痿证与痹证相鉴别:痹证后期,由于肢体关节疼痛,不能运动,肢体长期废用,亦有类似痿证之瘦削枯萎者。但痿证肢体关节一般不痛,痹证则均有疼痛,其病因病机、治法也不相同,应予鉴别。

4. 痿证主要相当于西医哪些疾病,临床需做哪些相关检查?

西医学中的一些疾病如吉兰-巴雷综合征、重症肌无力、进行性肌营养不良症、多发性硬化、遗传性共济失调、运动神经元病等表现为肢体痿软无力、不能随意运动者可归属于痿证范畴,均可参考本章辨证论治。检测血液中血清谷草转氨酶(AST)、谷丙转氨酶(ALT)、乳酸脱氢酶(LDH)、醛缩酶(ALD)、肌酸磷酸肌酶(CPK)的含量以及尿中肌酸排泄量,有助于判定肌肉损害的程度;脑脊液检查、肌电图检查、肌肉活组织检查等,有助于对与痿证有关的神经系统疾病的定位定性诊断;测定血中乙酰胆碱受体抗体,对神经、肌肉接头疾病有较高的诊断价值。CT、MRI检查有助于相关疾病的鉴别诊断。

5. 分析痿证的病因病机。

(1)病因

1)感受温毒:温热毒邪内侵,或病后余邪未尽,低热不解,或温病高热持续不退,皆令内热燔灼,伤津耗气,肺热叶焦,津伤失布,不能润泽五脏,五体失养而痿弱不用。

2)湿热浸淫:久处湿地或涉水冒雨,感受外来湿邪,湿热浸淫经脉,营卫运行受阻,或郁遏生热,或痰热内停,蕴湿积热,导致湿热相蒸,浸淫筋脉,气血运行不畅，致筋脉失于滋养而成痿。正如《素问·痿论》所言："有渐于湿，以水为事，若有所留，居处相湿，肌肉濡渍，痹而不仁，发为肉痿。"

3）饮食毒物所伤：素体脾胃虚弱或饮食不节，劳倦思虑过度，或久病致虚，中气受损，脾胃受纳、运化、输布水谷精微的功能失常，气血津液生化之源不足，无以濡养五脏，以致筋骨肌肉失养；脾胃虚弱，不能运化水湿，聚湿成痰，痰湿内停，客于经脉；或饮食不节，过食肥甘，嗜酒辛辣，损伤脾胃，运化失职，湿热内生，均可致痿。此外，服用或接触毒性药物，损伤气血经脉，经气运行不利，脉道失畅，亦可致痿。

4）久病房劳：先天不足，或久病体虚，或房劳太过，伤及肝肾，精损难复；或劳逸太过而伤肾，耗损阴精，肾水亏虚，筋脉失于灌溉濡养。

5）跌仆瘀阻：跌打损伤，瘀血阻络，新血不生，经气运行不利，脑失神明之用，发为痿证；或产后恶露未尽，瘀血流注于腰膝，以致气血瘀阻不畅，脉道不利，四肢失其濡润滋养。

6）七情过极：情志过极，伤及脏腑，影响气机，气机运行失常，以致阴阳失衡，精血亏虚，筋骨、肌肉失于濡养，导致肢体痿废而不用。

(2)病机：痿证病变部位在筋脉肌肉，但根柢在于五脏虚损。肺主皮毛，脾主肌肉，肝主筋，肾主骨，心主血脉，五脏病变，皆能致痿，且脏腑间常相互影响。上述各种致病因素，耗伤五脏精气，致使精血津液亏损。而五脏受损，功能失调，生化乏源，又加重了精血津液的不足，筋脉肌肉因之失养而弛纵，不能束筋骨而利关节，以致筋骨肌肉软弱无力，消瘦枯萎，发为痿证。

一般而言，本病以热证、虚证为多，虚实夹杂者亦不少见。外感温邪、湿热所致者，病初阴津耗伤不甚，邪热偏重，故属实证；但久延致肺胃津伤，肝肾阴血耗损，则由实转虚，或虚实夹杂。内伤致病，脾胃虚弱，肝肾亏损，病久不已，气血阴精亏耗，则以虚证为主，但可夹湿、夹热、夹痰、夹瘀，表现本虚标实之候。故临床常呈现因实致虚、因虚致实和虚实错杂的复杂病机。

痿证病变累及五脏，且常常相互传变。如肺热叶焦，精津失其宣布，久则五脏失濡而致痿；热邪内盛，肾水下亏，水不制火，则火灼肺金，又可加重肺热津伤；脾气虚而不运与湿热蕴积也可互为因果；湿热亦能下注于肾，伤及肾阴；温热毒邪，灼伤阴津，或湿热久稽，化热伤津，易致阴津耗损；脾胃虚弱，运化无力，又可津停成痰，痹阻经脉；肝肾阴虚，虚火内炽，灼伤津液，而致津亏血瘀，脉络失畅，致使病程缠绵难愈。

久痿虚极，脾肾精气虚败，病情危笃。足少阴脉贯行舌根，足太阴脉上行夹咽，连舌本，散于舌下。脾肾精气虚损则舌体失去支持，脾气虚损，无力升清，肾气虚衰，宗气不足，可见舌体瘫软，呼吸和吞咽困难等凶险之候。

6. 该患者辨证为肺热津伤证的依据是什么？

依据：患者四肢软弱无力、四肢麻木，声音嘶哑，面色潮红，汗出明显，心烦口渴，时有咳嗽，咽干不利，小便黄赤，大便干结，舌质红，苔黄，脉细数。从患者临床四诊信息来分析，符合肺热津伤证。风邪袭表，腠理开泄，故可见汗多；风胜湿，易化燥伤津，且夹热邪，故见心烦口渴、面色潮红、咳嗽咽燥、便干、尿短黄；热邪伤津，肺津不足，则筋脉肌肉失养，故四肢痿软，无力麻木，持物不能，行走不稳，舌红苔黄、脉数主热，脉细为津伤。

7. 分析该患者初诊的处方用药及二诊时为何加用北沙参、天花粉、贝母、桔梗。

患者初诊时采用清燥救肺汤加减治之。方中重用霜桑叶为君，以清透宣泄燥热，清肺止咳；石膏辛甘大寒，与甘寒养阴生津之麦冬相伍，共为臣药；用少量杏仁、枇杷叶、芦根以清热，苦降肺气，止咳平喘；火麻仁助麦冬养阴润燥；用白芍、牡丹皮和枳壳以活血行气，改善肢体麻木。

本病以热证、虚证为多，虚实夹杂者亦不少见。外感温邪、湿热所致者，病初阴津耗伤不甚，邪热偏重，故属实证，服药后患者排便稍畅，余热未退，仍有咳嗽，加北沙参 15g、天花粉 10g、贝母 10g、桔梗 12g 以清热生津、润肺止咳。

8. 该患者在治疗过程中出现食欲减退、口干咽干较甚时，用药时该如何加减？

此病示患者胃阴亦伤，宜用益胃汤加北沙参、麦门冬、山药以养益胃阴。

9. 痿证的预后和转归如何？

痿证发病，因于外感者，多急性起病，以实证为主，多见肺热津伤、湿热浸淫，若早期治疗，可缩短病程，减少肢体痿废的出现，促进肢体瘫软的康复，其预后相对较好；若因素体不足，或急性发病后治疗欠妥，病情迁延而致痪者，此时多见脾胃虚弱、瘀阻脉络或肝肾亏虚证候，多为虚证，或虚实夹杂之证，此时应结合多种治疗手段，但临床效果仍欠佳。

【知识拓展】

痿证所涉及的西医疾病有多种，如吉兰 - 巴雷综合征、重症肌无力、急性脊髓炎等。吉兰 - 巴雷综合征是一种由自身免疫介导的周围神经病变。吉兰 - 巴雷综合征患者在病情急性发作时可因肌肉无力引起呼吸麻痹的症状，其死亡率可达到4%~15%。西医临床主要是抗感染、营养支持、血浆置换、静脉注射免疫球蛋白、糖皮质激素等治疗。但大剂量使用激素患者可出现较多的不良反应。对吉兰-巴雷综合征患者进行静脉注射免疫球蛋白及血浆置换等治疗的费用较高限制了其应用。中医认为,吉兰-巴雷综合征属于“痿证”的范畴。吉兰-巴雷综合征的发生与外邪侵袭、饮食不洁、久病体虚等因素有关。在《圣济总录·卷七·诸风病》曰“摊缓风,手足不遂,或时麻木”“卒中摊缓,手挛急”,并指出该病的病因是“气血内耗、肝肾经虚,使其阴阳偏废而得之”。因此,中医治疗吉兰-巴雷综合征可通过通经活络、健脾益肾、补益气血之法治疗取得较好效果。

重症肌无力是一种累及突触后膜乙酰胆碱受体的自身免疫性疾病,病变表现为神经-肌肉接头传递功能障碍。临床主要表现为部分或全身骨骼肌无力和易疲劳,活动后症状加重,常见上睑下垂、复视、四肢无力、肌肉萎缩等症状。重症肌无力病变可集中在全身大小肌肉,后期则表现为肌肉萎缩,器官失用。本病属于中医的“痿证”范畴,也是《素问·痿论》主要阐述对象,因“脾主身之肌肉”,故重症肌无力属于“肉痿”。西医主要采用胆碱酯酶抑制剂、激素、免疫抑制剂及手术胸腺切除等方法,虽有一定疗效,但患者常出现一系列不良反应,导致病情反复。《景岳全书》曰:“酌寒热之浅深,审虚实之缓急,以施治疗,庶得治痿之全。”强调寒热辨证、虚实结合。黄芪在治疗痿证的方药中使用频次较高,其首载于《神农本草经》,具有补气、生肌、利尿之功效。

急性脊髓炎,是指由于自身的各种免疫功能受到感染等非特异性原因而发生改变,进而引起患者的髓鞘肿胀、脱失、周围淋巴细胞显著增生,导致患者出现尿便障碍、下肢瘫痪等。中医根据疾病早期呈迟缓性瘫痪而将其归属于“痿躄”范畴,而疾病发展至痉挛性瘫痪则归属于“痉证”,伴有排尿障碍者则为“癃闭”。《素问·生气通天论》对急性脊髓炎病机进行详细记载:“……因于湿,首如裹,湿热不攘,大筋短,小筋弛长,短为拘,弛长为痿。”指出痿证病机为五脏虚热、湿热浸淫。现代中医理论则认为急性脊髓炎病机为气虚血瘀,急性期为湿热浸淫筋脉,阻遏气血;而缓解期则以肝肾不足为主,兼以瘀血内阻。由于急性脊髓炎的发病原因,多为免疫系统受到病毒感染所致,因此多采取激素进行治疗。依据其病因病机的不同,中医可予以补脾益肾、益气养血、化瘀通络之法。补阳还五汤,以益气药配合活血祛瘀药治疗,可使气行血活,从而达到治疗目的。

【临证精要】

一、辨证要点

1. 辨脏腑病位　痿证初起，症见发热，咳嗽，咽痛，或在热病之后出现肢体软弱失用者，病位多在肺；凡见四肢痿软，食少便溏，面浮，下肢微肿，纳呆腹胀，病位多在脾胃；凡以下肢痿软无力明显，甚则不能站立，腰膝酸软，头晕耳鸣，遗精阳痿，月经不调，咽干目眩，病位多在肝肾。

2. 审标本虚实　痿证以虚为本，或本虚标实。因感受温热毒邪或湿热浸淫者，多急性发病，病程发展较快，属实证。热邪最易耗津伤正，故疾病早期就常见虚实夹杂。内伤积损，久病不愈，主要为肝肾阴虚和脾胃虚弱，多属虚证，但又常兼夹郁热、湿热、痰浊、瘀血，而虚中有实。跌打损伤，瘀阻脉络或痿证日久，气虚血瘀，也属常见。

3. 分轻重缓急　注意病情的轻重缓急。如吉兰 - 巴雷综合征，其起病相对较急，病情进展迅速，其病情重者，可有呼吸肌麻痹，出现呼吸困难等症状，应密切观察患者，及早使用呼吸机。如患者出现憋气、烦躁、汗出多，颧红口干，舌红少苔或无苔，脉细微或细数，为气阴两虚之脱证，可以给予生脉注射液静脉滴注或静脉推注，以益气养阴固脱。危重症患者还应注意预防肺部感染等并发症的发生。

二、治疗原则

痿证的治疗，虚证宜扶正补虚为主，肝肾亏虚者，宜滋养肝肾；脾胃虚弱者，宜益气健脾。实证宜祛邪和络，肺热伤津者，宜清热润燥；湿热浸淫者，宜清热利湿；瘀阻脉络者，宜活血行瘀。虚实兼夹者，又当兼顾之。

三、他型证治

1. 湿热浸淫证

症状：起病较缓，逐渐出现肢体困重，痿软无力，尤以下肢或两足痿弱为甚，兼见微肿，手足麻木，扪及微热，喜凉恶热，或有发热，胸脘痞闷，小便赤涩热痛，舌质红，舌苔黄腻，脉濡数或滑数。

病机分析：患者多久居湿地，湿邪浸淫，多侵下位，大筋软短，小筋弛长而见肢体瘫软无力，下肢为重；湿热浸淫，筋脉失养，故见麻木不仁；湿热下注，而见小便赤涩热痛；舌红苔黄，脉数主热，苔黄、脉濡为有湿邪。

治法：清热利湿，通利经脉。

常用方药：加味二妙散（《医略六书》）。黄柏、苍术、萆薢、知母、龟板。

方药解析：苍术、黄柏清热燥湿；萆薢清热利湿；龟板、知母滋阴清热。

若湿邪偏盛，胸脘痞闷，肢重且肿，加厚朴、茯苓、枳壳、陈皮以理气化湿；夏令季节，加藿香、佩兰芳香化浊，健脾祛湿；热邪偏盛，身热肢重，小便赤涩热痛，加忍冬藤、连翘、蒲公英、赤小豆清热解毒利湿；湿热伤阴，兼见两足焮热，心烦口干，舌质红或中剥，脉细数，可去苍术，重用龟板，加玄参、山药、生地黄；若病史较久，兼有瘀血阻滞者，肌肉顽痹不仁，关节活动不利或有痛感，舌质紫黯，脉涩，加丹参、鸡血藤、赤芍、当归、桃仁。

2. 脾胃虚弱证

症状：起病缓慢，肢体软弱无力逐渐加重，神疲肢倦，肌肉萎缩，少气懒言，纳呆便溏，面色㿠白或萎黄无华，舌淡苔薄白，脉细缓。

病机分析：久病耗伤，后天失养，其起病多较缓，脾主肌肉，脾胃虚弱故见肌肉萎缩；后天脾胃失调，气血乏源，故见神倦，少气懒言，面色少华，舌淡，苔白，脉细缓；脾虚运化失司，故见食少便溏。

治法：补中益气，健脾升清。

常用方药：参苓白术散（《太平惠民和剂局方》）合补中益气汤（《内外伤辨惑论》）。人参、白术、山药、白扁豆、莲子肉、黄芪、当归、薏苡仁、茯苓、砂仁、陈皮、升麻、柴胡、甘草、大枣、桔梗。

方药解析：人参、白术、山药、白扁豆、莲子肉、甘草、大枣补脾益气；黄芪、当归益气养血；薏苡仁、茯苓、砂仁、陈皮健脾理气化湿；升麻、柴胡升举清阳桔梗开宣肺气。

脾胃虚者，易兼夹食积不运，当健脾助运，导其食滞，酌佐谷麦芽、山楂；气血虚甚者，重用黄芪、党参、当归，加阿胶；气血不足兼有血瘀，唇舌紫黯，脉兼涩象者，加丹参、川芎、川牛膝；肥人痰多或脾虚湿盛，可用六君子汤加减。

3. 肝肾亏虚证

症状：起病缓慢，渐见肢体痿软无力，尤以下肢明显，腰膝酸软，不能久立，甚至步履全废，腿胫大肉渐脱，或伴有眩晕耳鸣，舌咽干燥，遗精或遗尿，或妇女月经不调，舌红绛，少苔，脉细数。

病机分析：患者多为年老或年幼患者，因于久病，肝肾亏虚，肝藏血，肾藏精，精血不足，肢体筋脉失养，而见肌肉萎缩，甚者形瘦骨立；肾虚故见腰膝酸软，肾主司二阴，肾虚则可见二便失禁；舌红绛、少苔，脉细数为肝肾亏虚，阴虚内热之象。

治法：补益肝肾，滋阴清热。

常用方药：虎潜丸（《丹溪心法》）。虎骨（用狗骨代）、熟地黄、龟板、知母、黄柏、锁阳、白芍、陈皮、干姜。

方药解析：虎骨（用狗骨代）壮筋骨利关节；熟地黄、龟板、知母、黄柏填精补髓，滋阴补肾，清虚热；锁阳温肾益精；白芍养血柔肝；陈皮、干姜理气温中和胃，既防苦寒败胃，又使滋补而不滞。

若病久阴损及阳，阴阳两虚，兼有神疲，怯寒怕冷，阳痿早泄，尿频而清，妇女月经不调，脉沉细无力，不可过用寒凉以伐生气，去黄柏、知母，加淫羊藿、鹿角霜、紫河车、附子、肉桂，或服用鹿角胶丸、加味四斤丸；若证见面色无华或萎黄，头昏心悸，加黄芪、党参、何首乌、龙眼肉、当归以补气养血；腰膝酸软，加续断、补骨脂、狗脊补肾壮腰；热甚者，可去锁阳、干姜，或服用六味地黄丸加牛骨髓、鹿角胶、枸杞子滋阴补肾，以去虚火；阳虚畏寒，脉沉弱，加右归丸加减。

4. 脉络瘀阻证

症状：久病体虚，四肢痿弱，肌肉瘦削，手足麻木不仁，四肢青筋显露，可伴有肌肉活动时隐痛不适。舌痿不能伸缩，舌质黯淡或有瘀点、瘀斑，脉细涩。

病机分析：患者多有其他疾患，久病入络，血脉痹阻，筋脉失于濡养，故见四肢痿软，麻木不仁，肌肤甲错；经脉瘀阻不通，故见拘挛疼痛感，舌质紫黯，脉涩为血瘀之象；脉细涩则是因血瘀不畅，经脉血少。

治法：益气养营，活血行瘀。

代表方：圣愈汤（《医宗金鉴》）合补阳还五汤（《医林改错》）。人参、黄芪、当归、川芎、熟地黄、白芍、地龙、桃仁、红花、赤芍、生地黄。

方药解析：人参、黄芪益气；当归、川芎、生地黄、熟地黄、白芍养血和血；地龙、桃仁、红花、赤芍活血化瘀通脉。

若手足麻木，舌苔厚腻者，加橘络、木瓜；下肢痿软无力，加杜仲、锁阳、桑寄生；若见肌肤甲错，形体消瘦，手足痿弱，为瘀血久留，可用圣愈汤送服大黄䗪虫丸，补虚活血，以丸图缓。

四、中成药治疗

1. 二妙丸 由苍术（炒）、黄柏（炒）组成。具有燥湿清热的作用。适用于湿热浸淫证。

2. 参苓白术颗粒 由人参、茯苓、白术(炒)、山药、白扁豆(炒)、莲子肉、薏苡仁(炒)、砂仁、桔梗、甘草组成。具有补脾胃,益肺气的作用。适用于脾胃虚弱,食少便溏,肢倦乏力、气短咳嗽者。

3. 健步强身丸 由知母、黄柏、龟甲(醋淬)、熟地黄、白芍、当归、黄芪(蜜炙)、人参、白术(麸炒)、茯苓、枸杞子、菟丝子、锁阳、补骨脂(盐炙)、杜仲炭、续断、附子(制)、羌活、独活、秦艽、防风、木瓜、牛膝、豹骨(用狗骨代)组成。具有补肾健骨的作用。适用于痿证肝肾亏虚证。

4. 血府逐瘀胶囊 由柴胡、当归、地黄、赤芍、红花、炒桃仁、麸炒枳壳、甘草、川芎、牛膝、桔梗组成。具有活血祛瘀,行气止痛的作用。适用于痿证脉络瘀阻证。

五、其他疗法

1. 针灸 上肢取穴:肩髃、曲池、手三里、合谷、外关、颈夹脊、胸夹脊;下肢取穴:髀关、伏兔、足三里、阳陵泉、三阴交、腰夹脊。夹脊穴向脊柱方向斜刺。四肢穴位可加用灸法,亦可用电针。配穴:肺热伤津配尺泽、肺俞;湿热浸淫配阴陵泉、大椎;脾胃虚弱配脾俞、胃俞、中脘;肝肾亏虚配肝俞、肾俞、太冲、太溪。

2. 推拿 推拿具有疏通经脉,濡养筋经的作用。在治疗过程中也同样遵循“治痿独取阳明”的理念,通过推拿手法来达到调补脾胃的目的,多在痿软肌肉局部施以揉、推、拿、一指禅等手法。捏脊具有健脾胃、理脏腑、和气血、调阴阳、壮筋骨、强体魄作用,现代医学认为捏脊可以刺激脊神经根,促进神经恢复,常作为治疗的必要手法。

3. 康复训练 通常分为主动肢体功能锻炼和被动肢体功能锻炼。

主动肢体功能锻炼,当患者的主动运动开始恢复时,应及时指导和辅助患者进行主动肢体功能锻炼。每天做抬举上肢、伸屈腿练习。接着扶患者下地站立,手扶床头进行下蹲、行走运动。在陪护人员的搀扶下进行抬腿、迈步、上下台阶等练习。以后运动量逐渐增加,以患者不感到疲乏为原则。再逐步过渡到独立行走,路程由短而长。坚持锻炼,直到肢体功能完全恢复。

被动肢体功能锻炼,其目的在于保持瘫痪肢体的活动范围。在病情稳定24小时之后,便可对患者进行被动肢体功能训练。先做上肢、后做下肢;先做大关节,再做小关节内旋外展。动作要柔和,每个轴位的活动都要做到。要充分牵伸肌肉、肌腱和关节周围组织，肩部要做上举过头和旋转动作。踝部不单要做关节的被动运动，还要在膝伸直的位置下，将足背屈，以充分牵伸跟腱。在肌肉紧张度增高后，更要坚持锻炼。

六、护理调摄

痿证的发生常与居住湿地、感受温热湿邪有关，因此，避居湿地，防御外邪侵袭，有助于痿证的预防和康复。

病情危重，卧床不起，吞咽呛咳，呼吸困难者，要常翻身拍背，鼓励患者排痰，以防止痰湿壅肺和发生压疮。对瘫痪者，应注意患肢保暖，保持肢体功能体位，防止肢体挛缩和关节僵硬，有利于日后功能恢复。肌肤麻木，感觉障碍者，在日常生活与护理中，应避免冻伤或烫伤。

痿证患者常因肌肉无力，影响肢体功能活动，坐卧少动，气血运行不畅，加重肌肉萎缩等症状。因此，应提倡患者进行适当锻炼，对生活自理者，可打太极拳，练五禽戏。病情较重者，可经常用手轻轻拍打患肢，以促进肢体气血运行，有利于康复。

注意精神饮食调养。《素问·痿论》曰："思想无穷，所愿不得，意淫于外，入房太甚，宗筋弛纵，发为筋痿。"因此，注意精神调养，清心寡欲，避免过劳，生活规律，饮食宜清淡富有营养，忌油腻辛辣，对促进痿证康复亦具重要意义。

七、经验荟萃

1. 杨文明认为，痿证急性起病者可因感受湿热病邪而致，既有外感六淫之邪，病情危重，突然导致四肢痿软无力，甚至可导致呼吸肌麻痹而危及生命，应当归属"急性虚证"。急性虚证是机体正气急剧耗伤的一种病理状态，是由疫疠、失液、失血、各种外伤、中毒、突感外受六淫等急性的、致命的病理因素侵袭导致的，是指邪气过于亢盛，而正气虚于一时，远超机体自身的抗病能力，造成机体阴阳、气血、津液急剧耗损耗散甚至耗竭，是临床急危重症中最致命的一种正邪交争的病理形式。杨文明认为后天之本为脾，先天之本为肾，脾主四肢，脾胃位居中州，脾升胃降，相反相成，是人体气机升降之枢纽。患者突发脾胃升降失调，受纳失司，运化失用，气血津液化源不足，四肢不得禀水谷气，肌肉经脉不得濡养，则四肢痿软无力。胃喜润而恶燥，胃虚易生燥热，脾喜燥而恶湿，脾虚易生湿，故脾胃常困于湿热。加之外邪侵袭，脾虚失司，痰湿内盛不化，流注于下，久则伤肾，致筋骨失养，脾肾两脏俱虚，精血亏耗，加之感受湿热之邪，筋脉肌肉失养所致。健脾益肾，利水渗湿为本病的治疗原则，应尽早干预，早期扶正固脱。一则调理脾胃，既要重视补脾胃，又不能忽视清胃火，脾胃健运无碍，气血津液生化有源不断，充分濡养筋脉，则促进四肢痿软无力的痊愈；二则补肾，先天之本为肾，肾阳温脾阳，二者相互资助，治本为主，兼以利水渗湿，温阳化气，既能通利小便，又能温煦肾阳，可让急性虚证有所改善。尤其是呼吸肌疲劳引起的呼吸衰竭，可以按照“治痿独取阳明”“脾主肌肉”“补益脾胃”的中医理论。在危重症状态下，由于机体耗伤严重，肾精也相应出现耗损，所以说“固肾益精”是治本之法。人体精微物质的生成以及正气的恢复，皆有赖于后天脾胃的正常运化，即“先天之本为肾，后天之本为脾胃”。因此，治以益气健脾、补肾固精为法，从而先后天同补。方选用参苓白术散合五苓散加减补脾益肾，兼以利水渗湿治疗本病。

2. 李济仁治疗痿证除辨明脏腑病位，有的放矢用药，在补肝肾的同时还注重从肺、脾、胃调治。李济仁认为“治痿独取阳明”是强调从脾胃着手，或健脾胃，或清湿热以治痿证，并重视脾胃功能的健运，时时顾护胃气，但并非“独取”。因经络是人体气血循行的通路，经络闭阻乃痹病病机，而痿证肢体活动减少，经络易于瘀或积血不消，影响气血的运行，可更致筋骨失却濡养，关节不利，肌肉萎缩，故在治疗痿证时多用舒筋通络法，并嘱患者常做肢体方面的锻炼，以防肌肉的萎缩。另据“肝肾同源”，精血互生之论治疗痿证还应补肝肾、强筋续骨、舒筋活络、滋阴润肺等综合调治。其治疗痿证据新安培本固元医理而重用黄芪、当归等益气养血药。若脾气虚弱、倦怠乏力，则伍以党参、白术。全蝎配白僵蚕息风镇痉、攻毒散结、通络止痛，对于风寒湿痹久治不愈、筋脉拘挛甚则肢体痿废作用颇佳；川、怀牛膝原为补益之品，而善引气血下行，善治肾虚腰痛腿痛，或膝痛不能屈伸，或腿痛不能任地。对于双下肢痿软无力者，李济仁常用牛膝配伍桑寄生、续断、黄芪、当归、川芎等祛邪而使之流通，滋养而助其营运；宣木瓜作用部位亦偏于下肢，专入肝益筋走血，功能祛湿舒筋活络，主要用于腰膝无力及筋痹、骨痹之关节拘挛、筋脉拘急者，尤以两膝疼痛不利、麻木为佳，他认为痿证尤其以下肢为主者，无论虚实均可酌用木瓜；五加皮功能祛风湿、补肝肾、强筋骨，与木瓜配伍，一偏于利湿行水，一偏于舒筋活络，两药合用有协同作用，诸药合盟，功效独特。

3. 郑绍周总结本病病机为“肝脾肾俱虚为本，浊毒阻滞络脉为标”。强调先天禀赋不足，后天调摄失养致使肝脾肾三脏虚损是发病之本。脾胃的运化功能失常，水谷精微和津液的生成和传输障碍，不能濡养四肢肌肉，必致四肢瘦削,软弱无力,甚至痿废不用。脾胃虚弱,气血生化无源,亦不能滋养肾精,致使肾精亏损,精虚则肾更虚,肾虚则骨弱,故两腿酸痛消瘦,不能行动。津血同源,津无以化血,致使肝血不足,筋失血养,发为筋痿。同时,郑绍周临床治疗痿证不被“治痿独取阳明”所拘执,认为湿热浊毒瘀阻络脉为本病之标。脾虚不运则痰浊内生,痰浊郁久化热,痰热之邪也可酝酿成毒,阻滞络脉,经脉失养,无以行气血而营阴阳、濡筋脉、利关节。故而临床治疗宜“健脾补肾,化痰解毒通络”为大法,先后天并补,气血津液兼顾。治疗中常应用黄芪、党参、巴戟天、淫羊藿等补肾益气,茯苓、白术健脾益气,半夏、胆南星、白芥子化痰降浊,山萸肉、枸杞子、菟丝子、黄精滋补肝肾。

4. 秦亮甫治疗痿证颇具特色,总结如下:①主取督脉,以治四肢:督脉总督诸阳,为“阳脉之海”,诸阳经通过阳维会合于督脉,在督脉上有各阳经所会的穴,又有会于足太阳经的穴。督脉又为“督领经脉之海”,能够沟通阴阳,总摄诸经。督脉“并于脊里,上至风府,入属于脑”,而脑又为四海之一的“髓海”。故在治疗脑髓病变所致的四肢病中应重视对督脉的调治。②头部八针,通络醒脑:肾精不足、脑髓失养乃痿证发病的内因所在,故而在对痿证的治疗中,运用头八针醒脑开窍、祛风活血、刺激大脑皮层,可达到调治四肢的目的,屡获佳效。③中药内服,调肝补肾。秦亮甫认为本病发生多因素体禀赋不足,复受外邪侵袭,以致造成体内痰瘀凝结,脑髓、脊髓病变。肝藏血主筋,肾藏精生髓,津生于胃,输布于肺,故本病与肝肾肺胃关系最为密切。肾中精气亏虚,则脊髓、脑髓失养,导致四肢痿废不用,治宜补气、补血、调肝补肾,佐以软坚散结。其自拟的首乌益肾汤结合针灸疗法,疗效显著。

【诊疗解悟】

1. 临证发微

(1)在治疗痿证时首先要明确病因,痿证所涉及的多数西医疾病,现代医学对其确切的发病机制及原因尚未完全明确,因此,尽早作出明确的诊断是治疗的关键。如吉兰 - 巴雷综合征的发病多与病毒感染和免疫抑制剂的使用相关,在临床上诊治疾病时,需要详细追询患者的病史,并且还要借助现代检查手段,如 CT、MRI 和肌电图等,一些特殊的检查结果,如脑脊液蛋白 - 细胞分离现象,有助于排除其他疾病,诊断为吉兰 - 巴雷综合征,如能积极治疗,可以改善患者预后。

(2)痿证者多病程迁延,但亦有急性变证,从急性虚证论治痿证,对临床有所助益。杨文明认为,治疗痿证的常用药物主要涉及健脾补气、滋补肝肾、清热利湿和通经活络 4 类药。健脾补气药包括黄芪、白术、党参、山药、甘草;补益肝肾药包括熟地黄、牛膝、当归、白芍;清热除湿药包括薏苡仁、黄柏;通经活络药包括牛膝、川芎、木瓜、桂枝。还可以静脉滴注参芪扶正注射液等快速扶正,急救补虚。除此之外,还要重视中西医结合治疗,在中药治疗的基础之上,加用西药,如尽早合理使用丙种球蛋白等以改善患者的自身免疫功能。

(3) 临床上应该积极探索难治性疾病的诊疗策略,近年来随着中医研究的深入,以辨证论治为基础的中药、针灸、推拿等中医治疗方法,可与西药起到良好的协同作用,且降低西药毒副作用,起到减毒增效之功,为众多难治性疾病的治疗提供了更多的选择。

2. 诊治演变 痿证者多病程较长,迁延难愈,病久虚损,故而属于虚证范畴。但其亦可出现变证,当邪气过于亢盛,而正气虚于一时,远超机体自身的抗病能力,造成机体阴阳、气血、津液急剧耗损耗散甚至耗竭,甚至阴阳离决,病情凶险,谓之急性虚证。

举例而言,吉兰 - 巴雷综合征患者素有气虚,外感六淫之湿热病邪,耗伤正气,痹阻脉络,以致气血运行不利,筋脉肌肉失养,突发四肢痿软无力,病情危重,甚至可出现呼吸肌麻痹而危及生命。病机以脾肾亏虚为主,运用大补健脾补肾之法救治,可取得较佳的疗效。重症肌无力患者脾胃虚损无以濡养脏腑,五脏亏虚,加之外感六淫、七情内伤、劳逸失宜及治疗失当等诱因,突发大气下陷,发为危象。其气机失常,脏腑功能紊乱,主要表现为大气下陷和胃气上逆。大气下陷则呼吸困难,饮食呛咳、吞咽困难当为胃气上逆。在治疗中要注重顾护脾胃,以使气机升降有常。运动神经元病患者或外邪侵攻,或久病致虚,肺失主气布津之职,津凝为痰,气虚血行无力,阴亏血行亦迟缓,血瘀痰浊,壅塞肺络,是以喘证发作,病情危重。治疗当益气宣肺、化痰逐瘀。

【医论撷要】

《素问·痿论》:"黄帝问曰:五脏使人痿何也?岐伯对曰:肺主身之皮毛,心主身之血脉,肝主身之筋膜,脾主身之肌肉,肾主身之骨髓。故肺热叶焦,则皮毛虚弱急薄,著则生痿躄也。心气热,则下脉厥而上,上则下脉虚,虚则生脉痿,枢折挈,胫纵而不任地也。肝气热,则胆泄口苦筋膜干,筋膜干则筋急而挛,发为筋痿。脾气热,则胃干而渴,肌肉不仁,发为肉痿。肾气热,则腰脊不举,骨枯而髓减,发为骨痿。"

《素问·疏五过论》:“始富后贫,虽不伤邪,皮焦筋屈,痿躄为挛。”

《灵枢·本神》:“恐惧而不解则伤精,精伤则骨酸,痿厥。”

《诸病源候论·风病诸候上》:“风身体手足不随者,由体虚腠理开,风气伤于脾胃之经络者也。”

《三因极一病证方论·五痿叙论》:“若随情妄用,喜怒不节,劳佚兼并,致内脏精血虚耗,荣卫失度,发为寒热,使皮血、筋骨、肌肉痿弱,无力以运动,故致痿躄。”

《景岳全书·痿证》:“元气败伤,则精虚不能灌溉,血虚不能营养者亦不少。”

《症因脉治·痿症论》:“或居处卑湿,或冒风雨……痿软之症作矣。”

《医学衷中参西录·论肢体痿废之原因及治法》:“五脏有病,皆能使人痿。”

《医林改错·瘫痿论》:“……元气亏五成,下剩五成,周流一身,必见气亏诸态,若忽然归并于上半身。不能行于下,则病两腿瘫痿。”

《证治汇补·痿》:“惟喜怒劳色,内藏虚耗,使皮肤血脉肌肉筋膜骨髓,无以运养,故致痿。”

【参考文献】

[1] 周建扬, 翁思颖, 钟一棠. 钟一棠治疗格林巴利综合征经验 [J]. 上海中医药杂志, 2013,(2): 16-17.

[2] 吴勉华, 石岩. 中医内科学 [M]. 北京: 中国中医药出版社, 2004.

[3] 王永炎, 张伯礼. 中医脑病学 [M]. 北京: 人民卫生出版社, 2007.

[4] 宁亚莉, 冯琳. 重症痿证病人的康复护理体会 [J]. 陕西中医, 2005, 26 (4): 381-382.

[5] 吕宗静, 陈喆, 常宏, 等. 基于数据挖掘探讨中医汤剂治疗痿证用药规律分析 [J]. 中国民间疗法, 2020, 28 (13): 112-115.

[6] 熊为锋, 贺娟. “治痿独取阳明”涵义解析及临床应用 [J]. 现代中医临床, 2021, 28 (6): 72-76.

第十九章　痉　　证

痉证是一类以项背强直，四肢抽搐，甚则口噤、角弓反张为主要临床表现的病证。本病以症状命名，虽可单独发病，但多并发于其他疾病过程中。中医学对本病的认识由外感致痉逐步向内伤致痉演变扩大。《黄帝内经》首先把湿邪、风邪和痉证联系在一起，并引入了经络和筋脉的理论。东汉张仲景的《金匮要略》探讨了其成因、证治方药和预后，将痉证分为刚痉和柔痉，并首次提出了误治和产后病痉的观点。明清时代，张景岳明确提出了"内伤致痉"的理论，强调了痉证多由于误治或内伤引发，导致阴虚血少，筋脉失养。温病学家则将痉证与热盛动风和湿热邪气联系在一起，拓宽了痉证的理解范围。由此可见，痉证由外感、内伤诸多因素所致筋脉失养引发，以筋脉拘急挛缩为主要临床表现。本病男女老幼皆可发病。由于病因不同，预后差异较大，应细察病机，审慎调治。痉，古亦描述为"痓""瘛疭""搐搦""抽风"。

【典型病案举隅】

患者，男，10岁，学生。

【主诉】

发热4天，颈项强直、四肢抽搐1天。

【四诊采集】

（一）望诊

1. 是否有项背强直、角弓反张、口噤不开、流涎、双目上视、四肢抽搐及抽搐的幅度和频率。

2. 有无汗出。

3. 患者面部表情及面部皮肤色泽。

4. 舌象。

(二) 闻诊

1. 患者说话的语音语调及流畅性。

2. 患者有无口腔及身体异味。

(三) 问诊

1. 颈项强直、四肢抽搐症状出现的先后顺序,初次发作的日期、持续时间等。

2. 治疗后有无好转、缓解及加重。

3. 发病有无诱因,如外感风、寒、湿、热或失血过多史,汗、吐、下津伤史。

4. 是否伴有二便障碍、睡眠障碍、头痛、头晕等症状。

5. 是否出现精神方面及认知功能方面的异常。

6. 做过哪些实验室和影像学检查。

7. 接受过哪些治疗,效果如何。

8. 有无家族史。

(四) 切诊

1. 脉象。

2. 检查患者的肌力、肌张力及病理征。

【病情述要】

患者于4天前感受暑热出现发热,呕吐,体温最高38.9℃,呕吐呈非喷射性,为胃内容物,未见出血,就诊于当地医院。行血常规、颅脑CT及腰椎穿刺脑脊液检查,诊断为“病毒性脑膜炎”并予以治疗(具体不详),病情无好转。1天前出现项背强直,四肢抽搐,牙关紧闭,大小便失禁,时有乱语,遂就诊我院。

刻下症:项背强直,牙关紧闭,四肢抽搐,角弓反张,二便失禁,神志不清,高热不退,面色潮红,唇干,舌绛,苔黄燥,脉弦细数。

【诊断治疗】

诊断:痉证(热盛发痉,阴虚风动证)。

治法:清热解毒,滋阴止痉。

处方:羚角钩藤汤加减。

羚羊角(山羊角代)10g(先煎),钩藤15g,全蝎6g,蝉蜕3g,天竺黄9g,生地黄15g,白芍15g,石菖蒲9g,郁金6g,桑叶9g,菊花9g,甘草6g。4剂,水煎,早晚口服,每日 1 剂。

二诊:服上方 4 剂后,患者四肢抽搐停止,四肢肌张力较高,神志转清,大小便能控制,但仍有低热,大便干结,舌红,苔薄黄,脉弦数。守上方加玄参 12g、麦冬 12g。7 剂,水煎,早晚口服,每日 1 剂。

三诊:继服 7 剂后病情基本稳定,患者肢体活动灵活,热退,语言清晰,但胃纳欠佳,神疲乏力,舌红,苔薄白,脉细数。证属邪毒已清,气阴不足,改用扶正固本、益气养阴之法。处方:西洋参 6g(另煎),五味子 6g,麦冬 9g,白芍 12g,石斛 10g,生地黄 9g,山药 15g,谷芽 15g,甘草 6g。14 剂,水煎,早晚口服,每日 1 剂。患者住院 1 个月,痉愈出院,随访半年,未再复发,正常生活。

【临证分析】

1. 痉证诊断要点有哪些?

(1)多突然起病,以颈项强直,四肢抽搐,角弓反张,口噤不开为主要证候特征,甚至伴有高热,神昏谵语,呕吐等症状。

(2)发病前多有外感或内伤病史。

(3)若无药物干预,一般不会自行缓解。

2. 该患者诊断为痉证的依据是什么?

(1)急性起病。

(2)发病前有发热、呕吐等症状,以项背强直,四肢抽搐为其主要证候特征。

(3)无药物干预不能自行恢复。

3. 临床诊断时,该病需要与哪些疾病相鉴别?

(1)痉证与颤证的鉴别:颤证是一种慢性疾病过程,以头颈、手足不自主颤动、振摇为主要症状,手足颤抖动作幅度小,频率较快,而无肢体抽搐和发热、神昏等症状;痉证肢体抽搐幅度大,且多呈持续性,可有短时间歇。部分患者可有发热、神昏、两目上视等症状,结合病史分析,两者不难鉴别。

(2)痉证与厥证的鉴别:厥证是以突然昏倒、不省人事、四肢厥冷为主要症状,多无肢体抽搐、筋脉拘急等表现,起病急,一般不反复发作;痉证是诸多因素所致筋脉失养引发,以项背强直,四肢抽搐,甚则口噤、角弓反张为主要症状,结合病史分析,两者不难鉴别。

(3)痉证与中风的鉴别：中风以猝然昏倒，不省人事，或不经昏仆而突然出现偏身不利，口舌歪斜，语言謇涩等，少有肢体抽搐、项背强急症状。痉证多以角弓反张、肢体拘挛为主症，恢复后无上述中风后遗症，再结合病史分析，两者不难鉴别。

(4)痉证与破伤风的鉴别：破伤风古称“金疮痉”，因金疮破伤，加上伤口不洁，感风毒之邪所致。于外伤后的一到两周出现进行性发展的肌肉强直，多始于颜面部，逐渐延及四肢；痉证无外伤病史，是在外感及内伤等因素诱发下所致的，非进行性的筋脉拘挛。结合病史和临床表现两者不难鉴别。

4. 痉证主要相当于西医哪些疾病，临床需做哪些相关检查？

根据本病的临床表现，具有痉证主要临床特征的疾病可见于西医学中中枢神经系统感染性疾病如病毒、细菌、真菌感染引起的脑炎、脑膜炎、脑脊髓膜炎、脑膜脑炎等，以及中毒性脑病、脑血管病、锥体外系疾病、脑脓肿、脑肿瘤、脑寄生虫病等疾病患者出现痉证表现，均可参照本章辨证论治。

临床诊治过程中需做以下相关检查：颅脑 CT、MRI 等影像学检查，脑脊液检查，血常规、肝肾功能检查，细菌学检验等有助于明确病因，且利于中枢神经系统有无病变及与其他内科疾病的鉴别诊断，并能进一步明确神经系统病变的性质和部位。

5. 分析痉证的病因病机。

(1)病因

1)邪壅经络：外感风寒湿邪，邪侵人体，壅阻经脉致气血运行失利，筋脉失养而致痉证。

2)热盛发痉：素体阳盛，复感外热毒邪，邪热炽盛，耗伤阴精；寒邪内郁化热，热入阳明，灼伤胃津，筋脉失濡；热从内生，热动肝风，风动木摇，风火相煽，引筋拘急；热入营血，逆传心包，扰乱神明，热毒阻闭经脉致筋脉拘紧成痉。

3)气血亏虚：素体禀赋不足，或久病体衰，劳欲过度致肾精虚损，脏气失调，气血阴阳不足，筋脉失养；饮食不节，损伤脾胃，脾虚化源不足，气血两虚；大吐、衄，便血，产后失血，耗损气血；误治或失治如汗、吐、下太过，如表证过汗及产后失血，风寒误下，疮家误汗等，津液大伤，阴精耗散，亡血失精，筋脉失养，均可致筋脉失濡而致痉证。

4)瘀血内阻：脾失健运，肺气不宣，水湿内停，湿性黏浊，阻滞经络；情志不畅，气机不通，血行不畅，瘀血内阻，或外伤致瘀，经脉失养而发为痉；久病入络血行不畅，滞血为瘀；或外伤瘀血内阻，新血不生，进而脉络阻闭，血不养筋而致痉。

(2)病机：本病多突然起病，病在筋脉，属肝所主。除肝之外，还与心、脾、胃、肾等脏腑密切相关。上述各种原因，导致邪壅经脉，气血运行不利，筋脉失养；或热动肝风，扰动筋脉，而致肢体拘急成痉；或气血不足，阴精亏虚，不能濡养筋脉而发病。

本病的病理性质有虚实两方面。邪气盛则实，外感风、寒、湿、热发病主要的病理性质为实；虚则为禀赋不足，内伤久病，失治误治所致气血两虚，阴液耗损发病者，病理性质以虚为主。在痉证的发生发展的不同阶段，病理性质可成虚实夹杂，如久病内伤复加外感风寒湿邪，又如外感误治转内伤久病。

痉证的病理变化主要在于外感及内伤诸多因素致筋脉肌肉失去濡养。外感风、寒、湿邪壅闭经络，使气血不达筋脉；或肝肾阴虚，阳亢风动而致痉；或热盛损阴，阴虚血少，筋脉失养，虚风内动而致痉；或失治误治，久病伤正，气血津液大伤，津亏血虚无以滋荣筋脉发而为痉。

本病发病突然，其病因、发作的轻重、频度、持续时间长短等皆会影响本病的预后及转归。外感致痉者多属实证，若正气未虚，治疗及时得当，预后良好；内伤致痉者，多素体虚弱，正气不足，病势缓，期间常易复感外邪，又或外邪致痉，日久伤阴耗精转虚，导致虚实夹杂，迁延难愈；热盛风动者，若不及时有效治疗，则可能热毒内陷，痉厥并现，病情凶险。

6. 该患者辨证热盛发痉的依据是什么？

患者发病于炎夏季节，暑气当令，天暑下迫，地热上蒸，人在其中，加之素体不足，暑邪热毒乘虚而袭，故初起发热、呕吐。继则热邪由表逆传心包，心神被扰，故神志不清；邪热内闭，故高热肢厥，牙关紧闭，角弓反张；热邪极易伤阴，则面红唇干，阴虚风动，故惊厥抽搐；舌绛苔黄燥，脉弦细数均为热极伤阴之见证。

7. 患者初诊时处方用药的依据是什么？临证如何加减运用？

暑为火热之邪，易犯心营，内陷厥阴，耗气伤津，引动肝风而致痉证。治以清热解毒、滋阴止痉。方以羚羊角(山羊角代)、桑叶、菊花清热凉肝，白芍、生地黄养阴和营，全蝎、钩藤、蝉蜕息风止痉，天竺黄、石菖蒲、郁金豁痰开窍，甘草清热解毒，调和诸药。若热邪内闭、神志昏迷者，配合紫雪丹、安宫牛黄丸等清热开窍之剂同用；热毒甚者，可加板蓝根、大青叶；热盛津伤较甚者，酌加玄参、麦冬、天冬、石斛等以养阴增液。

8. 痉证的预后及转归如何？

痉证的实证、虚证之间可相互转化。实痉日久，正气大衰，可转化为虚痉，各证候间亦可互相转化。外邪侵袭，邪壅经脉之痉证，及时恰当治疗后，外邪去，经络通，气血调和则疗效好，痊愈快。若邪气不解，入里化热而致里热炽盛之痉证，如肝经热盛证，阳明热盛证乃至心营热盛证。此时若治疗得当可使热势得减，病情得以控制或减轻；治疗不当，则热毒内陷，可致痉厥并见，病情凶险。若攻伐太过，耗气伤津，便成真阴耗伤证。真阴耗伤证多出现于温热病后期，予滋阴息风调理，部分患者可好转，但若阴津耗竭，阴不敛阳，亦可转化为阴阳离决之候，病情危重。气血两虚证，一般多见于素体虚弱或久病不愈者，病势较缓，经补气养血调理，病情多可好转或痊愈。

在痉证病程中可出现痰壅气道、气机阻塞、阴阳之气不相顺接之危候，患者面唇青紫、鼻息微弱、肢冷汗出淋漓，应即刻疏通气道。痉证患者的预后取决于其发作的轻重、频度、持续时间的长短及原发病的轻重等因素。发作程度轻，次数少，持续时间短，痉后神清者，病多轻、预后良好。反之发作时症状重，频频而作且持续不止，痉后神昏不醒者，病多重、预后较差。热甚发痉者，经正确治疗，多预后较好；气血两虚者预后多较好，但须长期调理以巩固疗效；真阴耗伤证的部分患者经调治，预后较好，部分患者可出现危重之候，预后较差。

痉证患者出现变证时，若救治及时，病情可转为平稳，预后较好；若救治延误或措施不得力，则病情易急转，预后较差。

【知识拓展】

历代医家对痉证的认识经历了几个重要的阶段。先秦时期《五十二病方》和《黄帝内经》对痉证就有了初步的认识，如《素问·至真要大论》云“诸暴强直，皆属于风”“诸痉项强，皆属于湿”，《灵枢·经筋》谓：“经筋之病，寒则反折筋急。”认为痉病的病因病机是风寒湿邪，侵犯人体，壅阻经络而成，以外邪立论病因，并提出以外治、内服和针灸并施的方法综合治疗。两汉时期逐渐形成了痉证的辨证论治体系。张仲景《伤寒杂病论》对之前痉证的认识做了补充，其不仅明确提出风、寒、湿外邪侵袭，津液受伤，筋脉失养而引发本病，还以表实无汗和表虚有汗分为刚痉、柔痉，并总结出表证过汗、风病误下、痉家误汗以及产后血虚、汗出中风等误治致痉的理论。魏晋隋唐时期，随着中医学的发展，小儿痉病、妇人痉病理论在这一时期得到了深化。至宋金元时期对本病病因的认识经历了从外感致痉到内伤亦可致痉的过程，提出气血津液亏虚致痉学说。明代医家张景岳更是丰富了内伤致痉理论。《景岳全书》曰："痉之为病，强直反张病也，其病在筋脉。筋脉拘急，所以反张。其病在血脉，血脉枯燥，所以拘挛。"其认为痉病总属阴虚之证，治疗上也应该注重补益气血。清代，温病学说的发展也体现在其对痉证的认识上。"热盛伤津""肝风内动""湿热入络""燥痉"等论述极大丰富了对痉证病因病机的认识。"疫痉"之称起于近现代，这和同期"西学东渐"现象有关。西医学中病原微生物感染所致的脑炎、脑膜炎、脑脊髓膜炎、脑膜脑炎等中枢神经系统感染性疾病，有学者将其归为中医学温病范畴。"疫痉"自此而来，主要指感染性痉证。目前，较为统一的认识是发热伴中枢神经系统感染症状的传染性疾病可以命名为疫痉。

近现代，特别是20世纪几次流行性乙型脑炎（简称乙脑）、流行性脑脊髓膜炎（简称流脑）的流行，中医学对疫痉的发病原理和治疗积累了丰富的理论和救治经验。疫痉多为急性热病，因暑疫或湿热病毒蓄藏于蚊虫或蜱虫之内，在其叮咬人体后，毒随血液入脑，毒损脑髓而发病。疫痉者以高热、昏迷、抽风为主要症状。解毒通络为本病的基本治疗原则。本病可按卫、气、营、血传变规律划分轻重。毒邪内郁者，清除毒热当以清、下两法为主。可见对于本病来说，高热的控制极为重要，其是预防和控制抽搐、昏迷的关键，并可由此判断疫痉者预后的好坏。疫痉可与西医学之"流脑""乙脑"相联系，并且疫痉的辨证论治可以为"流脑""乙脑"的中医治疗提供参考。中医药对于此病的治疗颇有成效。针灸，中药敷贴以及安宫牛黄丸、清开灵注射液等在清热解毒、开窍凉血方面独具特色，能够提高"流脑""乙脑"的治愈率，减少后遗症。为此，中药防治感染性疾病也是近些年研究的主要方向之一。其中板蓝根、黄芩、牛蒡子等中药提取物，连翘有效成分煎剂被证明具有抗病毒作用。

现代学者认为经筋包括筋肉系统和神经系统，两者皆有赖于气血津液、肾精的濡养而发挥其生理功能。具体可指神经、肌肉、筋膜、肌腱韧带等。痉证是一过性或持续性全身或局部的经筋强直，其临床表现多种多样，除了以颈项强直，角弓反张，牙关紧闭，四肢抽搐等为主要症状的实证表现外，部分或某个脏腑、经络的强直、拘急，一过性肌肉强直也属于痉证的范畴。肌张力障碍及其他引发肌张力增高的疾病如全身性扭转痉挛、痉挛性斜颈、痉挛性构音障碍，引发脑膜刺激征有关疾病也可按照痉证相关特征辨证论治。

【临证精要】

一、辨证要点

痉证首先要辨外感与内伤。风、寒、湿外邪致痉多伴有发热、恶寒、脉浮等表证。热邪致痉可无恶寒，但多有发热。内伤致痉者无发热恶寒等表证；辨别痉发的程度、频度及兼症诸方面有助于鉴别痉证之虚实。肢体项背强急，甚至角弓反张，牙关紧闭，四肢抽搐频繁有力而幅度大者多属实证。实证多由外邪壅滞经络、热盛伤津、瘀血内阻所致。久病伤正，产后失血、汗吐下后所致气血亏虚属虚证，症见手足蠕动而无力，肢体抽搐时有时无，神疲倦怠。

此外，需注意急危重候。急危重候痉证患者，持续发痉，若突见面青唇紫，气促而难，是为气道壅塞之危候，当立即采取急救措施；由实证之四肢抽搐大而有力，而渐转为抽搐幅度变小，频度降低之虚证，或仅有手足瘛疭，神倦形消，是邪毒内盛而正气大衰之危重证候，必先急救固脱。

二、治疗原则

痉证属急症范围，急则应舒筋解痉以治其标，缓则应扶正益损以治其本。病情较急时针药并施祛除风、寒、湿、热所致邪壅经络，舒缓筋脉拘急。治疗当以息风、散寒、祛湿、清热、化痰为主；内伤者以扶正为主，治则应滋补肝肾，益气养血，舒筋止痉。虚实错杂者，当标本兼治。

三、他型证治

1. 邪壅经络证

症状：肢体酸重，头痛，项背强直，甚者口噤不开，四肢抽搐，角弓反张，发热，有汗或无汗，舌质淡红，苔薄白，脉浮紧。

病机分析：风、寒、湿邪阻滞经络，气血运行不利，筋脉失营致项背强直，甚者口噤不开，四肢抽搐，角弓反张。风为百病之长，善行而数变，风性主动，易于伤人上部，上侵头颈致头痛、颈部牵掣，发热恶寒，汗出；寒性凝滞、收引，寒邪侵入，易使气血津液凝结、经脉阻滞、筋脉收缩致四肢拘急，头痛，发热恶寒，无汗；湿邪偏盛阻络见头昏头痛，肢体沉重，胸脘痞闷；舌苔薄白，脉浮紧，均为风寒湿邪在表之征。

治法：祛风散寒，胜湿和营。

常用方药：小续命汤（《备急千金要方》）。人参、防风、防己、生白芍、川芎、桂枝、麻黄、炮附子、杏仁、黄芩、生姜、甘草。

方药解析：麻黄、桂枝、杏仁、防风、生姜辛温发散，启闭寒，开腠理，导风外泄；人参、附子益气温阳；防己能主中风，疗手足挛急，能开腠理，利九窍；川芎活血行气和营；生白芍敛阴和营；黄芩味苦性寒，可制麻、桂、芎、附之温燥；甘草发散助阳，调和诸药。

肢体酸重疼痛者，加秦艽、羌活；气虚自汗者，去麻黄、杏仁，可加白术、黄芪；颈项强急者，可加葛根、羌活；如若湿热入络，痰湿内聚，证见胸脘痞闷恶心，咯吐痰涎，小便短赤，苔厚腻，脉滑者，加白蔻仁、薏苡仁、煨皂角、丝瓜络、威灵仙；动风伤津，加白芥子、贝母、竹茹、苍耳子、丝瓜藤、黄连以燥湿豁痰，清热化湿。

2. 痰瘀内阻证

症状：头昏头痛，纳呆神钝，项背强直，手足颤动，四肢抽搐，呕吐痰涎，胸痛满闷，心悸，烦热，舌质紫黯，苔白腻，脉滑或弦滑。

病机分析：因痰致瘀、因瘀致痰、痰瘀交阻致气血运行不畅，失滋润濡养作用，故见项背强直，手足颤动，四肢抽搐；若痰瘀内阻心脉胸膈，则胸痛满闷，心悸，胃气上逆则呕吐痰涎；痰为浊物，随气上逆易蒙蔽清窍、扰乱神明，则头昏头痛，神钝纳呆，心神不安；舌质紫黯，苔白腻，脉滑或弦滑皆为痰瘀内阻之证。

治法：化痰通络，散瘀止痉。

常用方药：三甲散（《温疫论》）。鳖甲、龟甲、穿山甲（现用穿破石代）、蝉蜕、僵蚕、牡蛎、䗪虫、白芍、当归、甘草。

方药解析：鳖甲、龟甲、穿山甲（现用穿破石代）三甲合用，软坚散结，破血逐瘀；僵蚕、蝉蜕擅入厥阴，透邪通络止痉；白芍、当归、䗪虫和营活血；甘草和中。

余热未清者，可加青蒿、白薇、地骨皮；阴虚明显者，可加生地黄、白芍、阿胶；热甚者，加全瓜蒌、天竺黄、黄芩、竹沥；抽搐频繁者，可加羊角粉、天麻、钩藤；瘀象明显者，可加地龙、乌梢蛇；痰浊塞盛者，可加皂角刺、法半夏、枳实；气血亏虚者，可加生黄芪、当归。

四、中成药治疗

1. 天麻钩藤颗粒 由天麻、钩藤、石决明、栀子、黄芩、牛膝、杜仲、益母草、桑寄生、首乌藤、茯苓组成。具有平肝息风，清热止痉的作用。适用于肝经热盛所致痉证。

2. 安宫牛黄丸 由牛黄、水牛角、麝香、黄连、黄芩、栀子、雄黄、冰片、郁金、朱砂、珍珠组成。清热解毒，镇惊开窍的作用。适用于心营热盛证。

3. 血府逐瘀胶囊 由桃仁(炒)、红花、赤芍、川芎、枳壳、柴胡、桔梗、当归、地黄、牛膝、甘草组成。具有活血化瘀，行气止痛的作用。适用于瘀血内阻致痉证。

4. 生脉饮 由人参、麦冬、五味子组成。具有益气复脉，养阴生津的作用。适用于气血两虚，虚风内动之痉证。

5. 紫雪散 由石膏、寒水石、滑石、磁石、玄参、木香、沉香、升麻、甘草、丁香、芒硝(制)、硝石、水牛角、羚羊角、麝香、朱砂。具有清热解毒，止痉开窍的作用。适用于心营热盛证。

6. 川芎茶调丸 由川芎、白芷、羌活、细辛、防风、荆芥、薄荷、甘草组成。具有清热散寒，疏风止痛的作用。适用于外感风邪，邪壅经络所致痉证。

五、其他疗法

1. 针刺治疗 针刺在痉证的治疗方面不仅能够发挥机械性的物理刺激作用，其重点在于对人体神经功能的双向调节。痉证有急缓、虚实、表里之分，针刺方法、手法、部位等宜因具体病因病机辨证施治。基本穴位：印堂、百会、合谷、大椎、筋缩、后溪、太冲、申脉等，酌情选用3~5穴。热甚者加曲池、十二井；神昏加水沟、涌泉；痰甚者加内关、丰隆。

2. 推拿治疗 推拿不同手法的运用可以达到补虚泻实、扶正祛邪、调和阴阳、滑利关节的作用，从而达到治疗痉证的目的。小强度、节律性、长时间重复刺激为主的轻手法，能够降低交感神经兴奋性，降低肌张力。推拿手法常用按揉法、捏法、滚法、擦法等。

3. 康复训练

(1)预防性干预：主要为消除诱发因素和抗痉体位的摆放。避免患者因高热、外感风、寒、湿、热等再次诱发或者加重痉证。其次，可以根据患者的具体情况，采用不同的抗痉体位，为进一步的康复训练创造条件。

(2)放松训练：此训练方法旨在引导患者正确认识病情，放松心情，调整心态，消除心因性因素影响，减轻四肢抽搐、手足拘挛等症状。

(3)运动疗法：关节活动度训练、关节松动疗法、牵伸疗法、小强度持续性被动活动、患者的主动抗痉模式训练等能够舒筋缓痉。上述运动疗法在治疗过程中，要时刻注意患者自身的感受和肌筋、关节活动度、阻力、肌张力的变化，避免因操作不当诱发疼痛，加重病情。

六、护理调摄

1. 重视痉证的先兆表现，预防痉证发作。发作时要严加守护，防止窒息、咬舌、跌伤等。可使患者平卧于加挡床，让患者头偏向一侧，使呕吐物顺利排出，确保呼吸通畅。口噤者，可塞入用纱布包裹的适当物体，防患者舌咬伤。同时，尽量避免不必要的操作并保持环境安静，减少不良刺激引发或进一步加重病情。

2. 痉证急性发作时，应暂时禁止食物摄入，待痉止后可以根据病情给以流质、半流质或软食。若遇发痉数日不止，应以鼻饲保证营养供给。邪壅经络者中药、饮食宜热服，忌生冷油腻。热甚发痉者，中药和饮食宜偏凉服，饮食应以清淡性凉为主。

3. 密切关注患者的生命体征，舌象、脉象变化以准确判断病情，辨证施救。

4. 嘱患者放松心情，给予适当的鼓励、劝告和指导，积极面对疾病，主动配合治疗。

七、经验荟萃

1. 王永炎认为疫痉病在脑髓，疫毒侵袭人体，集结于肌腠募原，繁衍蕴毒。暑热、湿浊、毒疫三者合而致痉。其一损脑之精质体，二伤元神之肌核，三阻断元神、神机、神经三维功能。脑髓病变失制于脏腑、经络、皮腠，致使毒犯肺、胃、肝、肾。可见肺失肃降、肝失疏泄、肝风内动、胃失和降。重伤肾者，气化动力乏源，故险情横生。在治疗方面要诸般证治，宜分轻重；审因论治，解毒为要；气机升降，毋忘祛湿；毒热内郁，注重下法。

2. 涂晋文认为疫痉的发病临床表现及其自身特点与流行性乙型脑炎症状相似，故涂晋文认为流行性乙型脑炎属于温病的范畴，具备卫气营血的临床特点。乙脑的发病机理是暑热毒邪快速侵入人体，进而影响气营。这一过程中，暑季的潮湿环境会复杂化病情。特别是该疾病容易在短时间内影响到心包和营血。涂晋文指出乙脑的传变符合卫气营血及三焦演变规律，大多具有传染性、流行性、季节性和地域性的特点。本病发病急骤，传变迅速，因此，卫、气、营、血各阶段之间的界限，常不甚明显。较轻的病例，大多病在卫、气分，可不再里传而痊愈，少数病例甚至仅有卫表之证。因此，乙脑病在卫、气分之时，不易预见病情发展的趋势，警惕病情的突变。高热、抽搐、神昏是本病的三大关键症状。温热性质的温毒病邪致病伤人急速，热象显著，传变快，易化燥伤阴，易内陷营血分产生闭窍、动风、发斑、动血等危重病变。热盛伤阴而动血，邪传心包则神志昏迷，热盛化火，火盛耗液成痰，风火痰热互相影响，壅塞经络，上扰清窍，因而出现高热、抽搐、神昏等危重证候。在临床上，应把握主症，针对病因，采取果断的截断措施，制止疾病的发展。

3. 周仲瑛认为在外感热病中，发痉是外感热病发展过程中病情危重的标志。周仲瑛认为除了外感风寒，温病的痉证更为常见。在外感热病中，痉证多分为热盛动风、阴虚生风两种类型。所谓实，多为热邪炽盛，心火、肺火、胃火引动肝风，或肝火生风。阴虚生风则为热伤阴津，筋失濡养，虚风内动所致。前者多在疾病初期或极期，而后者多在疾病的后期。所谓火性急速，实证之痉通常在疾病中期或极期迅速发作，其症状包括颈项强直，牙关紧闭，角弓反张，抽搐频繁有力等，这些典型表现提示需要清肝泻火，息风止痉，羚角钩藤汤就是此类治疗的代表药方。然而，若邪热久病，导致真阴亏耗，表现则为手足瘛疭或蠕动，时作时止，神疲脉弱。此时应采取养阴柔肝，息风止痉的治疗方法，大定风珠便是这类治疗的代表药方。

【诊疗解悟】

1. 临证发微 本病可见于以痉证为主要临床特征的疾病如病原微生物所致的脑炎、脑膜炎、脑脊髓膜炎、脑膜脑炎等，在临床诊治过程中应遵循以下几点：

(1) 明确病因：首先应根据患者的临床特征结合患者的辅助检查，如磁共振、脑脊液生化、脑脊液常规、脑脊液培养等明确患者属于感染性疾病和非感染性疾病，如果为感染性疾病，要明确感染的类型，比如细菌性、病毒性、真菌性、寄生虫性，并使用相应的抗感染药物；如果为非感染性疾病，需要明确病变类型,如为肿瘤则需要抗肿瘤治疗。

(2)辨证施治:痉证的治疗原则是急则舒筋解痉以治其标,缓则扶正益损以治其本。其诊疗的关键是对其证型的辨别。按照不同的分类标准,痉证也有不同的分型。如有外感、内伤致痉之分,也有刚痉、柔痉之辨。临证时,可依汗出有无,以分刚痉、柔痉之所属,辨析外感致痉的虚实程度。"太阳病,发热无汗,反恶寒者,名曰刚痉",为表邪较盛;"太阳病,发热汗出,而不恶寒者,名曰柔痉",所以治疗须辨明外感与内伤、虚证与实证,切勿滥用平肝息风之品。因为痉病病因与外邪、肝风、热盛、痰浊、瘀血、气血亏虚等多种因素相关,痉病的各种病机在临床上往往相互交错,需观其脉证,随证治之,而不能仅拘泥于某一证。依其病因病机有益气养血、平肝息风、清热解毒、解表散邪、化痰开窍、活血化瘀等治法。亦可依据症状辨证选择中成药,高热神昏选用安宫牛黄丸、醒脑静;高热惊厥选用浓缩水牛角片;昏迷患者可选用安宫牛黄丸、苏合香丸等促醒药物。

(3)针灸选穴:本病多取督脉和膀胱经穴,因其病位在脑,常表现出脊背反张的症状,而督脉和膀胱经循行背部直接入络脑中。本病还应选取任脉、胃经和肾经穴,因为阴阳气血不足可导致筋脉失养而出现本病,故当取上述三经穴以补益气血阴阳;本病常伴有昏厥,急需取任脉以补虚固脱;小儿"脐风"亦出现本病的表现,当取脐部穴;对于胃失健运产生的痰食郁结和脾虚慢惊,则当健脾和胃。此外,本病病位在脑,故多取头部穴。在头部穴中古人重视耳后青络脉,因头部耳后的瘛脉、颅息穴处,有明显可见的血络脉,若本病发作,则在此处有所反应,故当刺灸之,瘛脉也因此而得名。在头部和手足部穴中,末端穴的次数较高,因为本病常伴有昏厥,故当取末端穴以醒脑开窍、活血祛瘀、交通阴阳、逐邪外出。在治疗本病的诸穴中,百会最为突出,因其既属督脉,又在头部,又是顶端穴。其他常用者还有人中、少商、隐白、涌泉等。脊背反张是本病主要症状之一,故取背部穴的次数较高。本病表现为肢体抽动,而关节是肢体活动的枢纽,故本病亦常取关节部穴,如曲池、尺泽、天井、神门、解溪、照海、申脉等。热痉可配合取上部穴、关节部穴、末部穴;寒痉取下部穴;痰痉当取丰隆、巨阙、风门、肺俞等穴;风痉多取阳面穴、上部穴、末部穴;虚痉当取补益脾肾的背俞、腹募、脾经、胃经之穴和补气升阳的百会等穴。

(4)康复护理:气血虚弱,真阴耗伤发痉者,经治疗缓解后可行康复疗法。此外可进行推拿及自我锻炼,对肢体活动不灵者可行推拿,同时患者宜多主动运动肢体，进行功能锻炼。护理方面应注意保持呼吸道通畅，患者平卧，头向一侧，解开衣领，松开腰带，取下假牙、眼镜、发夹等物。注意皮肤护理，严防压疮发生。做好口腔护理，口腔有破损或溃疡时可用银花甘草水洗口腔，用冰硼散涂抹溃破处。注意观察病情，尤其是发病时间、性质、诱发因素、发作后神志恢复情况，如有异常情况及时处理。有高热者按高热护理。对虚证患者注意其面色、肢体温度及汗出情况，定时看舌察脉，及时发现亡阴亡阳征兆。

2. 诊治演变 因外感或内伤导致经脉失养而出现项背强直、四肢抽搐，甚至角弓反张为主要表现的病证均可诊断为痉证。“痉”通常指肌肉的持续性不自主收缩，导致身体的一部分或全部弯曲或扭曲。典型症状包括肌肉强直，反复抽搐，以及剧烈疼痛。此外，持续性肌肉张力增高也可能导致其他相关的问题，如呼吸困难或吞咽困难。感受风寒湿邪或热邪炽盛而引起的痉证，即外感发痉，其多数为实证类型，患者的正气尚未虚弱，只要接受恰当的治疗，病情即可迅速得到缓解。然而，若寒湿困扰持续，可能会转化为热证，进一步发展为瘀血或痰浊甚至痰瘀互结，此阶段的病情更为严重。由于热邪过盛引起的痉证，若治疗不当，热毒可能内陷，导致痉厥并发，病情危险，威胁生命。热邪过盛还可能导致阴液损伤，使肝肾的阴精耗竭，此时则转化为虚证。由气血亏虚引起的痉证，其发病速度通常较实证慢，治疗手段可以针对病本进行调整。然而，在气血亏虚的基础上，容易感受外邪，此时病情成为虚实并见，标实本虚，需要医师深入识别。由瘀血内阻或痰浊阻滞导致的痉证，通常发生在病程较长之后。瘀血和痰浊虽为实邪，但多为本虚标实。痉证的预后通常较差。对于外感发痉，如果能迅速驱除外邪，控制痉证，其预后较好。内伤发痉，大多属于虚实并见，治疗较为困难，应细致探查病机，审慎调治。

【医论撷要】

《素问·生气通天论》：“因于湿，首如裹，湿热不攘，大筋緛短，小筋弛长。緛短为拘，弛长为痿。”

《金匮要略·痉湿暍病脉证并治》：“太阳病，发热无汗，反恶寒者，名曰刚痉”；“太阳病，发热汗出，而不恶寒者，名曰柔痉”；“太阳病，其证备，身体强几几然，脉反沉迟，此为痉，瓜蒌桂枝汤主之”；“太阳病，无汗而小便反少，气上冲胸，口噤不得语，欲作刚痉，葛根汤主之”；“痉为病，胸满口噤，卧不着席，脚挛急，必龂齿，可与大承气汤。”

《景岳全书·痉证》：“痉之为病，强直反张病也。其病在筋脉，筋脉拘急，所以反张。其病在血液，血液枯燥，所以伤筋”；“痉之为病，即《黄帝内经》之痓病也，以痓作痉，盖传写之误耳。其证脊背反张，头摇口噤，戴眼项强，四肢拘急，或见身热足寒，恶寒面赤之类皆是也。”

《景岳全书·痉证》：“凡属阴虚血少之辈，不能养营筋脉，以致抽挛僵仆者，皆是此证。如中风之有此者，必以年力衰残，阴之败也；产妇之有此者，必以去血过多，冲任竭也；疮家之有此者，必以血随脓出，营气涸也……凡此之类，总属阴虚之证。”

《温热经纬·薛生白湿热病》：“湿热证，三四日即口噤，四肢牵引拘急，甚则角弓反张，此湿热侵入经络脉隧中，宜鲜地龙、秦艽、威灵仙、滑石、苍耳子、丝瓜藤、海风藤、酒炒黄连等味。”

《温病条辨·湿痉或问》：“俗名痉为惊风，原有急慢二条。所谓急者，一感即痉，先痉而后病。所谓慢者，病久而致痉者也”；“以卒得痉病而论，风为百病之长，六淫之邪皆得风而入。以久病致痉而论，其强直背反瘛疭之状，皆肝风内动为之也。似风之一字，可以包得诸痉。要知痉者筋病也，知痉之为筋病，思过半也。”

《温病条辨·痉有寒热虚实四大纲论》：“六淫致痉，实证也；产妇亡血，病久致痉，风家误下，温病误汗，疮家发汗者，虚痉也。风寒、风湿致痉者，寒证也；风温、风热、风暑、燥火致痉者，热痉也。”

《临证指南医案·肝风》：“肝为风木之脏，因有相火内寄，体阴用阳，其性刚，主动主升……倘精液有亏，肝阴不足，血燥生热，热则风阳上升，窍络阻塞，头目不清，眩晕跌仆，甚则瘛疭厥矣。”

《医学明理·痉门论》：“方书皆谓感受风湿而致，多用风药，予细详之，恐仍未备，当作气血内虚，外物干之所致。”

《医学集成·痉证》：“风寒湿之邪，合而为痉，其证头摇口噤，脊背反张，项强拘急，转侧艰难，身热足寒，目面赤色，须审刚柔治之。”

【参考文献】

[1] 周仲瑛. 中医内科学 [M]. 北京: 中国中医药出版社, 2004.

[2] 王永炎, 王志国, 张志斌. 当代中医诊治疫病范例——疫痉 [J]. 北京中医药大学学报, 2005,28 (5): 66-71.
[3] 郑志攀, 周仲瑛, 叶放, 等. 国医大师周仲瑛辨治外感热病五大证的纲要探赜 [J]. 中华中医药杂志, 2021, 36 (1): 178-182.
[4] 王永炎, 张伯礼. 中医脑病学 [M]. 北京: 人民卫生出版社, 2007.
[5] 刘立公, 顾杰. 古代针灸治疗痉证的文献信息分析 [J]. 中国中医药信息杂志, 2000, 7 (10): 90-91.

第二十章　颤　　证

颤证又称“振掉”“颤振”“震颤”，是以头部或肢体摇动、颤抖，不能自制为主要临床表现的一种病证。轻者仅表现为四肢微颤或头摇动，重者可见头部震摇大动，肢体颤动不止，甚则躯干、肢节拘急、扭转，失去生活自理能力。本病多发于中老年，男性多于女性。

【典型病案举隅】

患者，男，62 岁，农民。

【主诉】

渐进性运动迟缓伴震颤 5 年，加重 2 个月。

【四诊采集】

(一) 望诊

1. 震颤的特点，如：静止性、动作性、姿势性。
2. 是否同时伴有肢体活动不灵。
3. 观察患者行走时的步态及姿势。
4. 观察患者面部表情是否僵硬及面部皮肤色泽，是否流涎。
5. 舌象。

(二) 闻诊

1. 患者说话的语音语调及流畅性是否异常。
2. 患者有无口腔及身体异味。

(三) 问诊

1. 运动迟缓出现的时间和具体表现。
2. 震颤从何侧肢体开始，逐步进展顺序如何。
3. 是否伴有嗅觉减退、便秘、排尿异常、睡眠异常、情绪异常等。

4. 是否出现精神及认知异常。
5. 做过哪些实验室和影像学检查。
6. 接受过哪些治疗,效果如何。
7. 有无其他原发疾病,有无家族史。
8. 是否长期暴露于易患本病的环境因素(如农药等)。

(四) 切诊

1. 检查患者肌力及肌张力。
2. 脉象。

【病情述要】

患者5年前逐渐出现动作缓慢,伴右手轻微颤抖,手抖在静止时明显,运动时减轻,睡眠后消失,病初未予重视,此后上述症状缓慢进展,颤抖逐渐依次发展至右下肢、左下肢、左上肢,症状逐渐加重,伴口角流涎、腰膝酸软。4年前在当地医院查体发现四肢肌张力增高,行颅脑MRI检查未见明显异常,诊断为“帕金森病”,先后予以“吡贝地尔、金刚烷胺、多巴丝肼”等药物治疗,起初症状明显改善,近2个月来自觉药效减退,症状逐渐加重,目前服用多巴丝肼250mg每日3次、吡贝地尔50mg每日3次、金刚烷胺0.1g每日3次,平时失眠,多梦,易急躁,头晕耳鸣,小便频数,大便秘结,10余年前有嗅觉减退。

刻下症:四肢颤抖,肢体拘痉,口角流涎,行走拖步,言语謇涩,记忆下降,腰酸腿软,头晕耳鸣,五心烦热,失眠多梦,盗汗,大便秘结,舌有瘀斑,舌下脉络紫暗,苔少,脉弦细数。

【诊断治疗】

诊断:颤证(肝肾阴虚,瘀血内阻证)。

治法:补益肝肾,活血祛瘀。

处方:芍地帕宁方。

药物:白芍30g、熟地15g、枸杞子20g、肉苁蓉15g、地龙12g、鸡血藤15g。7剂,每日1剂,水煎,早晚口服。

二诊:服上方7剂后,诸症均有不同程度减轻,震颤及运动迟缓明显改善,但仍急躁易怒,且情绪激动时抖动加重,守上方加天麻12g、钩藤9g(后下)、全蝎5g,14剂,水煎服。

三诊:继服14剂后患者情绪稳定,四肢抖动进一步减轻,日常生活可以自理，将上方配成中药颗粒剂，日服两次，每次 1 袋，巩固疗效。

半年后随访，患者生活可完全自理，多巴丝肼用量减至每次 187.5mg 每日 3 次。

【临证分析】

1. 颤证的诊断要点有哪些？

(1) 头部及肢体颤抖、摇动、不能自制，甚者颤动不止，四肢强急。

(2) 常伴动作笨拙，活动减少，多汗流涎，语言缓慢不清，烦躁不寐，神识呆滞等症状。

(3) 多发生于中老年人，一般隐袭起病，逐渐加重，不能自行缓解。

(4) 甲状腺激素、铜生化、肝功能、颅脑 CT、MRI 等实验室、影像学检查有助于明确疾病诊断。

2. 该患者诊断为颤证的依据有哪些？

(1) 肢体颤抖，不能自制。

(2) 伴运动迟缓，动作笨拙，流涎，烦躁不寐等症状。

(3) 老年发病，起病隐袭，逐渐加重。

(4) 颅脑 MRI 检查未见明显异常。

3. 临床诊断时，该病需要与哪些病证相鉴别？

(1) 颤证与瘛疭的鉴别：瘛疭即抽搐，多见于急性热病或某些慢性疾病急性发作，抽搐多呈持续性，有时伴短暂性间歇，手足屈伸牵引，弛纵交替，部分患者可有发热，两目上视，神昏等症状；颤证是一种慢性疾病过程，以运动迟缓、头颈、手足不自主颤动、振摇为主要症状，手足颤抖动作幅度小，频率较快，而无肢体抽搐牵引和发热、神昏等症状，再结合病史分析，两者不难鉴别。

(2) 颤证与痉证的鉴别：颤证主要表现为身体局部或全身抖动和摇动，动作幅度多较小，并且在发病病程中常伴有四肢关节运动的僵滞不和与肌肉的强直感，但总体以震颤的症状为主，而且起病隐袭，渐进加重，病程长；痉证肢体抽搐幅度大，且多呈持续性，手足屈伸牵引，弛纵交替，部分患者可有发热、神昏、两目上视等症，再结合病史分析，两者不难鉴别。

4. 颤证主要相当于西医哪些疾病，临床需做哪些相关检查？

根据本病的临床表现，具有颤证临床特征的部分锥体外系疾病和某些代谢性疾病，如西医学中帕金森病（Parkinson disease，PD）、小脑病变导致的震颤、特发性震颤、甲状腺功能亢进症等，均可参照本章辨证论治。需要注意的是，既往肝豆状核变性多归属于颤证范畴,但近年来随着肝豆状核变性中医病因病机的进一步阐释,按肝风论治的学术观点逐步确立。故多将其归属于“肝风”范畴。

临床诊治过程中需做以下相关检查:颅脑 CT、MRI 等影像学检查,有助于鉴别因脑部疾病引起颤证的诊断。检测甲状腺激素,有助于甲状腺功能亢进症的诊断。临床可采用统一帕金森病评定量表评估颤证患者病情程度。认知功能评估量表(MMSE、MoCA)以及汉密尔顿抑郁 / 焦虑量表(HAMD/HAMA)可选择用于颤证患者认知及抑郁、焦虑状态的评估。

5. 分析颤证的病因病机。

(1)病因

1)年老体虚:中年之后,脾胃渐损,肝肾亏虚,筋脉失养;或久病体弱,脏腑功能衰退,气血阴阳不足,筋脉失养,虚风内动。

2)情志失调:郁怒伤肝,肝气郁结不畅,气滞而血瘀,筋脉失养;或肝郁化火生风,窜经入络,扰动筋脉;若思虑太过,则损伤心脾,气血化源不足,筋脉失养;或因脾虚不运,痰浊内生,流窜经络,扰动筋脉。

3)饮食不节:恣食膏粱厚味或嗜酒成癖,损伤脾胃,聚湿生痰,痰浊阻滞经络而动风;或滋生内热,痰热互结,壅阻经脉而动风;或因饮食无度,过食生冷,损伤脾胃,气血生化乏源,致使筋脉失养。

4)劳逸失当:行役劳苦,动作不休,使肌肉筋膜损伤疲极;或房劳太过,肝肾亏虚,阴血暗损,虚风内动;或贪逸少动,脾滞气缓,筋脉失于濡养而不得任持自主。

5)禀赋不足:先天禀赋不足,肾精亏虚,髓海不充,筋脉失养,则幼年即发颤证。

(2)病机:颤证病位在筋脉,与肝、肾、脾等脏关系密切。上述各种原因,导致气血阴精亏虚,不能濡养筋脉;或痰浊、瘀血壅阻经脉,气血运行不畅,筋脉失养;或热甚动风,扰动筋脉,而致肢体拘急颤动。

本病的基本病机为肝风内动,筋脉失养。“肝主身之筋膜”,为风木之脏,肝风内动,筋脉不能任持自主,随风而动,牵动肢体及头颈颤抖摇动。其中又有肝阳化风、血虚生风、阴虚风动、瘀血生风、痰热动风等不同病机。肝肾乙癸同源,若水不涵木,肝肾交亏,肾虚髓减,脑髓不充,下虚则高摇。若脾胃受损,痰湿内生,土不栽木,亦可致风木内动。

本病的病理性质总属本虚标实。本为气血阴阳亏虚,其中以阴津精血亏虚为主;标为风、火、痰、瘀为患。标本之间密切联系,风、火、痰、瘀可因虚而生，诸邪又进一步耗伤阴津气血。风、火、痰、瘀之间也相互联系，甚至也可以互相转化，如阴虚、气虚可转为阳虚，气滞、痰湿也可化热等。颤证日久可导致气血不足，络脉瘀阻，出现肢体僵硬、动作迟滞、乏力现象。

颤证的病理因素为风、火、痰、瘀。风以阴虚生风为主，也有阳亢风动或痰热化风者。痰或因脾虚不能运化水湿而成，或热邪煎熬津液所致。痰邪多与肝风或热邪兼夹为患，闭阻气机，致使肌肉筋脉失养，或化热生风致颤。火有实火、虚火之分。虚火为阴虚生热化火，实火为五志过极化火，火热耗灼阴津，扰动筋脉不宁。久病多瘀，瘀血常与痰浊并病，阻滞经脉，影响气血运行，致筋脉肌肉失养而致颤。

6. 该患者辨证为肝肾阴虚、血脉瘀阻证的依据是什么？

依据：从患者临床表现及舌脉来分析，符合以肝肾阴虚为本，血瘀生风的病机。肝藏血，肾藏精，精血同生，故肝阴和肾阴相互滋养，肝肾相生。肝在体为筋，足厥阴肝脉络舌本，肝阴虚而筋脉失养，则肢颤、颈背强直、言语謇涩、流涎；肝肾阴亏，不能上养清窍，濡养腰膝，则头晕耳鸣、记忆力下降、腰膝酸软；虚火扰心，心神不宁，故五心烦热、失眠多梦；阴虚生内热，睡则卫气乘虚陷入阴中，表无护卫，肌表不密，迫津外泄则盗汗；阴虚则肠道津液不足，故便秘；舌有瘀斑，舌下脉络紫黯为血瘀之证据。

7. 分析该患者初诊的处方用药及二诊时为何加用天麻、钩藤、全蝎。

颤证为标实本虚，虚实夹杂的病证，杨文明受新安医家“固本培元”以及“乙癸同源”思想影响并结合临床体会，认为正虚是颤证发生之本，瘀血是该病发生发展之关键病理因素，也是内风之源，故以补益肝肾、活血化瘀为治法，并结合临床经验，倡用“扶正化瘀法”治疗该病，创立中药复方“芍地帕宁方”。方中白芍平抑肝阳，养血敛阴；熟地补精益髓，乃阴中求阳之品，二者共为君药，滋肝补肾，补益精血。枸杞子甘平质润，平补肝肾；肉苁蓉滋肝肾精血，润肠胃结燥，两者共作为臣，以助君药补肾益脑。佐以鸡血藤活血补血，舒筋活络，地龙利湿通络，又有搜剔之性引药入脑，全方共奏补益肝肾，活血祛瘀之效，体现了病证结合的精髓，用药精当，切中病机，发挥了中医学治病求本的优势。患者初诊服药 7 剂后症状明显改善，说明辨证思路准确，但患者每于情绪激动时抖动加重，系肝阴亏虚，阳亢化风，肝风内动之象，故加天麻、钩藤平肝息风。病久入络，久病必瘀，瘀血内阻难消，“草木不能建功，故必借虫蚁入络搜剔络内久踞之邪”，虫类药物较一般活血化瘀药物，作用力、攻性更强，治疗范围更广，针对风、痰、瘀、闭等多种病理因素，效力更强大和持久，因此加用全蝎加强搜风化瘀通络。

8. 该患者在治疗过程中出现头晕胀痛，耳鸣耳聋症状，用药时该如何加减？

患者出现头晕胀痛、耳鸣耳聋乃肝火偏盛所致，可加龙胆草、夏枯草、黄芩、栀子等清泻肝火。

9. 如果该患者未能及时治疗，病情延误，病机可能会如何转化？

依据该患者目前临床症状，主要以肝肾阴虚，阴不潜阳，风阳内动，血瘀生风为主，这一阶段火邪、痰浊尚不明显，尚无正气大亏之象，如果积极治疗，肝风得息，气血得复，症状尚可减轻。如若任由病情迁延，风、火、痰、瘀因虚而生和加重，相互转化，相兼为患，进一步耗伤阴津气血，最后导致阴阳气血衰败，肝脾肾多脏器功能受损，以致不治。

【知识拓展】

西医学中的帕金森病（PD）是颤证的典型代表，流行病学调查研究显示欧美国家 60 岁以上帕金森病患病率达到 1%，80 岁以上超过 4%，我国 65 岁以上人群患病率为 1.7%，与欧美国家相似。我国是世界上人口最多的国家，未来我国帕金森病患者数将从 2005 年的 199 万人上升到 2030 年的 500 万人，几乎占到全球帕金森病患者数的一半。帕金森病是一种长期、缓慢进展的中枢神经系统退行性运动障碍疾病，随着疾病进展，患者会逐渐丧失劳动能力，疾病本身不会致命，但严重降低患者生存质量。疾病晚期，患者会因肺炎、骨折等各种并发症而危及生命，给患者及家庭、社会带来沉重负担。因此，提高帕金森病的治疗效果，是一项有重大意义的医学课题。目前对于 PD 的治疗仍较局限，往往出现运动症状时脑内多巴胺（dopamine，DA）缺失已高达 60% 以上。同时，由于该病的非运动症状（non-motor symptoms，NMS）缺乏特异性，临床确诊时往往已经错过了疾病早期干预的黄金时期，病情进入下滑加速期进展迅速。现代大量研究表明，本病发病的生物学基础在于两大核心神经递质，即脑内 DA 和乙酰胆碱（acetylcholine，ACh）的平衡被打破。研究表明多巴胺水平的绝对减少和乙酰胆碱水平的相对过剩是 PD 发病的关键。多巴胺是黑质纹状体通路中最重要的单一神经递质，PD 的主要运动症状正是纹状体多巴胺能神经元数量急剧下降的结果。胆碱能神经元主要是连接中枢神经系统不同区域的投射神经元，在纹状体内密度最高，有研究证实 PD 患者黑质致密部胆碱能末端的数量和大小比健康对照组更多，推测这部分导致了黑质神经元的死亡。这些发现为纹状体乙酰胆碱 - 多巴胺平衡提供了有力支持。同时，非多巴胺能系统也参与了 PD 神经递质网络的紊乱从而引起一系列病理反应。氨基酸类神经递质也参与 PD 病理过程，谷氨酸（glutamic acid，Glu）和 γ- 氨基丁酸（γ-aminobutyric acid，GABA）的浓度与运动症状的严重程度之间存在相关性。Glu 作为兴奋性神经递质参与细胞合成蛋白质和代谢，当受到神经元和星形胶质细胞上受体和转运蛋白的影响，Glu 浓度达到最大阈值后会引起 DA 能神经元的变性死亡。GABA 作为抑制性递质起源于谷氨酸脱羧酶（GAD）催化反应中的谷氨酸，主要维持兴奋性 Glu 与抑制性 GABA 之间的动态平衡。在生理情况下 Glu 和 GABA 保持平衡传导神经冲动，当平衡被打破时则会引起 PD 患者轴向功能障碍。这两种神经递质相互拮抗以维持大脑的生理功能的稳定，在代谢机制上因 Glu/GABA-Gln 代谢环路而存在偶联机制。

帕金森病的治疗应采取综合治疗，包括药物治疗、手术治疗、康复与运动疗法、心理治疗、照料护理等。其中药物治疗是首选且主要的治疗手段，药物治疗的目标是延缓疾病进展、控制症状，并尽可能延长症状控制的年限，同时尽量减少药物的副作用和并发症。应坚持“剂量滴定”“细水长流、不求全效”的用药原则；用药剂量应以“最小剂量达到满意效果”；治疗既应遵循一般原则，又应强调个体化特点。目前抗帕金森病药物主要包括多巴胺能药物以及非多巴胺能药物。多巴胺能药物包括：复方左旋多巴、多巴胺受体激动剂、单胺氧化酶 B 型抑制剂、儿茶酚 -O- 甲基转移酶抑制剂；非多巴胺能药物包括：抗胆碱能药物、抗谷氨酸能药物和腺苷 A2 受体拮抗剂。西医治疗帕金森病早期症状效果比较明显，可有效改善患者生活质量，尽管多巴制剂目前仍是帕金森病治疗的金标准，但随着用药时间的延长，“蜜月期”之后，服用左旋多巴的患者会出现疗效递减、波动症状和运动障碍等诸多副作用。近年来，对于早期帕金森病患者的神经保护及挽救治疗成为新一代的治疗策略的中心所在。在《中西医结合治疗早期帕金森病专家共识（2021）》中，中医药为目前治疗早期 PD 应用最多的疗法之一，临床研究已经表明中西医结合治疗早期 PD 具有增效减毒和神经保护作用。中医药在 PD 的治疗中有着一定的疗效和优势，能够缓解患者的运动及非运动症状，提高生活及工作能力，改善生活质量，延缓疾病进展；与西药联合使用，还可以提高疗效，减少药物不良反应。基于中医药多途径、多靶点干预 PD 的作用，建议运动症状轻微，尚不影响正常生活和工作的早期 PD 患者，以中医药治疗为主；如果疾病症状控制不满意，并影响患者的工作生活，基于中医药增效减毒作用，建议中西医疗法合用。如此，既遵循循证医学的证据，也强调个体化特点，综合考虑患者的疾病特点（是以震颤为主，还是以强直少动为主）、发病年龄、有无共病、就业状况、药物可能的副作用、患者的意愿、经济承受能力等因素选择治疗方案，尽可能避免、推迟或减少药物的副作用和运动并发症。

疾病晚期出现异动症，药物治疗难以改善者可考虑手术治疗，手术治疗则是药物治疗不佳时的一种有效补充手段。手术方法主要有神经核毁损术和脑深部电刺激术（deep brain stimulation，DBS），DBS 是在脑内核团或特定脑区植入刺激电极，通过脉冲电刺激调控相关核团或脑区的功能，达到改善症状的目的，因其相对无创、安全和可调控性而作为主要选择。需强调的是 DBS 的目的在于改善症状，提高患者的生命质量，而不是以减少抗帕金森病药物为目的，DBS 是通过神经调控机制发挥作用，与药物作用机制不同，手术并未改变 PD 药物治疗的原则，更不能根治疾病。DBS 与抗帕金森病药物具有协同治疗作用，术后随着帕金森病症状的改善，可考虑减少抗帕金森病药物。DBS 手术须严格掌握适应证，非原发性帕金森病的帕金森叠加综合征患者是手术的禁忌证。对处于早期帕金森病、药物治疗显效的患者，不宜手术治疗。手术对肢体震颤和 / 或肌强直有较好疗效，但对躯体性中轴症状，如姿势步态异常、平衡障碍无明显疗效，另外对一些非运动症状如认知障碍亦无明确疗效，甚至有可能恶化。位于基底核环路的丘脑底核、苍白球内侧部是治疗帕金森病的最常用靶点。

【临证精要】

一、辨证要点

1. 辨标本虚实　肝肾阴虚、气血不足为病之本，属虚；风、火、痰、瘀等病理因素多为病之标，属实；一般震颤较剧，肢体僵硬，烦躁不宁，胸闷体胖，遇郁怒而发者，多为实证；颤抖无力，缠绵难愈，腰膝酸软，体瘦眩晕，遇烦劳而加重者，多为虚证。但病久常标本虚实夹杂，临证需仔细辨别其主次偏重。

2. 分疾病病期　早期病情较轻，以肢体轻微抖动或动作迟缓乏力为主要表现；至疾病晚期，因病程日久导致气血不足，络脉瘀阻，此期因肢体僵硬明显，甚至躯干、肢节拘急、扭转，肢体颤动反而不明显，此期严重者活动困难，卧床不起。

二、治疗原则

颤证的治疗原则是息风柔筋，补虚泻实。本病初期，本虚之象并不明显，常见风火相煽、痰热壅阻之标实证，治疗当以清热、化痰、息风为主；病程较长，年老体弱，其肝肾亏虚、气血不足等本虚之象逐渐突出，治疗当滋补肝肾、益气养血、调补阴阳为主，兼以息风通络。由于本病多发于中老年人，多在本虚的基础上导致标实，因此治疗更应重视补益肝肾，治病求本。

三、他型证治

1. 痰热交阻，风木内动证

症状：头摇肢颤，神呆懒动，形体稍胖，头胸前倾，活动缓慢，胸脘痞闷，烦热口干，咯吐黄痰，头晕目眩，小便短赤，大便秘结，舌质红，舌苔黄或黄腻，脉弦滑数。

病机分析：患者恣食膏粱厚味，辛辣醇酒，食积日久而聚湿生痰，阻滞经络，郁热内生，痰热内蕴，热极生风，筋脉失约。邪热炽盛，燔灼肝经，伤津耗液，筋脉失养而拘挛，则头摇肢颤、头胸前倾、活动缓慢、懒动；痰湿郁结，阻蔽神明，则神呆；痰阻胸膈，浊阴不降，气机不利，则胸脘痞闷、咯吐黄痰；痰浊蒙蔽清阳，则头晕目眩；热扰心神，则烦热；津液不能上承，则口干；热伤津液，则小便短赤、大便秘结；舌质红，舌苔黄或黄腻，脉弦滑数，是痰热交阻之象。

治法：清热化痰，息风定颤。

常用方药：摧肝丸（《赤水玄珠》）。胆南星、钩藤、黄连（酒炒）、滑石（飞）、铁华粉、青黛、僵蚕（炒）、天麻（酒洗）、辰砂（飞）、竹沥、甘草。

方药解析：天麻、钩藤、僵蚕息风止痉，青黛、黄连、滑石、甘草清热，胆南星、竹沥化痰，辰砂、铁华粉平肝镇惊。

若痰湿内聚，症见胸闷恶心，咯吐痰涎，苔厚腻，脉滑者，加煨皂角、白芥子；震颤较重，加珍珠母、生石决明、全蝎；心烦易怒者，加天竺黄、牡丹皮、郁金；胸闷脘痞，加瓜蒌皮、厚朴、苍术；肌肤麻木不仁，加地龙、丝瓜络、竹沥；神识呆滞，加石菖蒲、远志。

2. 血脉瘀滞，筋急风动证

症状：头摇或肢体颤振日久，面色晦暗，肢体拘急，活动受限，项背前倾，言语不利，步态慌张，皮脂外溢，发甲焦枯，舌质紫黯或夹瘀斑，舌苔薄白或白腻，脉弦涩。

病机分析：肝肾阴虚，木失所养，疏泄失权，气机不畅，气滞久而致瘀；或因气血两亏，气虚失运，血少而涩，血行迟缓而瘀阻脉道。此外，情志内郁，痰湿积滞等，也可影响气的流通而形成局部或全身的气机不畅或阻滞，以致产生血瘀。瘀血阻滞，脉道不通，血行不畅，筋脉失濡而发病。肝藏血生风，瘀血伤及肝经，肝风内动，则头摇或肢体颤振日久、肢体拘痉、活动受限、项背前倾、言语不利、步态慌张；瘀血内阻，气血运行不利，肌肤失养，则面色晦暗、皮质外溢、发甲焦枯，舌质紫黯或夹瘀斑、舌苔薄白或白腻、脉弦涩为血脉瘀滞之象。

治法：活血化瘀，柔肝通络。

常用方药：血府逐瘀汤（《医林改错》）。柴胡、枳壳、赤芍、川芎、桃仁、红花、生地黄、当归、白芍、桔梗、牛膝。

方药解析：桃仁、红花、当归、川芎、赤芍活血祛瘀；当归、生地养血化瘀；柴胡、枳壳疏肝理气；牛膝破瘀通经，引瘀血下行；桔梗开肺气，引药上行；甘草缓急，调和诸药。共奏活血调气之功。

瘀血较重，腰背疼痛、强直、畸形，活动不利，可加莪术、三七、土鳖虫；痰浊滞留，痰瘀交结，疼痛不已者，加僵蚕、白花蛇、全蝎、蜈蚣、地龙搜剔络道；有痰瘀化热之象者，加黄柏、牡丹皮。

四、中成药治疗

1. 天麻钩藤颗粒 由天麻、钩藤、石决明、栀子、黄芩、牛膝、杜仲、益母草、桑寄生、首乌藤、茯苓组成，能平肝息风，清热安神，适用于颤证肝血亏虚，风阳内动证。

2. 六味地黄丸 组成：熟地黄、山茱萸、牡丹皮、泽泻、山药、茯苓。滋阴补肾。适用于颤证肾阴不足，虚风内动证。

3. 全天麻胶囊 由天麻单一药物组成，具有平肝息风作用，适用于颤证肝风上扰，风阳内动证。

4. 血府逐瘀胶囊 组成：桃仁（炒）、红花、赤芍、川芎、枳壳、柴胡、桔梗、当归、地黄、牛膝、甘草。活血化瘀，行气止痛。适用于颤证血脉瘀滞，筋急风动证。

五、其他疗法

1. 针灸 针灸治疗本病取得了较确切的临床疗效，本病多为本虚标实之证，治疗主张补虚泻实，调节脏腑。治疗方法也由传统的毫针向多种疗法综合应用，疗效不断提高，针刺头部穴位不仅可以激发头部经气，调整头部阴阳，并因十四经脉直接或间接通向头部，使其还可调整全身气血和阴阳，改善全身症状。临床治疗多以头针为主，综合体针、腹针、梅花针叩刺、刺络放血、灸疗等多种治疗方法。

2. 推拿 推拿对于缓解早期出现的震颤、僵直效果较好。推拿的重点是加强患者的伸展肌肉范围，牵引缩短、僵直的肌肉。动作轻柔和缓，要对颈腰四肢各关节及肌肉全面进行推拿按摩，至少两天一次，尽量保持关节的活动幅度。

3. 康复训练

(1)放松锻炼：放松和深呼吸锻炼有助于减轻帕金森病患者心理紧张，减轻在公共场所行动不便、动作缓慢及肢体震颤等症状。

(2)关节运动范围训练：力求每个关节的活动都要到位，注意避免过度的牵拉及出现疼痛。

(3)平衡训练：加强姿势反射、平衡、运动转移和旋转运动的训练。双足分开站立，向前后左右移动重心，跨步运动并保持平衡；躯干和骨盆左右旋转，并使上肢随之进行大的摆动；重复投扔和拣回物体；运动变换训练包括床上翻身、上下床、从坐到站、从床到椅的转换等。

(4)步态训练：关键在于抬高脚尖和跨大步距。患者两眼平视，身体站直，两上肢的协调摆动和下肢起步合拍，跨步要尽量慢而大，两脚分开，两上肢在行走时做前后摆动，同时还要进行转弯和跨越障碍物训练。转弯时要有较大的弧度，避免一只脚与另一只脚交叉。

六、护理调摄

1. 饮食 多吃新鲜蔬菜、水果，多饮水、多食含酪氨酸的食物如瓜子、杏仁、芝麻等，适当控制脂肪的摄入。服用左旋多巴制剂，蛋白质饮食不可过量。食物按软食供给以便于咀嚼和吞咽。进餐时缓慢进食，防止吸入性肺炎。

2. 预防并发症 注意患者活动中的安全问题，需有专人护理，防止跌倒。结合口腔护理，翻身叩背，以预防坠积性肺炎、压疮的发生。

3. 心理护理 嘱患者放松心情，给予适当的鼓励、劝告和指导，积极面对疾病，主动配合治疗。

七、经验荟萃

1. 王永炎认为本病本虚标实，虚实夹杂，病机较为复杂，本虚为发病基础，标实为发病依据，内风为发病动因。本虚以肝肾不足为主，涉及脾、胃、心等脏腑；标实为瘀血顽痰留滞，颤证病程漫长，痰为顽痰，胶着之痰，凝结不化。患者多数见舌质紫黯，或见瘀点瘀斑，为瘀血内停之表现。瘀血顽痰阻于脑窍、经隧、脉络，灵机不出、筋脉失养而见震颤、强直、拘急等症。内风是颤证病变过程贯穿始终的因素之一，且为震颤、强直发作的主要动因。内风旋动在本病患者表现为两种不同的方式。一为内风旋动之象外露，显示明确的风象，而见震颤不止之症。一为“内风暗煽”，不显露明确的风“动”之象，不见震颤，而以肢体僵硬、拘痉，甚则言语发紧之症为主。不同的临床表现，相同的病机，内风旋动是发病的动因。治疗方面，以息风、活血、化痰，固本培元，缓图收功为治疗通则。

2. 杨文明认为PD病机以肝肾亏虚、气血不足、虚风内动为本，风火痰瘀夹杂、本虚标实互结为标，瘀血贯穿疾病全过程。在方中多重滋补肝肾，佐以健脾，加用虫类药物。一则肝肾乙癸同源，滋补肝肾使水能滋木，肝肾相交，气血充足，髓充脑窍，筋脉得以充养，症状消减；二则PD患者病程缠绵，无法根治，中医认为久病必虚，虚则不耐攻克，瘀血则无法消除；即使正气尚未亏损，也需添加扶正之品，如杜仲、淫羊藿、桑寄生、女贞子等；三则虫类药物多具有搜风息风、活血化瘀、通络止痛、化痰散结之功，较一般活血化瘀药物，作用力、攻性更强，治疗范围更广，针对风、痰、瘀等多种病理因素，效力更强大和持久，根据病情程度辨证施治。临床分期根据临床表现、病情轻重，结合Hohn-Yahr分级量表，通常将帕金森病分为三期，即早期、中期和晚期。在PD早期，正气尚存，肾阴始亏，因肝肾同源而致精血不足，此期以肝肾阴虚为主，常用天麻钩藤饮、经验方芍地帕宁方治之；PD中期，疾病渐进性进展，阴精亏耗，伤及肾阳，阳虚温化无力，常用金匮肾气丸、右归丸治之；PD晚期，阴阳精血俱耗，阴阳互根，阴损及阳、阳损及阴而出现阴阳两虚之候，常用地黄饮子、补天大造丸、肾气丸峻补阴阳。

【诊疗解悟】

虽然颤证包括了帕金森病、小脑病变导致的震颤、特发性震颤、甲状腺功能亢进症等疾病，但目前临床最常见、研究最多的颤证还是帕金森病，近年来陆续刊发了《颤病(帕金森病)中医临床路径》《帕金森病运动并发症中西医结合诊治专家共识(2020)》《帕金森病自主神经功能障碍中西医结合诊治专家共识(2020)》《帕金森病睡眠障碍中西医结合管理专家共识(2021)》《中医治未病·帕金森抑郁和/或焦虑专家共识》等代表性诊治观点和研究成果。笔者也谈一谈颤证(帕金森病)诊疗中的临床心得体会。

1. 临证发微

(1)阴阳学说在帕金森病辨证论治中的应用:"阴阳者,天地之道也,万物之纲纪,变化之父母,生杀之本始,神明之府也,治病必求于本。"阴阳辨证是帕金森病辨证论治基础。帕金森病临床表现可分阴阳,运动迟缓、摆动幅度减小和肌强直属于阴性症状范畴,不自主静止性震颤、行走不稳,易摔跤属于阳性症状范畴。除主症外,面红目赤、口干口苦、急躁易怒、五心烦热、大便秘结、小便短赤、舌红少苔、脉弦数为阳热之候,四肢无力、少气懒言、腰膝酸冷、四肢不温、舌体胖大、苔薄白滑、脉沉濡无力等为阴寒之候。帕金森病的非运动症状涉及中医阴阳不同方面,其中嗅觉减退、抑郁和便秘都表现为功能减退、低下的阴性属性,而睡眠障碍则表现为兴奋、活跃的阳性特征。帕金森病病机属性也有阴阳之别,本病的病理性质总属本虚标实,本虚为肝肾阴精亏虚,标实为风火痰瘀留滞。风火痰瘀可因虚而生,诸邪又可耗伤阴津气血。肝属风木,体阴而用阳,主藏血,在体合筋。肾为先天之本,主骨、生髓、通于脑,对全身脏腑阴阳起着推动和调节作用。肾精与肝血皆来源于先天之本和后天水谷精微所化,如"肝肾同源、乙癸同源"所言。两者相互滋养,相互为用,体现了阴阳同根互用的特点。肾在五脏中属阴,再细分之,肾为阴中之阴,肝为阴中之阳,精属阴,气属阳,精是气的物质基础,气是精的外在表现,肾之阴水滋养肝阴遏制阳亢,肾之阳气温煦肝阳温养其脉,肾精与肝气相互制约使双方保持在一定范围内的稳定,才能达到"阴平阳秘"。在治疗上应首辨阴阳、以平为期。尽管帕金森病临床证候复杂多变,存在寒热虚实的不同,但概括起来不外阴阳两大类,而临证之要必须首先辨明其属阴属阳,以阴阳统之,进行辨治,针对疾病的不同阶段来调整阴阳。以阴虚为主的患者宜滋阴潜阳,以阳虚为主的患者宜助阳抑阴,阴阳俱虚则要分清主次,阴损及阳以滋阴为先,辅以助阳;阳损及阴患者首当扶阳,兼以滋阴,力求在疾病的动态变化中达到阴阳平衡。

(2)中医药分期治疗帕金森病的三大作用:近年来开展的中医辨证治疗为主体的治疗帕金森病的临床研究,深化了中医对本病的认识。虽然中药治疗在缓解症状方面不如西药起效快,但在提高临床疗效、减低药物的副作用、延长患者的有效治疗时间、提高患者生活质量方面，充分显示了中医药治疗本病的潜力和优越性。在帕金森病早期可以单纯中药治疗，临床对照试验研究显示，单纯应用中药可以改善患者的临床症状，提高患者的生存质量。中期，多采用中西医结合治疗，运用中西医结合治疗方案，其中中药可减少多巴丝肼或多巴胺受体激动剂的使用剂量，并且能良好控制临床症状。晚期生活难以自理者，我们采用中西医并重的原则，以减少异动现象、开关现象等副作用的发生概率。总结来说，中医药发挥了治疗早期的主导作用，中期的核心作用和晚期的优势作用，中西医结合治疗 PD，可起到良好的协同作用，充分发挥两者各自的优势，且中药与西药相比，中药可起到增强西药疗效、减少西药副作用的减毒增效之功。

(3) 中医药治疗帕金森病非运动症状的优势：西医目前治疗帕金森病的药物主要包括多巴胺能药物、抗胆碱能药物、抗谷氨酸能药物和腺苷 A_2 受体拮抗剂，主要针对帕金森病的运动症状，但随着对疾病的认识，帕金森病的非运动症状（NMS）越来越受到临床医生的重视，因为 NMS 如疼痛、便秘、排尿异常、体位性低血压、性功能障碍、睡眠障碍、抑郁和（或）焦虑、情感淡漠、幻觉、妄想、认知障碍等严重影响患者生活质量。但西医对于 NMS 的治疗往往是滞后的，缺乏提前干预和预防的药物和手段。这正是中医药辨证施治、治未病理念的优势所在，中医药可以发挥多靶点、多途径的治疗优势，在运用八纲辨证、体质学说等中医理论指导下灵活组方，对预防、治疗 NMS 起到重要作用，明显提高患者生活质量，延缓病程，减少并发症的发生。例如，精神症状是帕金森病非运动症状最常见的临床表现之一，随着病情进展，患者常出现抑郁、焦虑等，不仅直接影响患者的精神情志健康，而且会进一步加重运动障碍，导致恶性循环，严重影响患者的身心健康。针对疾病的早期防治，中医治未病提出了“未病先防，既病防变”的防治原则，我们制定了以理气开郁、调畅气机、怡情易性为原则，通过辨体质偏颇给予个体化干预方案，避免精神症状的发生。

2. 诊治演变

(1) 从等待治疗模式转向全程管理模式：在帕金森病的病程进展中，当多巴胺神经元数量下降 50% 以上或多巴胺水平下降达 70%~80% 时，帕金森病的典型运动症状才会表现出来，由于神经元具有不能再生的特性，故很多帕金森患者在发现患病时，已错过了最佳的治疗时机。在等待治疗过程中，患者症状会逐渐加重，进展快，最终影响疾病的预后及患者生存质量，这同样也违反了疾病治疗的伦理原则。因此，我们提出了帕金森病的全程管理理念，帕金森病的治疗要从过去的等待出现典型症状或者等到影响工作、生活才去治疗，转变成早发现、早诊断、早干预，国际上最新制订的帕金森病诊断指南，与传统的英国脑库帕金森病诊断标准相比，新加入了嗅觉减退作为帕金森病诊断支持标准。因此，帕金森病的治疗不仅要立足当前，而且需“全程管理”，让患者长期获益。

(2) 从单一学科治疗到多学科协作：帕金森病的主要病理机制为黑质 - 纹状体内多巴胺神经元的变性缺失，多巴胺系统与乙酰胆碱能系统平衡失调，西医以“多巴胺替代药物”为主要治疗手段，同时辅以抗胆碱能药物，来纠正多巴胺与乙酰胆碱能之间的平衡。但是长期使用该类药物，会出现许多不可避免的副作用，如恶心、呕吐、精神障碍、异动症等，严重影响患者的生活质量。鉴于帕金森病是一种需要终生接受治疗的慢性疾病，在治疗帕金森病患者过程中，不仅要考虑控制患者的运动症状，也应改善非运动症状，并采取包括药物、心理指导、运动、康复、护理照料、饮食营养指导等全方位综合的治疗。因此，帕金森病的治疗模式从过去的神经内科单一治疗，逐步转换成以神经内科、功能神经外科、神经心理、康复乃至社区全科医生等多学科多团队的治疗。

【医论撷要】

《素问·至真要大论》:“诸风掉眩，皆属于肝。”

《素问·脉要精微论》:“骨者，髓之府，不能久立，行则振掉，骨将惫矣。”

《素问·五常政大论》:“其病摇动”“掉眩巅疾”“掉振鼓栗”。

《素问·至真要大论》:“筋骨掉眩清厥，甚则入脾……头顶痛重而掉瘛尤甚，呕而密默，唾吐清液，甚则入肾，窍泻无度。”“客胜则耳鸣掉眩，甚则咳；主胜则胸胁痛，舌难以言。”“诸风掉眩，皆属于肝。”

《医学纲目·颤振》:“风颤者，以风入于肝脏经络，上气不守正位，故使头招面摇，手足颤掉也。”“此证多由风热相合，亦有风寒所中者，亦有风夹湿痰者，治各不同也。”

《证治准绳·颤振》:“此病壮年鲜有，中年已后乃有之，老年尤多。夫老年阴血不足，少水不能制盛火，极为难治。”“病之轻者，或可用补金平木、清痰调气之法，在人自斟酌之。中风手足亸曳，星附散、独活散、金牙酒，无热者宜之；摧肝丸，镇火平肝，消痰定颤，有热者宜之；气虚而振，参术汤补之；心虚而振，补心丸养之；挟痰，导痰汤加竹沥；老人战振，宜定振丸。”

《赤水玄珠·颤振门》:“气虚颤振，用参术汤。”“血虚而振，用秘方定心丸。”“木火上盛，肾阴不充，下虚上实，实为痰火，虚则肾亏。法则清上补下”。

《医宗已任编·战振栗》：“大抵气血俱虚，不能养荣筋骨，故为之振摇不能主持也。”“须大补气血，人参养荣汤或加味人参养荣汤；若身摇不得眠者，十味温胆汤倍加人参，或加味温胆汤。”

《医碥·颤振》：“颤，摇也，振，战动也，亦风火摇撼之象……风木盛则脾土虚，脾为四肢之本，四肢乃脾之末，故曰风淫末疾。风火盛而脾虚，则不能行其津液，而痰湿亦停聚，当兼去痰。”

【参考文献】

[1] 中华医学会神经病学分会帕金森病及运动障碍学组，中国医师协会神经内科医师分会帕金森病及运动障碍学组. 中国帕金森病治疗指南(第四版)[J]. 中华神经科杂志, 2020, 53 (12): 973-986.

[2] 周仲瑛. 中医内科学 [M]. 北京: 中国中医药出版社, 2004.

[3] 邹忆怀. 王永炎教授治疗颤振病(帕金森氏病)经验探讨 [J]. 北京中医药大学学报, 1996, 19 (4): 15-16.

[4] 程婷, 郝文杰, 李祥, 等. 杨文明治疗帕金森病经验 [J]. 中国中医药信息杂志, 2020, 27 (2): 107-109.

[5] 杨浩, 杨文明. 帕金森病的全程管理及中医药选择策略 [J]. 江西中医药大学学报, 2018, 30 (4): 109-113, 124.

第二十一章 肝　风

肝风是指在病变过程中出现具有动摇、眩晕、震颤、抽搐等症状的病证，以“风性主动”为特征。“肝风”之名由来已久，但其内涵，古今有异。《黄帝内经》时期所言“肝风”，隶属于五脏中风，即“风中于肝”所致的病证。以后历代关于肝风的含义虽有发展，但在症状上已不局限于《黄帝内经》所述之状，而开始有“筋脉拘挛”“手足不收”“言语謇涩”“口舌歪斜”“神识昏愦”等论述，病因上仍以外风立论。直至清代医家叶天士明确提出了“肝阳化风”之说，将肝风独立为一类病证之名，使肝风的内涵得以阐明，并在临床实践中得到应用和发展。肝豆状核变性又称 Wilson 病（Wilson disease，WD），可归结于此病证之范畴，该病在世界范围内的发病率为 1~3/10 万人，而中国人发病率最高，可达 5.87/10 万，人群中致病基因携带者约 1/90，多起病于 7~13 岁，不经治疗可因暴发型肝衰竭、感染、消化道出血等导致死亡。

【典型病案举隅】

患者，男，15 岁，中学生。

【主诉】

渐进性四肢不自主震颤 1 年，加重 1 个月。

【四诊采集】

(一) 望诊

1. 震颤是否为静止性、动作性、姿势性、意向性，震颤的频率及幅度。
2. 是否存在身体扭转、舞蹈样动作。
3. 观察患者行走时的步态及节奏。
4. 观察患者面部表情是否僵硬，面部皮肤色泽。
5. 舌象。

6. 胸背部是否有蜘蛛痣。
7. 是否有角膜 K-F 环。

(二) 闻诊

1. 患者说话的语音、语调及流畅性。
2. 患者的口腔及身体有无异味。

(三) 问诊

1. 震颤从哪个肢体开始,震颤发展顺序、频率、幅度。
2. 姿势活动异常出现的时间和具体表现。
3. 是否同时伴有流涎、言语困难、大小便障碍、失眠、饮食不下等症状。
4. 是否出现精神方面及认知功能方面的异常。
5. 曾到医院检查及治疗情况。
6. 有无类似疾病的家族史。
7. 父母是否近亲结婚。
8. 平时是否进食坚果类、海产品等高铜食物,以及其他饮食习惯等。

(四) 切诊

1. 检查患者肌力、肌张力与病理征。
2. 检查肝脾有无肿大,腹部有无压痛等。
3. 脉象。

【病情述要】

患者 1 年前无明显诱因下出现双手轻微震颤,影响写字,自认为是学习强度过大引起,未予重视。后症状逐渐加重,并出现双下肢抖动,运动时加重,行走及活动时动作夸张,就诊于当地医院,考虑为“小舞蹈病”予以治疗(具体不详),病情无好转并渐进发展;近 1 个月来患者四肢抖动明显加重,行走时身体右侧倾斜,言语含糊,反应迟钝,就诊于我科。病程中偶有鼻腔少量出血,大便干结难解,小便正常,夜眠可。

刻下症:四肢抖动,言语謇涩,膝挛趾收,肢体扭转,步态不稳,表情呆板,反应迟钝,泛恶流涎,大便干结,肤色黯黑,舌质黯淡有瘀斑,苔薄腻,脉弦涩。

颅脑 MRI:双侧基底节区对称性异常信号。血清铜蓝蛋白:0.073g/L。铜氧化酶:0.021 活力单位 /L。血清铜:5.290μmol/L。

眼科会诊:角膜 K-F 环阳性。

【诊断治疗】

诊断：肝风（痰瘀互结证）。

治法：祛痰化瘀，活血散结。

处方：肝豆灵汤。

药物：郁金12g、陈皮10g、黄连6g、大黄8g、莪术10g、丹参20g、姜黄10g、金钱草10g、泽泻10g。7剂，水煎，每日1剂，早晚口服。

二诊：服上方7剂后，四肢抖动减轻，步态较前灵活，但身体仍轻度扭转，大便仍难解，小便偏少，守上方加厚朴8g、枳实10g、萆薢30g，泽泻增量至15g，以通利二便，助铜毒外泄。再进14剂。

三诊：服上方14剂后患者大小便正常，抖动控制可，言语改善，流涎减少，反应正常，但睡眠较差，守上方加远志15g、茯神10g以安神定志。再服21剂。

四诊：服药三周后，患者四肢抖动消失，行走姿势步态基本正常，睡眠尚可，大小便如常，舌淡，苔薄白，脉弦涩，改用肝豆灵片剂继续服用，半年后随访病情稳定。

【临证分析】

1. 肝风诊断要点有哪些？

(1)动摇不定是肝风的症状学特点，主要表现为身体动摇，即全身动摇不定，或头身肢体、肌肉筋脉抽动不已。常见症状有震颤、抽搐、拘挛等。

(2)具有反复发作与阵发性的特点。

2. 该患者诊断为肝风（肝豆状核变性）的依据是什么？

(1)患者，男，青少年发病，起病隐袭，逐渐加重。

(2)肢体抖动，不能自制，运动时加重，姿势步态异常，行走摇晃。

(3)患者存在铜代谢异常：血清铜、铜蓝蛋白、铜氧化酶活力均降低，角膜K-F环阳性。

(4)颅脑磁共振提示双侧基底节区对称性异常信号。

3. 临床诊断时，该病需要与哪些病证相鉴别？

肝风与瘛疭鉴别：瘛疭即抽搐，多见于急性热病或某些慢性疾病急性发作期，抽搐多呈持续性，有时伴短阵性间歇，手足屈伸牵引，弛纵交替，部分患者可有发热，两目上视，神昏等症状；肝风可见于多种疾病，主要表现以手足颤动、头摇、项强、角弓反张等一系列具有动摇不定，类似风的症状的病证，而无发热前驱病史，再结合病史分析，两者不难鉴别。

肝风与颤证鉴别：颤证主要是身体局部或全身抖动和摇动，动作幅度多较小，并且病程中伴有四肢关节运动的僵滞和肌肉的强直感，但总体以静止性震颤为主，而且起病隐袭，渐进加重，运动迟缓。肝风的肢体颤动既可以是静止性，也可表现为动作性的，颤动幅度大小不定，动作夸张，身体摇晃不稳，部分患者可有神昏、两目上视等症，部分患者动作僵硬，结合病史，两者不难鉴别。

4. 肝风主要相当于西医学哪些疾病，临床需做哪些相关检查？

根据本病的临床表现，西医学中肝豆状核变性、遗传性共济失调、小舞蹈病、亨廷顿舞蹈病、急性小脑炎等，凡具有肝风临床特征的锥体外系疾病和神经遗传性疾病等，均可参考本章辨证论治。

在临床诊治过程中需做以下相关检查：颅脑 CT、MRI 等影像学检查，有助于与因脑部疾病引起的肝风进行鉴别诊断；眼底角膜色素环（K-F 环）检查，血清铜蓝蛋白、铜氧化酶、血清铜、24 小时尿铜测定、肝功能检查，有助于因铜代谢异常性疾病引起的肝风的诊断与鉴别诊断；遗传性共济失调相关基因序列的检测有助于遗传性共济失调疾病的诊断与鉴别诊断。临床可采用统一 Wilson 病评定量表评估肝风（肝豆状核变性）患者病情程度。神经认知量表以及汉密尔顿抑郁 / 焦虑量表可选择用于肝风患者认知及抑郁、焦虑状态的评估。

5. 解析肝风的病因病机。

（1）病因

1）伏邪遇感而发：伏邪为隐匿之六淫时邪或内生邪气，蛰伏膜原，遇因而发，邪气兼夹，自我积聚，扰乱神明，引动木风。

2）情志不舒：情志失调，郁怒忧思太过，脏腑气机失于调畅，肝失疏泄，引动肝风。郁怒伤肝，肝气郁结不畅，气滞而血瘀，筋脉失养，变生风证；或肝郁化火生风，风阳暴张，窜经入络；若思虑太过，则损伤心脾，气血化源不足，筋脉失养，风木内动。

3）饮食不节：恣食膏粱厚味，损伤脾胃，聚湿生痰，痰浊阻滞经络而引动肝风；或滋生内热，痰热互结，壅阻经脉而动风；或因饥饱无常，过食生冷，损伤脾胃，气血生化乏源，筋脉失养，风木内动。

4）先天禀赋不足：先天禀赋不足，肾精亏虚，髓海不充，筋脉失养，肝风内动。

(2)病机

1)火热生风:火热燔灼是导致肝风内动的常见病机。火热内盛,熏蒸燔灼,消耗津液,筋脉失荣;鼓动阳气,妄而不宁,由是产生动越不羁之热极生风证。

2)肝郁化风:肝气郁结不畅,筋脉不舒而生风。以情志刺激为病因,以肝气郁结、不能畅达为病机,以肢体颤抖、筋脉拘急、时作时仆,与情绪波动密切相关为特征。

3)阴虚动风:肝肾亏虚,水亏木旺,肝阳化风,阳化风动,是内伤杂病中最为常见的肝风病机,由肝肾阴液不足,水不涵木,肝阳无制,亢逆浮越所致。

4)痰瘀阻络:脏腑功能失调,水液代谢失常,津液输布失司,津液聚而成痰,血液运行不畅停而为瘀,痰瘀内生;瘀血进一步加重水液代谢失常,互为因果,痰瘀交阻,全身脉络阻滞。

6. 该患者辨证为痰瘀互结证的依据是什么?

依据:患者肢体抖动,言语謇涩,膝挛趾收,躯体扭转,步态不稳,泛恶流涎,表情呆板,反应迟钝,大便干结,肤色黯黑,舌淡黯有瘀斑,苔薄腻,脉弦涩。从患者临床症状及舌脉来分析,符合痰瘀互结所致的临床表现,本病肝脾肾三脏功能障碍,水液代谢失调,津液输布失司,聚而成痰,痰阻气机,致使肝失条达,气滞血瘀,痰瘀互结,发为本病。痰瘀为标,留滞脉络,肝筋失去柔和濡养,肝风内动则见肢体抖动,步态不稳,膝挛趾收,躯体扭转;痰瘀内停,铜毒蓄积于胸腹部,阻遏气机,气机上逆,则泛恶不止;气机郁滞,津液输布失常,则大便秘结;痰瘀阻窍,脑神失养,则表情呆板,反应迟钝;足厥阴肝脉络舌本,风阳窜扰络脉,则言语含糊,流涎;痰瘀壅塞于肌肤可见肤色黯黑;舌质黯淡有瘀斑,苔薄腻,脉弦涩,为痰瘀互结之象。

7. 分析该患者初诊的处方用药及二诊时为何加用厚朴、枳实、萆薢,重用泽泻。

依患者临床表现辨证为痰瘀互结证,初诊选用肝豆灵汤治疗。肝豆灵汤主要由大黄、黄连、丹参、姜黄、金钱草、郁金、陈皮、莪术、泽泻组成,具有祛痰化瘀,活血散结之功效。其中,大黄清热通腑,荡涤热结,黄连苦寒清热,泻火解毒,丹参活血祛瘀,郁金活血行气,莪术行气破血,姜黄利胆活血,金钱草利胆通淋,泽泻利水通淋,陈皮燥湿化痰。以上诸药合用,全方共奏祛痰化瘀,活血散结的作用。我们既往研究发现,传统平肝息风药物甲壳类(龟板、鳖甲、牡蛎、珍珠母等)、金石类(龙骨、磁石等)以及虫类药(僵蚕、蜈蚣、全蝎、地龙等),

上述药物含铜量高，用后易加重患者病情，上方选用药均为高锌低铜植物药，全方中无铜含量相对偏高的金石、虫类、贝壳类药味，扬长避短，组方紧扣痰、瘀的病机特点，发挥了中医药治疗该病多靶点、多机制、多途径、多环节的特色和优势。

患者初诊服药 7 剂后抖动症状改善，存在大便难解，小便偏少症状，在上方基础上加用厚朴、枳实通腑下气促排大便，加大萆薢剂量以及重用泽泻清热利湿，分利小便，促进铜的排泄。

8. 该患者在疾病过程中出现腰酸胁痛，胁下积块，触按疼痛，头晕目眩，口咽干燥，用药时该如何调整？

患者原为痰瘀互结证，在疾病过程中出现腰酸胁痛、胁下积块，触按疼痛，头晕目眩，口咽干燥等，此乃肝肾亏虚、痰瘀互结的本虚标实，虚实夹杂证，盖因先天禀赋不足，肾精不足，精血同源，肾阴亏虚而及肝阴不足，肝肾亏虚，或因久病劳伤或饮食不节，损伤脾胃，津液输布失常，铜毒内聚，痰、瘀内生，痰瘀互结，从而出现肝肾亏虚、痰瘀互结之证。肝肾阴亏，阴不制阳，阳亢于上，加之阴虚生内热，则致腰酸胁痛、头晕目眩，口咽干燥，痰瘀结于胁下则可见胁下积块，触按疼痛。此时选用肝豆扶木汤治疗，方中以枸杞子、白芍为君，柔肝敛阴、补益肝肾、固本培元；以三七、土茯苓为臣，化瘀豁痰、排铜解毒；以郁金、柴胡为佐使，调达肝气。诸药合用，共奏补益肝肾、豁痰化瘀之功效。

9. 如果该患者未能及时治疗，病情延误，病机可能会如何转化？

该患者目前临床症状，主要以痰瘀互结为主，这一阶段尚无正气大亏之象，如果积极治疗，祛痰化瘀，活血散结，气机通畅，阴阳平衡，症状尚可减轻或完全消失。如未能早期识别，及时治疗，病情延误，迁延进展，病机可出现相应转化，如痰瘀互结，阻于脑窍，则出现头晕，头痛，经久不愈，痛处固定，甚至半身不遂，口舌歪斜，肢体麻木等。痰瘀之邪蒙蔽清窍，心神失养，脑神失用，可见表情淡漠，神情呆钝，时昏时醒，心悸失眠，健忘痴呆等；痰瘀阻滞，损伤肺络，使肺的宣发、肃降功能障碍，肺通调水道功能失调，可见胸满咳喘、喉中痰鸣、身无汗出、小便不利、下肢浮肿等；痰瘀阻络，肝脾失调，气滞痰阻血瘀，临证可见肢体震颤、腹部胀大，按之不坚或坚满而硬，胁下胀满，脘闷纳呆，恶心欲吐，周身困重，青筋怒张，身目俱黄，头颈胸臂红点赤缕，肌肤甲错、小便短少，大便溏薄等；病情迁延，日久不去，损及肾脏，导致肾阴不足，阴不制阳，引动肝风，风之极则为震颤，见肢体震颤，扭转痉挛；若阴损及阳，阴阳俱亏，则可出现昏迷等危重证候。若痰瘀郁久，损伤血络，轻者齿衄鼻衄，重者病势突变，大量吐血或便血，须积极救治。

【知识拓展】

1912 年 Kinnear Wilson 首先描述本病为“进行性豆状核变性合并肝硬化的一种家族性神经系统疾病”，故而得名肝豆状核变性。其实，此前已有人描述过与此类似的神经系统疾病，如 1906 年 Gowers 报道的破伤风样舞蹈病，1883 年 Westphal 及 1898 年 Strümpell 报道的假性硬化症，但上述三位作者均未能发现合并有肝硬化。1921 年 Hall 的临床研究和 1920 年 Spielmeyer 的组织病理学研究对 Westphal 和 Strümpell 的病例作了肝脏和脑的切片检查，才发现假性硬化症就是 Kinnear Wilson 所描述的肝豆状核变性。但是至此尚无人(包括 Wilson)知道本病特征性的角膜金棕色的 Kayser-Fleischer 环。1902 年 Kayser 只发现角膜有异常，次年 Fleischer 认为它与硬化症相关，但却不知是肝豆状核变性的特异体征。1913 年 Rumpell 发现肝和脑中含有大量的铜。1948 年 Mandelbrote 偶然发现 WD 患者尿铜排出大量增加，且肌内注射二巯丙醇后，尿铜排出更加增多。Scheinberg 及 Gitli 发现 WD 患者血清铜蓝蛋白显著减少，认为不能合成铜蓝蛋白的遗传缺陷是致病的主要原因，已知约有 5% 的 WD 患者，其血清铜蓝蛋白属正常。1956 年 Walshe 首次应用青霉胺治疗本病，使本病的预后大为改观。1993 年以来分子生物学进展证实 WD 基因突变是铜代谢障碍的关键，负责铜转运的 ATP7B 基因功能部分或全部丧失，不能将多余的铜离子从细胞内转运出去，使铜离子在全身器官或组织中沉积而发病。

由于 Kinnear Wilson 在肝豆状核变性研究中的重要贡献且该病不限于肝、脑豆状核两个部位，故又将该病称为 Wilson 病，属于中医“肝风”病证范畴，目前该病的致病基因已明确定位于 13q14.3 的 ATP7B 基因。该病是由于患者铜转运蛋白 ATP7B 基因突变，铜离子无法正常代谢，在肝、脑、肾等重要脏器及全身其他组织器官广泛沉积，出现进行性加重的锥体外系症状，以及以肝脏、肾脏损害和角膜色素环等为主要症状和体征的临床表现。目前该病在中国、日本等亚洲国家发病率相对较高，欧美国家罕见，但在意大利南部撒丁岛、西西里岛、以色列以及一些东欧国家包括罗马尼亚等发病率较高。我国流行病学调查研究结果表明，我国患病率约为 5.87/10 万，而国际上 Wilson 病的发病率为 1.96/10 万，该病临床症状复杂多样，极易被误诊为其他疾病，导致误诊、漏诊率居高不下。西医主要采用青霉胺等驱铜药物来进行治疗，但长期应用后存在较多毒副作用，限制了其临床应用，使大部分患者无法得到长期有效的维持治疗。由于我国人口基数大，患病的绝对数多，因此加强对该病的研究意义重大，而采用中医、中西医结合治疗该病已经成为该病治疗的新的重要选择。

安徽中医药大学第一附属医院肝豆状核变性研究团队以新安医学特色理论为指导，自上世纪60年代以来，不断开拓创新，率先在国内开展了针对本病系统的基础和临床研究，使该病成为中医治疗的优势病种。经大量的病名源流考证，首次将该病归属“肝风”范畴；通过大样本的流行病学调查，提出该病“痰瘀互结”病机学说，突破了传统的“诸风掉眩，皆属于肝”“肝风内动”等病因病机认识，创新性指出“痰瘀互结”是本病发病的基本和关键病机，且痰、瘀二邪贯穿本病始终；据此创制肝豆灵、肝豆扶木汤系列方药用于临床，疗效达国际领先水平；开创了该病依据临床表型的不同而进行分型论治（即脑型应用肝豆灵、肝型应用肝豆扶木汤）的先河；采用围手术期中药干预，打破肝豆状核变性脾肿大不宜手术的国际医学禁区，解决了肝豆状核变性脾肿大手术切脾或部分脾动脉介入栓塞的国际难题；首次在国内明确提出了治疗该病的中药用药警示：禁用贝壳类、金石类、虫类、坚果类等中药，上述药物（如牡蛎、代赭石、地龙、蜈蚣等）虽能镇肝息风治疗震颤等临床症状，但含铜量高，患者服用后会增加机体组织内铜含量，加重病情，体现了中西医结合饮食宜忌与中药选择警示安全的有机结合；提出了较为完善的WD中医诊疗体系；证实中药有重建WD患者天然胆道排铜作用。此外，还构建了新的肝豆状核变性诊断标准，并在第一届肝豆状核变性国际会议上正式发布；提出了肝豆状核变性新的临床分型，包括无症状型、脑型、内脏型、骨关节型、脊髓型和其他型6个类型，对指导临床诊疗具有重要的价值；首次确定了中国人血清铜蓝蛋白诊断肝豆状核变性的最佳截止值：0.13g/L，相较国际上0.20g/L的常规截止值更具特异性和准确性；揭示了中国肝豆状核变性人群临床和遗传学特征的关联性，首次发现并报道了116个新突变位点，丰富了WD致病相关的ATP7B突变谱，探索了脑型患者首发症状（肌张力障碍、震颤、流涎、构音障碍、步态异常）的潜在影响因素；制定了肝豆状核变性出生缺陷中西医结合三级预防策略，开发了首个针对WD诊断和鉴别诊断的基因芯片，提高了基因诊断检出率，创立了WD胚胎植入前遗传学检测（PGT）技术平台和诊疗路径，诞生了国内首例WD家系PGT-M+ PGT-A三代试管健康婴儿，实现了WD出生缺陷的一级预防，建立了WD羊水穿刺产前诊断技术平台和诊疗路径，并运用羊水穿刺产前诊断方法阻断 WD 先天缺陷儿出生，实现了 WD 出生缺陷的二级预防，进行了 WD 证候流行病学筛查，促进 WD 出生缺陷三级预防和机制研究；构建肝豆状核变性基因突变数据库（https：//wilsondisease.azyfy.com），该数据库收录国内外 WD 患者 ATP7B 基因突变 1 528 个，其中中国 WD 患者 ATP7B 基因突变 639 个，是世界共享、全球开放、国际最大最权威的一个针对 WD 基因突变的专业数据库，为国内外实验室通过基因突变诊断本病提供了完整的数据比对。目前安徽中医药大学第一附属医院脑病中心已成为国家中医药管理局重大疑难疾病（肝豆状核变性）临床防治中心，国家区域中医脑病诊疗中心、国家临床重点专科、国家中医药管理局高水平重点学科和国家中医优势专科，成为国际上权威的肝豆状核变性研究和诊疗基地。

【临证精要】

一、辨证要点

1. 首辨虚实 先天禀赋不足，肾精亏虚是该病发病的根本；后天铜毒内聚，风、湿、痰、瘀、热、毒等病理因素是该病发病的关键。抖动较剧，行走摆动，步态不稳，活动增多，言语含糊，口臭，大便干结，小便黄赤，多为实证，而肢体抖动较轻，气短乏力，自汗盗汗，腹痛绵绵，纳呆便溏等，多属虚证；久病常导致肝肾亏虚，脾肾阳虚，水湿、痰、热、瘀、毒胶结，往往虚实夹杂，缠绵迁延，临证需仔细辨别。

2. 次辨阴阳 《素问·阴阳应象大论》中指出："善诊者，察色按脉，先别阴阳。"本病亦不例外。盖本病阴证常由无形的阴寒毒邪、痰浊、水饮、湿邪、瘀血所致，临床可见神昏目黯、多疑多虑、优柔寡断、胁痛胁闷、畏寒神倦，喜怒无常、情志抑郁、不闻香臭、纳食无味、二便不利等，或兼见一身黄色晦暗如烟熏、小便色黄不利等阴黄症状；而阳证多为风、热、毒邪所致，临床可见精神亢奋、狂躁不宁、肢体抖动、活动增多、言语含糊、口臭、大便干结、小便黄等，或兼见身目黄色鲜明如橘子色、小便色深如浓茶等阳黄症状。

二、治疗原则

本病的初期，本虚之象并不明显，常见湿热内蕴、痰瘀互结之标实证，治疗当以清热利湿、解毒通腑、化痰祛瘀为主；病程较长，其肝肾亏虚、气血不足，阴阳失调等本虚之象逐渐突出，治疗当以补益肝肾，健运脾胃，调补阴阳为主。

由于本病可见多种症状，多由痰瘀胶结导致，此所谓“怪病多痰”“久病必瘀”，因此治疗上要重视化痰祛瘀法的应用。

三、他型证治

1. 湿热内蕴证

症状：手足颤抖，言语含糊，行走困难，起步艰难，肢僵挛缩，口涎不止，口苦或臭，头目昏眩，纳谷不香，腹胀痞满，尿赤便结，鼻衄齿衄，黄疸水臌，舌质偏红或红，舌苔黄腻，脉弦滑数。

病机分析：先天禀赋不足，后天饮食不节，铜毒内聚，酿生湿热。铜毒伤脾，脾失运化，湿浊内生，蕴而化热；湿热熏蒸，津液不足，筋脉失养，则见手足颤抖，言语含糊，行走困难，起步艰难，肢僵挛缩，湿热上熏于口，致廉泉不能制约，涎液自流不止而质地稠黏；湿热阻于中焦，脾胃升降枢机不利，则纳谷不香，腹胀痞满，清阳不升，头目昏眩，则胃热炽盛，上承于舌，则见口臭，下灼于肠，则见便秘、小便短赤，熏蒸肝胆，则黄疸水臌；湿热蕴结，损伤血络，则见鼻衄齿衄；舌质红、苔黄或黄腻、脉弦或弦滑，均为湿热之象。

治法：清热化湿，通腑利尿。

常用方药：肝豆汤（国家中医药管理局医政司 2010 年发布《22 个专业 95 个病种中医诊疗方案》）。生大黄、黄连、黄芩、半枝莲、穿心莲、萆薢。

方药解析：生大黄清热解毒、泻下攻积、逐瘀通腑；黄连清热燥湿、泻火解毒；黄芩清热泻火、解毒；半枝莲解毒、止血；穿心莲清热解毒，凉血消肿，燥湿；萆薢利湿去浊，祛风除痹。

湿邪重加用茯苓、泽泻、车前草利水渗湿；热邪甚加山栀子清三焦之火，川牛膝逐瘀通经、清热利尿、引热下行；心胸烦闷者加佛手、香附理气开郁。

2. 肝气郁结证

症状：精神抑郁，反应迟钝，表情呆滞，或性情异常，急躁易怒，哭笑失常，肢体抖动，步态不稳，语言含糊，饮水呛咳，头昏且胀，胸胁或少腹胀闷窜痛，脘闷纳呆，舌质淡红，苔白，脉弦。

病机分析：本病肝气不舒，郁怒不畅，使肝失条达，气失疏泄，肝气郁结，发为本病。情志所伤，肝失条达，则精神抑郁、反应迟钝、表情呆滞；肝火有余，则性情异常、急躁易怒、哭笑无常、肢体抖动、步态不稳；足厥阴肝脉络舌本，风阳窜扰络脉，则言语含糊、饮水呛咳；肝气上逆，循经上攻头目，气血涌盛络脉，则头昏目胀；肝气郁结，经气不利，则胸胁或少腹胀闷窜痛；肝气犯脾，则脘闷纳呆；舌质淡红，苔白，脉弦，为肝气郁结之象。

治法：疏肝解郁，理气畅中。

常用方药：柴胡疏肝散（《医学统旨》）。柴胡、当归、白芍、黄芩、枳壳、莪术、香附、郁金。

方药解析：柴胡配枳壳、香附以疏肝理气；白芍以柔肝止痛；莪术、当归、郁金以理气活血；黄芩以清热化湿。

胸闷不畅，嗳气吞酸者，去白芍，加用香附、黄连、吴茱萸；气郁化火，肝火炽盛者，加牡丹皮、栀子、夏枯草；铜毒内蕴，腑气不通，加生大黄、川厚朴。

3. 肝肾阴亏证

症状：肢体抖动，手舞足蹈，膝挛趾收，躯体扭转，步履蹒跚，酸楚频作，呆傻愚笨，言语含糊，腰酸腿软，头晕目眩，口咽干燥，五心烦热，盗汗便秘，舌干红，少苔，脉弦细数。

病机分析：本病先天禀赋不足，铜毒内聚，肝脏受损，肝阴不足，损及肾脏，使肾阴不足，阴虚不能上滋肝木，虚风内动，发为本病。风动木摇，则肢体抖动、手舞足蹈、膝挛趾收、躯体扭转、酸楚频作；足厥阴肝脉络舌本，风阳窜扰络脉，则言语含糊；风动于上，阴亏于下，上盛下衰，则步履蹒跚；肝肾阴虚，精血不足，无以充髓实脑，则呆傻愚笨；肾精不养腰府，则腰酸腿软；水不涵木，肝阳上扰，则头晕目眩；阴虚失润，虚热内炽，则口咽干燥、五心烦热、盗汗便秘；舌干红、少苔、脉弦细数，则为肝肾阴亏之象。

治法：滋补肝肾，育阴息风。

常用方药：左归丸（《景岳全书》）。熟地黄、山茱萸、山药、枸杞子、菟丝子、牛膝、鹿胶、龟胶。

方药解析：熟地黄滋肾填精，大补真阴；山茱萸养肝滋肾，涩精敛汗；山药补脾益阴，滋肾固精；枸杞子补肾益精，养肝明目；菟丝子、牛膝、鹿胶、龟胶益肝肾，强腰膝，健筋骨。

由于方中鹿胶、龟胶含铜高，故本病患者采用滋补肝肾，育阴息风法治疗时不宜选用上述两味中药。头晕目眩甚者，可加天麻、钩藤、葛根；烦躁不眠者，可加用牡丹皮、知母、百合等。

4. 脾肾阳虚证

症状：腹大胀满，纳呆便溏，腹痛绵绵，喜温喜按，畏寒神倦，四肢不温，面色㿠白，遍身不泽，口淡不渴，肢体浮肿，小便短少，舌淡胖，苔白滑，脉沉迟无力。

病机分析：饮食不节，铜毒内聚，损伤脾胃，不能运化水湿，水邪久踞，肾阳受损，或久病及肾，损伤肾阳，不能温煦脾阳，导致脾肾阳气同时损伤，虚寒内生，温化无权，水谷不化，水液潴留，发为本病。脾阳不振，寒湿停聚，水蓄不行，则腹大胀满；不能腐熟水谷，则纳呆；阴气极盛，阳气未复，命门火衰，阴寒凝滞，则便溏；阳虚阴寒内盛，气机凝滞，则腹痛绵绵、喜温喜按；脾为湿困，阳气失于舒展，则畏寒神倦；四肢失于温养，则四肢不温；阳虚水泛，水无去路，泛溢肌肤，则面色㿠白、遍身不泽、肢体浮肿、口淡不渴；阳气虚衰，无以温化水湿，膀胱气化失司，则小便短少；舌淡胖，苔白滑，脉沉迟无力，为脾肾阳虚之象。

治法：温补脾肾，化气行水。

常用方药：济生肾气丸（《济生方》）。熟地黄、山茱萸、山药、附子、肉桂、泽泻、茯苓、牡丹皮、川牛膝、车前子。

方药解析：熟地黄滋肾填精，大补真阴；山茱萸以养肝滋肾，涩精敛汗；山药补脾益阴，滋肾固精；附子、肉桂回阳救逆，补火助阳，散寒止痛，温经通脉，引火归元；泽泻、茯苓、川牛膝、车前子利水渗湿，牡丹皮清热化瘀。

阳虚水泛甚者可加桂枝、茯苓皮、生姜皮以温阳化气，利水消肿；阳气不足，大便艰涩，排出困难者，加肉苁蓉、当归、熟大黄温补肾阳、润肠通便、通里下气。

四、中成药治疗

六味地黄丸 由熟地黄、山茱萸、牡丹皮、泽泻、山药、茯苓组成。滋阴补肾。适用于肝风之肾阴亏虚证。

五、其他疗法

1. 针刺治疗

基本穴位：选风府、哑门、至阳三穴，得气后出针。头部以四神聪，加百会而取之。双上肢以外关、合谷、中渚、后溪而取之。双下肢以悬钟、三阴交、太冲、申脉而取之。

2. 推拿治疗 根据肢体强直、肌张力障碍程度进行中医循经按摩治疗，以不同手法以增加全关节活动度、缓解强直和被动运动等。按摩手法常用揉法、捏法、叩法、擦法等。

3. 康复训练

(1)言语训练：构音障碍者，从单音节开始训练，每天学习1~2个音节，对暂时发不出音节者，要先易后难，逐渐练习。能讲简单词句者，应鼓励并耐心训练患者多用语言与他人交流，口答问话，还可采用朗诵书报来训练发声。

(2)吞咽障碍训练

1)空咽法：指导患者闭口，用鼻深吸一口气后完全屏住呼吸，做吞咽动作，吞咽后立即咳嗽2~3次。

2)发音法：面对镜子进行紧闭口唇训练，口唇前突发"Wu"音，再向两侧旁拉发"Yi"音。

3)冷刺激法：用冰喉镜或冰金属勺柄刺激上腭底部以诱发吞咽反射。

(3)肢体功能训练：尽早进行肢体被动运动训练。上肢为主的扭转痉挛者，可在他人帮助下用手、肘起坐，在靠背椅上训练坐位平衡；抓持餐具(匙、叉)将食物送进口内，进行就餐训练，鼓励患者咀嚼并吞咽软食，完成吃饭的各种动作。以下肢为主的扭转痉挛者，需逐步训练站立和步行，足下垂患者穿木制鞋，将足固定在功能位。对病轻、能坐起的患者可训练坐位平衡并坐着完成日常自我生活活动。鼓励患者扶杖或在别人搀扶下行走；对能独立行走者，可做上肢摆动和下蹲运动；对轻度肢体功能障碍者，可循序进行木板地、水泥地、碎石路上行走训练，在他人帮助下做单腿站立、单腿跳、慢步跑等运动。

六、护理调摄

1. 饮食　禁食含铜量较高的食物：动物的肝脏和血液、贝壳类(虾、蛤、蟹等)、螺类、薯类、菠菜、茄子、蕈类、菌藻类、干菜类、软体动物、豆类(豌豆、蚕豆、扁豆、大豆等)、坚果类(花生、核桃等)、巧克力、可可以及某些中药如龙骨、牡蛎、蜈蚣、全蝎等。尽量少食含铜量偏高的食物：小米、荞麦面、糙米等。宜食含铜量低的食物：精米、白面、浅色蔬菜、禽肉、禽蛋、鲜牛奶、淡水鱼、苹果、桃子、梨、色拉油、纯净水等。有肝硬化、食管静脉曲张的患者，应避免食用刺激性和粗糙食物。肝风患者应少食牛羊肉等易生热动风之品，少食辛辣刺激的食物，多食富含维生素的食物。

2. 情志　最常见的情志异常是焦虑和抑郁。有焦虑的患者须给予患者心理安慰、足够的关心，解除其焦虑状态。对抑郁患者在药物治疗的同时，应予以心理治疗，并加强防护，防止发生意外，必要时予以抗精神剂治疗。

3. 生活起居　宜静不宜动，患者应保持起居有节，参加一些力所能及的体力活动。避免各种诱因加重本病，如感染、外伤等。对有舞蹈-手足徐动样不自主运动、扭转痉挛等锥体外系表现的患者，应协助其穿衣、洗脸、漱口、取物、吃饭、洗澡等。穿衣时先穿肌张力增高严重侧的患肢，脱衣时相反。穿脱衣裤时，动作要轻柔，切忌强拉硬拽，避免造成病理性骨折。流涎严重者可在上下齿间咬填一洁净软布，经常给患者用温水洗面，洗净口角残留唾液和食物残渣。

4. 姿态　肌肉过度僵直关节挛缩的患者，可先对其四肢肌肉和关节进行按摩，再将挛缩关节用夹板固定在功能位。也可将双足在热水中浸泡同时进行按摩，使挛缩的踝关节肌肉、韧带放松，然后穿上木鞋固定，纠正足下垂或马蹄内翻足。

七、经验荟萃

1. 秦伯未认为肝为风木之脏，体阴而用阳，风属阳善动而不居，复感火热之邪，因致肝阳浮动或阴血耗伤，不能敛阳，阳气浮动而化风，前者为实，后者为虚。肝藏血，以血为体，以气为用，性主升发，宜条达舒畅，及肝用太强，气盛化火，血虚生热生风等，肝脏发病可以在此基础上形成肝风而致病。肝风纯粹是一种虚象，不仅肝血虚而且肾阴亦虚，由于阴血极虚而不能濡养空窍和肢体，故出现震动不定现象。轻者可见眩晕欲仆、肢麻、手指蠕动，重者头、舌颤抖，全身抽搐，甚至角弓反张等。肝风证治包括息风和阳、息风潜阳、培土宁风、养肝、暖土以御寒风、镇肝、平肝、搜肝、敛肝九法。肝风的根本原因是血少、阴亏，一般于肝风发作严重时，偏重息风，往往能收到良好的效果。肝风必须填补肝肾，滋阴养液，虽然有镇静的治法，但用药宜不同于肝阳证。认为肝阳证是指血虚内热而阳升，阳的作用有浮动现象，肝阳偏于热性，故平肝潜阳药多偏凉，但由于根本上是血虚，应进一步养血治本，潜阳治标。本证往往兼有肾阴虚证，常用滋肾清热，同时禁用辛散药。认为风阳指肝阳的严重证候，不仅有血虚内热，还有肾阴不足。

2. 鲍远程指出肝风（肝豆状核变性）的根本原因是先天禀赋不足，病在肝肾，涉及脑髓、心、脾，病性为本虚标实，以肝肾阴虚、气血不足为本，肝风、邪热、痰浊、瘀血为标。辨证及治疗的中心应围绕肾精亏耗，肝血不足。无论病程长短，病情轻重，均应时时顾护肝肾。在不伤肝肾的基础上，先祛突出之邪，尽量减少其对正气的损伤。待邪祛后，滋补肝肾，补精填髓，控制病情进展。

肝肾阴虚者治以滋补肝肾，育阴息风，方用左归丸合大定风珠加减。脾肾阳虚者治以温补脾肾，化气行水，方用济生肾气丸加减。病情发展的不同阶段，可因产生不同的病理产物如风、火、痰、瘀等实邪而出现各种实证的突出表现，应辨明标本、轻重、缓急。兼痰湿者治以健脾胜湿祛痰，常用苓桂术甘汤合平胃散加减。肝郁气滞者治以疏肝解郁，多用柴胡疏肝散加减。痰瘀互结者治以活血化瘀，化痰通络，多用桃红四物汤合导痰汤加减。

3. 杨文明认为肝风（肝豆状核变性）的病因病机为先天禀赋不足、铜毒内生，铜伏于肾、肝、脑，铜毒郁积，郁久而发，损伤中焦，湿热内生，肝风内动，夹杂痰瘀。倡导从铜毒、湿热、痰浊、瘀血、气血 5 个方面辨治，治病求本，对症对因，在辨证的基础上采用经典名方或古方加减化裁治疗。如对于痰瘀互结之证，应以化痰祛瘀、解毒散结为基本原则，采用肝豆灵汤协定处方为基础方药，并依据病情随证加减化裁。肝豆状核变性的病因病机非常复杂，其中痰瘀二邪贯穿本病始终，新发病情多以实证为主，病久则多表现为气血亏虚、肝肾不足等证候，辨证论治时，早期以化痰祛瘀为主，久病则以滋补肝肾、补益气血为主。临证中抓住主症、兼顾次症、标本兼治、因时因地因人制宜、整体观念、辨证论治贯穿治疗的始终至关重要。

【诊疗解悟】

1. 临证发微

（1）本病与肝风密切相关：中医认为先天不足是引起肝风（肝豆状核变性）的根本原因，情志失调、饮食不节、劳倦内伤等可诱发和加重肝豆状核变性，发病以青少年多见，多起病缓慢，逐渐加重。目前大致认为先天禀赋不足，后天脾胃运化失常，泌别清浊功能受损，铜浊积聚体内伤及脏腑为其病机，主要责之于肝脏，与脑、脾、肾密切相关。本病为本虚标实证，铜毒、湿热、瘀血、痰浊内蕴，毒邪为害，而变生诸症。西医根据铜代谢及肝豆状核变性的病理生理研究结果，将肝风分为肝铜蓄积期、肝铜饱和释放期、脑症状期、治疗后铜相对平衡期和终末期。肝脏铜的沉积可致肝疏泄异常，肝气不疏，郁勃化风。《临证指南医案》指出："初为气结在经，久则血伤入络。"肝脏络脉为气血汇聚之处，毒伏肝脏，日久入络，其邪毒、瘀血、痰浊之间的影响通过络脉来实现，肝脏成为肝豆状核变性的主要病变部位。铜毒损伤肝脏一旦发病，正邪交争常表现两种形式：①邪盛正衰可表现为发病急骤，进行性黄疸的急性肝功能衰竭表现，多预后不良。②正虚邪恋、病势胶着可见表现一过性黄疸或持续性肝功能异常，迁延难愈，进入瘀血内聚，肝风上扰。铜毒入脑，可引起基底节病变，神经细胞变性，以豆状核最严重，临床主要表现为震颤，肌张力障碍，舞蹈样运动，运动障碍或步行障碍，符合肝风症状描述的动摇、震颤、抽搐等表现。肝风发病与脾胃有关，脾为后天之本，主运化，脾胃系统既是人体气血生化之源，又通过脾升胃降推动肠腑将糟粕之毒排出体外，若饮食不节，内损脾胃，铜毒留而不去，则可土虚木横，内动肝风，铜毒与痰浊互结，痰毒上犯于头，阻碍清阳之运转，堵塞清灵之所，蒙蔽清窍，则清窍不利，致痰湿壅盛，引动肝风。湿热内生，蕴久不化，湿热交阻则可致肝火炽盛，木火生风，继而内扰心神，致神志异常；痰毒阻碍气机，血行不畅，痰毒与瘀血互结，则成瘀血内蓄，肝风上扰。铜浊毒邪蓄积损害肾脏，可表现为蛋白尿、糖尿、血尿、浮肿、低尿酸血症、低血钾和肾小管中毒以及不同程度的肾功能不全，日久肾中精气亏耗，肾阳衰微，无以化生阴液上承，可致肝木失养，肝风内动。肝肾同源，肾阴不足，则无以滋养肝阴，肝阴匮乏则筋脉失去滋润，柔和失利，而致肝气虚寒，筋急动风。从上述肝豆状核变性的中医病机分析，不难看出与肝风证病机完全符合，体现了中医的辨证论治思维。

(2)铜毒内伏(聚)是本病发病的关键：肝豆状核变性是一种以体内铜代谢障碍为特征的常染色体隐性遗传病，因此应从铜毒论治肝豆状核变性。中医所谓的铜毒是一种致病因素，铜毒是内生外受之邪。中医认为肾为先天之本，先天禀赋不足是引起铜毒的根本原因。故发病以儿童、青少年多见，同胞中常有发病，而情志失调、饮食不节、劳倦内伤等可诱发或加重本病。多是缓慢起病，逐渐加重。禀赋不足是铜毒的基本成因。外铜入里，胶着不去，蓄积体内，经过量变到质变、外受内化的过程，而产生相应内生毒邪。因此，“铜毒为患”具备外受内生的双重含义。现代医学已证实 WD 患者的铜中毒，不是单纯摄入外源性铜过多，而是内在遗传缺陷，即先天禀赋不足所致。铜毒贯穿于 WD 发生、发展和变化的整个病变过程，始终存在于病程的每个时期。无论是从西医还是从中医学角度认识此病，本病都是铜代谢障碍蓄积体内脏腑组织产生的铜中毒症状。脏腑功能失调，铜蓄积体内变成致病的一种毒邪，蓄积沉积于某脏腑、器官，从而产生相应的铜中毒症状。铜毒致病，病损涉及多部位、多脏器、多系统，可导致肝、肾、脾、脑、眼等多脏器实质性损害。既有外周躯干症状(肢体扭转、手足徐动、舞蹈样动作等)，又有内在脏腑病变(肝硬化、脾大)；既有卫气受累症状(易患感冒、上呼吸道感染等)，又有营血病变(皮下瘀斑、呕血、黑便等)；既有躯体疾病的表现，又有精神情志改变(欣快、躁狂、淡漠、抑郁等)。铜毒致病的慢性期可兼夹痰浊、瘀血、积滞、水湿等病理产物和其他病邪,侵犯不同的脏腑、经络,导致多种症状。铜毒致病急性期来势凶猛发病急骤,传变迅速,耗伤正气,病情危重,多兼夹风火之证。典型表现为暴发性肝衰竭、上消化道大出血等,符合毒邪暴盛,证候险恶,势急病重,变化多端,易危及生命的发病特点。

(3)应用驱铜西药后神经症状恶化的可能机制及其应对策略:临床中一部分肝豆状核变性患者在服用青霉胺等驱铜药物后会产生较为严重的药物不良反应。不仅如此,多数脑型患者会表现出初服治疗药物数周内神经系统症状加重甚至恶化的情况,影响了驱铜药物的进一步使用。其确切的机制目前为止尚不清楚,现比较有说服力的机制假设主要有:①体内铜再分布:认为可能是肝脏内大量铜的排出会引起体内原来的铜分布失控,进而进行新的铜分布。患者在应用驱铜药治疗时自身机体的铜会进行再分布,在体内原来含量很少或没有沉积的组织部位大量铜沉积,特别是脑等重要脏器的积累,引起与原来神经系症状相似的或严重的病理状态出现。②铜转移对组织的刺激:青霉胺等驱铜药的长期应用会产生多种不良反应,其中较为严重的就是肾硬变综合征,这可能是体内的铜在转移的过程中不断刺激肾脏皮质及实质而引起的病理结果,从而可以推测体内的铜在再分布的过程中也可能刺激其他的组织及神经结构,使患者出现神经症状加重的现象。③药物性恶化:可能是患者在应用驱铜药物治疗过程中,肝脏铜进入血液循环使血铜水平增加,提升了大脑铜水平,并在这个过程中,进一步加快了脑中铜沉积的速度,加重脑部损伤。④胞质铜致亚细胞毒化:正常人质铜对机体的各个组织器官不会产生毒性作用,肝豆状核变性患者可能在应用驱铜药物治疗过程中细胞质内的铜从无毒状态进入其他亚细胞成分产生毒性作用,从而使神经系统症状在接受驱铜药治疗后加重。鉴于上述可能的机制,我们的研究建议采用以下两种方法来应对,从而保证患者得到有效的治疗:一是采用中药进行干预,我们团队的研究已证实中药肝豆灵、肝豆扶木汤(颗粒)可以在分子层面调控信号转导通路、修复 ATP7B 蛋白亚细胞定位从而恢复患者胆道排铜能力,这是驱铜西药无法做到的,后者仅能通过尿路这一旁路排铜来进行治疗。同时上述中药复方驱铜作用持续和缓,无神经症状恶化现象,并具有多环节、多系统、多靶点的保肝护脑等综合作用的优势。二是采用中西医结合的方法进行中西药联用,与驱铜西药同用后,中药可起到减毒增效,抑制神经症状恶化的作用。

2. 诊治演变 肝豆状核变性为常染色体隐性遗传的单基因病,中医认为先天不足是引起本病的根本原因，情志失调、饮食不节、劳倦内伤等可诱发和加重本病。临床前期或早期多以肝肾不足、气血亏虚为主，肝肾阴亏，气血津液不足，血不养津，肝木失和，刚柔失济，肝阴不能制约肝阳，引动肝风，肝风内动。则见手足抖动、蠕动、头摇、震颤、项强、角弓反张、昏仆等一系列具有动摇不定症状。后天饮食不节，铜毒内聚，损伤脾胃，脾失运化，胃失纳降，湿浊内生，蕴而化热，湿热内生，阳明、太阴湿热内郁，郁甚化火，充盈三焦，耗伤元气。则见口苦或臭，头目昏眩，纳谷不香，腹胀痞满，尿赤便结，鼻衄齿衄，黄疸水臌，舌质偏红或红，舌苔黄腻，脉弦滑数，甚则神昏痉厥。湿热留滞体内，湿为有形之邪，易阻滞气机，气滞则津聚成痰，血滞为瘀，热则炼液为痰，煎血成瘀。瘀血、痰湿阻滞经络，津液内停，痰饮、瘀血加重，痰瘀互为致病因素和病理产物，痰瘀互结。则见表情呆板，反应迟钝，泛恶流涎，胸脘痞满，纳呆便秘，胁下积块，触按疼痛，肌肤甲错，舌质黯淡或有瘀斑，苔薄腻，脉弦涩。

中医认为的毒邪含义广泛，是一种致病因素，铜毒包括在内。肝豆状核变性为先天铜代谢障碍疾病，先天禀赋不足，先天铜邪为一级伏邪。铜邪伏于肝肾，肝肾亏虚，脏腑功能失调，铜毒内聚，伏在膜原，成为“伏毒”，铜毒为二级伏邪，又称代谢之邪（铜毒之邪）。病程日久，铜毒流注五脏六腑、四肢百骸，阻滞络脉，影响气血津液运行，阻碍气机，气滞血瘀或血凝成瘀，津聚成湿或湿聚为痰，痰瘀日久相互搏结，痰瘀互结，毒邪阻络，络气郁滞，脏腑失常，变生诸证，此时之伏邪称为三级伏邪。伏邪阻络，痰瘀互结，络道瘀阻，阻滞肺络，壅遏咽喉，可见咳嗽、言语不清或失音、肺功能异常等；阻滞肝络则胁满胀痛、急躁易怒、手舞足蹈、爪甲干枯等；阻滞脾络则腹满纳呆、泛恶流涎等；阻滞肾络，则可出现腰膝酸软、蛋白尿、血尿、肾功能不全、骨质疏松甚至骨折等；阻滞心络，可出现心慌胸闷，甚至心房颤动、心力衰竭等；阻滞脑络，则表情呆板、反应迟钝、健忘痴呆、肢体抖动、言语謇涩等；阻滞女子胞络，可见习惯性流产、不孕、月经不调等；阻滞血络，则血不循经可见各种血证，如齿衄、鼻衄、肌衄、吐血、便血等；阻滞络脉，则见筋脉收引、挛缩、肢体僵硬、强直或扭转痉挛、肢体麻木疼痛。总之，伏毒阻络，络脉阻滞，出现肝风复杂多变的临床表现。

【医论撷要】

《素问·至真要大论》：“诸风掉眩，皆属于肝。”

《素问·风论》：“以春甲乙伤于风者，为肝风；以夏丙丁伤于风者，为心风；以季夏戊己伤于邪者，为脾风；以秋庚辛中于邪者，为肺风；以冬壬癸中于邪者，为肾风。”

《中藏经·风中有五生五死》：“风中有五者，谓心肝脾肺肾……肝风之状，青色围目连额上。”

《金匮要略·中风病脉证治》：“肝中风者，头目，两胁痛，行常伛，令人嗜甘。”

《类证治裁》：“风依于木，木郁则化风。”

《吴中珍本医籍四种·柳宝诒医论医案》：“和木性化风，风木不和，则上越而为肝风之病。”

《柳选四家医案·评选静香楼医案》：“肝不柔而风动。”

《临证指南医案·肝火》：“古人虽分肝风、肝气、肝火之殊，其实同是一源。”

《临证指南医案·中风》：“风木过动，中土受戕，不能御其所胜。”

《王旭高医书六种·西溪书屋夜话录》：“肝气、肝风、肝火，三者同出异名。”

《医学衷中参西录·六经总论》：“盖肝属木，中藏相火，木盛火炽，即能生风也。”

【参考文献】

[1] 杨文明, 韩辉, 鲍远程, 等. 中医对肝豆状核变性病因病机及辨证论治的探索 [J]. 北京中医药大学学报 (中医临床版), 2012, 19 (4): 6-9.

[2] 梁秀龄, 陈曦, 李洵桦, 等. 肝豆状核变性临床若干问题 [J]. 中华神经科杂志, 2005,(1): 60-62.

[3] 沈斌, 鲍远程. 鲍远程辨证治疗肝风 (肝豆状核变性) 经验 [J]. 河南中医, 2017, 37 (2): 227-229.

[4] 李祥, 杨文明, 汪瀚, 等. 肝风论 [J]. 中医药临床杂志, 2013, 25 (3): 198-200.

[5] 童瑶. 论叶天士肝风证治之特点 [J]. 上海中医药杂志, 1992,(5): 35-38.

[6] 冯涛. 秦伯未解《西溪书屋夜话录》“治肝卅法” [J]. 山东中医药大学学报, 2020, 44 (5): 580-584.

[7] 钱南南, 杨文明, 魏涛华, 等. 肝豆状核变性伏毒阻络病因病机探要 [J]. 中国实验方剂学杂志, 2022, 28 (12): 133-140.

第二十二章　痹　　证

痹证是以肢体筋骨、关节、肌肉等处发生疼痛、重着、酸楚、麻木，或关节屈伸不利、僵硬、肿大、变形为主症的疾病。多发于中老年人，男性多于女性，肢体经络痹证为常见病，发病率较高。神经系统中的许多疾病均可表现有痹证的主要临床特征，如坐骨神经痛、三叉神经痛、多发性硬化等，可归为“痹证”范畴，本章以坐骨神经痛展开论述。研究表明，近几年来坐骨神经痛的发病率逐年上升，超过 30% 的患者疼痛持续时间在 1 年以上。而 90% 以上是由椎间盘突出造成的。长期的疼痛容易造成下肢肌肉痿废，出现行走困难等，导致患者的生活质量严重下降，日久还会产生心理负担。《黄帝内经》不仅提出了痹证的病名，而且对其病因、病机、证候分类及转归、预后等作了详细的论述。

【典型病案举隅】

患者，男，68 岁，农民，高中文化。

【主诉】

渐进性双下肢疼痛 1 年余，加重半个月。

【四诊采集】

（一）望诊

1. 观察患者行走时的步态及姿势。
2. 观察患者面部表情是否痛苦。
3. 舌象。

（二）闻诊

1. 患者说话的语音、语调及流畅性。
2. 患者的身体及口腔有无异味。

(三) 问诊

1. 是否伴有肢体活动不利。
2. 疼痛从哪个肢体开始,逐步进展顺序如何。
3. 疼痛出现的时间和具体表现。
4. 疼痛特点是否为刺痛、牵拉痛、刀割样疼痛、持续性隐痛。
5. 是否伴有二便障碍、行走困难、弯腰不能等症状。
6. 是否出现精神行为的异常。
7. 做过哪些实验室和影像学检查。
8. 接受过哪些治疗,效果如何。
9. 有无家族史。

(四) 切诊

1. 检查患者肌力、肌张力、压痛点、直腿抬高试验、病理征。
2. 脉象。

【病情述要】

患者于1年前无明显诱因下出现右下肢疼痛,活动不利,不能久行久立,继之出现左下肢后外侧疼痛明显,卧床休息后疼痛好转,劳累后加重,反复出现,一直未予以治疗。近半个月来,患者因家务繁重,双下肢疼痛再发,以右侧为甚,呈持续性隐痛,活动时偶有放射性电击样疼痛,遂卧床休息,给予按摩治疗,病情无明显改善,逐渐加重,活动不利。病程中,患者无发热咳嗽,无鞍区麻木,无大小便障碍,无耳鸣,饮食尚可,二便自调。

刻下症:双下肢疼痛,活动不利,直腿抬高试验阳性,右下肢沉困,气短懒言,遇寒加重,舌质淡,苔薄白,脉沉缓。

辅助检查:腰椎磁共振提示:L_3~L_5腰椎间盘突出,以L_4~L_5明显相应水平椎管狭窄。

【诊断治疗】

诊断:痹证(气虚寒凝证)。

治法:益气温经,活血通络。

处方:黄芪桂枝五物汤加味。

生黄芪30g、桂枝10g、当归15g、白芍15g、川芎10g、川牛膝10g、麻黄5g、鸡血藤10g、红花10g、生姜10g、大枣4枚、桑寄生15g。

7剂，水煎，早晚口服，每日1剂，并嘱卧硬板床休息。

二诊：服上方7剂后，全身微微汗出，汗后周身轻舒，双下肢疼痛减轻，拄拐可自行下床活动，舌质淡红，苔薄黄，脉沉细。上方去麻黄，加川续断15g、木瓜9g、狗脊15g。14剂，水煎服。

三诊：继服14剂后，右下肢疼痛明显减轻，日常生活可以自理，原方继服，巩固疗效。

半年后门诊随访，腰腿痛完全消失，双腿活动自如，无不适。

【临证分析】

1. 痹证诊断要点有哪些？

(1)临床表现为肢体关节肌肉疼痛、酸楚、重着、麻木，或关节屈伸不利、肿大、僵硬、变形。

(2)发病及病情的轻重常与劳累以及季节、气候的寒冷、潮湿等天气变化有关，某些痹证的发生和加重可与饮食不当有关。

(3)本病可发生于各年龄段，其中老年患者发病率较高。

(4)CT、MRI检查有助于诊断。

2. 分析该患者诊断为痹证的依据。

(1)老年男性，慢性起病，急性加重，以肢体疼痛、麻木、重着、活动障碍为主诉。

(2)临床主要表现为劳累后症状加重，并伴有右下肢沉困，气短懒言，直腿抬高试验阳性。

(3)腰椎磁共振检查提示：L_3~L_5腰椎间盘突出，以L_4~L_5明显，相应水平椎管狭窄。

3. 临床诊断时，该病需要与哪种病证相鉴别？

痹证与痿证相鉴别：痹证是由风、寒、湿、热之邪流注肌腠经络，痹阻筋脉关节而致。以关节疼痛为主症，是由于疼痛甚或关节僵直不能活动，日久废而不用导致肌肉萎缩。痿证是因湿热毒邪浸淫，肺热叶焦或精血亏损，肌肉筋脉失养，肢体力弱，无疼痛症状，痿证是无力运动，部分痿证病初即有肌肉萎缩。再结合病史分析，不难鉴别。

4. 痹证主要相当于西医哪些疾病，临床需做哪些相关检查？

根据本病的临床表现，西医学神经系统中常见的坐骨神经痛、肩手综合征、颈神经根病变、腰椎间盘突出症等，以及其他系统中凡具有痹证主要临床特征的疾病，均归属于痹证范畴，可参照本章辨证论治。

临床诊治过程中需做以下相关检查：

⑴肌电图检查，了解神经损伤程度。

⑵病变相关部位的骨关节X线和腰椎CT、MRI等影像学检查常有助于病因学的诊断以及了解骨关节疾病的病变部位与损伤程度。

⑶疼痛视觉模拟量表（Visual Analogue Scale，VAS）：在临床应用中比较广泛，也比较直观，患者可从0~10分中打出自己的疼痛程度分数：0<分数≤3.5表示轻度疼痛；3.5<分数≤6.5表示中度疼痛；6.5<分数≤10表示重度疼痛。根据测得的分数结果，可以判定患者的疼痛程度。

5. 分析痹证的病因病机。

⑴病因

1）外因：外因为痹证发生的条件。

①感受风寒湿邪：久居潮湿之地，严寒冻伤，贪凉露宿、睡卧当风、暴雨浇淋、水中作业或汗出入水等导致风寒湿邪注于肌腠经络，滞留于关节筋骨、气血痹阻、风寒湿痹。由于感受风寒湿邪各有所偏盛，而有行痹、痛痹、着痹之别。若素体阳气偏盛，内有蓄热，复感风寒湿邪，从阳化热；或风寒湿痹经久不愈，亦可蕴而化热。

②感受风湿热邪：久居炎热潮湿之地，外感风湿热邪，袭于肌腠，壅于经络导致痹阻气血经脉，滞留于关节筋骨可致风湿热痹。

③跌扑外伤，损及肢体筋脉，气血经脉痹阻，亦与发病有关。

2）内因：内因为发病的基础。

①劳逸不当：劳欲过度，将息失宜，防御功能降低，汗出肌疏，外邪乘袭；精气亏损，卫外不固；或剧烈活动后，体力下降。

②久病体虚：老年体虚，肝肾不足，肢体筋脉失养；病后、产后气血不足，腠理空疏，外邪乘虚而入。

③饮食内伤：恣食甘肥厚腻或酒热海腥发物，脾运失健，湿热痰浊内生，阻于气血经脉，亦可发为痹证。

⑵病机

1）基本病机：风、寒、湿、热、痰、瘀等邪气滞留肢体筋脉、关节、肌肉，经脉痹阻，不通则痛。患者平素体虚，阳气不足，卫外不固，腠理空虚，易为风、寒、湿、热之邪乘虚侵袭，痹阻筋脉、肌肉、骨节，而致营卫行涩，经络不通，发生疼痛、肿胀、酸楚、麻木或肢体活动不灵。

2）邪气从化，证分寒热：外邪侵袭机体，又可因人的禀赋体质不同而有寒热转化。

①素体阳气偏盛，内有蓄热者，感受风寒湿邪，易从阳化热，而成为风湿热痹。

②阳气虚衰者，寒自内生，复感风寒湿邪，多从阴化寒，而成为风寒湿痹。

(3) 病位：主要在经络、肌肉、关节、筋骨。与五脏相关，重在肝、脾、肾。

肝主筋，为罢极之本。

脾主肌肉，为气血生化之源。

肾主骨，藏精，内寄元阴元阳。

病久则可累及心肾，甚则内舍于五脏。

痰浊、瘀血、水湿在疾病的发生发展过程中起着重要作用。

邪痹经脉，脉道阻滞，迁延不愈，影响气血津液运行输布。

1) 血滞而为瘀，津停而为痰，酿成痰浊瘀血，继而阻痹经络，出现皮肤瘀斑、关节周围结节、屈伸不利等症。

2) 痰浊瘀血与外邪相合，阻痹经络，深入骨骱，关节肿胀、僵硬、变形。

3) 痹证日久，影响脏腑功能，津液失于输布，水湿停聚局部，关节肢体肿胀。

4) 痰瘀水湿可相互影响，兼夹转化，如湿聚为痰，血滞为瘀，痰可碍血，瘀能化水，痰瘀水湿互结，旧病新邪胶着，病程缠绵，顽固不愈。

6. 分析痹证的病理演变。

病初邪在经脉，累及筋骨、肌肉、关节，日久耗伤气血，损及肝肾，虚实相兼；痹证日久，也可由经络累及脏腑，出现相应的脏腑病变，其中以心痹较为多见，临床常见心烦、惊悸，动则喘促，甚则不能平卧等症状。

7. 该患者辨证为气虚寒凝证的依据是什么？

依据：该患者肢体疼痛，下肢沉困，疲劳或活动后易复发、加剧，为气虚的表现；气虚则卫外不固，风寒之邪乘虚而入，寒凝血滞，经脉不利，不通则痛，则见双下肢疼痛、活动不利；舌质淡，苔薄白，脉沉缓皆为佐证。

8. 分析该患者初诊的处方用药及二诊时为何去麻黄，加用川续断、狗脊、木瓜。

该患者为气虚寒凝、经气痹阻之证。方中以黄芪桂枝五物汤为主方，方中黄芪甘温补气，补在表之卫气；桂枝散风寒而温经通痹；当归补血活血；白芍养血和营而通血痹；川芎、川牛膝、鸡血藤、红花活血通经；生姜辛温，疏散风邪；大枣甘温，养血益气；麻黄温通经络，发汗驱寒；桑寄生祛风湿，益肝肾，强筋骨。诸药合用起到益气温经，活血通络之效。

患者二诊时诉平素已有全身微微出汗，汗后周身轻舒。对于坐骨神经痛之属寒性者，发汗应适可而止，以免伤营损正，不利于病情的恢复。服药后病情改善，说明辨证思路准确，故停用麻黄，加用川续断、狗脊、木瓜加强补肝益肾，活络止痛之效，以期治病求本。

9. 该患者在治疗过程中出现腰膝酸软、耳鸣耳聋、失眠多梦等症状，用药时该如何加减？

患者出现腰膝酸软、耳鸣耳聋、失眠多梦等症状，多因患者年老，病程日久，阴津耗损致肝肾亏虚，不能濡养经脉，肝主筋、肾主骨，肾开窍于耳，肝肾不足，筋脉失养是本病发病的内在因素。治疗时可加入补益肝肾、强壮腰膝之药，如淫羊藿、怀牛膝、杜仲、补骨脂、枸杞子等。

10. 如该患者未能及时治疗，病情延误，病机可能会如何转化？

依据该患者目前临床症状，主要以气虚寒凝为主，这一阶段火邪、痰浊、瘀血尚不明显，尚无正气大亏之象，若积极治疗，予以理气活血、驱寒通络之剂，病情尚可控制。如若任由病情迁延，风、寒、湿、热、痰、瘀因虚而生，相互转化，相兼为患，进一步耗伤阴津气血，最后导致阴阳气血衰败，肝脾肾多脏器功能受损，以致不治。

【知识拓展】

西医学中坐骨神经痛属于痹证范畴，坐骨神经痛，临床可表现为沿坐骨神经通路即腰、臀部、大腿后、小腿后外侧和足背外侧发生的疼痛症状群。坐骨神经是支配下肢的主要神经干。坐骨神经痛又属于腰腿痛的范畴，因部分是由腰椎间盘突出压迫坐骨神经所致。人体的第四、五腰椎负担最重，活动度最大，容易发生退变老化，长期劳损或突然扭伤，可使腰椎间盘向侧后方突出。腰椎间盘突出后，压迫坐骨神经根，引起充血、水肿等病理变化，从而使坐骨神经分布区域以臀部、大腿后侧、小腿后外侧、足背外侧为主出现放射性疼痛。坐骨神经痛患者首先要注意改变生活方式，平时应多做康复锻炼；生活中尽可能避免穿带跟的鞋子，因重心稍许前移都会使疼痛加重；日常生活中应卧硬板床，取平卧位，保持脊柱的稳定，减少椎间盘承受的压力。其早期症状一般表现为下肢疼痛、麻木等。坐骨神经痛以单侧发病为多，主要发生于老年男性，起病多为急性或亚急性，起病随病因不同而异。腰椎间盘突出患者常在用力、弯腰或剧烈活动等诱因下呈急性或亚急性起病，少数为慢性起病，疼痛常自腰部向一侧臀部、大腿后、腘窝、小腿外侧及足部放射，呈烧灼样或刀割样疼痛，咳嗽及用力时疼痛可加剧，夜间更甚。所以一旦发现有类似症状应及时就诊，排除其他病因的可能，明确诊断，以防漏诊，避免延误病情。一些患者在尚未明确诊断时，盲目用药，错失了最佳治疗时机，故确诊后进行及时规范有效的治疗很关键。临床上治疗坐骨神经痛的方法有很多，例如物理疗法、药物疗法、牵引法、推拿法等均可起到治疗作用，但是坐骨神经痛的治疗关键在于坚持。此外日常功能锻炼和康复保健非常重要。坐骨神经痛患者常常害怕疼痛而减少活动，这样做其实并不利于疾病的恢复。建议在病情发作期，患者应当尽量卧床休息并配合局部理疗；在病情缓解期，患者应当正常参加工作、循序渐进地增加活动量，积极的腰背肌锻炼可有效预防病情复发。慢走、慢跑、球类运动都可以进行，有针对性的体育锻炼更为有益。

针对不同发病时期的患者，中医治疗痹证是在辨证论治的基础上，灵活组方，取得了很好的临床疗效。新安医家在诊治痹证方面，重视补脾气、益精血，体现“固本培元”的思想。在《石山医案·常用参芪论》中，汪机详细论述“参芪”应用的理论及临床价值，奠定了固本培元派的基础。《医学原理·痹门·丹溪治痹活套》中记载：“痹症多气血亏败，风寒湿等邪乘之……治宜补养气血为本，疏理邪气为标。”认为痹证为气血亏虚，感受风寒湿邪造成的，治疗上应以固本培元、补益气血为主。血虚以四物汤加减、气虚以四君子汤加减治疗。孙一奎治疗痹证以益精血治其本，祛邪通络治其标：益精血、补肝肾多用龟板、鳖甲、虎骨、鹿角胶等；祛风湿、通经络多用苍耳子、羌活、防风、秦艽等。

【临证精要】

一、辨证要点

1. 辨寒热 痛有定处，痛势较甚，遇寒加重为寒证；灼热疼痛，肌肤红赤，遇热加重为热证。

2. 辨虚实 痹证新发，邪气偏盛明显者为实证；痹证日久，耗伤气血、肝肾不足者为虚证；对于病程日久、缠绵不愈者往往伴有虚实夹杂之证。

痹证的发生与体质因素、气候条件、生活环境及饮食等有密切关系。正虚卫外不固是痹证发生的内在基础，感受外邪是痹证发生的外在条件。邪气痹阻经脉为其病机根本，病变多累及肢体筋骨、肌肉、关节，甚则影响脏腑。

二、治疗原则

痹证以风、寒、湿、热、痰、瘀痹阻气血为基本病机，故治疗应以祛邪通络，缓急止痛等为基本原则，根据邪气的偏盛，分别予以祛风、散寒、除湿、泄热、化痰、行瘀等方法。如以风邪为主的行痹应以祛风为主，兼以散寒祛湿，佐以养血活血，即所谓“治风先治血，血行风自灭”；以寒邪为主的痛痹应以散寒为主，兼以祛风胜湿，佐以温阳补火，即所谓“阳气并则阴凝散”；着痹应以除湿为主，兼以祛风散寒，佐以健脾益气，即所谓“脾旺能胜湿，气足无顽麻”；以热邪为主的热痹应以清泄郁热，祛湿通络；兼有痰、瘀者，应以燥湿化痰，活血行瘀，宣痹通络；此外，久痹正虚者，应重视扶正，健脾胃、补肝肾、益气血亦是常用之法。

三、他型证治

1. 寒滞经络证

症状：腰腿局部疼痛，痛势剧烈，疼痛以夜间尤甚，患肢屈曲，不敢活动，咳嗽或者用力时往往加重。环跳、委中、承山、昆仑穴压痛明显，舌苔白，脉弦紧。

病机分析：患者淋雨及劳累后发病，痛有定处，遇寒痛甚，以夜间疼痛明显。疼痛沿着坐骨神经分布，压痛明显，舌苔白，脉弦紧乃寒滞经络之证。

治法：温经散寒。

常用方药：当归四逆汤（《伤寒论》）。当归、桂枝、白芍、细辛、通草、炙甘草、大枣。

方药解析：方中当归养血和血以补虚；桂枝温经散寒通脉，共为君药。细辛温经散寒，增桂枝温通之力；白芍养血和营，既助当归补益营血，又配桂枝以和阴阳，共为臣药。通草通利经脉，以畅血行；大枣、炙甘草益气健脾，其中炙甘草又可调和诸药。全方共奏温经散寒、养血通脉之功。

若疼痛较剧，寒邪较甚，可加入制川乌以温经散寒；腰膝酸软、步行乏力乃肾精亏虚之象，加杜仲、巴戟天、淫羊藿、牛膝补肝肾，强筋骨；痛如锥刺，为寒邪日久入络，可加桃仁、路路通、制乳香、没药活血通络。

2. 湿热浸络证

症状：腰腿痛呈烧灼样剧烈胀痛，口渴、心烦、尿赤，舌红，苔薄黄，脉濡数或者弦数。

病机分析：素体阳盛或阴虚有热者，感受热邪易从热化。或长夏之际，湿热交蒸，易感此邪，或风寒湿邪蕴结日久，郁而化热，而成湿热，湿热蕴结，闭塞经脉，气血阻滞而为痛。口渴、心烦、尿赤，舌红，苔薄黄，脉濡数或者弦数乃湿热浸络之征。

治法：清热利湿，舒经通络。

常用方药：四妙丸（《成方便读》）。苍术、黄柏、薏苡仁、川牛膝。

方药解析：方中黄柏苦寒清下焦之火，为君药。苍术苦温燥湿，为臣药。薏苡仁清利湿热，川牛膝通利经脉，引药下行，且能强壮腰膝。

若热甚者，重用黄柏，加用石膏以清实热；如小便浑浊者，为湿热下注，可加萆薢以清热通络利湿。

3. 痰瘀痹阻证

症状：腰腿关节刺痛，痛处不移，或关节皮肤肿胀、伸屈不利并伴有瘀斑瘀点、眼睑浮肿、胸闷痰多。舌质紫黯或有瘀斑，舌苔白腻，脉细涩。

病机分析：痰瘀互结，留滞肌肤，痹阻经脉，故肌肉关节刺痛，固定不移，或肌肤紫黯肿胀，舌质紫黯或有瘀斑，舌苔白腻，脉细涩为痰瘀痹阻之象。

治法：化痰行瘀。

常用方药：双合汤（《万病回春》）。当归、川芎、白芍、生地黄、陈皮、法半夏、白茯苓、桃仁、红花、白芥子、甘草、竹沥。

方药解析：方中桃仁、红花活血通经，散瘀止痛，为君药。当归、川芎、生地黄、白芍补血调血通络，共为臣药。陈皮、法半夏、白茯苓、白芥子、竹沥健脾化痰行气，甘草调和诸药。全方共奏化痰行瘀，通络止痛之效。

若瘀血重者加三七、莪术；若痰浊重者加胆南星、天竺黄；痰瘀交结，疼痛不已者，加穿破石（代）、白花蛇、全蝎、蜈蚣、地龙；有痰瘀化热之象者，加黄柏、丹皮。

4. 肝肾亏虚证

症状：腰腿关节屈伸不利，并伴有肌肉消瘦，畏寒，肢冷，或骨蒸劳热，心烦口干，舌质淡红，舌苔薄白或少津，脉沉细弱或细涩。

病机分析：肝主筋，肾主骨，肾又依赖于肾阳的温煦，肾阳亏虚，阳气受损，故畏寒，肢冷，肾阳亏虚致营卫气血涩滞不通，故壅而化热，并酿痰、留瘀，故关节屈伸不利。

治法：补肝益肾。

常用方药：独活寄生汤（《备急千金要方》）。独活、桑寄生、秦艽、杜仲、防风、当归、干地黄、茯苓、川芎、牛膝、人参、芍药、甘草、细辛、桂心。

方药解析：方中重用独活为君，祛风寒湿而除痹痛。细辛、防风、秦艽、桂心祛风胜湿，活络舒筋；四药助君祛风胜湿，宣痹止痛，共为臣药。桑寄生、牛膝、杜仲补肝肾，祛风湿，壮筋骨；当归、芍药、干地黄、川芎养血活血，寓"治风先治血，血行风自灭"之意；人参、茯苓、甘草补气健脾，甘草又可调和诸药。诸药合用，风寒湿邪俱除，肝肾强健，气血充盛，诸症自缓。

若寒邪重者加附子、干姜、巴戟天驱散寒邪；午后潮热为肝肾阴亏热重者，加龟板、熟地黄滋阴退热；肾气虚者加续断、狗脊补气强腰脊；正虚不甚者，可减地黄、人参用量。

四、中成药治疗

1. 天麻素胶囊 由天麻一味药组成，具有祛风通络，平抑肝阳的作用，适用于痹证风湿痹阻或肝阳上亢证。

2. 天舒胶囊 由川芎、天麻组成，可活血平肝，通络止痛，适用于痹证瘀血阻络或肝阳上亢证。

五、其他疗法

1. 针灸 针灸治疗本病取得了较确切的临床疗效，本病病初多以邪实为主，邪在经络，治疗主张泻实，祛邪通络。病变日久耗伤气血，损及肝肾，则为本虚标实，治疗主张补虚泻实，调节脏腑。可综合应用多种针刺疗法，提高疗效。体针可以激发四肢经气，调整全身气血阴阳，改善病情。临床治疗多以体针为主，综合耳针、指针、梅花针叩刺、刺络放血等多种治疗方法。

2. 推拿 对于缓解早期出现的疼痛效果较好。推拿的重点是加强患者的伸展肌肉范围，牵引缩短、僵直的肌肉。动作轻柔和缓，要对颈腰四肢各关节及肌肉进行推拿，至少两天一次，尽量保持关节的活动幅度。

3. 穴位注射 5% 利多卡因 2ml 加氢化泼尼松注射液 2ml 混匀，按针灸穴位或痛点注射，每次 2~4ml，适用于瘀血或痰瘀痹阻证。

4. 热熨法

(1) 海盐 500g，小茴香 120g，红花 120g 炒热，布包熨患处。

(2) 棉花子、蚕沙各 500g，炒热，加入少量白酒，装入布袋，趁热熨患处。

5. 神灯照射 照射疼痛部位，每日 1 次，1 次 15~20 分钟。有活血舒筋、消肿止痛作用。

6. 康复训练 痹证的康复训练可以考虑采用以下几种方式：①物理疗法，采用按摩、针灸、穴位贴敷、天灸、热奄包等；②运动疗法，撑腰锻炼：取站立位，双脚分开与肩同宽，十指相扣，缓慢抬起双臂至完全伸直，在此过程中缓慢吸气，感觉腰部肌肉受到牵连，维持10秒，缓慢放下手臂并呼气，每日20次；搭桥运动：取仰卧位，屈膝，双臂自然放置身体两侧，缓慢抬起臀部，以头颈部、双手、双足支撑床面，维持10秒，臀部缓慢回归床面，每日30次；小燕飞法：取俯卧位，双上肢背伸，腹部支撑床面，头部与足部抬离床面，维持5秒，每日30次；倒退行走：由家属陪同，防止患者摔倒，缓慢退行，每次10~20分钟，每日1次。

7. 中药熏洗 独活、红花、川牛膝、艾叶、伸筋草、片姜黄、路路通、丝瓜络、苦参、合欢花、地龙、当归、川芎等。有活血舒筋、消肿止痛作用。

8. 手术治疗 经药物治疗无效时，可予以手术治疗。手术治疗的方式主要有：脊髓背根神经入口处毁损术、脊髓电刺激术等。

六、护理调摄

1. 饮食 ①多食两素：两素即维生素和纤维素。尤其是B族维生素，它是神经代谢非常重要的物质，维生素C、维生素D等是人体不可或缺的物质，有些脂溶性维生素易缺乏，所以应当吃粗米、粗面、胡萝卜、新鲜蔬菜和水果来补充，适当吃核桃、白果、松子等坚果，它们含有丰富的神经代谢营养物质。②宜食钙质丰富的食品，如牛奶、奶酪、酸奶、豆制品等。③忌烟酒及辛辣、炸烤食物。

2. 预防意外 注意患者活动中的安全问题，需有专人护理，防止跌伤。

3. 心理护理 使患者情绪松弛，给予适当的鼓励、劝告和指导，积极面对疾病，主动配合治疗。

七、经验荟萃

1. 李济仁重视痹证的病因、病机与络脉之间的关系，认为风寒湿热等外邪反复、夹杂侵犯肢体关节，袭入络脉，以致络脉环境之稳态失衡；或络脉空虚而招引内邪即无形之虚邪(血虚生风，阳虚生寒，阴虚生热)，同气相求、合并侵犯，激发机体反应，从而正邪交争并用，络脉瘀阻。引起以下的病理演变：寒、热诸邪侵入络脉，填塞阻逆，蕴而为毒。如叶天士《临证指南医案》所谓："寒入络脉，气乘填塞阻逆。"寒毒、热毒郁滞胶结于络脉，损害肢节，耗伤机体，同时邪毒为有形之病理产物，亦可阻迫络道恣行。“毒”可视为外邪（风、寒、湿、热、毒等六淫时邪）、无形之虚邪、内生之邪（痰、湿、瘀）等的综合病因病理。毒邪侵袭、潜伏体内，可致脏腑、经络、营卫、气血关系失常，引起阴阳偏盛、偏衰而罹病，且常为缠绵难愈。

2. 邵祖燕指出痹证属于中医痼疾顽证，久治不愈。由于病情迁延反复，而多器官受累，气血俱病，阴阳失调，虚实夹杂，故扶正祛邪、攻补兼施为常用治则。秉承“脾旺四季不受邪”的基础理论，在治疗疾病过程中主张健脾扶正，脾胃功能正常，水谷精气得以化生，正气充旺，四肢得以濡养，自无罹患痹证之虑。强调止痛为先，急则治标，疼痛不仅消耗体力，阻碍肢体活动，日久更致关节畸变，肌肉萎缩。病久迁延，关节畸形，或肿胀僵硬，活动障碍者，必借虫蚁之类搜剔窜透，重用虫类药，使经络通畅，邪蠲正复。

3. 丁锷在治疗顽痹时强调瘀浊，当以祛瘀化浊为法，而在祛瘀化浊中，又注重温经通络。在温通立意时常用肉桂、牛黄药对。在治疗痹证时强调人之阳气资始在肾，资生在脾，而顽痹久服风药有风去、血燥、气损之嫌，故而临床中常使用黄芪，从化源滋生处着力，又不拘泥一味滋补，常兼用行气活血之品。认为痹证的病因不离瘀、虚二字，强调“瘀虚为本，寒热为标”，认为瘀血郁而化热，阳虚则内寒已生。并且强调在治疗痹证要倡导辨病与辨证相结合，临诊时不能只停留于辨识证候，以偏概全，当研究疾病的本质、探索疾病的特殊性，方能拓宽临证思路，提高诊疗水平。

【诊疗解悟】

1. 临证发微 痹证的发生，主要由风、寒、湿、热之邪乘虚侵袭人体，引起气血运行不畅，经络阻滞；或病久痰浊瘀血，阻于经隧，深入关节筋脉。一般多以正气虚衰为内因；风寒湿热之邪为外因。我们以新安医学为指导，围绕临床表现进行论治，辨证、辨部位使用中药，形成了痹证的创新理论和经验，具体如下：

（1）基于西医临床表现的中医分型论治：对于痹证而言，无论是神经系统还是骨关节系统的痹证，均应按疾病的西医临床表型来进行分型论治。例如，坐骨神经痛按临床表现可分为根性和干性坐骨神经痛，根性坐骨神经痛受累部位在椎管内或神经根管，患者经常感觉到腰骶部及腿部疼痛；干性坐骨神经痛受累部位在椎间孔以外，患者经常感觉到患肢沿坐骨神经走行的部位出现放射性疼痛。根性坐骨神经痛大多由于痰湿或者瘀血阻滞经脉造成不通则痛，在选择中药时往往选择活血利水的药物，如丹参、红花、川芎、三棱、莪术、赤芍、三七、茯苓、猪苓、车前子、泽泻等；干性坐骨神经痛常因外感风寒湿邪，痹阻经脉而致肢体疼痛，在选择中药时往往选择祛风除湿的药物，如羌活、独活、秦艽、细辛、花椒、猪苓、茯苓、薏苡仁等。

(2) 中药辨证使用：痹证多被认为是正气不足，外感邪气所致，根据不同致病因素可选取相应的中药治疗。①祛风散寒止痛：适用于外感风寒之邪，痹阻经脉所致的肢体疼痛，通过辛温发散，温经散寒，达到祛邪通脉止痛作用，常用药物有羌活、独活、秦艽、细辛、花椒、白芷、威灵仙、桂枝等。祛风药物能发汗祛湿，多为辛温香燥之品，易伤阴耗血，用药当中病即止，阴血不足者当慎用或禁用。②清热消肿止痛：主要适用于湿热蕴结，痹阻经络，流注关节，或热毒炽盛，脏腑气机失宣，热壅血瘀，导致关节疼痛、肿胀等，通过清热解毒药物祛除热毒之邪，达到祛邪止痛目的，常用药物有金银花、连翘、黄柏、牡丹皮、薏苡仁、泽泻、萆薢、土茯苓、木防己等。此类药物多苦寒，有伤阳败胃之弊，脾胃虚寒者当慎用。③活血化瘀止痛：主要适用于瘀血阻滞筋脉引起的肢体疼痛，常用药物有丹参、红花、川芎、三棱、莪术、赤芍、三七、桃仁、水蛭等。此类药物易耗血动血，有出血倾向者当慎用。④补虚止痛：适应于痹证日久，阴虚血少，筋脉失养，“不荣则痛”，常用药物有鸡血藤、当归、熟地黄、丹参、芍药、甘草等。此类药物多属甘味滋补之品，有腻滞脾胃，妨碍脾胃运化之弊，脾虚便溏者，宜配合健脾助运药物。⑤祛风止痛法：适用于痹证久病入络，抽掣疼痛，肢体拘挛者，多用虫类祛风止痛药物，深入经络，以通经达络止痛，常用药物有全蝎、蜈蚣、地龙、白花蛇、乌梢蛇、露蜂房、水蛭、穿破石等。这些药物多偏辛温，作用较猛，且具有一定毒性，故用量不可太大，不宜久服，中病即止。其中全蝎、蜈蚣二味可焙干研末吞服，既可减少药物用量，又能提高临床疗效。

(3) 中药辨部位使用：痹证的不同病位也可选用不同中药，痹在上肢可选用片姜黄、羌活、桂枝以通经达络，祛风胜湿；下肢疼痛者可选用独活、川牛膝、木瓜以引药下行；痹证累及颈椎，出现颈部僵硬不适、疼痛，左右前后活动受限者，可选用葛根、伸筋草、桂枝、羌活以舒筋通络，祛风止痛；痹证腰部疼痛，僵硬，弯腰活动受限者，可选用桑寄生、杜仲、巴戟天、淫羊藿以补肾强腰，化瘀止痛。

在痹证的治疗中，风寒湿痹疼痛剧烈者，常用附子、川乌、草乌等祛风除湿，温经止痛的药物。此类药物生用毒性大，一般需经炮制，内服常用量为5~12g，用量宜从小剂量开始递增，适量为度，不可久服。应用时可文火久煎，或与甘草同煎，有缓解毒性的作用。服药后若出现唇舌发麻、头晕、心悸、恶心、脉迟等中毒反应，即应停服，并频饮绿豆甘草汤，无效或危重者，按药物中毒急救处理。

痹证的预后与感邪的轻重、患者体质的强弱、治疗是否及时以及病后保养等因素密切相关。痹证初发，正气尚未大虚，病邪轻浅，采取及时有效的治疗，多可痊愈。若虽初发而感邪深重，或痹证反复发作，或失治、误治等，往往可使病邪深入，由肌肤而渐至筋骨脉络，甚至损及脏腑，病情缠绵难愈，预后较差。

2. 诊治演变 早在马王堆汉墓出土的《足臂十一脉灸经》中就有对痹证的相关记载，痹证在中医学术中有较为久远的历史，至今两千余年的历史演变中，历代医家不断探索，从理论到实践，从诊断到治疗，积累了丰富的临床诊治经验。其理论基础奠基于先秦两汉时期。在秦汉时期的《足臂十一脉灸经》中痹证作为单一症状出现，主要以肌肉、筋骨、关节等处发生酸痛、麻木、屈伸不利等为特点，至《黄帝内经》时期，痹证已作为一个特定疾病出现，其概念、病因、病机、病性、证型相对规范化，对痹证有了新的理解，如“风寒湿三气杂至，合而为痹也”。在临证实践与理论认识深化的魏晋隋唐时期，此间对痹证的认识通过临证不断深化。宋金元医学理论创新不断发展，痹证作为一个常见病、多发病，也得到官方及民间医家普遍重视。至明清时期，中医诊治痹证的理论和实践日臻成熟，如清代名医何效德认为“痹者，闭而不通之谓也，不通则痛”，故以疼痛为主症。中医在经历数千年对痹证的探索后，逐渐将重点放在以肢体关节痹阻疼痛为主要症状一类疾病的认识探讨上，而之前的脏腑痹、气血痹、官窍痹等病证则相应归入其所属的内科病证中。

由于诱发痹证的病因病机较为复杂多变，机体自身阴阳偏盛不同，体质强弱不一则决定了痹证发病前后病情的发展方向有所差异。故在《素问·痹论》中将痹证分为风、寒、湿、热四类进行辨证施治。因为风善动轻扬易变，所以除去不难，寒邪用温法易治疗，但湿为阴邪，其性黏滞浊重，不易治疗，病程往往缠绵难愈。若风寒邪夹杂湿邪产生重浊黏滞，这种情况就更加难以治愈，因而可导致经络缠绵不愈，从而既有风寒湿痹的临床表现，又有风寒湿邪郁而化热的寒热错杂之证。所以在治疗痹证时应该根据其病因病机，把重点放在祛邪上。中医治疗痹证常根据其病因病机特点进行治疗，受风邪影响者应疏之，受寒邪影响者应温之，受热邪影响者应清之，受湿邪影响者应祛之；新病多为实证，久病多为虚证；治疗实热之症则以苦寒为主，治疗寒实之症需以温通为主；阳虚用温阳益气之法，阴虚常用滋阴清热之法，气血两者皆虚要以调补气血为主，正虚邪恋则予以扶正祛邪治之。一般情况下，痹证急性期以实证为主，当予以祛邪治之；缓解期当予以祛邪扶正治之；后遗症期以虚证为主，当以扶正治之。

配合针灸、艾灸、热奄包、穴位贴敷、低频脉冲电疗、刮痧等理疗治疗以及中药注射液的使用，能增强疗效，缩短病程。采用中医辨证方法治疗痹证的临床效果显著，可明显缩短住院时间和提高治愈率，同时还具有复发率低等优点，因此值得在临床上继续推广和应用。

【医论撷要】

《金匮要略·血痹虚劳病脉证并治》："问曰：血痹病从何得之？师曰：夫尊荣人，骨弱肌肤盛，重因疲劳汗出，卧不时动摇，加被微风，遂得之。"

《金匮要略·痉湿暍病脉证治第二》："风湿相搏，骨节疼烦掣痛，不得屈伸，近之则痛剧，汗出短气，小便不利，恶风不欲去衣，或身微肿者，甘草附子汤主之。"

《灵枢·刺节真邪》："正气者，正风也。从一方来，非实风，又非虚风也。邪气者，虚风之贼伤人也……内薄于骨则为骨痹，薄于筋则为筋挛，薄于脉中则为血闭而不通。"

《诸病源候论·风痹候》："痹者，风寒湿三气杂至，合而成痹。其状：肌肉顽厚，或疼痛。由人体虚，腠理开，故受风邪也。病在阳曰风，在阴曰痹；阴阳俱病，曰风痹。"

《备急千金要方·论诊候第四》："散能逐邪，风气湿痹，表里移走，居无常处者，散当平之。"

《儒门事亲·风论》："凡男子妇人小儿，手足麻痹，肌肉不仁者，风、寒、湿三气相杂至，合为痹。先用黄芩芍药汤吐之；吐讫，次用通解丸，通经而泻之；泻讫，更用辛甘之剂汗之；汗泻之后，可用当归清凉饮子，兼乌荆丸、除湿丹，和血行经之药则愈矣。"

《素问·痹论》："黄帝问曰：痹之安生？岐伯对曰：风寒湿三气杂至，合而为痹也。其风气胜者为行痹，寒气胜者为痛痹，湿气胜者为着痹也。帝曰：其有五者何也？岐伯曰：以冬遇此者为骨痹，以春遇此者为筋痹，以夏遇此者为脉痹，以至阴遇此者为肌痹，以秋遇此者为皮痹。”

《素问·四时刺逆从论篇第六十四》：“厥阴有余，病阴痹；不足，病生热痹。”

《华氏中藏经·论痹第三十三》：“痹者，风寒暑湿之气中于人脏腑之为也。入腑则病浅易治，入脏则病深难治。而有风痹，有寒痹，有湿痹，有热痹，有气痹。而又有筋、骨、血、肉、气之五痹也。大凡风寒暑湿之邪入于肝，则名筋痹；入于肾，则名骨痹；入于心，则名血痹；入于脾，则名肉痹；入于肺，则名气痹。感病则同，其治乃异。痹者，闭也，五脏六腑感于邪气，乱于真气，闭而不仁，故曰痹。”

【参考文献】

[1] 郭根平, 沈丰庆, 王珏, 等. 综合疗法治疗肩手综合征 [J]. 中国康复, 2005, 20 (2): 30-31.

[2] 蔡亦强, 余兢兢. 肩手综合征康复治疗疗效观察 [J]. 中国康复理论与实践, 2005, 11 (4): 304.

[3] 周仲瑛. 中医内科学 [M]. 北京：人民卫生出版社, 2004.

[4] 赵双梅, 李慧臻, 祁向争. 国家名老中医邵祖燕教授痹证治验 [J]. 时珍国医国药, 2015, 26 (10): 2526-2527.

[5] 宋泽, 周章武, 周正新. 丁锷教授治疗痹证常用药物举隅 [J]. 甘肃中医药大学学报, 2015, 33 (6): 15-17.

第二十三章　风　　痱

风痱是指以站立不稳、行走不稳、步态蹒跚、易于跌倒、取物或拿物不稳、坐立不稳、躯体晃动、动作笨拙、左右摇晃、辨距不良、手足震颤等为主要临床表现的一类疾病。《灵枢·热病》中最早论述风痱为中风病的亚型，《诸病源候论·风病诸候》中首次提出风痱病名："风痱之状，身体无痛，四肢不收，神智不乱，一旦臂不随者，风痱也。时能言者可治，不能言者不可治。"《备急千金要方》也明确记载了风痱的症状："风痱者，身无痛，四肢不收，智乱不甚，言微可知，则可治，甚则不能言，不可治。"风痱以西医学中脊髓小脑性共济失调多见，其发病率为(0.3~4.0)/100万，发病率在世界各国家和地区存在明显差异，以东南亚国家发病率最高，男女性别无明显差异，多数患者具有明确阳性家族史，亦可见于散发者，存在明显"遗传早现"现象，且疾病随时间推移呈现缓慢进展。多数患者早期表现为共济失调综合征，继而运动障碍逐渐加重，伴有言语障碍、智力减退、听力障碍等，最终丧失生活自理能力和工作能力。

【典型病案举隅】

患者，男，42岁，农民。

【主诉】

渐进性行走不稳8个月余。

【四诊采集】

(一) 望诊

1. 观察患者面部表情、皮肤色泽、目光等。
2. 观察患者是否同时伴有肢体活动不灵。
3. 观察患者行走时的步态及姿势。
4. 观察患者是否存在震颤、手足徐动等不自主运动。

5. 观察舌象。

(二) 闻诊

1. 患者说话的语音语调、流畅性。
2. 患者身体的气味。

(三) 问诊

1. 行走不稳出现的时间和具体表现、如何进展。
2. 发病前有何诱发因素。
3. 是否同时伴有二便功能障碍、睡眠异常、头晕头痛等症状。
4. 是否出现精神、认知功能方面的异常。
5. 是否有加重或缓解因素。
6. 做过哪些实验室和影像学检查。
7. 接受过哪些治疗,效果如何。
8. 有无家族史。
9. 有无颅脑外伤史、药物中毒史、吸毒史、过敏史等。
10. 有无个人不洁生活史。

(四) 切诊

1. 检查患者肌力、肌张力、病理征、脑膜刺激征等。
2. 脉象。

【病情述要】

患者近 8 个月来起初自觉双下肢行走不灵活,走直线稍有倾斜感,行走不平坦道路更加明显,不影响日常活动,未予重视,后症状逐渐加重,出现行走不稳,双下肢乏力,左右摇摆,不能直线行走,易倾倒,需他人搀扶行走,持物不稳,伴有言语不清、反应迟钝、记忆减退等。入院前 1 个月就诊于当地市级医院行颅脑脊髓 MRI 检查提示“小脑脊髓萎缩、多发腔隙性脑梗死”,诊断“脊髓小脑性共济失调”,予以“胞磷胆碱钠、血栓通”等治疗后有所改善,但仍行走不稳,需人搀扶,动作不协调,反应迟钝,爆发语言等,为求进一步诊疗特来我院就诊,病程中无发热、无头痛等症状,饮食不佳,多梦,小便正常,大便夹杂不消化食物。追问病史,患者诉其母亲 50 岁左右时出现行走不稳,现已去世。

刻下症:行走不稳,阔步慢走,行走摇摆,如醉汉状,双手笨拙,动作连贯欠佳,腰膝酸软,肢体乏力,神疲懒言,纳呆食少,反应迟钝,听力下降,爆发语言,含糊不清,四肢不温,舌淡苔薄,脉弱。

【诊断治疗】

诊断：风痱（肾元不足，脾气虚弱证）。

治法：培补肾元，健脾益气。

处方：肾气汤合补中益气汤加减。

干地黄15g、山药12g、山萸肉12g、肉桂6g、附子6g（先煎）、泽泻10g、茯苓10g、牡丹皮10g、炙黄芪20g、党参10g、生白术10g、当归10g、陈皮10g、炙甘草8g。

7剂，水煎，早晚口服，每日1剂。

二诊：服上方7剂后，患者反应迟钝、乏力懒言、纳食不佳等症状改善，行走不稳未进一步加重，肢体怕冷感明显，舌淡，苔薄，脉弱，守上方肉桂加量至10g，加巴戟天10g，淫羊藿10g。20剂，水煎，早晚口服，每日1剂。

三诊：服20剂后，患者行走不稳改善，可独自短距离行走，腰膝酸软、神疲乏力、动作笨拙等均减轻，舌淡红，苔薄，少津，脉弱，上方去泽泻，炙黄芪加量至30g继服，巩固疗效。

2个月后随访，生活部分自理，坚持服用中药汤剂，后多次门诊随访，行走不稳等未见明显进展，病情相对稳定。

【临证分析】

1. 风痱诊断要点有哪些？

(1) 运动失调：主要表现为肢体共济失调，多数患者先见于下肢，表现为站立不稳、左右摇晃、行走不稳、易于跌倒，继而发展到上肢，出现动作笨拙、辨距不良、取物不稳等。部分患者存在躯体运动失调，表现为躯体晃动、坐立不稳等。此外，可兼有手足颤动、动则加剧、静则减轻等症状。

(2) 言语障碍：以构音困难为特征，表现为构音不清、发音难辨或爆发语言。

(3) 智能障碍：以智力低下为特征，表现为记忆力和计算力降低、思维迟钝等，无昏迷、嗜睡及癫狂。

(4) 神经电生理检查VEP、BAEP、SEP均有异常发现。颅脑CT或MRI可见脊髓、小脑及脑干有不同程度的萎缩。

(5) 隐袭而缓慢起病，逐渐发展，多有家族遗传史。

2. 该患者诊断为风痱的依据是什么？

(1) 中年男性，隐袭起病，进展病程。

(2)存在类似家族史。

(3)以行走不稳、行走摇摆、动作笨拙、动作连贯欠佳为主要表现,伴反应迟钝、听力下降、爆发语言、含糊不清等,无肢体抽搐。

(4)影像学提示存在“小脑脊髓萎缩”。

3. 临床诊断时,该病需要与哪些病证相鉴别?

风痱与中风的鉴别:中风具有突然昏仆,不省人事,半身不遂,偏身麻木,口舌歪斜,言语謇涩等特定的临床表现,轻症仅见眩晕,偏身麻木,口舌歪斜,半身不遂等,发病之前多有头晕、头痛、肢体一侧麻木等先兆症状,常有眩晕、头痛、心悸等病史,病发多有情志失调、饮食不当或劳累等诱因。风痱以行走不稳、步态蹒跚、易于跌倒、取物或拿物不稳、坐立不稳、躯体晃动、动作笨拙、左右摇晃、辨距不良、手足震颤等为临床表现,且为缓慢进展疾病。

风痱与痿证的鉴别:痿证一般起病缓慢,以肢体疲软无力,或肌肉萎缩为多见;轻者出现肢体软弱无力,重者可出现肢体痿废不用,但风痱主要以肢体运动失调为主要临床特点。结合患者病史、查体可鉴别。

风痱与痴呆病的鉴别:痴呆是由髓减脑消,神机失用所导致的一种神志异常的疾病,以呆傻愚笨,智能低下,善忘等为主要临床表现,其轻者可见神情淡漠,寡言少语,反应迟钝,善忘;重则表现为终日不语,或闭门独居,或口中喃喃,言辞颠倒,行为失常,忽笑忽哭,或不欲食,数日不知饥饿等。而风痱主要以肢体运动失调为主要临床特点,早中期仍以运动失调为主要表现,晚期出现不同程度的认知障碍。

风痱与眩晕的鉴别:眩是指眼花或眼前发黑,晕是指头晕甚或感觉自身或外界景物旋转,轻者闭目即止;重者如坐车船,旋转不定,不能站立,或伴有恶心、呕吐、汗出,甚则昏倒等症状。而风痱患者可以表现一定主观/客观头晕症状,但症状不甚突出,仍以运动失调为主要表现。结合患者病史、查体可鉴别。

4. 风痱相当于西医哪些疾病?临床需做哪些相关检查?

根据本病的临床表现,西医学中遗传性共济失调,尤其是脊髓小脑性共济失调、多系统萎缩小脑型、脊髓结核、椎管狭窄等具有风痱主要临床特征的疾病,均属于本病范畴,可参照本章辨证论治。

临床诊治过程中需做以下相关检查:颅脑CT、MRI等影像学检查,有助于排除因脑部疾病引起肢体运动失调的疾患;血常规、凝血常规、肝肾功能、甲状腺功能、脑脊液、脑电图检查、角膜色素环(K-F 环)检查、铜生化检查等,有助于排除药物、中毒、炎性疾病、代谢性疾病包括铜代谢障碍等引起运动失调原因;认知量表(MMSE、MoCA)以及汉密尔顿抑郁 / 焦虑量表(HAMD/HAMA)可选择用于患者认知及抑郁、焦虑状态的评估;遗传基因分子学检测技术为神经系统遗传疾病诊断、分类、筛查提供可靠依据。

5. 分析风痱的病因病机。

(1)病因

1)禀赋不足:胎儿所传先天之精不足致禀赋异常,脏气不均,肾元虚弱,或怀孕期母体异常,或饮食不节,致胎儿营养不足,五脏虚损,肾精亏乏。

2)肾气虚衰:年龄与肾气有着密切的关系,《黄帝内经》中提出:“男子五八,肾气衰,发堕齿槁……”一般人到中年以后机体肾气便开始衰减,肾元虚弱,五脏亦衰,从而导致或加重病患。

3)脾胃虚弱:后天脾胃虚弱致使机体气血精微化生匮乏,后天之精不足不能滋养先天之精以致肾气不足;或肾元不足不能温养脾土,造成后天脾胃乏源,反过来影响先天肾气,导致或加重病患。

4)久病劳损:外感或内伤所致机体劳损,疾病日久,损耗机体脏腑之阴阳,而肾脏主管一身之阴阳,各脏腑损伤终致肾气亏虚。

此外,长期房劳过度,直接耗损肾精,致使肾元亏虚,进而导致或加重疾病。

(2)病机:本病隐袭起病,渐进病程,初期共济运动障碍症状常不典型。病位在脑、肾、脾,常表现出一脏或数脏的临床症状,根本病性以虚为主,体现在肾精不足、肾气虚弱方面,本病呈渐进加重趋势,早期症状可稳定在某一水平,进展可较缓慢,但对于整个病程来看,总趋势仍是逐渐加重,终导致工作能力丧失和生活不能自理,预后一般不良。肾精不足、肾气虚弱是本病的基本病机,临床常表现为精气不足,肾府失养,肾气虚弱,肾脏濡养、气化、固摄等功能减退,因此出现耳鸣、耳聋、二便异常、男子遗精早泄、女子月经量少或经闭,腰酸膝软,腰腿疼痛,以及肢体运动协调障碍、言语困难、认知损伤、智力低下等。若阳虚为主,除有上述肾元不足的临床表现外,还可见到形寒肢冷、精神不佳、面色发白、小便清长、大便泄泻等阳虚内寒之象;若阴亏为主,除有上述肾元不足的临床表现外,还可表现出盗汗、手足心热、口干舌燥、失眠多梦、心慌胸闷、两颧发红等阴虚内热之象。若合并肾气不固为主,可出现肾脏封藏、固摄功能减退,精气易泄,又可加重肾元不足,形成恶性循环,除见上述肾气不足基础证候之外，还可表现出小便频数、滴沥不尽、遗尿失禁、滑精早泄、夜尿频数等肾气不固之象。若合并脾气虚弱之证，后天化源不足，不能补养先天，加重先天肾元不足，两者互相影响，除见上述肾气不足之基础证候外，还可表现出少气懒言、肌肤发热、疲软乏力、纳呆食少、大便溏稀等中气不足之象。

总之，本病的基本病机为肾元虚弱，脑髓失充，神失所养，随着疾病发展，可出现肾气不固，脾气虚弱之证，后者又可加重肾元不足，疾病后期存在脾肾俱虚，机体水湿代谢障碍，痰浊瘀血内生，气机运行受阻，进而病情加重。

6. 分析该患者辨证为肾元不足，脾气虚弱证的依据。

依据：行走不稳，阔步慢走，行走摇摆，如醉汉状，双手笨拙，动作连贯欠佳，神疲懒言，纳呆食少，反应迟钝，听力下降，爆发语言，含糊不清，四肢不温，舌淡苔薄，脉弱。从患者临床表现及舌脉等四诊来分析，符合肾元不足，脾气虚弱证病机。肾元不足，脑髓失充，脾气虚弱，运化失司表现为行走不稳，行走摇摆，双手笨拙，动作连贯欠佳，腰膝酸软，肢体乏力，神疲懒言，纳呆食少，反应迟钝，听力下降，爆发语言，含糊不清；舌淡，苔薄，脉弱均为脾肾虚弱之象。

7. 分析该患者初诊的处方用药及二诊、三诊时用药变化。

方中干地黄、山药、山萸肉、肉桂、附子、泽泻、茯苓、牡丹皮等金匮肾气汤基础方温补肾阳，以充肾元，先天化源充足以温煦后天；炙黄芪、党参、生白术、当归、陈皮、炙甘草等益气健脾，后天资助有力以滋养先天；诸药联合应用以达先天化源充足，后天资助有力之效。

二诊时患者反应迟钝、乏力懒言、纳食不佳等改善，行走不稳未进一步加重，舌淡，苔薄，脉弱，说明整体中医辨证思路正确，但患者表现形寒肢冷阳虚之象，因此在原方基础上肉桂加量，加用巴戟天、淫羊藿加强温补肾元之效。

三诊时患者行走不稳改善，可独自短距离行走，余症如腰膝酸软、神疲乏力、动作笨拙等均减，舌淡红，少津，苔薄，脉弱，患者虽症状均有所好转，但存在津伤表现，原方去泽泻以减伤阴之弊，加量黄芪加强益气健脾之功。

8. 该患者在治疗过程中出现大便久泻久痢，肛门坠胀，腹满胀痛，纳差，用药时该如何加减？

患者出现大便久泻久痢，肛门坠胀，腹满胀痛，纳差，此乃中气不足之象，方药加用升麻、柴胡、枳壳等升举阳气，理气行气药物。

9. 如该患者未能及时治疗，病情延误，病机可能会如何转化？

随着疾病发展，可出现肾气不固，脾气虚弱之证，后者又可加重肾元不足，疾病后期存在脾肾俱虚，机体水湿代谢障碍，痰浊瘀血内生，相兼为患，气机运行受阻，最后导致阴阳气血衰败，肝脾肾俱损，难以逆转。

【知识拓展】

西医学中的脊髓小脑性共济失调属于中医的风痱范畴，脊髓小脑性共济失调（spinocerebellar ataxia，SCA）是一组由遗传因素造成的神经系统变性疾病，其病理改变主要累及小脑皮质、齿状核、脑桥核和下橄榄核及脊髓，以明显的家族遗传背景、小脑损害、共济失调为主要临床特征，其发病比例在神经系统遗传性疾病中高达 15%。随着现代分子生物学的发展，目前有基因定位的 SCA 亚型已经有近 30 种。中国汉族人中 SCA_3 约占常染色体显性遗传性共济失调半数以上，但 SCA_1、SCA_2、SCA_6、SCA_7 几种亚型比较罕见。在这一大组疾病中，SCA_1、SCA_3、SCA_6、SCA_7、SCA_{17} 和 DRPLA 是相应致病基因存在 CAG 扩增位点，导致三核苷酸重复（trinucleotide repeat，TNR）数目的变化即动态突变引起的，因而又属于三核苷酸重复性疾病（trinucleotide repeat disease，TRD）。CAG 编码谷氨酰胺，所以 CAG 重复扩增导致的这一类疾病又称为多聚谷氨酰胺（polyglutamine，polyGln，polyQ）疾病。至今为止，SCA 确切的发病机制尚不清，目前的研究提示涉及核内包涵体及泛素 - 蛋白水解酶通路、转录下调、轴突运输障碍、钙离子失衡、线粒体功能障碍等在内的多个因素。SCA 各亚型在不同国家、地区和种族发病率有极大的差异，但在大多数国家和地区，SCA_3 所占的比例最高，占 SCA 的 40%~48%，它是位于染色体 14q32.1 上的 Ataxin.3 基因 CAG 重复扩增引起的。正常人 CAG 重复次数为 14~37 次，疾病患者为 56~84 次。现阶段用于研究 SCA_3 发病机制的模型主要有体内模型和体外模型两种，由于体外模型可以用于分子发病机制的研究，较体内模型需要的技术简单，得到广泛应用。体外模型主要有瞬时转染，稳定转染和可诱导细胞模型，细胞类型主要有 PCI2，COS-7，HEK293 等。王希恒、姜志艳、丁云峰等已通过实验建立了脊髓小脑性共济失调 3 型的可诱导细胞模型，可以根据需要调控基因表达，便于研究早期发病机制。此外，在实验过程中发现脊髓小脑性共济失调 3 型中虽然致病蛋白 Ataxin.3 可以在各种非神经组织中表达，但主要表现为神经系统的毒性。PCI2 可以被 NGF 诱导为神经元细胞，所以此细胞模型的建立更适合于研究探讨脊髓小脑性共济失调 3 型主要表现为神经系统损害的具体机制。中医对本病无专题论述，临床有散见的案例报道，对本病的病名诊断大都归属于“风痱”“痿证”等范畴，也有随其病情的不同，诊断为“眩晕”“骨摇”等。现临床多认为其病因病机为肾元不足，肝肾亏虚，髓海不足，风痰窜络阻窍所致，均认为本病与肾、脑、肝有关，且有风邪之病机，此与现代医学之遗传因素，先天不足及脑之病变的机理也相吻合。中医学因人、因地、因时的个体化辨证治疗模式符合 SCAs 多态性的特点。采用中医针药治疗 SCAs 改变了以往本病患者仅依靠西药治疗且预后较差的现状，并为中医药治疗神经系统遗传变性疾病提供了新的思路，近代研究补肾益气中药对促进中枢神经再生和修复组织损伤等方面有显著疗效，但缺乏大样本实验数据和临床研究。随着基因组学研究的迅猛发展和不断深入，把中医学融入基因组学，采用中西医相结合的治疗方法，使宏观与微观相辅、辨病与辨证相合，能更有针对性地进行个体化治疗。由于 SCAs 临床表现极为复杂多样，其在中医学命名、分型、诊断标准、疗效评估上一直以来缺乏统一的标准，使得中医药在本病治疗中应用受到一定程度的限制，如何合理地解决中医药治疗的规范化、中西医治疗方案的最优化是当前亟待解决的问题。

多系统萎缩（multiple system atrophy，MSA）是一种中老年起病、进行性发展的神经系统变性疾病，以小脑性共济失调为主要表现并伴有自主神经功能障碍，称为 MSA-C 型，中医将其归类于“风痱”范畴。MSA 在 50 岁以上人群发病率为每年（0.60~3.00）/10 万，患病率（1.90~4.90）/10 万，生存时间一般为 7~9 年。MSA-C 型是一种致残性疾病，严重影响到患者的生活质量，早期识别，避免误诊，并及时给予治疗至关重要。少突胶质细胞内 α- 突触核蛋白异常聚集形成的包涵体是确诊 MSA-C 型的重要病理标志物。MSA-C 型患者临床症状包括非运动症状和运动症状，MSA-C 型患者早期症状不典型，超过半数 MSA-C 型患者病程早期即有泌尿系症状、性功能障碍、直立性低血压、出汗异常、喘鸣、尿便功能障碍等自主神经功能障碍的表现，睡眠障碍、情感障碍常早于运动症状，此外快速眼动睡眠行为障碍（rapid eye movement sleep behavior disorder，RBD）也是其常见前驱症状，几乎所有 MSA 患者均存在症状性自主神经功能障碍，大约 30% 的 MSA 患者表现出以额叶执行功能障碍和工作记忆下降为主的认知损害，而国内学者研究发现 MSA-C 型患者的认知损害可能更重；运动症状多以姿势异常、构音障碍、肢体躯干平衡障碍等为主要表现。目前临床尚无根治 MSA-C 型的有效药物，多采取对症治疗为主，国内外采用改良“鸡尾酒”疗法、细胞移植、重复经颅磁刺激（repetitive transcranial magnetic stimulation，rTMS）、经颅直流电刺激（transcranial direct current stimulation，tDCS）、高压氧辅助疗法等尽可能改善患者的生活质量，并联合康复理疗、平衡训练、言语功能锻炼以改善患者的肢体运动和构音障碍。本病进展迅速，西医治疗效果不佳，预后不良，终致生活能力的丧失，给患者及家属带来极大经济、精神压力。中医认为“风痱”为肾元不固、脑髓亏损所致，根据患者临床症状应用脏腑辨证、八纲辨证等中医辨证方法，从气、血、阴、阳、精、髓等方面施方论治。近年来研究表明，中药汤剂、针灸、拔罐、康复与西药联合应用多种方法相结合的“鸡尾酒疗法”可以起到一定的疗效。

【临证精要】

一、辨证要点

本病以脏腑虚损为主，脑肾脾虚损多见，临证又各有侧重，共见站立不稳、行走摇摆、动作笨拙、构音不清症状。

1. 辨脏腑虚损 脑是精髓和神明汇集发出之处，又称“髓海”“元神之府”，主司精神活动和感觉运动，故脑脏虚损为主者，见耳鸣耳聋，智能减退，反应迟钝，头晕头痛，舌淡，两尺脉弱；肾为人体生命之本原，协调全身脏腑之阴阳，又称肾为“先天之本”“五脏阴阳之本”，且腰者，肾之府，故肾脏虚损为主者，见腰膝酸软，四肢乏力，夜尿增多，健忘，性功能障碍，脉细或无力等；脾主运化水液，输布精微，在体合肌肉而主四肢，故脾脏虚弱为主者，见少气懒言，神疲乏力，纳呆食少，智力减退，舌淡脉弱。

2. 辨气、阴、阳虚损 气既是构成人体的基本物质，又是推动和调控脏腑功能活动的动力，故气虚不固为主者，见精神委顿，倦怠乏力，自汗，面色㿠白，舌淡；“阴平阳秘，精神乃治”说明阴阳平衡是人体发挥脏腑功能的基础，“精气夺则虚”，阴、阳一方功能减退，则不能制约对方而引起对方相对亢盛，故阳虚损为主者，见肢体发凉，脘腹冷痛，面色苍白，精神萎靡，喜静蜷卧，小便清长，舌质淡，脉沉迟；而阴虚损为主者，见手足心热，咽干口燥，面红升火，骨蒸潮热，消瘦，盗汗，舌红少苔，脉细数。

二、治疗原则

风痱主要是由肾元亏虚所致的慢性虚损性疾患，可出现以肾阴亏损、肾阳亏损、脑髓亏损、肾气不固、脾气虚弱等主要临床证候，治疗宜在补肾填精这一基本治法的基础上各有侧重，应以八纲辨证和脏腑辨证为基，根据疾病标本缓急进行诊疗，同时注意先后天并重的培补思想。“虚者补之”在滋阴补阳方面应灵活运用“壮水以制阳光”和“益火以消阴翳”的根本治法，遇有虚实夹杂症时，应兼顾祛邪与护正。

三、他型证治

1. 肾元不足，脑髓亏损证

症状：腰膝酸软或疼痛，站立不稳，步履不正，行走摇摆，两手笨拙，发音难辨，或急或缓，或高或低，甚则不能构音，耳鸣耳聋，阳痿遗精，经少经闭，二便异常，舌淡，两尺脉弱。

病机分析：肾精不足，不能生髓上盈脑海，脑窍失灵，故耳鸣耳聋，构音困难。肾主二阴，肾气不足，故二便异常，阳痿遗精。腰为肾之府，肾精不足，失于濡养，故腰背酸痛。肾虚不能作强，伎巧不出，不能维持人体精细动作，故而足不履地、行走摇摆、四肢不收、运动失调。

治法：培补肾元，益养脑髓。

常用方药：地黄饮子（《宣明论方》）。熟地黄、山萸肉、肉苁蓉、巴戟天、官桂、五味子、炮附子、石斛、麦门冬、石菖蒲、远志、生姜、大枣、白茯苓。

方药解析：熟地黄、山萸肉，补肝肾、益精气为滋肾填精益髓之要药；肉苁蓉、巴戟天两者相须而用，温肾补精之功益彰。四药配伍，以治下元虚衰之本，共为君药。炮附子、官桂大辛大热，擅长助阳益火，协肉苁蓉、巴戟天温暖下元，补肾壮阳，并可摄纳浮阳，引火归元；石斛、麦门冬甘寒滋阴益胃，补后天以充养先天；五味子酸涩收敛，合山萸肉可固肾涩精，伍官桂能摄纳浮阳，纳气归肾。石菖蒲为化痰浊而开心窍之良药；远志、白茯苓专入心经，长于化痰安神；生姜、大枣和胃补中，调和药性。诸药配伍，使下元得以滋养，浮阳得以摄纳，水火相济，痰化窍开。

若头晕耳鸣者，可加怀牛膝、枸杞子、天麻、钩藤；若阳虚之象明显者，可重用炮附子、官桂、巴戟天、肉苁蓉等药；若阴虚之象明显者，可去炮附子、官桂，加枸杞子、黄精、知母等；若智力减退者，可加益智仁、女贞子等。

2. 肾阳虚损证

症状：腰膝酸软，肢体发凉，阳痿，大便泄泻，面色㿠白，精神萎靡，站立不稳，行走摇摆，两手笨拙，苔白滑，脉沉迟。

病机分析：腰为肾之府，督脉贯脊络肾而督诸阳，肾阳不足，失于温煦，故腰背酸痛，畏寒肢冷。阳气衰微，固摄不足，故遗精、阳痿、泄泻；肾气虚弱，不能温养脾阳，化源不足，故面色苍白，精神萎靡，伎巧不出，发言不清，肢体运用失调；水湿内生，故见苔白水滑；舌质淡，脉沉迟，为阳虚之象。

治法：温阳补肾。

常用方药：右归丸(《景岳全书》)。肉桂、制附子、鹿角胶、熟地黄、山茱萸、山药、枸杞子、杜仲、菟丝子、当归。

方药解析：制附子、肉桂功擅温壮元阳，补命门之火，鹿角胶补肾温阳，益精养血，三药以培补肾中元阳，共为君药。熟地黄、山茱萸、枸杞子、山药可滋阴益肾，养肝补脾，填精补髓，与桂、附、鹿胶相伍有"阴中求阳"之功，共为臣药。菟丝子、杜仲补肝肾，强腰膝；当归养血和血，助鹿角胶以补养精血，并使其补而不滞。诸药合用，共奏温补肾阳，填精益髓之功。

若言语障碍明显者，加用远志、石菖蒲；若小便不利，浮肿者，加用茯苓、泽泻、车前子；若大便溏泄者，去当归，加白术；若腹中冷痛泄泻者，去当归，加白术、党参、肉苁蓉。

3. 肾阴亏损证

症状：腰膝酸软，手足心热，咽干口燥，发音不利，失眠多梦，站立不稳，行走摇摆，经少经闭，遗精遗尿，舌红少苔，脉细数。

病机分析：腰为肾之府，肾虚失养故感腰膝酸软；肾阴亏损，则虚火内生，故而除具有肾元不足的特点外，还可见到手足心热、失眠多梦等阴虚内热的表现；虚热迫津外出则盗汗；虚火内扰精室则遗精；虚火上炎，则咽干口燥、两颧嫩红；肾阴亏乏，髓海不足，脑失所养，则眩晕耳鸣，构音不利；舌红少苔，脉细数为肾阴亏乏之象。

治法：滋阴补肾。

常用方药：左归丸(《景岳全书》)。熟地黄、山茱萸、山药、枸杞子、鹿角胶、龟甲胶、菟丝子、川牛膝。

方药解析：熟地黄甘温，为滋补肾阴之要药，重用以为君药。山茱萸、山药、枸杞子养肝滋肾，补脾益阴，滋肾固精。龟鹿二胶为血肉有情之品、峻补精髓，其中龟甲胶甘咸而寒，善补肝肾之阴，又能潜阳；鹿角胶甘咸微温，益精补血之中，又能温补肾阳，与诸滋补肾阴之品相伍，又有"阳中求阴"之效。以上俱为臣药。菟丝子平补肾之阴阳，固肾涩精，更助诸药补肾固精之功；川牛膝益肝肾，强腰膝，健筋骨，但其性走泄。诸药配伍，益肾滋阴、填精补髓之力颇著。

若手足心热，烦躁失眠者，加牡丹皮、知母、黄柏；若纳呆、乏力者，加茯苓、党参；若盗汗不止者，加五味子、麻黄根；若遗精者，加金樱子、桑螵蛸、覆盆子；若滑精者，去川牛膝；若口渴咽干甚者，加沙参、天花粉。

4. 肾元不足，封藏失职证

症状：腰膝酸软，站立不稳，行走摇摆，发音不利，小便频数，余沥不尽，遗尿失禁，夜尿频多，遗精早泄，舌淡，脉虚无力。

病机分析：肾虚精关不固，见遗精早泄，重者梦遗；肾虚固摄不足，见小便频数，余沥不尽，遗尿失禁，夜尿频多。腰为肾府，肾元不足，肾府失养故感腰膝酸软；肾虚不能作强，伎巧不出，故而足不履用，四肢不收，运动失调，发音不利。

治法：培补肾元，固摄肾气。

常用方药：金匮肾气丸（《金匮要略》）合金锁固精丸（《医方集解》）。附子、桂枝、干地黄、山茱萸、怀山药、泽泻、茯苓、牡丹皮、沙苑子、芡实、煅龙骨、煅牡蛎、莲须、莲子。

方药解析：附子、桂枝辛甘而温，乃温通阳气要药；干地黄、山茱萸、怀山药补肾肝脾而益精血。以泽泻、茯苓利水、渗湿、泄浊；牡丹皮清泄肝火。三药补中寓泻，并防滋阴药之腻滞。沙苑子、芡实俱能固肾涩精，且芡实兼补脾气以充养先天，使肾精充足。莲须、莲子涩精秘气。煅龙骨、煅牡蛎敛阴，潜阳，安神，涩精，二药清降镇潜，收涩止遗，兼可平肝潜阳，使相火不得妄动。诸药合用，共奏涩精补肾之功。

若阴虚明显者，可去附子、桂枝，加知母、黄柏；若阳虚明显者，可重用桂枝、附子，并加巴戟天、肉苁蓉；若腰膝酸痛明显者，可加杜仲、续断；若便溏者，可加五味子，补骨脂。

四、中成药治疗

1. 救脑益智胶囊 黄芪、党参、白术、肉苁蓉、鹿角、龟甲、桃仁、冰片等。益气养血、滋补肝肾、化痰祛瘀、健脑益智。适用于风痱各期。

2. 六味地黄丸 熟地黄、山茱萸、山萸肉、鹿角胶（烊化）、枸杞子、牡丹皮、茯苓。滋补肝肾。适用于风痱肾阴亏损明显者。

3. 右归丸 熟地黄、附子、山药、鹿角胶、杜仲、山茱萸（酒炙）、枸杞子、菟丝子、当归、肉桂。补肾助阳，益髓强腰。适用于风痱肾阳亏损明显者。

五、其他疗法

1. 针灸

(1)体针:以阳明经为主,配督脉经穴。主穴:百会、阳陵泉、昆仑、太溪、足三里、合谷、肾俞、肝俞、大椎、曲池、环跳、可加用华佗夹脊穴。配穴:若舌强语謇、言语流利度下降者,可加金津、玉液、廉泉、哑门等;若失眠、心烦者,可加内关、心俞、神门等;若遗精早泄者,可加气海、关元、志室等;若书写不能者,可加外关、四缝等;若腹中冷痛而泄泻者,可加小肠俞、大肠俞、关元、气海等;若下肢震颤、行走不稳者,可加脾俞穴、三阴交、风市、环跳、解溪、委中、承山、阳陵泉、昆仑等;若上肢笨拙明显者,可加肩髃、肩髎、肩贞、曲池、外关、内关、尺泽等。手法:用平补平泻法,配合提插捻转,辨证选取配穴,可配合灸法治疗,7 天为 1 个疗程。

(2)头针:以头部双侧运动区上 1/5、中 2/5、下 2/5、平衡区分别进行下针,若肢体震颤明显或肌张力偏高显著者,可加头部舞蹈震颤区。方法:将 20~30 号不锈钢针直刺入头皮下,再将针斜刺达所需深度,常选用脉冲式电针仪进行通电,频率以 120~150 次 /min,通电量以患者能耐受为度,15~20 分钟 / 次,每日或隔日 1 次,7~10 天为一个疗程。

2. 推拿　本病系髓海空虚、肝风欲动所致者,采用补肝肾、生髓健脑、益中气、以生阴血治法,选取百会、风府、颈椎夹脊、大椎、廉泉、人迎、期门、章门、中脘、建里、气海、肝俞、肾俞、京门、曲池、后溪、合谷、足三里、阳陵泉、曲泉、绝骨、太溪、照海等穴位,以推、㨰、拿、投、搓、摇为主的手法治疗。

3. 单验方

(1)《类证治裁》香茸丸,由鹿茸、生川乌、麝香、雄羊肾、当归组成,主治肾阳虚衰之证,温水送服,每次 9g,每日 3 次。

(2)《医学衷中参西录》振颓丸,由人参、马钱子、当归、白术、乳香、蜈蚣、没药、穿山甲(现用穿破石代)等药物组成,主治气虚痿废者,以酒送服,每次 1 丸,每日 2 次。

4. 康复训练

(1)平衡训练:加强姿势反射、平衡、运动转移和旋转运动的训练。双足分开站立,向前后左右移动重心,跨步运动并保持平衡;运动变换训练包括床上翻身、上下床、从坐到站、从床到椅的转换等。

(2)步态训练:患者两眼平视,身体站直,两上肢的协调摆动和下肢起步合拍,跨步要尽量慢而大,两脚分开,同时还要进行转弯和跨越障碍物训练。

(3) 言语锻炼：鼓励患者多参与公众场合，可以认真平和地朗读、跟读以及对话交流，尽量用词正确，发音清晰平稳、自然连续。

六、护理调摄

1. 鼓励和帮助患者进行适当的功能锻炼（包括肢体功能和言语功能），防止其各种能力的进一步退化和丧失；鼓励患者参加各种活动，以进行智力方面的培养和训练；培养患者的兴趣和爱好，增强其对生活的信心。

2. 在药物治疗的同时，合理饮食，既勿嗜肥甘厚腻、醇酒、刺激性食物，又要注意营养适度，并合理选择培补脾肾两脏的食物，以补肾强身。

3. 劳逸适度，避免过度劳累，损耗脾肾两脏；调畅情志，保持愉快情绪；适度活动身体，避免久卧伤气。同时还要节制性欲，以免房劳伤肾。

4. 顺应时令，注意衣着，避免因感受外邪而引发外感之病，从而加重风痱病情。

七、经验荟萃

1. 韩碧英认为小脑共济失调以运动不灵活、不协调及头晕为主要表现，其基本病机为肾精不足、脾胃失养导致髓海失调。“脑为元神之府”“脑为髓之海”“肾者，作强之官，伎巧出焉”，肾精髓海不足则出现脑转耳鸣、胫酸眩冒、伎巧失常等症状。韩碧英认为其病位在髓海，涉及的经脉主要有督脉、足太阳经、足少阳经、阴阳跷脉及阴阳维脉，脏腑主要为脾肾二脏。针灸治疗遵循“调理髓海”治则，同时注重调整阴阳跷脉、阴阳维脉功能平衡，并强调后天培补先天，以恢复脏腑经脉的功能。

2. 张运克指出《景岳全书·血证》“人有阴阳，即为血气。阳主气，故气全则神旺；阴主血，故血盛则形强。”张运克认为小脑萎缩所致的协调运动障碍、辨距不良、书写障碍等共济失调症状归属于中医学“痿证”“骨摇”范畴，认为其多由正气亏虚，气虚血滞，脉络瘀阻所致，辨清“气虚血瘀”基本病机，临床治疗上应以益气活血通络为主，使正气充盛，肾精充足、髓海充实、气血运行流畅而改善肢体的运动、言语功能。

3. 武连仲《灵枢·根结》“繇者节缓而不收也，所谓骨繇者，摇故也……”所述症状与小脑共济失调表现特点相符，属于中医学“风痱”“骨繇”等范畴。《灵枢·海论》说：“脑为髓海。”肾藏精主骨生髓充养于脑，又为作强之官，伎巧出焉。武连仲倡导“神 - 脑 - 心 - 肾 - 督轴论”，认为脑为元神之府，其用在神，神明则治，神妄则乱，只有脑神为制，才能保持五脏六腑及脑府本身的水火相济，阴平阳秘，精神乃治。其认为小脑共济失调主要是升降失司、清浊混淆而使脑神宣发失常所致，脑喜清而恶浊，髓海空虚，清阳不升，浊阴不降，清浊失司，阴阳失衡，神妄而乱为病，临床采用“升清降浊”针刺疗法治疗颇有疗效。

【诊疗解悟】

1. 临证发微 风痱是指以行走不稳、取物或拿物不稳、躯体晃动、动作笨拙、辨距不良、手足震颤等运动障碍为临床主要表现，伴有言语障碍、智力减退等症状的慢性进展性疾病。目前由于本病的误诊、漏诊率较高，以及没有针对性药物治疗，最终致使患者生活功能、社会功能下降，给患者本人及家庭带来巨大的情感痛苦和经济压力。目前西医在药物治疗脊髓小脑性共济失调方面，采用神经细胞活化剂、促进乙酰胆碱合成或增强其作用的药物改善脑组织代谢，促进脑功能的恢复，但临床收效甚微。神经调节治疗也是临床治疗选择手段，主要包括深部脑刺激（deep brain stimulation，DBS），经颅磁刺激（transcranial magnetic stimulation，TMS）以及经颅直流电刺激（transcranial direct current stimulation，tDCS），其中以无创 TMS 应用较为广泛。TMS 是一种无创的电生理技术，通过磁刺激皮质形成局部强磁场，可使相应神经元去极化或超极化，从而影响神经元电活动和神经递质数量，既往研究表明 TMS 治疗可增加小脑局部血流量和改善共济失调等症状，临床研究证实了 TMS 治疗在脊髓小脑性共济失调患者中的安全性和有效性，为临床治疗提供了新方法。此外，高压氧治疗也有一定近期疗效，可能有增加血氧含量、血氧张力和血氧弥散率，提高神经组织氧储备量，改善微循环等作用。但总体西医治疗效果不甚理想，并没有显著改善患者的症状及预后。

本病以肾元亏损，脑髓不足为基本病机，与现代医学之遗传因素，先天不足及脑之病变的机理相吻合；中医学因人、因地、因时的个体化辨证治疗模式符合疾病多态性的特点，因此，采用中医针药联合西药治疗改变了以往本病患者仅依靠西药治疗且预后较差的现状，并为中医药治疗神经系统遗传变性疾病提供了新的思路。针对本病所采用“鸡尾酒疗法”应以改善脑代谢西药 + 中医针药为基础治疗，根据临证侧重不同辨证施治。本病是以肾元不足为主的慢性虚损性疾病，在辨证论治时首先应明确病位，区别阴阳、气血的虚损主次，抓住病机本质，分清轻重缓急。始终重视肾元虚损在整个病情的主要地位，即以肾精失藏、气化失司为基本病变，腰膝酸软或痛，耳聋耳鸣，排尿失常，生殖能力低下，发育不良为常见症。在疾病发展过程中，脏腑的阴阳气血在某一阶段随着患者所处的环境、气候、饮食、情绪等方面的影响而变化，临证应有所侧重。偏阳虚者，兼有肢体发凉、精神萎靡、大便泄泻、舌淡、苔白水滑、脉沉迟等；偏阴虚者，兼有咽干口燥、手足心热、两颧嫩红、舌红少苔；封藏失职者，兼有小便频数、遗尿失禁、遗精滑精等；脾气虚弱者，兼有少气懒言、神疲乏力、自汗、脉虚无力。本病以虚为主，但在病情发展中也兼见虚实夹杂的病理变化，治疗宜在补肾填精基本治法的基础上各有侧重。注意滋补、温养、固摄、健脾：滋补主要是滋补肾之阴精；温养主要是温补肾之阳气；固摄主要是固摄下元，使肾之精气不致漏泄；健脾则使后天脾胃化源充足以滋养先天之肾。在补虚扶正的基础上兼顾祛邪，以祛除在疾病发展过程中产生的痰浊和瘀血。

2. 诊治演变 风痱基本病机为肾元亏损，因此本病以“补肾填精法”为基本治法。虽本病以肾元不足为主，但临证又各有侧重，可出现肾阴亏损、肾阳亏损、脑髓亏损、肾气不固、脾气虚弱等为主要临床证候。因此，临床诊治中在重视肾元亏损同时应兼顾证候演变。

有关风痱病的论述最早见于《黄帝内经》。该书提出中风之“痱”与“喑痱”两种疾病。《灵枢·热病》说：“偏枯，身偏不用而痛，言不变，志不乱，病在分腠之间。巨针取之，益其不足，损其有余，乃可复也。痱之为病也，身无痛者，四肢不收，智乱不甚，其言微知，可治，甚则不能言，不可治也。”该篇把偏枯与风痱放在一起提出，并加以比较论述，认为二者属于中风病的两个类型。《素问·脉解》说：“所谓入中而喑者，阳气已衰，故为喑也。内夺而厥，则为喑痱。此肾虚也，少阴不至者厥也。”该篇概要地指出了喑痱的临床症状是运动障碍和言语障碍，并提出喑痱的主要病因是肾虚。《黄帝内经》的论述，不但在证候学和病因学两方面为后世医家认识本病奠定了基础，而且为风痱病和中风“风痱”的鉴别奠定了基础。

汉代张仲景提出用发汗法治疗风痱病。《金匮要略·中风历节病脉证并治》云：“续命汤治中风痱，身体不能自收，口不能言，冒昧不知疼处，或拘急不得转侧。麻黄、桂枝、当归、人参、石膏、干姜、甘草各二两，川芎一两，杏仁十四枚。上九味以水一斗，煮取四升，温服一升，当小汗，薄覆脊。凭几坐，汗出则愈。不汗，更服，无所忌，勿当风。并治但伏不得卧，咳逆上气，面目浮肿。”

隋代巢元方首次提出风痱的病名，他根据《黄帝内经》的论述，结合临床实际，认为风痱病没有神志障碍，言语障碍在风痱病程的某一阶段也可没有。《诸病源候论》云："风痱之状，身体无痛，四肢不收，神智不乱，一臂不随者，风痱也。时能言者可治，不能言者不可治。"从此，风痱的病名便见于历代医书中。巢氏对风痱病的贡献，主要是疾病的命名和症状的鉴别两个方面。

唐代孙思邈在《备急千金要方》中第一次明确提出中风"风痱"属于中风的一个类型，其曰："中风大法有四，一曰偏枯，二曰风痱，三曰风懿，四曰风痹。夫诸疾卒病，多是风。"此中风"风痱"的观点对后世影响很大。

金代刘河间在《宣明论方》中强调肾虚的病因，创立温养补肾的治法和名方地黄饮子，使风痱病的治法和方药得到进一步完善。

明代方贤根据肾脉循行的部位，进一步阐述了喑痱病变的病变机制。其《奇效良方》云："二曰风痱者，身无疼痛，四肢不收，智乱不甚，言微有知可治，甚则不能言者不可治。《内经·脉解》论曰：内夺而厥，则为喑痱。此由肾虚所致。喑痱之状，舌头不能言，足废不能用。盖肾脉夹舌本，故不能言而为喑。肾脉循阴股内廉斜入腘中，循腨胻骨内廉及内踝，后入足下，肾气不顺，故废而为痱。"

清代林珮琴宗《千金》之说，《类证治裁》阐述中风症曰："千金引岐伯论中风，大法有四：一曰偏枯，半身不遂也；一曰风痱，四肢不收也；三曰风懿，奄忽不知人，舌强不能言也；四曰风痹，诸痹类风状也。"其在论述中风四肢不收时又对《千金》作了发挥，其云："(四肢不收)诸阳经皆取于手足，循行身体，如邪气客于肌肤，随其虚处停滞，脉缓大有力，土太过也，当泻其湿，胃苓汤；脉细小无力者，当补其气，补中汤。"认为外邪侵袭，导致脾胃受损，脾不能主四肢功能，亦为风痱发病的病机之一，从而使风痱的病机认识更加完善。

现代医家王永炎提出风痱病以肾元虚损为主要病机，其他变证是在肾元不足的基础上转化和演变的，因此本病以补肾填精为基本治法。在重视补肾的同时还强调补护脾胃。肾为先天，脾为后天。命门之火即是肾阳，脾为阴土，恶湿，以阳为用。肾元不足，命门火衰，火不生土，不能温煦脾阳，以致脾阳不足，运化能力减弱；脾土不足，化生气血精微的能力减弱，以致不能充养先天之本，使肾元更亏。脾肾之间，相互影响，互为因果。本病病程进展缓慢，在疾病的发生、发展过程中兼有虚实夹杂之候，在治疗中应注重扶正祛邪，区分标本缓急。在滋补肾阴和温补肾阳方面，应从壮水制阳、益火消阴、阳中求阴、阴中求阳的方法入手。另外，肾元虚损不能上充髓海，致肾之络脉不利，伎巧不出，而脑为髓海，为清灵之府，既需保持阴阳平衡，又不能受内外邪气干扰，故用药既不能恣投辛燥，又不能滥用寒凉滋腻。

【医论撷要】

《黄帝内经·灵枢》："偏枯，身偏不用而痛，言不变，志不乱，病在分腠之间。巨针取之，益其不足，损其有余，乃可复也。痱之为病也，身无痛者，四肢不收，智乱不甚，其言微知，可治，甚则不能言，不可治也。""脑为髓之海，其输上在于其盖，下在风府。""枢折即骨繇而不安于地，故骨繇者，取之少阳，视有余不足。骨繇者，节缓而不收也。所谓骨繇者，摇故也，当穷其本也。""脾忧愁而不解则伤意，意伤则悗乱，四肢不举。"

《金匮要略·中风历节病脉证并治》："续命汤治中风痱，身体不能自收，口不能言，冒昧不知疼处，或拘急不得转侧……并治但伏不得卧，咳逆上气，面目浮肿。"

《诸病源候论·风病诸候》："风痱之状，身体无痛，四肢不收，神智不乱，一臂不随者，风痱也。时能言者可治，不能言者不可治。"

《备急千金要方·治诸风方》："中风大法有四，一曰偏枯，二曰风痱，三曰风懿，四曰风痹。夫诸急卒病，多是风。"

《医宗必读·肾为先天本脾为后天本论》："一有此身，必资谷气，谷入于胃，洒陈于六腑而气至，和调于五脏而血生，而人资以为生者也，故曰后天之本在脾。"

《黄帝内经·素问》："岁土不及，风乃大行，化气不令，草木茂荣，飘扬而甚，秀而不实，上应岁星。民病飧泄霍乱，体重腹痛，筋骨繇复。"

《景岳全书·论治血气》："凡非风口眼㖞斜、半身不遂及四肢无力，掉摇拘挛之属，皆筋骨之病也。"

《奇效良方·风门》："二曰风痱者，身无疼痛，四肢不收，智乱不甚，言微有知，可治，甚则不能言者不可治……此由肾虚所致。"

【参考文献】

［1］周仲瑛. 中医内科学 [M]. 北京: 中国中医药出版社, 2004.
［2］王永炎, 张伯礼. 中医脑病学 [M]. 北京: 人民卫生出版社, 2007.

［3］张津涛. 现代中医诊疗指南[M]. 天津: 天津科学技术出版社, 2018.
［4］武连仲. 针灸新悟 [M]. 北京: 人民卫生出版社, 2014.
［5］罗云, 于金娜, 杨涛. 韩碧英“调理髓海”治疗小脑性共济失调经验 [J]. 中国中医基础医学杂志, 2019, 25 (9): 1313-1315.
［6］陈英哲, 张运克. 张运克教授治疗小脑萎缩的临床经验 [J]. 中国中医药现代远程教育, 2016, 14 (18): 62-65.
［7］李伟, 武连仲, 张春红. 武连仲教授针刺治疗遗传性共济失调 [J]. 中华针灸电子杂志, 2016, 5 (2): 61-63.

第二十四章　面　　痛

面痛又称“面颊痛”“头面风”“齿槽风”，是指口唇、面颊及前额等部位反复发作的短暂性、放射性、抽掣样剧烈疼痛，突发突止，痛不可触，痛止如常人。疼痛可由说话、咀嚼、刷牙和洗脸等面部随意运动或触摸面部“扳机点”而被诱发，重则出现同侧面肌抽搐、面部潮红、结膜充血，流泪流涎。发病者以中、老年人为多，女性多于男性，比例约为3∶2。大多为单侧起病，少数（5%以下）为双侧。

【典型病案举隅】

患者，男，68岁，退休大学教师。

【主诉】

反复发作性左侧面颊抽痛1年，加重6天。

【四诊采集】

（一）望诊

1. 患者是否为痛苦面容。
2. 病变侧是否存在皮肤粗糙、眉毛脱落、面色潮红、结膜充血、流泪等。
3. 是否存在咀嚼肌萎缩等。
4. 头面部是否存在疱疹。
5. 双侧颜面部是否存在因规避“扳机点”而致清洁度不一。
6. 舌象。

（二）闻诊

1. 听患者说话的语音语调及流畅性是否正常。
2. 患者的呼吸气味有无异常。

（三）问诊

1. 疼痛发作的形式及起始时间。

2. 疼痛的部位、性质、程度、频率、持续时间、缓解及诱发因素。

3. 是否出现精神、情绪及心理方面的异常。

4. 是否就诊过，做过哪些实验室和影像学检查。

5. 接受过哪些治疗，效果如何。

6. 有无家族史。

（四）切诊

1. 触摸是否存在“扳机点”。

2. 患侧是否存在感觉减退或过敏。

3. 患侧皮肤是否粗糙。

4. 脉象。

【病情述要】

患者于1年前，在日常生活中，无明显诱因下出现左侧面颊疼痛，多于洗漱、刷牙时发作，呈电击样剧痛，持续数秒至数十秒，发作频率不定。曾就诊于口腔科，排除牙龈炎等口腔科疾病。后病情逐渐加重，说话、咀嚼、刷牙和洗脸等活动均可引发疼痛。患者就诊于当地医院，颅脑MRI+MRA检查未见明显异常，考虑为“三叉神经痛”，予以卡马西平口服治疗，病情逐渐好转。近6日患者自行停药，疼痛再次复发，疼痛剧烈难忍，伴左侧颜面部抽搐，感觉异常。面痛程度、持续时间及发作频率较前加重。病中患者情绪焦虑，痛苦面容，面部潮红、流泪流涎，常因疼痛而不敢进食，夜寐欠安，二便尚调。

刻下症：左面部抽掣样剧痛，痛处固定，呈刀割样，疼痛难忍，伴有抽搐，日轻夜重，肌肤甲错，舌质紫黯有瘀点，脉弦涩。

【诊断治疗】

诊断：面痛（瘀血阻络证）。

治法：活血通络，化瘀止痛。

处方：通窍活血汤加减。

川芎12g、赤芍10g、桃仁6g、红花15g、天麻12g、细辛3g、僵蚕9g、蜈蚣3条、全蝎6g、麝香0.1g（冲服）。

7剂，水煎，早晚口服，每日1剂。

二诊：服上方 7 剂后，诸症均有不同程度减轻，发作频率及持续时间均有减少，但在情绪激动、休息欠佳时仍有发作。守上方，减量全蝎至 3g，蜈蚣减量至 2 条，加川牛膝 15g、丹参 30g 清热凉血化瘀，引热下行，继服 15 剂。

三诊：服 15 剂后病情平稳，近半个月发作 1 次，但疼痛程度减轻，将上方配成颗粒剂冲服，每日 2 次。

半年后门诊随访，未发作。

【临证分析】

1. 面痛诊断要点有哪些？

(1) 口唇、面颊及前额等部位反复发作的短暂剧烈疼痛。

(2) 疼痛特点：①疼痛位于一侧面颊及下颌范围内；②具有突发、剧烈、刀割样或烧灼样的性质；③患者面、鼻、口角等部位存在"扳机点"，可因说话、进食、洗脸、剃须、刷牙等日常活动而诱使疼痛发作；④在非发作期间患者完全正常。

(3) 发作具有刻板性。

(4) 排除其他引起面部疼痛的原因。

(5) 发病者以中、老年人为多。

2. 分析该患者诊断为面痛的依据。

(1) 老年男性，急性起病，反复发作，以"反复发作性左侧面颊抽痛 1 年，加重 6 天"入院。

(2) 主要临床表现为：①发作性左面颊疼痛，持续时间数秒至数十秒，有明确诱因。②疼痛特点：突发突止，痛不可触，痛止如常人。疼痛可由说话、咀嚼、刷牙和洗脸等面部随意运动或触摸面部"扳机点"而被诱发。③伴有同侧面肌抽搐、面部潮红、结膜充血，流泪流涎。

(3) 颅脑 MRI 及 MRA 未见明显异常。

3. 临床诊断时，该病需要与哪些病证相鉴别？

(1) 面痛与面瘫的鉴别：面瘫又名"口僻"，相当于西医学的特发性面神经麻痹。多由风邪直中面部，痰浊阻滞经络所致，以突发面部麻木，口舌歪斜为主要表现的一类疾病。面痛则是以反复发作的面部剧痛或伴面肌抽搐为主要表现。

(2) 面痛与头痛的鉴别：头痛为患者自觉头部前额、额颞、顶枕部位疼痛的症状。风寒湿热等邪外侵，风阳火毒上扰，痰浊瘀血阻滞，致经气不利，气血逆乱,或因气血亏虚,清阳不升,脑神失养等,均可导致头痛。除脑系疾病、颅脑外伤及眼、耳、口鼻等头面部病变外,许多全身性疾病也可导致头痛。而面痛是以口唇、面颊、额等部位反复发作的剧痛为主,可伴面肌抽搐。

(3)面痛与牙痛的鉴别:牙痛多在进食冷、热液体或食物时发作。面痛者拔牙后不见好转。其病因病机为阳明积热上壅,阴虚火热上炎、湿聚热腐,或肾气不足,肾髓不充及先天禀赋薄弱和外伤直接伤及牙龈牙齿,或长期恣食辛辣厚味,过食甜食又食后不漱口,酸甘日蚀,日久积热,内外合邪,结于阳明之络,或素体阴虚又兼湿热内盛,虚火挟湿热上攻胃络,偶触风、寒、湿、热、虫、外伤而发。

4. 面痛主要相当于西医哪些疾病,临床需做哪些相关检查?

根据本病的临床表现,西医学中三叉神经痛可参照本章辨证论治。

临床诊治过程中需做以下相关检查:如果考虑脑桥周围血管对三叉神经后根的压迫,可行磁共振断层血管成像(MRTA),可清晰显示脑桥小脑脚池内的脑神经出脑干段与责任血管的关系。口腔科检查及牙片检查,查看有无龋齿,义齿等病变。经耳鼻喉科检查并 X 线片检查,排除鼻窦炎等病变,以免因为别的病症,而误认为是三叉神经痛。行颅脑 MRI 检查,进一步排除继发性三叉神经痛及其他颅内病变。

5. 分析面痛的病因病机。

(1)病因:本病病因分为外感和内伤两大类。外感可因感受风、寒、湿、热之邪,以风邪为主,“巅顶之上,惟风可到”;内伤者与肝、脾、肾三脏有关。病程初期多以风寒、风热、阳明热盛为主;病久可由气滞、血瘀、痰壅、湿阻、风动,致邪阻经络或上犯清窍,不通则痛;或肝肾亏虚,络脉失养,不荣则痛。

1)感受外邪:风为阳邪,侵袭经络,循经上犯头面,清阳之气被遏,气血凝滞,脉络不通,而生痛病。

2)阳明热盛:嗜食辛辣、醇酒、肥甘厚味之品,或素体阳明热盛,邪热上攻,清窍脉络被灼,气血逆乱,故而疼痛。

3)情志失调:情志内伤,怒气伤肝,肝郁化火,肝火循经上炎,灼伤脉络,或气血逆乱而壅塞脉络,骤然偏侧面颊剧痛。

4)风痰阻络:脾失健运,痰浊中阻,或胃寒生湿,湿聚成痰,郁久化热生风,或风邪乘虚而入,引动痰浊,风痰相兼上犯头面经络,清阳不升,引发疼痛。

5）瘀血阻络：凡久病不愈，或气滞不能行血，气虚不能帅血，或邪阻经脉，血行迟缓，从而瘀血内阻，发为顽痛。

6）阴虚阳亢：肝肾同源，皆聚于下焦，房劳过度，耗伤肾精，或热病日久，损及真阴，致水不能涵木，肝阳上亢，或化风，因而上扰清窍，疼痛乃作。

7）气血亏虚：久病体虚或劳累过度，饮食不节，损伤脾胃，致气血生化不足，不能上荣于头面，则清窍失于濡养，不荣则痛。

⑵病机：面痛基本病机为情志所伤，肝胆火旺，肝胆病及脾，日久脾虚生痰，痰热内阻，上扰清窍，经络不通而致疼痛，或素体寒盛，痰湿内蕴，偶有外风侵袭，风夹痰湿蒙蔽清窍，经络不通而致疼痛。其基本病理特点为邪阻经络或脏腑功能失调，致经络郁遏，气血塞滞，或气血阴津亏虚，脉络失养。

发病病因不同，发病急缓有别。因感受外邪、阳明热盛、情志失调、风痰阻络所致者，发病较急；因于久病不愈、气血亏虚、瘀血阻络、阴虚阳亢所致者，发病较缓。

病位在头面部，与肝胆脾胃肾均有关系，与足阳明经、足太阳经及手太阳经关系尤为密切。

病性以实及虚实夹杂为主。实者多为风火、痰浊、胃热、气滞及血瘀；虚者常见肝肾精亏、气血亏虚。

病势一般多较徐缓，渐进加重，病情活动呈阶梯样加重。在病情进展过程中，正虚邪实互相影响，互为因果，终致五脏精气虚衰。经络为风痰火瘀之邪所阻塞，故发为疼痛。

6. 该患者辨证为瘀血阻络证的依据是什么？

依据：疼痛骤发，病位在面，如锥刺刀割，固定不移，肌肤甲错，病程缠绵，迁延不愈，日轻夜重，面色晦滞，舌质紫黯，舌边尖有瘀点，脉弦涩，综合患者主症，不难看出该患者之病机应为久病入络之瘀血阻络证。

7. 分析该患者初诊的处方用药及二诊时为何加用川牛膝与丹参。

面痛者，因久病致瘀，瘀血内停，新血不生所致，必须活血化瘀，推陈致新。方中川芎辛温香窜，行气活血，为血中之气药，赤芍通顺血脉，行血中之瘀滞；桃仁、红花活血化瘀，是血瘀证通用的基本药物，也是王清任在各活血化瘀方中的必用药，与川芎、赤芍配合，用于瘀滞重的患者；细辛通窍止痛；全蝎、蜈蚣、僵蚕搜逐风邪，活络止痛；天麻祛风通络，息风止痉。麝香辛温，能开诸窍，通经络，兼以活血散瘀，与诸药相配，增强活血化瘀之效。全方共奏活血通络，化瘀止痛之功。

面痛为实及虚实夹杂为主的病证。实者多为风火、痰浊、胃热、气滞及血瘀；虚者常见肝肾精亏，气血亏虚。二诊时，患者疼痛仍有发作，既往发作时常用手局部搓揉患处，见局部皮肤粗糙干燥，有瘀斑，舌下脉络瘀滞，舌苔薄黄，为瘀血内热之象。故加用川牛膝、丹参助清热凉血化瘀，引热下行。

8. 该患者在治疗过程中出现少气懒言、神疲乏力、自汗、心悸失眠、面色萎黄等症状，用药时该如何加减？

上证为气血两虚之征象。偏气虚者，加黄芪 30g、党参 20g；偏血虚者，加当归 10g、熟地黄 15g。或加用八珍汤，以补益气血。

9. 如该患者未能及时治疗，病情延误，病机可能会如何转化？

本病初为风邪夹寒、热、湿诸邪，侵犯手足三阳经络，并可化热化火，转为阳明热盛，热盛又可伤津耗液而为痰。此多为标实证，致经络阻遏，不通则痛。久病则影响肝脾肾功能失调，变生气滞血瘀，痰壅湿阻等，此时多为虚证或本虚标实证。因此，如若失治误治，病程过久会演变成虚实夹杂的情况，治疗较为复杂。

【知识拓展】

西医学中的三叉神经痛等属于中医“面痛”范畴。三叉神经痛按病因分为原发性三叉神经痛与继发性三叉神经痛，按疼痛的症状特点可分为典型三叉神经痛和非典型三叉神经痛。主要见于中老年人，中年人群发病率为3%~5%。

原发性三叉神经痛的病因及发病机制尚不清楚，多数认为病变在三叉神经半月节及其感觉神经根内，也可能与血管压迫、岩骨部位的骨质畸形等因素导致对神经的机械性压迫、牵拉及营养代谢障碍有关。继发性三叉神经痛又称症状性三叉神经痛，常为某一疾病的临床症状之一，由小脑脑桥角及其邻近部位的肿瘤、炎症、外伤以及三叉神经分支部位的病变所引起。所有三叉神经痛患者，治疗前应常规进行影像学检查（颅脑 CT 或 MRI），用于区分原发性或继发性三叉神经痛。对于诊断为原发性三叉神经痛的患者，在实施微血管减压术前均建议先接受颅脑 MRI 检查。颅脑 MRI 检查虽然可显示三叉神经根周围的血管及其与三叉神经后根之间的解剖关系，但这并不能完全确定责任血管。文献报道颅脑 MRI 确认责任血管的灵敏度和特异性在不同研究中有很大差异。

药物治疗对原发性三叉神经痛的疗效确切，尤其适合于治疗初发生次原发性三叉神经痛的患者。但药物治疗对继发性三叉神经痛的疗效不确切。卡马西平治疗三叉神经痛的疗效确切(A 级证据,强烈推荐)。奥卡西平治疗原发性三叉神经痛可能有效(B 级证据,推荐)。加巴喷丁、拉莫三嗪、匹莫齐特可以考虑用于辅助治疗原发性三叉神经痛疼痛(C 级证据)。其他用于镇痛的药物(如 5- 羟色胺去甲肾上腺素再摄取抑制剂和三环类抗抑郁药)在治疗三叉神经痛中的疗效缺乏循证医学证据。原发性三叉神经痛的一线治疗药物包括卡马西平(200~1 200mg/d)和奥卡西平(600~1 800mg/d)。虽然卡马西平的疗效优于奥卡西平,但后者在安全性方面的顾虑更少一些。如果以上任何一种钠离子通道阻滞剂无效,下一步应考虑外科手术治疗。典型原发性三叉神经痛的自然恢复几乎是不可能的,药物治疗的效果可能是部分缓解、完全缓解与复发交替出现,因此,鼓励患者根据发作的频率来及时调整药物剂量。

当药物治疗的疗效减退或者出现患者无法耐受的药物副作用而导致药物治疗失败时,可以尽早考虑外科手术治疗。外科手术方式有多种,包括经皮三叉神经半月神经节射频温控热凝术、Meckel's 囊球囊压迫术、Meckel's 囊甘油注射、伽马刀治疗及微血管减压手术。

原发性三叉神经痛预后与治疗时间、方法密切相关。初发患者经早期中西医结合治疗,多能控制症状,达到完全缓解;长期失治、治疗不当或无效者,可转变为顽固性难治性三叉神经痛。手术治疗虽根治率较高,但易并发小脑损伤、脑脊液漏、低颅压综合征、后组脑神经损伤、切口感染、脑干梗死等严重并发症,具有一定的风险。继发性三叉神经痛的预后取决于原发病,随着原发病因的去除,可获痊愈。

【临证精要】

一、辨证要点

(1)辨外感与内伤:外感致病,主因感受外邪,多为风邪与寒、火、痰兼夹合邪,致风寒凝滞,或风火灼伤,或风痰壅阻三阳经络而发作疼痛。内伤致病,每与肝胆风火相煽、胃热炽盛上炎、阴虚阳亢化风等密切相关,以致风火攻冲头面,上扰清窍而发作疼痛;或由头面气血瘀滞,阻塞三阳经络,不通则痛。外邪致病,日久不愈,反复发作,常可循经入里,化热伤阴;而内伤致病亦多感受外邪,使病情加重,故内外合邪为患是本病发生的一个重要特点。

(2)辨脏腑虚实:面痛之为病者,多与肝、胆、胃、肾相关。若面痛伴火燎肉裂，口臭、便干，多为胃火上扰者；若面痛伴面红目赤、眩晕、烦躁易怒、口苦咽干、胸胁满闷，多为肝胆火盛者；若面痛兼见两颧潮红、五心烦热、健忘、腰膝酸软，多为肝肾阴虚者。

二、治疗原则

面痛病性总属本虚标实，当根据标本之缓急轻重，予以祛邪通络，或补虚扶正并用治之。治疗时根据不同病情，辨证选方用药，始终遵循“高者抑之，郁者开之，客者散之，闭者通之”，“寒者热之，热者寒之，虚则补之，实则泻之”和“瘀血阻络，通则不痛”的治疗原则，标本兼治，疏通面部经脉，使三叉神经恢复正常的生理功能，从而达到长期止痛之效。

三、他型证治

1. 风寒袭络证

症状：骤然起病，一侧剧烈面痛，阵发性发作，恶风怕冷，遇寒加重，面肌拘紧，喜热敷，口不渴，舌质淡，苔薄白，脉浮紧或弦紧。

病机分析：“伤于风者，上先受之”，头为诸阳之会，风邪外袭，循经上犯头部，阻遏清阳之气，故面痛；风为阳邪，其性开泄，易袭阳位，且善行而数变，故疼痛来如闪电，变幻无常，发作频繁故骤然起病，不时阵发；风为百病之长，多夹时气而发病，寒属阴邪，得温易散，其痛可减，遇冷痛增；风邪袭表，邪正相争，故见面肌拘紧，口淡不渴；舌淡，苔薄白，脉浮紧均为风寒外袭之象。

治法：疏风散寒，通络止痛。

常用方药：川芎茶调散（《太平惠民和剂局方》）。川芎、荆芥、防风、羌活、白芷、细辛、薄荷（后下）、甘草。

方药解析：方中川芎辛温升散，散寒，善治太阳头痛，入肝胆经，上行头目，为治头面痛之要药；羌活入太阳经疏风，白芷入阳明经，芳香上达，善治阳明头面痛；细辛入少阴经，善治少阴头痛；荆芥、防风祛风散寒，以巅顶之上，唯风药可达也；薄荷清利头目；用茶调者，茶能上清头目也；甘草调和诸药。

阳虚恶寒较甚者，加麻黄、制附子，温散寒邪；头痛、面痛甚者，羌活、细辛加量，温经散寒止痛；面肌抽搐者，加全蝎、蜈蚣、地龙，搜风止痉；寒凝痛甚者，加藁本，散寒止痛；鼻塞流涕者，加苍耳子、辛夷，通鼻窍、止痛。

2. 风热偏盛证

症状：遇风得热引发，病势来急，剧痛如烈，突然停止，遇热加重，得凉稍舒，恶风发热，面颊红肿，目睛红赤，咽干咽痛，齿龈肿痛，大便干结，小便短赤，舌红苔黄，脉弦数或沉实有力。

病机分析：风性数变，故病势来急；火邪最猛，伤较甚，故剧痛如烈；风火上冲，损伤颊、目，故面颊红肿，目睛红赤；火邪伤津见咽干咽痛，齿龈肿痛，大便干结，小便短赤。舌脉之象也是火邪上冲之征。

治法：祛风清热，通络止痛。

常用方药：芎芷石膏汤（《医宗金鉴》）。川芎、白芷、生石膏（先煎）、菊花、藁本、羌活。

方药解析：方中以川芎祛风活血止痛，白芷通窍消肿排脓，生石膏清泻胃火，三药共用为君；菊花疏散风热，清利头目；羌活、藁本祛风止痛。上药共用，共奏祛风清热，通络止痛之效。

便秘者，加生大黄（后下）；口渴引饮者，重石膏，加天花粉；胃热盛者，加黄芩、黄连；面肌抽搐明显者，重用全蝎，加僵蚕；急躁易怒心烦者，加牡丹皮、栀子；牙龈肿痛者，加川牛膝、白茅根；头痛且胀目赤者，加龙胆草、薄荷。

3. 胃火上扰证

症状：面部剧痛，颊部灼痛，心烦易怒，面红目赤，口干口臭，喜喝冷饮，便秘溲赤，舌红，苔黄，脉洪数或滑数。

病机分析：常因进食辛热炙煿之物诱发，症见面颊及齿龈灼痛，遇热痛增，面红目赤，口渴喜冷饮，心烦，口气热臭，大便秘结，溲赤，舌红苔黄厚，脉洪数。过食辛热炙煿之品，化热生火犯胃，胃络于目，胃火循经上熏，气血壅滞，故见面颊及齿龈灼痛，面红目赤；胃中浊气上逆则口气热臭；热邪伤津故渴喜冷饮；肠道失润则大便秘结；津伤尿源不充则溲赤；上冲之火扰乱神明，故见心烦；舌脉亦为火邪内盛之象。

治法：清泻胃火，凉血止痛。

常用方药：清胃散（《脾胃论》）。黄连、当归身、生地黄、牡丹皮、升麻。

方药解析：方中黄连苦寒泻火，主清胃经积热；升麻散火解毒，兼为阳明引经之药；生地黄凉血滋阴；牡丹皮凉血清热；当归身养血活血，合生地黄滋阴养血，合牡丹皮消肿止痛。诸药共奏清泻胃火，凉血止痛之效。

大便秘结者，加大黄、芒硝清热调气、软坚、通便；牙龈肿痛、血衄者，加川牛膝、白茅根，活血、凉血、止血；面部拘挛抽动者，加僵蚕、全蝎息风止痉；热盛伤津者，去羌活，加天花粉、麦冬养阴生津。

4. 肝胆实火证

症状：面部阵发剧痛，痛连头角，面灼目赤，烦躁易怒，口苦，便秘，尿赤，舌质红，苔黄燥，脉弦数。

病机分析：常因忧思恼怒而诱发，情感内伤，肝失条达，郁久化火，上扰清窍，故见面部阵发性灼痛或电击样闪痛，面红目赤；肝失调达柔和之性，则胁肋胀痛，烦躁易怒；热迫胆汁上溢，则口苦；火热灼津，故咽干，溲赤便秘；舌脉均为肝经实火内炽之象。

治法：清泻肝热，降火止痛。

常用方药：当归龙荟丸（《丹溪心法》）。龙胆、当归、芦荟、黄连、栀子、黄芩、黄柏、大黄、青黛（包煎）、木香、麝香（冲服）。

方药解析：方中龙胆草、芦荟清泻肝火，配栀子、青黛以助降火；黄芩、黄连、黄柏、大黄清三焦之实热；当归养肝和血；木香疏肝理气；麝香芳香走窜，通窍行气。诸药合用，共奏清肝利胆，泻火止痛之功。

胸闷胁痛者，加郁金、川楝子、延胡索行气止痛；面有抽搐者，加僵蚕、全蝎、地龙息风止痉；头目晕眩者，加天麻、钩藤、菊花、白蒺藜平肝息风、清利上焦；便秘者，加白芍、大黄滋阴通便；心烦失眠者，加黄连、首乌藤清心安神。

5. 风痰阻络证

症状：面肌阵痛，麻木不仁，胸膈满闷，时吐痰涎，头蒙身重，舌胖大，苔白腻，脉弦滑。

病机分析：痰阻络道，清阳不升，浊阴不降，故症见面部胀闷剧痛；全身经脉为痰邪所阻，精气上不能荣养于头，中不可濡润全身，下失却通达肢节之功，故全身症见一派痰阻之象。

治法：祛风化痰，解痉止痛。

常用方药：牵正散（《杨氏家藏方》）合半夏白术天麻汤（《医学心悟》）。白附子、僵蚕、全蝎、姜半夏、白术、天麻、橘红、生姜、甘草、茯苓、大枣。

方药解析：方中白附子、僵蚕祛风化痰，善除头面与经络之风痰；全蝎祛风而解痉；姜半夏降逆止呕、燥湿化痰，可去足太阴痰厥头痛；天麻则有息风化痰、定眩止痛之功；橘红理气化痰，再加白术、茯苓补脾燥湿，治生痰之源；生姜、大枣可调和营卫，升清降浊；甘草缓急止痛，调和诸药。诸药合用，共奏化痰息风、解痉止痛之效。

面颊麻木甚者，加皂角、川芎、细辛活血通脉；痰郁化热者，加胆南星、知母、竹沥清热化痰；湿邪较盛，胸闷纳呆者，加苍术、厚朴行气、燥湿、健脾。

6. 阴虚阳亢证

症状：面痛绵绵，时有灼痛抽掣，头昏目眩，面红耳鸣，腰酸腿软，口燥咽干，舌红少苔，脉弦细而数。

病机分析：因思劳过度，年老性躁忧郁，耗伤阴血而使阴不制阳，肝阳升发太过，血随气逆，亢扰于上，故见面颊胀痛，目眩耳鸣，面红头晕；腰为肾之府，肝肾阴亏，故见腰酸腿软；火热伤津，故口燥咽干；舌脉均为阴虚阳亢之象。

治法：滋阴潜阳，平肝息风。

常用方药：

⑴ 天麻钩藤饮（《杂病证治新义》）。天麻、钩藤、山栀、石决明、黄芩、杜仲、茯神、川牛膝、益母草、桑寄生、首乌藤。

方药解析：方中天麻、钩藤、生石决明平肝潜阳、息内风；山栀、黄芩清肝泻热；川牛膝活血，引血下行助肝阳平降；桑寄生、杜仲滋养肝肾；首乌藤、茯神宁心安神；益母草行血祛瘀。诸药共奏滋阴潜阳，平肝息风之效。

阴虚较甚者，加生地黄、女贞子、墨旱莲滋补肝肾、养阴生津；夹痰重者，加胆南星、贝母化痰通络；眩晕甚者，加生龙骨、生牡蛎平肝潜阳。

⑵ 大补阴丸（《丹溪心法》）。熟地黄、龟甲（先煎）、知母、黄柏、猪脊髓。

方药解析：熟地黄、龟甲滋阴潜阳，壮水制火，共为君药；黄柏、知母苦寒降火，保存阴液，平其亢阳，相须为臣；再以猪脊髓、蜂蜜为丸，取其血肉甘润之质，一则助君药填精补髓，二则制约黄柏苦燥之弊。诸药合用共奏滋阴潜阳，息风止痛之效。

阴虚内热者，加天冬、麦冬以润燥养阴；疼痛剧烈难忍，加徐长卿；阴虚盗汗者，加地骨皮以退热除蒸；咯血、吐血者，加仙鹤草、旱莲草、白茅根以凉血止血；遗精者，加金樱子、芡实、桑螵蛸、山茱萸以固精止遗。

四、中成药治疗

1. 都梁丸　由白芷（酒）、川芎组成。具有疏风散寒，活血止痛的作用。适用于面痛风寒瘀阻证。

2. 天麻钩藤颗粒　由天麻、钩藤、石决明、栀子、黄芩、牛膝、盐杜仲、益母草、桑寄生、首乌藤、茯苓组成。具有平肝息风，清热止痛的功效。适用于面痛肝阳上亢证。

3. 牛黄上清丸　由人工牛黄、薄荷、菊花、荆芥穗、白芷、川芎、栀子、黄连、黄柏、黄芩、大黄、连翘、赤芍、当归、地黄、桔梗、甘草、石膏、冰片组成。具有清热泻火，散风止痛的作用。适用于面痛热毒内盛，风火上攻证。

4. 天麻丸 由天麻、羌活、独活、盐杜仲、牛膝、粉萆薢、附子、当归、地黄、玄参组成。具有祛风除湿通络止痛，补益肝肾的作用。适用于面痛风湿阻络证。

5. 大补阴丸 由熟地黄、盐知母、盐黄柏、醋龟甲、猪脊髓组成。具有滋阴降火的作用。适用于面痛阴虚火旺证。

6. 当归龙荟丸 由酒当归、芦荟、青黛、酒大黄、龙胆(酒)、酒黄连、酒黄芩、栀子、盐黄柏、木香、人工麝香组成。具有清肝泻火通便的作用。适用于面痛肝火上炎证。

7. 独一味胶囊 由独一味组成。具有活血止痛，化瘀止血的作用。适用于面痛瘀血阻络证。

五、其他疗法

1. 针刺治疗

治疗原则：根据经络辨证，三叉神经痛多属于手足阳明、手足太阳经，因此在取穴时应以手足阳明、手足太阳穴为主。

根据病位取穴原则：“脏腑病而求门海俞募之微，经络滞而求原别交会之道”，不同部位面痛寻找其不同脏腑及经络病变，即为“住痛移疼，取相交相贯之经”。

根据病症取穴原则：“俞主体重节痛”。

根据基本病机的取穴原则：“荥主热病”治其热，不祛其火则不能取效。

针灸取穴：

主穴：以面颊局部和手足阳明、手足太阳经腧穴为主。

第Ⅰ支(眼支)：太阳、攒竹、阳白、鱼腰(眶上孔)、外关。

第Ⅱ支(上颌支)：四白(眶下孔)、颧髎、下关、迎香、合谷。

第Ⅲ支(下颌支)：颊车、夹承浆穴(颏孔)、大迎、翳风、内庭。

配穴：风寒外袭，加风池、外关；风热上犯，加风池、曲池；胃热上攻，加内庭；气血瘀滞，加膈俞、内关。可根据受累分支，在面部所选腧穴附近加刺阿是穴。

(1) 体针治疗：Ⅰ支痛取鱼腰穴(从鱼腰斜向下方刺入10~16.5mm，待有触电样针感传至眼与前额时，提插20~50次)；Ⅱ支痛取四白(从四白斜向上方

45° 刺入 16.5~26.4mm,待有触电样针感传至上唇与上牙等处时,提插 20~50 次);Ⅱ、Ⅲ支或Ⅲ支痛取下关(从患侧下关穴刺入 49.5mm,待有触电样针感传至舌或下颌等处时,提插 20~50 次)。隔日针刺 1 次,10 次为 1 个疗程。

(2)水针治疗:Ⅰ支痛取下关、合谷、阿是穴,配太阳、攒竹、阳白穴;Ⅱ支痛取下关、合谷、阿是穴,配四白、颧髎、迎香穴;Ⅲ支痛取下关、合谷、阿是穴,配颊车、地仓、承浆穴。取醋酸泼尼松龙,1% 普鲁卡因溶液 10ml,维生素 B_{12} 注射液 250μg 制成药液,每穴 1 次注射 0.5ml,7 天治疗 1 次,3 次为 1 个疗程。

(3)电针治疗:Ⅰ支痛取四白、瞳子髎、攒竹、合谷、太阳穴;Ⅱ支痛取下关、地仓、四白、合谷穴;Ⅲ支痛取地仓、颊车、承浆、合谷穴。用交替频率电针,每隔 5 秒使用 80~1 000Hz 的可变频率矩形脉冲刺激穴位。10 次为 1 个疗程,隔日或隔 2~3 日治疗 1 次。

2. 中医外治 中药按比例配制:白芷 20%~80%,细辛 20%~30%,辛夷 10%~20%,鸡血藤 15%~30%,冰片 10%~15%。将白芷、细辛、辛夷、鸡血藤洗净晒干,粉碎过 80 目筛,除去残渣和纤维状物后再混合冰片磨成细粉,过 120 目筛,经过 −15℃低温灭菌,装瓶密封备用。用棉棒蘸少量此药物,置于患者侧鼻孔内,让患者轻吸即可。

3. 耳穴 针刺及耳穴压籽治疗是在耳郭上用针刺或其他方法刺激,是针灸疗法的一个分支,也是中医学的宝贵遗产。耳穴压籽操作简便,且避免了耳穴针刺时疼痛的缺点,易被患者接受。耳穴治疗有简、便、廉、效等特点。

取穴:面颊支、颞下颌、下颌、神门等。

4. 推拿按摩治疗 推拿疗法也是中医学的一个重要组成部分。推拿治疗三叉神经痛其实就是以指法代替针法,按摩相关穴位,达到治疗目的。取穴:同针刺疗法,取局部和远端穴位治疗。手法:以一指禅、点、按、揉、抹、直推等手法施于阿是穴、阳白、鱼腰、太阳、上关、下关、颧髎、颊车等穴各 2 分钟而风池、天柱、合谷各 2 分钟。如属风热者,在手阳明、手少阳经肘以下循行线上施以擦法;属肝阳上亢者,在足厥阴经膝下循行线上施以擦法;如属虚火上炎者,在足少阴经膝以下部位施以擦法,均以透热为度。

六、护理调摄

在护理方面予以常规神经内科护理,并结合辨证施护。对于患者应注意皮肤及黏膜、口腔的清洁护理,饮食上建议患者少食辛辣肥厚之品。对病程较长，经常发作致精神紧张者，鼓励其解除思想包袱，保持乐观向上的精神状态。辅疗可配合理疗、针灸等，对痛剧致不能或很少进食者，注意加强营养支持治疗。对于出院的患者应进行健康教育及健康指导，必要时可进行随访。

患者在调养方面应注意饮食上应偏于清淡，宜进食维生素含量高的蔬菜、水果及营养丰富的瘦肉、鸡、鸡蛋、鱼类等，火旺者则应忌辛辣烟酒等刺激物。患者还应尽量避免长时间的紧张劳累、气恼焦虑等。

理疗和传统的康复疗法在今天愈来愈受到重视。理疗如电、光、磁疗法，常见的有射频、微波、电刺激、音乐电疗、激光、电针加神灯等。经研究其可改善局部血液循环，缓解疼痛，缓解肌肉痉挛，减轻面肌抽搐，消炎消肿，促进神经再生。传统的康复疗法主要有针灸、按摩、中药外治法等。这些方法在临床均已收到满意疗效。

七、经验荟萃

1. 石学敏创立醒脑开窍针刺法，经过多年的临床实践，不断地充实发展，提出了“调神导气止痛法”治疗三叉神经痛。并认为风邪是主要病因，经脉不通是主要病机。在治疗过程中重视“神”的理论内涵，强调以脑统神，以针调神，神气相随。重用人中、内关，配合局部交会穴和三孔穴，能明显提高止痛效果。

2. 吴中朝根据辨证分型和临床症状，强调立法组方务必符合“四字诀”，即清、降、化、补；针刺原则务必达到“五个要”，即清泄阳明、决壅泻实、四关强刺、宁心安神、滋补肝肾。

3. 宋南昌认为“面痛”的病因早期均与风寒之邪密切相关，后期则应从虚、瘀论治，病机为正虚邪实，虚实夹杂。治疗综合运用针刺、艾灸、中药、耳穴等中医特色疗法，以扶正祛邪。同时注重护理，调畅情志。

4. 方剑乔强调急性痛甚者，无论虚实，均应立即祛痛，在合谷穴处施以泻法。大幅捻转提插数次后，配外关穴接电针调 100Hz 密波 10 分钟，能使机体释放吗啡样物质，令疼痛骤减。然后转为疏波 2Hz 维持 20 分钟，可加强疗效。若缓解期，则可在面部穴位及外关、合谷处用疏密交替波 40 分钟，强度适中。

5. 武连仲运用针刺止痛十二法治疗三叉神经痛。即调神止痛法、通经止痛法、巨刺止痛法、刺络止痛法、郄穴止痛法、温经止痛法、阻力针止痛法、宿针止痛法、围刺止痛法、鼎刺止痛法、透刺止痛法、龙虎交战止痛法。

6. 盛灿若认为三叉神经痛的起病多数为一侧性，从上颌支或下颌支开始，其中下颌支受累最多(约 60%)，上颌支次之(约 30%)。他认为针灸治疗三叉神经痛当以局部取穴结合临床辨证加减为主，临床常规取穴多为：眼支取头临泣、阳白、丝竹空、头维、悬厘；上颌支取迎香、颧髎、四白、瞳子髎、耳门；下颌支取颊车、地仓、大迎、巨髎、水泔、承浆，头部腧穴，均沿头皮与颅骨间横刺或斜刺进针 1.5 寸。这种局部取穴法，对患者来讲，虽有临床止痛作用，但不持久，系因风火相攻，久滞阳经所致，遂结合多年经验，他提出任何一支的三叉神经痛，在局部取穴的同时，均可加用上关与下关两穴，同时直刺，进针 1.2 寸，使针感扩散至同侧颞顶部、面颊及下颌部甚至半侧面部酸胀适宜。

【诊疗解悟】

1. 临证发微 三叉神经痛的临床表现主要为三叉神经所支配区即面颊、上下颌及舌部剧烈电击样、针刺样、刀割样或撕裂样疼痛，持续数秒或 1~2 分钟，病程呈周期性，病程可为数日、数周或数月不等，缓解期如常人。患者口角、鼻翼、颊部或舌部为敏感区，轻触可诱发，称为“扳机点”。随着病程迁延，发作次数将逐渐增多，发作时间延长，间歇期缩短，甚至为持续性发作，出现面部肌肉抽搐，很少自愈。本病归属于中医学“面痛”“头风”“齿痛”范畴。临床可根据疼痛点位置的不同，确定受累脏腑及经脉，辨别病性虚实的诊疗方法，针药并用以达到通络止痛的疗效。三叉神经痛发病机制主要为脾胃功能失调，风、火、痰、瘀相互搏结，流注脑髓脉络。该病多呈阶梯样发展，晚期中西医治疗效果均不佳，中医药在早期治疗，缓解疼痛、延缓进程、提高生活质量方面有一定的疗效。因该病发作极其痛苦，故早期诊断、早期治疗显得尤为重要。面痛既可以是一个独立的病证，又可继发于其他疾病，成为该病某阶段的表现。在辨病上，当首辨外感与内伤，次辨脏腑，再辨病性，内外合邪亦需重视。治疗上应知常达变，重用祛风止痛药，可选用一些传统的具有止痛作用的中药，如白芷、延胡索、姜黄、三七、川乌、没药等。此外还有传统中药方剂可供选择，如中国易水学派开山张元素所创清热利湿、祛风止痛的千古名方当归拈痛汤；孙思邈的《备急千金要方》里的独活寄生汤；《伤寒论》中的芍药甘草汤等。久痛入络，当注重活血，治宜行气活血，或补气活血。中医关于疼痛的主要病机之一就是“不通则痛”，故需通气机、活血脉、止病痛。此外，基于中医“不荣则痛”的机制，本病后期还应根据患者年龄、体质、病程长短和劳动性质的不同酌情变通。如青壮年后期侧重于养心益神，老年人后期侧重于补益肝肾，男性重于补气，女性重于养血，新病虚者侧重于温养气血，久病虚者侧重于滋阴益精；体力劳动者后期以温补气血为主，脑力劳动者后期则应以滋养心神为重。

从损害部位及症状表现上看，面痛相当于西医学的三叉神经痛。依据临床发作特点和表现可作出诊断。西药卡马西平是目前治疗三叉神经痛的首选药物之一，可通过减少周围神经元异常放电来缓解疼痛。用药早期可控制疼痛，但随着治疗周期的延长会出现药物耐受，增加用药量亦会加重肝肾负担，故影响临床效果。中西医结合治疗原发性三叉神经痛效果显著，在临床中可以选用。

2. 诊治演变 古代医家治疗与面痛病相关病症所选用的中药方剂是随着对病因病机认识的不断深入而逐渐完善，在临床中应正确认识病因病机，灵活用药。先秦晋代，将本病责于气病，属三焦经。《黄帝内经》记载："三焦手少阳之脉……是主气所生病者，汗出，目锐眦痛，颊痛。"将此颊痛病因责于气病，病属三焦经。隋唐时代，认为本病为阳明血热，胆经气病。隋代杨上善认识到面痛多是由于阳明经血热，《针灸甲乙经·大寒内薄骨髓阳逆发头痛第一》："颌痛，刺手阳明与颌之盛脉出血。头项不可俯仰，刺足太阳；不可顾，刺手太阳(一云手阳明)。颌痛刺足阳明曲周动脉见血，立已；不已，按经刺人迎立已。"认为面痛是由于胆经的气病所致。宋金时期，认为本病是痰火、风湿及风热。《太平惠民和剂局方》说："又治妇人血风，头皮肿痒，眉棱骨痛，旋晕欲倒，痰逆恶心。"宋代严用和认为痰火上逆或火热之邪可导致面痛，"泻黄散治脾胃壅实，口内生疮，烦闷多渴，颊痛心烦，唇口干燥，壅滞不食"。金代刘完素认为面痛与肝经有关，《伤寒直格》说："厥阴肝经病，则腰不可俯仰。丈夫疝，妇人少腹肿，两胁下痛引少腹。甚则嗌干，面尘，善怒，忽忽眩痛，巅疾，目赤肿痛，耳聋，颊痛。虚则目如无所见、无所闻，善恐如人欲捕之，胸满呕逆，洞泄，狐疝，遗尿，癃闭。"明清时代，认为本病为气血凝滞，风热上攻。明代李梴编著《医学入门》指出："玉液汤治七情气郁，生痰上逆，头目眩晕，心嘈怔悸，眉棱骨痛。""胃经风毒，气血凝滞，麻痹不仁，鼻额间痛，唇口颊车发际连牙肿痛，口不能开，虽言语饮食亦妨碍，左额颊上如糊绷急，手触之则痛。"故七情郁而化火，痰火上逆或胃经的风毒凝滞气血可导致面痛。明代王肯堂认为肝气上逆和风热上攻可导致面痛，《证治准绳·类方》记载："肝气逆则头痛，耳聋，颊痛，取血者，盖取足少阳之血也。""风热上攻，眉棱骨痛。"吴有性《温疫论》指出，"如浮越于阳明，则有目痛、眉棱骨痛、鼻干"，"如目痛、眉棱骨痛、眼眶痛、鼻干不眠，此邪热溢于阳明经也"。故阳明热盛可导致面痛。汪机认为面痛与胆经有关，《医学原理·卷之一·足少阳胆经图论》说："其为病也，口苦，善太息，心胁痛，不能转侧，甚则面微尘，体无膏泽，足外反热，头角颌痛，目锐眦痛，缺盆肿痛。”清代张璐认为面痛多由火热之邪所致，应分虚实论治，《张氏医通》说：“面为阳明部分，而阳维起于诸阳之会，皆在于面，故面痛皆因于火，而有虚实之殊，暴痛多实，久痛多虚，高者抑之，郁者开之，血热者凉之，气虚者补之，不可专以苦寒降火为事。”清代名医尤怡所著《金匮翼》指出：“偏头痛者，由风邪客于阳经，其经偏虚者，邪气凑于一边，痛连额角，久而不已，故谓之偏头痛也。”

目前治疗仍以药物治疗为主，以缓解疼痛为原则。若药物治疗效果欠佳，可根据患者的自身情况，选择合适的外科治疗，为患者制定个体化的治疗方案。有学者通过对面痛病古代处方用药规律分析，发现古代中药治疗面痛病中，解表药应用最多，羌活、甘草及防风被选用的频次最高。方剂应用中以风热上犯的选奇汤最多。中药配伍中，祛风解表的羌活、防风运用频率最高。

【医论撷要】

《证治准绳·杂病》：“肝气逆则头痛，耳聋，颊痛，取血者。盖取足少阳之血也。”“风热上攻，眉棱骨痛。”“面痛皆属火。盖诸阳之会，皆在于面，而火阳类也。心者生之本，神之变，其华在面，而心君火也。暴病多实，久病多虚。高者抑之，郁者开之，血热者凉血，气虚者补气。不可专以苦寒泻火为事。”

《黄帝内经·素问》：“首风之状，头面多汗恶风，当先风一日则病甚，头痛不可以出内，至其风日则病少愈。”

《张氏医通·诸痛门》：“面为阳明部分，而阳维起于诸阳之会，皆在于面，故面痛皆因于火，而有虚实之殊。”

《证治汇补·面痛》：“面痛皆属于热，但暴病多实，久病多虚。饮食妨碍，皆因膏粱风毒；食卧少安，无非胃虚有火。”

《金针秘传》：“是动则病耳聋，浑浑焞焞，嗌肿喉痹是主气所生病者，汗出，目锐眦痛，颊痛，耳后肩臑肘臂外皆痛，小指次指不用为此诸病。”

《严氏济生方》：“其七情所感，遂使脏气不平，郁而生涎，结而为饮，随气上逆，令人眩晕，眉棱骨痛，眼不可开，寸脉多沉，有此为异耳。”

《医碥》：“眉棱骨痛。或外邪郁成风热，上攻于脑，从目系过眉骨，下注于目。（目系上属于脑，过眉骨也。）或内之风热湿痰上攻，选奇汤主之。”

《普济本事方》：“王检正希皋，昔患鼻额间痛，或麻痹不仁，如是者数年。忽一日，连口唇颊车发际皆痛，不开口，虽言语饮食，亦妨，在额与颊上常如糊，手触之则痛。予作足阳明经络受风毒,传入经络,血凝滞而不行,故有此证。”

《儒门事亲》:“额角上痛,俗呼为偏头痛者,是少阳经也;如痛久不已,则令人丧目。以三阳受病,皆胸膈有宿痰之致然也,故胸膈有痰饮可导致面痛。”

《丹溪心法》:“眉眶痛,属风热与痰。作风痰治,类痛风。”“痛有二证,眼属肝,有肝虚而痛。才见光明,则眶骨痛甚,宜生熟地黄丸。又有眉棱骨痛,眼不可开,昼静夜剧,宜导痰汤,或芎辛汤入芽茶,或二陈汤,吞青州白丸子,良。”

《温疫论》:“如浮越于阳明,则有目痛、眉棱骨痛、鼻干。”“如目痛、眉棱骨痛、眼眶痛、鼻干不眠,此邪热溢于阳明经也。”

【参考文献】

[1] 王永炎, 张伯礼. 中医脑病学 [M]. 北京: 人民卫生出版社, 2007.

[2] 王自兴. 国医大师石学敏针刺治疗三叉神经痛经验探析 [J]. 中华中医药杂志, 2016, 31 (12): 5112-5113.

[3] 徐洋洋, 吴萍, 周仲瑜, 等. 面痛病古代处方用药规律分析 [J]. 中医药临床杂志, 2018, 30 (4): 686-689.

[4] 陆瑶, 刘元石, 杨涛, 等. 针刺辨治原发性三叉神经痛 [J]. 中医杂志, 2018, 59 (21): 1883-1884.

[5] 白耀东, 孙海舒. 吴中朝治疗面痛经验 [J]. 国际中医中药杂志, 2019, 41 (12): 4.

[6] 徐涵斌, 何勇. 宋南昌治疗 “面部三病” 之经验 [J]. 江苏中医药, 2016, 48 (1): 24-25.

[7] 王晨瑶. 方剑乔运用电针治疗面瘫面痛的临床经验 [J]. 浙江中医杂志, 2008,(3): 147.

[8] 方盛, 张海峰, 武连仲. 武连仲运用针刺止痛十二法治疗三叉神经痛经验介绍 [J]. 新中医, 2020, 52 (5): 130-132.

[9] 盛艳, 张旭, 孙建华, 等. 盛灿若教授针刺治疗三叉神经痛临证经验撷英 [J]. 中国中西医结合杂志, 2018, 38 (2): 246-247.

第二十五章　口　　僻

口僻又称“口喎”“吊线风”“喎僻”等，临床表现为口眼喎斜，闭目不能，口角下垂，口角流涎，耳后疼痛，流泪，鼓腮漏气等症状，以单侧多见，极少数出现双侧。我国城市发病率为34.1/10万，国外报道发病率在（11.5~53.3）/10万，本病可发生于任何年龄段，但主要集中在15~45岁，男女或左右侧的发病之间无明显差异，可发生于任何季节，常因受风、受寒、着凉、感冒等诱发。本病起病急，严重者可影响进食、言语等功能，轻者经及时有效治疗预后较好；失治或治不得法致病情迁延者，预后不良。

【典型病案举隅】

患者，女，31岁，教师。

【主诉】

口角右歪、左眼闭合不能6天。

【四诊采集】

(一) 望诊

1. 是否有额纹变浅或消失。
2. 是否有眼裂变大、闭合不全。
3. 是否有鼻唇沟变浅或消失，口角歪斜、流泪等。
4. 外耳道、鼓膜及耳郭周围皮肤等是否有疱疹。
5. 舌象。

(二) 闻诊

1. 患者说话时的语音语调有无改变。
2. 患者有无呼吸异常及身体异味。

(三) 问诊

1. 起病前是否有受凉、吹风、感冒等诱因。
2. 何时起病。
3. 是否有味觉障碍、听觉过敏、听力下降。
4. 是否有偏身瘫痪及偏身感觉异常。
5. 是否有耳鸣、眩晕、乳突及后颈部疼痛。
6. 做过哪些实验室和影像学检查。
7. 接受过哪些治疗,疗效如何。
8. 二便、饮食、睡眠等情况。
9. 既往史、生活史、婚姻史、家族史。

(四) 切诊

1. 脉象。
2. 检查患者肌力、肌张力、病理征及有无局部压痛等。

【病情述要】

患者6天前晨起漱口时发现左眼睑闭合不全,左侧额纹及鼻唇沟消失,嘴角向右侧歪斜,鼓腮左侧漏气,流涎,饮水时水由左侧口角漏出,进食时食物滞留在左齿颊处,左耳后乳突区压痛。无听觉过敏、疱疹、眩晕、面部红肿热痛等。追溯病史,患者发病前曾有吹风史。在外院完善颅脑CT及颅脑MRI均未见明显异常,面部肌电图示:左侧面神经运动传导速度减慢。曾口服营养神经、抗病毒药物,未见好转。病中精神、食欲、睡眠欠佳,体重无明显改变。

刻下症:口眼㖞斜,眼睑闭合不全,口臭口渴,发热,咽痛,头痛鼻塞,便秘,纳差,左侧面颊稍肿,耳区疼痛固定不移,舌暗红,苔薄黄,脉浮数。

【诊断治疗】

诊断:口僻(外感风热、毒瘀内阻证)。

治法:疏风散热、解毒化瘀。

处方:复正汤(协定处方)。

金银花15g、连翘10g、贯众10g、栀子12g、黄芩10g、莪术10g、泽兰10g、全蝎3g、蜈蚣3g。7剂,水煎,早晚口服,每日1剂。

同时配合针刺治疗,主穴:翳风、风池,配穴:太阳、颊车、地仓、合谷、阳白。

二诊：服上方7剂后，患者左眼闭合不全、口眼㖞斜、耳后区疼痛均有不同程度减轻，自述颈痛，僵硬不适，守上方加秦艽10g、桑枝12g。水煎服14剂。

三诊：继服14剂后患者左眼基本可以闭合，两侧鼻唇沟及额纹基本对称，口眼㖞斜不甚明显，耳后区疼痛消失，饮食睡眠均正常，随访1年，未有异常。

【临证分析】

1. 口僻诊断要点有哪些？

(1)起病急，病前有受凉、受风史，通常1周症状达到高峰。

(2)患侧额纹变浅或消失，眼睑闭合不全，鼻唇沟变浅，口角向对侧歪斜，鼓腮漏气，食物易滞留于病侧齿颊间，可伴病侧舌前2/3味觉丧失，听觉过敏，多泪等。无其他神经系统阳性体征。

(3)颅脑CT、MRI检查未见明显异常。

2. 该患者诊断为口僻的依据是什么？

(1)患者女性，青年急性起病，发病前有吹风着凉史。

(2)主要表现为左眼睑不能闭合，左侧额纹及鼻唇沟消失，嘴角向右侧歪斜，鼓腮左侧口角漏气，流涎，左侧耳后乳突部疼痛，饮水时水由左侧口角漏出，进食时食物滞留在左齿颊处，无肢体偏瘫、眩晕、耳鸣耳聋、疱疹等不适。

(3)颅脑CT、MRI均提示无明显异常，电生理检查提示左侧面神经运动传导速度减慢。

3. 临床诊断时，该病需要与哪些病证相鉴别？

(1)口僻与中风的鉴别：中风又称卒中，是以半身不遂、肌肤不仁、口舌歪斜、言语不利，甚则突然昏仆、不省人事为主要表现的病证。口僻以口眼㖞斜、口角流涎为主症，常伴外感表证或耳背疼痛，并无半身不遂、口舌歪斜等症，不同年龄均可罹患。

(2)口僻与面痛的鉴别：面痛主要表现为口唇、面颊及前额等部位反复发作的短暂剧烈疼痛，具有突发、剧烈、浅表、刀割样或烧灼性质，存在“触发点”，可因说话、进食、洗脸、剃须、刷牙、打呵欠等而诱发疼痛发作，无口眼㖞斜，不能闭目等症。

4. 口僻主要相当于西医哪些疾病，临床需做哪些相关检查？

(1)根据本病的临床表现，具有口僻主要临床特征的疾病，如西医学中特发性面神经麻痹、亨特综合征以及其他原因导致的面神经麻痹均属本病范畴，均可参照本章辨证论治。

⑵临床相关检查：

1）电生理检查：通过肌电图（electromyography，EMG）、运动神经传导速度（motor nerve conduction velocity，MNCV）测定，可分析判断面神经损伤的程度及预后。如出现纤颤电位、正尖电位或MNCV测定显示复合肌肉动作电位明显降低，则说明已出现轴索变性。无神经变性者，多在1~3个月内完全康复，有神经变性者可能需3~6个月才能显著改善；严重或完全神经变性者，面肌功能恢复所需时间更长，或终生不能恢复。

2）脑电图检查：无明显异常表现。

3）颅脑MRI检查：对脑干神经胶质瘤、听神经瘤或面神经鞘瘤等占位性病变引起的面神经麻痹有重要的诊断价值。

4）颅骨X线检查：有助于鉴别骨硬化病造成的面神经麻痹。

5. 分析口僻的病因病机。

⑴病因

1）内因为正气不足。《素问·评热病论》指出："邪之所凑，其气必虚。"正气不足，络脉空虚，以致卫外不固，邪入经络，气血痹阻，面部筋脉失养所致。《灵枢·经筋》记载："足阳明之筋……卒口僻，急者目不合，热则筋纵，目不开。颊筋有寒，则急引颊移口，有热则筋弛纵缓，不胜收，故僻。"《诸病源候论·偏风口㖞证》认为："阳明经筋失于濡养，肌肉纵缓不收而发病，故令口僻也"。

2）外因为风邪侵袭。风邪为六淫之首、百病之长，易与寒热兼夹为患，如风寒袭络或风热袭表，循经上行，侵及面部阳明之经，络脉阻滞，气血不畅，筋脉失养而发口僻；风邪入侵，郁久成瘀或郁久化热，炼津为痰，痰凝血滞，阳明、少阳络道不利，进而导致面部肌肉失其功用而生口僻。其病位在表、在经络、在筋脉、在面部皮肤腠理，病性为虚实夹杂。正不胜邪，病情加重；正能胜邪，病则康复。正气虚为病之本，风痰瘀血为病之标。

⑵病机

1）风寒袭络：正气不足，络脉空虚，卫气不固，营气失守，外感风寒，风寒袭络，寒致筋急，络脉阻遏，气血运行不畅，面部筋脉失于濡养，肌肉纵缓不收而发病。

2）风热灼络：风热袭表，若正不胜邪，风热之邪，循经上行，致面部阳明之经受侵，风热灼络，经络阻滞，血气失运，筋脉失养，热则筋纵，而致口眼㖞斜。

3）风痰阻络：素体痰盛，外感风邪，风痰互结，流窜经络，阻遏头面经络，阳明络脉经隧不利，气血不畅，筋肉失养，故不用而缓，以致颜面麻木作胀，眼睑闭合不全，缓者为急者牵引，故口眼㖞斜；或风痰互结，郁久化热，热灼营血，津液不行，阴亏血少，气血运行不利，筋脉失养，甚则阳亢风动，引发面肌拘挛或频繁抽动。

4）气虚血瘀：口僻日久不愈，邪气伤正，气虚血瘀，痹阻经络，致口僻迁延或瘀血与风痰互结，导致风痰瘀血痹阻经络，筋脉失养，则可加重病情，发为口眼㖞斜。

6. 该患者辨证为外感风热、毒瘀内阻证的依据是什么？

依据：口眼㖞斜，眼睑闭合不全，伴发热，头痛鼻塞，咽痛，口臭口渴，便秘，纳差，耳区疼痛固定不移，舌黯红，苔薄黄，脉浮数。从患者临证表现及舌脉来分析，符合外感风热、毒瘀内阻证。患者因正气不足，络脉空虚，卫气不固，营气失守，又外感风热，先犯头面，故证见发热、咽痛、口臭口渴，头痛鼻塞，流于经络则见口角㖞斜、闭目露睛、不能蹙眉、耳后疼痛。毒瘀内阻，侵及阳明少阳则有便秘、纳差、病侧面颊稍肿。舌黯红，苔薄黄，脉浮数均为外感风热、毒瘀内阻之象。

7. 本证为何使用复正汤治疗？

患者辨病为口僻，辨证为外感风热、毒瘀内阻证。治疗上予疏散风热，解毒化瘀。杨文明有丰富的口僻治疗经验，累计治疗该病近千例，擅用复正汤治疗本病，取得较好的疗效。方中君药金银花、连翘疏邪外透，祛风达表，使风热表邪随汗液而透排体外。贯众、栀子、黄芩为臣药清热解毒，辅助君药透散风热，同时给体内瘀毒积秽以清解之力，使未成形之瘀随疏而散，秽积之毒从清而解。泽兰化瘀通经兼利水，莪术破血行气，又能止痛，与通破攻散峻药之全蝎、蜈蚣相配，既助其行破之力，又能以毒化毒，增强神经肌肉接头兴奋性。诸药合用疏风解毒、化瘀通络，使邪去正安，面复如初，故名复正汤。配合针刺调畅经络，排毒于外，理燮于内，标本同治，使患者加速痊愈，减少后遗症的发生。

8. 本病的转归与预后如何？

转归：该病发病后1周进入高峰期，绝大多数患者在有效治疗后，于起病2~3周后开始恢复，1~2个月内症状和体征可明显好转或消失，早期治疗可提高中度以上口僻者的治愈率。重症患者一般在面瘫后2周，其神经损害沃勒变性趋于完成，则可并发面肌挛缩、面肌痉挛、面肌联带运动或后遗面肌瘫痪等。

预后：

(1) 与面神经损害部位及程度有关：损害在鼓索神经以下者，预后较好；损害在镫骨肌与岩浅大神经之间段或岩浅大神经及其以上者，预后差。面神经损伤若肌电图显示只有神经阻滞及神经脱髓鞘者，可望在 1~3 个月内恢复正常，若显示有较重的神经变性及神经内膜管破坏，则面神经功能及面肌瘫痪可能恢复不全，或易发生面肌痉挛或面肌联动等。

(2) 与病因有关：有受寒、过度疲劳或有明确感染等诱因者，如病毒性、风湿性面神经炎，治疗后大多数患者可于 2~3 个月内获愈；病因不明或外伤、代谢障碍所致者，则病情恢复较慢。

(3) 与病情程度有关：病情轻、中度或不完全性面神经麻痹者，如睑裂<6mm，合并症状如味觉减退、听觉过敏、泪液减少、耳部疱疹较少，通常恢复较快，可痊愈；反之，重度病情或发病即为面神经完全麻痹者，有 50% 患者恢复不良；进展性严重全麻痹者，约 75% 患者面瘫最终恢复不完全。

(4) 与治疗措施及时间有关：治疗措施不当，如早期使用电针刺激等治疗可加重神经损伤程度等，影响预后；面瘫于 1~3 周内开始恢复者，大多数患者可治愈；3 周 ~2 个月内开始恢复者，坚持治疗也有良好效果；2~4 个月后才出现面神经功能恢复者，则通常难以恢复或易发生并发症或遗留后遗症。

(5) 与中医辨证分型有关：面瘫属风寒阻络证和风热阻络证者，预后比瘀血阻络证者好。

9. 本病如何预防？

(1) 预防受寒：避免过度疲劳或饮酒后受凉、冷风吹面，以免营养面神经的血管因寒冷刺激发生痉挛，进而缺血、水肿。

(2) 避免各种感染：虽然面神经炎的病因未明，但与免疫的关系已被公认，尤其是病毒感染，如单纯疱疹病毒、流行性腮腺炎病毒、麻疹病毒、流行性感冒病毒、巨细胞病毒及风湿、茎乳孔内的骨膜炎等非特异性感染。一旦发生，应早期治疗。同时要增强体质，提高免疫能力，是预防本病的重要措施。

(3) 稳定自主神经功能：自主神经功能不稳可引起营养面部神经的血管痉挛，发生血液循环等障碍，而致面神经麻痹，因此需要积极预防。

(4) 积极预防并发症：初发面神经麻痹者应积极采取轻柔自我按摩、热敷，切勿用冷水洗脸、强烈刺激患部，外出戴墨镜和口罩，以免加重病情或并发角膜感染等。

(5) 防治疾病复发：据统计，本病有 3% 的复发率，时间最短为 10 天，长者为10年不等,故恢复期要注意劳逸结合。

【知识拓展】

对本病的分期,不同的学者根据各自的治疗经验有不同的分法,有的保留传统的急性期、静止期、恢复期的分法。还有学者分为急性期、静止期、恢复期、后遗症期4期。目前国内绝大多数专家学者认为本病应分为3期。按照发病时间分为:①急性期,发病开始~15天;②恢复期,发病16天~6月;③后遗症期,发病6月以上。

西医过去认为本病病因主要是流行性感冒病毒、流行性腮腺炎病毒、带状疱疹病毒、风疹病毒、麻疹病毒、巨细胞病毒、EB病毒等嗜神经病毒引起的炎症。近年通过病毒分离及抗原抗体技术发现,本病多数为单纯疱疹病毒(herpes simplex virus,HSV)感染所致面神经损害。其发病机制系由各种病因致使面神经水肿、脱髓鞘及轴突变性所致,如近年报道,HSV在初次感染后潜伏于膝状神经节,当寒冷或拔牙等各种刺激或应激时,使HSV再活化,下行至面神经引起病毒性原发性神经炎;或由于神经炎引起的水肿压迫在狭窄的面神经管中的面神经,产生绞窄性缺血导致循环障碍,继发缺血性面神经麻痹。

并发症的发病机制。①面肌挛缩:可能与面部表情肌有部分纤维化,神经再生后局部肌肉张力过高有关;②面肌痉挛:认为与神经脱髓鞘变性及传导发生病理性干扰有关;③面肌联带运动:与面神经再生时轴索迷路有关,或由于面神经髓鞘恢复不良,以致当面神经受到兴奋性刺激时,邻近的神经纤维也发生兴奋联动而为;④鳄鱼泪综合征:可能在恢复过程中神经再生时一部分支配唾液腺的神经纤维,长入支配泪腺的岩浅大神经纤维中,以致两者互动的结果,⑤耳颞综合征:大多数学者认为与错误神经支配学说密切相关,即在面神经修复期,自主神经纤维再生植入同侧耳颞神经的皮肤血管扩张神经及皮肤汗腺分泌神经而发病。

病因不同,所采取的治疗方法也各异,若能及早诊断,积极采取中医、中西医结合治疗均可取得显著的疗效,预后一般良好。但临床病情多变,严重程度各异。部分患者还存在个体化等诸因素,如仅用单一方法治疗效果有限,病程延长或发生并发症和后遗症。因此,在早期进行系统检查,包括电生理测定,判断神经受损程度的同时即进行中西医结合治疗,以尽快消除病因,防止病情发展,促进病损神经修复,避免面神经不可逆的轴突变性或纤维化发生。既往有人认为本病自愈率高，不治也可恢复正常。但从近年临床大量观察来看，由于患者未能把握最佳治疗时期或未选择最优的治疗方案，结果出现面肌瘫痪恢复不全，甚至面肌痉挛等并发症也不少见。本病急性期抗病毒激素治疗对于消除病因、减轻面神经水肿有重要作用。而中医药经过长期临床实践摸索已有成熟的辨证论治方案，即急性期祛风为主，恢复期以养血为重，活血化瘀通络贯通于治疗全过程的始终。所以将中西医两者有机结合对提高疗效至关重要。

【临证精要】

一、辨证要点

口僻的病因主要为"正气"相对虚于内，头面部受风、寒、热、湿侵袭所致，导致筋脉失养，弛缓不用而致本病。

(1)辨虚实：发于劳累之后者多虚，正气不足，脉络空虚，筋脉肌肤失养，多表现为口眼㖞斜，肌肤不仁，唇淡失润，语声低弱，伴有气短、乏力，舌质淡，脉弱等。发于风寒热湿侵袭者多实，多于夜间"阳入于阴"之时，卫阳失固，风寒热湿乘虚侵袭，导致经络阻滞，气血痹阻经络，筋脉失养，多表现为口眼㖞斜、麻痹不仁，伴舌淡，苔薄，脉浮紧等症。

(2)辨寒热：因风寒阻络者，多表现为突然口眼㖞斜，前额皱纹消失，患侧面部麻木不仁，恶寒无汗，舌淡，苔薄白，脉浮紧。因风热阻络者，突然口眼㖞斜，面部表情动作消失，患侧面部麻木不仁，伴发热，微恶寒，口干，舌红，苔薄黄，脉浮数或弦数。

二、治疗原则

本病早发现早治疗，才能更好地控制病情，避免迁延转变。本病多由于脉络空虚，风邪入中而得，属本虚标实之证，临床使用中药治疗时应注意防其过于温燥，急性期尽量避免使用温燥、动火之品，以防耗伤阴血，筋脉失养，导致面肌痉挛。

选择针灸、理疗等治疗方法。应遵循以下原则：起病初期，宜浅刺轻刺，手法切忌过强过多刺激。早期如予过强的刺激，则可能导致面肌痉挛，使病情迁延不愈；故口僻初期，不宜使用电针，以免加重神经炎症水肿和神经损伤。

三、他型证治

1. 风寒袭络证

症状：突然口眼㖞斜，前额皱纹消失，患侧面部麻木不仁，恶寒发热，头痛鼻塞，无汗，舌苔薄白，脉浮紧。

病机分析：正气不足，络脉空虚，卫气不固，营气失守，又外感风寒，风寒袭络，寒致筋急，络脉阻遏，气血运行不畅，面部筋脉失于濡养，肌肉纵缓不收而发病。恶寒发热，头痛鼻塞，舌苔薄白，脉浮紧均为风寒阻络之象。

治法：疏风散寒、解表通络。

常用方药：小续命汤(《备急千金要方》)麻黄、砂仁、人参、川芎、广木香、独活、甘草、杏仁、防己、桂心、防风、附子、川乌、芍药、黄芩。

方药解析：方中麻黄、防风、杏仁、防己开表泄闭，疏通经络而祛风寒；独活、川乌祛风止痉；人参、附子甘草、桂心益气温阳以扶正；广香木、砂仁、川芎、芍药调气血，顾护正气；黄芩苦寒清泻，和缓方中诸药温燥之性。全方共奏祛风散寒、温经通络、扶助正气之效。

口眼㖞斜甚者，加僵蚕、全蝎以增强祛风通络之功；骨痛有热者，去附子加蒲公英，倍芍药以清热缓急止痛；颈痛、项背不舒者，加羌活、葛根以疏风解肌，解太阳、阳明之邪；兼痰浊者，加胆南星、法半夏以化痰通络。

2. 风痰阻络证

症状：口眼㖞斜，眼睑闭合不全，颜面麻木作胀，或伴面肌抽搐，口涎痰多，头身困重，舌淡或胖大，苔白腻，脉弦滑。

病机分析：素体痰盛，外感风邪，风痰互结，流窜经络，阻遏头面经络，阳明络脉经隧不利，气血不畅，筋肉失养，故不用而缓，以致颜面麻木作胀，眼睑闭合不全，缓者为急者牵引，故口眼㖞斜；或风痰互结，郁久化热，热灼营血，津液不行，阴亏血少，气血运行不利，筋脉失养，甚则阳亢风动，引发面肌拘挛或频繁抽动。舌淡或胖大，苔白腻，脉弦滑为痰湿内盛之象。

治法：祛风化痰，通络止痉。

常用方药：牵正散(《杨氏家藏方》)。白附子、僵蚕、全蝎。

方药解析：方中白附子辛温燥烈，入阳明经而走头面，以祛风化痰，尤其善散头面之风；全蝎、僵蚕均能祛风止痉，其中全蝎长于通络，且僵蚕能化痰，三药配伍善祛头面及经络之风痰。全方具有祛风化痰，通络止痉之效。

面肌抽搐甚者，加蜈蚣、乌梢蛇以增强息风止痉之功；伴兼见血瘀者，加桃仁、红花、川芎、赤芍以祛瘀通络。

3. 气虚血瘀证

症状：口僻日久，眼睑闭合无力，或体弱神疲乏力，言语声低，面色无华或晦滞，面肌松弛或时有抽搐，舌淡暗或有瘀点瘀斑，苔白，脉虚无力或细涩。

病机分析：口僻日久不愈，邪气伤正，气虚血瘀，痹阻经络，致口僻迁延或瘀血与风痰互结，导致风痰瘀血痹阻经络，筋脉失养，则可加重病情，发为口眼㖞斜。舌淡暗或有瘀点瘀斑，苔白，脉虚无力或细涩为气虚血瘀之象。

治法：益气活血，化瘀通络。

常用方药：补阳还五汤（《医林改错》）。生黄芪、桃仁、红花、当归尾、赤芍、川芎、地龙。

方药解析：方中重用生黄芪，补益元气，意在气旺则血行，瘀去络通；桃仁、红花、归尾、川芎、赤芍活血化瘀；地龙通经活络，力专善走，周行全身，以行药力。全方共奏益气活血、化瘀通络。

偏气虚阳衰、畏寒肢冷者，加肉桂、干姜温阳散寒；偏血虚阴亏、五心烦热者，加枸杞子、地骨皮滋阴养血；兼痰浊者，加半夏、白芥子、陈皮、胆南星涤痰通络。

四、中成药治疗

1. 川芎茶调散　由川芎、白芷、羌活、细辛、防风、荆芥、薄荷、甘草组成，具有疏风止痛作用，适用于口僻风寒袭络证。

2. 板蓝根颗粒　由板蓝根组成。具有清热解毒，凉血利咽作用，适用于口僻风热灼络证。

3. 全天麻胶囊　由天麻组成，具有平肝、息风、止痉作用，适用于口僻风痰阻络证。

4. 脑安胶囊　由川芎、当归、红花、人参、冰片组成，具有活血化瘀，益气通络作用，适用于口僻气虚血瘀证。

五、其他疗法

1. 针灸　本病病初一般不宜在患侧针刺，以防加重面神经受损。但可浅轻或循经远端穴位针刺，虚证者用补或灸法；1 周后可采用局部与远端取穴治疗，选用透刺法，如地仓透颊车、颧髎透大迎、阳白透攒竹、耳门透听宫、听会透翳风等;或用子午流注法进行治疗;有后遗症者,重刺或深刺翳风、四白、后溪、阳陵泉等穴,电针正极分别接手三里、足三里、外关,负极接重刺穴位,强度以瘫痪肌肉出现收缩为宜。

2. 推拿 本病初期手法宜轻,依次采用一指禅法、鱼际揉法、点按法、患部擦法及推揉法,循经与穴位交替按摩,每日 1 次。

六、护理调摄

(一) 生活起居

1. 病室避免对流风,慎避外邪,注意面部和耳后保暖,热水洗脸,外出佩戴口罩。

2. 保持口腔清洁,餐后漱口,遵医嘱予清热解毒类中药汤剂口腔护理,预防感染。

3. 因闭目、瞬目有障碍角膜长期暴露易致干燥、感染,可佩戴眼罩防护。

(二) 饮食指导

1. 风寒袭络证 宜食辛温祛风散寒的食品,如大豆、葱白、生姜等。忌食凉性食物及生冷瓜果等食品。

2. 风热袭络证 宜食疏风清热的食品,如丝瓜、冬瓜、黄瓜、赤小豆等。忌辛辣燥热的食品。

3. 风痰阻络证 宜食通阳泄浊的食品,如海参、海蜇、荸荠、白萝卜、百合、桃仁、蘑菇、柚子等。忌食肥甘厚味的食品。

4. 气虚血瘀证 宜食益气活血的食品,如桃仁等。忌食辛香行窜、滋腻补血的食品。

(三) 情志调理

1. 患者易致紧张或悲观情绪,应关心尊重患者,疏导其紧张情绪,鼓励家属多陪伴患者,建立良好的社会支持系统,共同帮助患者战胜疾病。

2. 指导患者勤听舒心的音乐或喜悦的相声,抒发情感,排解悲观情绪,达到调理气血阴阳的作用。

3. 鼓励病友间相互交流治疗体会,提高认知,调摄情志,增强信心。

(四) 康复指导

1. 抬眉训练 抬眉动作的完成主要依靠枕额肌额腹的运动。嘱患者上提健侧与患侧的眉目,有助于抬眉运动功能的恢复。用力抬眉,呈惊恐状。每次抬眉 10~20 次,每日 2~3 次。

2. 闭眼训练　闭眼的功能主要依靠眼轮匝肌的运动收缩完成。训练闭眼时，嘱患者开始时轻轻地闭眼，两眼同时闭合 10~20 次，如不能完全闭合眼睑，露白时可用食指的指腹沿着眶下缘轻轻地按摩 1 次，然后再用力闭眼 10 次，有助于眼睑闭合功能的恢复。

3. 耸鼻训练　耸鼻运动主要靠提上唇肌及压鼻肌的运动收缩来完成。耸鼻训练可促进压鼻肌、提上唇肌的运动功能恢复。

4. 示齿训练　示齿动作主要靠颧大、小肌、提口角肌及笑肌的收缩来完成。嘱患者口角向两侧同时运动，避免只向一侧用力练成一种习惯性的口角偏斜运动。

5. 努嘴训练　努嘴主要靠口轮匝肌收缩来完成。进行努嘴训练时，用力收缩口唇并向前努嘴，努嘴时要用力。口轮匝肌恢复后，患者能够鼓腮，刷牙漏水或进食流口水的症状随之消失。训练努嘴时同时训练了提上唇肌、下唇方肌及颏肌的运动功能。

6. 鼓腮训练　鼓腮训练有助于口轮匝肌及颊肌运动功能的恢复。

七、经验荟萃

1. 杨文明认为本病病机既有本虚，又有标实，本虚以气虚为要，标实主要归之风、痰、毒、瘀。其病因多由饮食劳倦、久病体虚或失治误治，耗伤正气，致人体正气亏虚，不能卫外，风痰毒邪侵袭经脉，经络受阻，由浅入深，血行不畅，面部筋脉失养所致。治疗方面采用分期辨证治疗，急性期选择中西并用治疗方案，宜采用大剂量解毒清热中药以截病势，防病入里，主张早期运用针灸疗法，强调瘀血贯穿本病的始终，在病情的不同阶段均可选用活血化瘀药，擅用虫类药物以增通络之功，同时重视临床调护，以助病情向愈。

2. 杨骏强调临床多运用“长针透经穴刺”“滞针提拉刺法”“健侧平衡对刺”3 种针刺手法治疗本病，认为难治性面瘫患侧气血亏虚、经脉失养，治疗时应以补益气血、疏通经络、调和阴阳为基本治则，在此阶段若只针刺患侧，则针感弱，不易得气，左右面部经气难以平衡，而健侧面部生理功能相对正常，气血通畅，故需配合健侧穴位，随症选取地仓、迎香穴轻刺激，调节两侧面部经气，平衡左右阴阳。从西医学角度来说，可有效增加面部血流量，改善局部血液循环，缓解面部肌肉瘫痪的症状。

3. 石学敏创立“经筋刺法”治疗本病，针对面部瘫痪肌群确立以经筋透刺和经筋排刺为主的治疗方法。主穴为：阳白四透、地仓与颊车之间阳明经筋排刺、太阳透颊车、太阳透地仓。所选穴位均是手、足三阳经经筋循行于面部的要穴。该刺法可以鼓舞阳经经气,健培气血,促进气血运行,散瘀通经活络,使得面部经筋得以充养,缺损神经功能得以修复。针对患者因面瘫导致的情志不舒,应以解郁除烦为法则,选取百会、印堂、太冲、内关等穴以开窍醒脑、理气解郁、宁心调神。

【诊疗解悟】

1. 临证发微

(1)定准神经受累部位:在口僻确诊后,通过临床表现和神经定位诊断技术,确定面神经受损的准确位置,以便更好地确定合理的诊疗方案,并根据面神经受累节段不同和肌电图结果来准确判定预后。本病多急性起病,表现为单侧面肌瘫痪,患侧眼睑不能闭合,额纹变浅或消失,皱眉无力,鼻唇沟变浅,鼓腮漏气,口角向对侧歪斜,部分患者可出现耳内或耳后乳突区或下颌角疼痛、味觉障碍等。通常从临床表现即可做出面神经损害部位或节段的定位,如损害部位在茎乳孔以上影响到鼓索时,可出现舌前三分之二味觉消失;损害部位在镫骨肌神经处,可出现听觉过敏;损害部位在膝状神经处,可出现耳后乳突区或耳郭、外耳道感觉减退;损害部位超过膝状神经节,可出现泪液及唾液量减少。在茎乳孔以下受损的通常临床预后较好,膝状神经节或以上受损的临床预后多较差。前者治疗方案主要是采取中医疗法包括针灸推拿以及中医适宜技术如耳穴埋豆等进行,配用少量糖皮质激素及抗病毒药物治疗,后者因面神经受累部位较深,面神经水肿进一步加重,致髓鞘进一步脱失甚至发生轴索变性,需及早采用中西医结合治疗以获取最佳临床疗效。对于病久迁延不愈者,在尽早做出神经受累节段的精准定位的基础上,采用中医药多种治疗方法联合应用,才能取得满意的临床疗效。

(2)明确针灸治疗时机:针灸具有扶正祛邪、疏通经络、减轻面神经急性炎症水肿、改善面神经组织微循环等作用,疗效肯定。据《黄帝内经》"善治者治皮毛"之论,主张应及早应用针灸,认为本病急性期是针灸干预的良好时机,可使用针刺和电针进行治疗。针灸治疗越早越有利于控制病情进展,提高治愈率。但针灸治疗本病需严格掌握刺激深度和刺激量,如《素问·刺要论》所云:"病有沉浮,刺有浅深……深浅不得,反为大害。"本病急性期邪气初中经络,病位尚浅,针灸宜浅刺、轻刺,取阳白、风池、下关、太阳等穴,并根据《四穴总歌》所云"面口合谷收",临床常循经取手阳明经之原穴合谷来治疗口眼㖞斜。对于轻中度面神经损伤者，针灸宜采用轻刺激，选穴要准，切忌过强或过多刺激，时间不宜长，且以补以灸为主。而重度面神经损伤者，针刺宜采用强刺激，且以泻为主。恢复期病邪久居浅位或由浅入深，针灸常用透刺法，局部可用电针加强刺激。后遗症期正气已虚，邪气留恋，针灸常用巨刺法，手法不宜过重，同时配合艾灸、拔罐等治疗。

(3)合理应用激素等药：西医治疗本病多采用糖皮质激素、抗病毒、营养神经等治疗，以发挥抗炎、抗病毒、营养神经以及改善局部微循环等作用，虽然能够在一定程度上缓解临床症状，但治标不治本，且激素类药物不良反应较多，临床康复效果不理想。而中医在明确诊断本病基础上，根据中医病因病机理论，对患者临床表现进行条分缕析，审证求因，以把握疾病不同阶段和时期的中医证候及其演变规律，在辨证的基础上施以精准治疗，方可获得更佳的疗效。早期按“急则治其标”的原则，宜中西并用，标本同治，即在中医辨证治疗的同时，兼以西医治疗，中西并用，优势互补，从而提高疗效，而不是一味盲目地排斥西医药。

2. 诊治演变 本病临床上应分为急性期、恢复期、后遗症期。急性期指发病 15 天内。此期风邪初入，正气微耗，正邪交争，病位表浅。风邪是六淫之首，易兼夹寒、热、湿等外邪，故急性期主要表现为风寒证、风热证、风痰证，治以祛邪通络为要，采用疏风解表通络之剂。风寒证者，多选荆芥、防风、细辛、桂枝、白芷、藁本、赤芍、全蝎、地龙、僵蚕、川芎、白附子等药。风热证者，常用羌活、黄芩、蒲公英、生地、细辛、川芎、板蓝根、芦根、郁金、连翘、僵蚕、全蝎等。部分患者因毒邪侵袭少阳经脉出现耳内或耳后疼痛，杨文明常重用黄芩，并加用栀子、知母、黄连、夏枯草、白花蛇舌草等清热解毒之剂截断病势，避邪深入。风痰证者，多用牵正散加味，药用白附子、僵蚕、全蝎、川芎、陈皮、半夏、枳壳、胆南星、薏苡仁、白芥子等。杨文明主张本病早期治疗宜中西并用，标本同治。西医主要给予糖皮质激素、抗病毒药物及 B 族维生素类药物治疗以抗炎、减轻面神经水肿、抗病毒、营养神经等。针灸宜浅刺、轻刺，取阳白、风池、下关、太阳等穴。

恢复期指发病 16 天至 6 个月内。此期患者往往正气亏损，病传邪变，毒邪蕴络，气血瘀滞，毒瘀互结，多为本虚标实之证，治当在顾护正气的基础上，加强祛邪，标本兼治。因脾为后天之本，脾主肌肉，面部肌肉瘫痪无力多由脾气亏虚所致，故主张采用健脾益气之法，药用黄芪、茯苓、党参、山药、白术等，使脾气得健，气血得生，精微得旺，面部肌肉经脉得到充养、滋润。同时应用解毒散结，化瘀通络之品如大青叶、蒲公英、金银花、白附子、夏枯草、紫花地丁、皂刺、僵蚕、全蝎、没药等，使邪去正安。恢复期病邪久居浅位或由浅入深，针灸常用透刺法，局部可用电针加强刺激。

后遗症期指病情超过6个月未愈者。此期多因前期病情较重，虽经治疗病情略转，但病期弥久，迁延不愈或失治勿治，正虚难复，邪气留恋，而成正虚邪恋之证，治当扶正祛邪，以补为要，中药多以补气为主，如黄芪、党参、白术、山药等，通常重用黄芪、党参，兼投解毒通络之品，如大青叶、贯众、蒲公英、桃仁、红花、三棱、莪术、全蝎、蜈蚣等。后遗症期针灸常用巨刺法，手法不宜过重，同时配合艾灸、拔罐等治疗。

【医论撷要】

《灵枢·经筋》："足阳明之筋……卒口僻急者，目不合……颊筋有寒则急，引颊移口，有热则筋弛纵，缓不胜收，故僻。"

《金匮要略·中风历节病脉证并治》："寸口脉浮而紧，紧则为寒，浮则为虚，虚寒相搏，邪在皮肤。浮者血虚，络脉空虚，贼邪不泻，或左或右，邪气反缓，正气即急。正气引邪，㖞僻不遂。"

《御院药方》："偏风口㖞乃体虚受风，风入于夹口之筋也。足阳明之筋，上夹于口，其筋偏虚，而风因乘之，使其筋脉急而不调，故令口㖞眼僻也。"

《诸病源候论·风口㖞候》："风邪入于足阳明、手太阳之经……故使口㖞僻。"

《医门法律》："口眼㖞斜，面部之气不顺也。"

《诸病源候论》："偏风口㖞，是体虚受风，风入于夹口之筋也。""口㖞邪僻，是风入于颔颊之筋故也。"

《类证治裁》："口眼㖞斜，血液衰涸，不能荣润筋脉"。

《景岳全书·非风》："口眼㖞斜有寒热之辨……然而气血无亏，则虽热未必缓，虽热未必急，亦总有气血治衰可知也。"

《普济本事方》："灸中风口眼㖞斜不正者，右于耳垂下麦粒大灸三壮。"

《针灸甲乙经》："目痛口僻，泪出，目不明，四白主之。""口僻不正，失欠口不开，翳风主之。"

《医学纲目》："内经治口眼㖞斜，多属足阳明经筋病。盖足阳明筋结颊上，得寒则急，得热则弛。左寒右热则左颊筋急，牵引右之弛者而㖞向左也，右寒左热则右颊筋急，牵引左之弛者而㖞向右也。"

【参考文献】

［1］卜云芸, 陈琳, 戴宜武, 等. 中国特发性面神经麻痹神经修复治疗临床指南 (2022 版) [J]. 神经损伤与功能重建, 2023, 18 (1): 1-12.

［2］孙怡, 杨任民, 韩景献. 实用中西医结合神经病学 [M]. 北京: 人民卫生出版社, 2011.

［3］程园园, 杨文明. 杨文明教授诊治特发性面神经麻痹经验 [J]. 中西医结合心脑血管病杂志, 2020, 18 (6): 1013-1016.

［4］解鸿宇, 袁爱红, 潘宾等. 基于针刺手法浅析杨骏教授治疗难治性面瘫经验 [J]. 中国针灸, 2021, 41 (8): 919-921.

［5］王建文. 石学敏院士针刺治疗贝尔氏麻痹 [J]. 中医学报, 2021, 36 (5): 1006-1009.

第二十六章　麻　　木

麻木又称“不仁”，是指因气血亏虚，或外受风寒湿热诸邪，或内生痰瘀之邪，导致气血运行不畅、皮肉筋脉失养，引起局部或周身肌肤发麻有如虫行，甚至全然不知痛痒的一类病证。麻之与木，虽可并提，然有区别。《丹台玉案·麻木门》说：“所谓麻者，非痒非痛，肌肉之内，如千万小虫乱行杂沸，按之不止，搔之愈甚者是也。所谓木者，非痒非痛，自己之肌肉，如他人之肌肉，按之不知，搔之不觉者是也。”麻为木之渐，木为麻之甚，麻未必有木，木肯定有麻，麻以主观为主，木以客观为要，临床两者常同时或先后出现，故称为麻木。本病多发于中老年，女性多于男性。麻木既可为主病证单独出现，也可作为其他疾病发展过程中阶段性表现或兼症，因此临床治疗应病证结合，需先弄清引起麻木的原发疾病，不可草率处理，必要时中西医结合治疗。本病预后依据病因及病程不同而存在差异，若能早期确诊，及时治疗，预后较好，否则病情迁延不愈或发生变证。

【典型病案举隅】

患者，女，64岁，退休工人。

【主诉】

渐进性四肢麻木3年，加重1个月。

【四诊采集】

(一) 望诊

1. 是否同时伴有肌肉萎缩。
2. 是否同时伴有肢体活动不灵。
3. 是否同时伴有肢体抖动。
4. 是否存在皮肤色泽的改变。

5. 是否有锤状趾、高足弓。

6. 舌象。

(二) 闻诊

患者说话的语音、语调及流畅性。

(三) 问诊

1. 症状从何处起始。

2. 症状是否会随时间变化发生改变。

3. 疾病进展的速度如何。

4. 四肢的症状是否有差异。

5. 是否伴随其他感觉异常(如疼痛、烧灼感、瘙痒感等)。

6. 是否有肢体无力的表现。

7. 是否伴有自主神经受累的症状(包括便秘、尿潴留、多汗、视物模糊、腹胀等)。

8. 做过哪些实验室和影像学检查。

9. 接受过哪些治疗,效果如何。

10. 是否有大量饮酒史。

11. 是否伴有其他疾病(如糖尿病、维生素 B 族缺乏、肝病、甲状腺疾病、干燥综合征、类风湿关节炎、系统性红斑狼疮、尿毒症、艾滋病、多发性骨髓瘤等)。

12. 是否有毒物接触史(如丙烯酰胺、一氧化氮、有机磷农药等化学品,铅、砷、铊等重金属,长春新碱、胺碘酮、甲硝唑、乙胺丁醇、异烟肼、呋喃类药物等)。

13. 家族成员中是否有类似的症状。

(四) 切诊

1. 患者皮肤温度。

2. 患者浅感觉、深感觉、肌力及肌张力。

3. 脉象。

【病情述要】

患者 3 年前日常生活中无明确诱因下出现四肢远端麻木、蚁走感,两侧基本对称,未予重视,后症状逐渐加重,由四肢远端逐渐向近端蔓延,伴手套 - 袜套样感觉减退,四肢对称性力弱,远端为重。曾在某医院就诊,行颈腰椎 MRI 检查未见明显异常,查四肢肌电图示“广泛性周围神经损害”,诊断为“多发性神经病”，给予营养神经、改善循环、针灸等治疗，症状有所改善；自行停药后，症状缓慢加重。近 1 个月，患者穿衣、系纽扣等精细动作笨拙，双手持重物不能；病程中患者无吞咽困难、饮水呛咳，无关节痛，无皮疹，无肌肉萎缩，无肢体抖动，无疼痛、烧灼感，纳食尚可，睡眠一般，二便调。无饮酒史，无糖尿病、肝病、甲状腺疾病、干燥综合征等疾病史，否认有毒物质接触史，无家族成员中有类似病史。

刻下症：四肢麻木日久，如蚁爬行，固定不移，入夜尤甚，患处针之不痛，掐之不觉，四肢力弱，肌肤甲错，头重如裹，昏蒙不清，口黏胸闷，舌质紫黯，有瘀斑，舌体胖大有齿痕，苔白腻，脉沉涩。

【诊断治疗】

诊断：麻木（痰瘀阻滞证）。

治法：化痰祛瘀，通经活络。

处方：双合汤加减。

药物：桃仁 12g、清半夏 10g、当归 12g、川芎 10g、红花 10g、陈皮 10g、赤芍 12g、鸡血藤 30g、茯苓 10g、白芥子 10g、甘草 6g。

15 剂，水煎，早晚口服，每日 1 剂。

二诊：服上方 15 剂后，诸症均有不同程度减轻，自述感觉良好，但仍感头重昏蒙，守上方加苍术 10g、白术 8g，15 剂。

三诊：继服 15 剂后头重昏蒙较前改善，四肢近端麻木缓解明显，将上方配成中药颗粒剂，日服 2 次，同时配合 B 族维生素口服，巩固疗效。

三个月后门诊随访，四肢麻木改善十之八九，仅指趾端有麻木感，肢体肌力增强，继续服用中药颗粒剂，定期随访。

【临证分析】

1. 麻木诊断要点有哪些？

（1）患者自觉肌肤感觉异常如蚁走，按之不止，或无痛无痒，按之不知，掐之不觉，有如木厚之感。

（2）多发生于四肢，更多见于手指、足趾末端，也可见于颜面部一侧或双侧及舌等部位。

（3）一般不伴有肌肉运动障碍，尚无明显肌肉萎缩。

（4）多见于中老年人、妇人产后或失血、久病、跌打损伤及嗜酒等。

(5)麻木局部可有浅感觉障碍,其分布区域常与神经走向一致。

(6)肌电图、颅脑 CT 及 MRI 等辅助检查有助于明确诊断。

2. 该患者诊断为麻木的依据是什么?

(1)老年发病,无其他基础疾病,起病隐袭,逐渐加重,不能自行缓解,无肌肉萎缩。

(2)自觉四肢感觉异常如蚁走,按之不止,掐之不觉。

(3)存在手套 - 袜套样感觉减退。

(4)四肢肌电图示"广泛性周围神经损害"。

3. 临床诊断时,该病需要与哪些病证相鉴别?

(1)麻木与痹证的鉴别:痹证是由于风、寒、湿、热等邪气闭阻经络,影响气血运行,导致肢体筋骨、关节、肌肉等处发生疼痛、重着、酸楚、麻木,或关节屈伸不利、僵硬、肿大、变形等症状的一种疾病。疼痛伴有活动障碍是痹证的共同特点。而麻木是局部或周身肌肤发麻有如虫行,甚至全然不知痛痒的一类病证,一般不伴有疼痛及活动障碍,两者不难鉴别。

(2)麻木与痿证的鉴别:痿证是指肢体筋脉弛缓,软弱无力,不能随意运动,或伴有肌肉萎缩的一种病证,可兼有麻木的感觉障碍,而麻木则少见肌肉萎缩,以局部或周身肌肤发麻有如虫行,甚至全然不知痛痒为主要表现,两者不难鉴别。

4. 麻木主要见于西医哪些疾病,临床需做哪些相关检查?

本病是以症状命名的疾病,具有以麻木为主要临床特征的疾病,如西医学中多发性神经病、神经根型颈椎病、腰椎间盘突出症、脑血管病(如脑梗死、脑出血)、结缔组织病(如类风湿关节炎、系统性红斑狼疮、干燥综合征、结节性多动脉炎)、营养与代谢障碍(如维生素 B 族缺乏、胃肠道手术后营养不良、慢性酒精中毒、糖尿病、肝病、尿毒症、甲状腺疾病)、感染性疾病(如带状疱疹、白喉、结核、梅毒、艾滋病)、异常自身免疫反应(如吉兰 - 巴雷综合征)、肿瘤性疾病(如肺癌、淋巴瘤、多发性骨髓瘤)、重金属中毒等均属本病范畴,均可参照本章进行辨证论治。

临床诊治过程中需做以下相关检查,如:肌电图、神经传导速度测定、腰椎穿刺术、CT 及 MRI 等。颈腰椎 CT、MRI 等影像学检查,有助于颈椎病、腰椎间盘突出症引起麻木的诊断。颅脑 CT、MRI 等影像学检查,有助于脑部疾病引起麻木的诊断。此外,类风湿关节炎标志物、自身抗体等检查,有助于结缔组织病引起麻木的诊断;维生素水平测定、血糖、肝功能、肾功能、甲状腺功能等检查,有助于营养代谢障碍引起麻木的诊断;血常规、血沉、HIV 抗体、梅毒抗体、抗中性粒细胞胞质抗体等检查，有助于感染性疾病引起麻木的诊断；肿瘤标志物检查有助于肿瘤性疾病引起麻木的诊断；血、尿中重金属元素检查有助于重金属中毒引起麻木的诊断。

5. 分析麻木的病因病机。

(1)病因

1)外感：久居湿地、冒雨涉水、气候剧变等原因，风寒湿热等邪气乘卫表空虚侵袭人体，客于肌肤，流注经络，使气血运行受阻，而为麻木。

2)内伤：饮食劳倦、房事不节，或产后、病中失血伤津，脾胃亏虚，化源不足，气血亏虚，使经脉、肌肤失于濡养而出现麻木。

3)痰瘀阻滞：痰饮、瘀血既是病理产物，又是致病因素，脏腑功能失调、气血运行失常，日久而成痰饮、瘀血，痰瘀胶结，留于经隧，阻遏气血运行，久而为麻为木。

(2)病机：麻木病在皮肤、肌肉、经络，是为气血之病变。

麻木的基本病机为气血运行障碍，皮肉经脉失养。可归于两点：一是不荣则麻木，气血亏虚，肌肉皮肤失其温养滋润，所谓"皮肤不营，故为不仁"；二是不通则麻木，外感风寒湿热等邪气、内生痰瘀诸邪闭阻经络，气血凝滞运行不畅，所谓"麻木因荣卫之行涩，经络凝滞所致"。

本病的病理性质总属本虚标实。本为气血阴阳亏虚，以气血亏虚为主；标为风、寒、湿、热之邪及痰、瘀为患。疾病早期病位浅、病情轻，以寒湿、湿热、痰瘀等标实之象突出，多属寒湿闭阻、湿热阻滞、痰瘀阻滞之证。邪气留恋，进一步损伤正气，气血亏虚，出现气虚不运、血虚不荣之证。病情迁延，痰浊、瘀血内生，邪气深入，气血大伤，出现正虚邪恋之证，以致顽麻难愈。

麻木既可为主病单独出现，也可作为其他疾病发展过程中阶段性表现或兼症。中老年人突发颜面肢体麻木，多为中风之兆；疾病进展过程中，若邪气久留，可由麻转痹，或导致气血亏虚、经脉失养而发为痿证。

6. 该患者辨证为痰瘀阻滞证的依据是什么？

依据：患者四肢麻木日久，固定不移，入夜尤甚，患处针之不痛，掐之不觉，四肢力弱，肌肤甲错，头重如裹，昏蒙不清，口黏胸闷，舌质紫黯，有瘀斑，舌体胖大有齿痕，苔白腻，脉沉涩。从患者临床表现及舌脉来分析，符合痰瘀阻滞证的病机。病久气血运行不畅而致痰瘀，痰瘀胶结，留于肌肤、肌肉、经脉，阻滞气血运行，四肢等失于濡养而成麻木，甚者针之不痛，掐之不觉。痰瘀为有形之邪，故麻木固定不移；痰瘀为阴邪，夜属阴，故入夜加重；痰浊上扰清窍，则头重如裹，昏蒙不清；舌质紫黯，有瘀斑，舌体胖大有齿痕，苔白腻，脉沉涩均为痰瘀阻滞之象。

7. 分析该患者初诊的处方用药及二诊时为何加用苍术、白术。

方中桃仁活血祛瘀，清半夏辛温性燥，能燥湿化痰，两者共为君药；当归、川芎活血通络，红花入血分而行血祛瘀，陈皮理气燥湿，使气顺痰消共为臣药；佐以赤芍活血散瘀，鸡血藤活血通络，茯苓健脾利湿，白芥子祛经络之痰；使以甘草调和诸药。当归、鸡血藤、陈皮、茯苓兼有补益之功效，使邪去而正不伤。诸药配伍，共奏化痰祛瘀，通经活络之效。

患者初诊服药 15 剂后症状改善，说明辨证思路准确，但仍感头重昏蒙，乃痰浊上扰清窍所致，纵观全方，祛瘀之功较强，化痰之力稍弱，故加用苍术、白术以健脾燥湿化痰。

8. 该患者在治疗过程中出现顽麻久木，用药时该如何加减？

患者出现顽麻久木，乃顽痰死血闭阻经络所致，可加青礞石、胆南星、全蝎、蜈蚣等通络。

9. 如果该患者未能及时治疗，病情延误，病机可能会如何转化？

依据该患者目前临床症状，主要以痰瘀阻滞为主，如果积极治疗，痰化瘀祛，症状尚可减轻。如若任由病情迁延，邪气久留，气血大伤，顽痰死血闭阻经络，必使顽麻久久难除，甚则导致气血亏虚、经脉失养而发为痿证。

【知识拓展】

麻木见于西医学中多种疾病，既有周围神经病变，亦有中枢神经系统病变，如多发性神经病、神经根型颈椎病、腰椎间盘突出症、脑血管病、脊髓空洞症、脊髓炎等，以周围神经病变为主，特别是多发性神经病。

多发性神经病也称末梢性神经病，是肢体远端多发性神经损害，临床表现为四肢远端对称性运动感觉障碍和自主神经功能障碍。该病的患病率约为 2%~7%，老年人更易患病。病理改变主要为周围神经轴索变性、节段性脱髓鞘及神经元变性等，最常见的病理改变是轴索变性，自远端逐渐向近端发展，表现为逆死性神经病，常见于药物、化学品、重金属、酒精中毒、代谢障碍性疾病等。

周围神经损伤通常是完全性的，一般均有肢体远端对称性感觉、运动和自主神经功能障碍。受累肢体远端早期可出现感觉异常如针刺、蚁走、烧灼、触痛和感觉过度等刺激性症状。随病程进展，渐出现肢体远端对称性深、浅感觉减退或缺失，呈手套 - 袜套样分布。肢体呈下运动神经元性瘫痪，远端对称性肌无力，可伴肌萎缩、肌束颤动等。肌萎缩上肢以骨间肌、蚓状肌、大小鱼际肌明显，下肢以胫前肌、腓骨肌显著，可出现垂腕、垂足，晚期肌肉挛缩明显可出现畸形。四肢腱反射减弱或消失，通常为疾病早期表现。

对于本病的治疗需针对病因综合治疗。糖尿病性多发性神经病患者应注意控制血糖；药物所致者需立即停药；重金属及化学品中毒应立即脱离中毒环境，及时应用解毒剂及补液、利尿、通便以尽快排出毒物；尿毒症性可行血液透析或肾移植；营养缺乏代谢障碍性多发性神经病患者应积极治疗原发病；乙醇中毒者需戒酒。除此之外，还可补充B族维生素及其他神经营养药如辅酶A、ATP等；疼痛明显者可用止痛剂，严重者可用卡马西平、普瑞巴林、度洛西汀等。急性期患者应卧床休息，加强营养，对重症患者加强护理，瘫痪患者勤翻身，瘫痪肢体应使用夹板或支架维持功能位，防止关节挛缩、畸形。恢复期可使用针灸、理疗及康复训练。

【临证精要】

一、辨证要点

1. 辨病位 麻木在上肢者多属风湿或气虚夹瘀；在下肢者多为寒湿或湿热；头面发麻或木然不知痛痒，多属气血亏虚，风邪上乘；口舌麻木多为痰浊阻络；肢端麻木多为气虚，或内风夹痰；两脚麻木且局部灼热肿胀者，多为湿热下注；全身麻木多为营分阻滞，卫气不行。

2. 辨病性 由外邪引起麻木者，风湿多侵上肢，麻木不仁；寒湿多侵下肢，肢麻脚重，伴风邪者，常有虫行之感。气血不足引起麻木，常于早晚静止之时，或冷水浸泡，或劳动后加重，经按揉或热敷可暂时减轻。湿痰内阻则麻木肢端可有肿胀感。瘀血内停则麻木有定处，且局部皮肤色泽黯淡。

3. 辨轻重 麻尚有一定知觉，或有虫行之感，为感觉减退或感觉异常；而木是患处失去知觉，感觉消失，故麻轻木重，麻为木之渐，木为麻之甚。麻多属气病，气虚为本，风痰为标；木多由气病及血，且多为顽痰死血。

4. 辨虚实 一般而言，新病多实，久病多虚；新病多由外感风寒湿热，久病多气血亏虚致痰瘀内生。

二、治疗原则

以疏通经络、调补气血、助卫和营为治疗原则。本病常与外邪、痰瘀有关，病机有由实致虚、因虚致实、虚实夹杂之变化，故补虚与泻实常同用，宜权衡补泻轻重。在外邪入侵之早期，当祛邪为主，兼调和营卫；久病痰瘀内阻者，应化痰行瘀，疏通经络，气血亏损明显者，当以补气养血活血为法。麻木以肢体某局部突出者，常配引经药以使药效直达病所。麻木既可为主病单独出现，也可作为其他疾病发展过程中阶段性表现或兼症，因此临床治疗应病证结合，必要时中西医结合治疗。

三、他型证治

1. 风寒湿阻证

症状：肢体麻木、重着、酸楚、疼痛，遇阴天雨湿而加重，局部喜温恶寒，伴有手足寒凉，腰膝冷痛，病久入络者，可表现为关节不利，麻木不仁，舌质淡，苔薄白或白腻，脉多浮缓或沉迟。

病机分析：风寒湿邪痹阻经络，气血不畅，出现麻木、重着、酸楚、疼痛等症，阴天雨湿之际邪气更甚，阻遏更加明显，故上述症状加重，局部喜温恶寒；寒为阴邪，能损伤阳气，肢体失其温煦而致手足寒凉；寒湿之邪侵袭腰膝则冷痛；舌质淡，苔薄白或白腻，脉浮缓或沉迟亦为寒湿之象。

治法：祛风除湿，散寒通络。

常用方药：蠲痹汤（《医学心悟》）。羌活、独活、桂枝、秦艽、海风藤、当归、川芎、乳香、木香、桑枝、炙甘草。

方药解析：羌活、独活祛风散寒胜湿，桂枝温通经脉，秦艽除湿散寒，海风藤祛风除湿，又兼以通络，当归、川芎活血，乳香行气活血、理气通络，木香行气止痛，桑枝祛风寒湿邪，炙甘草散寒止痛。

偏风者加防风；偏寒者加制川乌；偏湿者加防己、薏苡仁、苍术。麻木而有胀感，或肿胀者，加防己、薏苡仁、五加皮、苍术；病于下肢者，加牛膝、续断、五加皮、木瓜；风寒湿痹阻脉络致麻木者，可配合服用大、小活络丹。麻木日久，症见麻木疼痛、活动障碍，可用独活寄生汤。

2. 湿热阻滞证

症状：麻木以下肢或两足为主，自觉麻木沉重，重则手麻不能持物、足麻不能履地，伴疼痛或灼热感，扪之肌肤热甚，得冷稍舒，每于热天或患处近热后诸症加重，口渴饮水不多，口苦烦热，兼见头身困重，身热不扬，脘闷，舌质红，苔黄腻，脉弦数或濡数。

病机分析：感受湿热之邪，或风寒湿郁而化热，湿热壅滞经络，流注肢节，气血郁滞不通而兼热感；湿性重浊，故麻木以下肢或两足为主；热邪入里，则扪之肌肤热甚，得冷稍舒，每于热天或患处近热后诸症加重；热为阳邪，其性燔灼趋上，耗伤人体阴液，故口苦烦热口渴；湿性黏腻易阻气机，其性重浊，则饮水不多，头身困重，身热不扬，脘闷；舌质红，苔黄腻，脉弦数或濡数为湿热之象。

治法：清热利湿，舒筋活络。

常用方药：加味二妙丸（《寿世保元》）。黄柏、苍术、防己、川牛膝、当归、萆薢、龟甲。

方药解析：方中黄柏寒以胜热，苦以燥湿；苍术健脾渗湿，防己、萆薢祛风利湿；川牛膝祛风湿，引药下行，当归活血补血；龟甲滋阴潜阳，益肾强骨。

发热恶风，口渴烦闷，可用白虎加桂枝汤加减；肌肤灼热，加知母、玄参；关节灼痛，入夜尤甚，加生地黄、赤芍、牡丹皮、乳香、没药；四肢麻木坠胀，脘闷纳呆，加厚朴、茯苓、泽泻、陈皮；形瘦、足胫热气上腾，其热难忍，减苍术，加生地黄、黄芩、天门冬、麦门冬；口渴甚，加生石膏、滑石、生地黄、玄参；局部肿胀、灼热、活动不利者，加僵蚕、鸡血藤；肢麻、活动不利，加桃仁、红花、赤芍。

3. 气虚不运证

症状：肢体发麻，犹如虫行，受寒、过劳后加重，面色白，短气懒言，倦怠嗜卧，精神委顿，自汗畏风，易感冒，动则气短，纳少，便溏，或先干后溏，舌淡或淡黯，舌体胖大，边有齿痕，苔薄白，脉弱。

病机分析：气有推动、温煦、固涩之功能。气为血之帅，气行则血行，四肢为诸阳之本，气虚鼓动无力，血涩不利而手足发麻；寒为阴邪，易伤阳气，劳则气耗，故受寒、过劳后加重，面色白，短气懒言，倦怠嗜卧，精神委顿，自汗畏风，易感冒，动则气短，均为气虚之象；纳少，便溏，或先干后溏则为脾气虚之象；舌淡或淡黯，舌体胖大，边有齿痕，苔薄白，脉弱，亦为气虚之表现。

治法：补气固卫，助运养血。

常用方药：补中益气汤（《脾胃论》）。黄芪、炙甘草、人参、白术、当归、陈皮、升麻、柴胡。

方药解析：方中黄芪补中益气，升阳固表；炙甘草、人参、白术益气健脾燥湿；当归养血补血和营，配陈皮理气和胃；升麻、柴胡升阳助运。

肢端麻木发凉，喜温，皮肤颜色苍白，麻木感持续者，加附子、桂枝；里寒腹痛，加干姜、肉桂；食少腹胀便溏，双下肢沉重，形瘦，面黄浮肿，用参苓白术散；病久，舌质紫黯者加地龙、桃仁、红花。

4. 血虚不荣证

症状：手足麻木，关节拘急不利，甚则筋惕肉瞤，手足震颤，面白无华或萎黄，口唇眼睑淡白，爪甲不荣，皮肤偏干，头晕目眩，耳鸣心悸，失眠健忘，妇人经血量少色淡，愆期或经闭，舌嫩红，苔薄白，脉细无力或兼有数象。

病机分析：血行脉中，血虚肢体失其濡养而手足麻木，关节拘急不利，甚则筋惕肉瞤，筋脉拘急则手足震颤；肝藏血，开窍于目，在体为筋，其华在爪，肝血不足，则头、面、目、爪、耳及心失其所养，面白无华或萎黄，口唇眼睑淡白，爪甲不荣，皮肤偏干，头晕目眩，耳鸣心悸，失眠健忘等；肝血不足，血海空虚，故经血量少色淡，愆期或经闭；舌嫩红，苔薄白，脉细无力或兼有数象皆为血虚之象。

治法：养血益精，祛风通络。

常用方药：四物汤（《太平惠民和剂局方》）。熟地黄、当归、白芍、川芎。

方药解析：熟地黄甘温味厚、质柔润，长于滋阴养血补血；当归补血活血养肝；白芍养血柔肝，敛阴和营；川芎活血理气。

肢麻较甚，可加羌活、天麻；活动后麻木加重，头晕，皮肤干枯不润者，加阿胶、鸡血藤；肢体疼痛或刺痛，局部皮肤颜色黯紫瘀滞，或半夜麻木加重者，减白芍，加赤芍、红花、丹参；上肢麻木，加秦艽、威灵仙。

四、中成药治疗

1. 小活络丸 胆南星、制川乌、制草乌、地龙、乳香、没药。祛风散寒，化痰除湿，活血止痛。适用于麻木属风寒湿痹、痰瘀阻络证者。

2. 四妙丸 苍术、牛膝、黄柏、薏苡仁。清热利湿，通筋利痹。适用于麻木属湿热阻滞证者。

3. 大黄䗪虫丸 熟大黄、土鳖虫、水蛭、虻虫、蛴螬、干漆、桃仁、苦杏仁、黄芩、地黄、白芍、甘草。活血破瘀。适用于麻木属血痰瘀阻滞证者。

4. 控涎丸 甘遂、大戟、白芥子。涤痰逐饮。适用于麻木属痰饮内盛证者。

5. 补中益气丸 炙黄芪、党参、白术、当归、升麻、柴胡、陈皮、炙甘草。补中益气，升阳助运。适用于麻木属气虚不运证者。

6. 八珍丸 熟地黄、当归、党参、白术、白芍、川芎、茯苓、甘草。补气益血。适用于麻木属气血两虚证者。

五、其他疗法

1. 针灸　针灸治疗麻木临床疗效确切，本病多为本虚标实之证，治疗需根据辨证论治的原则，补虚泻实，并随麻木部位的不同，循经取穴。临床治疗多以毫针针刺为主，综合腹针、梅花针叩刺、刺络放血、针刀、灸疗、穴位注射、穴位贴敷、刮痧、火罐等多种治疗方法。

2. 中药熏洗　中药熏洗是传统中医熏洗疗法与现代科技相结合的产物，集药疗、热疗、腧穴刺激于一体，能够开泄腠理，导邪外出。中药熏洗治疗麻木临床疗效确切，治疗多以活血化瘀、益气养血、温阳通络为法。

六、护理调摄

1. 调适寒温　平时应做好保暖防潮，以防麻木加重。

2. 调摄饮食　以清淡为宜，不可过食肥甘厚味，以免湿聚蕴痰动风。

3. 调畅情志　尽量保持心气平和，避免不良精神刺激，避免思虑伤脾，加剧患处气血不足表现。

4. 适量运动　加强肢体功能锻炼，如太极拳、八段锦等，可行主动或被动的肢体活动及按摩，防止产生废用性萎缩。

5. 预防并发症　麻木伴有感觉障碍者，日常生活中应防止烫伤及外伤，在进行热敷或热疗时，切忌水温过高或热熨时间过长。

七、经验荟萃

1. 刘祖贻认为麻木病在肌肤，气血亏虚为发病之本，邪滞血脉为发病之标，气血不通、经脉失养为基本病机，气血失调贯穿疾病发展始末，治疗上重视调理气血，临床上主张病证结合，擅用经方黄芪桂枝五物汤为基础方加减治疗麻木：中风后肢体麻木，常用黄芪桂枝五物汤合涤痰汤；糖尿病性周围神经病变之麻木，常用黄芪桂枝五物汤合益气养阴通脉汤；颈椎病上肢麻木，常用黄芪桂枝五物汤合葛桂舒筋饮；腰椎间盘突出症下肢麻木，常用黄芪桂枝五物汤合独活寄生汤；癌症放化疗后手足麻木，常用黄芪桂枝五物汤合参楼扶正解毒方；功能性麻木，常用黄芪桂枝五物汤合柴胡疏肝散。

2. 张琦指出麻木多由血气不足，邪气乘虚侵入，使得气血闭塞不通而成。治疗中多以益气固本为主，用药以黄芪桂枝五物汤为基础，自拟一方，由桂枝、芍药、黄芪、生姜、大枣、山楂、麦芽、建曲组成，主在温阳行痹，调和营卫，通畅血脉。

3. 殷聚德认为糖尿病周围神经病变的病理机制为气虚、阴亏、血瘀，气虚不能生化固摄则阴液亏乏，阴虚气亏无以附则气亦不足，气虚不能助血运行则血停为瘀，阴亏血不濡而脉涩为瘀，气虚、阴亏、血瘀三者互为因果，交错为患而旁生诸症，故而临床可见肢麻、疼痛发凉等。治以糖末汤，方中绞股蓝益气健脾、生津润肺，黄芪补气健脾、生津化瘀，太子参益气养阴，麦冬、黄精滋补脾肾之阴，路路通通利之性较强，能通百脉瘀滞，郁金、川芎、丹参活血祛瘀，地龙化瘀血、通经络、达病所，全方共奏益气养阴、活血祛瘀之功。

【诊疗解悟】

1. 临证发微

(1) 明确麻木病因：麻木既可为主病单独出现，也可作为其他疾病发展过程中阶段性表现或兼症，因此临证需先弄清引起麻木的原发疾病，不可草率处理。可以借助以下辅助检查，如：肌电图、神经传导速度测定、腰椎穿刺术、颈腰椎 CT 及 MRI、颅脑 CT 及 MRI、类风湿关节炎标志物、自身抗体、维生素水平测定、血糖、肝功能、肾功能、甲状腺功能、肿瘤标志物、血及尿中重金属元素检查等。

(2) 辨证论治麻木：麻木的基本病机为气血运行障碍，皮肉经脉失养，可归于“不荣”和“不通”。其病理性质总属本虚标实。本为气血阴阳亏虚，以气血亏虚为主；标为风、寒、湿、热之邪及痰、瘀为患。临证时需辨明麻木的病位、病性、病情轻重及新久虚实。治疗以疏通经络，调补气血，助卫和营为治疗原则。风寒湿阻证治宜祛风除湿，散寒通络；湿热阻滞证治宜清热利湿，舒筋活络；痰瘀阻滞证治宜化痰祛瘀，通经活络；气虚不运证治宜补气固卫，助运养血；血虚不荣证治宜养血益精，祛风通络。

(3) 重视中西医结合：如慢性胃肠疾病引起的脊髓亚急性联合变性，在健脾和胃、益气养血的基础上配合维生素 B_{12} 肌注，疗效显著；嗜酒引起的麻木往往并见行走不稳、头晕，在健脾化湿、理气和胃的基础上加解酒毒之葛花等药，配合 B 族维生素营养神经，疗效显著。

(4) 强化对症治疗：对于麻木症状明显的患者，可在中医辨证论治基础上加用对症治疗药物。现代药理学研究表明，某些祛风湿药物及虫类药物对顽麻久木效果明显，如威灵仙、羌活、独活、木瓜、全蝎、蜈蚣等。麻木以肢体某局部突出者，常配引经药以使药效直达病所，如麻在上肢可选用片姜黄、羌活、桂枝以通达经络,麻在下肢者可选用独活、川牛膝、木瓜以引药下行。

2. 诊治演变 麻木的起病形式、部位及伴随症状对病情诊断及预后有重要意义。起病急骤、一侧肢体麻木或伴言语謇涩、头痛头晕等症时,往往提示中风的发生,需高度警惕、积极治疗。起病急,由一侧末梢开始向心性发展并波及另一侧,伴有肢体无力或肢体疼痛,甚至出现呼吸急促时,多是急性炎症性脱髓鞘性多发性神经病,相当于中医痿病中的急痿,严重者可危及生命,应中西医结合积极救治。起病急,由双下肢开始麻木并见无力,麻木向心性发展,涉及腰胸并有束带感、疼痛、二便失禁,多为急性脊髓炎,麻木平面上升可危及生命,需中西医结合积极治疗。起病缓慢,麻木自下肢远端向上发展或自肢体某个水平向下发展,伴肢体疼痛或伴肢体瘫痪时,常提示脊髓压迫症,需追根溯源。起病缓慢,常见面色苍白、行走不稳如踩棉花、手指麻木刺痛,血清学检查维生素 B_{12} 水平低,则为脊髓亚急性联合变性,中西医结合治疗效果显著。

麻木常以麻为始,多为实证,正气未衰,尚能御邪,若及时合理治疗,常可祛邪外出,预后良好。久治不愈、失治或误治,反复发作,损耗正气,则由麻转木,由感觉障碍或异常而致感觉消失,也可麻木同时出现;麻木因气血不足,痰瘀阻滞,肌肤失养,可进一步导致行动不便,由感觉障碍继发运动障碍,甚则痿废不用,同时肌肉瘦削而致痿证,由麻致痹,由痹转痿致瘫,甚则危及生命;部分麻木系中风、急痿、脉痹等中枢疾病或重症的先兆,随其病情发展可进一步加剧。

【医论撷要】

《素问·痹论》:“其不痛不仁者,病久入深,荣卫之行涩,经络时疏,故不通,皮肤不营,故为不仁。”“痹在于骨则重,在于脉则血凝而不流,在于筋则屈不伸,在于肉则不仁,在于皮则寒。”

《太平惠民和剂局方·指南总论》:“偏风走注疼痛,身体麻木,可与活络丹。”

《黄帝素问宣明论方·风门》:“卫气被风郁,不得传遍,升凝而不行,则肉不仁也。谓皮肉而不知寒热痛痒,如木石也。”

《儒门事亲·指风痹痿厥近世差玄说二》:“夫痹之为状,麻木不仁,以风寒湿三气合而成之。”

《类经·诸脉髓筋血气溪谷所属》:“卧出之际,若玄府未闭,魄汗未藏者,为风所吹，则血凝于肤，或致麻木，或生疼痛而病为痹。”

《医学入门·痹风》：“盖麻犹痹也，虽不知痛痒，尚觉气微流行……木则非惟不知痛痒，气亦不觉流行。”

《丹台玉案·麻木门》：“人皆以麻木为一病而不知麻与木固自有不同也。所谓麻者，非痒非痛，肌肉之内，如千万小虫乱行杂沸，按之不止，搔之愈甚者是也。所谓木者，非痒非痛，自己之肌肉，如他人之肌肉，按之不知，搔之不觉者是也。麻如木之乱，故名曰麻木。如木之浓，故名曰木。麻犹知痛痒，而木则全无觉矣。”

《证治汇补·提纲门》：“恶寒发热，关节疼痛而烦，皮肤麻木，重着不移。”

《张氏医通·麻木》：“麻则属痰属虚，木则全属湿痰死血，一块不知痛痒，若木然是也。”

《四圣心源·杂病解下》：“阳亏土湿，中气不能四达，四肢经络，凝涩不运，卫气阻梗，则生麻木。”

《杂病源流犀烛·麻木源流》：“气虚是本，风痰是标。”“死血凝滞于内，而外挟风寒，阳气虚败，不能运动。”

【参考文献】

[1] 王永炎, 张伯礼. 中医脑病学 [M]. 北京: 人民卫生出版社, 2007.

[2] 王永炎, 严世芸. 实用中医内科学 [M]. 上海: 上海科学技术出版社, 2009.

[3] 范少华, 伍大华, 刘芳, 等. 国医大师刘祖贻病证结合论治麻木经验 [J]. 湖南中医药大学学报, 2020, 40 (1): 1-4.

[4] 李思思. 张琦教授辨治肢体麻木的临床经验总结 [J]. 黑龙江中医药, 2013, 42 (5): 64.

[5] 殷聚德, 杨文明. 糖末汤治疗糖尿病周围神经病变的临床研究 [J]. 中国中医药科技, 2001, (1): 9-10.

第二十七章　耳鸣、耳聋

耳鸣指无外界声音刺激而患者自觉耳内有声鸣响，其声或细或暴，安静时明显；耳聋指患者客观存在听力下降，甚至听觉丧失，影响日常生活，症状轻者称“重听”。耳鸣可单独出现，日久可发展为耳聋，或与耳聋并见。肾开窍于耳，耳鸣、耳聋虽症状有别，但病位相同，病因病机均与肾密切相关，故在此合并介绍。耳鸣、耳聋在不同的地区发病率波动较大。综合文献数据，人群中耳鸣患病率为10%~25.3%，且随年龄增长逐步增高。美国突发性耳聋的发病率为5~20/10万人，德国耳聋发病率高达160~400/10万人。我国耳鸣、耳聋发病率近年有上升趋势，但目前尚缺乏大样本流行病学数据。该病多见于中老年人，女性患者常于经期或绝经期耳鸣加重。部分患者治疗后预后较好，症状得到缓解，但仍有相当一部分患者治疗无效，预后不佳。

【典型病案举隅】

患者，男，55岁，企业经理。

【主诉】

突发左耳鸣响伴听力下降2周。

【四诊采集】

(一) 望诊

1. 表情是否焦躁不安，面部皮肤色泽是否红赤。
2. 外耳道是否阻塞、流脓，鼓膜有无穿孔、出血或内陷等。
3. 舌象。

(二) 闻诊

1. 患者说话的语音语调及有无咳嗽痰鸣。
2. 患者口腔有无异味。

（三）问诊

1. 耳鸣、耳聋累及单侧还是双侧，若为双侧，从哪侧开始。

2. 耳鸣、耳聋是急性起病还是亚急性或慢性起病，症状是否逐渐加重。

3. 是否同时伴有头昏、头晕及情绪低落、睡眠差等症状。

4. 发病前是否有上呼吸道感染、腹泻等诱因。

5. 耳鸣为高音调还是低音调，是否伴有听力减退，有无耳胀耳闷。

6. 做过哪些实验室和影像学检查。

7. 接受过哪些治疗，效果如何。

8. 有无家族史。

（四）切诊

脉象。

【病情述要】

患者2周前因工作与人争吵暴怒后突然出现左耳鸣响，如夏日蝉鸣，白天工作时不甚明显，后逐渐发展至左耳听力下降，症状逐渐加重，现耳鸣如蝉声，情绪烦躁不安，自觉听力下降明显。曾在外院行颅脑MRI检查未见明显异常，完善纯音听阈测定检查提示"左耳神经性耳聋"，予以"曲美他嗪、甲钴胺"等药物治疗，症状无明显改善，病程中否认外耳道流脓，无发热及咳嗽咳痰。

刻下症：左耳持续鸣响如蝉，伴有耳聋，恼怒则加重，兼耳胀耳痛，头痛眩晕，面红目赤，口苦咽干，烦躁难眠，时有胁痛，大便秘结，小便黄，舌红，苔黄腻，脉弦数有力。

【诊断治疗】

诊断：耳鸣、耳聋（肝火上炎证）。

治法：清肝泻热，开郁通窍。

处方：龙胆泻肝汤。

药物：龙胆草6g、栀子9g、黄芩9g、车前子9g（包煎）、泽泻12g、木通6g、当归3g、生地黄9g、柴胡6g、生甘草6g。

14剂，水煎，早晚口服，每日1剂。

二诊：服上方14剂后，耳胀耳痛、头痛眩晕、面红目赤、胁肋疼痛明显减轻，但仍于情绪激动时耳鸣、耳聋加重，大便秘结，守上方加大黄6g、芦荟5g。

三诊：继服 14 剂后情绪稳定，耳鸣、耳聋减轻，将上方配成颗粒剂，日服两次，每次 1 剂以巩固疗效。

3 个月后门诊随访，病情稳定，耳鸣、耳聋基本消失。

【临证分析】

1. 耳鸣、耳聋的诊断要点有哪些？

(1) 多见于中老年人，女性患者常于经期或绝经期耳鸣加重。

(2) 本病是以耳内鸣响、听力下降为主的病证。可急性起病，外感、爆震、噪声、外伤者多致暴鸣、暴聋。亦可积渐而成，久病虚劳、药毒蓄积所致者多起病徐缓，逐渐加重。因外伤、药物中毒所致者，多有明确的外伤或用药史。

(3) 耳聋患者经现代医学检查如纯音听阈测定等可发现患者存在听力下降。

2. 该患者诊断为耳鸣、耳聋的依据是什么？

(1) 自觉耳内有声音鸣响，安静时明显，伴听力下降，影响日常生活。

(2) 中年发病，郁怒后突然发病，逐渐加重，不能自行缓解。

3. 临床诊断时，该病需要与哪些病症相鉴别？

(1) 耳鸣、耳聋与耳胀的鉴别：耳胀多有感冒等诱因，急性起病，主要表现为耳部胀闷及耳鸣，多伴有鼻塞流涕、畏恶风寒、咽痛及项背酸痛等风寒或风热表证，鼓膜可轻度充血、内陷或有鼓室积液，且多为传导性耳聋。耳鸣、耳聋可渐进起病或暴发，耳鸣多为高音调，也可为低音调，可伴有听力减退，鼓膜一般无病变，多为感音神经性耳聋，少数为混合性耳聋。

(2) 耳鸣、耳聋与聋哑的鉴别：耳聋多见于成年人，后天所患居多，虽聋无哑，采用助听器能进行语言交流。而聋哑多发生于婴幼儿，可因先天疾患，或因后天获得，或由药物毒性所致。一般聋哑为聋、哑两症并存。

(3) 耳聋与外耳道疾病的鉴别：耳痔、脓耳等外耳道疾病可伴有耳鸣、耳聋，但主要是耳鸣，表现为外耳道疼痛、流脓或肿块阻塞，或可见鼓膜内陷、穿孔、充血等。病变局限于外耳道，未累及脑系，而耳鸣、耳聋主要为肾精虚损或风火痰瘀作祟导致脑神失养、耳窍闭阻，且外耳道检查无肿块阻塞或脓性分泌物，音叉试验提示外耳道疾病所致听力下降表现为气导小于骨导，脑系疾病所致耳聋表现为气导大于骨导。

4. 耳鸣、耳聋主要相当于西医哪些疾病，临床需做哪些相关检查？

根据本病的临床表现，具有耳鸣、耳聋主要临床特征的疾病，如西医学中突发性耳聋，或由于炎症、中毒、外伤、肿瘤等累及内耳、蜗神经及听觉中枢等，均可参照本章辨证论治。五官科疾病中累及外耳、中耳、耳蜗、鼓膜的病变，如外耳道炎、中耳炎、感音神经性耳聋、鼓膜破裂穿孔、噪声性聋、药物中毒性耳聋等。系统性疾病如高血压、糖尿病、肾功能不全等。

临床诊治过程中需做以下相关检查：颅脑 CT、MRI 等影像学检查，有助于发现脑部病变导致的耳鸣、耳聋，如桥小脑角肿瘤等；内听道 CT、MRI 主要适用于听神经病变、肿瘤及内耳畸形等。纯音听阈测定可用来明确听力下降严重程度及耳鸣、耳聋的性质。对主诉为耳鸣，经详细五官科查体及全身体格检查均无阳性体征，各项实验室检查指标、听力学检查、影像学检查等均未发现异常，或异常检查指标与耳鸣间无确切因果关系者，可称之为特发性耳鸣。此类患者多伴有情绪焦虑、心境低落及睡眠差等症状，可采用汉密尔顿抑郁量表、汉密尔顿焦虑量表及生活质量量表等进行抑郁、焦虑状态及生活质量的评估。

5. 分析耳鸣、耳聋的病因病机。

(1)病因

1)外邪犯肺：风、寒、暑、湿、燥、火和疫毒之邪均可导致耳鸣、耳聋。耳为清阳之会，宗脉之所附，与手太阴肺经相络属。风邪擅夹他邪上犯肺卫，肺失清肃，清窍阻塞，发为耳鸣、耳聋。

2)肝火上炎：平素性躁，暴怒伤肝，或情志不遂，肝气郁结，郁久化火，肝胆气火上逆，循经上扰耳窍，耳脉不通而致耳聋。

3)痰瘀互结：饮食不节，喜食肥甘，脾胃受损，运化无权，水湿内停，聚而为痰，痰浊阻滞，清阳不升，浊阴上蒙耳窍，病久痰浊注于血脉，阻塞脉道，血流不畅，瘀血遂生，痰瘀胶着，郁久化火，滞塞耳窍，清窍失养，功能失司而致耳鸣、耳聋。

4)脾胃虚弱：脾胃为后天之本，精气生化之源。病患脾虚，水谷精微运化不足，清气不能上荣耳窍，或劳逸过度、思虑太甚，劳倦伤脾，精气生化不足，经脉空虚，不能上奉于耳，则耳窍失养导致耳鸣、耳聋。

5)肾精不足：年老或久病及肾，真阴耗损，或先天禀赋不足而肾精不充，精气衰微，或房事不节等皆能导致精气不能上充于耳，清窍空虚，易致耳鸣、耳聋。

6)瘀阻耳窍：由于外伤、噪声刺激、污水灌耳等原因致脏腑功能失调，气血阻络，血停为瘀，导致耳络不畅，气血不调，清阳不荣可发为耳鸣、耳聋，甚则失聪。先天禀赋不足,药毒过盛,久不消散,蓄于脏腑,走窜经络,邪毒壅盛,循肝胆经上扰清窍,耳窍闭阻而致耳鸣、耳聋。

(2)病机:耳鸣、耳聋病变在耳,病位在肾,但与肝、胆、脾关系密切。耳鸣、耳聋可急性起病,外感、爆震、噪声、外伤者多致暴鸣、暴聋。亦可积渐而成,久病虚劳、药毒蓄积所致者多起病徐缓,逐渐加重。耳鸣、耳聋症状急转直下,迅速加重者多为外感六淫、酒食不节、五劳纵欲所诱发。

本病病性属本虚标实,肾虚为本,风火痰瘀是标,久病迁延不愈可表现为虚实夹杂。

本病由于病邪性质、病程的迁移或正气的强弱不同可出现病机的转化,其主要表现在虚实之间的病机转化。如起病急,患者体壮,感受风邪或药邪所毒害所致者初期表现实证为主。若久治不愈,则精血渐亏、脉络空虚,呈虚实夹杂证或虚证。当外邪阻塞清窍,循行耳周之经脉不通,耳失所养与瘀阻宗脉并见,则表现为虚实夹杂证。素体弱者易感受外邪,病之初期即表现为虚实夹杂证。肝火上扰、痰瘀互结证起病时为实证,久病及肾,由初期实证可转为虚实夹杂证。耳鸣、耳聋发病时素体脾胃虚弱,升清降浊之力不足,清阳不升,湿浊不化,清空失养,气血不畅,耳络瘀阻,表现为虚实夹杂证。

6. 该患者辨证为肝火上炎证的依据是什么?

依据:患者左耳鸣响如蝉,或如雷声,伴有耳聋,恼怒则加重,兼耳胀耳痛,头痛眩晕,面红目赤,口苦咽干,烦躁难眠,时有胁痛,大便秘结,小便黄,舌红,苔黄腻,脉弦数有力。

从患者临床表现及舌脉来分析,符合肝火上炎证的表现。耳为足少阳胆经循行之处,肝与胆相表里,若情志不遂,气机失畅,肝胆气郁,气郁化火,或暴怒伤肝,肝火上扰,清窍被蒙,可致耳鸣、耳聋;耳胀耳痛,头痛眩晕,面红目赤,口渴咽干,口苦,烦躁难眠,胁痛,大便秘结,小便黄,舌红,苔黄腻,脉弦数有力均为肝火旺,经脉气血不畅,津伤之象。

7. 分析该患者初诊的处方用药及二诊时为何加用大黄、芦荟。

方中以龙胆草、栀子、黄芩苦寒直折,清泻肝火;车前草、泽泻、木通通利水道,导湿热下行;生地黄、当归养血柔肝,清热凉血以防苦寒之品重伤肝阴而肝火愈烈;柴胡既能作为引经药,使诸药达到病所,又能疏肝解郁;甘草调和诸药又能解毒。诸药合用能清泻肝火,又能清利三焦湿热,以达通利耳窍之效。

耳鸣、耳聋为本虚标实、虚实夹杂之病证。本案患者形气盛实、面红目赤、口苦咽干,烦躁难眠,胁肋疼痛,便秘,溲赤,舌红,苔黄腻,脉弦数有力。其症状舌脉一派肝火旺盛之象，初诊服药 14 剂后症状改善，说明辨证思路正确。但每于情绪激动时耳鸣、耳聋，大便秘结，说明患者肝火未清，守上方加大黄、芦荟以期肃清肝火、通腑开窍。

8. 该患者在治疗过程中出现急躁易怒、难眠症状，用药时该如何加减？

患者出现急躁易怒、难眠乃肝火偏盛、扰乱心神所致，可将龙胆草、栀子加量以增清肝火之功效。

9. 如果该患者未能及时治疗，病情延误，病机可能会如何转化？

依据该患者目前临床症状，主要以肝火上炎为主，这一阶段肾虚脾弱尚不明显，且无阴血暗耗、气滞血瘀之象，如果积极治疗，肝火得降，气血调畅，症状尚可减轻。如若任由病情迁延，火热伤阴，灼耗肾水，可导致肾精亏损，耳鸣、耳聋病情迁延，以致不治。

【知识拓展】

关于耳鸣、耳聋历代医家多从肾虚论治用补法，但临证用补药之时医家要仔细辨证，把握疾病的病因病机，不能专用补药。《圣济总录》中记载若出现肾虚热毒所致耳鸣要慎用补药，需先用清热解毒的方药，毒解才可谈补，如"治肾虚热毒，乘虚攻耳，致耳内常鸣如蝉声，不可专服补药，龙齿散方"。耳鸣、耳聋的古代文献研究与学术源流探讨中多配石菖蒲，用于开窍。《医学入门》中明确记载治疗久聋忌用纯补涩之剂，要佐行气药防气机塞滞。明代张景岳在治疗虚证耳聋时也不用纯补涩之剂，而是在补剂中佐柴胡、升麻引药上行。这些都是对耳鸣、耳聋治疗经验的总结，为临证提供了指导性的建议。

中医学对耳鸣、耳聋辨证多从肾、肝、心、脾胃论治，各有其临床效果，但仍有相当一部分患者耳鸣、耳聋治疗效果不明显。沈金鳌在《杂病源流犀烛》中记载"有因大声喊叫，右耳失聪"，认为此类耳聋为胆脉郁塞成聋，应治少阳，用清胆汤治疗。林珮琴在《类证治裁》中认为耳聋与肾和胆有关，提出"精脱失聪治在肾，气逆窍闭治在胆"的观点，其书中所附案例运用清少阳胆火治疗耳鸣效果明显。在临证中若见从主要脏腑治耳鸣、耳聋效果不显者，或是类似于大声喊叫这种特殊病因所致耳聋，可从胆进行论治，这些文献资料对于临证治疗耳鸣、耳聋可起到拓展思维的作用。

目前认为，所有的耳科疾病(外耳道阻塞、中耳疾病、耳蜗或前庭功能障碍等)均可能引起耳鸣，此外，全身系统性疾病亦可能引起耳鸣，如高血压病、内分泌失调、肿瘤、自主神经功能紊乱等。耳鸣的发病机制尚不明确，存在很多假说，如听神经自发放电学说、耳蜗内环境失衡学说、神经递质失调学说、中枢可塑性学说等，目前尚缺乏统一的认识。传统的观点认为，耳鸣源于耳蜗毛细胞损害，是一种内耳疾病，与外周听觉系统、边缘系统等有关。近年来对耳鸣部位的研究不再单纯局限于听觉系统，已逐渐开始向中枢神经系统扩展，认为耳鸣存在一个逐渐中枢化的过程，耳鸣是听觉中枢对听力损失代偿性适应的结果。在耳鸣发生过程中，整个听觉通路的兴奋和抑制神经递质都发生了变化。

西医认为引起耳鸣的原因众多，现已报道的治疗方法达100多种。对耳鸣的治疗呈多元化特点，包括：咨询、认知行为疗法、声治疗、使用助听器或人工耳蜗改善听觉信息输入的方法、脑部电刺激、耳鸣习服疗法以及药物治疗等，具体如下：①教育和咨询：临床医生对耳鸣患者进行治疗策略的教育。教育患者改变对耳鸣的认识，回答患者的疑问时避免使用加剧耳鸣患者负性反应的说法，强调耳鸣是一种症状，非危险疾病。患者咨询包括对耳鸣和听力损失的知识、听力保护等内容。②认知行为疗法：运用心理教育、放松训练、内观训练、注意力控制训练等多种方法帮助患者认识耳鸣，降低耳鸣在患者认识、情感、行为等方面产生的影响。③声治疗：即让患者聆听不同工具播放的自然声或环境声或轻音乐等，从而起到放松、转移耳鸣注意力的治疗方法。④助听器的使用：对伴听力下降的耳鸣患者进行助听器选配，旨在为耳鸣伴听力下降的患者提高听力，改善生活质量，起到声治疗类似的作用。⑤耳鸣习服疗法。具体包括心理咨询与声治疗的综合治疗方法，其治疗原则是打破耳鸣与不良情绪之间的关联及恶性循环链，从而增加听觉系统的滤过功能及中枢抑制力，目的在于让神经系统重新训练或再编码。⑥经颅磁刺激疗法：中枢神经活动异常是耳鸣的主要原因之一，以听觉皮层音频部位图的重组为表现，同时存在神经元发放速率的增加及神经同步化的改变等。经颅磁刺激可能通过使皮层和中枢其他区域的神经活动发生改变，进而双向调节大脑兴奋与抑制功能之间的平衡来治疗耳鸣。⑦药物治疗：临床应用于耳鸣治疗的药物有抗心律失常药、抗惊厥药、抗抑郁药等，但均缺乏有效证据。随着社会发展，人类饮食习惯改变、生活节奏加快等造成的心理精神压力加大，耳鸣的发病率明显增加，且有年轻化的趋势，耳鸣患者常伴有烦恼、睡眠困难、注意力不集中，严重者会影响工作和生活，现已成为临床上迫切需要解决的病症。西医认为耳鸣的机制尚不明确，目前仍无治愈手段，众多治疗方案仅是被尝试用来减轻耳鸣症状，因此耳鸣的治疗已成为当今医学难题之一。中医从整体观念出发，在辨证论治的基础上，综合运用多种手段，整体调理脏腑功能，达到阴阳平衡，可逐渐缓解甚至消除耳鸣。同时，伴随基因组计划和基因芯片技术的发展，在大规模全国耳聋分子流行病学调查数据的基础上，针对我国非综合征性耳聋的突变热区，国内学者将等位基因特异性引物延伸 PCR 与通用芯片相结合，开发了晶芯九项遗传性耳聋基因芯片技术。该技术可同时检测 4 个基因 9 个突变位点，有望进一步明确耳鸣、耳聋的确切病因，以期采取更有针对性的治疗。

【临证精要】

一、辨证要点

1. 辨外感与内伤 外感致病多起病急骤，初期多有耳堵闷窒及头痛，常见有发热、恶寒、鼻塞、咳嗽等肺卫症状；内伤所致者，多有脏腑虚损病史，病程较长，常于劳累后耳鸣、耳聋症状加重，伴有倦怠乏力，腰膝酸软，纳呆、便溏等。

2. 分标本缓急与虚实 暴聋者多实，起病缓慢者多虚；发病由于六淫之邪侵袭、肝火上扰、药毒、爆震、外伤等气滞血瘀者多实；肾元亏损、脾胃虚弱者多为虚证；耳鸣耳聋暴起者以标实为主，病久不愈者以本虚为主；久鸣、久聋而突然加重，则多属本虚标实。辨证时既要分辨是否兼夹肝火、痰火、血瘀，又要分辨本虚，辨清肾元虚损还是脾胃虚弱，或是肝肾两虚、脾肾两虚。

二、治疗原则

耳鸣、耳聋的基本病理变化肾虚为本，风火痰瘀为标，邪实则以治标为主，邪去则以治本为主。若肾虚兼风火痰瘀，则标本同治。上宜清疏，中宜升补，下宜滋降，《仁斋直指方》曰："风为之疏散，热为之清利，虚为之调养。然后以通耳、调气、安肾之剂主之。" 此为对耳鸣、耳聋各证型的治疗原则。

三、他型证治

1. 风邪外犯证

症状：耳鸣，或耳聋起病急骤，自觉耳窍憋胀，或连及耳根和牙龈肿痛，伴见头痛、恶寒、发热、咳嗽、咳痰、口干等症状。局部检查可见鼓膜轻度潮红及内陷。舌质偏红，苔薄白或薄黄腻，脉浮数或濡数。

病机分析：耳为清窍，清阳之会，宗脉之所附，耳又与手太阴肺经相络。风热之邪侵犯人体器官，耳窍为外邪所蒙，司理听觉功能失职，故卒发耳鸣、耳聋；风热袭于阳明、少阳两经，致耳根连及牙龈肿痛；恶寒、发热、头痛、咳嗽、咳痰、口干均为外邪袭表、正邪相搏、肺失清肃之症；舌红，苔薄白或薄黄腻，脉浮数或濡数，为外感风热之象。

治法：宣肺解表，散邪通窍。

常用方药：银翘散（《温病条辨》）。金银花、连翘、桔梗、薄荷、竹叶、荆芥、淡豆豉、牛蒡子、芦根、生甘草。

方药解析：方中用金银花、连翘清热解毒，轻宣透表；荆芥、薄荷辛散表邪，透风热之邪外出；牛蒡子、桔梗、甘草宣肺解毒；竹叶、淡豆豉宣发郁热；芦根清热生津。诸药合用可以疏风清热，宣肺通窍，从而耳鸣、耳聋得愈。

若头目不爽加蝉蜕、菊花；耳根胀痛加生石膏、细辛、升麻、板蓝根。

2. 痰火郁结证

症状：耳鸣如蝉，或呼呼作响，闭塞胀痛，甚则耳聋或听音不清，头重胸闷，咳嗽痰多，烦躁失眠，二便不畅。舌质红，苔滑腻或黄腻浊，脉弦滑。

病机分析：痰浊阻滞，清阳不升，络脉痰阻不能上奉于耳，故耳鸣、耳聋、闭塞胀痛；痰浊阻滞，气机不利，致胸闷、二便不畅；木火刑金，痰湿犯肺，则咳嗽痰多；痰火郁结，内扰心神故烦躁失眠；舌质红、苔滑腻或黄腻浊厚、脉弦滑均为痰火郁结之征。

治法：化痰清热，通络开窍。

常用方药：温胆汤（《三因极一病证方论》）。半夏、竹茹、枳实、陈皮、茯苓、炙甘草。

方药解析：方中半夏、竹茹化痰降逆，清热除烦；治痰当先理气，气顺则津液输布而痰无从生，取枳实、陈皮、茯苓理气化痰，使气顺痰消；炙甘草调和诸药，全方具有化痰清热、通络开窍作用，故可治痰火郁结的耳鸣、耳聋。

若瘀热重加桃仁、赤芍、丹参、牡丹皮、地龙；火热甚选加龙胆草、芦荟、青黛；痰多加胆南星、石菖蒲、海浮石。

3. 脾胃虚弱证

症状：耳鸣、鸣声细小，持续不息，甚则耳聋，思虑或劳累加重，伴见神疲乏力，纳呆腹胀，大便溏薄，舌质淡或胖大有齿痕，苔薄腻，脉细弱。

病机分析：脾胃虚弱，运化失健，气血生化之源不足，经脉空虚，清气不升，耳窍失养，而发生耳鸣、耳聋；劳则耗气，故劳累、思虑则加重；神疲乏力，纳呆腹胀，大便溏薄，舌质淡或胖大有齿痕，苔薄腻，脉细弱均为脾胃虚弱之征。

治法：健脾益气，升清通窍。

常用方药：益气聪明汤（《东垣试效方》）。人参、黄芪、葛根、升麻、蔓荆子、白芍、黄柏、炙甘草。

方药解析：方中以人参、黄芪甘温益气为主；葛根、升麻升清通窍；蔓荆子清利头目；白芍、黄柏反佐和降炙甘草调和诸药，补益中气。

若气虚湿盛可去黄柏、白芍；湿聚痰浊较重可加法半夏、陈皮；纳呆便溏加炒薏苡仁、茯苓、扁豆、炒白术、木香、陈皮，去白芍、黄柏。

4. 肾精不足证

症状：耳内常为蝉鸣之声，持续不止，夜间较甚，听力下降，兼见头晕健忘，腰膝酸软，五心烦热，口渴，苔薄或舌红，脉细弱或细数。

病机分析：肾精亏耗、髓海空虚则耳失聪而见耳内常闻蝉鸣之声、持续不止、夜间较甚、听力下降，久致耳聋；肾精不足，髓海空虚则头晕健忘；腰为肾之府，腰府失养则腰膝酸软；肾阴不足，内热生，故五心烦热，口渴，舌红，脉细数。

治法：补肾充耳通窍。

常用方药：耳聋左慈丸加减（《饲鹤亭集方》）。熟地黄、山茱萸、山药、白芍、当归、柴胡、磁石。

方药解析：方中以熟地黄、山茱萸、山药、白芍、当归补肾阴养精血；磁石重镇降逆；柴胡升阳行气。诸药合用具有滋阴益肾聪耳之功效。

若偏于肾阳虚者加附子、肉桂，去熟地黄、磁石；偏于肾阴虚者加牡丹皮、阿胶、五味子；兼有怔忡者，为心神失养，加酸枣仁；纳食较差者可加砂仁、山楂、麦芽。

5. 瘀阻宗脉证

症状：耳鸣、耳聋如塞，常有明显外伤史，或耳毒性药物服用史；耳鸣、耳聋可暴作也有缓慢发作，伴有头晕作胀，舌质暗，或有瘀点，苔薄，脉沉细或涩。

病机分析：瘀血阻滞清窍，耳失清空，故可见耳鸣、耳聋如塞；舌质暗，或有瘀点，脉沉细或涩皆为瘀证之象。

治法：活血化瘀，开窍通络。

常用方药：通窍活血汤（《医林改错》）。川芎、赤芍、桃仁、红花、葱白、麝香、生姜、大枣。

方药解析：方中以川芎、赤芍、桃仁、红花活血化瘀；麝香通窍活血；黄酒、葱白、生姜通阳宣窍；大枣缓和芳香辛窜药物之性。

若病久瘀甚者，可加全蝎、蜈蚣等虫类搜剔之品；气血不足加黄芪、党参、熟地黄、白芍；大便干结，可加大黄。

四、中成药治疗

1. 耳聋左慈丸 熟地黄、山茱萸、茯苓、山药、牡丹皮、泽泻、磁石、柴胡。可滋阴清热，益气平肝，适用于耳鸣、耳聋肾精不足证。

2. 通窍耳聋丸 柴胡、龙胆、芦荟、熟大黄、黄芩、青黛、天南星、木香、青皮、陈皮、当归、栀子。可清肝泻火，通窍润便，适用于耳鸣、耳聋肝火上炎证。

3. 益气聪明丸 黄芪、甘草、芍药、黄柏、人参、升麻、葛根、蔓荆子。可益气升阳，聪耳明目，适用于耳鸣、耳聋脾胃虚弱证。

五、其他疗法

1. 针灸 针灸治疗本病取得了较确切的临床疗效，本病多为本虚标实之证，耳鸣、耳聋多因过度劳倦、饮食不节、情志不舒、久病体虚等，造成经络不通而引起。针灸可开窍定眩、定惊宁神和疏通经络，脾胃虚弱用针灸治疗可补益气血和健脾和胃，肝胆火盛证针灸治疗可清泻肝胆之火。

2. 推拿 推拿按摩治疗适用于所有证型。

(1)鸣天鼓：两手掌心紧贴两耳，两手食指、中指、无名指、小指横按在两侧枕部，两中指相接触，将两食指翘起叠在中指上面，用力滑下，重重地叩击脑后枕部，即可闻及洪亮清晰之声如击鼓。

(2)营治城廓：以两手分别自上而下按摩两侧耳轮。

(3)鼓膜按摩：以手食指(或中指)按压耳屏，随按随放。

六、护理调摄

1. 饮食 宜根据证型选择进食，如风邪外犯证宜进食温通发散的食品：葱、姜、桂皮、薄荷等。肝火上炎证宜进食清肝泻火的食品：荸荠、芹菜、菊叶、藕、莲子心等。瘀阻宗脉证宜进食活血化瘀的食品：山楂、生姜、红豆、大葱等。脾胃虚弱证宜进食养心健脾的食品：龙眼肉、黑豆、大枣、瘦肉等。

2. 心理护理 给予患者积极的心理暗示，帮助其放松心情，给予适当的鼓励，引导患者正视疾病，配合治疗。

七、经验荟萃

1. 干祖望治疗耳鸣的学术特色如下：①耳鸣多责之脾虚，治疗以健脾为主；②肾为听觉之本，肾阴亏虚，虚则六味地黄丸；③耳窍被蒙易致耳鸣，提出“升提清阳，耳窍乃通”的观点，重视升清降浊；④重视心的作用，虚实并治，提出“泻离填坎”的治疗原则。在用药方面，干祖望从脾辨治耳鸣，常用茯苓、当归、山药、白术、党参、黄芪等药物，选方以补中益气汤为基础，体现了干祖望以培土法治疗耳鸣的思想。耳鸣病程冗长，病证常虚实夹杂，针对心肾不交证运用泻离填坎法，以六味地黄汤为基础方加导赤散，治以清心火、补肾阴。痰浊上蒙证耳鸣者，干教授擅用“升清法”，常用药物为升麻、柴胡、葛根。干祖望辨治耳鸣遣方思路多样，为临床诊治耳鸣提供了新思路。

此外，干祖望认为与肝相关的耳鸣、耳聋具有发病迅速的特点，甚至出现突发性耳聋。但病愈则十分缓慢，多伴有耳鸣，表现为高亢刺耳的鸣声，呈阵发性，时重时轻。检查可见鼓膜正常，少数伴有乳突压痛。纯音听阈检测示感音神经性聋多。全身症状表现为头昏胀痛、面红目赤、胸胁作痛、口苦目胀等，舌红苔薄黄，脉弦。常用代表方为龙胆泻肝汤、栀子清肝汤、丹栀逍遥散之类。其中，夏枯草、菊花、胆南星、天竺黄、蝉蜕皆归入肝经，且全方适用于肝火夹痰型的耳鸣、耳聋，体现干祖望从肝论治耳鸣、耳聋的学术思想。

2. 杨文明临床辨治耳鸣将其分为以下三个证型：①心肝火盛、上炎扰耳证。此证型多因患者素体阳盛、郁怒伤肝、肝火上亢，或感受热邪，循经上炎，木为火之母，心火亢于上，火热上扰清窍，耳窍失和而致耳鸣。正如《素问·脉解》曰：“阳气万物盛上而跃，故耳鸣也”。此时耳鸣多于情绪激动后诱发或加重，发病较急，自觉声重如雷声、潮声、风雨声、金属声、沙沙声。多伴有耳胀、耳痛、耳道流脓等耳部局灶症状，或头目胀痛、面红耳赤、心烦口苦、口舌生疮、口渴咽干、大小便黄、舌红苔黄、脉弦数有力等。杨文明认为肝为刚脏，性喜条达恶抑郁，治疗以平肝泻火、清心利窍为法，结合患者肝火产生的具体原因加减配伍用药。因肝郁化火者宜在清肝泻火基础上配伍疏肝解郁、调畅气机之品，同时配伍养阴柔肝之品以免伤肝阴。同时应注重肝与脾胃的密切关系，三者同居中焦，气机升降相互影响，肝气升发太过、脾胃气机升降失调，处方遣药时要注意兼顾调理脾胃气机。临床上常用石决明、龙骨、牡蛎、鳖甲、龟板、代赭石等重镇息风；菊花、桑叶疏肝祛风；天麻、牛膝等补益肝肾，引火下行；龙胆草、大黄、栀子、黄连苦寒泻火；若心烦易怒，以柴胡、白芍、夏枯草柔肝理气解郁；若夜寐不宁，以酸枣仁、知母、茯神、龙骨、牡蛎、珍珠母镇肝宁心安神；若口舌生疮，腮颊肿胀，疼痛甚者，宜加用紫花地丁、大青叶、板蓝根等清热解毒之品。②心肝血虚、络脉不通证。肝失疏泄，心气不足，气血虚弱，不能上荣于头，则清窍失养而致耳鸣。此证型耳鸣多鸣声低微，或如蝉鸣、或捻发音，多于疲劳后加重。临床多伴有面色少华、眩晕乏力、两目干涩、胁肋隐痛、失眠多梦、爪甲不荣、舌质淡、苔薄白、脉弦细弱等。治法以柔肝补气，养血活血为主。杨文明主张以和、温、清、补为主，促进脏腑、经络、血脉通畅，灵活遣药组方。病久则耗血伤气，络脉瘀阻，机体状态多虚多瘀，此时需立足于一身之阴阳根本，虚者补之肾是治疗的关键，但是并非只补无泻，杨文明认为此时体内大多有瘀，善于活血而不伤血，要诀在于有整体观念，任何时候要知伤人初病何物，不能伤气血。③肝气失司、心神失用证。五志均首通于心，之后再归于各脏，且情志与耳鸣关系十分紧密，临床常见于忧思或暴怒后首发耳鸣或病情加重，临证应足够重视心的君主地位。心主神志，神助听觉，七情过激，心气上逆，上扰耳窍，听神失守，则发耳鸣。心者“任物”之官，杨文明用药注重柴胡、延胡索、郁金等引入肝经的药物，且在调畅气机的同时适当辅以远志、合欢皮、酸枣仁、灵芝、首乌藤、琥珀、磁石、珍珠母、牡蛎等安神定志之品；另一方面详细问诊，重视倾听，耐心地向患者解释疾病的病因、治疗方案、治疗效果、转归及预后，反复强调情绪对疾病发展和治疗的作用，使患者形成日常控制情绪的理念，鼓励患者，帮助患者树立战胜疾病的信心，嘱患者遵守医嘱，坚持服药疗程，不可随意自行中断治疗。

【诊疗解悟】

1. 临证发微 耳鸣、耳聋病因病机复杂，临床上不可专从“肾开窍于耳”论治，当详辨患者病情缓急、虚实、病位、致病主因及兼夹证候等，综合患者总体病情辨证论治，全面考虑方可应手取效。耳聋起病急者相当于西医学中的突发性耳聋，其病因和病理生理机制尚未完全阐明，局部因素和全身因素均可能引起突发性耳聋。常见的病因包括：血管性疾病、病毒感染、自身免疫性疾病、传染性疾病、肿瘤等。一般认为，精神紧张、压力大、情绪波动、生活不规律、睡眠障碍等可能是突聋的主要诱因。目前较公认的可能发病机制包括：内耳血管痉挛、血管栓塞或血栓形成、膜迷路积水以及毛细胞损伤等。不同类型的听力曲线可能提示不同的发病机制，在治疗和预后上均有较大差异：低频下降型多为膜迷路积水；高频下降型多为毛细胞损伤；平坦下降型多为内耳血管痉挛；全聋型多为内耳血管栓塞或血栓形成。因此，建议根据听力曲线进行分型，并采取相应治疗措施。中国突发性聋多中心临床研究数据显示：根据听力曲线分型对突发性聋的治疗和预后具有重要指导意义；改善内耳微循环药物和糖皮质激素对各型突聋均有效，合理的联合用药比单一用药效果要好；低频下降型疗效最好，平坦下降型次之，而高频下降型和全聋型效果不佳。根据上述研究结果，《突发性聋诊断和治疗指南(2015)》推荐下列治疗措施：①突聋急性发作期(3 周以内)多为内耳血管病变，建议采用糖皮质激素 + 血液流变学治疗(包括血液稀释、改善血液流动度以及降低黏稠度 / 纤维蛋白原，具体药物有银杏叶提取物、巴曲酶等)。②糖皮质激素的使用：口服给药，建议泼尼松每天 1mg/kg(最大剂量建议为 60mg)，晨起顿服；连用 3 天，如有效，可再用 2 天后停药，不必逐渐减量，如无效可以直接停药。激素也可静脉注射给药，按照泼尼松剂量类比推算，甲泼尼龙 40mg 或地塞米松 10mg，疗程同口服激素。激素治疗首先建议全身给药，局部给药可作为补救性治疗，包括鼓室内注射或耳后注射。鼓室内注射可用地塞米松 5mg 或甲泼尼龙 20mg，隔日 1 次，连用 4~5 次。耳后注射可以使用甲泼尼龙 20~40mg，或者地塞米松 5~10mg，隔日 1 次，连用 4~5 次。如果患者复诊困难，可以使用复方倍他米松 2mg(1ml)，耳后注射 1 次即可。对于有高血压、糖尿病等病史的患者，在征得其同意，密切监控血压、血糖变化的情况下，可以考虑全身酌情使用糖皮质激素或者局部给药。③突发性聋可能会出现听神经继发性损伤，急性期及急性期后可给予营养神经药物(如甲钴胺、神经营养因子等)和抗氧化剂(如硫辛酸、银杏叶提取物等)。④同种类型的药物，不建议联合使用。⑤高压氧的疗效国内外尚有争议，不建议作为首选治疗方案。如果常规治疗效果不佳，可考虑作为补救性措施。⑥疗程中如果听力完全恢复可以考虑停药，对于效果不佳者可视情况延长治疗时间。对于最终治疗效果不佳者待听力稳定后，可根据听力损失程度选用助听器或人工耳蜗等听觉辅助装置。

耳鸣、耳聋起病缓者辨证论治当从辨虚实、辨病因、辨六经及辨兼证等方面着手。《医贯·卷五》说："耳鸣以手按之而不鸣或少减者虚也，手按之而愈鸣者实也。" 五脏不和则七窍不通，凡一经一络有虚实之气入于耳者，皆足以乱其聪明。耳鸣、耳聋急性起病多属实证，缓慢发病或迁延不愈则多属虚证或本虚标实证。临证治疗时需辨虚实及标本缓急，本虚为主治疗时应重用补肾之品，标实为主者应辨清风火痰瘀何邪作祟。治疗耳鸣、耳聋不可盲目从 "肾开窍于耳”入手，临床上耳鸣实证亦多见。如外邪侵袭、邪困耳窍，气滞络阻、耳窍失用，痰火互结、蒙蔽清窍，肝胆郁热、上犯空窍等，治疗当以“祛邪通窍”为法则。风热等邪气上犯耳窍者祛风清热，选用银翘散加减；肝实证见气机郁结者，宜疏肝解郁、理气通窍，方用逍遥散加味；气郁化火、肝胆火炎者清泻肝胆实火，多用龙胆泻肝汤加味；痰火证宜化痰开窍，清除上蒙之痰火，多以二陈汤加味为基础方，酌加涤痰通窍之品。《灵枢·海论》言：“髓海不足，则脑转耳鸣。”耳鸣、耳聋虚证当辨为阴精亏耗，髓海不足，耳窍失荣；或脾不升清，气血乏源，耳窍失养；或肝血不足，脉络失养，耳窍失和，治疗应遵循“虚则补之”原则。肾阴不足者滋阴补肾、填精益髓，方用耳聋左慈丸加减或地黄丸加味；肾阳虚衰、寒水不化、上犯耳窍者，温补肾阳，使寒水得化，方用金匮肾气丸加减；脾虚气弱者补气运脾、升发清阳，用方参照益气聪明汤或补中益气汤加减；肝血不足者养肝血、滋肝阴，多加用何首乌、鸡血藤、桑椹、熟地黄、白芍、黄精等补养肝血之品。耳鸣、耳聋属虚实夹杂证可并发于多种疾病，临床治疗复杂困难，常多种证型兼夹出现，故需详加辨别，明确标本虚实。如肾阴不足可致心肝之火上炎、上扰清窍，治疗当以滋阴补肾为主，兼以清心肝上扰之火方可显效；脾虚不运、气虚血滞或痰湿阻滞、耳络不通，治宜健运脾胃为主，配伍活血通络、化痰通窍之品。

耳鸣、耳聋当辨明外感或内伤所致。起居不慎或气候变化导致风寒（热）邪乘机侵袭而引发，属于外感耳鸣；内伤耳鸣较为多见，主要包括情志内伤、饮食不节、劳伤过度、年高体虚等，需详询病史查找病因。如耳鸣患者多伴有一系列情志障碍，又可加重耳鸣，两者互为因果且恶性循环，需配合情志疗法，消除患者的忧虑和恐惧心理，稳定情绪，摆脱心理负担。老年患者脏腑虚弱，不能支持耳的正常生理功能，故耳鸣、耳聋难治，需考虑患者年龄、体质辨证选方。耳鸣有因怒而鸣者乃三焦气逆，小柴胡汤加当归、川芎、栀子治之；治元阴虚损、高年逆上之气，方用摄阴煎。

2. 诊治演变

（1）耳鸣、耳聋当从六经辨证：经方治疗杂病疗效显著，《伤寒论》第264条言：“少阳中风，两耳无所闻，目赤，胸中满而烦者，不可吐下，吐下则悸而惊。”本条指出风邪侵袭少阳之经，少阳主相火，又为风邪所犯，风火相煽，循经上扰，清窍不利，故耳聋，治疗当和解枢机、清降胆火，方以柴胡剂为主。耳鸣、耳聋还需辨兼证。临床上需详辨患者的兼夹证候，明确诸证候之间的因果关系，寻找病根，辨病选方。如临床上耳鸣伴有发作性眩晕者，需考虑梅尼埃病；

耳鸣伴见烘热汗出、心烦急躁、月经紊乱等症状时，当从更年期综合征入手综合调理，耳鸣可愈。

耳鸣既是一种临床症状，也是一种特定疾病。前者是病因明确的症状，可确定耳鸣与某种已知疾病的因果关系，如颈源性耳鸣、搏动性耳鸣、肌源性耳鸣等。后者是病因不明的疾病，因耳鸣导致不同程度的困扰如失眠、烦躁、抑郁等，并对工作及生活带来不同程度的影响。耳聋可由耳鸣发展而来，耳鸣常伴随耳聋发生。耳鸣和耳聋相互影响，病因及辨证治疗又相似，所以中医常把两者看作一体。原发性耳鸣是指病因不明的，伴或不伴有感音神经性聋的耳鸣。西医对原发性耳鸣的发病机制尚未完全明确，虽然临床上运用的治疗手段不断更新发展，但长期疗效仍十分有限。反之，中医治疗耳鸣、耳聋的优势，除了能不同程度降低耳鸣的响度，提高听力水平，还明显减轻患者的伴随症状。

(2)耳鸣、耳聋按照病因进行分类，可分为中毒性、感染性、机械性、变态反应性四种类型。截至目前，引起耳鸣、耳聋的原因尚未完全明确，多数学者认为是遗传因素、非遗传因素共同作用的结果。如急性发病的耳鸣、耳聋，需尽快完善颅脑磁共振平扫加弥散以及颅脑 MRA 检查，注意尽早发现以耳鸣、耳聋为首发症状的小脑病变或后循环梗死。再如患者药物使用不当、耳部出现急慢性炎症、遗传基因缺陷等均可能导致耳鸣、耳聋。一旦患有耳鸣、耳聋，患者对周围环境的感觉不会具有敏感性，和人的交流方式也要被迫改变，极易引发焦虑、不安等负面情绪，给患者心理上带来沉重负担。对耳鸣、耳聋患者来说，如果发现自身有相关症状出现，应做到早发现、早诊断、早治疗，以免病情加重而导致终身残疾。西医治疗耳鸣、耳聋通常是对症治疗且疗效有限。临床研究表明，中西医结合治疗耳鸣、耳聋总有效率显著提高，因此耳鸣、耳聋患者应使用中西医联合治疗。

【医论撷要】

《素问玄机原病式·火类》："所谓聋者，由水衰火实，热郁于上，而使听户玄府壅塞，神气不得通泄也。"

《灵枢·厥病》："耳聋无闻，取耳中。"

《灵枢·寒热病》："暴聋气蒙，耳目不明，取天牖。"

《灵枢·杂病》："聋而不痛者，取足少阳；聋而痛者，取手阳明。"

《灵枢·厥病》："耳聋，取手小指次指爪甲上与肉交者，先取手，后取足。"

《景岳全书·杂证谟》:“耳鸣当辨虚实,凡暴鸣而声大者多实,渐鸣而声细者多虚;少壮热盛者多实,中衰无火者多虚;饮酒厚味,素多痰火者多实,质清脉细,多劳倦者多虚。”

《类证治裁·目症》:“由痰火者其鸣甚,由肾虚者其鸣微。”

《医学见能·两耳》:“耳虽肾窍辨声音,绕耳游行是胆经,时辈不知清木火,漫将滋肾诩高明。”

《诸病源候论·耳鸣候》“左手气口脉浮沉俱虚,此为血气虚损,宗脉不足,病苦耳鸣嘈嘈,眼时妄见光,此是肺与大肠俱虚也。”

《灵枢·邪气脏腑病形》:“两耳通脑,所听之声归于脑。故久病入络、暴露外伤或惊恐伤神,均使心脉运行失常而发病。”

《灵枢·阴阳二十五人》:“血气盛则耳色美,血气少则耳焦色恶。”

《灵枢·邪气脏腑病形》:“十二经脉,三百六十五络,其血气皆上于面而走空窍,其别气走于耳而为听。”

《灵枢·邪气脏腑病形》:“心脉微涩为耳鸣。”

《医贯·卷五》:“盖心窍本在舌,以舌无孔窍,因寄(窍)于耳。此肾为耳窍之主,心为耳窍之客尔。”

《古今医统·耳病门》:“忧愁思虑,则伤心,心虑血耗,必致耳鸣耳聋。”

《医学正传·耳病》:“心火上炎,其人两耳或鸣或聋。”

【参考文献】

[1] 王永炎, 张伯礼. 中医脑病学 [M]. 北京: 人民卫生出版社, 2007.

[2] 陈文芬. 干祖望治疗耳鸣耳聋的辨证思路及用药规律分析研究 [D]. 广州: 广州中医药大学, 2016.

[3] 王金秀, 李浩. 耳鸣耳聋辨治思路探讨 [J]. 中国医基础医学杂志, 2015, 21 (5): 624-626.

[4] 李云英, 李华. 浅谈中医经典理论对耳鸣耳聋的防治 [C].//2012 年 “中华中医药学会耳鼻喉科分会第 18 届学术交流会暨世界中联耳鼻喉口腔科专业委员会第 4 届学术年会” 中西医结合耳鸣耳聋新进展学习班论文集. 中华中医药学会耳鼻喉科分会、世界中联耳鼻喉口腔科专业委员会: 中华中医药学会, 2012: 6.

[5] 侯晓菲, 史军, 陈小宁, 等. 国医大师干祖望治疗耳鸣的学术经验及用药规律 [J]. 陕西中医, 2022, 43 (7): 963-966.

[6] 程婷, 李祥, 郝文杰, 等. 杨文明从心肝论治耳鸣经验 [C].// 世界中医药学会联合会、中国中西医结合学会. 世界中医药学会联合会老年医学专业委员会 2021 年学术年会暨

中国中西医结合学会慢病防治与管理专业委员会第四次学术年会论文摘要集. 世界中医药学会联合会、中国中西医结合学会, 2021: 2.

[7] 中华耳鼻咽喉头颈外科杂志编辑委员会, 中华医学会耳鼻咽喉头颈外科学分会. 突发性聋诊断和治疗指南 (2015)[J]. 中华耳鼻咽喉头颈外科杂志, 2015, 50 (6): 443-447.

第二十八章　脑　　鸣

脑鸣，又称颅鸣，指患者自觉脑内有声音的感觉，外界并无相应的声音或刺激存在，主要表现为患者自觉脑内有如蝉鸣、鸟鸣、汽笛声、虫蛀声、流水声等鸣响，脑鸣不包括声音错觉或者幻觉。脑鸣在《医学纲目·肝胆部》称为“天白蚁”，《名医类案》称“头响”，《杂病源流犀烛》谓“头脑鸣响”。古人认为脑鸣是“雷头风”的主症，如《证治准绳·杂病》云：“雷头风，头痛而起核块者是也，或头如雷之鸣也。为风所客，风动则作声也。”脑鸣在任何年龄均可发病，脑鸣可以单独发生，也常常与耳鸣同时存在，以 40~70 岁的中、老年人居多，女性多于男性。西医学对本病的单独论述、临床研究均较少，病因不清，通常认为与血管、外伤、感染、自身免疫等因素所导致的神经病变有关。心理因素也在脑鸣患者中有比较明显的作用，能影响脑鸣的发病、病情和治疗效果。脑鸣或为短暂发作，或持续不止，常伴有头痛、失眠、焦虑等症状，使患者坐卧不安，心神不宁，痛苦不堪，严重影响患者的生活质量。

【典型病案举隅】

患者，女，67 岁，个体户。

【主诉】

脑内鸣响 1 年，加重 1 周。

【四诊采集】

（一）望诊

1. 观察患者面部表情是否为焦虑、痛苦面容。
2. 是否有外耳、中耳、内耳病变。
3. 观察患者头部是否有外伤。
4. 舌象。

(二) 闻诊

1. 患者说话的语音语调及流畅性。

2. 患者口腔有无异味。

(三) 问诊

1. 是否同时伴有头晕、头痛、恶心、呕吐、耳鸣、听力下降、行走不稳等。

2. 脑鸣的音调。

3. 脑鸣是持续性的、搏动性的或是有节奏特征的鸣响。

4. 是否伴有其他全身性疾病。

5. 做过哪些实验室和影像学检查。

6. 接受过哪些治疗,效果如何。

7. 有无家族史。

(四) 切诊

1. 挤压同侧颈部静脉,鸣响是否会缓解或消失。

2. 脉象。

【病情述要】

患者于1年前日常生活中劳累后开始出现脑内鸣响,声如蝉鸣,安静时以及夜间鸣响明显,嘈杂环境下不明显,影响夜间睡眠,情绪焦虑,无头晕头痛,无恶心呕吐,无行为异常,听力正常,曾就诊于当地医院,予口服西药抗焦虑治疗稍有缓解,日常生活稍受影响,可耐受。1周前因过度劳累自觉脑鸣加重,持续不止,入睡困难,眠浅易醒,痛苦不堪。体检粗测双耳听力无异常,四肢肌力、肌张力正常,腱反射(++),病理征未引出,脑膜刺激征(–),共济运动检查正常。

刻下症:脑鸣,声如蝉鸣,持续不止,安静时及夜间尤为明显,纳可,夜眠差,入睡困难,眠浅易醒,二便调,舌质红,苔白,舌根稍腻,舌下脉络迂曲,脉沉细。

辅助检查:颅脑MRI平扫未见明显异常。TCD示脑动脉硬化。颈椎正斜位片示颈椎退行性病变。纯音听阈测定、声导抗测听未见明显异常。

【诊断治疗】

诊断:脑鸣(肾阴亏虚,火旺血瘀证)。

治法:滋补肾阴,降火活血。

处方：封髓丹加味。

黄柏10g、砂仁10g(后下)、甘草6g、熟地黄12g、生龙骨20g(先煎)、生牡蛎20g(先煎)、石菖蒲10g、郁金10g、琥珀粉3g(冲服)。

7剂，水煎，早晚口服，每日1剂。

嘱其调畅情志，合理饮食，适当锻炼。

二诊：上方服用7剂后患者诉脑鸣发作减少，夜寐稍好转，但仍睡眠不佳，守上方加蝉蜕6g、酸枣仁20g、柏子仁20g，服用30剂。

三诊：患者诉脑鸣已明显减轻，睡眠明显改善。继服上方巩固疗效

三个月后随访，脑鸣未再发作，睡眠正常。

【临证分析】

1. 脑鸣诊断要点有哪些？

(1)自觉颅脑内有声音鸣响，或如蝉鸣，或如潮声，或如鸟叫，既可单独出现，也可与其他病证同时出现。

(2)可因情绪、劳累等因素呈阵发性加重，常伴头痛、失眠、焦虑等症状。

(3)临床检查既可存在器质性病变，也可仅为功能性异常。纯音听阈测定、声导抗测试、神经心理学检测、脑电图、颅脑MRI等检查，有助于明确病因。

2. 该患者诊断为脑鸣的依据是什么？

(1)老年女性，自觉脑内鸣响，声如蝉鸣，持续不止，安静时及夜间尤为明显。

(2)劳累后加重，伴夜眠差、焦虑。

(3)辅助检查排除其他疾病。

3. 临床诊断时，该病需要与哪些病证相鉴别？

(1)脑鸣与耳鸣的鉴别：脑鸣是患者自觉颅脑内有声音鸣响的一种病证，或如蝉鸣，或如潮声，或如鸟叫。耳鸣为患者自觉耳内鸣响，如闻潮声，或细或暴，妨碍听觉。脑鸣可单独发病，也可与耳鸣同时存在。而耳鸣在临床上更为常见，有医者将脑鸣归为耳鸣。两者区别在于：①音响部位：耳鸣之部位较局限，常于一侧或两侧耳内，脑鸣患者常自觉为双侧同频耳鸣、颅鸣或头深部的声音，很难判断为哪一侧。②音响强度：耳鸣音响相对较低，强度较弱，而脑鸣音调以高音为主，强度变化较大。

(2)脑鸣与幻听的鉴别：脑鸣虽为患者颅内有声音的主观感觉，但思维、言语、行为均属正常；而幻听则为一种精神性症状，患者常诉说能听到一种复杂

的声音，如“咒骂声”“说话声”或“奏乐声”，而非纯系鸣声，且常受其影响，并为其所苦，同时可伴有思维、言语、行为异常。

4. 脑鸣主要见于西医哪些疾病，临床需做哪些相关检查？

脑鸣任何年龄均可发病，可以单独发生，也常常与耳鸣同时存在，根据本病的临床表现，具有脑鸣主要临床特征的疾病，如西医学中的①脑部疾病，如脑血管狭窄、脑肿瘤、脑外伤、颈静脉球体瘤、耳内小血管扩张、脑血管畸形等；②耳部疾病，如外耳道炎、耵聍栓塞、外耳异物、急慢性中耳炎、鼓膜穿孔、耳硬化症及梅尼埃病等；③某些全身性疾病，如焦虑抑郁状态、高血压、低血压、贫血等可参照本章辨证论治。

临床诊治过程中需做以下相关检查：颅脑 MRI、MRV、TCD 等检查，有助于脑部疾病引起脑鸣的诊断；耳鼻喉科、听力学检查，有助于排查听觉系统病因；心理学测评，如临床可采用汉密尔顿焦虑 / 抑郁量表（HAMA/HAMD）用于脑鸣患者焦虑、抑郁状态的评估。

5. 分析脑鸣的病因病机。

（1）病因

1）年老体虚：中年之后，肝肾亏虚，脾胃渐损，精气暗衰；或禀赋不足，肾精虚损，脏气失调；或罹患沉疴，久病体弱，或纵欲伤精，以致肾精亏损。肾主骨生髓，脑为髓之海，肾精损耗，髓海空虚，不能上布清窍，复加无根之火上浮，引起脑中鸣响。

2）情志过极：情志失调，郁怒忧思太过，脏腑气机失于调畅。郁怒伤肝，肝气上逆，或肝郁化火生风，肝胆火盛，肝火上炎，上扰清窍。

3）饮食不节：恣食膏粱厚味或嗜酒成癖，损伤脾胃，脾乃后天之本，脾主输精，功在升运，脾虚气血生化之源不足，经脉空虚，清气不能上奉，或脾虚气弱，清阳不振，清气不升。

4）劳逸失当：行役劳苦，动作不休，或外伤失当，瘀阻脑络；或贪逸少动，使气缓脾滞而气血日减，瘀血内生，脉络痹阻，气血无以畅行，经气受阻，不能流注于脑络，脑髓失养，症见脑中作声。

5）禀赋不足：先天禀赋不足，肾精亏虚，髓海不充，髓聚于脑，皆赖肾精充养、肾阳温煦，以维系脑髓的生理功能。肾阳亏虚，命门火衰，脑与周身失于肾之温养，百病便生。脑髓失于温养，则脑鸣时作。

（2）病机：脑鸣之病理因素主要为虚、火、风、痰、气、瘀，其形成主要为肾、肝、脾脏腑功能失调，气血逆乱，脑神失养或脑神被扰，神机失用。病理性质多属本虚标实。命门火衰、肝肾阴虚、气血衰少为致病之本，风、火、痰、气、瘀为发病之标，两者可互为因果。

1）肾精亏虚，髓海失养：肾藏精，主骨，生髓，通脑。《灵枢·海论》云："脑为髓海……髓海不足，则脑转耳鸣。"脑鸣病变在脑，但其根源在肾。肾为阴阳之根，肾阴为一身阴气之源，肾阴充足则血液化生有源，若肾阴亏虚，则阴血不足，精气不能上承，髓海失养，脑窍失灵，则脑鸣作矣；肾阳为一身阳气之本，肾阳充盛则津血得以循行正常，若肾阳不足，则气失温煦，寒而凝滞，痰瘀内生，日久生风化火，上蒙清窍，脑鸣顿作。

2）肝之虚实，上扰清窍：肝经从头而过，脑鸣与肝之疏泄失常有密切关系。肝气通于耳，胆经上络于耳，肝胆互为表里之脏腑。肝胆气机通畅，则耳聪能听。肝失疏泄，上犯清窍或肝血阴虚，水不涵木，皆可致气机逆乱，风邪内动，上扰巅顶，而发脑鸣。

3）心脾气虚，脑髓失养：心血不足，心失所养，脾虚气弱，运化不健，气血生化乏源，不能上奉于脑。脾失健运，运化水液失常，痰湿内生，困遏脾气，致使脾气不升，脾阳不振，清窍受蒙，则出现脑鸣诸症。

4）气滞血瘀，脑络痹阻：气为血帅，气行则血行，气阻则血滞。久病素体虚弱，气虚血瘀，瘀血内生，或颅脑外伤导致气血瘀滞，脑络因而痹阻，致气血运行不畅，气滞血瘀，皆可致气不能通达于神窍，脑髓失荣则脑鸣。

6. 该患者辨证为肾阴亏虚，火旺血瘀证的依据是什么？

依据：患者脑鸣，声如蝉鸣，劳累后加重，持续不止，安静时及夜间尤为明显，夜眠差，入睡困难，眠浅易醒，二便调；舌质红，苔白，舌根稍腻，舌下脉络迂曲，脉沉细。患者为老年女性，本已肾亏，复因劳累耗气伤精，致使肾阴亏虚，阴精不能上承，髓海失养，脑窍失灵，则脑鸣作矣，结合夜眠差，舌质红，苔白，脉沉细，考虑为肾阴亏虚，火旺血证。加之患者久病气虚，无力推动血行，瘀血内生，脑络因而痹阻，则见舌下脉络迂曲。

7. 分析该患者初诊的处方用药及二诊时为何加用蝉蜕。

封髓丹出自清代医家郑钦安的《医理真传》，方中以黄柏味苦入心，禀天冬寒水之气而入肾，可交通心肾，砂仁之功在于润肾燥，水足则润，"益肾水"也即"润肾燥"，砂仁辛润肾燥是通过辛散温通、布化气液而完成，与地黄类药直接补肾水截然不同，砂仁通三焦达津液，引五脏六腑之精归于肾中，甘草调和上下，又能伏火，合黄柏苦甘能化阴，合砂仁辛甘以化阳，阴阳化合，交会中宫，水火既济，心肾相交；龙骨、牡蛎一阴一阳，引火入肾，潜火入水，致水火相交；熟地滋阴补肾，久病入络，加郁金、琥珀粉活血通络，石菖蒲化痰开窍；全方共奏益肾降火，活血通窍之功。

二诊在原方基础上加用蝉蜕，“妙用风药，以引邪外出”，蝉蜕为血肉有情之品，善搜剔脑络风邪，质轻而升，善祛风解毒，而风无常形，无孔不入，善行而数变，高巅之上，唯风可至，脑鸣之疾多有风邪参祟。此处运用风药可达“同气相求，引邪外出”之功，风息则鸣自止。

8. 该患者在治疗过程中出现眩晕耳鸣、腰膝酸软、神疲健忘，用药时该如何加减？

患者出现眩晕耳鸣、腰膝酸软、神疲健忘，乃肾精进一步亏虚，可配六味地黄丸滋阴补肾、填精益髓。

9. 如果该患者未能及时治疗，病情延误，病机可能会如何转化？

依据该患者目前临床症状，主要以肾虚髓亏，气滞血瘀，脑络痹阻为主，这一阶段肝风、痰浊尚不明显，如果积极治疗，益肾填精，养心安神，活血化瘀，气血得复，脑窍得养，症状尚可减轻。如若任由病情迁延，风、火、痰、瘀因虚而生，相互转化，相兼为患，进一步耗伤阴津气血，最后导致阴阳气血衰败，脏腑功能受损，迁延不愈。

【知识拓展】

早期将脑鸣归为耳鸣范畴，现研究认为脑鸣可以合并耳鸣或单独出现。脑鸣的发病机制存在以下 3 种可能。第一，颅内鸣响客观存在，常见于颅内血管疾病。颅内只有血流运行引起的相对运动可产生真实声响，故出现客观声响的病变部位定位于血管。此种情况有轻重之分，轻者为血管壁受刺激致脑血管痉挛引起颅内血管一过性狭窄，出现血液湍流，湍流引起血管壁的振动而出现声响；重者涉及动脉异常与静脉异常两方面，其中动脉异常主要由动脉粥样硬化性的动脉狭窄、颈内动脉与海绵窦交通的动静脉瘘、脑膜动静脉瘘、较大的颅底动脉瘤、颈内动脉和椎基底动脉的迂曲、走形异常等因素造成的管腔狭窄或血流加速，引起血液层流出现湍流紊乱，血液的势能转换为声音引发脑鸣。此外，在动脉狭窄的基础上伴随其他部位的动脉闭塞、侧支血流的增加产生杂音也是形成脑鸣的因素。静脉异常源于脑静脉窦血栓、静脉窦狭窄、静脉窦憩室及颈静脉球体瘤等因素造成的静脉回流障碍，在毛细血管、小动脉及小静脉的血流异常分布时产生声响。此类脑鸣临床常见但较为难治，需通过血管内栓塞、支架成形及外科手术等方式予以治疗。第二，无客观声响，即患者主观感觉颅内鸣响。此类病变通常发生在与听觉相关的传导通路上，可见以下两种情况，一是耳鸣的特殊表现形式，患者不能清楚界定该鸣响属于脑鸣或是耳鸣。其本质为耳蜗及蜗神经的刺激性症状，因自发或轻微刺激引起不同频率的神经活动而产生，致使耳蜗及蜗神经微动力学活动改变，输入至听觉中枢的信号被翻译成鸣响，进一步发展出现感音性耳聋。二是蜗神经核、蜗神经核至颞叶听区的传导通路（包括外侧丘系）及颞叶听区的刺激性病灶，即听觉系统某一或某些层面的机械 - 电活动或神经 - 电活动出现异常，听觉系统处于持续的激活状态而被皮层感知为异常信号，或颞叶听区损伤，听神经自发放电被听觉皮层错误感知而产生听幻觉，故患者自觉脑内鸣响。此类脑鸣临床上常与耳鸣相混淆，需仔细辨别诊治。第三，情绪为脑鸣可能的加重因素。部分患者临床可见脑鸣症状随情绪波动加重或减轻，一方面考虑脑鸣声响程度存在真实改变，如情绪波动引起交感神经兴奋，而交感神经在脑血管中分布广泛，生理状态下对脑血管收缩扩张及脑血流量的调节等具有重要作用，其兴奋度能够不同程度地影响脑血管的口径，从而对颅内血管的血流动力学造成影响，此时认为脑鸣的发生与血管因素相关；另一方面，脑鸣声响程度未改变，如患者由于情绪因素致注意力不集中或转移，从而认为脑鸣程度加重或减轻。以上情况提示精神因素在脑鸣的发生发展过程中起到了一定的促发作用。

脑鸣作为临床常见的“症状性”疾病，其发病机制相对复杂，涉及血管病变、听觉通路受损和情绪因素，所以要综合考量、全面分析，才能明确判断其病理机制和病位，为进一步治疗提供依据。

【临证精要】

一、辨证要点

1. 辨虚实 虚者多因肾精不充，髓海空虚，肝肾不足，虚阳上扰，以脑为髓海，诸髓皆属于脑；或心脾两虚，气血不能上荣于脑。实者为肝郁气滞，升降失司，清窍不利；或湿热内蕴，心肝火旺，上壅头部，痰瘀互结，阻滞经络等，均可出现脑鸣。

2. 辨脏腑 《灵枢·海论》云：“脑为髓海……髓海不足，则脑转耳鸣，胫酸眩冒。”肾藏精，主骨生髓，入通于脑，各种原因暗耗，髓海空虚，脑髓失充，则见脑鸣；或肾水不足，水不涵木，肝风内动则引起脑内鸣响；此外，肾水亏虚，不能上济心火，虚火扰心则可见心烦、失眠、脑鸣。精血同源，脑髓不仅需要肾精濡养，还有赖于后天水谷精微的充养。脾为后天之本，气血生化之源，脾气不足，清气不升，髓海失养，脑为之不满，则脑转空鸣而发为脑鸣；脾气不足，中州健运失司，水液运化失常，水无常形，无处不到，留而为痰，且痰易阻气机而导致瘀血内生，痰瘀胶结，滞留经络，阻滞气机，气机逆乱，夹痰瘀上犯脑窍，发为脑鸣。

二、治疗原则

脑鸣的治疗总则：分辨病因，兼顾标本，若虚实夹杂，或本虚标实，或起因为实而体质素虚，施治时不可纯攻纯补，宜明标本，辨虚实，扶正祛邪。病属顽疾，需针药并用，结合心理疗法合而治之。

三、他型证治

1. 肝郁化火，上扰清窍证

症状：脑鸣烦躁，脑中轰声不止，心烦易怒，鸣响轻重与情绪有关，口干苦腻，溲赤便燥难解，失眠多梦，舌红苔少或黄腻。

病机分析：肝主疏泄条达，为将军之官，性刚劲。若情志抑郁，暴怒伤肝，肝郁化火，肝经实火循经上扰，火扰清窍，清窍失灵，则脑中轰声不止、口干苦、声音洪亮；肝胆火炽，扰动心神，则心烦易怒，寐难多梦；肝火煎灼肠中津液，故溲赤便燥难解。

治法：清肝泻火，宁心安神。

常用方药：龙胆泻肝汤(《医方集解》)。龙胆草、柴胡、黄芩、栀子、泽泻、木通、车前子、当归、生地黄、生甘草。

方药解析：方用龙胆草之苦寒，上泻肝胆实火，下清下焦湿热，为本方泻肝火清湿热擅其功的君药；黄芩、栀子具有苦寒泻火之功，在本方配伍龙胆草，为臣药；泽泻、木通、车前子清热利湿，使湿热从水道排出；肝主藏血，肝经有热，本易耗伤阴血，加用苦寒燥湿，再耗其阴，故用生地黄、当归滋阴养血，以使标本兼顾；方用柴胡，是为引诸药入肝胆而设；生甘草有调和诸药之效。综观全方，是泻中有补，利中有滋，以使火降热清，湿浊分清，循肝经所发脑鸣相应而愈。

若血压高，头胀痛甚者，加石决明、茺蔚子、菊花；心烦失眠者，加首乌藤、合欢皮；胸闷胁胀便干者，加瓜蒌、苏子、川楝子；眩晕甚者，加天麻、钩藤。

2. 心脾气虚，脑髓失养证

症状：脑鸣频作，胸闷脘满，纳少便溏，四肢困倦，少气懒言，失眠多梦，舌淡虚胖边有齿印，苔薄白或白腻，脉细缓。

病机分析：或因思虑劳倦过度，损伤心脾，以致气血不运，不能上荣清窍，则出现脑鸣诸症。或饮食不节，损伤脾胃，脾乃后天之本，脾主输精，功在升运，脾虚气血生化之源不足，纳少便溏，四肢困倦，少气懒言；或脾虚气弱，运化失司，聚湿成痰，痰浊上壅，则胸闷脘满；心失所养，则少寐多梦。

治法：补益心脾，升举中气。

常用方药：补中益气汤(《脾胃论》)。黄芪、人参、白术、炙甘草、当归、陈皮、升麻、柴胡。

方药解析：方中黄芪补中益气、升阳固表；人参、白术、炙甘草甘温益气，补益脾胃；陈皮调理气机，当归补血和营；升麻、柴胡协同参芪升举清阳。综合全方，一则补气健脾，使后天生化有源；一则升提中气，恢复中焦升降之功能，心脾气虚之脑鸣可愈。

若脾虚运化失权，而见水湿泛滥，兼见面目浮肿者，可加茯苓、车前子淡渗利湿；大便溏薄泄泻者，可加山药、白扁豆健脾止泻；若心悸、失眠，可加远志、酸枣仁、龙眼肉；月经增多或经期延长，可加熟地黄或加重黄芪用量。

3. 气滞血瘀，脑络痹阻证

症状：脑中作声，头昏隐痛，胸肋胀闷，面色青紫，舌质紫暗，苔薄白，舌下脉络可见迂曲，脉细或涩。

病机分析：或素体气虚，或久病入络，或头部外伤，脉络瘀阻，血不能荣养脑髓，故脑鸣，头昏隐痛，胸肋胀闷，面色青紫。舌质紫暗，苔薄白，舌下脉络可见迂曲，脉细或涩皆为气滞血瘀之征。

治法：行气活血，散瘀通窍。

常用方药：通窍活血汤(《医林改错》)。麝香、桃仁、红花、赤芍、川芎、老葱、鲜姜、大枣、黄酒。

方药解析：方中麝香辛香走窜，上行至头巅，活血化瘀，行血中之瘀滞，开经络之壅遏；桃仁、红花、赤芍、川芎，活血化瘀；老葱、鲜姜辛温走散而上行；大枣益气养血、黄酒活血上行。

若兼痰涎壅盛者，可加半夏、陈皮化痰；久病或伴头痛者，可加虫类搜逐之品，如全蝎、蜈蚣。

4. 下元虚衰，阴阳两虚证

症状：脑中作响，精神呆滞，四肢厥冷，面色红赤，腰膝酸软，口干不欲饮，咳嗽咳痰，舌淡红，苔少，脉细弱。

病机分析：肾为阴阳之根，若肾阴亏虚，则阴血不足，精气不能上承，髓海失养，脑窍失灵，则神呆面红，腰酸口干，脑鸣作矣；肾阳为一身阳气之本，肾阳充盛则津血得以循行正常，若肾阳不足，则气失温煦，寒而凝滞，痰浊内生，则肢冷咳痰，日久生风化火，上蒙清窍，脑鸣顿作。

治法：滋补肾阴，温补肾阳。

常用方药：地黄饮子(《宣明论方》)。熟地黄、巴戟天、山茱萸、肉苁蓉、石斛、附子、五味子、肉桂、茯苓、麦冬、石菖蒲、远志、生姜、大枣、薄荷。

方药解析：方中以熟地黄、巴戟天、山茱萸、肉苁蓉之类，大补肾脏之不足；而以桂、附之辛热，协四味以温养真阳；但真阳下虚，必有浮阳上僭，故以石斛、麦冬清之；火载痰升，故以茯苓渗之；然痰火上浮，必多堵塞窍道，菖蒲、远志能交通上下而宣窍辟邪；五味子以收其耗散之气；薄荷以搜其不尽之邪，使风无留着；用姜、枣者，和其营卫，匡正除邪耳。

若肾阳虚泄泻者，可加补骨脂；阳虚腹冷痛者，可加吴茱萸、肉豆蔻；阳痿遗精者，加仙茅、淫羊藿；肾虚水泛，四肢、面目水肿者，加泽泻、白术；肾阴虚损明显者，可加龟甲、鹿角胶增强补肾益阴之力；失眠多梦者，加酸枣仁、乌梅。

四、中成药治疗

1. 右归丸 熟地黄、炮附子、肉桂、山药、山茱萸、菟丝子、鹿角胶、枸杞子、当归、杜仲。温补肾阳，填精止鸣。适用于脑鸣肾阳不足证。

2. 六味地黄丸 熟地黄、山茱萸、牡丹皮、泽泻、山药、茯苓。滋阴补肾。适用于脑鸣肾阴不足证。

3. 龙胆泻肝丸 龙胆、柴胡、黄芩、栀子、泽泻、木通、车前子、当归、生地黄、炙甘草。清肝胆，利湿热。适用于脑鸣肝胆湿热证。

4. 补中益气丸 黄芪、党参、炙甘草、白术、当归、升麻、柴胡、陈皮、生姜、大枣。补中益气，升阳举陷。适用于脑鸣心脾气虚，脑髓失养证。

五、其他疗法

1. 针灸治疗 根据脑鸣的病因病机，脑鸣一证多责之心、肝、脾、肾诸脏，故在针灸治疗脑鸣时应注重辨证，分清病变脏腑，然后施针以治。脑鸣者病变部位在脑，脑髓相生，而肾藏精，主骨生髓，肾气通于耳，肾和则耳能闻五音矣，故又与肾关系最为密切。结合临床之所见，脑鸣者多发于老年人或儿童，均为年老髓海空虚或肾气不足所致。在针刺治疗时，取穴多以头针结合体针为主，以补肾填髓，醒脑止鸣为基本原则。头为诸阳之首，针刺头部腧穴遵循“腧穴所在、主治所在”理论，能够在疏调头部经络气血、清利头目的同时，又可调动诸阳经，濡养清窍，益髓止鸣。临床上可根据患者主要症状进行穴位加减，分清虚实，辨证论治，并可结合“经脉所过，主治所及”配以远端取穴，以达更好之疗效。

2. 耳针疗法 选取耳穴神门、心、脾、胃、肝、胆、肾、肾上腺、内分泌，采用压丸法。用含有王不留行籽的耳豆贴于以上耳穴，并嘱患者每天按压刺激3~5次，1次5分钟，每周压丸1次。

3. 耳尖放血 在两耳尖穴各大约放血5~10滴，每滴约黄豆大小。实证脑鸣乃肝疏泄失常，气滞则血瘀，“菀陈则除之”，血瘀应采取刺血之法以活血化瘀、疏经通络。耳尖放血就是通过释放“过盛”的血液，使“无令恶血得入于经”，使恶血自出，血行气通风自灭，肝火得清、肝得疏导、瘀血得化、脑络通而脑鸣止。

4. 拔罐疗法 拔罐治疗采用闪火法，取肺俞、心俞、脾俞、胃俞、肝俞、胆俞、肾俞，闪罐后拔罐5~10分钟，3~5天1次。

5. 足疗法 每天用热水或艾叶水泡脚，按摩涌泉、公孙、太白、太冲、太溪、昆仑等穴5~10分钟。

六、护理调摄

1. 调摄饮食 宜进食健脾和胃，补养气血，补肾壮骨的食品，如当归生姜羊肉汤，羊肉1kg加入当归200g，加姜、蒜、盐调味。

2. 心理护理 部分患者长期脑鸣，迁延不愈后会出现焦虑、抑郁，需畅情志，给予鼓励指导，积极面对疾病，主动配合治疗。

七、经验荟萃

1. 王永炎认为脑鸣的形成，多因脑髓不足或湿郁化毒，上犯于脑所引起，但以脑髓不足为多见。瘦人多属于火，因上焦火热所致者，宜薄荷、栀子、茯苓、甘草、细辛、川芎、黄芩、石膏之类；肥人多属湿痰，因痰湿所致者，宜半夏、茯苓、枳实、黄连、天麻、胆南星、苍术、黄柏之类。老年人出现耳鸣、耳聋、脑鸣多为肾气亏损，肾精不足所致，为老年人常见慢性疾病之一。此病较顽固，治疗较棘手，疗程也较长，故需坚定信心，坚持较长时间治疗，才能起到阻止其发展，减轻症状的作用。

2. 姚梅龄指出脑鸣需要分清标本虚实，之后采用扶正祛邪方法，各随其所主，施治时切忌纯攻纯补。曾治难治性脑鸣患者，病程长，有外伤史，病性为本虚标实，既往曾诊断冠心病、胃溃疡、腔隙性脑梗死，根据病史和临床主要表现，判断病位主要涉及厥阴、阳明，病因有风、湿、热、瘀，脑鸣的声响似密集雨声，然而根据脑鸣起病，是伴随头痛而发，持续难解，且患者阳明热症比较突出，首诊和二诊走厥阴疏肝镇潜散血分瘀热方法，脑鸣减轻不明显，三诊改变思路，从阳明兼顾厥阴入手，处方用清震汤合葛根芩连汤入阳明，再添增损三甲散化裁入厥阴阳明，服后脑鸣症状有显著减轻，由此可见，辨证准确与否是临床是否取效的关键。其次，胆大心细，三诊中大胆使用羚羊角清除肝经瘀热也是患者症状得以改善的关键之举。

3. 张洪义强调患者就诊时所述“耳鸣”症状，医者当辨其是脑鸣还是耳鸣。脑鸣多由肾精亏虚所致，常见于中老年人，多伴见一派肾精不足之虚象。患者常述鸣响之声自脑后枕部及两侧颞部传来，如蝉鸣声、风声、流水声、蟋蟀声，或有间杂，绵绵不绝，回荡不休。脑鸣的同时常伴有头晕目眩、腰膝酸软、五心烦热、颧红盗汗等症状，舌象多见色淡红少苔，脉多细数。治疗肾虚脑鸣以补肾填精为主，兼顾补益气血。处方以六味地黄丸为基本方，随证加减。由于脑鸣常于夜深人静时发作，患者心烦躁扰，夜寐不安，精气无以充养，长此以往更加重了脑鸣症状。故方中常加入磁石、朱砂、首乌藤、合欢皮等药物以安神定志助眠，夜寐得安，精气有所充养，则脑鸣症状可迅速缓解。

【诊疗解悟】

1. 临证发微

(1) 区分脑鸣单独出现或是合并耳鸣：脑鸣可以单独发生，也常常与耳鸣同时存在，脑鸣的部位在内耳以后的周围和中枢神经，耳鸣的部位往往发生于内耳，可完善听力学、前庭功能检查等予以区别；

(2) 辨明脑鸣病因，分因论治：脑鸣病因较多，主要见于以下疾病：①脑部疾病，如脑血管狭窄、脑肿瘤、脑外伤、颈静脉球体瘤、耳内小血管扩张、脑血管畸形等；②耳部疾病，如外耳道炎、耵聍栓塞、外耳异物、急慢性中耳炎、鼓膜穿孔、耳硬化症及梅尼埃病等；③某些全身性疾病，如焦虑抑郁状态、高血压、低血压、贫血等。临床诊治过程中需完善相关检查明确病因，区分器质性病变或是功能性问题，如：颅脑 MRI、MRV、TCD 等检查，有助于脑部疾病引起脑鸣的诊断；听力学检查，有助于排查听觉系统病因；心理学测评，如临床可采用汉密尔顿焦虑 / 抑郁量表（HAMA/HAMD）用于脑鸣患者焦虑、抑郁状态的评估。针对不同的病因积极干预。

⑶ 中医标本兼治，注重补肾：由于疾病的发展是一个动态变化的过程，虚实常可互相转化，故临床上纯实纯虚之证较为少见，多见虚实夹杂之证。若遇纯实之证，则应攻邪为先，然正邪斗争，邪去正亦伤，病因虽除，应补其虚，因脑与肾关系密切，脑鸣之病，当以肾为本，从肾论治，邪去之后，续投以补肾之品，以达邪去正安之目的。因此本病多属本虚标实，病机多以肾虚为本，风、火、痰、瘀为标，治以标本兼治，补肾益脑为主，兼顾病理产物；若见纯虚之证，以补肾壮肾为主；若见纯实之证，当先急后缓，续投调肾益肾之品。总之，临证应辨因施治，随证立法，扶正祛邪兼顾，而补肾之法贯于始末。

⑷ 针灸治疗脑鸣有独特优势：脑鸣病变部位在脑，“头为诸阳之首”，“五脏六腑之精气，皆上升于头”，脑鸣病位在脑，针刺头部治疗脑鸣能事半功倍。针刺多取头部腧穴，以达醒脑调神、活血通络之功效。头为诸阳之首，针刺头部腧穴遵循“腧穴所在、主治所在”理论，能够疏调头部经络气血、清利头目，又可调动诸阳经，濡养清窍，益髓止鸣，并可结合“经脉所过，主治所及”配以远端取穴，以达更好疗效。

2. 诊治演变 西医学认为本病与脑供血不足，导致缺血缺氧，或神经调节系统紊乱，致血液供应不畅，或与血管、外伤、感染所导致的神经病变和自身免疫等因素有关。脑鸣如果发生在年龄比较大或有高血压的患者，则多数是由于脑供血不足引起的，患者主要表现为脑鸣、头晕和记忆下降，结合年龄，考虑脑供血方面存在不足、脑功能活动降低，在睡眠不足、用脑过多及劳累时，就会诱发以上症状。需要检查一下引起脑动脉硬化的危险因素，如血压、血糖、血脂及血液流变功能，也可以检查一下经颅多普勒以了解脑血管状况。平时需经常监测血压、注意休息，保持良好的睡眠状态，劳逸结合。脑鸣如果发生在年轻人，特别是学生患者，多数是由于紧张压力等精神因素引起的，属于功能性疾病，患者多数有焦虑症状，烦躁不安、心慌、气急、胸闷，有的患者颈部僵硬不适，或肩背部不适，患者多数缺乏体育锻炼，导致头颈部肌肉痉挛不能放松，压迫颈部的血管，致使脑供血不足，或患者体质差，血压低，导致血液循环不良，影响脑部供血而引起脑鸣、头晕等症状，放松休息可以缓解。

脑鸣的形成，多因脑髓不足或风、火、痰、气、瘀上犯于脑所引起。瘦人多属于火，因上焦火热所致者，宜薄荷、栀子、茯苓、甘草、细辛、川芎、黄芩、石膏之类；肥人多属湿痰，因痰湿所致者，宜半夏、茯苓、枳实、黄连、天麻、胆南星、苍术、黄柏之类；老年人出现脑鸣、耳鸣、耳聋，多为肾气亏损，肾精不足所致，为老年人常见慢性疾病之一。脑鸣在临床多与其他病证同时出现，其预后与病情轻重、有无实质性病变有关，一般病程较长。若病情较轻，治疗护理得当，预后多良好。若久而不愈，发作频繁，发作时间长，症状重，则多难获根治。

【医论撷要】

《灵枢·海论》："脑为髓之海。""髓海有余，则轻劲多力，自过其度；髓海不足，则脑转耳鸣。"

《名医别录·卷第一》："蔓荆子，去长虫，主头风痛，脑鸣。"

《证治准绳·杂病》："雷头风，头痛而起核块者是也，或头如雷之鸣也。为风所客，风动则作声也。"

《临证指南医案·肝风》："心悸荡漾，头中鸣，七八年中频发不止……此肝胆内风自动，宜镇静之品，佐以辛泄之味。"

《名医类案·首风》："头响耳鸣，顶疼目眩……气挟肝火。"

《杂病源流犀烛·头痛》："有头脑鸣响，状如虫蛀，名曰天蚁者，宜茶子末吹鼻，效。"

《张氏医通·诸痛门》："头内如虫蛀响者，名天白蚁，多属于火，亦有因痰湿在上者。丹溪云，瘦人皆属于火，宜薄荷、栀子、茯苓、甘草、细辛、川芎、黄芩、石膏、芽茶之类；肥人皆属湿痰，半夏、茯苓、枳实、黄连、天麻、胆星、苍术、黄柏、芽茶之类。戴复庵云，头中鸣响，有虚有实。实者用凉膈散、礞石丸下夺之；虚者非独参、保元、六味、八味、茸朱丹、鹿茸丸等药调补不应也。"

【参考文献】

[1] 王永炎，张伯礼. 中医脑病学 [M]. 北京: 人民卫生出版社, 2007.

［2］贺丹, 郭荣传, 部爱贤. 巅顶头痛兼脑鸣中医治疗思路——姚梅龄辨治厥阴头痛兼脑鸣一例 [J]. 中医临床研究, 2018, 10 (35): 114-116.
［3］李钰. 脑鸣与耳鸣辨治 [J]. 山东中医杂志, 2016, 35 (11): 998-1000.

第二十九章　颅　脑　痈

颅脑痈又名脑内痈，是指邪毒随气血壅聚于颅内，蕴而化热，致血败肉腐成痈，以急性发热、头痛、呕吐及身体相应部分的感觉与运动障碍为主要表现的脑部痈病类疾病。本章节主要介绍生于脑内组织之间的急性化脓性疾病，即脑脓肿。

脑脓肿患病率差异较大，有研究表明，在卫生状况差的地区，患病率较高，约占所有颅内占位病变的 8%；而在卫生条件较高的地区，约占颅内占位病变的 1%~2%。脑脓肿男性较女性多见，男女患病比例约为 2∶1~3∶1，本病任何年龄均可发病，以儿童及青壮年多见，颅脑外伤、局部感染、先天性或外伤性脑脊液漏的患者以及糖尿病、长期应用免疫抑制剂的患者均为好发人群。近 30 年来，随着颅脑影像学检查的普及，脑脓肿检出率较以往明显提高，同时在有效的抗生素治疗下，脑脓肿的死亡率大幅下降，约为 4%~5%。通常，有基础疾病者、婴幼儿及老年患者预后较中青年患者差，且有程度不同的后遗症，因此脑脓肿的早期诊断，及时治疗显得尤为重要。

【典型病例举隅】

患者，男，68 岁，农民。

【主诉】

发热、头痛 1 周伴右上下肢力弱 1 天，意识障碍 2 小时。

【四诊采集】

（一）望诊

1. 面色、体型、肤色及二便颜色。
2. 有无偏瘫步态。
3. 观察神志情况。

4. 舌象。

(二) 闻诊

患者口腔、身体有无异常气味。

(三) 问诊

1. 发热的热型、头痛的部位、疼痛的性质,有无痫性发作。
2. 发病前有无颅外感染或是开放性颅脑损伤。
3. 是否出现精神方面及认知功能方面的异常。
4. 接受过哪些治疗,效果如何。
5. 做过哪些实验室和影像学检查。
6. 有无家族史。

(四) 切诊

1. 检查患者肌力及肌张力。
2. 脉象。
3. 触头面部皮肤润燥,有无肿胀、压痛。
4. 有无颈项强直。

【病情述要】

患者 1 周前出现发热,体温最高达 39.3℃,伴有全头部胀痛,无咳嗽、咳痰,自行服用感冒退热药,体温有所下降,每日体温波动于 37.6~38.9℃。一天前晨起时右手持物不稳,行走时右下肢稍拖沓,休息后无明显缓解,入院前 2 小时家人发现其呼之不应答,伴喷射状呕吐一次,为淡黄色胃内容物,有短暂性右侧面部抽动,口角右偏,持续约半分钟后自行消失,就诊于我院,行颅脑 CT 检查考虑脑脓肿收治入院。病程中无四肢抽搐、双眼上翻、口吐白沫、腹痛、腹泻、咳嗽、咳痰等。病程中患者大便秘结,小便黄赤。既往有中耳炎病史。入院后完善颅脑磁共振平扫 + 增强提示左侧额叶存在 28mm × 24mm × 16mm 大小占位,T_1 低信号,T_2 高信号,可见环状增强,腰穿提示脑压 220mmH_2O,脑脊液白细胞数 1 500 × 10^6 个 /L,脑脊液蛋白 568.8mg/L,予以脓腔穿刺抽脓并培养,提示肺炎链球菌,结合外周血象、炎性指标增高,给予脱水剂、抗生素抗感染治疗并配合支持对症处理。

刻下症:皮肤焮红,身热不退,头痛项强,面赤口臭,口渴引饮,神志昏蒙,心烦躁动,大便秘结,小便黄赤,舌质红,苔黄燥,脉滑数。

【诊断治疗】

诊断：颅脑痈（火热毒邪，上攻入脑证）。

治法：清热解毒、活血凉血。

处方：仙方活命饮合五味消毒饮加减。

金银花 15g、连翘 15g、蒲公英 15g、白芷 15g、川贝 15g、天花粉 15g、防风 10g、当归尾 15g、玄参 15g、野菊花 15g、紫花地丁 15g、牡丹皮 10g、乳香 6g、没药 6g、黄芩 12g、黄连 9g、甘草 6g。

7 剂，水煎，每日 1 剂，早晚鼻饲。

二诊：经治疗后患者体温正常，头痛较前改善，神志转清，肢体活动尚可。上方继服 10 剂。

三诊：患者仍有左侧颞顶部隐痛不适，头痛如空，神疲乏力，面色苍白，少气懒言，舌红，苔薄白，脉细弱，中医辨证余毒未消、气血亏虚。治法：益气养血，托毒透邪。守上方，加党参 15g、白术 15g、黄芪 20g。

四诊：继服 15 剂后患者面色红润，少气懒言好转，头痛消失。

【临证分析】

1. 颅脑痈诊断要点有哪些？

(1) 发热，头痛，意识障碍，颅高压症状。

(2) 脑的局灶性神经功能缺损：言语不能，偏瘫，动作笨拙，活动减少，流涎，语言缓慢不清，表情呆滞等症状。

(3) 既往的颅脑影像学证据。

2. 该患者诊断为颅脑痈的依据是什么？

(1) 老年患者，急性起病，病情逐渐加重；

(2) 以“发热、头痛”起病，渐现神经功能缺损，继而出现恶心、呕吐、意识障碍等；

(3) 颅脑 MRI 平扫 + 增强提示“环形增强”、穿刺后细菌学检查提示肺炎链球菌；

3. 临床诊断时，该病需要与哪些病证相鉴别？

颅脑痈与脑疽的鉴别：两者均发病于脑，但颅脑痈系阳亢热极而生，阴毒之气所发，其症多焮赤肿痛，色鲜红活，根束顶尖，时痛时止。其多伴有剧烈头痛，神昏及壮热等，易脓易腐易敛，多属顺证。而脑疽系寒热错杂所生，其来势稍缓，病程缠绵，以头痛、恶心呕吐，低热或不热为主要表现，难脓难腐难敛，多属逆证。

颅脑痈与外感性脑病的鉴别：颅脑痈起病较缓，初起头痛不甚，发热不高，一般无肺系症状，当痈肿不断增大时才出现颅压增高。而外感性脑病起病急骤，初起即有剧烈头痛，壮热，呕吐成喷射状，项强，并多伴有肺系症状。病情进展迅速，很快即可进入昏迷，并极易出现痉、闭、脱证。

4. 颅脑痈主要相当于西医哪些疾病，临床需做哪些相关检查？

根据本病的临床表现，西医学中脑脓肿、硬膜外脓肿、硬膜下脓肿、垂体脓肿以及邻近部位感染性疾病等引起的颅内脓肿等，均可参照本章辨证论治。

临床诊治过程中需做以下相关检查：颅脑 CT、MRI 平扫 + 增强等影像学检查有助于定位诊断，血常规、超敏 C 反应蛋白、血沉、脑脊液等检查有助于定性诊断。因穿刺具有诊断和治疗的双重意义，临床对于疑似颅内脓肿而又不能确诊的病例，可在脓肿部位钻孔穿刺以定性诊断。

5. 分析颅脑痈的病因病机。

(1) 病因

1) 火热毒邪，上攻入脑：火热毒邪壅滞于脑内，热灼津伤，炼液成痰，痰热蒙蔽清窍，阻滞气机，伤灼脑络，耗伤气血，痈邪客脑，腐脑而成颅脑痈。

2) 颅脑损伤，瘀血化痈：颅脑开放性损伤，脑中瘀血，毒聚脑内日久，经治邪热已退，但脑脉瘀阻，邪毒内入，久而不愈，郁而化热腐脑而成颅脑痈。

3) 湿热痰火，上注成痈：素体脾虚，痰湿内盛，久而蕴热，湿热内蕴，郁为痰火，上注于脑，腐而成痈；或平素嗜烟酒，而致湿热内生，久化痰火，上客于脑，热腐脑络，发为本病。

(2) 病机：本病急性期起病较急，病情发展较快，病位在脑，以实证多见。缓解期病势较缓，病情相对稳定，以虚证及虚实夹杂证多见。本病的形成与感受热毒之邪有关。多因正不胜邪，邪毒内陷，壅聚脑内，致脑髓受损，脑脉痹阻，甚或神机失用而发病。急性期多呈热毒亢盛，正邪交争之势；日久不愈则耗伤正气，瘀阻脑络，而成气阴不足，瘀血阻络之证。

6. 该患者辨证为火热毒邪，上攻入脑证的依据是什么？

依据：患者皮肤焮红，身热不退，头痛项强，面赤口臭，口渴引饮，恶心呕吐，神志昏蒙，心烦躁动，大便秘结，小便黄赤，舌质红，苔黄燥，脉滑数。从患者临床表现来分析，符合以火热毒邪，上攻入脑的病机。风热火毒为纯阳之邪，性主升窜，上攻脑腑，壅遏气血，腐脑为痈，故头痛。督脉气机受制故项强。

热毒极盛侵及营血，脑神被扰，则见神志昏蒙、谵妄。邪正交争，故恶寒发热，心为神之用，脑为神之机，邪毒入脑，心神失主，故心烦躁动。邪热伤阴则口渴引饮。舌红苔黄燥，脉滑数是火热毒邪，上攻入脑之征。

方中金银花、野菊花、连翘、紫花地丁、蒲公英、防风、皂刺、生甘草疏风清热解毒；白芷、川贝母解毒排脓，散结消痈；乳香、没药、当归尾、玄参、牡丹皮以活血凉血止痛；天花粉解毒生津。诸药共奏清热泻火、解毒消痈之功。二诊时患者病情明显好转，三诊时患者神疲乏力，面色苍白，头痛如空，舌质红，苔薄白，脉细弱，中医辨证为余邪未消，气血亏虚，故治以益气养血，托毒透邪，加用党参益气养血，白芍和营养血，白术健脾益气，黄芪补气升阳、托毒排脓，合当归尾益气养血。

本病的治疗重在清热解毒、活血通络、化痰开窍。临证根据其病机的转化，病势的消长而采取不同的治法。病程日久应以扶正祛邪为主，但应注意祛邪不伤正，扶正而不留邪。本例患者因其病程一周，气血耗伤，脏腑失调，病理变化复杂，应慎用耗伤气血阴阳之品，欲过分求速反易招致诸多变证，故治疗只宜缓缓图之，患者初诊服药 7 剂后症状改善，说明辨证思路准确，后患者出现神疲乏力、面色苍白等气血不足之症，故加用党参、黄芪、白术补益气血，托毒透邪。

7. 该患者治疗时若出现其他变证，药物该如何调整？

若症见神昏谵语者加麝香、郁金开窍醒神；见高热不退者，宜加生石膏、牛黄以清热毒，退高热；见抽掣者，宜加全蝎、僵蚕、地龙以平肝息风；见喷射呕吐者，为颅压增高，当以大腹皮、猪苓、大黄、芒硝分利二便，以减低颅内压，达抽薪泻火之功。

8. 如该患者未能及时治疗，病情延误，病机可能会如何转化？

依据该患者目前临床症状，主要以气血亏虚，邪毒内陷为主，如果积极治疗，邪毒得排，气血得复，症状尚可减轻。如若任由病情迁延，风、火、痰、瘀因虚而生，相互转化，相兼为患，进一步耗伤阴津气血，最后导致出现虚痉、虚闭及脱证，则预后不佳。

【知识拓展】

颅内脓肿是指化脓菌侵入颅内引起的化脓性炎症和局限性脓肿的统称。一般为单发，也有多发者，且可发生在颅内任何部位，依据其发生部位不同，可将颅内脓肿分为脑脓肿、硬脑膜外脓肿、硬脑膜下脓肿等。脓肿位于脑组织内者为脑脓肿，位于硬脑膜外者称硬脑膜外脓肿，位于硬脑膜下者称硬脑膜下脓肿，如同时存在两种或两种以上者称混合性颅内脓肿。脑脓肿多继发于颅外感染，少数因开放性颅脑损伤感染所致，致病菌随感染来源而异。近年随着科学技术的发展，脑脓肿的诊断和治疗水平显著提高，确诊率为85%~100%。颅内脓肿原发感染和易感因素包括中耳炎、鼻窦炎、脑穿通伤及手术后、肺部感染（肺脓肿、脓胸、支气管扩张）、先天性心脏病、急或亚急性细菌性心内膜炎、溃疡性结肠炎、免疫功能低下状态（如全身各部位肿瘤化疗后、长期使用免疫抑制的器官移植患者、艾滋病患者等）；颅脑损伤（特别是颅骨贯通伤、颅内异物、颅脑火器伤等）、脑手术后感染、蝶窦炎、颅骨或蝶窦骨髓炎、海绵窦血栓性静脉炎等。常见的致病菌主要有葡萄球菌、链球菌、变形杆菌、大肠杆菌等。近年来，厌氧菌引起的脓肿比例逐渐升高，多种细菌的混合感染亦多见，其中应特别重视需氧菌与厌氧菌的混合感染。

一、颅内脓肿的病因病理

颅内脓肿致病菌常见的有链球菌、肺炎球菌、葡萄球菌、大肠杆菌、变形杆菌和铜绿假单胞菌等，也可为混合性感染。细菌侵入脑组织的途径随病因而异。常见的入侵途径有耳源性、鼻源性和血源性、外伤源性。

颅内脓肿可分为三期：①急性局限性脑炎期：化脓菌侵入脑实质后，患者表现出明显的全身感染反应和急性局限性脑膜炎、脑炎的病理变化。这是由于病灶部位小血管的脓毒性静脉炎或化脓性栓塞，使病灶脑组织逐渐软化、坏死，出现很多小液化区，引起周围脑组织水肿。病灶部位在浅表时可有脑膜炎症反应。②化脓期：脑炎软化灶坏死、液化，融合形成脓肿，并逐渐增大，脓肿与周围组织无明确界限。如融合的小脓腔有间隔，则形成多房性脑脓肿，周围脑组织可出现水肿效应。患者全身感染症状有所好转和稳定。③包膜形成期：脓肿外围的肉芽组织由纤维组织及神经胶质细胞的增生而初步形成脓肿包膜，此时脓肿周围水肿减轻，包膜形成的快慢与致病菌种类和毒性及机体抵抗力与对抗生素治疗的反应有关，过程一般需3~4周。

二、颅内脓肿的症状、诊断要点及鉴别诊断

患者起病期出现局限性脑炎或脑膜炎症状，表现出发热、头痛、呕吐及颈项强直等，脑脊液检查基本正常。潜伏期患者症状可不典型，可出现少语、烦躁或是精神抑郁。显症期颅内脓肿形成，出现发热、头痛、恶心呕吐、失语、偏

痈等颅压增高症状和局灶性神经功能障碍表现。终期可因脓肿破裂或脑疝，突然出现昏迷、呼吸循环衰竭。头痛、发热、颈项强直是脑脓肿最常见的临床表现，但 53.3% 的患者不伴发热，53.2% 的患者不伴呕吐等高颅压症状，有定位体征者仅 26.6%。造成症状不典型的原因很多，脓肿的部位、大小及机体反应性的不同，广谱抗生素和类固醇激素的应用等，不仅细菌的耐药性增强且全身感染表现可很快消失。因此对于脑脓肿的诊断，应详细询问病史，收集详尽的病史资料，追问是否有过感染病史或症状，为诊断提供依据及线索，同时结合全身表现、神经系统体征等综合判断。此外脑脓肿早期几乎无法与化脓性脑膜炎鉴别，脓肿形成后 CT、MRI 可见脓肿壁环状增强或片状混杂或高密度影，均有助于鉴别。对于经多种理化检查后仍不能确诊的病例，而又怀疑脑脓肿者，可行脑组织穿刺活检以明确诊断。

颅内脓肿可与下列疾病相鉴别。①脑囊虫病：本病早期可无明显症状，发病期可有头痛、恶心呕吐及神经功能缺损等，一般无发热，影像学上脑实质、脑室内低密度囊虫影或高密度的囊虫钙化影，结合免疫学检查及病史可诊断，有时也需手术才能辨别。②颅内肿瘤：发病缓慢，无感染病史，仅颅内压增高，脑脊液细胞正常，经颅脑影像学检查不难鉴别。③化脓性迷路炎：本病由化脓性中耳炎所致，症状类似小脑脓肿，可出现眼震、共济失调和强迫头位，但头痛较轻，呕吐、眩晕严重，共济失调为双侧性或不明显，无脑膜刺激征，经药物治疗数周多好转。④化脓性脑膜炎：化脓性脑膜炎一般体温较高，中毒症状和脑膜刺激征较明显，但无局限神经定位征，脑脊液细胞数和蛋白数高，不难与脑脓肿鉴别。

三、颅内脓肿的预后

脑脓肿的发生率和死亡率依然较高，主要有以下几个方面：①诊治是否及时，晚期患者常因脑干受压或脓肿破溃而导致死亡，手术死亡率与术前患者意识有关，清醒者为 10%~20%，昏迷者为 60%~80%，此外合并有心、肺、肾等基础疾病的患者死亡率更高。②致病菌的毒力，特别是厌氧链球菌引起的脑脓肿发病率和死亡率均较高。③婴幼儿及老年患者预后相比于中青年人较差。各种疗法都有程度不等的后遗症，如偏瘫、痫性发作、视野缺损、失语以及精神意识改变、脑积水等。因此，对于颅内脓肿要重视早期诊断，及时治疗，防治并重。

【临证精要】

一、辨证要点

1. 辨病期 颅脑痈初期症见头痛、项不强，继而恶寒发热，局部开始焮红，舌淡红，苔黄腻，脉浮数；成脓期可见剧烈头痛，恶心呕吐，伴神志朦胧，壮热不已，颈项僵硬，舌红或紫，苔黄腻，脉滑数；恢复期症见头痛消失，颈软，全身症状消退。

2. 辨虚实 颅脑痈无论何期，症见壮热、呕吐，躁动不安，舌红苔黄，脉滑数者为实。而症见身热不扬，形寒肢冷，面色苍白或萎黄，舌淡少苔或无苔，脉细弱无力者为虚。

二、治疗原则

颅脑痈多以实证为主，或见虚实夹杂。初期宜疏风清热解毒，佐以凉血消痈为主，有痰湿者，佐以芳香化湿燥痰。成脓期治宜扶正托毒、清热解毒为主，兼有神昏者，佐以解毒开窍。恢复期宜补气养血，补肾填髓为主。

三、他型证治

1. 颅脑伤损，瘀血化痈证

症状：身热转甚，头痛头胀，躁动不安，并伴抽搐、呕吐，神昏谵语，舌质暗红边有瘀点、脉细弦。

病机分析：颅脑损伤，瘀热内蕴，“热甚则肉腐，肉腐则为脓”，因邪毒内攻，营卫逆乱、火热瘀直入于营血分，故见身热转甚、头痛头胀、躁动不安等。

治法：清热泻火，凉血化瘀。

常用方药：黄连解毒汤（《外台秘要》）合清营汤（《瘟病条辨》），送服加味犀黄丸。犀角（水牛角代）、黄芩、黄连、黄柏、栀子、生地黄、金银花、连翘、麦冬、丹参、竹叶心、玄参。

方药解析：方中黄连、黄芩、黄柏、栀子泻三焦之火，导热下行；温邪初入营分，故用水牛角、金银花、连翘、竹叶清热解毒、营分之邪外达，此即“透热转气”的应用；生地黄凉血滋阴，麦冬清热养阴生津，玄参滋阴降火解毒，清热养阴，又助清营凉血解毒，重用丹参活血化瘀，除烦消痈。

若症见神昏、言语不清加麝香、菖蒲以凉血解毒，开窍醒神，抽搐加全蝎、僵蚕以止痉,喉中痰鸣壮热不退加牛黄、天竺黄以凉血解毒,清热化痰。

2. 痰热上扰,蒙蔽清窍证

症状:身热不重,头晕头痛,恶心呕吐,神情淡漠、恍惚,言语謇涩,渴不欲饮,舌红,苔黄腻,脉滑数。

病机分析:热毒壅阻脑内,灼伤津液,炼液为痰,痰热蒙蔽清窍,则见神情淡漠、恍惚,头晕头痛等;痰热阻滞气机,胃气上逆则见恶心呕吐,舌红,苔黄腻,脉滑数为痰热之征。

治法:清热化痰,开窍醒神。

常用方药:黄连温胆汤(《六因条辨》)合菖蒲郁金汤加减。半夏、黄连、茯苓、枳实、石菖蒲、竹茹、郁金、紫花地丁、金银花、连翘、蒲公英。

方药解析:方中半夏、黄连、茯苓清热化痰,石菖蒲、郁金开窍醒神,金银花、连翘、蒲公英、紫花地丁凉血消痈、清热解毒,枳实、竹茹清热止呕、调畅气机。

若症见高热者可加生石膏、知母以加强清热解毒之功效,大便秘结者可加大黄、芒硝清热通腑,口舌歪斜者可加僵蚕、地龙、天麻搜风通络,心烦不安者可加黄芩、莲子心清心除烦。

3. 热毒炽盛,灼伤营血证

症状:高热不退,午后尤甚,头痛如裂,神昏谵语,恶心呕吐,寒战发痉,舌红绛,苔黄燥,脉洪数。

病机分析:正邪交争,正衰邪胜,则见高热不退,头痛如裂;热邪上扰神明,则见神昏谵语;邪热入营,营阴灼伤,而见寒战高热、发痉;绛红舌,黄燥苔,洪数脉为热毒炽盛、灼伤营血之象。

治法:清热凉血,解毒消痈。

常用方药:黄连解毒汤(《外台秘要》)、犀角地黄汤(《备急千金要方》)合五味消毒饮加减(《医宗金鉴》)加减。黄连、牡丹皮、玄参、地丁、蒲公英、黄芩、生地黄、水牛角、栀子、赤芍、桃仁、薏苡仁、连翘、冬瓜子。

方药解析:方中黄连、蒲公英、地丁、黄芩、栀子、连翘、玄参清热解毒泻火,生地、水牛角、牡丹皮、赤芍凉血清热,薏苡仁、冬瓜子、桃仁凉血消痈。

若症见恶心呕吐者,可加竹茹、半夏清热止呕,发痉、抽动者可加天麻、钩藤息风止痉。

四、中成药治疗

1. 清开灵注射液 胆酸、猪去氧胆酸、水牛角、黄芩苷、珍珠母、栀子、板蓝根、金银花。清热解毒，凉血开窍，适用于颅脑痈初期。

2. 安宫牛黄丸 牛黄、水牛角、麝香、珍珠、朱砂、雄黄、黄连、黄芩、栀子、郁金、冰片。清热开窍，适用于颅脑痈高热不退者。

3. 生脉饮 人参、麦冬、五味子。益气养阴生津，适用于颅脑痈后期气阴不足者。

4. 醒脑静注射液 麝香、栀子、郁金、冰片。清热解毒，凉血活血，开窍醒脑，适用于颅脑痈意识障碍者。

五、其他疗法

1. 针灸 本病各期，可根据病情，适当运用针灸及穴位注射等进行治疗。未成脓期，以少泽、足三里、肩井为主穴，配曲池、合谷，宜泄法，壮热者可配以十宣放血，神昏谵语者加人中、劳宫强刺激，呕吐者加内关，宜泄法，抽搐者加申脉、后溪。

2. 康复训练 对于有神经功能缺损的患者可进行康复训练。

⑴语言康复训练：主要用于语言障碍的康复。对于失去发音能力的患者，每天让其发“啊”音，或用咳嗽，或吹火柴诱导发音。有发音能力不能言语者，陪护者要有计划地每天固定教几个字，不断重复，直至教会为止，在教时让患者学教者的口形发音，先教字，然后教句。同时定时给患者宣读文章，进行听觉刺激的语言训练。

⑵运动功能训练：主要用于肢体功能障碍。目的是舒展处于缩短状态的瘫痪肌肉，改善血液及淋巴循环，刺激神经营养功能。同时训练代偿功能，改善中枢神经系统对各肌群的协调控制。

⑶认知训练：主要用于智能障碍的康复。针对患者不同的症状，结合其文化程度、兴趣爱好、生活习惯等各方面情况进行康复工作的指导。

六、护理调摄

1. 饮食多吃绿叶类新鲜蔬菜、水果汁，多饮水，清淡饮食。此外对于颅内脓肿术后的患者，体质衰弱，营养状况差，应给予含有丰富蛋白质及维生素且易消化的流质饮食或半流质饮食，必要时给予静脉输入营养液，以改善患者的全身营养状况，增强机体抗病能力。

2. 禁烟酒，忌肥甘厚腻，以免内生邪毒。

3. 对于颅内脓肿形成期的患者，若出现头痛加剧，呕吐频繁，反应迟钝，意识障碍加深，此时应警惕脑疝的发生，应及时处理。

七、经验荟萃

1. 王永炎认为颅脑痈临证应根据病机的转化，病势的消长而采取不同的治法，其治疗的重点不外乎清热解毒、活血通络、化痰开窍。但病程较久，应注意以扶正祛邪为主，做到扶正不留邪，祛邪不伤正。

2. 施今墨对于热盛风动者，治以清热解毒、化痰息风，方用钩藤菖蒲汤（刺蒺藜、钩藤、菖蒲、僵蚕、白薇、蔓荆子、菊花、白扁豆、桑叶、前胡、远志、桑枝、紫菀、首乌藤、杏仁、甘草）。

【诊疗解悟】

1. 临证发微 出现持续发热、剧烈头痛，伴有恶心、呕吐、癫痫发作或局灶性神经功能缺损，特别是既往有感染病史，如中耳炎、鼻窦炎、局部皮肤感染和患有先天性心脏病的人群，或有潜在健康状况减低（糖尿病、慢性病）和免疫状况减低的人群应尽早就医。临证时应详细了解患者既往史，身体其他部位感染性病灶的存在，儿童患者尤其应注意有无先天性紫绀型心脏病，结合颅内高压、局灶性神经功能缺损症状，认真系统地做神经系统查体，判断病损的部位，快速完善感染相关的检测，行颅脑 CT 完成疾病的初筛检查。

本病的治疗，分为外科手术治疗和内科保守治疗。外科手术治疗应结合患者的状况及脓肿的特点，选择个体化治疗和适宜的手术时机，以减轻手术创伤、降低该病的复发率、致残率以及死亡率。内科保守治疗包括抗生素治疗、支持对症及中医药治疗。抗生素的选用应基于血、脑脊液或脓液的细菌培养，对于危重患者除了抗生素治疗外，应加强营养支持治疗，同时对于免疫力低下的患者，可适当给予丙种免疫球蛋白或输注新鲜血浆治疗。中医依据临床表现，辨证论治，根据证候特点，施以清热解毒、凉血消痈、托毒开窍，兼以补气养血，补肾填髓，同时配合针灸等治疗措施，以达到提高临床疗效、减低化学合成药物副作用的目的。因此，中西医结合治疗可优势互补，提高疗效，缩短病程，降低致死率、致残率。

2. 诊治演变　中医认为外感六淫及过食膏粱厚味，内郁湿热火毒或外来伤害、感染毒气等侵袭人体，由表入里，从卫气入营血，均可引起营卫不和，邪热壅聚，经络壅遏不通，气血凝滞而成痈。故古今治疗的原则依然为清热解毒、活血通络、化痰开窍兼以气血双补之法。临床上多卫气同病、气营两燔和热陷营血的证候。由于人体感受邪毒轻重有别，正虚不一，故可有邪在气分和营分之别。在气分者，邪正相搏，此时邪气虽盛，但正气亦强，其病情较轻。在营分者，为邪毒深入，营阴亏虚，病情较在气分者为重。营分之热不能外达，可进一步深入，伤及血分和脏腑，若治疗及时得当，可外透气分而缓解病情。本病后期，邪毒散去，气阴亏耗，若瘀血阻于脉络，可见神志淡漠、反应迟钝等。

颅内脓肿的治疗方法已经非常成熟，抗生素应用、脓肿腔穿刺、开颅手术切除是治疗的主要手段，配合脱水剂及支持治疗。抗生素应选用透血-脑屏障良好的药物，常用药物有头孢曲松、美罗培南，如有细菌学培养和药敏试验，还应根据药敏结果选用抗生素。当今立体定向技术、无框架的神经导航技术得到广泛的普及，脓肿腔穿刺因创伤损伤小，已经成为主流治疗方法，尤其是脑深部或功能区脓肿尤为适用，绝大多数脓肿能通过穿刺抽吸辅助抗菌药物得到治愈。对于有明显颅内压增高的患者或厚壁的多房的脓肿以及外伤性脓肿，开颅手术仍作为首选。但颅内脓肿的治疗不能用统一的标准，需要对患者采取灵活的个体化治疗。中医治疗颅内脓肿重在清热解毒、活血通络、化痰开窍，临证应根据其病机变化、病势消长而采取不同的治法，病情初期以祛邪为主，急则治其标，待邪气尽去，再以扶正治法调理之，但应注意祛邪不伤正，扶正不留邪。上述指导思想，对于颅内脓肿具有重要的意义，并在目前临床上广泛应用。

【医论撷要】

脑脓肿，传统中医无对应名称，现代中医多以颅脑痈命名。其临床表现与脑痈、脑疽相类似。

《丹台玉案》："黄连救苦汤治脑痈初起增寒发热头面耳项俱肿，服之立消；保安汤治脑痈已溃流脓内痛饮食减少；飞龙夺命丹治脑痈初起，洒淅恶寒，头脑胀痛；十全大补汤治脑痈已溃之后，脓水出多，气血两虚精神短少，饮食少进，烦躁不眠，日晡潮热。"

《疡科心得集》："薛立斋曰：脑疽属太阳膀胱经积热，或湿热上壅，或风温外感，或阴虚火炽，或肾水亏损、阴精消涸所致。其源之浅深不同，而证之轻重亦异。初起一粒形如麻豆；至一二日微寒身热，渐渐加大；至七日成形，根盘红肿，顶突宽松，是为顺证。斯时憎寒壮热，朝轻暮重，舌白苔腻，胸痞哕恶，脉细弦数，此湿热上壅，即用黄连泻心汤，或温胆汤；若面油红，舌干绛赤，烦躁干哕，口渴喜饮，大便坚实，是火热伤液，如犀角地黄汤，或羚羊角、银花、地丁、石斛、芦根、鲜首乌、黄芩、枳壳、山栀、丹皮、灯心、竹叶、夏枯草等类，清其火毒、解其营热。至十四日后脓透，根盘焦紫，热退身凉，脓水淋漓，倘有不能透彻，清营方内加甲末、制蚕、角针，以攻其毒。至二候半，瘀腐渐脱，新肉渐生，身热渐退，脾胃醒复。过二十八日后，腐全脱，新肉满，饮食嘉，调养好，四十日收功。"

《医宗金鉴·外科心法要诀》："罗谦甫曰：此疡门开手攻毒之第一方也。经云：营气不从，逆于肉理。故痈疽之发，未有不从营气之郁滞，因而血结痰滞蕴崇热毒为患。治之之法，妙在通经之结，行血之滞，佐之以豁痰理气解毒。是方穿山甲以攻坚，皂刺以达毒所，白芷，防风，陈皮通经理气而疏其滞，乳香定痛和血，没药破血散结，赤芍，归尾以驱血热而行之，以破其结。佐以贝母，金银花，甘草，一以豁痰解郁，一以散毒和血，其为溃坚止痛宜矣。然是方为营卫尚强，中气不亏者设。若脾胃素弱，营卫不调，则有托里消毒散之法，必须斟酌而用。此薛己所论千古不易之治也。因附治疡用方之法于后，使学者服膺云。薛己曰：治疡之法，若肿高焮痛者，先用仙方活命饮解之，后用托里败毒散。"

【参考文献】

[1] 阎孝诚. 实用中医脑病学 [M]. 北京: 学苑出版社, 1993.
[2] 王永炎, 张伯礼. 中医脑病学 [M]. 北京: 人民卫生出版社, 2007.
[3] 全世建. 方剂学 [M]. 北京: 人民卫生出版社, 2021.
[4] 鲍远程. 现代中医神经病学 [M]. 北京: 人民卫生出版社, 2003.
[5] 王新德. 现代神经病学 [M]. 北京: 人民军医出版社, 2008.

第三十章 脑 岩

脑岩又称脑瘤，是指发生于脑部的肿瘤性疾病。中医历代文献对于脑瘤并无系统记载，但有肿瘤压迫或损害神经系统产生的头痛、呕吐、复视、瘫痪、昏迷等症状的相关论述。根据脑部发病部位不同，其症状各异，变化多端。其基本病因病机为脏腑气血功能失调，致痰、瘀、湿、毒等有形之邪搏结而成。从新生儿至老年人均可发病，多发生于小儿与老年人，男性多于女性，良性肿瘤可经手术治愈，恶性肿瘤病程进展快，预后不良。

【典型病案举隅】

患者，女，42 岁，农民，右侧额叶胶质瘤术后。

【主诉】

头晕、前额刺痛 1 个月余。

【四诊采集】

(一) 望诊

1. 观察患者是否有口眼、舌体歪斜，是否存在眼震。
2. 是否有偏瘫。
3. 观察患者行走时的步态。
4. 观察患者声音刺激时的表情。
5. 观察患者面部及全身皮肤色泽、是否流涎。
6. 舌象。

(二) 闻诊

1. 患者说话的语音、语调及清晰度。
2. 患者口腔及身体有无异味。

(三) 问诊

1. 首发症状。

2. 头晕、前额刺痛等症状持续时间。

3. 是否伴有面部感觉异常、行走不稳、吞咽困难、饮水呛咳等。

4. 是否合并呕吐、味觉障碍、肢体抽搐等。

5. 做过哪些实验室和影像学检查。

6. 接受过哪些治疗,效果如何。

7. 有无类似疾病家族史。

(四) 切诊

1. 检查患者肌力及肌张力。

2. 检查患者听力及咽反射。

3. 脉象。

【病情述要】

患者近1个多月以来出现间断头晕、前额部刺痛,颅脑MRI检查示右侧额部颅内占位病变(胶质瘤可能),经术前评估后行“右额开颅幕上深部病变切除术”,术后病理示:(右额叶)间变性星形细胞瘤,WHO Ⅲ级,免疫组化结果支持诊断;术后头晕头痛,吞咽困难,饮水呛咳,言语含糊,无味觉障碍,无意识丧失、肢体抽搐,睡眠差,饮食差,二便自控。

刻下症:头晕且胀,前额刺痛,吞咽困难,饮水呛咳,言语含糊,面色晦暗,胸胁满闷,睡眠不宁,口唇紫暗,舌质暗,苔薄白,脉弦涩。

【诊断治疗】

诊断:脑岩(气滞血瘀证)。

治法:活血化瘀,散结通络。

处方:血府逐瘀汤加减。

药物:当归15g、生地黄15g、桃仁10g、红花9g、枳壳15g、柴胡15g、丹参20g、川芎12g、赤芍15g、牛膝15g、地龙10g、穿破石9g、川楝子9g、生石决明30g(先煎)、莪术10g、生甘草6g。

水煎服,早晚口服,每日1剂。

二诊:服上方14剂后,患者头痛、头晕明显好转,余诸症均有不同程度减轻,自述仍觉头胀不适,饮水呛咳,考虑患者肝肾亏虚,瘀血凝滞经脉,守上方去川楝子、丹参，加枸杞子 20g、龟甲 30g（先煎），滋补肝肾，加延胡索 30g、蜈蚣 2 条、全蝎 9g 以活血搜风，祛瘀通络。14 剂。

三诊：服上方 14 剂后患者饮水呛咳较前好转，余诸症基本消失。嘱患者原方继服，巩固疗效。

6 个月后门诊随访，患者步入诊室，交流正常，生活自理，病情稳定。

【临证分析】

1. 脑岩的诊断要点有哪些？

⑴ 慢性起病，部分病例呈急性亚急性起病逐渐加重。

⑵ 以头痛、头晕、吞咽困难、言语含糊恶心呕吐，意识障碍等神经功能受损症状为主症。

⑶ 影像学检查颅脑 CT、MRI、发现颅内占位，PET-CT 有助于发现和诊断脑肿瘤。

⑷ 病理检查结果符合脑岩的病理学特点。

2. 该患者诊断为脑岩的依据？

⑴ 中年女性，慢性起病，病情逐渐加重，不能自行缓解。

⑵ 以头晕、头痛等非特异性表现为首发症状，术后出现吞咽困难、饮水呛咳、言语含糊等神经功能缺损症状。

⑶ 颅脑 MRI 检查示：右侧额部颅内占位病变（胶质瘤可能）。

⑷ 术后病理结果显示：（右额叶）间变性星形细胞瘤，WHO Ⅲ级。

3. 临床诊断时，该病需要与哪些疾病相鉴别？

⑴ 脑岩与痫病的鉴别：痫病多于少时发病。发作时突然昏仆，不省人事，四肢抽搐，口吐涎沫，两目上视。移时苏醒，醒后如常人。常有反复发作的病史。脑岩不具有发作性，以头痛、呕吐、视力障碍等为主要表现，呈恶性进展过程。

⑵ 脑岩与中风的鉴别：中风患者平素多有头痛、头晕之病史，年龄稍大。可突然出现偏瘫、失语之候。而脑岩发病之偏瘫，常为慢慢发展而来。

4. 脑岩主要相当于西医哪些疾病，临床需做哪些相关检查？

根据脑岩的临床表现，西医学中的颅内肿瘤，包括颅内各种组织的原发性肿瘤和身体其他部位转移到颅内的继发性肿瘤，如发生于脑组织、脑膜、脑神经、垂体、血管残余胚胎组织等肿瘤均可参照本章辨证论治。

临床诊断需做以下检查：颅脑 CT、MRI 等影像学有助于脑岩的诊断。功能 MRI 可显示肿瘤的血管灌注分布及肿瘤的病变性质、病理分级，评价肿瘤治疗效果。磁共振波谱有助于分辨肿瘤良恶性，评估治疗及预后。立体定向活检术可提高肿瘤诊断的准确性。脑血管造影可用于评估肿瘤与血管的解剖关系及肿瘤血供，有助于鉴别诊断。

5. 分析脑岩的病因病机。

(1)病因

1)脏腑气血失和：脑岩发生于脏腑气血失和的正虚基础上，病位虽然在脑，但与肝、肾、脾等脏腑有关，三脏功能失调，影响气、血、津液的正常运行输布，因而湿、痰、瘀邪内生，日久化热，积久酿毒，痰瘀毒邪互结，夹风上窜，格阻脑内，引发瘤患。脑为髓海，肾生髓通脑，肾虚髓海不足，虚邪贼风乘机而入，痰、瘀、毒邪凝聚，闭阻脉络，蕴结清窍，形成肿块。同时，瘀火又可化热，热灼津液，引动肝风，上入脑府，合痰浊邪毒，变化成癌。

2)实邪上扰：实者责之于风、痰、毒、瘀等诸邪，如风阳内动、风火相煽、痰湿凝结、瘀毒内阻等邪气积聚，盘旋于脑海，日久而成积。寒湿之邪通达头部手三阳、足三阳六条经络之中，气血留滞，血气内乱，痰饮上泛侵扰脑部，邪毒瘀积蕴而成瘤。

3)情志所伤：情志失调、七情太过或不及，久不得舒，扰乱气机，伤及气血，内应脏腑，久之则机体脏腑功能紊乱、阴阳失调，成为脑岩发病的内在原因。肝主疏泄、主藏血，邪气化热或肝郁化火或热灼伤阴、肝阳鸱张，均可导致肝风内动，从而成为脑岩发病的重要原因。

4)禀赋不足：年幼体亏、脏腑功能虚弱、肾精不充，正气无力抵邪、邪气内犯，可成为脑岩发病的内因。若素体阳气不足，寒生于内，痰浊因之而生，留滞于内，结聚于局部，久而蕴结成积块。

5)跌扑损伤：跌损伤，经络瘀滞，日久络脉受损，气血闭阻于局部，亦可成为脑岩的宿因。若经络受损，气血运行失常，瘀血而成恶血、死血，留于局部，清阳不升，久而痰、瘀互结，从而蕴发肿块。《杂病源流犀烛·跌扑闪挫源流》亦指出："忽然跌，忽然闪挫，必气为之震，震则激，激则壅，壅则气之周流一身者，忽因所壅而凝聚一处，是气失其所以为气矣。气运乎血，血本随气以周流，气凝则血亦凝矣。气凝在何处，则血亦凝在何处矣。夫至气滞血瘀，则作肿作痛，诸变百出。"

(2)病机：目前关于脑岩的病机各医家认识不一，概括来看分外因和内因二方面，外因责之风、痰、瘀、毒、火、寒六种，内因多责之于肺、肝、脾、肾之不足，脏腑功能失调，病机属本虚标实。脑岩在正虚的基础上产生，脑为髓海，肾生髓通脑，肾虚髓海不足，虚邪贼风乘机而入，痰、瘀、毒邪凝聚，闭阻脉络，蕴结脑窍，形成肿块。同时，瘀火又可化热，热灼津液，引动肝风，上入脑府，合痰浊邪毒，变化成癌。

1）发病：一般较慢，常以头痛头晕为初始症状，可伴呕吐，听力障碍，或有神志异常。亦可有肢体活动不灵、偏瘫。症状呈进行性加重。多发生于老人及儿童。

2）病位：病变部位局限于脑髓，虽然可表现出全身症状，但究其本则根于脑，可涉及肝、肾、脾等脏。

3）病性：脑岩发病过程中，邪实贯穿整个病程的始终。早期以实为主，中期实多虚少，晚期则虚实并见，正不胜邪。邪实主要为气滞血瘀，痰浊阻滞、肝阳化风或肝热生风；正虚多为脾肾阳虚、肝肾阴亏。

4）病势：脑岩常隐匿起病，症状渐次出现并慢慢加剧，偶有起病急骤者，常与中风混淆。脑岩病程相对于其他脑病要短。按其病程大致可分为早期、中期、晚期。早期症状相对轻微，易于忽视；临床症状明显、持续不解时，大多已进入中期阶段；晚期患者常常卧床不起，清阳不荣，浊阴上泛；邪气壅塞脑窍而表现为神识不明，肢体偏枯；髓海空虚，七窍不用；最终脏腑气衰，延为不治。

5）病机转化：头为诸阳之会，十二经脉气血皆上行于面走空窍。外邪侵袭，内客于脏腑经络，血气郁滞，或脏腑功能障碍，痰湿浊邪蕴生，皆可直接循经上犯脑窍，结聚于局部，经气不利而发为脑岩，故初起多为实证。随疾病进展，邪气郁而化热，或肝气、肝阳化火生风，实证更加明显，同时亦渐渐显示正虚之候。及至晚期，正气大伤，表现为阴津耗伤，精血不能上荣脑窍，或阴不制阳，虚阳上越，而邪气亦更加炽张，脏腑功能严重受损，先后天之气衰败，精血无以化生、元阳虚不上行，正气无以抗邪，病情恶化，神明失守，脑窍不用，疾病进展至最后阶段，终至于阴阳离决。

6. 该患者辨证为气滞血瘀证的依据是什么？

依据：气滞血瘀为脑岩临床最常见证型，辨证要点是头痛如针刺、部位固定，烦躁、胸胁满闷，舌质紫暗，有或无瘀斑。患者吞咽困难、饮水呛咳，言语含糊，头晕且胀，面色晦暗，胸胁满闷，睡眠不宁，不欲饮食，口唇紫暗，舌质暗，苔薄白，脉弦涩。从患者临床症状及舌苔脉象来分析，符合脏腑失和，气滞血瘀病机。脑为髓海，依赖于肝肾精血及脾胃精微物质的充养，肝失疏泄，气机失于调畅，肾精久亏，无以生髓，髓海空虚，气滞髓海，脑脉失养，久病入络，气血凝滞，脉络不通，则发为头痛、头晕、言语含糊、饮水呛咳等症。

7. 分析该患者初诊的处方用药及二诊时为何加枸杞子、龟甲。

方中当归、川芎、桃仁、红花、丹参、赤芍活血化瘀、通络止痛；柴胡、枳壳疏肝理气、散瘀止痛；川楝子善行血中之气，行气活血，使气行血畅；牛膝、地龙引火血下行，促进脉络瘀血下行；穿破石代、莪术增加破瘀散结消坚之力，并能息风止痉；生地黄、生石决明可平肝潜阳，滋养肝肾；生甘草调和诸药。

临证用药上，除了血府逐瘀汤外，如通窍活血汤、柴胡疏肝散加桃红四物汤等亦可选择。其中活血药中有不少虫类药物，中医认为其走散之力较强，善入络搜邪、活血通络而止痛，故临证时可适当选用。另外，益母草、泽兰活血化瘀并能行水利尿，而利尿有助于降低颅内压，改善高颅压症状，可根据病情的需要而灵活选用。

脑岩为本虚标实，虚实夹杂的病证。本虚为脏腑气血失和，标实为风、痰、毒、瘀等诸邪。患者求治时为术后，脑岩已祛，气滞、瘀血留存，故留眩晕、饮水呛咳、言语含糊等症，术后邪去正方得安，急则治其标，缓则治其本，故初诊主要予以活血化瘀，散结通络之剂，气行则血行，气滞为散，瘀血得去，故服用14剂后效果明确，待气血调和，加用枸杞子、龟甲滋补肝肾，扶正祛邪，徐徐图之。

8. 该患者若治疗时出现其他变证，其他药物该如何加减？

若肝郁化火，口苦咽干，目赤面红加栀子12g、牡丹皮12g以清肝泻火；若头痛而呕吐，呈喷射状加益母草15g、泽兰10g以活血利水、泄浊开窍。

9. 如果该患者未能及时治疗，病情延误，病机可能会如何转化？

脑岩与发病部位之不同、病变性质之差异以及病期之早晚、治疗之适时妥当与否等相关，不同患者预后有很大区别。一般强调，早发现、早诊断及早治疗是治愈的关键。但目前临床实际情况是早期发现者少，大多数患者确诊时病期已较晚，增加了治疗的难度。随着医疗水平的提高，绝大多数脑岩患者确诊后可采用手术治疗，若病情延误，病机转化，则生败证，如唐代王焘《外台秘要》中提到："凡癥坚之起，多以渐生，而有觉大者，自难也"。针对晚期患者的治疗，目前重点着眼于积极减轻症状，减缓病情发展，改善生活质量，减少疼痛，延长生存时间，甚至使患者长期带瘤生存，也有少数患者可获治愈。但总的说来，脑岩发展到晚期阶段，邪毒内陷，气血大衰，真气欲绝，预后一般较差。

【知识拓展】

根据《世界卫生组织中枢神经系统肿瘤分类》最新版可得出，中枢神经系统肿瘤可分为神经上皮组织肿瘤、脑神经和脊旁神经肿瘤、脑膜肿瘤、淋巴和造血组织肿瘤、生殖细胞肿瘤、蝶鞍区肿瘤以及转移性肿瘤。其中上皮组织肿瘤又可分为星形细胞肿瘤、少突胶质细胞肿瘤、少突星形细胞肿瘤、室管膜肿瘤、脉络丛肿瘤、其他上皮肿瘤、神经元及混合神经元 - 胶质肿瘤、松果体肿瘤、胚胎性肿瘤九个亚类。临床可依据详细的病史和可靠的查体发现，以神经解剖、神经生理和各种疾病的诊断学知识为基础，进行客观的综合分析，对患者是否患颅脑肿瘤做出初步判断；相应再根据病史和神经系统检查的提示选择辅助检查手段；要全面分析所获得的临床资料，仔细研究肿瘤的部位、性质、大小、发展方向及对周围组织结构的累及程度，做出肿瘤的定位与定性诊断以及鉴别诊断，以便选择对应治疗措施。

目前脑瘤的发病率为 1.34/10 万，并表现出逐年上升趋势，且每个年龄段均有发生的可能，西医治疗以手术为主。从癌谱分析，我国原发性脑瘤的标化发病率和标化死亡率均较高，分别位于第十位和第九位。由于恶性脑瘤呈现浸润性生长的特点，即使是广泛切除的脑瘤，术后复发率也很高。单纯手术者 50% 的患者于 6 个月内死亡，本病的 5 年生存率仅为 2%~5%。可见，降低脑瘤术后的复发是本病治疗的一个难点与热点。术后配合的放、化疗及其他生物治疗，能够解决部分临床症状，但是因为脑部特殊的解剖、生理、病理特点，治疗方案的执行较为困难，这是复发率居高不下的重要原因之一。脑瘤手术治疗前配合中医药治疗可以在术前提高患者体质，增强脏器功能，为手术创造更好的实施条件，提高患者对手术的耐受力；术后进一步应用中药恢复身体功能，减少了术后并发症的发生，而且也提高了自身免疫力、减少术后复发转移的概率，为提高远期疗效奠定基础。中西医结合取长补短，一方面发挥了中医整体治疗的优势，另一方面也体现了与西医局部抗癌的特长，在改善患者体质的基础上进行抗肿瘤治疗，患者将在治疗中获取最大益处。

中医古典医籍中并无脑岩病名，其主要症状描述散见于“头风”“厥逆”“癫痫”“头痛”“眩晕”等病证中。《素问·奇病论》曰：“髓者以脑为主，脑逆故令头痛。”《灵枢·厥病》说：“真头痛、头痛甚，脑尽痛，手足寒至节，死不治。”这些客观症状，与脑岩很接近，但也并非仅指脑岩，可能亦包括了一些良性疾病在内。脑岩的病因病机，前人多究之于风、痰，《医宗金鉴》曰“头痛因风而痛，谓之头风，必眩晕”；《张氏医通·头痛》指出，“有风痰头痛，发时面颊青黄、晕眩、目不欲开、懒言身体沉重、兀兀欲吐，此欲成头风也”；《类证治裁·头痛》则强调了外邪致病的作用：“头为天象，诸阳会焉，若六淫外侵，精华内痹，郁于空窍，清阳不运，其痛乃作。”目前，关于脑岩的病因病机各医家认识不一，概括来看外因分为风、痰、瘀、湿、火、毒、寒七种，内因多责之于肺、肝、脾、肾之不足，脏腑功能失调，病机属本虚标实，但不同医家对病因病机的强调各有侧重。

脑岩的发病是一个先实后虚、虚实并见、本虚标实的病理过程，临证用药，宜细察其标本轻重缓急，把握其病机关键之所在，施以相应的祛风、破瘀、化痰、散结、扶正、培本、健脾、补肾、益气、养阴等治法。但概而言之，总不外《黄帝内经》“寒者热之”“热者寒之”“留者攻之”“结者散之”“虚则补之”“郁则达之”之旨，临床宜灵活掌握，变通运用。切忌一味地蛮补乱攻，以免犯虚虚实实之戒。

应注意病期的早晚以及治疗方法的选择。早期患者多数情况下可通过药物治疗之外的方法如手术获得良好疗效。随着病情进展，除手术外，还应包括系统的药物治疗及其他治疗；晚期患者则常选择以药物为主的治疗。这也是目前中医药应用最多，积累经验最丰富的领域。

近 20 年的临床研究显示，在脑岩常用的各种治法中，攻邪治标的清热解毒、化痰散结、活血化瘀以及以毒攻毒等方法较扶正益气、健脾补肾的治本方法应用得更多。脑岩病情相对较急，所以急则治其标，待邪气尽去，再以扶正治法调理之。上述指导思想，对于脑岩亦具有重要的意义，并在目前临床上广泛应用。

【临证精要】

一、辨证要点

辨标本虚实重点在于如何把握邪毒与正气的关系，分清何为矛盾的主要方面，为治疗提供理论依据。从病机上看，疾病初期邪毒内犯所致的标实常是问题的关键，正气不足之本虚此时常不明显。邪气之实主要为邪毒内犯，痹阻脑络，扰乱神明，进而邪客于里并影响脏腑功能，脾失健运而生痰，肝失疏泄而气滞，气不畅达而血瘀，肾不开阖而水停，心为邪扰而神识昏蒙，均使标实之候进一步加剧。此时正虚也渐而显现，可见气、血、阴、阳之不足；及至病之末期，正气已无力抗邪，脾肾阳虚、肝肾阴亏，元真之气衰败，阴阳欲竭，本虚已居矛盾的主要方面。临证应抓住这些关键环节，时时把握住正气与邪气的矛盾过程以及标本的虚实转化，为治疗提供可靠的辨证依据。

脑岩早期往往无明显全身症状，邪毒限于局部，主要为脑络痹阻的表现如头痛，此时积极的治疗，常示预后良好。随着病情进展，邪毒炽张，伤及脑髓，可逐渐出现相关的特异症状，如脑窍不利、失明、失聪、肢体偏瘫等，此时若能正确把握关键所在，辨证精当，疾病仍能向好的方向转化；若药不胜邪，或失治、误治，邪毒内陷，元气大亏，则病情进入晚期，阴阳欲绝，预后不良。

二、治疗原则

脑岩呈恶性发展过程，早期诊治十分重要。一旦确诊，应综合治疗，有手术指征者，应尽早手术，并进行放、化疗，中医药辨证论治可以起到减毒增效的作用。脑岩多为虚实夹杂，早期以痰、湿、瘀等邪实为主，中晚期则气血阴阳虚衰，肝脾肾多脏受累明显，临证应根据病情标本缓急，采用活血散结、豁痰开窍、行气息风、温阳补肾、滋补肝肾之法。

三、他型证治

1. 痰浊阻滞证

症状：头痛头晕，肢体麻木，甚则半身不遂，舌强语謇，或时时呕吐，或呕吐清水、黏涎，视物模糊，胸闷痰盛，或痰鸣漉漉，身重倦怠，或神志失常，或癫痫发作，舌苔白厚而腻，脉弦滑有力。

病机分析：痰性凝结，痰浊上阻脑部，壅塞清阳，故可见头痛、舌强语謇；痰阻中焦，脾胃运化不能，浊气上逆，故时时呕吐或泛吐清水；痰阻胸中，胸阳不振，则见胸闷痰盛或痰鸣漉漉；痰浊留注于四肢或清窍，经气不利，故可半身不遂、或视物模糊、身重倦怠；痰扰神明、神识不用，故可有神志失常、或癫痫发作；至于舌苔白厚而腻、脉滑等，均为痰湿阻滞之象。

治法：豁痰燥湿，泄浊开窍。

常用方药：涤痰汤(《奇效良方》)。半夏、枳实、竹茹、橘红、茯苓、胆南星、人参、生姜、大枣、石菖蒲、甘草。

方药解析：人参、生姜、大枣、茯苓、甘草健脾化痰而利湿泻火；橘红、胆南星、半夏燥湿而祛痰；竹茹清燥开郁；枳实破痰利膈；石菖蒲开窍通心。若痰积久化热，痰热内蕴，上扰清窍，躁狂不安，大便秘结者加黄芩、全瓜蒌、鲜竹沥汁以清化热痰；若痰浊蒙闭清窍，神识错蒙，不辨外物者，急以苏合香丸一粒研服以开窍醒神；若痰浊壅盛，胸膈痞满，频频呕吐痰涎者加薤白、佛手、厚朴、莱菔子、以行气降浊，开痞涤痰。

2. 肝风内动证

症状：肢体抽搐震颤，言语謇涩，或半身不遂，或视物模糊，可伴头痛头晕，耳鸣目眩，恶心呕吐，或躁狂易怒，甚则昏不识人，或频作癫痫，眼吊复视，舌红少苔，脉弦数。

病机分析：肝气郁而化火，火炎而风动，或阴虚不能制阳，肝阳化风故可见肢体抽搐震颤；风动于上，气机逆乱，故见头痛头晕，耳鸣目眩，恶心呕吐；风阳扰乱心神，故见躁狂易怒，甚或神识昏蒙而不识人，或作癫痫；阳盛而阴不足，精血无以荣养肢体、脑窍，故可有半身不遂、视物模糊、复视等症状。

治法：镇肝息风，清热定惊。

推荐方药：镇肝熄风汤（《医学衷中参西录》）。龙骨、龟甲、牡蛎、怀牛膝、白芍、天冬、代赭石、玄参、川楝子、甘草、生麦芽、茵陈。

方药解析：怀牛膝引血下行、补益肝肾；代赭石镇肝降逆；龙骨、牡蛎、龟甲、白芍益阴潜阳、镇肝息风；玄参、天冬滋阴清热；川楝子、生麦芽、茵陈清泄肝热，疏肝理气；甘草调和诸药。若肝阴不足，肝阳化风，伴胁痛、颧赤者加生地黄、菊花、枸杞子以养阴敛阳息风；若风动化火，热邪上炎而见发热，口干口苦，目赤舌燥，大便干结者，加生大黄、黄芩、龙胆草、牡丹皮以清肝泻火，通便降浊；若睡眠不宁或烦乱不安者，加合欢皮、酸枣仁以除烦安神。

3. 脾肾阳虚证

症状：精神不振，头昏头痛，倦怠无力，腰膝酸软，形寒肢冷，或肢体偏瘫，或视物不清，气短懒言，大便溏薄，小便清长，男子阳痿不举，女子经闭不行，舌体胖大，边有齿痕，舌质淡、舌苔白或白腻，脉沉细无力。

病机分析：脑岩久病不愈，或经过手术、放疗、化疗后疾病复发，元气大衰，脾肾阳虚，先、后天之气大伤，故可有精神不振，倦怠无力，腰膝酸软，形寒肢冷；阳虚不能温化肢体，故可有肢体偏瘫，气短懒言，大便溏薄，小便清长，男子阳痿不举，女子经闭不行；清阳不升，上焦及头面、脑窍失于温养，故视物不清，或者偏盲，舌体胖大、苔白或腻。

治法：补肾健脾，温阳化气。

常用方药：肾气丸（《金匮要略》）。熟地黄、山药、山茱萸、肉桂、附子、泽泻、茯苓、牡丹皮。

方药解析：熟地黄滋阴补肾；山茱萸、山药补肝益肾以充精血；附子、肉桂温肾助阳；泽泻通调水道，泄肾中水邪；茯苓健脾渗湿。若阳虚水泛，面浮足肿，尿少加车前子、猪苓、桂枝以化气行水，通利小便；若大便溏薄，一日数次不能固摄者，加诃子、芡实、煨木香、煨肉豆蔻、米壳以固涩止泻。

4. 肝肾阴虚证

症状：头晕目眩，两目干涩，或偏盲、视物不清，或舌强不能语，或足废不能用，耳鸣耳聋，咽干口渴，腰酸腿软，颧红盗汗，五心烦热，女子月经不调，舌质红绛，舌苔少或无苔，脉细弦。

病机分析：疾病发展到晚期，精血大亏，无以上承而荣养脑窍，故见头晕目眩，两目干涩，或偏盲、视物不清，耳鸣耳聋，咽干口渴；经脉失养故舌强不能语，足废不能用，腰酸腿软；阴虚不能敛阳，虚阳外越故颧红盗汗，五心烦热；舌苔少而干、脉细亦均阴虚之候。

治法：滋补肝肾，生精益髓。

常用方药：一贯煎（《续名医类案》）合地黄饮子（《圣济总录》）。沙参、麦冬、当归、生地黄、熟地黄、山茱萸、石斛、枸杞子、川楝子、菟丝子、五味子、巴戟天、肉苁蓉、附子、肉桂、茯苓、石菖蒲、远志、生姜、大枣。

方药解析：肉苁蓉、巴戟天温养肾阳；附子、肉桂温助真元，引火归原；佐入石菖蒲、远志、茯苓交通心肾，开窍化痰；引入生姜、大枣，调阴阳，和气血；生地黄、山茱萸、熟地黄滋补肝肾；沙参、麦冬、当归、枸杞子、五味子滋阴养血生津柔肝；石斛、麦冬、五味子滋养肺肾川楝子、清肝泄热补益肝肾。

若阴虚火旺，虚火内炽，低热不退，骨蒸盗汗，口干不欲饮者加黄柏、知母、牡丹皮以清退虚热；若阴血不足，血不养筋，虚阳扰动，手足抽动或震颤者加木瓜、钩藤、羚羊角以养肝潜阳，息风止颤；若肢体废痿不用者加黄芪、牛膝、锁阳、牛脊髓和猪脊髓各一条以益精血，养筋脉。

四、中成药治疗

1. 指迷茯苓丸　由半夏、茯苓、枳壳、朴硝组成。化痰燥湿，泄浊通络，适用于脑岩痰浊阻络证。

2. 内消瘰疬丸　由夏枯草、玄参、浙贝母、薄荷、天花粉、白蔹、连翘、大黄、地黄、桔梗、当归、枳壳等组成。化痰软坚，散结消积，适用于脑岩痰气交结，蕴积成块证。

3. 脑立清胶囊　磁石、代赭石、珍珠母、清半夏、牛膝、薄荷脑、冰片、猪胆汁、酒曲。清热平肝，定惊止痛，用于脑岩肝热生风，肝风内动证。

4. 清开灵胶囊　由栀子、水牛角、板蓝根、黄芩、金银花、珍珠母、胆酸、猪去氧胆酸组成。清肝息风，镇静安神，适用于脑岩肝热生风证。

5. 桂附理中丸　由党参、白术、附子、干姜、甘草肉桂等组成。温补脾肾，用于脑岩脾肾阳虚证。

6. 济生肾气丸　由车前子、茯苓、附子、牡丹皮、牛膝、肉桂、山药、山茱萸、熟地黄、泽泻组成。温补肾阳，化气行水，适用于脑岩肾阳不足，水湿内停证。

7. 右归丸　由熟地黄、附子、肉桂、山药、山茱萸、菟丝子、鹿角胶、枸杞子、当归、杜仲。温肾助阳，适用于脑岩肾阳不足证。

8. 六味地黄丸　熟地黄、山茱萸、牡丹皮、泽泻、茯苓、山药。滋补肾阴，用于脑岩肾阴亏虚证。

9. 左归丸　山药、山茱萸、枸杞子、牛膝、菟丝子、鹿角胶、熟地黄、龟板胶。补益肝肾精血，用于脑岩肝肾阴虚证。

五、其他疗法

1. 针灸　针灸治疗本病取得了一定的临床疗效，本病多为本虚标实之证，治疗主张补虚泻实，调节脏腑。治疗方法也由传统的毫针向多种疗法综合应用，疗效不断提高，针刺头部穴位不仅可以激发头部经气，调整头部阴阳，并因十四经脉直接或间接通向头部，使其还可调整全身气血阴阳，改善全身症状。临床治疗多以头针为主，综合体针、腹针、梅花针叩刺、刺络放血、灸疗等多种治疗方法。

2. 推拿　推拿对于术后康复效果较好。推拿的重点是加强伸展肌肉范围，牵引缩短、僵直的肌肉。动作轻柔和缓，对颈腰四肢各关节及肌肉进行推拿按摩，至少两天一次，尽量保持关节的活动幅度。

3. 康复训练

(1) 放松锻炼：放松和深呼吸锻炼有助于减轻患者心理紧张。

(2) 关节运动范围训练：力求每个关节的活动都要到位，注意避免过度的牵拉。

(3) 吞咽言语功能训练：对于伴有吞咽困难，言语功能损害的患者需指导少量进食，连续发声，训练言语。

(4)肢体功能训练:对于偏瘫患者需予以患肢推拿,指导训练康复。

六、护理调摄

脑岩不仅要忍受着病痛带来的不适,还要承受精神上的压力。因此对患者应给予热情、关心和周到的接待,耐心听取患者的主诉和要求,并给予满意的答复,主动与患者交谈,尊重和理解他们,使他们解除思想顾虑,树立战胜疾病的信心。

1. 一般调摄 应注意避风寒,节饮食,畅情志。

2. 饮食 平时可多服食一些保健食品如山药、木耳、银耳以及薏苡仁粥等。保持充足的睡眠,创造一个良好的生活环境。亦可适当服食六味地黄丸、西洋参片等,以扶正培本,增强机体抗病能力。

3. 预防与康复 养成良好的生活习惯,戒除不良嗜好如吸烟、酗酒、偏食等,多吃新鲜蔬菜。保持乐观的心情,"恬淡虚无,真气从之,精神内守,病安从来"。对已病患者,避免精神刺激,从精神上给予更多的安慰和支持,消除焦虑、恐惧、紧张情绪,减轻其精神压力,促进疾病康复。长期坚持五禽戏、太极拳、太极剑以及调养内气等锻炼,经常按摩或艾灸足三里、阳陵泉、关元等穴位,不仅有助于增强体质,健身防病,亦有助于脑岩的康复。

七、经验荟萃

1. 周仲瑛以风痰瘀阻,肝肾亏虚,清阳失用为脑岩的基本病机,强调滋补肝肾以培本,祛风化痰、祛瘀解毒以治标,辨病为主,辨证为辅,惯用"地黄、功劳叶、天麻、知母、鳖虫"等药,达到补虚祛邪通络之功,在脑岩的治疗过程成效颇多,对患者预后有益。

2. 谢远明治疗肿瘤采用活血化瘀法,常以黄芪、白术、茯苓、太子参健脾益气,以补后天之本;地龙、桃仁、红花、当归、川芎、赤芍、丹参、三七活血通络;在活血化瘀法治疗脑岩方面积累了丰富临床经验。运用补阳还五汤加减治疗脑岩,减轻患者痛苦、提高生活质量、延长生存期。

3. 任年军采用完全随机配对的临床设计,观察自拟脑瘤方(制附片、壁虎、川芎、天麻、土鳖虫、牛膝各10g,蜈蚣2条,泽泻、地龙及黄芩、枸杞子各15g,巴戟天10g,红花5g)对脑瘤放、化疗血细胞减少的影响,发现该方可有效地减轻放、化疗对骨髓造血功能的抑制作用,具有升高白细胞的作用。

【诊疗解悟】

1. 临证发微 脑岩的药物治疗较为复杂，迄今尚无逆转病程的药物。西医手术虽可短期改善症状，但远期疗效多不乐观。中医药是一个伟大的宝库，历史悠久，有着独特的理论基础和丰富的临床经验累积。临床实践证实，中医或中西医结合不但提高了肿瘤的临床疗效，延长了肿瘤患者的生存率，改善了生活质量，而且中医药与手术、放化疗结合，起到了减毒增效的作用，并为预防肿瘤的发生与发展提供新思路、新方法。

脑岩由于其独特解剖、病理生理特点单靠一种治疗方法难以根治，需行手术切除为主，术后辅助放疗、化疗及其他治疗等综合治疗手段。颅内肿瘤具有致残率高、死亡率高、复发率高等特点，因此针对患者的个体化、综合性治疗是目前诊治颅内肿瘤的趋势。中医学的特点是整体观念和辨证论治，因此古代虽无"脑肿瘤"病名，但相关论述可见于大量的文献中，其病和症依然可以采用"扶正祛邪""调整阴阳"的整体治疗原则和"以人为本"的辨证论治理念进行诊治。中医药在治疗颅内肿瘤方面有其独特的优势，可以应用于脑部肿瘤治疗的整个过程，中医药联合放化疗、手术和单独中医药内服、外用、针刺治疗颅内肿瘤在改善患者生活质量、延长其生存期方面取得了一系列进展。

"脑为髓海，其输上在于其盖，下在风府，髓海有余，则轻劲多力，自过其度；髓海不足，则脑转耳鸣，胫酸眩冒，目无所见，懈怠安卧。"故颅内肿瘤乃髓海病变，多因脏腑虚弱，清阳不升，浊气不降，致血行滞涩，经络不畅，气血津液输布失常，湿聚为痰，血滞为瘀；另因肝为风木之脏，肝肾阴虚，肝阳上亢，化风为火；风、火、痰、瘀互结，清阳失用，痹阻脑络；还因久病耗伤肝肾之阴，干预无制，变化内风，加之阴虚火旺，炼液为痰，内风夹痰火，上凑于空虚之髓海，风痰火毒，胶结不解，发为脑岩。中医非常重视治病求本的思想，有"坚者削之""结者散之""留者攻之""损者益之"四大基本原则。"正气存内，邪不可干""邪之所凑，其气必虚"就清楚表明机体正气的强弱是颅内肿瘤发生的主要因素，因此"扶正祛邪"是治疗脑岩的原则。"积之成也，正气不足，而后邪气踞之"，肿瘤的形成过程是机体内部邪正斗争相互消长的过程，其临床大多由于机体的正气亏损，然后外邪乘虚侵入，致使机体气滞、血瘀、痰凝等一系列病理变化，人之正气具有维持机体正常生理功能的作用，同时具有抵御外邪之能力。因此，在治疗脑岩过程中，应遵从"补益以正本清源""祛邪以防微杜渐""引经以引药达病所"三法，以药物治疗为基石，重视中成药应用，结合针刺、推拿、康复、穴位外敷、情感调节等辅助疗法，同时联合西医及手术治疗，中西医并重，分期施治，方可延缓病程、延长生命。

2. 诊治演变　脑岩临床表现差异较大，常与“中风、头痛、痫病、失眠”等相混淆，早期以实邪为主，多为“风、火、痰、瘀”等邪气，常相互夹杂，故早期多以“祛风、化痰湿、清热、活血”等祛邪为治疗原则；至中晚期，邪气致正气耗损，多为虚实夹杂证，故多以“扶正祛邪”为主要治则。随着中医“辨证施治，分期而治”思想被重视起来，随着现代医学诊疗技术飞速发展，大多数患者可于患病早期被确诊，大大提高存活率及生存周期。情感调节同样被作为治疗过程中又一重要治疗方式，研究表明，不良的情感活动会增加脑岩的患病率，同时过激的情感活动会加速疾病进展，不利于患者治疗。

【医论撷要】

《丹溪心法·头痛》:“头痛多主于痰，痛甚者火多，有可吐者，可下者。”

《诸病源候论·结气候》:“结气病者，忧思所生也。心有所存，神有所止，气留而不行，故气结于内。”

《景岳全书·头痛》:“凡诊头痛者，当先审久暂，次辨表里。盖暂痛者，必因邪气，久病者，必兼元气……所以暂病者，当重邪气，久病者当重元气，此因其大纲也。”

《医宗必读·积聚》:“初者，病邪初起，正气尚强，邪气尚浅，则任受攻；中者，受病渐久，邪气较深，正气较弱，任受且攻且补；末者病魔经久，邪气侵凌，正气消残，则任受补。”

《张氏医通·头痛》:“有风痰头痛，发时面颊青黄、晕眩、目不欲开、懒言身体重、兀兀欲吐，此欲成头风也。”

《类证治裁·头痛》:“头为天象，诸阳会焉，若六淫外侵，精华内痹，郁于空窍，清阳不运，其痛乃作。”

【参考文献】

[1] 吴勉华, 石岩. 中医内科学新世纪第 5 版 [M]. 北京: 中国中医药出版社, 2021.
[2] 夏正, 李柳, 沈泽怡, 等. 国医大师周仲瑛复法组方辨治脑瘤经验 [J]. 中医学报, 2022, 37 (289): 1204-1208.

[3] 梁冰, 孙静云, 叶放, 等. 周仲瑛教授病机辨证颅内肿瘤的临床经验 [J]. 南京中医药大学学报, 2016, 32 (2): 195-197.

[4] 魏亚东, 曹利平, 王向阳. 等. 谢远明活血化瘀法治疗脑瘤经验 [J]. 陕西中医学, 2012, 33 (9): 1194-1195.

[5] 任年军, 梁松岳, 何正文, 等. 脑瘤方辅助化疗治疗脑胶质瘤的临床效果观察 [J]. 肿瘤药学. 2014, 4 (3): 201-206.

第三十一章　五迟、五软

五迟是指立迟、行迟、语迟、发迟、齿迟；五软是指头项软、口软、手软、足软、肌肉软，均属于小儿生长发育障碍病证。中医学对本病的认识源远流长，早在隋代著名医家巢元方的《诸病源候论·小儿杂病诸候》中即有“齿不生”“数岁不能行”“头发不生”“四五岁不能语”诸候。清代《医宗金鉴·幼科心法要诀》将“五迟”列为一门，叙证论方，即今之谓五迟、五软。五软证，在宋以前述证不详，也有与五迟证并论者。至明代著名儿科专家鲁伯嗣在《婴童百问·五软》始明确立名“五软”，其云：“五软者，头软、项软、手软、脚软、肌肉软是也。”明代著名医家薛己在《保婴撮要·五软》中将口软归入五软范畴，云：“五软者，头项、手、足、肉、口是也。”明代著名医家王肯堂的《证治准绳·幼科准绳·五软》认为本证预后不良，“纵使成人，亦多有疾”，“投药不效，亦为废人”。

五迟以发育迟缓为特征，五软以痿软无力为主症，两者既可单独出现，也常互为并见。多数患儿由先天禀赋不足所致，病情较重，预后不良；少数由后天因素引起，若症状较轻，及时治疗，则可康复。

【典型病案举隅】

患儿，男，2岁6个月。

【主诉】

出生后2年半至今行走不能，言语迟，头项痿软。

【四诊采集】

(一) 望诊

1. 观察患儿是否有肢体痿软无力，如坐起、站立、行走等明显迟于正常同龄小儿。

2. 观察患儿行走时的步态及姿势。

3. 观察患儿头发、牙齿及面部皮肤色泽。

4. 舌象。

(二) 闻诊

1. 听患者说话的语音、语调及流畅性。

2. 患儿的哭闹声情况。

(三) 问诊

1. 询问患儿什么时候开始坐、爬、站、说话等，与同龄儿童相比如何。

2. 肢体痿弱无力是出生后发现还是患某些疾病后出现。

3. 母亲生产时情形，是否有羊水过多、过少、脐带绕颈等情况以及母亲妊娠期间是否有患病、服药等情况。

4. 是否出现精神方面及认知功能方面的异常。

5. 有无家族史。

6. 做过哪些实验室和影像学检查。

7. 接受过哪些治疗，效果如何。

(四) 切诊

1. 患儿肌力、肌张力。

2. 脉象。

【病情述要】

患儿出生后 9 个月才会坐，至今不能行走，下肢无力，言语迟，头项痿软，时低头，但无落日目。曾就诊于北京儿童医院，多项检查包括颅脑 CT、肌电图等未发现明显异常。患儿系第二胎第二产，足月剖宫产娩出，出生体重 3kg，无缺氧窒息病史。其兄长身体健康。患儿父母体健，母亲怀孕期间除纳食欠佳外，余无明显异常，无近亲婚配史及家族遗传病史。

刻下症：肢体痿弱无力，发育迟缓，言语迟，坐起、站立、行走等明显迟于正常同龄小儿，舌质红，舌苔少，指纹淡。

【诊断治疗】

诊断：五迟、五软(肝肾亏虚证)。

治法：滋补肝肾。

处方：补肾地黄丸加减。

鹿茸 10g、石菖蒲 10g、补骨脂 15g、熟地黄 15g、山茱萸 15g、菟丝子 15g、鸡内金 15g、生晒参 15g、炒谷芽 15g、炒麦芽 15g、鹿角胶 10g、川牛膝 6g、炒山药 30g。

以上诸药打粉为极细末,每服 3g,日服 2 次,打入豆浆内服。

二诊:服上药 1 月,患儿现能扶物行走,话语增多,一次能讲 1~2 个字。取上方 3 倍剂量,打粉,服法同前。

三诊:经 3 个月治疗,患儿精神大见好转,话语较前增多,扶物行走较前好转,舌质红,舌苔少,指纹淡。体重 20kg。上方加沙苑子 20g、砂仁 6g,鹿茸加量至 15g,2 剂,打粉为极细末,每服 3g,日服 2 次。

四诊:服上药 2 月后,患儿双下肢有力,较前明显好转,话语发音清楚且连贯。舌质红,舌苔白,指纹淡。处方在三诊方基础上加骨碎补、焦山楂各 20g,益智仁、焦神曲各 15g,鹿茸加量至 20g,鹿角胶加量至 15g,石菖蒲加量至 20g。服法同上。

3 月后门诊随访,诸症明显好转,服用上药巩固疗效。

【临证分析】

1. 该患儿诊断为五迟、五软的依据是什么?

(1)患儿出生后 9 个月才会坐。

(2)至今不能行走,言语迟,下肢无力,头项痿软。

(3)坐起、站立、行走等明显迟于正常同龄小儿。

2. 临床诊断时,该病需要与哪些疾病相鉴别?

本病与小儿痿病相似,需与之鉴别。五迟、五软以头项、四肢及口唇痿软无力为主症,而痿病虽有肢体软弱无力,但多在上肢或下肢,常一侧或双侧同时发病。痿病病因多为风邪,或湿热、温毒浸淫所致,本病常在出生后,或久病大病之后出现症状。

3. 五迟、五软主要相当于西医哪些疾病,临床上如何鉴别?

根据本病的临床表现,相当于西医学中脑性瘫痪、婴儿型脊髓性肌萎缩症、进行性肌营养不良等,凡具有痿软无力、发育迟缓临床特征的疾病,均可参照本章进行辨证论治。

(1)脑性瘫痪:

1)出生前到生后 1 个月内由各种原因(如早产、多胎、低体重、母胎龄大、窒息、高胆红素血症)所致的非进行性脑损伤。

2）中枢性运动障碍及姿势异常，表现为多卧少动，颈项、肢体关节活动不灵，分为痉挛型（四肢瘫、双瘫、偏瘫）、不随意运动型、共济失调型、混合型等。

3）常伴有智力发育迟缓，视、听、感觉障碍及学习困难。

4）完善颅脑 CT、MRI，了解脑部有无异常、畸形，或异常钙化影等，脑电图有助于支持合并癫痫的诊断。

⑵婴儿型脊髓性肌萎缩症：出生时一般情况可，3~6 个月后出现症状，肢体活动减少，上下肢呈对称性无力，进行性加重，膝腱反射减弱或难以引出，肌张力低下，肌肉萎缩，智力正常。

⑶进行性肌营养不良：是一组遗传性肌肉变性疾病，其特征为进行性的肌肉无力和萎缩。血清酶检查 CK 升高，肌电图示肌源性损害，肌肉活检符合肌营养不良的改变。

4. 分析五迟、五软的病因病机。

⑴病因

1）禀赋不足：患儿因父精不足，母血亏虚，先天禀赋不足；或母孕时患病，药物受害等不利因素影响胎儿，以致母生子弱，造成患儿精气不足，髓脑未满，脏气虚弱，筋骨肌肉失养而成。

2）后天失养：后天因小儿出生后，乳食不足，或体弱多病，或大病失养，以致脾胃亏损，气血虚弱，筋骨肌肉失于滋养所致。

⑵病机：五迟、五软的病因主要有先天禀赋不足，亦有后天失于调养。因此，五迟、五软的病机总为五脏不足，气血虚弱，精髓不充，导致生长发育障碍。其中，与肝、脾、肾关系密切，肾主骨，肝主筋，脾主肌肉，人能站立行走，需要筋骨肌肉强健。若肝、肾、脾不足，则筋骨肌肉失养，可出现立迟、行迟；头项软而无力，不能抬举；手软无力下垂，不能握举；足软无力，难于行走。齿为骨之余，若肾精不足，可见牙齿迟出。发为血之余，若肾气不充，血虚失养，可见发迟或发稀而枯。言为心声，若心气不足，肾精不充，髓海不足，则见言语迟缓，智力不聪。脾开窍于口，又主肌肉，若脾气不足，则可见口软乏力，咬嚼困难；肌肉软弱，松弛无力。

本病的辨证应首先辨别证的轻重：一般而言，后天失养致病，病程较短，病情较轻；先天不足而致，病程较长，病情较重。辨病位也很重要：立迟、行迟、齿迟多为肝肾亏损；语迟、智力迟钝多因髓海空虚，与脑关系密切。五迟、五软的治疗总则以补虚为主，补养肝肾、补脾益胃、补脑填髓相结合。

5. 该患者辨证为肝肾亏虚证的依据是什么？

依据：患儿出生后9个月才会坐，至就诊时不能行走，言语迟，下肢无力，头项痿软，时低头，舌质红，舌苔少，指纹淡。

从患者临床症状及舌脉来分析，符合肝肾亏虚证的病机。肾主骨，肝主筋，人能站立行走，需要筋骨强健。若肝肾不足，则筋骨失养，可出现立迟、行迟；头项软而无力，不能抬举；足软无力，难于行走。肾精不充，髓海不足，则见言语迟缓，智力不聪。结合舌质红，舌苔少，指纹淡，均为肝肾亏虚之象。

6. 分析该患者初诊的处方用药及复诊时用药思路。

处方中鹿茸归肝、肾经，壮肾阳，益精血，强筋骨，《日华子本草》记载其："补虚羸，壮筋骨"。现代研究表明，鹿茸可以促进蛋白质和核酸的合成，促进蛋白质代谢及能量代谢。鹿角胶、菟丝子补肝肾，益精血，研究表明，菟丝子多糖能促进骨缺损修复，调整骨形成和骨吸收的关系。菟丝子对小脑神经元具有保护作用。补骨脂善壮肾阳，暖水脏；《本草经疏》："补骨脂，能暖水脏，阴中生阳，壮火益土之要药也。"川牛膝，活血通经，补肝肾，强筋骨。熟地黄滋阴补肾，填精益髓，山茱萸补益肝肾。生晒参，大补元气，补脾益肺，安神益智。炒山药，益气养阴，补脾肺肾。鸡内金、炒谷芽、炒麦芽健脾消食。石菖蒲，开窍醒神，宁神益智。全方以补益肝肾为主，更加健脾益气之品补后天之本，补后天亦有助于充养先天，并用活血通络开窍之品，使补而不滞。三诊时方中鹿角胶与鹿茸皆为滋补强壮之要药。砂仁化湿醒脾。沙苑子补肾固精，似菟丝子平补肝肾而以收涩见长。四诊加骨碎补温补肾阳，强筋健骨；焦山楂、焦神曲消食和胃；益智仁与补骨脂同用，补肾助阳，温脾开胃。

7. 如该患者未能及时治疗，病情延误，病机可能会如何转化？

依据该患儿目前临床症状，主要以肝肾亏虚为主，如果积极治疗，养肝益肾，气血得复，强筋健骨，安神益智，症状尚可减轻。如若任由病情迁延，风、火、痰、瘀因虚而生，相互转化，相兼为患，进一步耗伤阴津气血，最后导致阴阳气血衰败，脏腑功能受损，迁延不愈。

【知识拓展】

脑性瘫痪，简称脑瘫，是一组持续存在的中枢性运动和姿势发育障碍、活动受限症候群，这种症候群是由于发育中的胎儿或婴幼儿脑部非进行性损伤所致。脑性瘫痪的运动障碍常伴有感觉、知觉、认知、交流和行为障碍，以及癫痫和继发性肌肉、骨骼问题。对于脑瘫的临床分型，临床上多采用2015年发布的《中国脑性瘫痪康复指南》所述内容，临床分型推荐为痉挛型四肢瘫、痉挛型双瘫、痉挛型偏瘫、不随意运动型、共济失调型、混合型。中医学中并无“脑瘫”之病名，其属于“五迟”“五软”之范畴。

脑瘫是多种高危因素和病理过程共同作用的结果，临床上多种因素可引起脑瘫，如妊娠期母患疾病、孕期出血、胎盘脐带羊水异常、生后窒息、早产、低体重、高胆红素血症等。脑瘫病因按性质可分为遗传（如染色体畸变、多胎）、物理（如创伤、放射线）、生物（如宫内感染）、化学（如缺血、毒素）、药物影响（孕期服药）因素；按损伤时期分为产前因素、产时因素、产后因素，胎儿神经系统发育贯穿整个妊娠期，中枢神经系统在整个妊娠期容易受到各种不良因素的影响。小儿出生后，大脑皮质的神经细胞数目不再增加，胎儿神经系统的正常发育，取决于产妇适当的营养摄入和良好的宫内环境。

脑瘫患儿除了常见的运动障碍外，常合并有智力低下、听力、视觉、语言障碍及癫痫，较大年龄患儿还可伴有精神发育迟滞、行为及情绪异常。不同类型脑瘫合并症的分布不同，痉挛型脑瘫最常见的合并症为语言障碍、智力低下、癫痫；不随意运动型脑瘫最常见的合并症为情绪和行为障碍；肌张力低下型脑瘫最常见的合并症为智力低下与癫痫；混合型脑瘫最常见的合并症为癫痫与小头畸形。这些合并症影响了患儿的生长发育、智力进步，增加了康复治疗的难度，给脑瘫患儿全面康复带来困难。

【临证精要】

一、辨证要点

本病的辨证应首先辨轻重：一般而言，后天失养而致，病程较短，病情较轻；先天不足而致，病程较长，病情较重。其次辨脏腑：立迟、行迟、齿迟多为肝肾亏损；语迟、智力迟钝多因髓海空虚，与脑关系密切。

二、治疗原则

五迟、五软的治疗总则：以补虚为主，补养肝肾、补脾益胃、补脑填髓。

三、他型证治

1. 脾胃虚弱证

症状：肌肉消瘦，松弛无力，肢体痿软，站立困难，唇软咀嚼无力，或涎出不禁，精神倦怠，少气懒言，面色萎黄，舌淡苔白，脉细弱。

病机分析：小儿五软之证，手足软，脾胃病也，脾主四肢，脾胃不足，故手软而懒于抬，胃为五脏六腑化源，脾胃旺盛，则脏气有所禀，诸软之证得复。

治法：益气健脾。

常用方药：补中益气汤《脾胃论》。黄芪、人参、白术、炙甘草、当归、陈皮、升麻、柴胡。

方药解析：黄芪补中益气、升阳固表为君；人参、白术、甘草甘温益气，补益脾胃为臣；陈皮调理气机，当归补血和营为佐；升麻、柴胡协同参、芪升举清阳为使。一则补气健脾，使后天生化有源，脾胃气虚诸证自可痊愈；一则升提中气，恢复中焦升降之功能。

2. 肺热伤阴证

症状：肢体软弱，松弛无力，站立困难，精神倦息，呼吸气急，口渴多饮，舌红，苔少，脉数。

病机分析：小儿五软之证，行坐俱废，可以从肺病论治，兼取阳明，肺病而治节不行，则五官百骸皆不得禀气以为运动之资；肺热，因而心气热则脉痿，足不任地；因而肝气热则筋痿；因而脾气热则肉痿；因而肾气热则骨痿。宗筋者，主束骨而利关节者也，而阳明实则润之，阳明虚则宗筋纵，而诸脉皆弛，乃坠废而不用。

治法：清热养阴。

常用方药：甘露饮《阎氏小儿方论》。熟地黄、生地黄、天冬、麦冬、石斛、黄芩、枇杷叶、茵陈、枳壳、甘草。

方药解析：方中二冬、二地、石斛养胃生津，滋阴降火，水旺则火熄；伍以黄芩、枇杷叶清胃泻火；枳壳通导腑气，运化脾胃；茵陈清热利湿，升发清气；再以甘草清热解毒，调和药性。诸药合用，有滋阴泻火，升清降浊的功效。

3. 肾阴阳两虚证

症状：头项倾斜，松弛无力，肢体软弱，智力迟钝，精神呆滞，四肢厥冷，面色苍白或萎黄，形瘦神疲，倦怠乏力，食少不化，咳嗽咳痰，舌淡红，苔少，脉细弱。

病机分析：小儿五迟之证，与肾中真火不足有关，肾为阴阳之根，肾阴为一身阴气之源，若肾阴亏虚，则阴血不足，骨髓失养，肢体痿软；肾阳为一身阳气之本，若肾阳不足，则气失温煦，寒而凝滞，痰浊内生，日久诸脉皆废。

治法：滋肾阴，补肾阳。

常用方药：地黄饮子《圣济总录》。熟地黄、巴戟天、山茱萸、石斛、肉苁蓉、附子、五味子、肉桂、白茯苓、麦冬、菖蒲、远志、薄荷、生姜、大枣。

方药解析：方中以熟地黄、山茱萸补肾填精，巴戟天、肉苁蓉之类温壮肾阳，四药合用治下元虚衰之本，共为君药。而以桂、附之辛热，协四味以温养真阳。但真阳下虚，必有浮阳上僭，故以石斛、麦冬清之。火载痰升，故以茯苓渗之。然痰火上浮，必多堵塞窍道，菖蒲、远志能交通上下而宣窍辟邪。五味以收其耗散之气，使正有攸归。薄荷以搜其不尽之邪，使风无留着。用姜、枣者，和其营卫，匡正除邪耳。

四、中成药治疗

1. 六味地黄丸：熟地黄、山茱萸、牡丹皮、泽泻、山药、茯苓。滋阴补肾。适用于五迟、五软肾阴不足证。

2. 金匮肾气丸：地黄、山药、山茱萸、茯苓、牡丹皮、泽泻、桂枝、制附子、牛膝、车前子。温补肾阳，化气行水。适用于五迟、五软肾阳不足证。

3. 大补元煎丸：熟地黄、山茱萸、山药、枸杞子、杜仲、党参、当归、炙甘草。滋补肝肾，益气养血。适用于五迟、五软肝肾两虚，气血不足证。

五、其他疗法

1. 针灸治疗　中医认为无阴则阳无以化，无阳则阴无以生，阴平阳秘，精神乃固。阳主动，主生长发育，现患儿阴阳俱损，语言、智力、运动等功能低下，故取穴以温阳助运、推运生化、促进功能发展为主，针灸治疗配合穴位推拿，辅以日常生活能力康复训练，以达到健脾益气，强筋健骨，使患儿身心得健、智力改善、发育改善。由于患儿肌肤娇嫩，故针刺时只求针下有沉紧感即可，不强求针感传导。此病见效慢，需向患儿家属说明以求密切配合。

(1)头针结合体针、舌针针刺治疗“五迟”“五软”，主要开展眼针、头针、揿针，以疏通经络、调和阴阳、补益肝肾、醒脑健脾，从而改善患儿运动、智力及语言功能，调节患儿肌张力，提高智力，改善粗大运动及精细运动功能。

(2)温针：温针是借助温热效应提升疏通经络能力，使经气得以激发，促进血液循环、加快局部炎症吸收，促进新陈代谢、修复损伤组织，起到补益肝肾、补脾而实肌肉的作用。

(3) 腹针：理论基础为“神阙布气假说”，即腹部全息系统，对人体具有宏观调控的作用；针刺腹部脏腑的募穴既可调阴阳经之气，又可调理脏腑之气，利用腹针引气归元，以治疗脾肾入手。

(4) 耳针疗法：取耳穴，心脑肾隔日 1 次，10 天为 1 个疗程。

2. 穴位埋线 穴位埋线是一种结合多种疗法、多种效应于一体的复合性治疗方法，将医用羊肠线植入相应腧穴，通过羊肠线对腧穴的长期持续刺激作用，提高腧穴的兴奋性和传导性，达到良性、双向性调节的目的，具有“以线带针”的长效针感治疗效果。

3. 小儿推拿 较成人之不同为手法着力上更须轻快柔和、平稳着实。常用推拿手法有穴位指按、循经推法、捏法等。推拿疗法以其疏通经络、理筋复位、松解粘连、滑利关节的作用，能有效调节运动系统的肌肉关节的功能。

六、护理调摄

1. 饮食调理 宜进食健脾和胃、补养气血、补肾壮骨的食品：如养肾强骨猪蹄筋汤，猪蹄筋 30g，杜仲 10g，怀牛膝 10g，桑寄生 10g，陈皮 3g，大枣 10 枚。先将猪蹄筋用清水浸一夜，翌日用开水浸泡 4 小时，再用清水洗净，与各药一起放入砂锅内，加水 250ml，煎成半碗水左右，去药渣，加姜、蒜、盐调味，饮汤吃筋。主治筋骨腰膝乏力而立迟、行迟者。

2. 心理护理 使患儿情绪松弛，给予鼓励指导，积极面对疾病，主动配合治疗。

七、经验荟萃

1. 凌湘力认为小儿脑瘫的主要病机为先天禀赋不足，其病位主要在肾与脑，小儿脑瘫的肾与脑的生理基础和两者之间的病理改变决定了小儿脑瘫从肾论治的重要性。凌湘力强调小儿脑瘫从肾论治，并非忽略其他脏腑病变，或忽略寒热虚实夹杂之证，由于小儿脑瘫的主要病位在肾，病机主要为先天禀赋不足，正如吴鞠通所言“稚阳未充，稚阴未长”，说明小儿阳气初生，但尚未充实，阴精初生，但尚未充盈，肾中阴精阳气皆不足，所以凌湘力强调，小儿脑瘫从肾论治的辨证分析这一观点宜贯穿于治疗始末，才能取得较好的临床疗效。

2. 关娴清在治疗重症瘫痪性疾病过程中总结出“脊背六法”并传承发展至今。“脊背六法”源于中医传统“捏脊”。古文献中关于捏脊疗法的最早记载见于晋代葛洪《肘后备急方·治卒腹痛方》。经多年的儿科临床实践不断总结,创造性地将“脊背六法”应用于儿童神经康复领域,主治脑瘫,取得了显著的疗效。

3. 周德安指出小儿发育迟缓病因多归结于先天肾精亏虚。肾主骨生髓,肾精亏虚则脑髓失养;或因患儿后天喂养不当,脾胃虚弱造成。脾胃为后天之本,主运化水谷,若脾胃功能虚弱则水谷无以运化,精微物质无从产生,则脑髓失养。若患儿存在先天不足、后天失养,则更易造成“五迟”“五软”。周德安教授在临床中注重补肾,填精益髓以补先天,注重调畅阳明经气血以补后天。临床多选用肾经、阳明经穴位配合特殊功效的穴位。

【诊疗解悟】

1. 临证发微 临床上五迟与五软常并见,五迟以发育迟缓为特征,五软以痿软无力为主症,两者均为生长发育障碍所致。五迟、五软因先天因素,父母之精血不足而致,或由于母孕期间用药不当,或早产、难产、新生儿窒息或缺血缺氧性脑病等,其重者可在出生后即有症状,轻者生后虽不出现症状,但常为后天外因致病提供基础。因后天调摄失宜,则在生后不久即发病。首先出现的是发迟的证候,继之出现其他四迟的证候。五迟、五软的发生主要在于先天肾气不足,髓海不充再加上乳食不节,营养不良,后天调护失宜,脾胃损伤,进而导致脾肾亏虚。脾胃虚弱,气血不足,肝失所养而导致肝肾不足证候。肾精不足,无以濡养心肺二脏。因五脏亏损程度不同,所以在病机转化上,既可以五脏亏虚为主,也可一脏二脏,以及数脏亏虚为主,故临床症状既有五迟、五软之候俱见,也有仅见一二者。

2. 诊治演变 五迟、五软见于西医学上的脑瘫、佝偻病、精神发育迟滞等,而临床上又以脑瘫最为常见。目前,脑瘫的治疗仍是医学研究的难点和热点。除了中药、针灸、推拿等传统治疗方法外,现在外科手术与康复训练结合治疗脑瘫具有较好的疗效,在临床中得到广泛使用。外科手术能够为康复训练创造有利条件,康复训练是脑瘫治疗的核心方法。比如,痉挛型脑瘫是最常见的脑瘫类型,约占 60%~ 82%,神经性手术主要针对痉挛,以选择性脊神经后根切断术(selective pusterior rhizotomy,SPR)为代表。SPR 解除痉挛的原理主要是通过选择性切断脊神经后根中的 Ia 类纤维,进而阻断脊髓反射 γ 环路，降低过高的肌张力。第二类常用的神经性手术为选择性周围神经切断术(selective peripheral neurotomy，SPN)，SPN 主要是通过选择性切断过度痉挛的肌肉或肌群所对应的一根或数根运动神经，阻断局部反射弧，可有效降低肌张力和减少反射亢进。SPN 适用于痉挛部位单一且局限的脑瘫患者，具有创伤小、缓解痉挛疗效确切、可预防远期的肌肉骨骼后遗症等优点，能够有效改善关节活动度、坐位能力和步态。第三类常用手术为肌腱、软组织及骨性手术可统称为矫形手术，主要针对患者在生长发育过程中出现的肌肉挛缩和骨骼畸形，其目的是矫正肢体畸形，稳定关节并重建肢体静力与动力的平衡，改善患者运动功能和生活质量，便于日常护理。

近年来，一些新的技术方法和康复理念值得我们进一步关注，如家庭 - 社区 - 医疗链式康复模式、康复机器人、VR 技术、基于微信群组和平台的家庭康复指导、心理康复、医教结合、促进患儿身心全面发展等，从技术手段到治疗理念都在不断发展，以多个角度尝试解决患儿发育问题。

【医论撷要】

《张氏医通·五迟五软》："皆胎弱也，良由父母精血不足，肾气虚弱，不能荣养而然……皆肝肾气血不充，筋骨痿弱之故。"

《活幼心书·五软》："头项手足身软，是名五软。治法用调元散补肾，地黄丸渐次调养，日久乃安。"

《育婴家秘》："有因胎享不足者，如解颅五软之类是也，宜地黄丸主之。"

《保婴撮要》："此五者皆因享五脏之气，虚弱不能滋养充达，故骨脉不强，肢体屡弱，源其要总归于胃。"

《片玉心书》："胎禀软者，地黄丸主之；大病后软者，参苓白术丸主之；误服凉药软者，加味八味地黄丸主之。"

《医宗金鉴》："治宜补气为主，先以补肾地黄丸补其先天精气，再以扶元散补其后天羸弱，渐次调理，而五软自强矣。"

《幼幼集成》："总之，本于先天不足，宜地黄丸以补肝肾。而更所重者在胃，盖胃为五脏六腑之化源，宜补中益气，升举其脾气。倘得脾胃一旺，则脏气有所享，诸软之证，其庶几矣。"

《儿科萃精》："惟藉天然培养，寒热适宜，乳食合度，自有不期然而然者，其效较著。"

【参考文献】

[1] 王永炎, 张伯礼. 中医脑病学 [M]. 北京: 人民卫生出版社, 2007.

[2] 刘茜茜, 李云华, 王默然. 张奇文治疗五迟五软医案 1 则 [J]. 光明中医, 2016, 31 (13): 27-28.

[3] 魏自太. 五迟五软临证述要 [J]. 浙江中医杂志, 2012, 47 (6): 402-403.

[4] 史惟, 杨红, 施炳培, 等. 国内外脑性瘫痪定义、临床分型及功能分级新进展中国康复理论与实践 [J]. 2009, 15 (9), 801-803.

[5] 王和强, 洪江, 程偲, 等. 凌湘力教授从肾论治小儿脑瘫临证浅析 [J]. 世界中西医结合杂志, 2017, 12 (5): 634-637.

[6] 徐俊峰, 杨远滨, 许世闻. 周德安针灸治神理论在小儿发育迟缓中的应用 [J]. 北京中医药, 2018, 37 (3): 230-231.

[7] 邵旭, 于炎冰, 张黎. 脑性瘫痪及其诊断与治疗的研究进展 [J]. 临床神经外科杂志, 2020, 17 (2): 236-240.

[8] Te Velde A, Morgan C, Novak I, et al. Early diagnosis and classification of cerebral palsy: an historical perspective and barriers to an early diagnosis [J]. J Clin Med, 2019, 8 (10): 1599.

[9] Novak I, Morgan C, Adde L, et al. Early, accurate diagnosis and early intervention in cerebral palsy: advances in diagnosis and treatment [J]. JAMA Pediatr, 2017, 171 (9): 897.

[10] 李晓捷, 庞伟, 孙奇峰, 等, 中国脑性瘫痪康复指南 (2015): 第六部分[J]. 中国康复医学杂志 ,2015,30(12):1322-1330.

[11] 曾杰, 徐林, 邓博文, 等. 脑性瘫痪的外科与康复一体化治疗进展[J]. 中国矫形外科杂志 ,2023 ,30(7):635-638.

[12] 马婷婷, 张皓. 下肢康复机器人改善痉挛型脑性瘫痪儿童步行移动功能的物理治疗研究进展[J]. 中国康复理论与实践,2021 ,27(2):171-176.